中华医学百科全书

中医药学

中医内科学

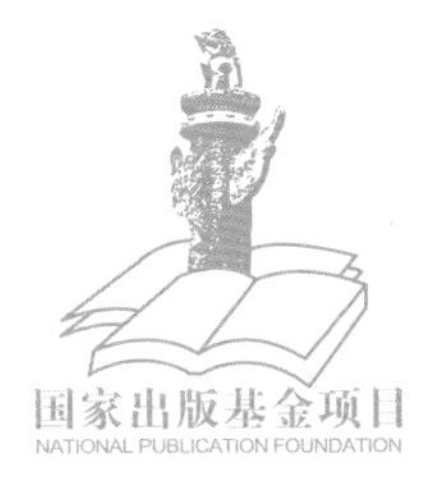

中国协和医科大学出版社

图书在版编目 (CIP) 数据

中医内科学：中华医学百科全书／张伯礼主编．—北京：中国协和医科大学出版社，2019.7
（中华医学百科全书）
ISBN 978-7-5679-0916-8
Ⅰ．①中… Ⅱ．①张… Ⅲ．①中医内科学 Ⅳ．① R25
中国版本图书馆 CIP 数据核字 (2019) 第 035123 号

中华医学百科全书 · 中医内科学

主　　编：张伯礼
编　　审：郝胜利　刘玉玮
责任编辑：李　慧　高青青

出版发行：中国协和医科大学出版社
（北京东单三条九号　邮编 100730　电话 010-6526 0431）
网　　址：www.pumcp.com
经　　销：新华书店总店北京发行所
印　　刷：北京雅昌艺术印刷有限公司

开　　本：889×1230　1/16
印　　张：34.75
字　　数：1020 千字
版　　次：2019 年 7 月第 1 版
印　　次：2019 年 7 月第 1 次印刷
定　　价：385.00 元

ISBN 978-7-5679-0916-8

《中华医学百科全书》编纂委员会

米玛　许媛　许腊英　那彦群　阮长耿　阮时宝　孙宁
孙光　孙皎　孙锟　孙长颢　孙少宣　孙立忠　孙则禹
孙秀梅　孙建中　孙建方　孙贵范　孙海晨　孙景工　孙颖浩
孙慕义　严世芸　苏川　苏旭　苏荣扎布　杜元灏　杜文东
杜治政　杜惠兰　李龙　李飞　李东　李宁　李刚
李丽　李波　李勇　李桦　李鲁　李磊　李燕
李冀　李大魁　李云庆　李太生　李曰庆　李玉珍　李世荣
李立明　李永哲　李志平　李连达　李灿东　李君文　李劲松
李其忠　李若瑜　李松林　李泽坚　李宝馨　李建勇　李映兰
李莹辉　李继承　李森恺　李曙光　杨凯　杨恬　杨健
杨化新　杨文英　杨世民　杨世林　杨伟文　杨克敌　杨国山
杨宝峰　杨炳友　杨晓明　杨跃进　杨腊虎　杨瑞馥　杨慧霞
励建安　连建伟　肖波　肖南　肖永庆　肖海峰　肖培根
肖鲁伟　吴东　吴江　吴明　吴信　吴令英　吴立玲
吴欣娟　吴勉华　吴爱勤　吴群红　吴德沛　邱建华　邱贵兴
邱海波　邱蔚六　何维　何勤　何方方　何绍衡　何春涤
何裕民　余争平　余新忠　狄文　冷希圣　汪海　汪受传
沈岩　沈岳　沈敏　沈铿　沈卫峰　沈心亮　沈华浩
沈俊良　宋国维　张泓　张学　张亮　张强　张霆
张澍　张大庆　张为远　张世民　张志愿　张丽霞　张伯礼
张宏誉　张劲松　张奉春　张宝仁　张宇鹏　张建中　张建宁
张承芬　张琴明　张富强　张新庆　张潍平　张德芹　张燕生
陆华　陆付耳　陆伟跃　陆静波　阿不都热依木·卡地尔　陈文
陈杰　陈实　陈洪　陈琪　陈楠　陈薇　陈士林
陈大为　陈文祥　陈代杰　陈红风　陈尧忠　陈志南　陈志强
陈规化　陈国良　陈佩仪　陈家旭　陈智轩　陈锦秀　陈誉华
邵蓉　邵荣光　武志昂　其仁旺其格　范明　范炳华　林三仁
林久祥　林子强　林江涛　林曙光　杭太俊　欧阳靖宇　尚红
果德安　明根巴雅尔　易定华　易著文　罗力　罗毅　罗小平
罗长坤　罗永昌　罗颂平　帕尔哈提·克力木
帕塔尔·买合木提·吐尔根　图门巴雅尔　岳建民　金玉　金奇
金少鸿　金伯泉　金季玲　金征宇　金银龙　金惠铭　郁琦
周兵　周林　周永学　周光炎　周灿全　周良辅　周纯武
周学东　周宗灿　周定标　周宜开　周建平　周建新　周荣斌
周福成　郑一宁　郑家伟　郑志忠　郑金福　郑法雷　郑建全
郑洪新　郎景和　房敏　孟群　孟庆跃　孟静岩　赵平

赵　群	赵子琴	赵中振	赵文海	赵玉沛	赵正言	赵永强
赵志河	赵彤言	赵明杰	赵明辉	赵耐青	赵继宗	赵铱民
郝　模	郝小江	郝传明	郝晓柯	胡　志	胡大一	胡文东
胡向军	胡国华	胡昌勤	胡晓峰	胡盛寿	胡德瑜	柯　杨
查　干	柏树令	柳长华	钟翠平	钟赣生	香多·李先加	
段　涛	段金廒	段俊国	侯一平	侯金林	侯春林	俞光岩
俞梦孙	俞景茂	饶克勤	姜小鹰	姜玉新	姜廷良	姜国华
姜柏生	姜德友	洪　两	洪　震	洪秀华	洪建国	祝庆余
祝蔯晨	姚永杰	姚祝军	秦　川	袁文俊	袁永贵	都晓伟
晋红中	栗占国	贾　波	贾建平	贾继东	夏照帆	夏慧敏
柴光军	柴家科	钱传云	钱忠直	钱家鸣	钱焕文	倪　鑫
倪　健	徐　军	徐　晨	徐永健	徐志云	徐志凯	徐克前
徐金华	徐建国	徐勇勇	徐桂华	凌文华	高　妍	高　晞
高志贤	高志强	高学敏	高金明	高健生	高树中	高思华
高润霖	郭　岩	郭小朝	郭长江	郭巧生	郭宝林	郭海英
唐　强	唐朝枢	唐德才	诸欣平	谈　勇	谈献和	陶·苏和
陶广正	陶永华	陶芳标	陶建生	黄　峻	黄　烽	黄人健
黄叶莉	黄宇光	黄国宁	黄国英	黄跃生	黄璐琦	萧树东
梅长林	曹　佳	曹广文	曹务春	曹建平	曹洪欣	曹济民
曹雪涛	曹德英	龚千锋	龚守良	龚非力	袭著革	常耀明
崔　蒙	崔丽英	庾石山	康　健	康廷国	康宏向	章友康
章锦才	章静波	梁显泉	梁铭会	梁繁荣	谌贻璞	屠鹏飞
隆　云	绳　宇	巢永烈	彭　成	彭　勇	彭明婷	彭晓忠
彭瑞云	彭毅志	斯拉甫·艾白		葛　坚	葛立宏	董方田
蒋力生	蒋建东	蒋建利	蒋澄宇	韩晶岩	韩德民	惠延年
粟晓黎	程　伟	程天民	程训佳	童培建	曾　苏	曾小峰
曾正陪	曾学思	曾益新	谢　宁	谢立信	蒲传强	赖西南
赖新生	詹启敏	詹思延	鲍春德	窦科峰	窦德强	赫　捷
蔡　威	裴国献	裴晓方	裴晓华	管柏林	廖品正	谭仁祥
谭先杰	翟所迪	熊大经	熊鸿燕	樊飞跃	樊巧玲	樊代明
樊立华	樊明文	黎源倩	颜　虹	潘国宗	潘柏申	潘桂娟
薛社普	薛博瑜	魏光辉	魏丽惠	藤光生		

《中华医学百科全书》学术委员会

梁文权　　梁德荣　　彭名炜　　董　怡　　温　海　　程元荣　　程书钧
程伯基　　傅民魁　　曾长青　　曾宪英　　裘雪友　　甄永苏　　褚新奇
蔡年生　　廖万清　　樊明文　　黎介寿　　薛　森　　戴行锷　　戴宝珍
戴尅戎

《中华医学百科全书》工作委员会

中医药学

总主编

王永炎　中国中医科学院

曹洪欣　中国中医科学院

本卷编委会

主　编

张伯礼　中国中医科学院
　　　　天津中医药大学

执行主编

申春悌　南京中医药大学附属常州中医院

副主编

薛博瑜　南京中医药大学

编　委（以姓氏笔画为序）

王拥军　上海中医药大学

毛静远　天津中医药大学第一附属医院

申春悌　南京中医药大学附属常州中医院

朱明军　河南中医药大学第一附属医院

刘　维　天津中医药大学第一附属医院

刘志龙　珠海市中西医结合医院

孙增涛　天津中医药大学第二附属医院

时　晶　北京中医药大学东直门医院

余小萍　上海中医药大学附属曙光医院

汪　悦　南京中医药大学

张军平　天津中医药大学第一附属医院

张伯礼　中国中医科学院
　　　　天津中医药大学

前　言

《中华医学百科全书》终于和读者朋友们见面了！

古往今来，凡政通人和、国泰民安之时代，国之重器皆为科技、文化领域的鸿篇巨制。唐代《艺文类聚》、宋代《太平御览》、明代《永乐大典》、清代《古今图书集成》等，无不彰显盛世之辉煌。新中国成立后，国家先后组织编纂了《中国大百科全书》第一版、第二版，成为我国科学文化事业繁荣发达的重要标志。医学的发展，从大医学、大卫生、大健康角度，集自然科学、人文社会科学和艺术之大成，是人类社会文明与进步的集中体现。随着经济社会快速发展，医药卫生领域科技日新月异，知识大幅更新。广大读者对医药卫生领域的知识文化需求日益增长，因此，编纂一部医药卫生领域的专业性百科全书，进一步规范医学基本概念，整理医学核心体系，传播精准医学知识，促进医学发展和人类健康的任务迫在眉睫。在党中央、国务院的亲切关怀以及国家各有关部门的大力支持下，《中华医学百科全书》应运而生。

作为当代中华民族"盛世修典"的重要工程之一，《中华医学百科全书》肩负着全面总结国内外医药卫生领域经典理论、先进知识，回顾展现我国卫生事业取得的辉煌成就，弘扬中华文明传统医药璀璨历史文化的使命。《中华医学百科全书》将成为我国科技文化发展水平的重要标志、医药卫生领域知识技术的最高"检阅"、服务千家万户的国家健康数据库和医药卫生各学科领域走向整合的平台。

肩此重任，《中华医学百科全书》的编纂力求做到两个符合：一是符合社会发展趋势。全面贯彻以人为本的科学发展观指导思想，通过普及医学知识，增强人民群众健康意识，提高人民群众健康水平，促进社会主义和谐社会构建；二是符合医学发展趋势。遵循先进的国际医学理念，以"战略前移、重心下移、模式转变、系统整合"的人口与健康科技发展战略为指导。同时，《中华医学百科全书》的编纂力求做到两个体现：一是体现科学思维模式的深刻变革，即学科交叉渗透/知识系统整合；二是体现继承发展与时俱进的精神，准确把握学科现有基础理论、基本知识、基本技能以及经典理论知识与科学思维精髓，深刻领悟学科当前面临的交叉渗透与整合转化，敏锐洞察学科未来的发展趋势与突破方向。

作为未来权威著作的"基准点"和"金标准"，《中华医学百科全书》编纂过程中，制定了严格的主编、编者遴选原则，聘请了一批在学界有相当威望、具有较高学术造诣和较强组织协调能力的专家教授（包括多位两院院士）担任大类主编和学科卷主编，确保全书的科学性与权威性。另外，还借鉴了已有百科全书的编写经验。鉴于《中华医学百科全书》的编纂过程本身带有科学研究性质，还聘请了若干科研院所的科研管理专家作为特约编审，站在科研管理的高度为全书的顺利编纂保驾护航。除了编者、编审队伍外，还制订了详尽的质量保证计划。编纂委员会和工作委员会秉持质量源于设计的理念，共同制订了一系列配套的质量控制规范性文件，建立了一套切实可行、行之有效、效率最优的编纂质量管理方案和各种情况下的处理原则及预案。

《中华医学百科全书》的编纂实行主编负责制，在统一思想下进行系统规划，保证良好的全程质量策划、质量控制、质量保证。在编写过程中，统筹协调学科内各编委、卷内条目以及学科间编委、卷间条目，努力做到科学布局、合理分工、层次分明、逻辑严谨、详略有方。在内容编排上，务求做到“全准精新”。形式“全”：学科“全”，册内条目“全”，全面展现学科面貌；内涵“全”：知识结构“全”，多方位进行条目阐释；联系整合“全”：多角度编制知识网。数据“准”：基于权威文献，引用准确数据，表述权威观点；把握“准”：审慎洞察知识内涵，准确把握取舍详略。内容“精”：“一语天然万古新，豪华落尽见真淳。”内容丰富而精炼，文字简洁而规范；逻辑“精”：“片言可以明百意，坐驰可以役万里。”严密说理，科学分析。知识“新”：以最新的知识积累体现时代气息；见解“新”：体现出学术水平，具有科学性、启发性和先进性。

《中华医学百科全书》之“中华”二字，意在中华之文明、中华之血脉、中华之视角，而不仅限于中华之地域。在文明交织的国际化浪潮下，中华医学汲取人类文明成果，正不断开拓视野，敞开胸怀，海纳百川般融入，润物无声状拓展。《中华医学百科全书》秉承了这样的胸襟怀抱，广泛吸收国内外华裔专家加入，力求以中华文明为纽带，牵系起所有华人专家的力量，展现出现今时代下中华医学文明之全貌。《中华医学百科全书》作为由中国政府主导，参与编纂学者多、分卷学科设置全、未来受益人口广的国家重点出版工程，得到了联合国教科文等组织的高度关注，对于中华医学的全球共享和人类的健康保健，都具有深远意义。

《中华医学百科全书》分基础医学、临床医学、中医药学、公共卫生学、军事与特种医学和药学六大类，共计 144 卷。由中国医学科学院/北京协和医学院牵头，联合军事医学科学院、中国中医科学院和中国疾病预防控制中心，带动全国知名院校、科研单位和医院，有多位院士和海内外数千位优秀专家参加。国内知名的医学和百科编审汇集中国协和医科大学出版社，并培养了一批热爱百科事业的中青年编辑。

回览编纂历程，犹然历历在目。几年来，《中华医学百科全书》编纂团队呕心沥血，孜孜矻矻。组织协调坚定有力，条目撰写字斟句酌，学术审查一丝不苟，手书长卷撼人心魂……在此，谨向全国医学各学科、各领域、各部门的专家、学者的积极参与以及国家各有关部门、医药卫生领域相关单位的大力支持致以崇高的敬意和衷心的感谢！

《中华医学百科全书》的编纂是一项泽被后世的创举，其牵涉医学科学众多学科及学科间交叉，有着一定的复杂性；需要体现在当前医学整合转型的新形式，有着相当的创新性；作为一项国家出版工程，有着毋庸置疑的严肃性。《中华医学百科全书》开创性和挑战性都非常强。由于编纂工作浩繁，难免存在差错与疏漏，敬请广大读者给予批评指正，以便在今后的编纂工作中不断改进和完善。

刘德培

凡　例

一、《中华医学百科全书》（以下简称《全书》）按基础医学类、临床医学类、中医药学类、公共卫生类、军事与特种医学类、药学类的不同学科分卷出版。一学科辑成一卷或数卷。

二、《全书》基本结构单元为条目，主要供读者查检，亦可系统阅读。条目标题有些是一个词，例如“发病率”；有些是词组，例如“疾病分布”。

三、由于学科内容有交叉，会在不同卷设有少量同名条目。例如《针灸学》《中医儿科学》都设有“惊风”条目。其释文会根据不同学科的视角不同各有侧重。

四、条目标题上方加注汉语拼音，条目标题后附相应的外文。例如：

fèijué
肺厥（lung syncope）

五、本卷条目按学科知识体系顺序排列。为便于读者了解学科概貌，卷首条目分类目录中条目标题按阶梯式排列，例如：

辨证论治……………………………………………………………………
　内科辨证……………………………………………………………………
　　八纲辨证……………………………………………………………………
　　六淫辨证……………………………………………………………………
　　脏腑辨证……………………………………………………………………
　　　脏病辨证……………………………………………………………………
　　　　肺病辨证……………………………………………………………………
　　　　心病辨证……………………………………………………………………
　　　腑病辨证……………………………………………………………………

六、各学科都有一篇介绍本学科的概观性条目，一般作为本学科卷的首条。介绍学科大类的概观性条目，列在本大类中基础性学科卷的学科概观性条目之前。

七、条目之中设立参见系统，体现相关条目内容的联系。一个条目的内容涉及其他条目，需要其他条目的释文作为补充的，设为“参见”。所参见的本卷条目的标题在本条目释文中出现的，用蓝色楷体字印刷；所参见的本卷条目的标题未在本条目释文中出现的，在括号内用蓝色楷体字印刷该标题，另加“见”字；参见其他卷条目的，注明参见条所属学科卷名，如“参见□□□卷”或“参见□□□卷□□□□”。

八、《全书》医学名词以全国科学技术名词审定委员会审定公布的为标准。同一概念或疾病在不同学科有不同命名的，以主科所定名词为准。字数较多，释文中拟用简称的名词，每个条目中第一次出现时使用全称，并括注简称，例如：甲型病毒性肝炎（简称甲肝）。个别众所周知的名词直接使用简称、缩写，例如：B 超。药物名称参照《中华人民共和国药典》2015 年版和《国家基本药物目录》2012 年版。

九、《全书》量和单位的使用以国家标准 GB 3100～3102—1993《量和单位》为准。援引古籍或外文时维持原有单位不变。必要时括注与法定计量单位的换算。

十、《全书》数字用法以国家标准 GB/T 15835—2011《出版物上数字用法》为准。

十一、正文之后设有内容索引和条目标题索引。内容索引供读者按照汉语拼音字母顺序查检条目和条目之中隐含的知识主题。条目标题索引分为条目标题汉字笔画索引和条目外文标题索引，条目标题汉字笔画索引供读者按照汉字笔画顺序查检条目，条目外文标题索引供读者按照外文字母顺序查检条目。

十二、部分学科卷根据需要设有附录，列载本学科有关的重要文献资料。

目　录

zhōngyī nèikēxué

中医内科学（internal medicine of traditional Chinese medicine）

运用中医学理论、方法研究内科疾病的病因病机、证候特征、治疗、预防、康复、调摄规律的临床学科。是中医学的主干学科，其以脏腑、经络、气血津液等理论为基础，指导临床辨证治疗内科疾病，不仅是中医理论联系实践的桥梁，也是临床其他学科的基础。

发展史 纵观中医内科学的发展史，大体经历了萌芽阶段、奠基阶段、充实阶段和成熟阶段。

萌芽阶段 早在殷商的甲骨文中，已有关于疾病方面的记载，开始认识"疾首""疾腹""疾言""疟疾""蛊"等内科疾病，并采用按摩和药物治疗等方法。作为治疗药物之一的"汤液"，传说由商代的伊尹创制。周朝对医学进行了分科，其中的"疾医"相当于现代的内科医生，说明内科在那时已经单独成为一个科目。

奠基阶段 春秋战国至秦汉时期的《黄帝内经》记载了内科疾病的病因病机、病证、诊断和治疗原则，体现了整体观念和辨证论治，对后世医学的发展产生了深远影响。东汉·张仲景总结前人经验，结合自己的临床体会，著成《伤寒杂病论》，原稿已经散失，经后世医家整理而成《伤寒论》《金匮要略》两书，前者以六经来概括、认识外感时病，为外感病的专篇；后者则以脏腑为病机来概括、认识内伤杂病，创造性地建立了包括理、法、方、药在内的辨证论治理论体系，为中医内科学奠定了基础。

充实阶段 魏晋至金元时期，病因学、症状学、治疗学得到充实和发展。晋·王叔和《脉经》对内科疾病的诊断起了很大的作用；晋·葛洪《肘后方》记载了许多简便有效的方药，如用海藻、昆布治疗瘿病，这些疗法比欧洲要早一千多年。隋·巢元方《诸病源候论》是中医病理专著，记载内科疾病一千余种，且对其病因病机多有阐述，形成了病源学说。唐·孙思邈的《备急千金要方》和王焘的《外台秘要方》是两部大型临床医学全书，所载内科病证的治疗方法更为丰富。北宋的《太平圣惠方》《圣济总录》则是国家颁行的内科方书。宋·陈言《三因极一病证方论》从病因方面对疾病做了进一步的阐发。宋代注重运气学说，强调人与自然协调的密切关系，并用于指导临床，对中医内科的发展产生了深刻的影响。金元时代，内科学术流派的发展取得突出进步，如刘完素倡火热而主寒凉；张从正力主攻邪，善用汗吐下三法；李杲论内伤而重脾胃；朱丹溪创"阳常有余，阴常不足"之说，而主养阴。他们在医学理论的某个领域都有独到的认识和阐发，创制了诸多行之有效的方剂，为中医内科学提供了丰富的理论和临床经验。至此，中医内科学体系已初步形成。

成熟阶段 明清以来，中医内科学日益充实、发展。明代，薛己所著的《内科摘要》是首先用内科命名的医书；王纶在《明医杂著》中指出"外感法仲景，内伤法东垣，热病用完素，杂病用丹溪"，是对当时内科学术思想一个很好的总结；王肯堂的《证治准绳》、张景岳的《景岳全书》、秦景明的《症因脉治》等著作，对内科的许多病证都有系统的论述和深入的认识，尤其是《景岳全书》更有独特的见解，对内科的辨证论治作出了重要的贡献。清代，中医内科学的一个巨大成就是温病学说的形成发展。如叶天士、薛生白、吴鞠通、王孟英等，都是对温病学作出重要贡献的代表人物。他们的著述开拓了中医内科学新的研究领域，促进了学科分化与发展。清代对丛书的编著更是琳琅满目，以内科为主体的书籍有《图书集成医部全录》《医宗金鉴》《张氏医通》《沈氏尊生书》等。此外，《证治汇补》《医学心悟》《类证治裁》《医醇賸义》《医学实在易》《医林改错》等著作也具有较强的实用性。这些典籍对中医内科学的发展都起到了很好的推动作用。

中华人民共和国成立后，中医内科学的发展进入了一个崭新的历史时期，中医药事业各个方面都获得了快速发展。全国各省市先后建立起一大批中医药医疗、教学和科研机构。国家中医药管理局通过设立中医脑病、心病、脾胃病、肺病、血液病、肾病等重点学科，扩大了中医内科学的学科规模，促进了中医内科学学科的建设和发展。

在对内科常见病及多发病的病因、病性、病机转化、转归及预后系统研究的基础上，对疾病的证候、诊治、护理、调摄、康复有了新的认识，形成了一套中医内科特有的诊疗方法，建立了系列临床路径、诊疗指南等规范化文件，并成为国家行业标准。特别是在一些复杂慢性疾病、疑难疾病、老年退行性疾病的治疗上取得了诸多进展，对治疗心脑血管疾病、肿瘤、消化系统疾病等凸显特色优势。例如根据中风证候的动态演变规律，制定了中风急性期综合治疗方案，突出以辨证论治为核心，取得了明显临床效果。对偏头痛、失眠、抑郁症、痴呆、帕金森病、类风湿关节炎、艾滋病等，中医药治疗有良好作用和发展前景。同时，从疾病预防、改善症状、降低药物副作用、增加康复疗效等不同方位挖掘中医药治疗内科疾病的优势。此外，中医药应对重大突发传染病，如防治严重急性呼吸综合征（SARS）、甲型H1N1流感等，发挥了重要作用，取得了丰硕的成果。

同时，坚持传承与创新并重的发展路线。重视传承工作，采取名老中医带徒、举办各种讲习班的进修班的形式，培养了一大批中医内科学人才，形成了不同层次的中医内科人才队伍。对内科古典文献进行发掘、整理和研究，编著了许多新的注释书、语译书籍，促进了学术传承发展。中医内科学与其他学科渗透融合，拓展了中医内科学的研究思路和活力，研究水平不断提高，从临床病例观察及回顾性总结，发展为符合临床科研设计原则的前瞻性研究，特别是循证医学引入中国以来，多中心、大样本、以重大疾病终点事件作为评价指标的随机对照临床研究方法，在中医临床评价领域得到推广运用，完成了芪参益气滴丸对冠心病二级预防的临床研究等多项循证评价，为中医药疗效提供了高质量研究证据，促进了中医临床水平提升和学科发展。

研究范围　中医内科学古称“疾医”“杂医”“大方脉”，传统的中医内科学将其研究的疾病分为外感时病和内伤杂病两大类。一般来讲，外感时病主要指外感风寒暑湿燥火六淫及疫疠之气所致的病证，其辨证论治以六经、卫气营血和三焦理论为指导；内伤杂病主要指由七情、饮食、劳倦等内伤因素所致的脏腑经络、气血津液损伤或功能失调的病证，其辨证论治以脏腑、经络、气血津液理论为指导。随着时代的发展、学术的进步、学科的分化，原属于中医内科学范畴的急性外感病如温病等热性病已另设专科，内伤病中的部分急症则归中医急诊所属。由于诊断进步和临床治疗的需要，中医内科学三级学科也在不断分化，研究范围不断拓展延伸，现今中医内科学已经划分出呼吸、消化、心血管、脑病、肾病、老年病等专科。从历史上看，中医内科学的内容多分布于中医学派的学术思想之中，因此中医学派研究也应纳入中医内科学研究范畴。

研究方法　中医内科学研究坚持传承基础上的创新原则，围绕临床疾病诊疗需求，开展理论、临床和基础等系列研究。在研究方法上坚持以中医药基础理论为指导，吸纳其他学科的先进成果，他为我用，交叉融合，拓展中医内科学研究的思路和方法。

理论探索即对历代古典医籍和文献进行内科相关资料的搜集、整理和研究。研究时应以《黄帝内经》《伤寒论》《诸病源候论》等经典为基础，专研注重流派及各家学术的核心理论，重视各学派之间的互补与交融。研究的重点不应仅仅局限于公认的有确切疗效的治法、方药，更要善于挖掘作者的诊疗思路和学术思想。只有站在宏观的角度，审视学者当时的时代背景、学术环境、疾病演化等特点，才能更全面地对理论进行溯源、探究。

中医内科学在长期的临床实践中，创立了一套中医临床研究模式，即在系统整理中医古典医籍及现代中医药研究文献的基础上，通过回顾性分析，设定前瞻性方案，开展临床医学、基础医学、药学的系统研究，并在临床观察性试验的基础上提出新治法、新方药，通过对临床疗效的再评价，为中医药治疗相关疾病的综合方案提供科学依据。在这个过程中，中医内科学研究引进、借鉴了临床流行病学、循证医学、生物统计学、信息网络技术等方法，提高了中医内科学研究质量和水平，也促进了整个中医药学的发展。

通过学习现代科学技术和方法，深入开展中医内科学相关问题的基础研究，诠释了经典理论的科学内涵。如自20世纪50年代起开展了证的实质研究，其研究手段从简单的生理病理分析方法、生化测试方法、解剖方法、组织切片方法、组织培养方法发展到细胞培养方法、同位素检测方法、电镜方法等，研究水平从一般的生理病理分析，深入到细胞水平和分子水平。基因组学、蛋白组学、系统生物学等研究方法得到应用，对肾虚证、脾虚证、血瘀证、毒损脑髓及络病理论等的基础研究都取得了进展。

与相关学科的关系　中医内科学是一门与基础学科密切相关的临床学科，基础学科构建了中医内科学的框架，中医内科学延展了基础学科的思想。相对于中医药其他临床学科而言，中医内科学处于支撑与辐射的主体地位。《黄帝内经》述人体万物，初定基本理论；仲景倡六经论治，首创辨证纲领；时珍遍尝百草，方成用药纲目。中医内科学吸纳了基础学科巨著的精髓，基础学科的每一次进步都有力地推动了中医内科学的发展；同时，中医内科学也是促进基础学科前进的内在动力。

问题与对策 中医内科学面临如何传承发展的问题。特别是随着生命科学及诊疗技术的不断进步，对中医的优势领域也提出了挑战。当然，疾病谱的改变和医学目的的调整，也给中医提供了发展机遇。挑战和机遇并存，必须深刻认识不足与问题，努力克服，才能争取学术进步和学科发展。主要问题归纳如下。

中医临床思维弱化 以往中医内科学是“大方脉”，现在分科过细，很多专科医师只关注本科疾病，对其他疾病知之甚少，忽视了中医理论的精粹——整体观念，导致头痛医头、脚痛医脚。更忽视天人合一、精气神一体、脏腑相关等理论的指导作用，西医专科知识没学好，中医特色优势也丢了。

辨证论治能力下滑 中医临床讲究望闻问切、四诊合参，但是现实中存在重西医诊断轻中医辨证的现象，过度依赖影像学、实验室检查，不重视四诊信息的采集分析，对四诊检查做样子、走过场，甚者弃而不用，只认病不见证。

处方行为杂乱无章 对中药饮片性味不清、归经不明，生炙不分等问题比较突出；处方不讲配伍，堆药成方，不分君臣佐使；随症加减了无章法、剂量配比缺根据；存在中药西用现象。

研究规范有待提高 中医内科学临床研究，还存在诸多不足，如研究设计的科学性有待提升，观察指标的实用性和针对性不强，数据报告不完整，过程质量控制薄弱等问题。

疗效判定标准及诊断标准滞后 因缺乏统一规范的诊断及疗效评价标准体系，中医临床研究常照搬西医疾病诊断标准及疗效评价方法，这种削足适履的方法，往往不能全面反映中医药的优势。因此，要积极主导新赛场，制定新规则，尽快按照科学方法修订或制订诊断标准及疗效评定标准，以满足中医临床实际需求。造成这些现象的原因，不仅仅是技术问题，更主要是环境和人才问题。将医疗推向市场，医院以创收维持运行，过度检查、过度治疗的逐利行为，不但玷污了医生的形象，也严重影响了诊疗水平的提高和学术进步。而中医院校培养的中医也存在着中医思维能力弱化、临床动手能力不强，教师的临床水平不高以及教学欠规范等诸多不足。这造成了中医临床服务能力和水平下滑，甚至缺乏学术自信，在一些中医优势病种的防治中少有进步，在很多疑难重病诊治方面更是无所作为。

以上问题是医学领域的共性问题，已引起学术界和管理部门的高度重视。随着医疗卫生体制改革的推进，医学教育改革的不断深化，以上问题正在逐步扭转。树立医学教育是精英教育的理念，重视立德树人、大医精诚，加强中医教育模式改革，强化基础知识学习、基本技能训练，重视中医临床思维能力和动手能力培养，提高临床带教老师素质和考核标准，相信诸多措施综合实施，将会提高中医人才培养水平，为中医药事业可持续发展培养合格人才，也将促进中医内科学的学术进步与学科发展。

（张伯礼）

biànzhèng lùnzhì

辨证论治（treatment based on syndrome differentiation） 依据中医基础理论对四诊收集的资料进行综合分析，从而辨清证候并作出相应治疗措施的方法。又称辨证施治。

历史沿革 辨证论治思想萌芽于《黄帝内经》，如《素问·至真要大论》提出“谨察阴阳所在而调之，以平为期”，即根据阴阳失衡的所在部位进行调整，使其阴阳调和。东汉·张仲景继承与发展了《黄帝内经》所确立的辨证论治思想，奠定了在辨病论治体系下辨证论治的基础：《伤寒论》创立了“六经辨证”并确立相应的治疗方药，《金匮要略》以脏腑辨证为主论治内伤杂病，基本确立了辨证论治的内涵。至宋、金、元、明、清时期，辨证论治逐渐成为中医学术的核心内容。金元四大家皆主张辨证求因或审因论治，故论著多冠以“证因脉治”“脉因证治”。明清时期是辨证论治发展的鼎盛时期，明·张景岳《景岳全书·传忠录》阴阳篇中指出“凡诊病施治，必须先审阴阳，乃为医道之纲领”，力主八纲辨证，用“阴阳、表里、寒热、虚实”概括，其中把阴阳称为“二纲”，把表里、寒热、虚实称为“六变”。明清之际的温病学家，补充了辨脉兼辨舌验齿、辨斑疹等诊法，对辨证论治贡献尤多：叶天士创卫气营血辨证，并提出相应的治疗方药；薛雪论湿热病证；吴瑭发挥温病三焦辨证，在治疗外感病中，掺入滋阴、息风、化湿等法，辟外感热病治疗新途径，更进一步扩展了辨证论治的范畴。近现代医家重新审视辨病与辨证，认为两者应密切结合，如赵锡武指出“有疾病而后有症状，病者为本，为体；证者为标，为象。病不变而证常变，病有定而证无定，故辨证不能离开病之本质”；王永炎提出“以象为素，以素为候，以候为证，病证结合，构建辨证论治方法新体系”。

基本内容 包括辨证和论治两个过程。辨证是认识证的过程，根据四诊信息，辨清疾病的病因、性质、部位以及邪正之间的关系，概括、判断为某种性质的证。辨证方法包括八纲辨证、六淫辨证、阴阳辨证、气血津液辨证、脏腑辨证、六经辨证、三焦辨证、卫气营血辨证。论治又称施治，是根据辨证的结果，确立相应的治疗原则和方法，选择适当的治疗手段和措施。辨证和论治，是诊治疾病过程中相互联系不可分割的两个方面，是理论和实践相结合的体现。

辨证论治是中医历代医家在长期大量临床实践的基础上，总结出认识疾病和治疗疾病的基本原则，是理、法、方、药在临床上的具体运用。

（申春悌）

nèikē biànzhèng

内科辨证（syndrome differentiation）

在中医基础理论指导下，对患者的各种临床资料进行分析、综合，据此对内科疾病的病因、病机、病位与病性等本质作出判断，并概括为完整证名的思维过程。

历史沿革 随着中医内科分化为一个独立的学科，内科辨证亦逐渐形成其体系。《黄帝内经》在诊断方法上涉及望神、察色、闻声、问病、切脉等内容，为辨证的形成和发展奠定了基础。东汉·张仲景《伤寒杂病论》总结了汉代以前的诊疗经验，将病、证、症及治疗相结合，建立了辨证论治的理论。晋唐时期，医家大多将辨证和治疗结合研究，但亦有把辨证作为诊断学科来研究的医家，其代表人物为晋·王叔和，其所著的《脉经》系统阐述了三部九候、寸口、二十四脉等脉法。隋·巢元方的《诸病源候论》是中国第一部论述病源和病候诊断的专著，其中以内科疾病论述为多。宋金元时期，辨证方面亦有突出的论著，如宋·陈言《三因极一病证方论》，是病因辨证理论与方法比较完备的著作；元朝有敖氏者，著《点点金》及《金镜录》，并结合临床分析疾病的病机，完善了辨证的方法。明·张景岳《景岳全书》内容十分丰富，其关于内科辨证的论述甚为精辟，尤其是其中的“脉神章”“十问歌”“二纲六变”等，对后世影响甚大。近代辨证理论已经日臻成熟、完整，辨证方法不断发展，除了借助传统的望、闻、问、切，亦可借助实验诊断或仪器检测的方法。

临床分析 以八纲辨证、脏腑辨证、六经辨证、卫气营血辨证、病因（六淫、疫疠）病性（气、血、津液）辨证等方法为基础，结合内科临床实际，具有独特的辨证体系。

内科辨证，首当辨病。有病始有证，而证必附于病，因此，在充分收集“四诊”资料的基础上，结合相关理化检查结果，首先获得对疾病的完整认识，然后运用中医的整体观念进行临床辨证，方能保证辨证的准确性和客观性。

内科疾病都有各自的病因病机与临床特点，疾病不同，辨证方法亦不同。如感冒当辨病邪性质，心悸当分虚实，黄疸首辨阴阳。加之疾病之间可相互伴发，互为影响，采用何种辨证方法，需灵活运用。中医内科病证大多分外感时病和内伤杂病两大类。外感时病以六淫辨证为基础，寒邪可再从六经辨证，热邪可再从卫气营血辨证，湿邪可再从三焦辨证；内伤杂病往往病情复杂，涉及多个脏腑及病理因素，不同阶段主要病机亦有所变化，以脏腑辨证、气血津液辨证、阴阳辨证为主。病和证的关系，表现为同一疾病可以有不同的证，不同的疾病也可以有相同的证，前者称“同病异证”，后者称“异病同证”。如感冒因有风寒束肺和风热犯表的差异，从而有风寒证和风热证的不同；同属风寒束表，由于体质差异，又有表实证和表虚证的不同。又如水肿、腰痛、癃闭等不同的疾病，均可出现“肾阳虚弱”的证候。中医内科临证时既要辨证，亦要辨病。辨病与辨证相辅相成，在辨证的基础上辨病，在辨病的同时辨证，辨证与辨病相结合，有利于对疾病性质的全面准确认识。

内科辨证虽方法众多，但仍以脏腑辨证为主。首先辨明脏腑病位，根据脏腑不同的生理功能及其病理变化分辨病证。肺系疾病根据肺气失于宣发肃降之病机特点进行辨证论治，以恢复肺主气、司呼吸的生理功能。脾胃系疾病根据中焦气机升降失常之病机特点进行辨证论治，以恢复脾胃主运化、升清降浊的生理功能。心系疾病应按血脉运行障碍和神明失司之病机特点进行辨证论治，以恢复心主血脉和心主神明的生理功能。肝胆系疾病主要按肝气疏泄不畅、肝阳升发太过、肝风内动等病机特点进行辨证论治，以恢复肝主疏泄、藏血濡筋等生理功能。肾系疾病主要按肾阴、肾阳不足的病机特点进行辨证论治，以恢复肾主生长、发育生殖、主骨、生髓等生理功能。

气血津液疾病、肢体经络疾病应按其寒热虚实、隶属脏腑的不同进行辨证。如内伤咳嗽，虽病位在肺，当分肝、脾、肾之侧重；失眠虽属心所主，也与肝、脾、肾相关。再辨病性，辨清阴阳与气血津液之虚实。实证中有寒、热、痰、气滞、血瘀等不同；虚证中又包括阴、阳、气、血、精、津液之别。如内伤发热，病位可无特殊相关脏腑，往往责之于气血阴阳的亏虚，或气、痰、血之郁结。

需要注意的是，辨病位与辨病性之间相互补充，各有倚重。如虚损一证，辨证时以五脏之病位为纲，气血阴阳之病性为目，诚如清·沈金鳌《杂病源流犀烛·虚损痨瘵源流》载："各有专主，认得真确，方可施治。"

（申春悌）

zhènghòu

证候（syndrome） 疾病发展到某个阶段时，致病因素和机体内外环境相互作用，表现在外的综合反映。是疾病所处该阶段病因、病位、病性和邪正关系等主要本质及病理变化的概括。同时也反映了疾病发展的趋势，是中医学特有的一个诊断概念。

历史沿革 《黄帝内经》中关于证候的内容多包含在辨证论治的论述中，讨论了具体病证的辨证，从而确立证候，在讨论了大自然气候变化规律及其对疾病的影响之后，提出"审察病机，无失气宜"的问题，并以病机十九条为例，说明根据证候表现分析判断病因、病位和性质的诊断方法，并且强调在辨证过程中必须重视辨析证候同、异的精神。从东汉·张仲景起，许多医家在《黄帝内经》基础上，结合各自的理论心得和实践体会，针对不同病证，分别对脏腑、八纲、六经、卫气营血、三焦等辨证方法进行了深入研究，并不断补充发展，从而使各种辨证纲领先后从《黄帝内经》的综合辨证论治体系中分化独立出来，丰富了证候的内容。

临床分析 证候一般由一组相对固定的、有内在联系的、能揭示疾病某一阶段或某一类型病变本质的症状和体征构成。证候是病机的外在反应，病机是证候的内在本质。由于病机的内涵中包括了病变的部位、原因、性质和邪正盛衰变化，故证候能够揭示病变的机理和发展趋势，中医学将其作为确定治法、处方遣药的依据。如风寒束表、肝阳上亢、心血亏虚、心脉闭阻等，都属于证候的概念。证候反映疾病的阶段性本质，表明了证候的时相性特征。如肺痈在不同的病变阶段有不同的临床表现，出现不同的证候，当采用相应的方法治疗。证候反映疾病不同类型的本质，表明了证候的空间性特征。如感冒分为风寒、风热、暑湿等多种类型，这些都可出现在疾病的同一阶段，一般不表示病变发展的时相性。临床辨证过程中，应充分考虑证候的时相性和空间性特征。

因为证候是疾病过程中某一阶段或某一类型的病理概括，具有时相性和空间性特征，因而一种病可能存在多种证候，某一证候也可见于多种疾病中。在辨治疾病时，要掌握同病异证和异病同证。

同病异证，指同一疾病，由于发病时间、地域不同，或所处的疾病的阶段或类型不同，或患者的体质有异，因而内在病机不同，表现为不同的证候。如肺痈初期是风热犯肺证；成痈期是热壅血瘀证；溃脓期是热壅化脓证；恢复期是气阴两伤证或正虚邪恋证。感冒可因其病因病机和患者体质的不同而出现风寒、风热、暑湿、气虚、阴虚等不同的证候。

异病同证，指几种不同的疾病，在其发展变化过程中出现了大致相同的病机，因而发展成大致相同的证候。如胃下垂、肾下垂、子宫脱垂、脱肛等不同的疾病，在其发展变化过程中，可出现大致相同的"中气下陷"的病理机制，表现为大致相同的证候。

证候是中医诊治疾病的基础，是辨证论治的关键所在。证候确立，才能制定相应的治疗方法，选择适当的治疗手段和措施来处理疾病。临床同病异证和异病同证亦需在确立证候的基础上进行相应的治疗。

（申春悌）

bāgāng biànzhèng

八纲辨证（eight principles syndrome differentiation） 以阴阳、表里、寒热、虚实为纲，分析归纳疾病属性的方法。

历史沿革 《黄帝内经》中有关八纲的具体内容论述散在多个篇章。如《素问·阴阳应象大论》："善诊者，察色按脉，先别阴阳"，强调阴阳是辨病的总纲。东汉·张仲景《伤寒论》以六经辨证为主，但其中贯穿着阴、阳、表、里、寒、热、虚、实的辨证内容，并以此对疾病进行分析归纳。至明代，八纲辨证的概念与内容已为许多医家所重视和接受，如明·王执中《东垣先生伤寒正脉》指出"治病八字，虚、实，阴、阳、表、里，寒、热，八字不分，杀人反掌"，与"八纲"内容已完全一致。清·程国彭《医学心悟》说："病有总要，寒、热、虚、实、表、里、阴、阳八字而已，病情既不外此，则辨证之法亦不外此。”近代祝味菊明确提出八纲辨证。

临床分析 八纲辨证依据表里、寒热、虚实和阴阳辨证。

表里是辨别病变部位外内浅深的两个纲领。表证指六淫、疫疠等邪气，经皮毛、口鼻侵入机体时所表现的证候。临床表现有发热恶寒（或恶风），头身痛，喷嚏，鼻塞，流涕，咽喉痒痛，咳嗽等。表证见于外感病初期，具有起病急、病位浅、病程短的特点。里证是疾病深入于里（脏腑、气血、骨髓）所表现的证候。里证病因复杂，病位广泛，症状繁多，其特征是无恶寒发热等，以脏腑气血功能失调的症状为主要表现。里证可见于外感疾病的中、后期阶段，或为内伤疾病，病位较深，病程较长，一般病情较重。又有半表半里证，指病变既非完全在表，又未完全入里，病位处于表里进退变化之中，以寒热往来为主要表现的证候。

寒热是辨别疾病性质的两个纲领。寒证是感受寒邪，或阳虚阴盛所表现的证候，有实寒、虚寒、表寒、里寒之分。临床常见恶寒，喜暖，口淡不渴，肢冷蜷卧，痰、涎、涕清稀，小便清长，大便稀溏，面色白，舌淡，苔白而润，脉紧或迟等。阴盛邪实，多为实寒证；阳虚多为虚寒证；寒邪袭表，多为表寒证；寒邪在里多为里寒证。热证是感受热邪，或脏腑阳气亢盛，或阴虚阳亢，导致机体功能活动亢进所表现的证候。有实热、虚热、表热、里热之分。临床常见发热，恶热喜冷，口渴欲饮，面赤，烦躁不宁，痰、涕黄稠，小便短黄，大便干结，舌红，苔黄燥少津，脉数等。阳热过盛，多为实热证；阴虚阳亢，多为虚热证；风热袭表，多为表热证；热邪在里，多为里热证。

虚实是辨别邪正盛衰的两个纲领。虚指正气不足，实指邪气盛实。实证是人体感受外邪，或体内病理产物蓄积所表现的证候。《素问·通评虚实论》载：“邪气盛则实。”实证范围极为广泛，临床表现十分复杂，常见有发热，胸腹胀痛拒按，烦躁，呼吸急促，痰涎壅盛，大便秘结，小便不利，脉实有力。虚证是人体正气虚弱所表现的证候。虚证表现极为不一，常见有面色苍白或萎黄，精神萎靡，疲劳乏力，心悸气短，形寒肢冷，自汗，大便滑脱，小便失禁；或五心烦热，消瘦，口咽干燥，盗汗。舌淡胖嫩，脉虚沉迟；或舌红少苔，脉虚细数。

阴阳是八纲中的总纲，是辨别疾病属性的两个纲领。里证、寒证、虚证属于阴证范畴。特征性表现主要有：面色苍白或暗淡，精神萎靡，身重蜷卧，畏寒肢冷，倦怠无力，语声低怯，纳差，口淡不渴，小便清长或短少，大便稀溏，舌淡胖嫩，脉沉迟、微弱、细。凡见兴奋、躁动、亢进、明亮等表现的表证、热证、实证，以及症状表现于外的、向上的、容易发现的，或病邪性质为阳邪致病、病情变化较快等，均属阳证范畴。其特征表现主要有：面色赤，恶寒发热，肌肤灼热，烦躁不安，语声高亢，呼吸气粗，喘促痰鸣，口干渴饮，小便短赤涩痛，大便秘结奇臭，舌红绛，苔黑生芒刺，脉浮数、洪大、滑实。

疾病的表现极其复杂，但基本可用八纲加以归纳。通过八纲可找出疾病的关键，掌握其要领，确定其类型，预测其趋势，为治疗指出方向。八纲辨证是分析疾病特性的辨证方法，是各种辨证的总纲，在疾病诊断中起执简驭繁、提纲挈领的作用，适用于临床各科的辨证，其他辨证方法则是八纲辨证的深化。八纲之间不是彼此孤立的，而是相互联系的、可变的，其间可以相兼、错杂、转化，这就大大增加了八纲辨证的复杂程度，从而可组合成多种较为具体的证候，扩大了对病情进行辨证的可行性、实用性。临床上的证候尽管复杂、多变，但都可用八纲进行概括。

（申春悌）

liùyín biànzhèng

六淫辨证（six excesses syndrome differentiation） 根据患者临床表现，结合六淫（风、寒、暑、湿、燥、火）各自特性和致病特点，探求疾病当前的病理本质所属何因的方法。

历史沿革 《灵枢经·百病始生》说：“夫百病之始生也，皆生于风雨寒暑，清湿喜怒。喜怒不节则伤脏，风雨则伤上，清湿则伤下。三部九气，所伤异类。”已认识到外感之邪侵犯人体可出现相应病状。宋·陈言《三因极一病证方论》指出“六淫，天之常气，冒之则先自经络流入，内合于脏腑，为外所因”，阐述六淫外邪自外侵袭人体，可导致脏腑病变。

临床分析 六淫病证包括外感风、寒、暑、湿、燥、火六种证候，一般发病较急，病程较短，初起多见表证，致病与季节、气候、地域等自然环境有一定联系，常几种病邪兼夹致病。外感风邪引起者称为风淫证，以恶风、汗出、脉缓、皮肤瘙痒等为主要表现；外感寒邪引起者称为寒淫证，以恶寒、无汗、头身疼痛为主要表现；外感暑邪引起者称为暑淫证，以发热、口渴喜饮、汗多、神疲困倦等为主要表现；外感湿邪引起者称为湿淫证，以头重如裹、肢体关节酸痛重着为主要表现；外感燥邪引起者称为燥淫证，以秋季干咳，口、鼻、唇、咽及皮肤干燥等为主要表现；外感火热之邪引起者称为火淫证，以壮热、渴喜冷饮、局部红肿热痛等为主要表现。

在临床实践中，通过六淫辨证，可探求疾病的具体病因，了解其发展规律，并对预防和治疗提供依据。

（申春悌）

fēngzhèng

风证（wind syndrome） 风邪侵袭人体肌表、经络所引起的证候。以恶风、自汗、鼻塞、流涕，或突发皮肤瘙痒、丘疹，或肢体关节游走性疼痛等为主要表现。《黄帝内经》认为风为六淫之首，一般外感为病常以风为先驱，其他邪气多依附于风而侵犯人体，如风湿、风寒、风热、风燥。《素问·骨空论》云："风者百病之始也。"临床见恶风寒，微发热，汗出，或有鼻塞、流清涕、喷嚏，或伴咽喉痒痛、咳嗽；或突发皮肤瘙痒、丘疹；或肢体关节游走性疼痛等。风邪可与寒、热、火、湿、痰、水、毒等邪兼夹为病，表现为风寒、风热、风火、风湿、风痰、风水、风毒等。临床治疗在祛风的同时，应注意祛除兼夹邪气。

（申春悌）

nèifēng

内风（endogenous wind） 肝风内动所致的证候。又称肝风。以肢体动摇、抽搐震颤或眩晕等类似风性动摇为主要表现。内风与肝的关系密切，故《素问·至真要大论》云："诸风掉眩，皆属于肝……诸暴强直，皆属于风。"内风的病理属性分虚、实两种。虚者为阴虚血少，筋脉失养，或水不涵木，以致虚风内动；实者为肝阳化风，或热极生风。因阳亢与阴虚可以互为因果，引动内风，故虚实每多兼夹。临床可分为肝阳化风、热极生风、阴虚风动、血虚生风（见肝病辨证）。

（申春悌）

hánzhèng

寒证（cold syndrome） 感受寒邪，或阳虚阴盛引起的证候。以恶寒喜暖、肢冷蜷卧、涎涕清稀、小便清长、大便稀溏为主要表现。《黄帝内经》中有寒邪致病的论述。《素问·阴阳应象大论》："阴胜则寒。"感受寒邪，最易损伤人体阳气。寒邪伤阳，可致寒遏卫阳的实寒证，或阳气衰退的虚寒证。寒性凝滞，易致经脉气血运行不畅，甚或凝结阻滞不通，不通则痛，正如《素问·痹论》说："痛者，寒气多也，有寒故痛也。"寒性收引，可致气机收敛，腠理、经络、筋脉收缩而挛急，如《素问·举痛论》说："寒则气收。"寒证有实寒、虚寒之分。因感受寒邪，或过服生冷寒凉所致，起病急骤，体质壮实者，多为实寒证，治应祛寒为主；因内伤久病，阳气虚弱而阴寒偏胜者，多为虚寒证，治应温阳散寒；寒邪袭于表，多为表寒证，治应解表散寒；寒邪客于脏腑，或因阳虚阴盛所致者，多为里寒证，治应温里散寒。

（申春悌）

nèihán

内寒（endogenous cold） 阳气不足，寒从内生的证候。又称虚寒。《素问·调经论》："阳虚则外寒。"多因阳气素虚，或久病伤阳，以致阳气虚衰，属虚证病机主要与脾肾阳虚有关，尤以肾阳虚衰为关键。《素问·至真要大论》说："诸寒收引，皆属于肾。"临床表现为面色苍白，畏寒喜热，肢末不温，舌质淡胖，苔白滑润，脉沉迟弱或筋脉拘挛，肢节痹痛。其特点是虚而有寒，以虚为主。治以温阳散寒，可用四逆汤或附子理中汤。

（申春悌）

shīzhèng

湿证（dampness syndrome） 感受湿邪引起的证候。以身体困重、肢体酸痛、腹胀腹泻为主要表现。湿为阴邪，易损伤阳气，阻遏气机。清·叶天士《温热论·外感温热篇》说："湿盛则阳微。"《素问·六元正纪大论》说："湿胜则濡泄，甚则水闭胕肿。"湿性重浊，易出现肢体沉重感，如《素问·生气通天论》说："因于湿，首如裹。"湿性黏滞，不易速去，湿邪为病，多病程缠绵难愈。湿性趋下，湿邪为病，多见淋浊、足肿、带下等病，故《素问·太阴阳明论》说："伤于湿者，下先受之。"临床可见头昏沉如裹，嗜睡，身体困重，胸闷脘痞，口腻不渴，纳呆，恶心，肢体关节、肌肉酸痛，大便稀，小便混浊，或皮肤出现湿疹、瘙痒，妇女带下量多，舌苔滑腻，脉濡缓。治当化湿或祛湿，可用藿朴夏苓汤或薏苡仁汤。湿邪化热，则当清化，可用二妙丸。

（申春悌）

nèishī

内湿（endogenous dampness） 脾的运化功能失常，湿从内生的证候。多因素体脾虚，或饮食不节，以致脾运化津液的功能障碍，聚而成湿。《素问·至真要大论》：

"诸湿肿满，皆属于脾。"随病因及体质不同，而有寒湿、湿热之分，且日久影响到肾，脾肾阳虚，水湿尤甚。临床以脘腹痞胀，恶心，纳差，头身困重，大便泻利，或身目黄疸，舌苔腻，脉濡为主要表现。寒湿中阻，当温中化湿，用胃苓汤；湿热内蕴，应清化湿热，用甘露消毒丹；脾虚湿困，当健脾化湿，用香砂六君子汤；脾肾阳虚，水湿内停，当健脾温肾利湿，用附子理中汤或真武汤。

（申春悌）

zàozhèng

燥证（dryness syndrome） 外感燥邪、耗伤津液引起的证候。以皮肤、口鼻、咽喉干燥等为主要表现。《素问·阴阳应象大论》说："燥胜则干。"肺为娇脏，喜清润而恶燥，开窍于鼻，燥邪多从口鼻而入，故最易损伤肺津，影响肺气宣降，甚至燥伤肺络。肺与大肠相表里，肺津耗伤，大肠失润，传导失司。临床出现皮肤干燥甚至皲裂、脱屑，口鼻、咽喉干燥，口渴饮水，大便干燥，或见干咳少痰、痰黏难咳，小便短黄，舌苔干燥等。燥证的发生有明显的季节性，是秋天的常见证候，且有凉温之分，发于初秋气温者为温燥，发于深秋气凉者为凉燥。凉燥常兼恶寒发热，无汗，头痛，脉浮缓或浮紧等，可用杏苏散治疗；温燥常见发热有汗，咽喉疼痛，心烦，舌红，脉浮数等，常用桑杏汤治疗。

（申春悌）

nèizào

内燥（endogenous dryness） 机体阴津亏虚，脏腑、肌肤失于濡润引起的证候。以干燥枯涩为主要表现。多为热病后期，阴津耗伤；或吐泻太过、高热大汗、出血过多或久病伤阴导致津液耗伤；或瘀血阻滞，津血不能滋润；或气候干燥，饮水不足，津液生成乏源。金·刘完素《素问玄机原病式·六气为病》："诸涩枯涸，干劲皴揭，皆属于燥。"临床表现为肌肤干燥不泽，起皮脱屑，甚至皲裂，口燥咽干唇焦，舌上无津，甚或光红龟裂，大便燥结，小便短赤等。内燥可发生于各脏腑组织，以肺、胃及大肠多见。肺燥当滋阴润肺，方选沙参麦冬汤；胃燥当清胃养阴，方选益胃汤；肠燥当养阴润肠，方选增液汤。

（申春悌）

huǒzhèng

火证（fire syndrome） 外感火热之邪，或饮食不当、情志过极或阴虚阳亢，导致阳热内盛引起的证候。以发热、口渴、面红、便秘、尿黄等为主要表现。外感之火由直接感受温热邪气所致。火邪甚于温热，两者性质相似，故有"温为热之渐，火乃热之极"之说。风寒暑湿燥皆可化火，称为"五气化火"。饮食甘肥辛辣煎炸，也可生火。情志过极，劳倦过度，导致阴阳失调，内热炽盛，称为"五志之火"。热邪致病，临床多见身热烦躁，面红目赤，便秘，尿赤，肌肤局部红、肿、热、痛，或口舌生疮，舌红，苔黄，脉数等。如《素问·调经论》说："其在天为热，在地为火……其性为暑。"临床出现发热恶热，烦躁，口渴喜饮，汗多，大便秘结，小便短黄，面色赤，舌红或绛，苔黄干燥或灰黑，脉数有力；甚者神昏、谵语，惊厥、抽搐，吐血、衄血，痈肿疮疡。火热证有表里虚实之分。表热多有兼夹而出现风热、暑热、燥热等证。里热属实证，有肺热炽盛、心火亢盛、胃热炽盛、热扰胸膈、肠热腑实、肝火上炎、肝火犯肺、热入营血证。若阴虚不能制阳，阳热内盛，则为虚热证，临床可见低热、五心烦热、口渴、盗汗、脉细数、舌红少津等，辨为阴虚证。

（申春悌）

nèihuǒ

内火（endogenous fire） 情志抑郁、饮食不节、劳倦过度而致脏腑阴阳失调，火从内生的证候。《素问·调经论》中说："阴虚内热……阳盛则外热。"临床表现为胸中烦热，午后潮热，五心烦热，口苦，尿赤等。内火有虚实之分。实火多因心肝气郁化火，或胃热火盛，治当清热泄火，方用泻心汤或龙胆泻肝汤；虚火多为肺肾阴虚火旺，治当滋阴降火，方用百合固金汤或知柏地黄丸。

（申春悌）

shǔzhèng

暑证（summer-heat syndrome）

感受暑热之邪引起的证候。以发热、口渴、疲乏、汗出、尿黄等为主要表现。暑邪致病有明显的季节性，主要发生于夏至以后，立秋之前。《素问·热论》中说："先夏至日者为病温，后夏至日者为病暑。"暑邪致病，有伤暑和中暑之别。起病缓，病情轻者为伤暑；发病急，病情重者为中暑。临床见发热恶热，汗出、口渴喜饮，气短、神疲、肢体困倦，小便短黄；或发热，卒然昏倒，汗出不止，气喘，甚至昏迷、惊厥、抽搐等；或高热，神昏，胸闷，腹痛，呕恶，无汗等，应从暑论治。暑邪具有炎热升散，耗气伤津，易夹湿邪等致病特点。临床常见有暑伤津气证、暑湿袭表证、暑闭气机证、暑闭心包（神）证、暑热动风证。

（申春悌）

yīn-yáng biànzhèng

阴阳辨证（yin-yang syndrome differentiation） 以阴阳学说为指导，将疾病依据临床证候所表现的病理性质归属于阴阳，根据阴阳消长制约等关系，辨别机体阴阳偏衰及偏盛状态，以探究疾病病理属性和变化的方法。又称阴阳虚损辨证。包括阴虚证、阳虚证、亡阴证和亡阳证。

历史沿革 《素问·阴阳应象大论》指出"善诊者，察色按脉，先别阴阳"，明确指出了阴阳辨证的重要地位。东汉·张仲景《伤寒论》把伤寒病分为阴证、阳证两类，以三阴三阳为总纲指导具体病证的辨证治疗。明·张景岳《景岳全书·入集传忠录》亦强调"凡诊脉施治，必先审阴阳，乃为医道之纲领"。历代医家均指出疾病证候虽复杂多变，但均可以阴阳辨证概而论之。

基本内容 阴阳失调是疾病发生、发展、变化的内在原因，表、里、寒、热、虚、实六大纲领皆不出阴阳范畴。表、热、实属阳，里、寒、虚属阴，因此，阴阳又是八纲之总纲。阴阳辨证须辨证候包括阴虚证、阳虚证、亡阴证和亡阳证。阳虚证以面色苍白，畏寒肢冷，精神萎靡，口淡不渴，或喜热饮，小便清长，大便溏泄，或浮肿，小便不利，舌淡胖，苔白滑，脉沉弱为主要特征。阴虚证以腰膝酸软，夜间盗汗，面赤颧红，虚烦失眠，手足心热，口鼻干燥，干咳少痰或痰中带血，大便干燥，舌红少苔，脉细或细数为主要特征。亡阴证、亡阳证详见各条。

临床分析 阴阳辨证临床运用广泛，大之可以概括整个病情，小之可以用于一个症状的分析。故阴阳辨证无论对于辨明疾病的病理属性，抓住疾病本质，还是对于具体症状的分析，都有至关重要的意义。

（黄 燕）

wángyīnzhèng

亡阴证（yin depletion syndrome）

体内阴精大量耗损引起的危重证候。以身热面赤，汗出如油，味咸而黏，烦躁不宁，渴喜饮冷，目眶内陷，甚则昏迷谵语，舌红而干，脉洪实或躁疾、按之无力为主要表现。多由高热大汗，或汗、吐、泻、出血或其他慢性消耗性疾病所致，是十分危重的证候。由于阴阳互根，互相依存，阴竭则阳无所附而散越，故亡阴证往往会很快导致亡阳证，最终阴阳离决，生命无存，故一旦出现亡阴证应立即进行抢救。

（黄 燕）

wángyángzhèng

亡阳证（yang depletion syndrome） 人体阳气极度衰微引起的危重证候。以大汗淋漓，汗冷味淡，身凉肢厥，神情淡漠，呼吸气微，面色苍白，口不渴而喜热饮，舌淡苔白润，脉浮数空或微细欲绝等为主要表现。多由阳气虚弱进一步发展而成，或因阴寒之邪极盛而致阳气暴伤，或高热大汗，或汗、吐、泻过度或失血过多等阴血消亡而阳随阴脱所致，特别是大汗容易导致亡阴与亡阳。亡阳证非常危重，当即刻救治。

（黄 燕）

qì-xuè-jīnyè biànzhèng

气血津液辨证（qi, blood and fluid syndrome differentiation） 运用中医脏腑学说中有关气血津液的理论，分析气血津液的病变，以辨识其所反映的不同证候的方法。

历史沿革 《黄帝内经》对气血津液辨证有初步阐述，东汉·张仲景《金匮要略》补充并丰富了瘀血及痰饮病证的辨证。元·朱丹溪以气郁为先导，提出六郁学说，重视"气、血、痰、火、湿、食"六郁对人体的致病作用。明·张景岳对痰证、气虚、气滞、血虚、饮证等有详细的论述。赵献可、唐宗海、王清任等明清医家重视气血理论，尤其对血证的病因病机、辨证论治有较为详细的阐述，使气血津液辨证日渐充实和完善。

基本内容 包括气病辨证、血病辨证、气血同病辨证、津液病辨证四个方面。主要阐述气血津液各自病变及兼夹病变的病机、证型、临床表现及辨证要点。具体内容包括气虚证、气陷证、气脱证、气滞证、气逆证、气闭证（气的不足和运行、输布失常所致的病证，即气病辨证）；血虚证、血寒证、血热证、血瘀证（血的不足和运行、输布失常所致的病证，即血病辨证）；气血两虚证、气随血脱证、气滞血瘀证（气血相互影响，共同亏损或运行障碍所致的病证，即气血同病辨证）；痰证、饮证及水停证（津液的不足和津液输布、排泄失常所致的病证，即津液病辨证）。

临床分析 气血津液辨证体系以气血津液的生理功能、病理特点为基础，通过类证分析，对疾病的病位、病性进行辨别和辨识，并与脏腑辨证、八纲辨证等辨证体系有机结合，从而作出完整的病证诊断。是临床常用中医辨证的基本方法，可广泛用于内、外、妇、儿等各科疾病的辨证。

（黄 燕）

qìxūzhèng

气虚证（syndrome of qi deficiency） 全身或局部气的减少，导致脏腑组织功能衰退所表现的证候。

以少气懒言，神疲乏力，头晕目眩，自汗，易感冒，活动时诸症加剧，舌淡苔白，脉虚无力为主要表现。常由久病体虚、劳累过度或年老体弱等因素所致。不同脏腑的气虚证还应兼见各脏腑组织特定的功能衰退的临床表现，如心气虚可兼见心悸怔忡，胸闷气短，失眠，健忘，活动后加重；脾气虚可兼见纳少腹胀，食后尤甚，大便溏薄，肢体倦怠，少气懒言，面色萎黄或㿠白，形体消瘦或浮肿等，脾气虚不能统摄血液，还可兼见便血，尿血，肌衄，齿衄，或妇女月经过多，崩漏等；肺气虚可兼见咳喘无力，气少不足以息，动则益甚，体倦懒言，声音低怯，痰多清稀，面色㿠白，或自汗畏风，易于感冒等；肾气虚可兼见耳鸣耳聋，腰膝酸软，小便频数或余沥不尽，夜尿频，男子滑精、早泄，女子带下量多清稀或胎动易滑等。

（黄　燕）

qìxiànzhèng

气陷证（syndrome of qi sinking） 气虚无力升举而反下陷所表现的证候。以头晕目花，面色苍白，气短不能接续，腰腹部有坠胀感，久痢久泄，便意频频，白浊带下，脱肛，子宫或胃等脏器下垂，舌淡苔白，脉弱为主要表现。多由气虚证进一步发展而来；或劳累用力过度，损伤某一脏器而致。

（黄　燕）

qìtuōzhèng

气脱证（syndrome of qi desertion） 正气极度衰竭而真气外脱所表现的危重证候。以突然大汗淋漓，面色苍白，手撒身软，目合口张，肢冷，呼吸微弱，甚者昏迷，二便失禁，舌淡，脉微欲绝等为主要表现。多由气虚证、气陷证恶化而来，也可在大汗、大泻、大失血、急性中毒、严重外伤等情况下迅速出现。若未能及时抢救，可致气绝身亡。

（黄　燕）

qìzhìzhèng

气滞证（syndrome of qi stagnation） 人体某一脏腑或部位气机阻滞，运行不畅所表现的证候。以身体局部胀闷、疼痛、走窜不定为主要表现。常因情志不舒而诱发或加重。由于病变部位的不同，又有限于局部的胀痛、攻窜移动的疼痛等不同表现，分称为“胀痛”“窜痛”“攻痛”。胀闷、疼痛、走窜不定是其辨证要点。病邪内阻、情志郁结及阳气虚弱，温运无力皆可致气机郁滞，脏腑、经络、肌肉、关节亦皆可出现气滞之证。因此，对气滞证的诊断，除掌握胀闷疼痛的病理反应特点外，还须辨明病因，确定病位。

（黄　燕）

qìnìzhèng

气逆证（syndrome of reversed flow of qi） 气机上升过度或下降不及，逆而向上所表现的证候。以肺胃之气上逆和肝气升发太过多见。肺气上逆多因感受外邪或痰浊壅滞，肺气不得宣发肃降，可见咳嗽，气喘，咳痰；胃气上逆可由寒饮、痰浊、食积等停留于胃，阻滞气机，或外邪犯胃，胃失和降而致，常见呃逆，嗳气，恶心，呕吐；肝气上逆多因郁怒伤肝，肝气升发太过，可见头目胀痛，眩晕，呕血，甚至昏厥。

（黄　燕）

qìbìzhèng

气闭证（syndrome of qi blockade） 人体某些脏腑及其管窍的气机闭塞不通所表现的危急证候。以突然昏厥，喘急窒息，牙关紧闭，肢体强直，四肢厥冷，或胸腹绞痛，或走窜剧痛，二便不通，脉沉实或涩、伏等为主要表现。多因瘀血、痰浊、结石、蛔虫等实邪内侵而导致心、脑、肺、胆等重要脏腑的脉络、管窍堵塞，气机闭阻不通，病势危急。

（黄　燕）

xuèxūzhèng

血虚证（syndrome of blood deficiency） 血液亏虚，脏腑百脉失养而表现为全身虚弱的证候。形成原因一是生血不足，二是耗血过多；或先天肾精亏虚，禀赋不足；或后天脾胃虚弱，生化乏源；或各种急慢性出血；或久病不愈；或思虑过度，暗耗阴血；或瘀血阻络新血不生；或因患肠寄生虫病而致。以心血不足证和肝血亏虚证最多，主要表现有面白无华或萎黄，唇色淡白，爪甲苍白，头晕眼花，心悸健忘，失眠多梦，手足发麻，四肢拘急不利，妇女经血量少色淡，经期错后或闭经，舌淡苔白，脉细无力等。

（黄　燕）

xuèhánzhèng

血寒证（syndrome of cold in blood） 局部脉络寒凝气滞，血行不畅所表现的证候。多由感受寒邪引起，临床常见局部冷痛喜暖，形寒肢冷，得温痛减，遇寒加重，肤色紫暗发凉，或胸腹冷痛拘急，妇女痛经而小腹剧痛、冷痛，月经愆期，经色紫暗，夹有血块，男子少腹疼痛并牵引睾丸坠胀疼痛，或阴囊收缩，舌紫暗，苔白，脉沉迟或弦涩等症。

（黄　燕）

xuèrèzhèng

血热证（syndrome of heat in blood） 热（火）邪侵入血分，迫血妄行所表现的证候。有外感内伤之别，外感热病中，热入血分的“血分证”亦指血热，见卫气营血辨证；内伤杂病之血热多由烦劳，恣食辛热、嗜酒，恼怒及房室过度等引起。常见咯血、吐血、尿血、衄血、便血，妇女月经先期、量多，血色鲜红质稠，身热夜甚、心烦、口渴、舌红绛、脉滑数等。

（黄 燕）

xuèyūzhèng

血瘀证（syndrome of blood stasis） 离经之血不能及时排出和消散而停留于体内，或血行不畅，壅遏经脉而瘀积于脏腑组织器官引起的证候。常由寒凝、气滞、气虚、血热、外伤所致。主要表现为疼痛如针刺刀割，痛有定处，拒按，夜间加剧，肿块质地较硬，在体表者色青紫而突起，在腹内者紧硬推之不移，出血反复不止，色泽紫暗夹血块，或大便色黑如柏油，面色黧黑，肌肤甲错，口唇爪甲紫暗，妇女可见闭经或崩漏，舌质紫暗，或见瘀斑瘀点，脉象细涩等。

（黄 燕）

qì-xuè liǎngxūzhèng

气血两虚证（syndrome of deficiency of both qi and blood） 气虚与血虚同时存在的复合证候。又称心脾气血两虚证，简称心脾两虚证。以脾气亏虚、心血不足两证并见最多。常由久病不愈，气血两亏所致。主要表现为面色淡白无华或萎黄，气短懒言，头晕目眩，神疲乏力，心悸失眠，健忘，自汗，口唇爪甲色淡，纳呆食少，形体消瘦，或手足麻木，肢体酸软，舌淡而嫩，苔薄白，脉细弱等。

（黄 燕）

qì suí xuè tuō zhèng

气随血脱证（syndrome of qi desertion due to blood depletion） 大失血引起的阳气虚脱的证候。多由于肝、胃、肺等脏器本身有宿疾而脉道突然破裂出血，或外伤出血，或妇女崩中，分娩大失血等引起。主要表现为面色苍白，四肢厥冷，大汗淋漓，甚至晕厥，二便失禁，舌淡，脉微细欲绝或浮大而散等。

（黄 燕）

qìzhì xuèyūzhèng

气滞血瘀证（syndrome of qi stagnation and blood stasis） 气机阻滞而致血行瘀阻，或血行瘀阻而致气机阻滞所表现的证候。多由情志不遂，或外邪侵袭肝脉，导致肝气久郁不解而引起；或闪挫外伤，或痰湿、寒邪等阻滞使气机郁滞，血行障碍而成。属实证范畴。主要表现为身体局部胀满、疼痛，继而出现刺痛、拒按而不移；或肿块坚硬，局部青紫肿胀；或情志抑郁，急躁易怒，健忘失眠，甚则狂乱；或面色晦暗青紫，皮肤青筋暴露或见丝状血缕，肌肤甲错；或妇女乳胀，痛经，闭经，产后恶露不尽，血色紫暗夹有血块；舌紫暗或有瘀点瘀斑，脉弦涩或结代等。

（黄 燕）

tánzhèng

痰证（phlegm syndrome） 体内水液凝结形成稠浊而黏滞的痰邪，停聚于脏腑、经络、器官、组织之间而引起的证候。

历史沿革 《黄帝内经》言饮而不言痰，至东汉·张仲景《伤寒论》首创痰饮之说，但也是以饮为主。至隋·巢元方《诸病源候论》列出“痰饮候”“诸痰候”，方将痰与饮分而论之。宋·杨仁斋《仁斋直指方》首先对饮与痰做了明确区分，提出饮清稀而痰黏浊。

临床分析 痰证常由外感六淫，内伤七情导致脏腑功能失调所致。临床表现多端，故有“诸般怪疾皆属于痰”之说。主要表现有咳喘，咳痰，胸闷，脘痞不舒，纳呆恶心，呕吐痰涎，头晕目眩，神昏癫狂，喉中痰鸣，肢体麻木，半身不遂，瘰疬气瘿，痰核乳癖，喉中异物感，舌苔白腻或黄腻，脉滑等。痰可分为有形之痰和无形之痰，有形之痰为肺失宣降，咳吐之痰；无形之痰则可留于脏腑、经络、组织，表现多端。痰证分为顽痰、风痰证、寒痰证、湿痰证、热痰证、燥痰证、痰蒙清窍证等，临床当根据不同痰证辨证施治。

（黄 燕）

wántán

顽痰（prurigo phlegm） 顽固难愈，或痰质坚结胶固的痰证。多因各种疾证日久，肺脾肾功能失调，痰浊胶结，留于内脏，或流注经络、肢体，病深难解。主要表现为喘哮反复发作，痰黏难咳，肿块痰核，瘰疬时久或发癫狂。治用逐痰之法，如礞石滚痰丸等。

（黄 燕）

fēngtánzhèng

风痰证（wind-phlegm syndrome） 素有痰疾，复感风邪，外风夹痰；或内生肝风，夹痰内扰而发的复合证候。①外风夹痰，多因风邪外袭，肺失宣肃，津聚为痰，或内有伏痰，外风乘虚而入，与痰相合。常见咳喘咳痰，头痛眩晕，或恶寒发热，鼻塞流涕，舌苔厚腻，脉浮。②内生肝风乃内风，内风痰扰之证又称肝风夹痰证。内风与痰可以互生：一者风可生痰，肝阳化风，煎熬津液，化而为痰；一者痰可生风，痰浊内伏，郁久化热，热极生风。主要表现为眩晕，恶心，呕吐痰涎，或性急易怒，甚则眩晕欲仆，舌苔腻，脉弦滑等。

（黄 燕）

hántánzhèng

寒痰证（cold phlegm syndrome）

以痰多清稀、较易咳出为特点的痰证。隋·巢元方《诸病源候论·痰饮病诸侯》称之为“冷痰”。因形成机理不同，临床表现各异：痰多清稀易咯，咳嗽，形寒肢冷，或发热头痛，舌苔白润，脉象浮滑者，为肺受风寒，失于温宣，津液聚而成痰；饮食减少，神疲乏力，四肢不温，或恶寒、呕吐痰涎，舌质淡，苔白，脉沉滑者，为脾胃虚寒，失于健运，水谷不能输布，停滞为痰；肢节冷痹，腰背强痛者，由脾虚生湿，寒湿相搏，痰走经络所致；痰质稀薄，时有灰黑或黑点，足寒肢冷，腰膝酸软，骨节冷痹，或小便急痛，舌淡苔薄白，脉沉细滑者，由肾阳虚衰，失于温煦，气化功能失常，水气上泛所致。

（黄　燕）

shītánzhèng

湿痰证（damp phlegm syndrome）

湿邪所致，以痰多色白，容易咳出为特点的痰证。症见痰多色白，或淡黄易咯出，兼四肢无力，困倦嗜卧，胸痞腹满，食入不消，舌苔厚腻，脉滑。病位在脾经，清·吴澄在《不居集·附杂病各种痰》中称之为“脾经湿痰”。湿痰的成因有外感、内伤之分。因气候潮湿，坐卧卑湿之地，或涉水淋雨，外感湿邪，重浊黏滞，侵犯人体，留而不去，聚久生痰；或湿邪困阻脾阳，脾失健运，聚湿生痰。内伤湿痰多由于脾胃阳虚，水液停留，湿蕴成痰。

（黄　燕）

rètánzhèng

热痰证（heat phlegm syndrome）

以痰黄黏稠、量少，或痰色虽白而胶黏难咳出为特点的痰证。清·沈金鳌在《杂病源流犀烛·痰饮源流》中称之为“火痰”。多由于外邪化痰，肺金受灼，煎熬津液成痰；或因恣食辛辣肥厚醇酒，脾胃积热，炼液为痰，上渍于肺。症见痰黄黏稠，量少难出，咳声不爽，口干咽红，鼻流黄涕，或身热喉痛，汗出恶风，头痛骨楚，胸满痛，舌苔薄黄，脉浮滑数等。

（黄　燕）

zàotánzhèng

燥痰证（dry phlegm syndrome）

以痰质黏稠涩少、不易咳出，或如米粒，或带血丝为特点的痰证。燥痰成因有外感、内伤之别。症见痰稠涩少，不易咳出，或带血丝，喘咳短息，时作时止，或发寒热，烦渴欲饮，脉滑数或洪数，多因燥邪伤肺，肺失清肃，为外感燥痰。症见干咳喘逆，时发时止，痰涩难出则咳嗽不已，咽干口燥，面红目赤，或声音嘶哑，痰中带血，胸胁隐痛，舌红，脉细数或沉数，多因五志之火，耗损肺肾，肺肾阴虚，虚火灼津，为内伤燥痰。

（黄　燕）

tánméng qīngqiàozhèng

痰蒙清窍证（syndrome of orifices confused by phlegm）

痰浊上蒙清窍所致的以神识昏蒙为主的痰证。又称痰浊上蒙证。以神识痴呆，精神抑郁，表情淡漠，喃喃自语，举止失常；或突然昏仆，不省人事，口吐涎沫，喉中痰鸣；或面色晦暗，脘闷恶心，意识模糊，甚则昏不知人；舌苔白腻，脉滑为主要表现。多由内伤而致，或情志不遂，气郁生痰，痰气互结，上蒙清窍；或食伤脾胃，聚湿生痰，痰阻中焦，清阳不升，浊气上泛，蒙蔽清窍。

（黄　燕）

yǐnzhèng

饮证（fluid retention syndrome）

体内水液的输布、运化失常，水湿停积于体内某一部位所引起的证候。

历史沿革　饮之名出自《素问·气交变大论》：“饮发中满，食减，四肢不举。”《素问·五常政大论》并有“水饮”之说，如“水饮内蓄，中满不食”。《素问·六元正纪大论》又提出“积饮”之名：“太阴所至为积饮否隔。”东汉·张仲景《金匮要略·痰饮咳嗽病脉证并治》对饮证的论述颇为详细，根据水饮停积的部位不同而分为痰饮、悬饮、溢饮、支饮；并有伏饮、留饮、寒饮等记载。以上诸饮又总称痰饮，故痰饮有广义和狭义之分，狭义的痰饮仅指诸饮中的一个类型。晋·王叔和《脉经》将广义的痰饮称为“淡饮”。至隋·巢元方《诸病源候论》中列出“痰饮候”“诸痰候”，方将痰与饮分而论之。

临床分析　饮证发多由外感寒湿，内伤水饮，或情志郁结，阳气不运，肺脾肾三脏失职，三焦气化失司，津液敷布失调，导致水湿饮邪不能正常排出体外，停滞于某一局部而成。病机关键为脾阳虚弱，运化失司。病理性质总属阳虚阴盛，转化失调，因虚致实，水饮停积为患。

饮证辨证，首先应根据临床表现的不同，辨别饮邪停聚的部位：脾运不健，饮留于胃肠者为痰饮；肝肺气机不利，饮留于胁肋者为悬饮；肺失宣发，脾失健运，饮溢肢体者为溢饮；饮聚胸膈，凌心射肺者为支饮。其次当辨其虚实：既成饮证，多虚实相兼，应从起病的新久、饮邪的偏盛、体质的强弱而权衡其偏盛，并细分表里寒热。治疗当以温化为原则，“病痰饮者，当以温药以和之”（《金匮要略·痰饮咳嗽病脉证并治》），因饮为阴邪，遇寒则聚，得温则行。通过温阳化气，可杜绝水饮形成。

（黄　燕）

yǐntíng xiōngxiézhèng

饮停胸胁证（syndrome of fluid retained in chest and hypochondrium）　水液停留，积于胁下所引起的饮证。东汉·张仲景《金匮要略》称之为“悬饮”。初起症见寒热往来，身热起伏，汗出不解，咳嗽牵引胸胁刺痛，或呕恶痰涎泡沫，苔白，脉弦滑，多因邪犯胸肺，枢机不利，肺失宣降。若饮邪较盛，疼痛加剧，咳唾气急，胸胁胀满，或午后发热，干呕汗出，苔薄白或白腻，脉象沉弦，此因饮停胸胁，脉络受阻，肺气郁滞。若迁延失治，饮阻气郁，化热伤阴，可见咳呛胁痛，痰少黏稠，口干咽燥，或午后潮热，颧红，心烦，手足心热，夜时盗汗，形体消瘦，舌质偏红，少苔，脉细数。

（黄　燕）

yǐntíng xīnbāozhèng

饮停心包证（syndrome of fluid retained in pericardium）　水液停聚心包，影响心阳气机的正常鼓动，阻滞气血运行所引起的饮证。以心悸怔忡，虚里触之坚硬，搏动微弱，心胸满闷，气喘，倚息不能平卧，渴不欲饮，或下肢浮肿，形寒肢冷，伴恶心呕吐，流涎，舌淡紫，苔白滑，脉沉伏或代为主要表现。病因有外感、内伤之别，辨证当辨其虚实。内有瘀血，阻遏气机，水运失常，饮停心包者，属实证，治当逐瘀化饮；肺气虚弱，卫外不固，外邪侵袭，饮邪停聚者，证属本虚标实，治宜和解疏利；脾肾阳虚，水饮内生，停聚心包，心脉瘀阻，心阳被遏，心失所养而发病者，亦属本虚标实，治当振奋心阳，化气行水。

（黄　燕）

shuǐtíngzhèng

水停证（syndrome of stagnation of fluid）　水液的运行、输布、排泄失常，停聚于机体胸腹、胃肠或四肢等不同部位所引起的证候。又称水饮内停证、水饮停聚证。水肿是最常见的临床表现，因停聚部位不同，有头面、目窠、四肢、胸腹甚至全身浮肿等。元·朱丹溪《丹溪心法·水肿》将水肿分为阳水和阴水。水停证的发生，与风邪外袭、冒雨涉水、饥饱劳役、久病产后、疫毒内攻等相关。

（黄　燕）

yángshuǐ

阳水（yang edema）　感受风邪、水湿、疮毒、湿热诸邪等引起肺失宣降、脾失健运所致的水停证。起病急，病程短，每成于数日之间。肿多先起于头面，由上至下，延及全身，或上半身肿甚，肿处皮肤绷急光亮，按之凹陷即起，常兼见烦热口渴，小便赤涩，大便秘结，属表、实、热证。清·李用粹《证治汇补·水肿》：“若遍身肿，皮色黄赤，烦渴溺涩，大便闭，脉沉数，此为阳水。”

（黄　燕）

yīnshuǐ

阴水（yin edema）　饮食劳倦、禀赋不足、久病体虚等引起脾肾亏虚、气化不利所致的水停证。起病缓慢，多逐渐发生，或由阳水转化而来，病程较长。其肿多先起于下肢，由下而上，渐及全身，或腰以下肿甚，肿处皮肤松弛，按之凹陷不易恢复，甚则按之如泥，不烦渴，常兼见小便量少但无赤涩，大便溏薄，神疲气怯，属里、虚、寒证。清·李用粹《证治汇补·水肿》：“若遍身肿，皮色青白，不渴，大便溏，小便少不涩，此为阴水。”

（黄　燕）

zàngfǔ biànzhèng

脏腑辨证（syndrome differentiation of zang-fu viscera）　根据脏腑的生理功能、病理表现，综合四诊所收集的资料，对疾病证候进行分析归纳，借以推究病机，判断疾病的部位、性质、邪正盛衰状况的方法。

历史沿革　早在《黄帝内经》就已从理论上开始阐述。东汉·张仲景《金匮要略》将脏腑病机理论运用于临床，奠定了脏腑辨证的基础。东汉·华佗《中藏经》有专论五脏六腑、虚实寒热、生死顺逆脉证等篇，使脏腑辨证粗具系统性。其后的《针灸甲乙经》《诸病源候论》《备急千金要方》《圣济总录》《小儿药证直诀》《脏腑虚实标本用药式》《脾胃论》等专著，从不同角度对脏腑辨证进行了卓有成效的研究，使之得到了较大的充实和发展。

临床分析　首辨脏腑病位。根据脏腑不同的生理功能及其病理变化来分辨病证，这是脏腑辨证的理论依据。其次是辨清病性。病性辨证是脏腑辨证的基础，如在脏腑实证中，有寒、热、痰、气滞、血瘀、水、湿等不同；在脏腑虚证中，又有阴、阳、气、血、精、津虚之别，只有辨清病性病机，才能得出正确的诊断，为治疗立法提供确切依据。脏腑辨证具体包括脏病辨证（心、肝、脾、肺、肾），腑病辨证（胆、胃、大肠、小肠、三焦、膀胱）等。

脏腑辨证能够较为准确地辨明病变的部位。通过八纲辨证可以确定证候的纲领，通过病性辨证可分辨证候的具体性质，但此时尚缺乏病位的判断，因而并非完整的诊断。由于脏腑辨证的体系比较完整，每一个脏腑都有独特的生理功能、病理表现和证候特征，有利于对病位的判断，并能与病性有机结合，从而形成完整的证候诊断。所以，脏腑辨证是中医辨证体系中的重要内容，是临床辨证的基本方法，是各学科辨证的基础，具有广泛的适用性，尤其适用于对内、妇、儿等科疾病的辨证。

（陈仁寿）

zàngbìng biànzhèng

脏病辨证（syndrome differentiation of five internal organs）

根据五脏（肺、心、脾、肝、肾）的生理功能、病理表现，综合所收集的四诊信息，对五脏疾病的证候进行分析归纳，从而推究病机，判断疾病的病位、性质、邪正盛衰状况的方法。

五脏生理功能 五脏均为实质性脏器，其主要功能为化生和贮藏人体生命活动所必需的各种精微物质，如气、血、精、津等。《素问五脏别论》云："所谓五脏者，藏精气而不泻，故满而不能实也"，即说明五脏的精气虽需保持充满，但应流通而不呆滞。同时五脏也与人体精神活动有关，如《灵枢》云："五脏者，所以藏精神气血魂魄也"。五脏之间的各种生理功能活动相互依存、相互协调平衡。

证候分型 因五脏的生理功能、病理表现的不同，各脏病变所出现的证型也各有差异，具体可见肺病辨证、心病辨证、脾病辨证、肝病辨证、肾病辨证。

临床分析 中医学五脏生理病理认为的"脏病多虚，五脏宜补"对于五脏病变的诊治具有重要的指导意义；据此脏病在治疗中应以扶正补虚为主，慎用泻法；五脏之间关系密切，相互依存，本脏病变可能会出现病及他脏的情况，如肺脾气虚证，肺肾阴虚证，故在辨证时需辨清病变位置。五脏又有互为表里的六腑，在辨证时也要兼顾是否为脏腑表里皆病，如肝胃不和证。

（申春悌）

fèibìng biànzhèng

肺病辨证（syndrome differentiation of lung disease）

根据肺脏的生理功能、病理表现，综合四诊所收集的资料，对肺系疾病的证候进行分析归纳，借以推究病机，判断疾病的部位、性质、邪正盛衰状况的方法。

肺生理功能 肺主气，司呼吸，开窍于鼻，外合皮毛，又属娇脏，故六淫邪气易从口鼻、皮毛而入，首犯及肺；肺为华盖，气贯百脉而通他脏，故内伤诸因，亦可侵及于肺。肺主通调水道，与大肠为表里，可助心主治节，肝肺升降相因，土为金母，金水相生，故心、肝、脾、肾、膀胱、大肠等脏腑及气血津液之变化，亦可成为肺病辨证之依据。

证候分型 肺系疾病基本病机可概括为肺的宣发和肃降失常。证候分为虚实两类，实证因邪阻碍于肺，虚证因肺之气阴不足，肺不主气而升降无权。

风寒袭肺证 以咳嗽，咯痰清稀，恶寒发热轻，鼻塞，流清涕，喉痒，或身酸痛无汗，苔薄白，脉浮紧为主要表现。外感风寒，袭表犯肺，肺气被束，失于宣降，故咳嗽；寒为阴邪，故咳吐痰液清稀；鼻为肺窍，肺气失宣，则鼻塞流涕；肺主气属卫，风寒犯表，损伤卫阳，肌表失于温煦，故微恶风寒，卫阳被遏则发热；寒邪凝滞经络，经气不利，故头身疼痛；腠理闭塞，故见无汗；苔薄白，脉浮紧，为感受风寒之象。

风热犯肺证 以咳嗽，痰稠色黄，鼻塞，流浊涕，发热微恶风寒，口微渴，或咽喉疼痛，舌尖红，苔薄黄，脉浮数为临床主要表现。风热袭肺，肺失清肃，肺气上逆，故咳嗽；风热为阳邪，故痰稠色黄；肺气失宣，鼻窍不利，津液为热邪所熏，故鼻塞、流浊涕；风热上扰，咽喉不利，故咽痛；肺卫受邪，卫气抗邪则发热；卫气被遏，肌表失于温煦，故恶寒；热伤津液则口微渴；舌尖红，苔薄黄，脉浮数，为风热袭表犯肺之象。

燥邪犯肺证 以干咳少痰或痰黏难咯，甚至胸痛、咯血、痰中带血，口、唇、鼻、咽干燥，或鼻衄，发热，微恶风寒，无汗或少汗，便干溺少，苔薄少津，脉浮数或浮紧为主要表现。燥邪易伤肺津，肺失滋润，清肃失职，故干咳无痰或痰少而黏，甚至咳伤肺络，而见胸痛咯血；肺与大肠为表里，故燥伤肺津，肠液亦亏，可见大便干燥；津亏尿源不足则溺少；燥袭卫表，卫气失和，故发热微恶风寒，苔薄而少津，脉浮；燥与寒并则见无汗，脉浮紧；燥与热合则见少汗，脉浮数。

痰浊阻肺证 以喘而胸满闷窒，甚则胸盈仰息，咳嗽痰多黏腻色白，咳吐不利，口黏不渴，苔白厚腻，脉濡滑为主要表现。痰浊壅滞于肺，可见胸满闷窒；痰饮聚于肺中，而致咳嗽，并可伴有大量黏白痰；苔白厚腻，脉濡滑，为痰浊阻肺之象。

肺热炽盛证 以咳嗽，气喘，鼻煽气灼，胸痛，咽喉红肿疼痛，发热，口渴，小便短赤，大便秘结，舌红苔黄，脉数为主要表现。外感风热入里，或风寒之邪入里化热，均可生肺热；热邪犯肺，肺失清肃，气逆于上，故咳嗽，气喘；肺热上熏咽喉，气血壅滞，故咽喉红肿疼痛；肺开窍于鼻，邪热迫肺，肺气不利，故鼻煽气灼；里热蒸腾则发热；热伤于津则口渴，便秘，小便短赤；舌红苔黄，脉数，为邪热内盛之象。

痰热壅肺证　以咳嗽，咳痰黄稠而量多，胸闷，气喘息粗，甚至鼻翼煽动，或咳吐脓血腥臭痰，胸痛；或喉中痰鸣，烦躁不安，发热口渴，大便秘结，小便短赤，舌红苔黄腻，脉滑数为临床主要表现。痰热壅阻于肺，肺失清肃，肺气上逆，故咳嗽，胸闷，气喘息粗，甚则鼻翼煽动；痰热阻滞肺络，气滞血壅，肉腐血败，则咳吐脓血腥臭痰，胸痛；痰热互结，故咳痰黄稠而量多或喉中痰鸣；里热炽盛，故发热；侵扰心神则烦躁不安；灼烧阴津，则见口渴、便秘，小便黄赤；舌红，苔黄腻，脉滑数，为痰热内盛之象。

肝火犯肺证　肝火犯肺又称木火刑金。以胸胁灼痛，急躁易怒，头胀头晕，面红目赤，烦热口苦，咳嗽阵作，痰黄黏稠，甚则咯血，舌质红，苔薄黄，脉弦数为主要表现。肝经气火内郁，经气不利，则胸胁灼痛，急躁易怒，烦热口苦；气血上逆则头胀头晕，面红目赤；肝火犯肺，肺失清肃而肺气上逆，故咳嗽阵作；火热灼津成痰，则痰黄黏稠；火热灼伤肺络，则咯血；舌红，苔薄黄，脉弦数，为肝火内炽之象。

寒饮伏肺证　以咳嗽痰多，痰质黏稠，或清稀色白、量多、易咳，胸闷，或喘哮痰鸣，形寒肢冷，舌质淡，苔白腻或白滑，脉濡缓或滑为主要表现。寒饮阻肺，肺失宣降，故咳嗽，气喘，痰多色白；痰气搏结，阻于气道，故喉中痰鸣而发哮；寒痰凝闭于肺，肺气不利，故胸胁满闷；寒性凝滞，阳气被郁而不达，肌肤失于温煦，故形寒肢冷；舌淡，苔白腻或白滑，脉濡缓或滑，为寒饮伏肺之象。

痰瘀阻肺证　以咳嗽气喘，咳痰多或痰中带血，胸闷刺痛较著，舌淡紫，苔腻，舌下瘀筋增粗，脉弦滑或弦涩为主要表现。久病肺虚，气虚推动无力，血行不畅为瘀血，又因气虚不能布散津液，以致痰瘀内阻；或素有痰饮伏肺，又因跌仆损伤或脏腑火热炽盛，邪热煎熬，血液浓缩壅聚，或寒邪客于血脉，凝滞气机，血行不畅致痰瘀互结。痰瘀阻肺，肺失宣降，故咳嗽，气喘，胸闷刺痛；舌淡紫，苔腻，舌下瘀筋增粗，脉弦滑或弦涩，为痰瘀阻肺之象。

肺气虚证　以咳喘无力，少气短息，动则益甚，语声低怯，咳痰清稀，或有自汗、畏风，易于感冒，神疲体倦，面色淡白，舌淡苔白，脉弱为主要表现。久病咳喘或化生不足，使肺气耗损或肺失充养。肺气亏虚，宣降失权，故咳喘无力；动则耗气，则咳喘益甚；肺气虚，宗气衰少，不能主气，故少气短息，语声低怯；肺失充养，津液不布，聚而为痰，随肺气上逆，则吐痰清稀；面色淡白，神疲体倦，舌淡苔白，脉弱，为气虚之象。

肺阴虚证　以干咳无痰，或痰少而黏，不易咳出，或痰中带血，声音嘶哑，口燥咽干，形体消瘦，五心烦热，午后潮热，盗汗，颧红，舌红少津，脉细数为主要表现。热病后期，痨虫蚀肺，久病久咳伤及肺阴。肺阴不足，肺失清肃，虚热内生，炼津成痰，故干咳无痰或痰少而黏；虚火灼伤肺络，络伤血溢，则痰中带血；生津不足，咽喉失润，以致声音嘶哑；午后潮热，五心烦热，盗汗，颧红，口燥咽干，形体消瘦，舌红少津，脉细数，为阴虚内热之象。

脾肺气虚证　以久咳不止，气短而喘，咳痰清稀，食欲不振，腹胀便溏，声低懒言，神疲乏力，或兼面部浮肿，下肢微肿，面白少华，舌淡，苔白滑，脉弱为主要表现。久病咳喘或饮食劳倦，肺脾同病。肺气亏虚，宣降失职，故久咳不止，气短而喘；津液输布受碍，聚湿成痰，故咳痰清稀而多；伴脾气亏虚，运化失健，故食欲不振，腹胀便溏；水湿不化而泛溢，则面浮肢肿，苔白滑；声低懒言，神疲乏力，面白，舌淡，脉弱，为气虚常见之象。

肺肾阴虚证　以咳嗽痰少，或痰中带血，或声音嘶哑，腰膝酸软，口燥咽干，骨蒸潮热，盗汗，颧红，形体消瘦，男子遗精，女子经少，舌红少苔，脉细数为主要表现。燥热、痨虫、久咳伤肺，或房劳太过，耗伤肾阴，以致肺失濡润。肺阴亏虚，虚火内生，清肃失职，则咳嗽痰少；虚火灼伤肺络，则痰中带血；虚火熏灼，喉失滋润，则声音嘶哑；肾阴亏虚，腰膝失养，则腰膝酸软；虚火扰动精室，则为遗精；阴精不足，冲任空虚，则月经量少；肺肾阴虚，虚热内蒸，故口燥咽干；骨蒸潮热，颧红盗汗，形体消瘦，舌红少苔，脉细数等，为阴虚内热之象。

临床分析　肺系疾病的病位主要在肺，但与心、脾、肝、肾、膀胱、大肠等脏腑密切相关，而且相互影响；外邪犯肺，肺脏自病，亦有他脏病及于肺，如肺脾同病，肝肺同病等。肺系疾病论治时当辨证其邪正虚实，邪实者应祛邪，正虚者应补虚，邪实兼有正虚者应祛邪兼扶正；若与他脏同病者应合而治之，如肺脾气虚证当补益肺脾，肝火犯肺证当清肝润肺等。

（陈仁寿）

xīnbìng biànzhèng

心病辨证（syndrome differentiation of heart disease） 根据心脏的生理功能、病理表现，综合四诊所收集的资料，对心系疾病的证候进行分析归纳，借以推究病机，判断疾病的病位、病性、邪正盛衰状况的方法。

心生理功能 心为十二官之主，主血脉，藏神明，其华在面，开窍于舌，与小肠相表里。若心气心阳耗伤，则无力推动血液循行；若心阴心血亏损，则髓海不足心神失养。心为五脏六腑之大主，其他脏腑病变可累及于心，而血脉运行与神志失常亦与其他脏腑有关。

证候分型 心系疾病基本病机可概括为血脉运行与情志思维异常。证候分为虚实两类，虚证为气血阴阳亏损，实证为痰、饮、火、瘀等阻滞。

心火炽盛证 以心胸烦热，失眠，面赤口渴，舌尖红赤，苔黄，脉数；或口舌生疮，舌体糜烂疼痛，或吐血衄血，甚或狂躁、谵语等为主要表现。多由七情郁久或六淫内郁化火而致。心火炽盛，内扰心神，轻者为心胸烦热、失眠，重者见狂躁、谵语；心火炽盛，灼伤津液，则口渴、尿黄、便秘；心火上炎，故舌体糜烂疼痛，或口舌生疮、舌尖红赤；心火炽盛，灼伤络脉，迫血妄行，故吐衄、苔黄、脉数有力。

心脉闭阻证 以心悸怔忡，心胸憋闷疼痛，痛引肩背内臂，时发时止等为主要表现。常由年高体弱或病久正虚以致瘀阻、痰凝、寒滞、气郁而发作。瘀阻心脉，则胸痛如针刺，舌见紫暗、紫斑、紫点，脉细涩或结代；体胖痰多，痰阻心脉，则身重困倦，胸闷痛甚烈，舌苔白腻，脉沉滑；寒凝脉阻，则剧痛暴作，得温痛缓，畏寒肢冷，舌淡苔白，脉沉迟或沉紧；情志不畅，气滞郁结，则胸痛而胀，舌淡红或暗红或有瘀斑，苔薄白，脉弦。

水气凌心证 以心悸，咳喘，神疲乏力，全身或局部水肿等为主要表现。若咳喘日久，损伤肺脏，宣发肃降失职，致饮停上焦；或劳倦伤脾，水湿不化，或体胖痰多，或饮食肥甘，滋生痰涎，使痰饮停留中焦，上干于心；若先天禀赋不足，元阳素虚；或过用寒凉攻伐，斫伤脾肾之阳，或感受寒湿之邪，日久不愈，湿胜则阳微，使脾肾阳气受损，温运水谷、气化水液功能失职，水湿停聚，上凌于心，则水湿上泛于心。

热陷心包证 又称逆传心包证。以壮热，神昏谵语，或昏愦不语，舌謇，四肢厥冷或痉厥，口唇干燥，小便短赤，大便干燥，舌质红绛，脉细数等为主要表现。可见于风温、春温、暑温、湿温、伏暑、温毒等多种外感急性热病的病程中，多因温热炽盛，邪气猖獗，或温热病误治、失治所致。若出现身体灼热，四肢厥冷，神昏谵语或昏愦不语，痰壅气短，舌謇难言，舌体短缩，舌色鲜绛，脉细数，甚者可兼见汗多，气短，脉细无力，或兼见汗出淋漓，脉微欲绝，多为气阴两伤，正气虚脱之候，或阳气暴脱，病情危重。

痰蒙心神证 以面色晦滞，脘闷作恶，意识模糊，语言不清，呕吐痰涎或喉中痰鸣，甚则昏迷不省人事，苔白腻，脉滑，或见精神抑郁，表情淡漠，神志痴呆，喃喃自语，举止失常等为主要表现。多因情志不遂，气结痰凝，痰浊蒙闭心神所致。外感湿浊之邪，湿浊郁遏中焦，清阳不升，浊气上泛，故面色晦滞；胃失和降，胃气上逆则脘闷作恶；湿邪留恋不化，酝酿成痰，痰随气升则喉中痰鸣；上迷心窍，神识受蒙则意识模糊，语言不清，甚则人事不省；舌苔白腻，脉滑是痰浊内盛之象。

痰火扰神证 以发热，面赤气粗，口苦，痰黄，喉间痰鸣，狂躁谵语，舌质红，苔黄腻，脉滑数等为主要表现。轻者仅失眠心烦，重者可神志狂乱。邪热亢盛，炼液为痰，痰热相结，内扰心神，而致神志不宁，甚则躁狂谵语；邪热炽盛，火性上炎，故面赤气粗，口苦；蒸腾于外，故发热；痰热阻滞气机，气激痰涌，则喉中痰鸣；舌红苔黄腻，脉滑，乃痰火内盛之象。

心气虚证 以心悸怔忡，胸闷气短，动则加重，面色淡白或㿠白，或自汗，舌淡，苔白，脉虚为主要表现。若畏寒肢冷，心痛，舌淡胖，苔白滑，脉微细，为心阳虚。若突然冷汗淋漓，四肢厥冷，呼吸微弱，面色苍白，口唇青紫，神志模糊或昏迷，则是心阳暴脱的危象。心气虚衰，心中空虚，惕惕而动，轻则心悸，重则怔忡；心气不足，胸中宗气运转无力，则胸闷气短；劳累耗气，动则气虚，症即加剧；气虚卫外不固则自汗；血液运行无力不能上荣，则面色淡白或㿠白，舌淡苔白；血行失其鼓动则脉虚无力。

心阳虚证 以心胸憋闷，甚则胸痛，心悸，恶寒肢冷或冷汗淋漓，面色苍白，口唇青紫，舌淡或青紫，苔白，脉沉弱等为主要表现。多因素体阳气不足，或发汗、攻下之品用之太过，骤损心阳而致。心阳受损，不能温煦肢体，故畏寒肢冷；阳虚则生寒，寒凝经脉，心脉闭阻，胸阳不展，则心胸憋闷，或作痛，甚或口唇指甲青紫，舌淡胖，苔白滑，脉象沉弱。

心血虚证 以心悸怔忡，失眠多梦，眩晕，健忘，面色淡白无华，或萎黄，口唇色淡，舌色淡白，脉象细或弱等为主要表现。由心血亏虚，心失濡养所致。血属阴，心阴心血不足，皆能使心失所养，心动不安，而心悸怔忡；心神得不到阴血的濡养，致心神不宁，出现失眠多梦；血虚不能濡养脑髓，而眩晕健忘；不能上荣则面白无华，唇舌色淡；不能充盈脉道则脉象细或弱。

心阴虚证 以心悸怔忡，失眠多梦，五心烦热，潮热盗汗，两颧发红，舌红少津，脉细数等为主要表现。由心阴亏损，虚热内扰所致。除与心血虚证共见心悸怔忡，失眠多梦外，阴虚则阳亢，虚热内生，故还见五心烦热，午后潮热；寐则阳气入阴，营液受蒸则外流而为盗汗；虚热上炎则两颧发红，舌红少津；脉细主阴虚，数主有热，为阴虚内热的脉象。

心肾不交证 以心悸、心烦、失眠、健忘等为主要表现。久病耗伤精血，或思虑过度，或房室不节，或情志过极，或心火独亢于上，皆使心肾阴阳失调、水火失济而形成心肾不交。心神不安，心火亢盛，表现为心悸易惊，心烦，失眠多梦，口舌生疮，舌质红；肾精虚亏，头目失养，骨髓不充，表现为头晕耳鸣，健忘，腰膝酸软；或阴虚阳亢，虚火妄动，而见潮热盗汗，梦遗，小便短赤，脉细数。

心脾两虚证 以心悸失眠，纳差腹胀，便溏出血，虚劳、健忘、眩晕等为主要表现。脾气不足则血无化源，心所主之血不得充盈，可现神志异常；心主血脉与脾主统血协调异常，血在经脉中运行无度则出现出血症。若心血不足，则心失所养，心神不宁，头目失养，肌肤失荣；若脾气虚弱，运化失健，则脘腹胀满，饮食减少，大便失调，神倦乏力；若脾虚不能统血，可见各种出血现象，如月经过多、便血、皮下出血；若气血不足，也可表现为经少、闭经等症。

临床分析 心病辨证时，诸多证候皆有涉心之象，如血不循经之血证，肺肾气竭、心阳虚衰之喘脱，心热下移之淋证等，但因主次有异，故分别归于气血津液证、肺系证和肾系证，临证当联系互参。

（陈仁寿）

píbìng biànzhèng

脾病辨证（syndrome differentiation of spleen disease）

根据脾脏的生理功能、病理表现，综合四诊所收集的资料，对脾系疾病的证候进行分析归纳，借以推究病机，判断疾病的部位、性质、邪正盛衰状况的方法。

脾生理功能 脾主运化，主升清，主统血，主肌肉、四肢，胃与脾相表里，共同于中焦主受纳、腐熟水谷，主通降，大肠、小肠配合脾胃将水谷精微消化、吸收，化生气血，充养脏腑、四肢百骸，维持机体正常生理活动，故脾、胃、大肠、小肠在生理、病理上多有联系。

证候分型 脾为太阴湿土之脏，喜温燥，恶寒湿，若饮食失宜、情志不畅、劳逸太过、六淫侵袭及他脏病变引起气机失常、痰饮内生、瘀血凝滞均可引发脾系疾病。证候有虚、实之不同，虚证为脾气虚、脾阳虚，实证为寒湿困脾、湿热蕴脾等。

寒湿困脾证 以脘腹痞闷胀痛，食少便溏，泛恶欲吐，口淡不渴，头身困重，面色晦黄，或肌肤面目发黄，黄色晦暗如烟熏，或肢体浮肿，小便短少，舌淡胖苔白腻，脉濡缓为主要表现。寒湿内侵，中阳受困，运化失司，故脘腹部轻则痞闷不舒，重则作胀疼痛，食欲减退；湿注肠中，则大便溏薄，甚则泄泻；胃失和降，故泛恶欲吐；寒湿属阴，阴不耗液，故口淡不渴；脾主肌肉，湿性重着，则肢体沉重，头重如裹；湿阻气滞，气血运行不利，不能外荣肌肤，所以面色黄晦；寒湿所困，阳气不宣，胆汁随之外泄，故肌肤面目发黄，黄色晦暗如烟熏；阳气被寒湿所遏，不得温化水湿，泛溢肌表，故肢体浮肿；膀胱气化失司，则小便短少；舌淡胖苔白腻，脉濡缓，为寒湿内盛之象。

湿热蕴脾证 又称中焦湿热证、脾胃湿热证。以腹部痞闷，纳呆呕恶，便溏尿黄，肢体困重，或面目肌肤发黄，色泽鲜明如橘皮，皮肤发痒，或身热起伏，汗出热不解，舌红苔黄腻，脉濡数为主要表现。湿邪蕴结脾胃，受纳运化失职，故脘腹痞闷，纳呆，呕恶；湿性重着，脾为湿困，则肢体困重；湿热蕴脾，交阻下迫，故大便溏泄不爽，小便短赤；湿热内蕴脾胃，熏蒸肝胆，致胆汁不循常道，外溢肌肤，故皮肤发痒，面目发黄；热处湿中，湿热郁蒸，故身热起伏，汗出而热不解；舌红苔黄主热，腻主湿，脉濡主湿，数主热，为湿热内盛之象。

脾气虚证　以纳少，腹胀，饭后尤甚，大便溏薄，肢体倦怠，少气懒言，面色萎黄或白，或浮肿，或消瘦，舌淡苔白，脉缓弱为临床主要表现。脾气不足，运化失健，致水湿内生，脘腹胀满，乏力困重；脾胃气弱，腐熟功能失职，故纳呆食少；水湿不化，流注肠中，则大便溏薄或先干后溏；肢体失养，见倦怠乏力，少气懒言；脾虚失运，水湿浸淫肌表，则面色白，浮肿；久上则气血两虚，肌肤失去血的濡养和温煦，可致形体逐渐消瘦，面色萎黄；舌淡苔白，脉缓弱，是脾气虚弱之象。

脾阳虚证　以脘腹疼痛，喜温喜按，畏寒肢冷，喜热饮，大便清稀，倦怠神疲，纳食减少，或泛吐清涎，或浮肿，或妇女白带量多而清稀，舌淡胖或有齿痕，苔白滑，脉沉弱为主要表现。脾阳不足，不能温煦脘腹四肢，则畏寒肢冷，脘腹疼痛，寒得热散，故疼痛得温则减，且喜热饮；脾阳不足，运化水谷精微及水湿作用减弱，水湿不化，清浊不分，故大便清稀，或浮肿，带下增多；脾阳不足，胃阳亦虚，故纳食减少，泛吐清涎；气与阳同类，阳气不足，则倦怠神疲；舌淡胖，苔白滑，脉沉迟无力，为阳虚、水寒之气内盛之象。

脾不统血证　以便血，尿血，肌衄，齿衄，或妇女月经过多，崩漏并见食少便溏，神疲乏力，少气懒言，面色无华，舌淡苔白，脉细或弱为主要表现。脾气虚统血无权，则血溢脉外，如溢于胃肠则见便血，溢于膀胱则见尿血，溢于皮下则为瘀斑，血渗毛孔而出则为肌衄；冲任不固，则妇女月经过多，甚或崩漏；运化失健，则食少便溏；中气不足，则神疲乏力，少气懒言；反复出血，营血亦虚，肌肤失养，则面色无华；舌淡苔白，脉象细或弱均为虚象。

脾肾阳虚证　以面色㿠白，畏寒肢冷，腰膝或下腹冷痛，久泻久痢，或五更泄泻，或下利清谷，或小便不利，面浮肢肿，甚则腹胀如鼓，舌淡胖，苔白滑，脉沉细为主要表现。脾肾阳虚，不能温煦形体，则面白，肢冷，腰膝冷痛；利久伤阳，命火衰微，脾阳更弱，故久泻久痢；阳气虚衰，无以温化水湿，膀胱气化失司，则小便不利；水无去路，泛溢肌肤，故面浮肢肿；土不制水，则腹部水肿胀满如鼓；舌淡胖，苔白滑，脉沉细，为阳虚阴盛之象。

临床分析　脾病多与气血、津液、水湿、痰饮等有关，故脾病辨证应从主病之脏和相关体系分析，如脾失统摄所致的便血与气血津液证结合辨证，脾失转输所致的痰饮水肿应与肾系证结合辨证。脾病辨证要抓住主症，详细询问诱因及病证与饮食或冷热的关系，辨清虚实、寒热、气血、脏腑。

（陈仁寿）

gānbìng biànzhèng

肝病辨证（syndrome differentiation of liver disease）

根据肝脏的生理功能、病理表现，综合四诊所收集的资料，对肝系疾病的证候进行分析归纳，借以推究病机，判断疾病的部位、性质、邪正盛衰状况的方法。

肝生理功能　肝主疏泄，主藏血，主筋，开窍于目。胆附于肝，二者相为表里，共同调节气机的流畅、血液的贮藏和胆汁的疏泄功能。肝为刚脏，喜条达而恶抑郁。

证候分型　肝系疾病基本病机是气机郁滞，气血水津运行敷布失调，或留著成痰、成瘀，或阴阳失衡，气逆阳亢，甚而肝风内动致脏腑功能失调以及脏腑、筋脉、五官失养。证候分型为以气郁、湿郁、血瘀或气血水瘀蕴结为特点的郁滞证；以外感内伤，阴血亏虚所致血虚生风或不能制约阳气致肝阳化风之风证；以阴血亏虚为特点的虚证。

肝气郁结证　以胸胁或少腹胀闷窜痛，胸闷喜太息，情志抑郁易怒，或咽部梅核气，或颈部瘿瘤，或癥块为主要表现，妇女可见乳房作胀疼痛，痛经，月经不调，甚则闭经。多因情志抑郁，或突然的精神刺激以及其他病邪侵扰而发病。肝气郁结，经气不利，故胸胁乳房、少腹胀闷疼痛或窜动作痛；肝主疏泄，具有调节情志的功能，气机郁结，不得条达疏泄，则情志抑郁；久郁不解，失其柔顺舒畅之性，故情绪急躁易怒；气郁生痰，痰随气逆，循经上行，搏结于咽则见梅核气；积聚于颈项则为瘿瘤；气病及血，气滞血瘀，冲任不调，故月经不调或经行腹痛；气聚血结，可酿成癥瘕。

肝阳上亢证　以眩晕耳鸣，头目胀痛，面红目赤，急躁易怒，心悸健忘，失眠多梦，腰膝酸软，头重足飘，舌红，脉弦有力或弦细数为主要表现。多因肝肾阴虚，肝阳失潜，或恼怒焦虑，气火内郁，暗耗阴津，阴不制阳所致。肝肾之阴不足，肝阳亢逆无制，气血上冲，则眩晕耳鸣，头目胀痛，面红目赤；肝性失柔，故急躁易怒；阴虚心失所养，神不得安，则心悸健忘，失眠多梦；腰为肾府，膝为筋府，肝肾阴虚，筋脉失养，故腰膝酸软无力；肝阳亢于上为上盛，阴液亏于下为下虚，上盛下虚，所以头部发重，两足飘浮，步履不稳；舌红，脉弦有力或弦细数，为肝肾阴虚、肝阳亢盛之象。

肝火上炎证　又称肝火炽盛证。以头晕胀痛，面红目赤，口苦口干，急躁易怒，不眠或噩梦纷纭，胁肋灼痛，便秘尿黄，耳鸣如潮，或耳内肿痛流脓，或吐血衄血，舌红苔黄，脉弦数为主要表现。多因情志不遂，肝郁化火，或热邪内犯等引起。火性炎上，肝火循经上攻头目，气血涌盛络脉，故头晕胀痛，面红目赤；肝胆相为表里，肝热传胆，胆气循经上溢，则口苦；津为火热所灼，故口干；肝失条达柔顺之性，所以急躁易怒；火热内扰，神魂不安，以致失眠，噩梦纷纭；肝火内炽，气血壅滞肝络，使胁肋部灼热疼痛；热盛耗津，故便秘尿黄；足少阳胆经入耳中，肝热移胆，胆热循经上冲，则耳鸣如潮；热蒸耳道，壅遏营气，络脉不通，可致耳内红肿热痛，甚则溃烂化脓；灼伤络脉，血热妄行，可见吐血衄血；舌红苔黄，脉弦数，为肝经实火炽盛之象。

肝风内动证　肝风内动分虚实。实证有肝阳化风、热极生风；虚证有血虚生风、阴虚风动。

肝阳化风　以眩晕欲仆，头痛而摇，项强肢麻，肢体震颤，语言不利，步履不稳，舌红，脉弦细为主要表现。若见猝然昏倒，不省人事，口眼㖞斜，半身不遂，舌强语謇，喉中痰鸣，则为中风证，由肝阳上亢而致。肝阳亢逆无制，阳亢于上，阴亏于下，则风自内生，上达巅顶，横窜脉络，而见面红目赤，烦躁，眩晕欲仆，肢体麻木，震颤头摇等动风之象；上盛下虚，故步履不稳，行走飘浮；阳盛灼液而成痰，风阳夹痰上扰，蒙蔽清窍，则猝然昏倒，不省人事；风痰窜络，经气不利，则口眼㖞斜，半身不遂，舌强语謇。

热极生风　以高热，烦渴，躁扰不安，抽搐，两目上翻，甚见角弓反张，神志昏迷，舌红苔黄，脉弦数为主要表现。多因外感温热所致。邪热炽盛，燔灼肝经，筋脉失养而动风，故抽搐项强，角弓反张，两目上翻；热入心包，心神被扰，则烦躁不宁；蒙蔽心神，则神志昏迷；高热，口渴，舌红苔黄，脉弦数，为热邪亢盛之象。

血虚生风　以手足震颤，肌肉动，关节拘急不利，肢体麻木，眩晕耳鸣，面色无华，爪甲不荣，舌质淡，苔白，脉细为主要表现。多由急、慢性失血过多，或久病血虚所致。肝血不足，不能上荣于头面，故眩晕耳鸣，面色无华，舌质淡；筋脉失去营血的濡养，则爪甲不荣；血虚动风，故肢麻，筋挛，肉震颤；血少则脉不充盈，故脉细。

寒凝肝脉证　以少腹牵引睾丸坠胀冷痛，或阴囊收缩引痛，受寒则甚，得热则缓，舌苔白滑，脉沉弦或迟为主要表现。多因感受寒邪而发病。足厥阴肝经绕阴器抵少腹，寒邪侵袭肝经，阳气被遏，气血运行不利，故少腹牵引睾丸坠胀冷痛；寒为阴邪，性主收引，筋脉拘急，致阴囊收缩引痛；寒则气血凝涩，热则气血通利，故疼痛遇寒加剧，得热则减；阴寒内盛，则苔见白滑；脉沉主里，弦主肝病，迟为阴寒，为寒滞肝脉之象。

肝胆湿热证　以胁肋部胀痛灼热，或有痞块，厌食，腹胀，口苦泛恶，大便不调，小便短赤，舌红苔黄腻，脉弦数为主要表现，兼有寒热往来，或身目发黄，或阴囊湿疹、瘙痒难忍，或睾丸肿胀热痛，或带下黄臭，外阴瘙痒等。多因感受湿热之邪，或嗜酒肥甘，酿生湿热所致。湿热蕴结肝胆，疏泄失职，肝气郁滞，故胁肋部胀痛灼热；气滞血瘀，则胁下痞块。肝木横逆侮土，脾胃受病，运化失健，则厌食、腹胀；胃气上逆，故泛恶欲吐；胆气随之上溢，故口苦；湿热内蕴，湿偏重则大便稀溏，热偏重则大便干结；湿热下注，膀胱气化失司，故小便短赤；舌红苔黄腻，脉弦数，为湿热内蕴肝胆之象。

肝胃不和证　以脘胁胀闷疼痛，嗳气呃逆，嘈杂吞酸，烦躁易怒，舌红苔薄黄，脉弦或带数，或巅顶疼痛，遇寒则甚，得温痛减，呕吐涎沫，舌淡苔白滑，脉沉弦紧为主要表现。多因情志不遂，气郁化火，或寒邪内犯肝胃而发病。肝郁化火，横逆犯胃，肝胃气滞，则脘胁胀闷疼痛；胃失和降，气机上逆，故嗳气呃逆；肝胃气火内郁，故嘈杂吞酸；肝失条达，故急躁易怒；舌红苔薄黄，脉弦带数，为气郁化火之象。寒邪内犯肝胃，肝脉上达巅顶，阴寒之气循经上逆，经气被遏，故头痛甚于巅顶；寒性阴凝，得阳始运，得寒则凝，所以头痛遇寒加剧，得温痛减；胃府受病，中阳受伤，水津不化，气机上逆，则呕吐清稀涎沫；阳气受伤，不能外温肌肤，则形寒肢冷；舌淡苔白滑，脉沉弦紧，为寒邪内盛之象。

肝郁脾虚证　又称肝脾不调证。以胸胁胀满窜痛，喜太息，情志抑郁或急躁易怒，纳呆腹胀，便溏不爽，肠鸣矢气，或腹痛欲泻，泻后痛减，舌苔白或腻，脉弦为主要表现。多由情志不遂，郁怒伤肝，或饮食不节，劳倦伤脾引起。肝失疏泄，经气郁滞，故胸胁胀闷窜痛；太息则气郁得达，胀闷得舒，故以喜太息为快；气机郁结不畅，故精神抑郁；条达失职，则急躁易怒。脾运失健，气机郁滞，故纳呆腹胀；气滞湿阻，则便溏不爽，肠鸣矢气；腹中气滞则腹痛，排便后气滞得畅，故泻后疼痛得以缓解。此证寒热现象不显，故苔白，若湿邪内盛，则苔腻，弦脉，为肝失柔和之象。

心肝火旺证　以急躁易怒，善忘，言行颠倒，眩晕头痛，面红目赤，心烦不寐，多疑善虑，心悸不安，咽干口燥，口臭口疮，尿赤便干，舌红苔黄，脉弦数等为主要表现。多因情志不遂，心肝气郁，郁而化火所致。心火旺盛，内扰神明，则急躁易怒，善忘，烦躁不寐，多疑善虑，心悸不安；肝火循经上攻头目，则眩晕头痛，面红目赤，咽干口燥，尿赤口疮；肝经有热，夹湿下注，故见尿赤便干；舌红苔黄，脉弦数，为心肝实火炽盛之象。

肝阴虚证　以头晕耳鸣，两目干涩，面部烘热，胁肋灼痛，五心烦热，潮热盗汗，口咽干燥，或见手足蠕动，舌红少津，脉弦细数为主要表现。多由情志不遂，气郁化火，或肝病、温热病后期耗伤肝阴引起。肝阴不足，不能上滋头目，则头晕耳鸣，两目干涩；虚火上炎，则面部烘热；肝络为虚火所灼，则胁肋灼热疼痛；虚热内蒸，则五心烦热，午后潮热；虚火内扰营阴，则盗汗；阴液亏虚不能上润，则口咽干燥；肝阴亏虚，筋脉失养则手足蠕动，阴虚内热则舌红少津；弦脉主肝病，细脉为阴虚，数脉为有热，肝阴不足，虚热内炽，故脉弦细数。

肝血虚证　以眩晕耳鸣，面白无华，爪甲不荣，两目干涩，视物模糊，夜盲，肢体麻木，筋脉拘挛，月经量少或闭经，舌淡，脉细为主要表现。多因脾肾亏虚，生化之源不足，或慢性病耗伤肝血，或失血过多所致。肝血不足，不能上荣于头面，故眩晕，面白，舌质淡；肝血不足，不能上注于目，故视物模糊，两目干涩，夜盲；肝血亏虚，血不荣筋，故肢体麻木，筋脉拘挛，爪甲不荣；肝血不足，血海空虚，故经少经闭；血虚则舌淡脉细。

肝肾阴虚证　以头晕目眩，耳鸣健忘，失眠多梦，咽干口燥，腰膝酸软，胁痛，五心烦热，颧红盗汗，男子遗精，女子经少，舌红少苔，脉细数为主要表现。多由久病失调，房室不节，情志内伤等引起。肾阴亏虚水不涵木，肝阳上亢，则头晕目眩，耳鸣健忘；虚热内扰，心神不安，故失眠多梦；津不上润，则口燥咽干；筋脉失养，故腰膝酸软无力。肝阴不足，肝脉失养，致胁部隐隐作痛；阴虚生内热，热蒸于里，故五心烦热；火炎于上，则两颧发红；内迫营阴，则夜间盗汗；扰动精室，故梦遗；冲任隶属肝肾，肝肾阴伤，则冲任空虚，而经量减少；舌红少苔，脉细数，为阴虚内热之象。

临床分析　肝病辨证要与气血、经络、情志方面辨证相结合，如郁证、厥证、痉证、颤证等，虽有肝气失调、风阳扰动之证，但从体系考虑，应属气血津液证、心系证和肢体经络证。肝与肾是木水关系，同居下焦，肝藏血，肾藏精，精血同源可互生，“乙癸同源，肝肾同治”，肾水不足亦可致肝木不达等疏泄失常之证。

（陈仁寿）

shènbìng biànzhèng

肾病辨证（syndrome differentiation of kidney disease）

根据肾脏的生理功能、病理表现，综合四诊所收集的资料，对肾系疾病的证候进行分析归纳，借以推究病机，判断疾病的部位、性质、邪正盛衰状况的方法。

肾生理功能　肾藏精，为人体生长、发育、生殖之源，生命活动之根，先天之本，主骨生髓充脑，在体为骨，开窍于耳，其华在发。又主水液，调节水液平衡，推动津液输布全身。若肾精不足，气化不利，或无以生化，则可见水液停留或生殖发育异常等病证。

证候分型　肾系疾病基本病机可概括为肾之精气不足或肾之阴阳失调，证候分为以肾精濡养不足为特点的肾阴虚证、以肾气推动无力而温煦不足为特点的肾阳虚证。

肾气虚证　又称肾气不固证。以面白神疲，听力减退，腰膝酸软，小便频数而清，或尿后余沥不尽，或遗尿，或小便失禁，或夜尿频多，男子滑精早泄，女子带下清稀，或胎动易滑，舌淡苔白，脉细弱为主要表现。多因年高肾气亏虚，或年幼肾气未充，或房室过度，或久病伤肾所致。肾气亏虚，气血不能上充于耳，则听力减退；骨骼失养，故腰膝酸软乏力；肾气虚则膀胱失约，以致小便量多清长，甚则失禁；排尿功能无力，尿排不尽；若肾气未充，元神不能自主，致小便自遗；肾之藏精，赖肾气固摄，精得以藏，若肾气不足，则精关不固，故致滑精或早泄；带脉失固，则带下清稀；任脉失养，胎元不固，易造成流产；舌淡苔白，脉弱，为肾气虚衰之象。

肾阳虚证　以腰膝酸软而痛，畏寒肢冷，下肢为甚，头目眩晕，精神萎靡，面色㿠白或黧黑，舌淡胖苔白，脉弱为主要表现。兼有男子阳痿，女子宫寒不孕；或大便久泄不止，完谷不化，五更泄泻；或浮肿，腰以下为甚，按之凹陷不起，甚则腹部胀满，全身肿胀，心悸咳喘。腰为肾之府，肾主骨，肾阳虚衰，不能温养腰府及骨骼，则腰膝酸软疼痛；不能温煦肌肤，故畏寒肢冷；肾处下焦，阳气不足，阴寒盛于下，所以两足发冷更为明显；心神无力振奋，故精神萎靡不振；气血运行无力，不能上荣于面，故面色㿠白；肾阳极度虚衰，浊阴弥漫肌肤，故面色黧黑无泽；舌淡胖苔白，脉弱，为肾阳虚衰，气血运行无力的表现。肾阳不足日久，膀胱气化功能障碍，水液内停，溢于肌肤而为水肿；水湿下趋，肾处下焦，故腰以下肿甚，按之凹陷不起；水湿泛滥，阻滞气机，则腹部胀满；水气凌心，心阳受损，则心中悸动不安；上逆犯肺，宣降失常，则咳嗽气喘。此为肾阳虚水泛证。

肾阴虚证　以腰膝酸痛，眩晕耳鸣，失眠多梦，男子阳强易举、遗精，妇女经少经闭，或崩漏，形体消瘦，潮热盗汗，五心烦热，咽干颧红，溲黄便干，舌红少津，脉细数为主要表现。肾阴不足，髓减骨弱，骨骼失养，故腰膝酸痛；脑海失充，则头晕耳鸣；肾水亏虚，水火失济则心火偏亢，致心神不宁，失眠多梦；相火妄动，则阳强易举；君火不宁，扰动精室，致精泄梦遗；妇女以血为用，阴亏则经血来源不足，所以经量减少，甚至闭经；阴虚则阳亢，虚热迫血可致崩中；肾阴亏虚，虚热内生，故见形体消瘦，潮热盗汗，五心烦热，咽干颧红，溲黄便干，舌红少津，脉细数等症。肾阴虚日久则可出现肾阴虚火旺证。

肾精不足证　以小儿发育迟缓，身材矮小，智力和动作迟钝，囟门迟闭，骨骼痿软；男子精少不育，女子经闭不孕，性功能减退；成人早衰，发脱齿摇，耳鸣耳聋，健忘恍惚，动作迟缓，足痿无力，精神呆钝等为主要表现。肾精不足，不能化气生血，充肌长骨，故小儿发育迟缓，身材矮小；无以充髓实脑，致智力迟钝，动作缓慢；精亏髓少，骨络失养，则生长迟缓，囟门迟闭，骨骼痿软，成年则多见早衰。肾精主生殖，肾精亏损，男子精少不育，女子经闭不孕，性功能减退；肾之华在发，精不足，则发不长，易脱发；齿为骨之余，失精气之充养，故齿牙动摇，甚则早脱；耳为肾窍，脑为髓海，精少髓亏，脑海空虚，故见耳鸣耳聋，健忘恍惚；精充则筋骨隆盛，动作矫健，精损则筋骨疲惫，转摇不能，所以动作迟缓，足痿无力；肾精衰，脑失充，则灵机失运，记忆模糊，故老年可见精神呆钝。

临床分析　肾病辨证应注意与其他脏腑相关联，依据整体辨证思路，分于各个相关脏腑。肾阴亏虚，水不涵木，肝阳上亢，可致眩晕；肾水不足，阴不济阳，虚火上越，心肾不交，可致心悸、不寐；肾不纳气，气不归原，可致哮喘；肾阳虚衰，火不暖土，可致五更泄泻；肾精亏损，脑髓失充，可致健忘、痴呆。

（陈仁寿）

fǔbìng biànzhèng

腑病辨证（syndrome differentiation of six Fu-organs）　根据六腑（胆、胃、大肠、小肠、三焦、膀胱）的生理功能、病理表现，综合四诊所收集的资料，对六腑疾病的证候进行分析归纳，借以推究病机，判断疾病的部位、性质、邪正盛衰状况的方法。

六腑生理功能　六腑共同受盛和传化水谷，其气通降下行。胃与脾、胆与肝、大肠与肺、小肠与心、膀胱与肾相为表里，三焦通络全身，六腑从属五脏，辅助五脏司其功能，多数情况下可出现表里同病。六腑也可因邪侵或内伤自身受病，重者可累及五脏，而影响五脏的正常功能。

证候分型　胆病主要表现为惊悸、不寐、烦躁、口苦、胁胀、头晕、目眩、耳鸣等；胃病主要表现为腹痛、腹胀、嘈杂、呕吐等；大肠病主要表现为腹痛、泄泻、下痢、口渴等；小肠病主要表现为烦热、口渴、口疮、便秘等；三焦病表现为上焦心肺、中焦脾胃、下焦肝肾的病变；膀胱病可出现尿频、尿急、尿痛、尿黄、腹胀、腰痛、尿血、尿石等。

胆虚证　又称心胆虚怯证。以虚烦不眠，心慌心跳，容易惊恐，多疑虑，胸闷，善太息，舌淡，脉弦细为主要表现。多见于癔症、神经衰弱。多由七情内伤或心气虚，累及胆腑，致胆气虚怯，决断失司而成，其病位在胆腑，往往涉及心、肝二脏。

胆实证　以惊悸不寐，烦躁不宁，口苦呕恶，胸闷胁胀，头晕目眩，耳鸣，舌苔黄腻，脉弦数或滑数为主要表现。多由情志不遂，疏泄失职，生痰化火而引起胆失疏泄、痰热内扰。

胃火炽盛证　以胃脘灼热疼痛，吞酸嘈杂，或食入即吐，渴喜冷饮，消谷善饥，或牙龈肿痛溃烂，齿衄，口臭，小便短黄，大便秘结，舌红苔黄，脉滑数为主要表现。多因平素过食辛辣，化热生火或邪热犯胃，或情志不遂，气郁化火，引起胃中火热炽盛、失于和降所致。

食滞胃肠证　以胃脘胀闷，甚则疼痛，嗳气吞酸或呕吐酸腐食物，吐后胀痛得减，或矢气便溏，泻下物酸腐臭秽，舌苔厚腻，脉滑为主要表现。多由饮食不节，暴饮暴食，或脾胃素弱，运化失健等引起饮食物停滞胃脘，不能腐熟所致。

胃气上逆证　以腹胀腹痛，嗳腐吞酸，呕吐清涎，呃逆干哕，胃部灼热，不思饮食，苔光剥等为主要表现。有实证虚证之分。实证多由寒饮、痰浊、食积、胃火等引起；虚证因久病后胃气大衰或过服寒凉药物，引起胃败所致，皆属胃之气机逆转向上。

胃寒证　以胃脘疼痛，轻则绵绵不已，重则拘急剧痛，遇冷加剧，得温则减，口淡不渴，舌淡苔白滑，脉迟或弦为主要表现，或伴神疲乏力，肢凉喜暖，食后痛减，胃脘水声漉漉，口泛清水等症。多由腹部受凉，过食生冷，或劳倦伤中，复感寒邪，引起阴寒凝滞胃腑、气机不利所致。

胃气虚证　以胃脘隐痛或痞胀、按之觉舒，食欲不振，或得食痛缓，食后胀甚、嗳气，口淡不渴，面色萎黄，气短懒言，神疲倦怠，舌质淡，苔薄白，脉弱为主要表现。多因饮食不节，饥饱失常，或劳倦伤中，或久病失养引起。

胃阴虚证　以胃脘隐痛，饥不欲食，口燥咽干，大便干结，或脘痞不舒，或干呕呃逆，舌红少津，脉细数为主要表现。多由胃病久延不愈，或热病后期阴液未复，或平素嗜食辛辣，或情志不遂，气郁化火，导致胃阴耗伤、化燥生热而成。

虫积肠道证　以胃脘嘈杂，面黄形瘦，腹痛时作，或嗜食异物，大便排虫，睡中卟齿，或鼻痒，面部出现白色虫斑，白睛见蓝斑，或突发腹痛，按之有条索状，甚至剧痛而汗出肢厥，呕吐蛔虫为主要表现。多因误食不洁瓜果、蔬菜等，虫卵随饮食入口，在体内孳生，久而成虫，引起肠道积滞。

大肠湿热证　以腹痛，下利赤白黏冻，里急后重，或暴注下泄，色黄而臭，舌红苔黄腻，脉濡数或滑数为主要表现，可伴肛门灼热，小便短赤，口渴，或有恶寒发热，但热不寒等症。多因感受湿热外邪，或饮食不节等引起大肠传导不利所致。

肠燥津亏证　以大便干燥，难以排出，常数日一行，口干咽燥，或伴见口臭头晕等症，舌红少津，脉细涩为主要表现。多由素体阴亏，或久病伤阴，或热病后津伤未复，或妇女产后出血过多等引起的津液不足、大肠失润所致。

小肠实热证　以心烦口渴，口舌生疮，小便赤涩，尿道灼痛，尿血，舌红苔黄，脉数为主要表现。多由心热下移小肠，小肠分清泌浊失职所致。

膀胱湿热证　以尿频尿急，尿道灼痛，尿黄赤短少，小腹胀闷，或伴发热腰痛，或尿血或尿有砂石，舌红苔黄腻，脉数为主要表现。多由感受湿热，或饮食不节，湿热内生，下注膀胱引起湿热蕴结膀胱、气化不利所致。

临床分析　腑病辨证当辨清病变位置，与肺、心、脾、肝、肾相关联，不可单一分析其症状，如肝胆湿热证、肝胃不和证。辨证分析时注意六腑是否通畅，以“六腑以通为用，以降为顺”为临床诊断依据。

（陈仁寿）

liùjīng biànzhèng

六经辨证（six-meridian syndrome differentiation）

以阴阳为总纲，用太阳、阳明、少阳、太阴、少阴、厥阴作为辨证纲领，从邪正盛衰、病变部位、病势的进退缓急等方面对外感病进行分析辨别，并用以指导临床治疗的辨证方法。六经即太阳、阳明、少阳、太阴、少阴、厥阴。

历史沿革　六经辨证是东汉·张仲景在《黄帝内经》六经的基础上，结合外感热病传变情况总结出的六个辨证纲领，但不仅仅用于外感病的诊治，有时亦用于内伤杂病，如清·柯琴《伤寒论翼·自序》：“夫仲景之六经，为百病立法，不专为伤寒一科”，其对中医辨证论治体系的确立具有重要作用。

临床分析　对外感病演变过程中所表现的各种证候及病变特点进行分类、归纳，概括为三阳和三阴病证，用以说明病变的部位、性质、正邪斗争的消长盛衰、病势趋向和六类病证之间的传变关系。三阳病证即太阳病证、阳明病证、少阳病证，多为邪气盛而正气未衰，其性质属阳属热，治疗当以祛邪为主；三阴病证即太阴病证、少阴病证、厥阴病证，多为正气虚衰，其性质属阴属寒，治疗当以扶正为主。

（徐厚谦）

tàiyáng bìngzhèng

太阳病证（Taiyang syndrome）

外感热病初期，外邪侵袭人体，正邪交争于肌表，以营卫功能失调为病机特点，以恶寒，头项强痛，脉浮为主要表现的六经病证。分为太阳经证和太阳腑证。

太阳经证 邪在肌表的病变。据患者体质及感受邪气之不同，分为三类。①太阳中风：表现为恶风，发热，头项强痛，自汗，脉浮缓。因具有自汗、脉缓的特征，又称为表虚证。病机为营卫不和，卫强营弱。治以解肌祛风，调和营卫，方用桂枝汤。②太阳伤寒：表现为恶寒，发热，头项强痛，骨节疼痛，无汗而喘，脉浮紧。因具有无汗、脉紧的特征，又称为表实证。病机为卫阳被遏，营阴郁滞。治以辛温发汗，宣肺平喘，方用麻黄汤。③太阳表郁轻证：表现为发热，恶寒，呈阵发性发作，身痒无汗。病机为表证日久不解，邪气渐轻而留连。治以小发其汗，方用桂枝麻黄各半汤。

太阳腑证 太阳经邪不解而内传于膀胱所致，分为两类。①蓄水证：发热，烦渴，或渴欲饮水，水入则吐，小便不利。病机为表邪不解，内入于膀胱之腑，阳气不得煦化，水蓄不行。治以化气行水，方用五苓散。②蓄血证：少腹急结或少腹硬满，如狂或发狂，小便自利。病机为邪热深入下焦，与血相结。治以活血逐瘀，方用桃核承气汤。

（徐厚谦）

yángmíng bìngzhèng

阳明病证（Yangming syndrome）

外感热病中正邪交争剧烈，邪热盛极的阶段，以“胃家实”为病机特点，以身热、汗自出、不恶寒、反恶热、脉大为主要表现的六经病证。分为阳明经证和阳明腑证。

阳明经证 病机为外邪入里化热，胃中燥热炽盛，消灼津液。表现为身大热，汗自出，口干舌燥，大渴而引饮不解，脉洪大。治以清法，方选白虎汤、栀子豉汤或猪苓汤。

阳明腑证 病机为燥热之邪与肠中糟粕相结，以致燥屎阻滞，腑气不通。表现为潮热谵语，手足濈然汗出，腹满硬痛，便秘，脉沉实。治以通腑泻下，方选大承气汤。另有胃热约束脾之传输功能而致大便秘结者，也属此证范畴，治以润肠通便，方选麻子仁丸。

阳明病证虽以里热燥实为主，但也有阳明里虚或中寒所致者，称为阳明寒证、阳明虚证，亦有发黄证、血热证等变证。

（徐厚谦）

shàoyáng bìngzhèng

少阳病证（Shaoyang syndrome）

外感热病中病邪由表入里的中间阶段，以枢机不利，胆火内郁为病机特点，以往来寒热、胸胁苦满、口苦、咽干、目眩等为主要表现的六经病证。可自他经传来，也可本经自受。病入少阳，已离太阳之表，尚未入阳明之里，从三阳证深浅层次而论，少阳为半表半里证，故治以和解少阳，方选小柴胡汤。

（徐厚谦）

tàiyīn bìngzhèng

太阴病证（Taiyin syndrome）

太阴经受邪引起，以脾阳不运，寒湿阻滞为病机特点，以腹满而吐，食不下，自利益甚，时腹自痛为主要表现的六经病证。太阴主湿，主运化，必赖阳气之温煦。太阴病证可由三阳病证治疗失当损伤脾阳而发，也可由风寒外邪直接侵袭而发。治以温中散寒，方用理中汤。若此证进一步发展，演变为脾肾虚寒，亦可形成少阴虚寒之证。

（徐厚谦）

shàoyīn bìngzhèng

少阴病证（Shaoyin syndrome）

外感病发展过程中的危重阶段，以阳气虚寒或阴虚内热为病机特点，以脉微细，但欲寐为主要表现的六经病证。分为少阴寒化证和少阴热化证。

少阴寒化证 表现为无热恶寒、蜷卧、下利清谷、小便清利、手足厥冷、脉沉微等。病机为阳气虚衰，阴寒内盛。治以回阳救逆为主，方选四逆汤类。

少阴热化证 表现为心中烦不得卧、咽干咽痛，或下利口渴、舌红少苔或无苔，脉细数。病机为阴虚火旺，心肾不交。治以育阴清热为主，方选黄连阿胶汤。

少阴病证变化较复杂，可见兼太阳之表的两感证，治以温阳解表，方选麻黄附子细辛汤。热化津伤、邪热归并阳明的急下证，治以急下存阴，方选大承气汤。手少阴心经和足少阴肾经其支脉都上达咽喉，邪郁少阴经脉时可出现咽痛证，治以利咽止痛，方选桔梗汤。

（徐厚谦）

juéyīn bìngzhèng

厥阴病证（Jueyin syndrome）

外感病阴阳失调，邪正进退的重要阶段，以寒热错杂为病机特点，以口渴多饮、气上撞心，心中疼热，饥而不欲食、食则吐蛔为主要表现的六经病证。由于病情复杂，该证可出现寒热错杂等不同的证候。

厥阴受邪，阴阳失调，若邪气从阴化寒，则为厥阴寒证；从阳化热，则为厥阴热证。邪犯厥阴，肝失条达，气机不利，阴阳失调，还可见厥热胜复证、厥逆证、呕证、哕证、下利证等。厥阴病的治疗，根据病性可用提法、清法或温清并用，方选当归四逆汤、吴茱萸汤、白头翁汤、乌梅丸等。

（徐厚谦）

sānjiāo biànzhèng

三焦辨证（triple energizer syndrome differentiation） 根据温病的传变情况及症状变化，以上焦、中焦、下焦为纲，分析归纳疾病当前属性的方法。

历史沿革 《黄帝内经》《难经》用“三焦”将人体划分为上、中、下三部，并论述了其功能。到了汉代，开始涉及三焦的病理变化。金·刘完素将三焦病变作为外感热病的分期，即上焦为初期，中焦为中期，下焦为后期。清·喻嘉言强调温疫的三焦病变定位，并提出三焦分治原则。清·叶天士在创立卫气营血理论的同时，还论述了三焦所属脏腑的病机变化及其治疗方法。清·吴鞠通系统地论述了四时温病三焦所属脏腑的病机变化、辨证纲领、传变规律以及三焦病证的治疗大法和方药。

临床分析 三焦辨证是将温病传变情况，分为上焦、中焦、下焦三个阶段，阐明各阶段的主要证候、临床主症、病机特点、传变规律以及治疗原则。上焦病证为温邪所致肺和心包的病变，常见证候有邪袭肺卫、邪热壅肺、湿热阻肺、邪陷心包、湿蒙心包。中焦病证为温邪所致中焦所属胃、大肠、脾等脏腑的病变，常见证候有阳明热炽、阳明热结、湿热积滞、湿热中阻。下焦病证为温病后期温邪深入下焦，肝肾真阴亏虚、邪少虚多，所致肾和肝的病变，常见证候有肾精耗损、虚风内动。

三焦证不仅表示三焦所属脏腑的病理变化和证候表现，同时也反映温病病程发展的先后阶段。如上焦手太阴肺的病变，多为病程初期；中焦足阳明胃的病变，多为中期或极期；下焦足少阴肾的病变，多为病程后期。

三焦辨证是温病学说的核心内容之一，用于说明温病的发生、发展及传变规律，预测疾病的发展趋向，判断温病的预后。三焦辨证与卫气营血辨证相互补充，形成温病学完整的辨证体系，有利于对温病病位、病程、病情、传变的判断。同时因其基本内容不属气血津液、脏腑阴阳，对内伤杂病的辨证论治也有重大意义。

（徐厚谦）

shàngjiāo bìngzhèng

上焦病证（upper jiao syndrome） 温邪侵犯上焦脏腑（手太阴肺和手厥阴心包）所致的证候。

清·吴鞠通《温病条辨·上焦》：“凡病温者，始于上焦，在手太阴。”温病初起，温邪多由口鼻外袭，犯于肺卫，病位较浅，病情较轻，但也可邪盛内陷。手太阴肺的常见证候有：①邪袭肺卫证：卫受邪郁，肺气失宣，症见发热，微恶风寒，咳嗽，头痛，口微渴，舌边尖红赤，舌苔薄白欠润，脉浮数。②邪热壅肺证：邪热壅肺，肺气闭郁，症见身热，汗出，咳喘，口渴，苔黄，脉数。③湿热阻肺证：卫受湿遏，肺气失宣，症见恶寒，身热不扬，胸闷，咳嗽，咽痛，苔白腻，脉濡缓。手厥阴心包的常见证候有：①邪陷心包证：温邪内陷，阻闭包络，症见身灼热，神昏，肢厥，舌謇，舌绛。②湿蒙心包证：气分湿热酿蒸痰浊，蒙蔽心包，症见身热，神志昏蒙，时清时昧，舌苔垢腻，舌质红或绛。

上焦病证遵循“治上焦如羽，非轻不举”（《温病条辨·杂说·治病法论》）的治疗原则，用清轻上行宣透的药物，以解除心肺热邪。邪在肺卫，宜辛凉解表，宣肺泄热，方选桑菊饮；邪在肺气，宜清宣肺热，方选麻杏石甘汤；内陷心包必须清心开窍，泄热解毒，用清宫汤或清营汤送服安宫牛黄丸、紫雪丹或至宝丹。

邪袭肺卫感邪较轻，治疗得当，邪热可外解；若心阴心气素亏，肺卫邪气过盛，亦可逆传心包，若感邪过重或治疗失宜，则邪热郁肺，成为肺热壅盛之上焦气分证；如肺热壅盛不除，一则可顺传于中焦阳明气分，出现胃经热盛或大肠热结，二则内闭心包，引起窍闭神昏。如邪闭心包，治疗抢救及时正确，病可渐渐恢复；治疗失当，如正不胜邪，预后甚差。

（徐厚谦）

zhōngjiāo bìngzhèng

中焦病证（middle jiao syndrome） 温邪侵犯中焦脏腑（足阳明胃、手阳明大肠、足太阴脾）所致的证候。

清·吴鞠通《温病条辨·中焦》：“上焦病不治，则传中焦，胃与脾也。”常见的证候有：①阳明热炽证：邪热入胃，里热蒸迫，症见身体壮热，大汗，心烦，面赤，口渴引饮，舌红苔黄燥，脉洪大而数。②阳明热结证：热结阳明，传导失司，症见日晡潮热，大便秘结，或热结旁流，腹部硬满疼痛，舌苔黄、灰、黑而燥，脉沉实有力。③湿热积滞证：湿热积滞，传导失司，症见身热，烦躁，汗出不解，呕恶，脘腹胀满疼痛，大便溏垢不爽，舌苔黄腻或黄浊，脉滑数。④湿热中阻证：湿热蕴结脾胃，阻滞气机，症见身热，脘痞，苔腻。

中焦病证遵循“治中焦如衡，非平不安”（《温病条辨·杂说·治病法论》）的治疗原则，用药既不能太薄，也不能过于厚重，以平和为特点。邪在阳明，方选白虎汤、承气汤；湿热阻滞，当清化湿热，方选三仁汤。

中焦病证一般为温病的中期或极期阶段，邪气虽盛而正气尚未大伤。若治之得法，则不复再传，邪去而病愈。若足阳明胃热不解，可传至手阳明大肠，出现腑实热结，也可引起动血动风、窍闭神昏、伤阴亡阳等危重证候；热邪久羁不解，可传至下焦，耗伤肾阴，而转入病变末期；足太阴脾若湿热久郁，亦可化热化燥，或邪传手阳明大肠而成腑实热结证。

（徐厚谦）

xiàjiāo bìngzhèng

下焦病证（lower jiao syndrome）

温邪侵入下焦脏腑（足少阴肾和足厥阴肝）所致的证候。

清·吴鞠通《温病条辨·中焦》：“中焦病不治，即传下焦，肝与肾也。”下焦病证多系温病后期阶段，温邪损伤肝肾真阴，邪少虚多之证，肾阴亏损是病机关键。常见的证候有：①肾精耗损证：肾精耗伤，脏腑失养，症见低热持续不退，手足心热甚于手足背，神惫萎顿，消瘦无力，口燥咽干，耳聋，舌绛不鲜干枯而萎，脉虚。②虚风内动证：肝肾阴亏，虚风内动，症见神倦，肢厥，耳聋，五心烦热，心悸，手指蠕动，甚或瘛疭，舌干绛而萎，脉虚。

下焦病证遵循“治下焦如权，非重不沉”（《温病条辨·杂说·治病法论》）的治疗原则。肝肾位居下焦，病至后期，元阴耗损，应采用质味浓厚，具有滋补潜镇作用的药物，以滋补肝肾，育阴潜阳。肾精耗损证当滋补肝肾真阴，方选加减复脉汤；虚风内动证当滋阴息风，方选三甲复脉汤、大定风珠。

下焦病证经过积极而恰当的治疗，阴液逐渐得以恢复，正气逐渐得以旺盛，余邪渐退，再经适当调理，可逐渐恢复乃至痊愈。如日久不退，阴伤过甚，正气不支，加之延误治疗时机或治法不当，使真阴枯竭，阴阳离决则可致危亡。

（徐厚谦）

wèi-qì-yíng-xuè biànzhèng

卫气营血辨证（syndrome differentiation of weifen，qifen，yingfen and xuefen）

将温病按照由表及里、由浅入深、由轻到重、由实致虚的病变发展顺序，分为卫分、气分、营分、血分四个阶段，阐明各阶段的病因、病位、病性及病变的方法。

历史沿革 《黄帝内经》中对卫气营血的生理功能进行了阐述。东汉·张仲景《伤寒论》发展了卫气营血的病理认识及治疗方法。清代温病学家叶桂（叶天士）依据温病病机演变的规律、病程发展的阶段性特点，结合《黄帝内经》及历代医家有关营卫气血的论述和自己的实践体会，创立了卫气营血辨证体系，成为温病学辨证的核心理论。

临床分析 ①卫分证：温邪初犯人体，引起卫气功能失调而出现的证候。病理特点为温邪犯表，肺卫失宣。主要表现为发热，微恶风寒，头痛，无汗或少汗，咳嗽，口微渴，舌苔薄白，舌边尖红赤，脉浮数。②气分证：温邪入里，未传入营血分，影响人体气的生理功能所出现的证候。病理特点为邪正剧争，热炽津伤。主要表现为壮热、不恶寒反恶热，汗多，口渴喜饮，尿赤，舌红，苔黄，脉数。③营分证：温邪深入营分出现的证候。病理特点为营热阴伤，扰神窜络。主要表现为身热夜甚，口干不甚渴饮，心烦不寐，时有谵语，斑疹隐隐，舌质红绛，脉细数。④血分证：温邪深入血分出现的证候。病理特点为动血耗血，瘀热互结。主要表现为身热夜甚，口渴不欲饮，躁扰不安，或神昏谵狂，吐血，衄血，便血，尿血，斑疹密布，舌质深绛。

温病传变的一般规律是温邪循卫气营血层次渐次深入，即叶天士所说“大凡看法，卫之后方言气，营之后方言血”，这种自表入里的传变，多见于新感温病。但也有特殊传变情况：伏气温病可呈现温邪自血而营，由营转气，从气达表，由里达表的传变形式；温邪在由表入里过程中，发病伊始就十分严重、变化迅速，不由卫分入气分，而由卫分直入营分而闭阻心包，即逆传心包；此外，卫气营血病证演变尚可出现越期或重叠变化，如卫气同病、气营两燔、气血两燔，卫气营血俱病者，证候复杂多变。

叶天士根据卫气营血病机演变，提出不同阶段的治疗原则：“在卫汗之可也，到气才可清气，入营犹可透热转气……入血就恐耗血动血，直须凉血散血”，如邪在卫分当解表发汗散邪；邪热传入气分后，可使用辛寒清气、清热泄火、通下、化湿、和解等治法；邪热入营，治宜清营热、滋营阴，佐以轻清透泄之品，使营分邪热透转到气分而解；血分证热盛迫血，耗血动血，热瘀交结，当清热凉血，化瘀解毒。

卫气营血辨证是温病学说核心内容之一，每个阶段有独特的生理功能、病理表现和证候特征，有利于对病位、病程、病情、传变的判断。因其在证候归纳上缺乏明确的脏腑定位，所以临床常与三焦辨证相结合，形成较为完整的温病学辨证体系。卫气营血辨证亦不离气血津液、脏腑阴阳，故在内伤杂病中也应用广泛。

（徐厚谦）

wèi-qì tóngbìng

卫气同病（disease involving weifen and qifen） 表邪入里化热，气分热势已盛而卫分证仍未清除的证候。表现为身热，口渴，心烦，汗出，伴恶寒，身痛，舌苔微黄或黄腻。根据病证性质不同，可有表里俱热、表里俱湿热等症状。治疗温热类病宜表里双清，方选葱豉桔梗汤；治疗湿热类病宜疏解表邪，清热化湿，方选三仁汤。

（徐厚谦）

qì-yíng liǎngfán

气营两燔（flaring heat in qifen and yingfen） 热病过程中，气分邪热未解，传入营分，出现气分、营分邪热俱盛的证候。表现为壮热、口渴引饮，心烦躁扰，甚或谵语、神昏，或有斑疹隐隐，舌绛，苔黄燥，脉弦数或洪大有力。治当气营两清，同时使用清气分和清营分的药物，方选加减玉女煎、清瘟败毒饮。

（徐厚谦）

qì-xuè liǎngfán

气血两燔（flaring heat in qifen and xuefen） 热病过程中，气分邪热未解，传入血分，出现气分、血分邪热俱盛的证候。表现为壮热躁扰，甚或神昏谵妄，口渴，头痛，斑疹密布，出血，舌质紫绛，苔黄燥或焦黑，脉数。治当气血两清，同时使用清气分和清血分的药物，方选化斑汤、清瘟败毒饮。

（徐厚谦）

zhěngtǐ guānniàn

整体观念（holism） 中医诊疗疾病时，把人体内脏和体表各种组织、器官之间看成是一个有机的整体，并认为四时气候、地土方宜、环境等因素变化对发病以及人体生理、病理也有不同程度影响的思维方法。是中医学的基本特点之一。既强调人体内部的协调完整性，认为构成人体的各个组成部分在结构上不可分割，在功能上相互协调、互为补充，在病理上相互影响；也重视人体和外界环境的统一性。用这种从整体出发，全局考虑问题的思想方法贯穿于对疾病的诊断和治疗，而不是单纯从局部病变着眼。

春秋时期的《道德经》中已有整体观念的思想："人法地，地法天，天法道，道法自然。""天人合一"（《黄帝内经》）思想体现了整体观念，并已运用于养生及疾病的防治中，如"春夏养阳，秋冬养阴"（《素问·四气调神大论》）、"治不法天之纪，不用地之理，则灾害至矣"（《素问·阴阳应象大论》）、"从阴引阳，从阳引阴"（《素问·阴阳应象大论》）、"病在上者下取之，病在下者高取之"（《灵枢经·终始》）。东汉·张仲景《伤寒论》中六经辨证、内外同治、针药并举、择时用药等多种疾病诊治方法都体现了整体观念。

（张俊华）

wǔzàng

五脏（five Zang-organs） 心、肝、脾、肺、肾五个脏器的合称。又称五神脏。共同生理功能是化生和贮藏精气，同时又各有专司。由于精、气、神是人体生命活动的根本，所以五脏在人体生命中起着重要作用。《素问·五脏别论》对五脏的生理特点进行了描述："所谓五脏者，藏精气而不泻也，故满而不能实。" 《难经》《医贯》《医学入门》《类经图翼》等医著对五脏各自的解剖位置、形态特性、功能等也进行了系统描述，如《类经图翼·经络》："心居肺管之下，膈膜之上，附着脊之第五椎。" 《医学入门·脏腑》："人心动，则血行于诸经……是心主血也。"

心 位于膈膜之上，肺之下，圆而下尖，形如莲蕊，外有心包卫护。心与小肠、脉、面、舌等构成心脏系统。在五行属火，为阳中之阳脏，主血脉，藏神志，为五脏六腑之大主、生命之主宰。心与四时之夏相通应。心包络，简称心包，是心脏外面的包膜，为心脏的外围组织，其上附有脉络，是通行气血的经络，有保护心脏、代心受邪的作用。也有将心包络和五脏合称为"六脏"的说法，但一般将心包络视为心的附属物。

肝 位于腹部，横膈之下，右胁下而偏左。肝与胆、目、筋、爪等构成肝脏系统。在五行属木，为阴中之阳脏，主疏泄、藏血，喜条达而恶抑郁，体阴而用阳。肝与四时之春相应。

脾 位于腹腔上部，膈膜之下，与胃以膜相连。脾与胃、肉、唇、口等构成脾脏系统。在五行属土，为阴中之至阴脏，主运化，主统血，输布水谷精微，为气血生化之源，人体脏腑百骸皆赖脾以濡养，故有"后天之本"之称。脾与四时之长夏相应。

肺 位居胸中，左右各一，呈分叶状，质疏松。与心同居膈上，上连气管，通窍于鼻，与自然界之大气直接相通。肺与大肠、皮、毛、鼻等构成肺脏系统。在五行属金，为阳中之阴脏，主气司呼吸，助心行血，通调水道。在五脏六腑中位居最高。肺与四时之秋相应。

肾 位于腰部脊柱两侧，左右各一。肾与膀胱、骨髓、脑、发、耳等构成肾脏系统。在五行属水，为阴中之阳脏，主藏精，主水液，主纳气，为人体脏腑、阴阳之本，生命之源，故有“先天之本”之称。肾与四时之冬相应。

五脏虽然在生理功能上各有所司，但它们的活动不是孤立的。人体通过经络将内在脏腑与外表官窍联系起来，相互协调，相互配合，共同维持人体正常的生命活动，同样在病理变化上也相互影响。五脏之间有五行所属、相生相克的关系之外，五脏与六腑之间还有表里关系：肝与胆、心与小肠、脾与胃、肺与大肠、肾与膀胱互为脏腑表里。

（张俊华）

liùfǔ

六腑（six Fu-organs） 胆、胃、小肠、大肠、膀胱、三焦的合称。共同生理功能是受盛和传化糟粕，为“泻而不藏”。《素问·五脏别论》对六腑的生理特点进行了描述：“六腑者，传化物而不藏，故实而不能满也。所以然者，水谷入口，则胃实而肠虚。食下，则肠实而胃虚。”

胆 六腑之首，又属于奇恒之腑，附于肝之短叶间。贮藏、排泄胆汁，主决断，调节脏腑气机。在五行属木，其阴阳属性为阳，与肝相表里，肝为脏属阴木，胆为腑属阳木。胆气主升、性喜宁谧为其生理特性。

胃 腹腔中容纳食物的器官，上连食道，下通小肠。主受纳腐熟水谷，为水谷精微之仓、气血之海，以通降为顺。在五行属土，其阴阳属性为阳，与脾相表里，脾为湿土属阴，胃为燥土属阳，脾胃常合称为“后天之本”。喜润恶燥为其生理特性。

小肠 居腹中，上接幽门，与胃相通，下连大肠。主受盛化物和泌别清浊。在五行属火，其阴阳属性为阳，与心相表里。升清降浊为其生理特性。

大肠 居腹中，其上口在阑门处接小肠，其下端紧接肛门。主传化糟粕和吸收津液。在五行属金，其阴阳属性为阳，与肺相表里。通降下行为其生理特性。

膀胱 位于下腹部，在脏腑中，居最下处。主贮存尿液及排泄尿液。在五行属水，其阴阳属性为阳，与肾相表里。司开合为其生理特性。

三焦 上焦、中焦、下焦的合称，是六腑中最大的腑，又称外腑、孤脏。主升降诸气和通行水液。在五行属火，其阴阳属性为阳，与心包相表里。上焦如雾、中焦如沤、下焦如渎为其生理特性。

六腑在生理功能上密切配合，共同完成饮食物的消化、吸收、转输和排泄。饮食物入口，通过食道入胃，经胃的腐熟，下传于小肠，经小肠的分清泌浊，其清者（精微、津液）由脾吸收，转输于肺，而布散全身，以供脏腑、经络生命活动之需要；其浊者（糟粕）下达于大肠，经大肠的传导，形成大便排出体外；而废液则经肾之气化而形成尿液，渗入膀胱，排出体外。每一腑都必须适时排空其内容物，才能保持六腑通畅，功能协调，故有“六腑以通为用，以降为顺”之说。同时在病理上也相互影响，一腑有病，可影响他腑而致病。

（张俊华）

qíhéng zhī fǔ

奇恒之腑（extraordinary Fu-viscera） 脑、髓、骨、脉、胆、女子胞的合称。《素问·五脏别论》中云：“脑髓骨脉胆女子胞，此六者地气之所生也，皆藏于阴而象于地，故藏而不泻，名曰奇恒之府。”其功能上主藏阴精，与五脏相似；形态中空，与六腑相似，但没有脏与腑之间的表里关系，因而区别于一般的脏、腑，故称奇恒之腑。

脑 又名髓海、头髓。脑深藏于头部，居人身之高巅，其外为头面，内为脑髓，是精髓和神明高度汇集之处，为元神之府。头为人神之所居，气血皆汇集于头，故称头为“诸阳之会”，为清窍之所在。主宰人体的生命活动、精神意识和感觉运动。

髓 脑髓、脊髓和骨髓的合称。由先天之精所化生，后天之精所充养，有养脑、充骨、化血之功。

骨 泛指人体的骨骼，具有贮藏骨髓、支持形体、主管运动和保护内脏的功能。

脉 指脉管，具有运行气血的作用。

胆 既属于六腑，又属于奇恒之腑，具有贮藏、排泄胆汁，主决断，调节脏腑气机的功能。因为胆排泄的胆汁有助于饮食物的消化，故为六腑之一；但胆本身并没有受盛和传化水谷，且藏“精汁”，有“藏”的作用，有别于六腑，所以又属奇恒之腑。

女子胞 又称胞宫、子宫、

子脏、胞脏、子处、血脏，位于小腹正中部，呈倒置的梨形，具有主持月经和孕育胎儿的作用。

（张俊华）

jīngluò

经络（channels and collaterals）

经脉和络脉的总称。经，指经脉，循行以上下纵行为主，深而在里，沟通内外，为经络的主体部分，包括十二经脉、奇经八脉以及附属于十二经脉的十二经别、十二经筋、十二皮部。络，指络脉，是经脉中分出侧行的分支，浅而在表，纵横交错，遍布全身，是经络的组成部分，包括十五络脉、浮络、孙络。经脉和络脉以脏腑为基础，分布于全身，入里出表、纵横交错形成网状，彼此相互联系、衔接，把人体五脏六腑、肢体官窍及皮肉筋骨等组织紧密地联结成统一的有机整体，从而保证了人体生命活动的正常进行。所以，经络是运行气血，联络脏腑肢节，沟通内外上下，调节人体功能的特殊通路系统。参见针灸学卷经络。

（张俊华）

jīngqì

经气（channel qi）　经络中运行的气。又称经络之气。经络通过经气的运行调节全身各部的机能，运行气血，协调阴阳，从而使整个机体保持协调和阴阳动态平衡；同时外邪也可通过经络侵入人体而致病。经气通过经络输布全身，是人体生命功能的表现；同时经气的变化也可反映人体之中正气和邪气双方力量的变化，从而用来诊断疾病。

（张俊华）

nèikē bìngyīn

内科病因（cause of disease）

导致人体发生内科疾病的原因。清·徐大椿《医学源流论》："凡人之所苦，谓之病；所以致病者，谓之因。"病因是指能破坏人体生理动态平衡而引起疾病的特定因素，又称致病因素、病原、病邪，包括致病原因和致病条件两方面。致病原因是指能引起疾病，并且赋予该疾病特征性的各种因素。致病条件是除原因以外，同时存在的促进疾病发生发展的有关因素。

历史沿革　在中医学发展过程中，历代医家对病因提出不同的分类方法。《黄帝内经》有阴阳分类法，《素问·调经论》："夫邪之生也，或生于阴，或生于阳。其生于阳者，得之风雨寒暑。其生于阴者，得之饮食居处，阴阳喜怒。"隋·巢元方首次提出具有传染性的乖戾之气。东汉·张仲景《金匮要略》说："千般疢难，不越三条：一者，经络受邪，入脏腑，为内所因也；二者，四肢九窍，血脉相传，壅塞不通，为外皮肤所中也；三者，房室、金刃、虫兽所伤。以此详之，病由都尽。"宋·陈言《三因极一病证方论》明确提出了"三因学说"："六淫，天之常气，冒之则先自经络流入，内合于脏腑，为外所因；七情，人之常性，动之则先自脏腑郁发，外形于肢体，为内所因；其如饮食饥饱，叫呼伤气……金疮踒折，疰忤附着，畏压溺等，有悖常理，为不内外因。"

临床分析　疾病是人体在一定条件下，由致病因素引起的有一定表现形式的病理过程，包括发病形式、病机、发展规律和转归等。病因作用于人体之后，导致机体的生理状态被破坏，产生了形态、功能、代谢的某些失调、障碍或损害。中医将六淫、疠气归于外感病因，饮食失调、七情所伤归于内伤病因，劳逸失调、虫兽所伤、金刃所伤、药物、医过、先天因素等归于不内外因。

中医学通过收集、分析疾病的症状、体征来推求病因，为治疗用药提供依据。在中医学上，病因既是辨证的结果，也是论治的依据。病因是辨证与论治之间的连接点，即所谓"审证求因，据因论治"。

（张俊华）

wàiyīn

外因（external cause）　六淫、疠气、跌仆损伤、烧伤、冻伤等与疾病发生有关的因素。宋·陈言《三因极一病证方论》明确提出六淫为外因："六淫，天之常气，冒之则先自经络流入，内合于脏腑，为外所因。"

外因泛指各种外来的致病因素，包括外感病因和外伤病因。外感病因是指由外而入，或从皮毛，或从口鼻，侵入机体，引起疾病的致病因素，分为六淫（风、寒、暑、湿、燥、火）和疠气两类；外伤病因则是跌仆损伤、烧伤、冻伤等的统称。外伤致病，多有明确的外伤史，发病急速，轻者仅伤及肌肤，重者可损及筋骨、内脏，甚者危及生命。外伤久病不愈，可由外入里，伤及脏腑，成为内伤。如跌仆损伤，瘀血内阻，可致胁痛、头痛、眩晕、痫病、癃闭、腰痛、血证等。

（张俊华）

liùyín

六淫（six climatic exopathogens）

风、寒、暑、湿、燥、火六种外感病邪的合称。又称六邪。

历史沿革　《素问·至真要大论》有"六气分治"之说，即在一岁之中，有风、寒、暑、湿、燥、火六种气候分治四时。六淫的"淫"有太过和浸淫之意。"六淫"亦可理解为六气太过，或令人致病的天气。《左传·昭公元年》对此有进一步阐释："天有六气……淫生六疾。"《素问·至真要大论》亦云："风淫于内""热淫于内""湿淫于内""火淫于内""寒淫于内""燥淫于内"。六淫之名首见于宋·陈言《三因极一病证方论》："夫六淫者，寒暑燥湿风热是也。"

风 具有轻扬开泄，善动不居的特性，为春季主气。风邪致病虽以春季为多，但四时皆有，故风邪致病无季节性，常为外邪致病的先导，是六淫病邪中的主要致病因素，故有"风者，百病之始也""风者，百病之长也"之说。致病特点：风性轻扬，具有升发、向上、向外的特性，故致病易伤人上部，易犯肌表、腰部等阳位。风性开泄，具有疏通、透泄之性，故侵袭肌表，使肌腠疏松，汗孔开张，而出现汗出、恶风等症状。风性善动不居，指风邪易行而无定处，故致病病位游移，行无定处。风为百病之长，风邪是外感病因的先导，其他邪气多依附于风而侵犯人体。所以临床上风邪为患较多，又易与六淫诸邪合而为病。

寒 具有伤阳气、凝滞、收引的特性，为冬季主气。寒邪致病有内寒和外寒之分，正气虚弱或体质虚寒的人易招致外寒侵袭发生疾病，故外寒成为六淫之一的致病因素，且外寒侵袭人体积久不散，易损伤阳气。致病特点：损伤阳气，生理状态下人体寒热的盛衰处于动态平衡，若阴寒偏盛，则阳气不仅不足以制约寒邪，反为阴寒所侮，故云"阴盛则寒""阴盛则阳病"，所以寒邪最易损伤人体阳气。阳气受损，温煦的功能失常，机体可出现寒象，如恶寒、肢冷、脉紧等。寒性凝滞，有阻滞气血津液运行，甚则凝结集聚的特点。机体气血津液的正常运行，依靠阳气的温煦推动。寒邪侵入人体，损伤阳气，气血津液失于温煦，涩滞不通，凝聚后出现气滞、瘀血、痰湿。气滞、瘀血、痰湿进一步阻滞气机升降、经脉运行，可有咳嗽、冷痛、泄泻等表现。寒性收引，具有收缩、拘急的特性。寒邪侵袭人体，可使气机收敛，腠理闭塞，经络筋脉收缩而挛急；若寒客经络关节，则筋脉收缩拘急，以致拘挛作痛、屈伸不利或冷厥不仁；若寒邪侵袭肌表，则毛窍收缩，卫阳闭郁，故发热恶寒而无汗。

暑 具有炎热升散、耗气伤津、易夹湿邪的特性，为火热之邪，为夏季主气。暑邪致病有阴阳之分，在炎夏之日，气温过高，或烈日曝晒过久，或工作场所闷热而引起的热病，为阳暑；若暑热时节，过食生冷，或贪凉露宿，或冷浴过久所引起的热病，为阴暑。致病特点：炎热升散，暑为盛夏之火气，具有酷热之性，故见发热之象；升散，即上升发散之意，暑邪易于上犯头目，扰动脑神，又可致腠理开泄，汗出过多。耗气伤津，暑邪侵犯人体，邪热炽盛，正气不能司职生理功能而耗损，同时汗多伤津，气随津泄，加重正气亏虚，出现气短乏力，口渴喜饮，唇干舌燥，尿赤短少，重者突然昏倒，不省人事。暑易夹湿邪，暑季常多雨而潮湿，热蒸湿动，湿热弥漫。暑令腠理开放，湿邪入侵，除发热、烦渴等暑热症状外，常兼见四肢困倦、胸闷呕恶、大便溏泄不爽等湿阻症状。虽为暑湿并存，但仍以暑热为主，湿浊居次，非中暑必定有湿。

湿 具有重浊、黏滞、损伤阳气、趋下的特性，为长夏主气。夏秋之交，湿热熏蒸，水气上腾，湿气最盛，故一年之中长夏多湿病。湿亦可因涉水淋雨、居处伤湿，或以水为事。致病特点：湿性重浊，具有沉重、腻浊的特性，表现为头身困重，胸闷脘痞，苔腻。湿性黏滞，具有黏腻停滞的特性，主要表现在两个方面：一是症状的黏滞性。即湿病症状多黏滞而不爽；二是病程的缠绵性。因湿性黏滞，蕴蒸不化，胶着难解，故起病缓慢隐袭，病程较长，往往反复发作或缠绵难愈。损伤阳气，湿为阴邪，阴胜则阳病，故湿邪为害，易伤阳气。湿性趋下，易袭阴位，且具有下运之势，因此病理产物易出现在人体下部。

燥 具有伤阴、伤肺的特性，为秋季主气。秋季天气收敛，其气清肃，气候干燥，水分匮乏，故多燥病。燥邪为病，有温燥、凉燥之分。初秋有夏热之余气，久晴无雨，秋阳以曝之时，燥与热相结合而侵犯人体，故病多温燥。深秋近冬之际，西风肃杀，燥与寒相结合而侵犯人体，则病多凉燥。致病特点：干燥伤阴，外感燥邪最易损伤人体津液，出现口鼻、皮肤干燥，口渴，便秘等症状。燥易伤肺，肺为五脏六腑之华盖，性喜清肃濡润而恶燥，称为娇脏。肺脏外合皮毛，开窍于鼻，燥邪多从口鼻而入。燥为秋令主气，与肺相应，故燥邪最易伤肺。

火 具有燔灼炎上，伤津耗气，生风动血，易生肿疡和扰乱心神的特性，为夏季主气。又常称为温邪、热邪、温热之邪、火热之邪。虽可混称，但在程度上有所区别，有"火为热之极，热为温之渐"之说。致病特点：燔灼炎上，具有热灼、向上的特性，火为阳邪，其性升腾向上，因此热盛之症多位于上部。伤津耗气，火热之邪，最易迫津外泄，消烁津液，使人体阴津耗伤，气随津脱。生风动血，火邪易于引起肝风内动和血液妄行。火热之邪侵袭人体，往往燔灼肝经，劫耗津血，使筋脉失于濡养，而致肝风内动，称为热极生风。血温则行，火热之邪，灼伤脉络，并使血行加速，迫血妄行。易生肿疡，火热之邪入于血分，聚于局部，腐肉败血，则发为痈肿疮疡。扰乱心神，火与心气相应，心主血脉而藏神。故火之邪伤于人体，最易扰乱神明。

临床分析 六淫致病的季节性、环境性、转化性、相关性以及伏邪致病、阴阳分类等内容对后世病因学的演变与发展产生了重大的影响。有关的致病性质和特点至今仍有效地指导着临床辨证，它所揭示的理论原则为后世病因学的发展奠定了基础，并一直影响着病因学的演变过程。

六淫为病，多侵犯肌表，或从口、鼻而入，故又有“外感六淫”之称。所导致的疾病，统称为外感病。六淫致病常有明显的季节性：如春季多风病，夏季多暑病，长夏多湿病，秋季多燥病，冬季多寒病等。但是，也存在同一季节多种邪气致病，如春季有风病和燥病，夏季有暑病和湿病，冬季有寒病和风病等。地域性：六淫致病常与生活地区密切相关。如西北高原地区多寒病、燥病；东南沿海地区多湿病、暑病。环境性：六淫致病与所处环境也有十分密切的关系，如久居潮湿环境易感湿邪；高温作业者常见燥邪或火邪致病等。相兼性：六淫邪气既可单独侵袭人体发病，如寒邪直中脏腑而致泄泻；又可两种以上相兼同时侵犯人体而致病，如风热犯肺、寒湿困脾、风寒湿痹等。转化性：六淫致病虽然各有特点，但不是孤立的，它还可以相互影响，而且在一定条件下，其病理性质可发生转化。如寒邪可郁而化热，暑湿日久可以化燥伤阴，六淫之邪皆可从热化火等。

（张俊华）

lìqì

疠气（pestilential qi） 具有强烈传染性的病邪。又称戾气、疫疠之气、异气、杂气。是人们感官不能直接观察到的毒气，属于外感病因。通过空气和接触传染，经口鼻等途径，由外入内。由疠气而致的具有强烈传染性的疾病，称之为疫、疫疠、瘟疫（温疫）等。《素问·刺法论》对疠气的致病特点有详细的描述：“五疫之至，皆相染易，无问大小，病状相似。”隋·巢元方《诸病源候论》：“人感乖戾之气而生病，则病气转相染易，乃至灭门。”清·吴又可《瘟疫论》的问世，标志着疠气学说的诞生。“疫者，感天地之疠气……此气之来，无论老少强弱，触之者即病，邪从口鼻而入”（《温疫论·原病》），明确指出了疠气可通过空气传染，多从口鼻侵入人体而致病。疠气性急速、燔灼，且热毒炽盛，故致病发病急骤，病情危笃，传染性强，易于流行，一气一病，症状相似，且易伤津、扰神、动血、生风。疠气致病，无论老少强弱，触之者即病。发病急，来势猛烈，有强烈的传染性，且病证病程相对长，病势危重，死亡率高。

（张俊华）

yìdú

疫毒（epidemic toxin） 随疫而生的毒。由疠气而致的具有强烈传染性的疾病，称为疫。疫具有一定季节性或传染性，毒随疫而生，谓之疫毒。多数为温毒，但亦有寒毒。疫毒具有强烈的传染性、流行性、季节性以及特异性，以起病急、传变快，较快出现高热、烦渴等症状，进而出现痉、厥、闭、脱等危象为特点。晋·王叔和《伤寒例》中开始把疫病分为“寒疫”与“温疫”两类。隋·巢元方《诸病源候论》中列有《疫疠病诸候》三篇专论，论述温疫的病源、病候。宋·庞安时首先提出了“寒毒”致病的概念，并在《伤寒总病论》中创定了五种温疫的病名。明·吴又可提出疠气说，著有中国医学史上第一部温疫学专著《温疫论》，创立了新的病因理论，他明确指出“温疫之为病，非风、非寒、非暑、非湿、乃天气间别有一种异气所感。”

（张俊华）

nèiyīn

内因（internal cause） 人体本身情志或行为失常，从而导致疾病发生的因素。有广义、狭义之分。广义内因是和外感病因相对而言的，因其病自内而外，非外邪所侵，故又称内伤病因，如七情所伤、饮食失调等；狭义内因多为喜、怒、忧、思、悲、恐、惊等七情过度等。《黄帝内经》中关于病因有“过用致病”的记载，如《素问·经脉别论》提出“春秋冬夏，四时阴阳，生病起于过用，此为常也”。宋·陈言《三因极一病证方论》明确提出七情为内因：“七情，人之常性，动之则先自脏腑郁发，外形于肢体，为内所因。”《素问·举痛论》指出“怒则气上，喜则气缓，悲则气消，恐则气下，惊则气乱，思则气结”，说明七情引起的病变主要与气相关，而气与血不可分离，病情进一步发展就会影响到血。且七情过度可直接损伤脏腑，如《素问・阴阳应象大论》：“怒伤肝”“喜伤心”“思伤脾”“忧伤肺”“恐伤肾”。饮食失调可损伤脾胃，导致脾胃升降失常，又可聚湿、生痰、化热，或影响气血生成。疾病的内因和外因常多相关联，或相互作用，并可互为因果。临床应综合分析，进行辨证治疗。

（张俊华）

yǐnshí shītiáo

饮食失调（dietary irregulavities）饮食方式、食入内容不当等原因造成内伤疾病的失衡状态。主要包括饮食不节、饮食不洁、饮食偏嗜等。《素问・痹论》中云：“饮食自倍，肠胃乃伤。”《素问・阴阳应象大论》云：“水谷之寒热，感则害人六腑。”宋・陈言认为“饮食饥饱”是重要的病因之一。金・李杲《脾胃论》强调“饮食不节则胃病”。

过饥则摄食不足，气血生化乏源，久则气虚血少而为病。暴饮暴食，饮食阻滞，脾胃损伤，并可聚湿生痰、化热，出现胃脘胀满、厌食、吐泻等病证。饮食不洁可引起多种胃肠疾病，出现腹痛、吐泻、痢疾等病证；或可引发寄生虫病，如蛔虫、蛲虫等。饮食偏嗜可致阴阳失调或痰湿内生。多食生冷寒凉，则伤肝胃阳气，以致寒湿内生，出现腹痛、泄泻；偏食辛温燥热，则胃肠积热，出现口渴、腹满、便秘、痔疮等病证；过食肥甘厚味，易于化生内热，甚则引起痈疽、疮毒等病证。临床上许多疾病的发生与饮食失调有关。饮食贵在有节，结构合理，五味调和，寒热适中。

（张俊华）

qīqíng suǒ shāng

七情所伤（damaged by excess of seven emotions）喜、怒、忧、思、悲、恐、惊七种情志变化过于强烈、持久或突然，超过人体本身的正常生理活动范围，引起脏腑气血功能失调而致病。又称内伤七情。早在《黄帝内经》就已对七情致病进行了详细的描述，如《素问・举痛论》：“余知百病生于气也，怒则气上，喜则气缓，悲则气消，恐则气下……惊则气乱，劳则气耗，思则气结。”

七情与脏腑、气血有密切的关系。脏腑病变可出现相应的情绪反应，情绪反应过度又可损伤相关脏腑。如《素问・阴阳应象大论》：“怒伤肝”“喜伤心”“思伤脾”“忧伤肺”“恐伤肾”。气血是人体精神情志活动的物质基础，故气血的变化会影响情志的变化，如《素问・调经论》：“血有余则怒，不足则恐。”

致病特点 ①与精神刺激有关：七情属于精神性致病因素，情绪的改变可使病情发生明显的变化。②直接伤及脏腑：七情过激可损伤相关脏腑而产生病理变化。过喜伤心，过怒伤肝，过思伤脾，过悲过忧伤肺，过惊过恐伤肾。七情所伤，脏腑功能失调，可单独发病，也常相互影响，相兼为害。③影响脏腑气机：不同的情志变化，其气机逆乱的表现也不尽相同。过度愤怒可使肝气横逆上冲，血随气逆，并走于上；过喜伤心，使心气涣散，神不守舍而为病；悲哀太过，往往通过耗伤肺气而涉及心、肝、脾等多脏的病变；思虑太过，则可导致气结于中，脾气郁结，中焦气滞，水谷不化而为病；长期恐惧或突然意外惊恐，皆能导致肾气受损，若过于恐怖，则肾气不固，气陷于下而为病；心主血藏神，大惊则心气紊乱，气血失调而为病。④情志波动可影响病情：情志好转，则病情减轻；情志恶化，则病情加重或迅速恶化。

临床分析 情志活动须以五脏精气作为物质基础，而人的各种精神刺激只有通过有关脏腑的机能，才能反映情志的变化。故《素问・阴阳应象大论》曰：“人有五脏，化五气，以生喜怒悲忧恐。”情志为病，内伤五脏，主要是使五脏气机失常、气血不和、阴阳失调而致病。至于所伤何脏，有常有变。临床应根据各种表现做具体分析。七情可以致病，也可以治病。中医有“情志相胜”理论，即喜胜忧（悲）、忧（悲）胜怒、怒胜思、思胜恐、恐胜喜。应用此理论可治疗一些心理疾病。

（张俊华）

bù nèi-wài yīn

不内外因（without internal or external causes）不属于内因也不属于外因的致病因素。宋・陈言《三因极一病证方论・三因论》：“其如饮食饥饱，叫呼伤气，尽神度量，疲极筋力，阴阳违逆，及至虎狼毒虫，金疮踒折，疰忤附着，畏压溺等，有悖常理，为不内外因。”中医将劳逸失调、虫兽所伤、金刃所伤、药物、医过、先天因素等归于不内外因。

（张俊华）

láoyì shītiáo

劳逸失调（disharmony between labour and rest）过度劳累或过度安逸的状态。过度劳累简称过劳，包括劳力过度、劳神过度和房劳。劳力过度又称劳损过度，指较长期劳作过度而致病，易伤气，久则气少血虚。劳神过度指思虑太过，劳伤心脾，气血两虚，心神失养，出现心悸、健忘、失眠、纳呆、便溏等症。房劳指性生活过度，耗伤肾精，出现腰膝酸软、眩晕、耳鸣、遗精、早泄、阳痿等症。过度安逸简称过逸，指不劳动，又不运动，易使人体气血不畅，脾胃不强，体弱神倦，亦可导致痰浊、瘀血等病理因素的产生。劳逸失调可导致脏腑气血功能失调，甚则脏腑损伤。尤其是过劳，是诸多慢性疾病的加重因素之一。

（张俊华）

fángláo

房劳（excessive sexual intercourse） 性生活过度，使肾精亏耗，从而致病状态。《素问·痿论》曰："入房太甚，宗筋弛纵，发为筋痿。"明·张景岳《景岳全书·论虚损病源》曰："色欲过度者，多成劳损。"房室为婚后男女正常性生活。若房室不节，或房室太过，超出了男女双方的适应能力，就会损伤脾肾而致病。不少疾病的产生与房劳有关：泌尿、生殖系统的疾病最多，如水肿、淋证、遗精、阳痿、早泄、血精、男子不育、女子不孕以及月经不调、闭经等；神经系统的病证，如头痛、眩晕、中风、厥证等；血液循环系统的常见病，如血证、惊悸、怔忡等。

（张俊华）

nèikē bìngjī

内科病机（pathogenesis） 致病因素作用于机体导致内科疾病发生、发展、变化和转归的机理。由于人体正气强弱不一，病变部位有深浅，阴阳平衡状态有别，邪气性质与盛衰亦有差异，在疾病过程中的病机也是随着正邪消长而不断变化的。

历史沿革 "病机"之名首见于《素问·至真要大论》，有"谨候气宜，无失病机""审察病机，无失气宜""谨守病机，各司其属"等论述，并归纳了"病机十九条"："诸风掉眩，皆属于肝。诸寒收引，皆属于肾。诸气膹郁，皆属于肺。诸湿肿满，皆属于脾。诸热瞀瘛，皆属于火。诸痛痒疮，皆属于心。诸厥固泄，皆属于下。诸痿喘呕，皆属于上。诸禁鼓栗，如丧神守，皆属于火。诸痉项强，皆属于湿。诸逆冲上，皆属于火。诸胀腹大，皆属于热。诸燥狂越，皆属于火。诸暴强直，皆属于风。诸病有声，鼓之如鼓，皆属于热。诸病胕肿，疼酸惊骇，皆属于火。诸转反戾，水液浑浊，皆属于热。诸病水液，澄彻清冷，皆属于寒。诸呕吐酸，暴注下迫，皆属于热。"隋·巢元方《诸病源候论》对1729种病候的病因、病机及临床证候做了阐述，成为中国历史上最早的病因病机学专著。

基本内容 中医学的病机可以区分为病机总纲、基本病机、具体病机等。病机总纲是指能够涵盖各类疾病的病机变化，包括阴阳失调和邪正盛衰两方面。阴阳失调是任何疾病过程中都必然存在的病理变化。各类致病因素统名曰邪，因邪伤正，正邪交争以致邪正盛衰变化，则邪正盛衰是从正邪交争的角度探讨疾病病机虚实变化的纲领。基本病机是指在疾病过程中病理变化的一般规律及其基本原理，多以脏腑病机来归纳。临床病证虽然繁多，病理表现亦千差万别，但是机体对于致病因素发生反应的基本病机，不外气机失调和气化失常两方面。具体病机是指任何疾病的发生、发展都有具体的病变部位、致病因素，都会表现为具体的病证，都存在具体的病机变化。具体病机又可以按照病变部位、疾病病因、疾病类别等分类。

中医学的病机有两个特点：一是注重整体联系的病机观，二是注重运动变化的病机观。中医病机学是根据以五脏为中心的藏象学说，把局部病变同机体全身状况联系起来，从机体内部脏腑经络之间的相互联系和制约关系来探讨疾病的发展和转变，从而形成了注重整体联系的病机观。中医在论述疾病的传变时，是用各种运动变化的观点如五行乘侮、阴阳盛衰、气血传变、六经传变等来把握病机。内科病机包括基本病机、病变部位、病理性质、病理因素、病理流变等内容。基本病机是指在疾病过程中病理变化的一般规律及其基本原理，多以脏腑病机来归纳。如胃病的基本病机是胃气郁滞，失于和降，不通则痛。病变部位指病变所涉及的脏腑、经络及体表器官。病理性质指病证的阴阳、表里、寒热、虚实八纲属性。病理因素又称第二病因，是脏腑功能失调的继发性病理产物，如内风、内火、痰、瘀、水、饮等。病理流变即病理转化，是指疾病发展、转化全过程的动态变化，包括疾病证与证之间的转化和一病向他病的流变。病机可以揭示疾病阴阳失调、邪正盛衰、气血失常、脏腑经络功能失调的关键，从而指导临床进行正确的辨证治疗。

（张俊华）

nèikē zhìzé

内科治则（principle of treatment） 在中医基本理论和辨证论治精神指导下制定的，指导内科疾病治疗的立法、处方和用药的基本原则。主要包括：调理阴阳、审证求因、治病求本、调理气血、扶正祛邪、攻补兼施、同病异治、异病同治等。

内科疾病在经过辨证确定诊

断之后，需先确立治则，依据治则拟定治法，依法立方，以方遣药。通过审查疾病的各种表现，推求其病因病机，指导辨证论治的方法称为审证求因或辨证求因。由于内科疾病病情有轻重缓急之分，病理变化复杂多样，临床证候表现各有不同，因此只有善于从复杂多变的疾病现象中，抓住病变本质，治病求本，确立治疗的根本法则，针对病情轻重缓急，治有先后，因人、因时、因地制宜，才能获得满意的治疗效果。

（谢春光）

tiáolǐ yīn-yáng

调理阴阳（coordinating yin and yang） 利用药物或食物的气味性能、针灸的补泻作用等，以纠正人体阴阳的偏盛偏衰，使之恢复相对平衡协调的治疗原则。又称调整阴阳。《素问·至真要大论》言："谨察阴阳所在而调之，以平为期。"阴阳之间对立制约、互根互用，所以明·张景岳在《景岳全书·新方八略》中说："此又阴阳相济之妙用也。故善补阳者，必于阴中求阳，则阳得阴助而生化无穷；善补阴者，必于阳中求阴，则阴得阳升而泉源不竭。"疾病的发生，从根本上来说，是机体的阴阳之间失于相对的协调平衡，出现阴、阳的偏盛偏衰，因此将阴阳作为辨证的总纲，疾病发展过程中的各种病机变化均可用阴阳失调加以概括。通过调理阴阳，使其恢复相对平衡，有利于疾病向愈，即所谓"阴平阳秘，精神乃治"（《素问·生气通天论》）。临床诸如表里出入、上下升降、寒热进退、邪正虚实、营卫不调、气血不和等，皆属于阴阳失调的具体表现。因此，从广义上讲，解表攻里、越上引下、升清降浊、寒热温清、虚实补泻、调和营卫、调理气血等，皆为调理阴阳之法。

（谢春光）

shěnzhèng qiúyīn

审证求因（differentiation of symptoms and signs to identify etiology） 通过审查疾病的各种表现，推求其病因病机，指导辨证论治的方法。又称辨证求因。是中医学认识病因的特殊方法，是中医辨证论治在病因探析时的具体运用，是在整体观念的指导下，着重把握由各种病因引起的机体的特定反应状态（临床表现、病因及其致病性质和特点）的方法。

（谢春光）

zhìbìng qiúběn

治病求本（treatment aiming at its root causes） 针对产生疾病的根本原因进行治疗的原则。是中医辨证论治的基本原则。《素问·阴阳应象大论》："治病必求于本"，说明应推究病源，不为表象所惑。明·张景岳《景岳全书》："本者，源也，始也，万事万物之所以然也。世未有无源之流，无根之木。澄其源而流自清，灌其根而枝乃茂，无非求本之道。故黄帝曰，治病必求于本。"所以"万事皆有本，而治病之法惟求本为首务"。

本与标是相对而言的，一般认为标是疾病表现于外的现象和所出现的证候；本是疾病发生的病机，即疾病的本质。如肺痨咳嗽，病本多为肺肾阴虚，故治疗重在滋养肺肾之阴，而非一般的见咳止咳；又如阴虚发热者，阴虚是本，发热为标，治当养阴以退热，皆为治病求本之法。

（谢春光）

jí zé zhìbiāo

急则治标（symptomatic treatment in acute condition） 在疾病的标病甚急、不及时解决可危及患者生命的情况下，摒弃一般治病先求其本的原则，及时救治标病，再治其本病的治疗原则。《素问·标本病传论》："小大不利治其标，小大利治其本。"明·张景岳《类经》注曰："二便不通，乃危急之候，虽为标病，必先治之，此所谓急则治其标也。"清·顾靖远《顾氏医镜》亦载："标急则先治其标，本急则先治其本。"

急则治标是在应急情况下或是为治本创造必要条件时采取的治疗措施，而治本才是治病的根本所在。例如大出血的患者，不论属于何种出血，均应采取紧急措施，先止血以治标，待血止后，病情缓和再治病本。

（谢春光）

huǎn zé zhìběn

缓则治本（radical treatment in chronic disease） 在病势缓和、病情缓解的情况下，针对疾病的病机进行治疗的原则。与急则治标相对而言。治疗疾病发生的本原，则标症可自愈，亦即治病求本，是治病的关键所在。如阴虚燥咳，燥咳为标，阴虚为本，在虚热不甚，无咯血等危急症状时，当滋阴润燥以止咳，则阴虚之本得治，燥咳之标自除。

（谢春光）

biāoběn jiānzhì

标本兼治（treating both manifestation and root cause of disease） 疾病标本并重或标本俱急的情况下，治标与治本同时进行的治疗原则。如在热病过程中，阴液受损而致津枯肠燥，大便不通，此时邪热内结为本，阴液受损为标，治当泻热攻下与滋阴通便同用；又如脾虚失运，水湿内停，此时脾虚是本，水湿为标，则宜补脾与祛湿同用；再如素体气虚，反复感冒，单补气则易留邪，纯发汗解表则易伤正，此时则治宜益气兼以解表。

（谢春光）

tiáolǐ qì-xuè

调理气血（harmanizing qi and blood） 用具有理气和血作用的方药治疗气血不和病证的治疗原则。气血是维持人体生命活动不可缺少的物质，一旦气血紊乱，疾病就会丛生。《素问·调经论》中说："五脏之道，皆出于经隧，以行血气，血气不和，百病乃变化而生。"任何因素引起的气血失调，都可导致脏腑的病变；而脏腑功能出现紊乱，则气血便产生病变，因此《素问·至真要大论》谓："疏其气血，令其条达，而致和平。"

气与血作为构成人体和维持生命活动的基本物质，在生理及病理上各具特点，治疗时应当气病治气，血病治血。如治气，气虚宜补气，气滞宜行气，气逆宜降气，气陷宜补气升气，气闭宜顺气开窍通闭，气脱则宜益气固脱。如治血，血虚宜补血，血瘀宜活血化瘀，出血宜止血。因气、血两者在生理上密切相关，在病理上相互影响，因而治疗时不能孤立地治气或者治血，气血同病则宜调理气血。气病及血，若为气虚生血不足而致血虚者，宜补气为主，辅以补血，或气血双补；气虚行血无力而致血瘀者，宜补气为主，辅以活血化瘀；气滞导致血瘀者，宜行气为主，辅以活血化瘀；气虚不能摄血者，宜补气为主，辅以收涩或温经止血。血病及气，若为血虚不足以养气，可致气虚，宜补血为主，辅以益气；但气随血脱者，应先益气固脱以止血，待病势缓和后再进补血之品。

（谢春光）

fúzhèng qūxié

扶正祛邪（strengthening vital qi to eleminate pathogenic factor） 扶助机体的正气、祛除病邪的治疗原则。扶正使正气加强，也可以消除病邪。祛邪排除和削弱病邪侵袭和损害，也可以保护正气。扶正、祛邪互相影响，互为因果。"虚则补之"（《素问·三部九候论》）确定了扶正的治疗原则。用于扶正的具体方法有益气、养血、滋阴、温阳等。"邪气盛则实"（《素问·通评虚实论》）以及"实则泻之"（《素问·三部九候论》），确定了祛邪的治疗原则。用于祛邪的具体方法有发表、泻下、渗湿、利水、消积、化瘀等。

疾病的进程在某种意义上说是邪正相争的过程，邪胜于正则病进，正胜于邪则病退。运用扶正祛邪原则时，要仔细观察和分析邪正双方的消长盛衰，根据邪正在疾病发展过程中所占的地位，决定扶正与祛邪的主次、先后。一般扶正适用于正虚邪不盛者；祛邪适用于邪实而正虚不显者；扶正祛邪同时并举，适用于正虚邪实者。临床应用时应分清是以正虚还是以邪实为主。正虚较急重者，应以扶正为主，兼顾祛邪；邪实较急重者，则以祛邪为主，兼顾扶正。若正虚邪实以正虚为主，但正气过于虚弱不耐攻伐，倘兼祛邪则更伤正气，应先扶正后祛邪；若邪实而正不甚虚，或虽邪实正虚，倘兼以扶正反会更加助邪，则应先祛邪后扶正。总之，在扶正祛邪并用时，应以扶正不留邪，祛邪不伤正为原则。

（谢春光）

gōng-bǔ jiānshī

攻补兼施（reinforcement and elimination in combination） 补益正气与攻逐病邪同时施用的治疗原则。适用于人体正气虚弱而病邪盛实的病证。因邪气实而正气虚，单用攻邪之法可使正气不支，单用补益之法又使邪气更为壅滞，所以须攻补兼施，攻中有补，补中有攻，以使邪气去而正气不伤。如用黄龙汤之攻泻实热，补益元气；鳖甲煎丸之攻积消瘀，补益气血等。

（谢春光）

tóngbìng yìzhì

同病异治（treating same disease with different methods） 对相同的疾病，因人、因时、因地的不同，或由于病情的发展、病机的变化、邪正消长的差异等不同情况采用不同治疗方法的原则。"夫痈气之息者，宜以针开除去之，夫气盛血聚者，宜石而泻之，此所谓同病异治也"（《素问·病能论》），"西北之气，散而寒之，东南之气，收而温之，所谓同病异治也"（《素问·五常政大论》），均明确提出了同病异治原则。

同病异治是辨证论治思想的充分体现，强调在临床中必须抓住相同疾病不同阶段的不同特点进行辨证论治，否则难见成效。其是根据相同疾病所处的病理阶段、病性虚实、邪处部位、病理机制等的不同而进行不同的治疗。

（谢春光）

yìbìng tóngzhì

异病同治（treating different diseases with same method） 不同的疾病在发展过程中，出现相同或近似的病机、证候时，采用相同治疗方法的原则。东汉·张仲景《金匮要略》《伤寒论》中同一方剂治疗多种疾病，其实质就是因证候相同而采取"异病同治"。如《伤寒论·腹满寒疝宿食病脉证治》："寒疝腹中痛，及胁痛里急者，当归生姜羊肉汤主之。”《金匮要略·妇人产后病脉证治》：“产后腹中痛，当归生姜羊肉汤主之。”寒疝与产后腹痛虽是不同的疾病，但二者病机相同，都是血虚里寒所致，故皆可用当归生姜羊肉汤以养血补虚，温中散寒止痛。清·陈士铎《石室秘录》将其定义为“同治者，同是一方而同治数病也”。清·程文囿《医术·方论》载：“临床疾病变化多端，病机复杂，证候多样，病势的轻重缓急各不相同，故治法须千变万化。人有强弱之异，病有新旧之分，时有四季之差，地有五方之别；有时同病须异治，有时异病须同治。”治疗疾病应着眼于病机。病机相同，可采用相同的治法。

（谢春光）

nèikē zhìfǎ

内科治法（method of medical treatment） 针对内科不同病证采用的具体治疗方法。是在内科治则指导下制定的对某疾病的治疗大法和对某证候的具体治法，包括内科内治法和内科外治法。中医内科疾病的治疗多以内治为主，如汗、吐、下、和、温、清、补、消等法。在临床上它们有时单独运用，有时互相配合运用。针对病情发展的某一阶段或某些突出证候所采取的单一治法，往往很难适应病情错综复杂的内科病证，所以通常是数法并用，如汗下并用、温清并用等。

（谢春光）

nèikē nèizhìfǎ

内科内治法（internal treatment）

口服药物以治疗内科疾病的方法。《素问·至真大要论》：“内者内治，外者外治。”内科疾病众多，有寒热、表里、虚实、阴阳之分，且与各脏腑功能失调及气血津液生成运行失常有关。故内科内治法范围广泛。一般可概括为汗、吐、下、和、温、清、补、消，见八法。清·程钟龄《医学心悟·医门八法》：“论病之源，以内伤、外感四字括之。治病之情，则以寒、热、虚、实、表、里、阴、阳八字统之。而治病之方，则又以汗、和、下、消、吐、清、温、补八法尽之。”

（谢春光）

nìliú wǎnzhōu

逆流挽舟（treating dysentery with pungent drugs） 用疏散表邪的方药治疗外感夹湿型痢疾的方法。

理论依据 由东汉·张仲景开创，金·张从正阐经发挥，至清初喻嘉言始立“逆挽”之名：喻嘉言用败毒散治疗外邪陷里而成之痢疾，使陷里之邪由里出表，其痢自止。犹如逆水中挽舟上行，故名“逆流挽舟”。

适应证 用于湿热痢疾初起，症见腹痛、里急后重、痢下脓血，兼恶寒、发热、头痛、身痛、无汗等表证。

临床应用 代表方剂为败毒散，又称人参败毒散，其中风药在方中具有升举清阳、鼓舞正气、宣通气机、枢转邪气外出的作用，是其能于“逆流中挽舟楫上行”的主要配伍。此方疏表除湿，寓散于通，使表解而里滞除，即前人所谓从表陷者仍当由里出表，如逆水挽船上行之意。

注意事项 败毒散中多辛香温燥之品，故暑温、湿热蒸迫肠中而成痢疾者切不可用，而应选用荆防败毒散治疗。

（谢春光）

tíhú jiēgài

提壶揭盖（ventilating lung for diuresis） 用宣肺或升提的方药通利小便的方法。

理论依据 肺与脾、肾、三焦、膀胱等脏器分司水液代谢职能，维持水道的通调。肺主气，为水道的上源，在肺气闭阻，肃降失职，影响其他脏器致气化失司的情况下，可出现喘促胸满，小便不利，浮肿等症。治疗应当首先宣肺气，肺得宣降，则小便可利。清·李用粹《证治汇补·癃闭》中云：“一身之气关于肺，肺清则气行，肺浊则气壅，故小便不通。”

适应证 用于癃闭实证，症见喘促胸满、小便不利、浮肿，甚则小便闭塞不通。

临床应用 尿潴留，小便涓滴不下时，加入开宣肺气、升提中气之桔梗、杏仁、紫菀、升麻、柴胡等。亦可用探吐、取嚏等法。

注意事项 急则治标，缓则治本。水蓄膀胱之急症，为防水毒上泛之各种变证的出现，须先速通小便，以解标症。必要时可用导尿术。

（谢春光）

zhìwěi dúqǔ yángmíng

治痿独取阳明（treating flaccidity disease by harmonizing spleen and stomach） 从脾胃论治痿病的方法。

理论依据 痿即痿病，指肢体筋脉弛缓，手足痿软无力，甚者肌肉萎缩，不能随意运动为主要表现的疾病。其形成与脾胃关系密切，脾胃素虚或因病致虚，运化失常，气血生化之源不足，脾不能主肌肉、四肢而发病。如《素问·太阴阳明论》：“四肢皆禀气于胃，而不得至经，必因于脾，乃得禀也。今脾病不能为胃行其津液，四肢不得禀水谷气，气日以衰，脉道不利，筋骨肌肉皆无以生，故不用焉。”若过食肥甘厚味，饮食不节，损伤脾胃，以致湿热蕴积，壅滞络脉，影响气血运行，亦可渐至成痿。明·秦昌遇《症因脉治》说："脾热痿软之因，或因水饮不谨，水积热生，或因膏粱积热，湿热伤脾，脾主肌肉，故常不仁，脾主四肢，故常痿软。""治痿独取阳明"源于《黄帝内经》，《灵枢·根结》中"痿疾者取之阳明"之说。其意为用针灸治疗痿病应重在取足阳明胃经穴，沿用至今，则延伸为治疗痿病要重视补益脾胃。

适应证 用于痿病，症见肢体痿软无力或困重，逐渐加重，食少便溏，腹胀气短，面浮不华，神疲乏力，或有发热、小便赤涩热痛，苔薄白，脉缓弱或舌质红，苔黄腻，脉滑数。

临床应用 "治痿独取阳明"中的"阳明"指脾、胃、大肠、小肠，这些脏腑在生理功能上相互协调，在病理上相互影响。具体在治疗时"独取阳明"可归纳为两大方面：一是补阳明之虚以治痿，包括益脾胃之气，补阳明之阴等；二是祛阳明之实以治痿，包括清阳明胃热，化阳明痰浊，清阳明湿热，泻阳明腑实，消食导滞。由此可知，"治痿独取阳明"并非只补不泻，而是根据阳明经的虚实寒热不同，分别采取虚则补之，实则泻之，寒者热之，热者寒之的辨证治疗方法。

注意事项 临床在痿病从阳明论治的同时，还应根据不同情况，遵循辨证施治的原则，辨别虚实，审察逆顺，而不能"独取"。

（谢春光）

gānwēn chúrè

甘温除热（relieving fever with sweet and warm-natured drugs）

用性味甘温的药物治疗气虚发热或血虚发热的方法。

理论依据 金·李杲重视内伤发病，其所著《脾胃论·饮食劳倦所伤始为热中论》认为饮食、劳倦、七情等，失于调节，而损伤脾胃，脾胃的元气下陷，导致肝肾的相火离位，上乘脾胃，即所谓"阴火"，此火与元气不两立，阴火胜则元气削弱，元气削弱则脾胃气虚更为明显，因而导致内伤发热，脾胃气虚发热；并载"惟当以辛甘温之剂，补其中而升其阳，甘寒以泻其火则愈"，故以具有升阳补气作用的补中益气汤进行治疗，在治疗内伤发热发挥了重要作用，此即甘温除大热之法。

适应证 用于气虚发热者，症见发热，热势不甚，常在劳累后发作或加剧，疲倦乏力，气短懒言，自汗，易感冒，食少便溏，舌质淡，苔白，脉细弱。

临床应用 用味甘性温、具有健脾益气养血作用的方药，治疗气虚发热或血虚发热，其代表方剂为补中益气汤。此方用药以甘温之品为主，具有甘温益气退热之效。其所治之热乃中气下陷而发之热。

注意事项 阴虚内热或实证发热者禁用，肾元虚惫者亦不可服。

（谢春光）

bāfǎ

八法（eight methods）

汗法、吐法、下法、和法、温法、清法、消法、补法八种中医治疗疾病方法的合称。

理论依据 八法源于《黄帝内经》，《素问·阴阳应象大论》言："其高者，因而越之；其下者，引而竭之；中满者，泻之于内，其有邪者，渍形以为汗；其在皮者，汗而发之；其慓悍者，按而收之；其实者，散而泻之。"所述内容皆属于八法。发展至清代时，程钟龄在《医学心悟》中，总结了前人的经验，根据疾病的阴、阳、表、里、寒、热、虚、实的不同性质，把常用的治疗方法归纳为"八法"："治病之方，则又以汗、和、下、消、吐、清、温、补八法尽之。"

临床分析 汗法主要治疗外感六淫之邪所致的表证，凡腠理闭塞，营卫郁滞的寒热无汗，或腠理疏松，虽有汗但寒热不解的病证，皆可用汗法。常见治法有辛温解表、辛凉解表。吐法适用于中风痰壅，宿食壅阻胃脘，毒物尚在胃中，痰涎壅盛之癫狂、喉痹，以及干霍乱吐泄不得等，属于病位居上、病势急暴、内蓄实邪、体质壮实之证。常见治法是涌吐法。下法用于邪在胃肠而致大便不通、燥屎内结，或热结旁流，以及停痰留饮、瘀血积水等实证。常见治法有通腑泻下、泻下逐水、润肠通便等。和法用于邪犯少阳、肝脾不和、肠寒胃热、气血营卫失和等证。常见治法有疏肝解郁、和解少阳、调和肝脾、疏肝健脾、疏肝和胃、和胃降逆。温法用于治疗里寒证，包括感受寒邪，饮食寒凉等导致的实寒证和阳气虚弱的虚寒证。常见治法有温中散寒、回阳救逆、温经散寒。清法用于治疗里热证。常见治法有清气分热、清热泻火、清热解毒、清热凉血、清脏腑热等。消法用于饮食停滞、气滞血瘀、癥瘕积聚、水湿内停、痰饮不化、疳积虫积以及疮疡痈肿等证。常见治法有活血化瘀、行气活血、燥湿化痰、祛风化痰、消食化滞、软坚散结、利水渗湿、化痰散结。补法适用于各种虚证，或是正虚不能祛邪外出。常见治法有益气、补血、滋阴、阴阳双补等。

临床应用 汗法通过发汗以祛邪外出，解除表证；和法具有和解或调和的作用；下法泻下大便，逐邪外出；消法通过消导和散结以治疗气、血、痰、食、水等所结成的病邪，使之渐消缓散；吐法使用具有催吐作用的方药或方法，引起呕吐，排除停留在胃及胸膈之上的病邪；清法清解热邪；温法治疗寒证；补法补益人体脏腑气血阴阳不足。八法各具特点，可根据临床病证的具体情况，单法、两法或多法互相配合使用，临床常出现消补并用、汗补并用、和下兼施等多种治法，当随症施治。

（谢春光）

xīnwēn jiěbiǎo

辛温解表（relieving superficies syndrome with pungent and warm natured drugs） 用性味辛温，具有疏风散寒作用的药物通过发汗、祛风、散寒以解除在表之风寒邪气，治疗风寒表证的方法。又称疏风散寒。

理论依据 卫气具有防御外邪、温养全身和调控腠理的作用。如果卫气不足，抗邪无力，则风寒邪气乘虚而入；或卫气不虚，但风寒邪气太强，侵入人体也会发病。这时必须通过发汗、祛风、散寒等方法以解除在表之风寒邪气。《素问·玉机真脏论》云："今风寒客于人，使人毫毛毕直，皮肤闭而为热，当是之时，可汗而发也。"

适应证 用于外感风寒表证，症见恶寒发热，头身疼痛，无汗或有汗，鼻塞流涕，咳喘，苔薄白，脉浮紧。

临床应用 代表方剂有麻黄汤、桂枝汤、九味羌活汤、小青龙汤等，药用麻黄、桂枝、羌活、紫苏叶、防风等辛温解表。因寒邪束表，每致营阴郁滞，肺失肃降，故此法多配伍活血通脉的桂枝、川芎及宣降肺气的杏仁、桔梗等。

注意事项 发汗程度以遍身微汗为佳，忌过汗伤津；禁食生冷、油腻之品，以免影响药物的吸收和药效的发挥。

（谢春光）

xīnliáng jiěbiǎo

辛凉解表（resolving superficies syndrome with pungent and cool natured drugs） 用性味辛凉，具有疏风解热作用的药物通过发汗、祛风、清热以解除在表之风热邪气，治疗风热表证或温病初起的方法。又称疏风散热。

理论依据 卫气具有防御外邪、温养全身和调控腠理的作用。若卫气不足，抗邪无力，则风热邪气乘虚而入；或卫气不虚，但风热邪气太强，侵入人体就会发病。这时必须通过发汗、祛风、清热以解除在表之风热邪气。

适应证 用于外感风热表证或温病初起、痘疹初起等，症见发热，微恶风寒，头痛，咽痛，咳嗽，口渴，舌尖红，苔薄黄，脉浮数等。

临床应用 代表方剂有银翘散、桑菊饮等。因温邪袭人，发病急，传变快，易搏结气血，蕴而成毒，加之温邪上受，首先犯肺，每致肺气失宣，故此类方剂多配伍清热解毒的金银花、连翘及宣降肺气的桔梗、杏仁等。

注意事项 发汗程度以遍身微汗为度，忌过汗伤津；饮食宜清淡，禁食生冷、油腻之品。

（谢春光）

yǒngtùfǎ

涌吐法（emesis method） 用涌吐、催吐的方药促使呕吐，治疗毒物、宿食、痰涎等停滞在胃脘或胸膈以上所致病证的方法。

理论依据 《素问·阴阳应象大论》："其高者，因而越之。"涌吐法旨在因势利导，通过涌吐将停留在胃脘胸膈以上的致病因素排出体外，从而达到治病的目的。

适应证 用于误食毒物停留胃中未被吸收；或宿食停滞不化，尚未入肠，胃脘胀痛；或痰涎壅盛，阻于胸膈或咽喉，呼吸急促；或痰浊上涌，蒙蔽清窍，癫痫发狂等证。

临床应用 代表方剂有瓜蒂散，常用药物有瓜蒂、常山、胆矾等。

注意事项 涌吐药物作用强烈且多具毒性，易伤胃损正，故仅适用于形证俱实者，凡年老体弱、小儿、妇女胎前产后，失血、头晕、心悸、劳嗽喘咳等均当忌用。

（汪　悦）

tōngfǔ xièxià

通腑泻下（catharsis and purgation） 用泻下的方药通畅大便，以攻逐体内食、痰、血、湿、水等结聚的方法。

理论依据 《素问·阴阳应象大论》："其下者，引而竭之；中满者，泻之于内。"通过泻下，使腑气通，腑气通则脏气亦通，脏病可除。

适应证 用于寒、热、燥、湿诸邪与痰浊、宿食、瘀血、积水等内结的里实证。

临床应用 以承气汤类为代表方剂。咳喘、哮病、黄疸、癃闭、腹痛等内科疾病有里实证者均可用此法。

注意事项 凡年老体弱，或脾胃虚弱者，以及妇人经期、妊娠等，皆应慎用或忌用。

（汪　悦）

xièxià zhúshuǐ

泻下逐水（expelling water retention with drastic purgative）　用具有迅猛通利大小便作用的方药治疗水饮内停证的方法。

理论依据　体内水邪壅盛，泻下逐水药能引起强烈腹泻，而使大量水分从大小便排出，以达到消除肿胀的目的。

适应证　用于水饮内停证，症见遍身水肿，胸胁隐痛，心下痞硬，干呕短气，头痛目眩，或腹胀喘满，大便秘结，小便不利，舌苔滑，脉沉弦。

临床应用　代表方剂有十枣汤、禹功散、控涎丹，常用药物有甘遂、大戟、芫花、牵牛子、巴豆等。

注意事项　主要用于邪气偏盛之时，药力峻猛，宜中病即止。正气虚弱者慎用。

（汪　悦）

rùncháng tōngbiàn

润肠通便（moistening intestine for relaxing bowels）　用润肠通下的方药治疗肠燥津伤便秘的方法。

理论依据　人体内热盛或阴血不足，导致肠道内津液亏虚，肠燥便秘。通过滋阴养血、生津润肠可使便秘得解。

适应证　用于肠燥津亏之证，症见大便秘结，口干舌燥，腰膝酸软；或肠胃燥热，脾津不足，大便秘结，小便频数，舌红少津，苔黄燥，脉细涩。

临床应用　代表方剂有麻子仁丸、济川煎、五仁丸，常用药物有桃仁、杏仁、郁李仁、火麻仁等。血虚者可加当归，肾阳不足者可加肉苁蓉、牛膝等。

注意事项　用药的同时，注意饮食调节，多吃一些富含纤维素的蔬菜或水果，如苹果、香蕉、青菜等。

（汪　悦）

shūgān jiěyù

疏肝解郁（dispersing stagnated qi for regulating qi-flowing）　用疏肝理气、行滞解郁的方药治疗肝气郁结证的方法。又称疏肝理气。

理论依据　肝属木而性喜条达，主疏泄，为藏血之脏。若情志不遂，肝木失于条达，肝体失于柔和，以致肝气横逆、郁结，进一步影响其他脏器，则呈现种种病变。清·林佩琴《类证治裁·肝气》谓："肝木性升散，不受遏郁，郁则经气逆，为嗳，为胀，为呕吐，为暴怒胁痛，为胸闷不食，为食泄，为溃疝，皆肝气横决也。"

适应证　用于肝气郁结证，症见两胁胀痛，胸闷不舒或恶心呕吐，食欲不振，脘腹胀满，肠鸣腹痛；妇女可见月经不调，乳房胀痛，痛经。

临床应用　疏肝理气具有疏理肝脏气机，恢复肝脏功能的作用。常用药物有柴胡、白芍、枳壳、香附、郁金、延胡索、陈皮等。代表方剂有柴胡疏肝散、金铃子散、天台乌药散等。

注意事项　使用时应注意掌握肝气郁结之主症。疏散之品久用易伤气阴，故临床兼见血亏气虚者，须与养血益气药合用。

（谢春光）

héjiě shàoyáng

和解少阳（reconciling Shaoyang）　用疏通表里的方药治疗外感病邪在少阳（半表半里）的方法。属和法。

理论依据　金·成无己《伤寒明理论》："伤寒邪气在表者，必渍形以为汗。邪气在里者，必荡涤以为利。其于不外不内，半表半里，既非发汗之所宜，又非吐下之所对，是当和解则可矣。"少阳病邪在半表半里之间，邪正分争，治疗既要透解半表之邪，又要清泄半里之邪，还要防邪深入，只有和解少阳才能取效。

适应证　用于少阳病证，症见寒热往来，胸胁胀痛，食欲不振，心烦，呕吐恶心，口苦，咽干，目眩，舌苔薄白，脉弦等。疟疾、黄疸及妇女产后、经期感冒而见上述证候时，也可用此法。

临床应用　代表方剂有小柴胡汤、蒿芩清胆汤等，常用药物有柴胡、黄芩、青蒿、半夏等，和解少阳常与其他方法配合使用。如少阳病证兼见表证，症见发热，微恶寒，肢节烦痛者，与解表法合用，方如柴胡桂枝汤；兼见实热证，症见寒热往来，胸胁苦满，呕吐不止，郁郁微烦，心下痞满而硬，大便秘结或协热下利者，与泻下法合用，方如大柴胡汤；邪气内陷，症见胸满烦惊、谵语者，与重镇安神法合用，方如柴胡加龙骨牡蛎汤。

注意事项　凡邪不在半表半里者，或虚实各有所急，均非所宜，且临证时需辨清表里、上下、气血以及寒热虚实的程度而恰当配伍药物。

（谢春光）

tiáohé gān-pí

调和肝脾（harmonizing liver and spleen）　用疏肝健脾、调理气机的方药治疗肝气犯脾，肝脾不和证的方法。属和法。

理论依据　东汉·张仲景《金匮要略·脏腑经络先后病脉证》："见肝之病，知肝传脾。"肝郁气滞，疏泄失常，往往横逆犯脾，致脾运化失司，是为"木郁伐土"（肝在五行属木，脾在五行属土）；脾失健运，化源不充，肝失所藏，血不养肝，亦每令肝疏泄失常，是为“土虚木郁”，皆肝脾不和之证，当调和肝脾。

适应证 用于肝脾不和证，症见胸胁胀闷窜痛，纳呆腹胀，较长期腹痛欲泻，泻后痛减；或兼胸闷喜太息，情志抑郁，急躁易怒，大便不爽，肠鸣矢气，舌苔白或白腻，脉弦。

临床应用 适用于肝脾不和证，多以养血疏肝与益气健脾并用。木郁伐土，以养血疏肝为主；土虚木郁，以益气健脾为主。代表方剂有四逆散、逍遥散、痛泻要方，常以柴胡、香附、当归、白芍等与人参、白术、茯苓、炙甘草等配伍组成方剂。

注意事项 肝体阴而用阳，气郁每易化火伤阴，阳亢易于动风，故调肝应掌握“理气还防伤阴”之旨，辛燥香窜之品，不宜多用久用。

（谢春光）

shūgān jiànpí

疏肝健脾（dispersing stagnated liver qi and invigorating spleen）

用疏肝理气运脾的方药治疗肝气郁结引起脾失健运的方法。

理论依据 肝主疏泄，脾主运化，二脏在生理上有着密切关系。脾主运化，有赖于肝气疏泄，肝的功能正常，疏泄调畅，则脾运健旺；若肝气郁结，则可横逆克犯脾土，导致脾失健运，治宜疏肝健脾。

适应证 用于肝郁犯脾证，症见胸闷胁痛，脘腹胀痛，不思饮食，腹胀肠鸣，大便稀溏；或月经不调，乳房胀痛，神疲食少；或腹痛泄泻，下利后重，舌苔白腻，脉弦。

临床应用 代表方剂有逍遥散，常用药物有柴胡、青皮、木香、佛手等疏肝药，白术、茯苓、薏苡仁、山药等健脾药。

注意事项 分清肝郁与脾虚的主次轻重。疏肝同时不忘健脾。

（谢春光）

shūgān héwèi

疏肝和胃（dispersing stagnated liver qi for regulating stomach）

用具有疏肝理气健胃作用的方药治疗肝胃气滞证、肝胃不和证的方法。

理论依据 肝主疏泄，胃主受纳，肝气条达则胃气和降，肝失疏泄则胃失和降。清·林佩琴《类证治裁·肝气》云：“肝木性升散，不受遏郁，郁则经气逆，为嗳，为胀，为呕吐，为暴怒胁痛，为胸满不食……皆肝气横决也。”肝气横逆犯胃，可致胃失和降，当疏肝和胃。

适应证 用于肝胃气滞证、肝胃不和证，症见脘胁胀闷疼痛，嗳气呃逆，嘈杂吞酸，急躁易怒，舌红苔薄黄，脉弦或弦数。

临床应用 代表方剂有柴胡疏肝散、左金丸、越鞠丸、四七汤等。柴胡疏肝散适用于肝气犯胃，胃痛胀闷，攻撑连胁；左金丸适用于肝火犯胃，吐酸嘈杂明显；越鞠丸适用于气郁为主，兼夹血瘀湿食火诸郁所致胃脘痞满；四七汤适用于肝气郁结，气逆犯胃出现呕吐。

（谢春光）

héwèi jiàngnì

和胃降逆（harmonizing stomach for descending adverse qi）

用行气和胃的方药治疗胃气上逆证的方法。

理论依据 胃主下降，病则气机上逆，表现为呃逆、嗳气、恶心、呕吐。

适应证 用于胃气上逆证，症见恶心、呕吐、嗳气、呃逆或伴嘈杂吞酸。

临床应用 代表方剂有旋覆代赭汤、丁香柿蒂汤，常用药物有旋覆花、代赭石、半夏、竹茹、柿蒂等和胃降逆药。因胃气上逆多因饮食积滞，痰湿中阻，寒热犯胃，胃气虚弱，或肝气犯胃所致，故和胃降逆常与消食化滞、燥湿化痰、温中散寒、清热、疏肝解郁、补益脾胃等配合使用。胃气上逆，有寒热虚实之分。应寻求胃气上逆的病因，以治其本。

（谢春光）

wēnyáng

温阳（warming yang）

用温通阳气的方药治疗阳虚证的方法。

理论依据 阳气具有温养全身组织、维护脏腑功能的作用，阳气虚就会出现生理活动减弱和衰退，导致身体功能下降而致病。阳气为人体生命之根，通过补充人体的阳气，可提高人体下降的功能，并祛除因阳气不足而产生的寒湿、水饮等病邪。

适应证 用于阳气不足，寒从内生的里寒证，症见精神不振，形寒肢冷，口淡不渴，小便清长，舌质淡苔白，脉沉迟。

临床应用 代表方剂有金匮肾气丸、温脾汤、理中汤、附子理中汤。常用药物有附子、肉桂、桂枝、干姜、黄芪、当归等。临床常与散寒、利水、活血、益气、化饮等法同用。

注意事项 用药期间应注意禁食生冷之品。

（汪　悦）

wēnzhōng sànhán

温中散寒（warming spleen and stomach for dispelling cold）

用温补脾胃阳气、散寒和中的方药治疗脾胃阳虚证的方法。

理论依据 脾的运化功能须阳气推动。脾运化水谷、运化水液、升运清阳、温煦四肢肌肉等功能，都依赖脾阳的作用。若脾阳虚，运化无力，则可见食欲不振、腹部胀满、大便溏泄、四肢不温，或痰湿内生，或水湿停滞等。

适应证 用于脾胃阳虚所致的脾胃虚寒证及寒邪直中脾胃证，症见腹痛喜温喜按，口泛清水，大便溏薄清稀，四肢不温，舌质淡胖，舌苔白滑，脉沉迟无力。

临床应用 根据病变脏腑不同，温中散寒又分为温胃法和温脾法。温胃法多用吴茱萸汤、良附丸，温脾法常用理中汤。常用药物有吴茱萸、高良姜、制香附、人参、炮干姜、炙甘草、白术等。温中散寒法常同燥湿理气法、利水法、下法、温补肾阳法等配合使用。

注意事项 对于脾胃湿热所致的呕吐、腹痛、腹泻等均不宜使用。

（汪　悦）

huíyáng jiùnì

回阳救逆（restoring yang and rescuing patient from collapse）

用温热的方药振奋阳气，以治疗阳气欲脱证的方法。

理论依据 人体生命功能的维持，脏腑功能的正常运转，全赖阳气的推动。若因阳气虚弱，或外感寒邪等导致人体阳气衰惫，则会危及生命。回阳救逆可使人体阳气振奋，脏腑功能得以暂时恢复。

适应证 用于各种疾病中出现的阳气欲脱证，症见神志昏愦，面色苍白，手撒肢冷，大汗淋漓，脉微欲绝。

临床应用 代表方剂有四逆汤、白通汤，常用药物有附子、干姜、肉桂等。回阳救逆亦可与益气固脱法、降逆定喘法、气阴双补法等配合使用。

注意事项 阳热炽盛，郁遏于里的真热假寒证忌用。

（汪　悦）

wēnjīng sànhán

温经散寒（warming channel for dispelling cold）

用温经通络、散寒止痛的方药治疗因经络受寒所致的疼痛、麻木及脏腑功能失调等疾病的方法。

理论依据 寒性凝滞，常可导致经络壅滞不通，表现为疼痛、麻木等症。通过使用温经通络、散寒止痛的药物，使因寒邪凝滞所壅塞的经络恢复通畅，解除因此而产生的疼痛、麻木及因脏腑功能失调所引起的病症。

适应证 用于因经络受寒所致的肢体疼痛、麻木、脏腑功能失调等病症，尤其适用于因寒邪导致的痹证、痛经、月经不调。

临床应用 代表方剂有当归四逆汤、温经汤等，常用药物有桂枝、当归、乌头、细辛等。因寒性凝滞，常可导致血瘀发生，故常与活血化瘀法配合使用。

注意事项 使用此法期间，禁食生冷食物，注意保暖。

（汪　悦）

qīngrè xièhuǒ

清热泻火（clearing heat-fire）

用寒凉的方药清除火、热之邪，治疗火热过盛证、气分证的方法。

理论依据 热为火之渐，火为热之极。火与热在病机与临床表现上基本是一致的，唯在程度上有所差别。热证要用寒凉的药物治疗，寒证要用温热的药物治疗，故《素问·至真要大论》说："寒者热之，热者寒之"，此属逆病性而治的正治法。《神农本草经·序例》亦曰："疗寒以热药，疗热以寒药。"

适应证 用于实热证，症见壮热口渴，烦躁或谵语发狂，舌苔黄燥，脉洪大有力，或肝热目疾等。

临床应用 代表方剂有白虎汤等。常用药物有石膏、知母、芦根、天花粉、栀子等。

注意事项 清热泻火药皆寒凉而苦，易影响脾胃运化，凡脾胃虚寒、食少便溏者忌用，或配以和中之品。苦燥之剂又易伤津液，对阴虚者不利，欲用时当辅以补阴药。妇女产后虚寒证慎用。

（谢春光）

qīngrè jiědú

清热解毒（clearing heat and removing toxicity）

用清热邪、解热毒的方药治疗里热炽盛证、火（热）毒证及痈肿疔毒等病证的方法。

理论依据 毒为火邪之盛，对因火热壅盛、郁结成毒的病证，如痤疮、疮痈、疔毒等，需用清热解毒的药物来治疗。

适应证 用于里热炽盛证、火（热）毒证及痈肿疔毒等病证，症见高热烦扰、口燥咽干、便秘尿黄，或吐衄发斑，或红肿热痛，舌红苔黄，脉数有力。

临床应用 代表方剂有黄连解毒汤、凉膈散、普济消毒饮、仙方活命饮等。常用药物有黄芩、黄连、黄柏、山栀等。由于热毒有轻重之异，病位有上下内外之别，兼夹证亦有所不同，故常配伍辛凉疏散、泻热通便、导热下行、理气活血之品，以适应复杂病机。

注意事项 所用药物性多苦寒，不可久用，易损伤脾胃。

（谢春光）

qīngrè liángxuè

清热凉血（clearing heat and cooling blood）

用清热邪、凉血热的方药治疗血热炽盛证、血分实热证的方法。

理论依据 心主血，又主神

明，热入血分，一则热扰心神，导致躁扰昏狂；二则热邪迫血妄行，而发生吐血、衄血、便血、尿血等，离经之血留阻体内又可出现发斑、蓄血；三则血分热毒煎熬津血，渐聚成瘀，故舌紫绛而干。此时不清热则血不宁，不散血则瘀不去，不滋阴则火不息，正如清·叶天士《温热论》所谓"入血就恐耗血动血，直须凉血散血"，治疗时采用清热解毒，凉血散瘀的方法，可使热清血宁而无耗血动血之虑，凉血止血又无冰伏留瘀之弊。

适应证 用于血热炽盛证，症见吐血、衄血、便血、尿血、妇女崩漏、内热烦躁、舌质红绛或舌紫绛而干；或邪热入血分，兼见壮热，发狂，斑疹。

临床应用 热邪壅盛血脉可导致血脉运行失常，而见痤疮、疮疡、吐衄、斑疹、壮热、发狂等，故清热凉血法多用于血分实热证，常用药物有水牛角、生地黄、玄参等，代表方剂为犀角地黄汤，通过清热作用而达到凉血的目的。此外，若兼阴虚者配合滋阴，兼热毒者配合清热解毒，兼血瘀者配合活血化瘀。如温病由营分病邪传入血分，出现血分实热，或由气分邪热直入血分而成血分实热，前者可用清热凉血法，后者应配合清热解毒药治疗。

注意事项 所用药物多寒凉，易伤脾胃，对脾胃虚弱的患者，宜适当辅以健胃的药物；热病易伤津液，对阴虚的患者，要注意辅以养阴药，祛邪不忘扶正。

（谢春光）

huóxuè huàyū

活血化瘀（promoting blood circulation for removing blood stasis） 用行血、活血、祛瘀的方药治疗血行不畅及各种瘀滞内停证候的方法。

理论依据 血是流动在人体内的重要营养物质，内濡养脏腑，外濡养四肢百骸，而使人体的一切生理功能正常运行。正如《素问·五脏生成》谓："肝受血能视，足受血能步，掌受血能握，指受血能摄。"在病理情况下，或因血行不畅，瘀滞体内；或血不循经，离经外溢，均可导致瘀血证。活血化瘀法是以《素问·阴阳应象大论》中"疏其气血，令其调达，而致和平""血实者宜决之"等为理论依据，经后代医家特别是清代的王清任和唐容川等不断充实和发展，而趋于完善。

适应证 用于血行不畅及各种瘀滞内停证候，如癥积包块、跌仆损伤、蓄血、经闭、痛经、恶露不行、半身不遂等。

临床应用 活血化瘀具有通畅血脉、消散瘀滞、调经止痛的作用。使用时要辨清导致瘀血的原因及兼夹症，配合补气、养血、温经散寒、清热、行气、攻下等治法协同治疗。气有推动血行的作用，气虚推动无力，血行瘀阻，需配合益气法，方如补阳还五汤；瘀血兼血虚时，需配合补血法，方如桃红四物汤；寒客血脉，血行凝滞，需配合温经散寒法，方如温经汤；血热互结，血行瘀滞，需配合清热法，方如四妙勇安汤；血热互结于肠胃，需配合下法，方如桃仁承气汤；气滞可导致瘀血，瘀血则气行不畅，需配合行气法，方如血府逐瘀汤。常用药物有川芎、桃仁、红花、赤芍、丹参、三七、牛膝、当归等。

注意事项 祛瘀过猛易伤正，故宜辅益气养血之品，使祛瘀而不伤正；凡出血证、妇女月经过多及孕妇均当慎用此法。

（谢春光）

xíngqì huóxuè

行气活血（activiting qi for promoting blood circulation） 用行气导滞、活血化瘀的方药治疗气滞血瘀证的方法。

理论依据 明·虞抟《医学正传·郁证》："气机运行失常，气血冲和，百病不生，一有怫郁，百病生焉。"情志不舒，肝郁气滞，或因痰、湿、食积、瘀血等有形之邪阻碍气机；或外邪侵犯抑遏气机；或气机运行失常均可致瘀。气为血之帅，气行则血行，应遵"疏其气血，令其条达，而致和平"（《素问·至真要大论》）之意，施以行气活血之法。

适应证 用于气滞血瘀证，症见心腹胁肋诸痛，时发时止，月经不调，跌仆劳损，胀闷不舒，产后恶露不行。

临床应用 气为血帅，血为气母，气血在生理上有着密切的关系，故病理上常相互影响。气机郁滞，血行不畅则致瘀血内阻，须活血祛瘀与行气导滞并用，方可获得治疗效果。常用药物有香附、郁金、丹参、当归、赤芍、延胡索、金铃子、桃仁、红花、木香等，代表方剂有血府逐瘀汤、桃红四物汤等。

注意事项 妇女月经期及孕妇，当慎用或忌用。

（谢春光）

zàoshī huàtán

燥湿化痰（eliminating dampness and phlegm） 用燥湿化痰的方药治疗湿痰证的方法。

理论依据 明·张景岳《景岳全书·痰饮》："五脏之病虽俱能生痰，然无不由乎脾肾，盖脾主湿，湿动则为痰，肾主水，水泛亦为痰，故痰之化，无不在脾，而痰之本，无不在肾。"湿为痰之源，而湿之生，又与脾肾密切相关。脾阳不振，运化失司，聚湿生痰，当健脾燥湿化痰。

适应证 用于湿痰证，症见痰多易咳，胸脘痞闷，呕恶眩晕，肢体困倦，舌苔白腻。

临床应用 常用半夏、南星、陈皮等燥湿化痰药为主组成方剂，代表方有二陈汤、导痰汤、涤痰汤及金水六君煎等。二陈汤用于咳嗽痰多，恶心呕吐，胸膈痞闷，肢体困重的湿痰证；导痰汤用于痰厥及顽痰所致咳嗽喘促，痰涎壅盛之证；涤痰汤治中风痰迷心窍之证；金水六君煎治年迈阴虚，或血气不足，咳嗽痰多之证。

注意事项 应辨清痰的性质，分清寒热燥湿的不同。表邪未解或痰多者，慎用滋润之品，以防壅滞留邪。

（谢春光）

qūfēng huàtán

祛风化痰（dispelling pathogenic wind and eliminating phlegm） 用疏风解表、平肝息风的方药治疗风痰证的方法。

理论依据 风痰为病，有内外之分。外风夹痰，由于外感风邪，肺失宣降，通调水道失司，津液凝结为痰。内风夹痰，则因饮食失节、情志失调、劳力过度等致痰浊内生，肝风内动，引动痰浊，夹痰上逆，阻塞清窍，均可祛风化痰。

适应证 用于风痰证。外风夹痰症见咳嗽痰多，恶风发热；肝风夹痰症见风痰上扰，眩晕头痛，或发癫痫，或为昏厥，不省人事，胸闷呕恶，舌苔白腻，脉弦滑。

临床应用 外风夹痰者治宜疏风化痰，常用疏风解表药与化痰止咳药配伍，代表方为止嗽散；内风夹痰者治宜平肝息风化痰，常用平肝息风药与化痰止咳药为主，配伍健脾、开窍、安神等品而成，代表方有半夏白术天麻汤、定痫丸、解语丹等。

注意事项 辨清内风、外风，外风宜散，内风宜息。

（谢春光）

xiāoshí huàzhì

消食化滞（resolving food stagnation） 用消除食积、行气导滞，恢复脾胃运化功能的方药治疗食积内停证的方法。

理论依据 脾为后天之本，职司运化，若脾运失职，易致饮食积滞。通过消导和散结，使积聚之实邪渐消缓散，恢复脾胃运化功能。

适应证 用于食积内停证，症见脘腹痞满，或有胀痛，嗳腐吞酸，恶食呕逆，舌苔厚腻，脉滑。

临床应用 代表方剂为保和丸。消食化滞法常和其他方法配合使用，如脾胃素虚而见饮食不消，脘痞便溏，应消补兼施，方用枳术丸、健脾丸等。治疗积滞内停，还常同攻下法结合，方如木香槟榔丸。积滞郁而化热，则宜消而兼清法，如枳实导滞丸；积滞而兼寒，则须消而兼以温中，常用药物有党参、炒白术、陈皮、炒枳实、炒山楂、炒麦芽加温中药如肉豆蔻、炮姜等。

注意事项 临床上须内有积滞、外无表证时，方可使用此法。

（汪　悦）

ruǎnjiān sànjié

软坚散结（softening and resolving hard mass） 用消痰化瘀、软坚的方药治疗痰浊、瘀血停滞而形成的瘿瘤、瘰疬、肿块、癥积的方法。

理论依据 《素问·至真要大论》云："坚者消之……结者散之。"软坚药物味多咸，有散结之功，能使肿块软化消散，从而治疗浊痰瘀血等结聚的有形病证。

适应证 用于痰浊、瘀血停滞而形成的瘿瘤、瘰疬、肿块、癥积。

临床应用 痰浊凝聚的瘰疬、瘿气，宜消痰软坚散结，用浙贝母、海藻、昆布等；久疟而脾大，宜软坚破结，用醋泡鳖甲、三棱、莪术等；热结胃肠的便秘，用芒硝等咸寒软坚泻下，均属此法范围。

注意事项 部分软坚药物有一定毒性，不宜长期使用。

（汪　悦）

lìshuǐ shènshī

利水渗湿（inducing diuresis and diffusing dampness） 用渗利水湿、通利小便的方药消体内水湿，治疗水湿内停证的方法。

理论依据 通过通利小便，可使湿有去路。明·虞抟《医学正传》云："治湿不利小便非其治也。"利水渗湿法能通利小便，排出停蓄体内的水湿之邪，解除由水湿停蓄引起的各种病症，并能防止水湿日久化饮，水气凌心。

适应证 用于水湿内停证，症见小便不利、肢体浮肿、大便溏泄等。对于湿温、黄疸、湿疮等水湿为患，亦常用此法。

临床应用 代表方剂有五苓散、猪苓汤、防己黄芪汤等，常用药物有泽泻、茯苓、猪苓等。因水湿为阴邪，容易困遏脾阳，故此法常配伍健运脾阳的干姜、白术、黄芪等。

注意事项 阴亏津少、肾虚遗精、遗尿者慎用。

（汪　悦）

huàtán sànjié

化痰散结（dissipating phlegm and resolving masses） 用祛除痰浊、消散软坚的方药治疗痰核

结聚的方法。

理论依据 痰为津液血气因病而化生，无处不到，凡五脏之伤，皆能致之，其中也包括无形之痰。痰流经络、腠理而为瘰疬、痰核，当遵“结者散之，留者攻之”（《素问·至真要大论》），化痰散结治之。

适应证 用于痰气、痰湿互结所致的瘰疬、瘿瘤、痰核，症见颈项瘰疬，或颈部瘿瘤，或乳房结核，或腋下、四肢内侧皮下结核立串，舌质红，脉弦滑。

临床应用 代表方剂有四海舒郁丸、消瘰丸等，常用药物有昆布、海藻、浙贝母、白芥子、黄药子等。

注意事项 所用药物诸如黄药子等有一定的毒性，临床使用需慎重。

（谢春光）

huàtán xiāoyū

化痰消瘀（dissipating phlegm and eliminating blood stasis） 用祛除痰浊、活血化瘀的方药治疗痰瘀互结证的方法。

理论依据 明·龚廷贤《万病回春·痰饮》：“胸膈有痰不化，元气虚弱，津液干燥，咯难得出，喘嗽身热，痛难转移者，是痰结也……胁下有痰，作寒热咳嗽，气急作痛者，亦痰结也。”痰结则气滞，气滞则痰聚，痰气交阻，日久血行不畅，形成血瘀之候，痰结血瘀者，当化痰消瘀。

适应证 用于痰瘀互结证，症见结块肿大，按之较硬或有结节，肿块经久未消，胸闷，纳差，舌质暗或紫，苔薄白或白腻，脉弦或涩。

临床应用 代表方剂有海藻玉壶汤，常用药物有海藻、昆布、浙贝母、半夏、青皮、陈皮、当归等。

注意事项 一般需较长时间服药。

（谢春光）

yìqì

益气（benefiting qi） 用补气的方药治疗气虚证的方法。又称补气。

理论根据 气是人体一切生理功能的动力。饮食失当、年老体弱、久病体虚或素体不足等导致气的不足，使脏腑难以正常运转，呈现出疾病状态，表现为气虚证。通过使用具有补气作用的药物，加强人体气的生成和运行，可帮助恢复因气虚所致的脏腑功能失调。

适应证 用于各种疾病见气虚证者，症见少气懒言，怕风自汗，食欲不振，大便稀溏，神倦易疲，舌淡嫩，脉虚。

临床应用 代表方有玉屏风散、四君子汤、补中益气汤等，常用药物有黄芪、党参、白术、陈皮、茯苓、当归、大枣、炙甘草等。常与补血、温阳、行气等法联用。

注意事项 使用此法期间应禁食破气食物，以免影响疗效。

（汪　悦）

yìqì shēngqīng

益气升清（benefiting qi for ascending essence） 用补益中气、升举清气的方药治疗因脾胃气虚，清气不升所致各类病证的方法。

理论依据 脾胃气虚，清气不升，可产生一系列临床病证，如升举无力，可致脏腑下垂，腹部重坠；运化失职，可致食少，便溏，便意频数；转输失职，水走膀胱，可出现小便频多、淋沥不尽等。通过补益中气，升举清气，恢复其升提、运化、转输之职，可取得治疗效果。

适应证 用于脾胃气虚，清气不升，症见脏腑下垂，食少，便溏，腹部重坠，脱肛，疝气，便意频数，小便频多、淋沥不尽，舌淡，脉虚。

临床应用 代表方剂为补中益气汤，常用药物有黄芪、党参、白术、陈皮、升麻、柴胡、当归、甘草等。

注意事项 肝阳上亢者不可妄用此法。

（汪　悦）

bǔpí yìfèi

补脾益肺（invigorating spleen and lung） 用补气健脾养肺的方药治疗脾肺两虚证的方法。又称培土生金。

理论依据 肺属金，脾属土，按五行生化理论，脾肺为母子关系，脾土生肺金。肺气虚者，子虚不能养其母，而致其母脾亦虚；脾气虚者，母虚不能养子，使其子肺亦虚。故补脾者往往补肺，补肺者也往往补脾，肺脾同补，补脾养肺。

适应证 用于脾肺两虚证，症见食欲不振，食少，腹胀，便溏，久咳不止，气短而喘，咯痰清稀，面部虚浮，下肢微肿，声低懒言，神疲乏力，面白无华，舌淡，苔白滑，脉弱。

临床应用 代表方剂为参苓白术散，常用药物有人参、陈皮、白术、山药、甘草、白扁豆等。肺脾亏虚常致湿邪内生，故此法每配伍祛湿化痰之茯苓、薏苡仁、半夏等。

注意事项 使用此法期间，禁食生冷食物。

（汪　悦）

bǔxuè

补血（replenishing blood） 用补养血液的方药治疗血虚证的方法。

理论依据 血属阴，内养脏

腑，外充形体。一旦阴血亏虚，脏腑形体失却濡养即可出现多种病变。通过补养阴津血液可治疗血虚证。

适应证 用于血虚证，症见面色萎黄，头晕目眩，唇爪色淡，心悸失眠，舌淡脉细，或妇女月经不调，量少色淡，或经闭不行。

临床应用 代表方剂有四物汤、当归补血汤等，常用药物有当归、白芍、川芎、熟地黄等。因有形之血生于无形之气，且血脉枯涸易于凝滞成瘀，故常配伍补气活血之品，如黄芪、红花、鸡血藤等。

注意事项 若大失血者，重在补气以固脱，不可一味补血。

（汪 悦）

bǔqì yǎngxuè

补气养血（benefiting qi and nourishing blood） 用补气、养血的方药治疗气血两虚证的方法。

理论依据 气为血之帅，血为气之母。气属阳，外充形体，气虚则阴血不固，无源以生；血属阴，内养脏腑，血虚则气无依附，无形以寄。通过补养气和血可治疗气血两虚证。

适应证 用于气血两虚证，症见疲乏无力，气短或喘，面色萎黄，头晕目眩，唇爪色淡，心悸失眠，舌淡脉细，或妇女月经不调，量少色淡，或经闭不行。

临床应用 代表方剂有当归补血汤等，常用药物有黄芪、当归等。因气虚推动无力，血虚血迟涩，血滞成瘀，故常配伍活血的红花、鸡血藤等。

注意事项 阴虚发热者禁用。

（汪 悦）

bǔyì xīn-pí

补益心脾（invigorating heart and spleen） 用心脾气血双补的方药治疗心脾气血两虚证的方法。

理论依据 心与脾生理上密切联系，脾气足则血有化源，心所主之血自能充盈，神志活动才能正常；心主血脉与脾主统血相互协调，方能维持血液在经脉之中正常运行。故补益气血时，心脾宜同治。

适应证 用于心脾两虚证，症见心悸失眠、纳差、腹胀、便溏、出血。

临床应用 代表方有归脾汤、天王补心汤等，常用药物有黄芪、人参、白术、当归、龙眼肉、远志、酸枣仁等。若以气虚为主，则病变多偏于脾虚，治宜补益脾气，方选归脾汤等；若以血虚为主，病变多偏于心虚，治宜补养心血，方选天王补心丹。

注意事项 湿热证患者不能使用此法。

（汪 悦）

zīyīn

滋阴（nourishing yin） 用味甘性凉，具有滋补阴液作用的方药治疗阴虚证的方法。又称补阴、育阴、养阴。

理论依据 通过滋补阴液，治疗阴虚引起的诸症，如《素问·至真要大论》说："诸寒之而热者，取之阴。"

适应证 用于阴虚证，症见身体羸瘦，形容憔悴，口干舌燥，五心烦热，头昏耳鸣，盗汗，遗精，颧红唇赤，舌红少苔、脉细数无力。

临床应用 此法适用于治疗心、肝、肺、肾之阴虚证。心阴虚证，以天王补心丹为代表方；肝阴虚证，以杞菊地黄丸为代表方；肺阴虚证，以百合固金汤为代表方；肾阴虚证，以六味地黄丸或左归丸为代表方。常用药物有枸杞子、龟甲胶、百合、玉竹、鹿角胶、牛膝、山药、山茱萸、熟地黄、菟丝子等。

注意事项 痰湿壅盛、湿热证患者不能使用此法。

（汪 悦）

zībǔ fèi-shèn

滋补肺肾（nourishing lung and kidney） 用滋养肺肾之阴的方药治疗肺肾阴虚证的方法。又称金水相生。

理论依据 肺属金，肾属水，按五行生化理论，肺肾为母子关系，肺金生肾水。故可用滋补肾水以润养肺阴的方法治疗肺肾阴虚证。

适应证 用于肺肾阴虚证，症见咳嗽气上逆，咳血，音哑，骨蒸潮热，口干，盗汗，遗精，腰酸腿软，身体消瘦，舌红苔少，脉细数。

临床应用 代表方剂有百合固金汤，常用药物有沙参、天冬、麦冬、玉竹、百合、生地黄、熟地黄、女贞子、枸杞子、旱莲草等。

注意事项 痰湿壅盛、湿热证患者不能使用此法。

（汪 悦）

zībǔ gān-shèn

滋补肝肾（nourishing liver and kidney） 用滋养肝肾之阴的方药治疗肝肾阴虚证的方法。又称滋水涵木。

理论依据 肾属水，肝属木，按五行生化理论，肾水生肝木。故可用滋补肾水以润养肝木的方法治疗肝肾阴虚证。

适应证 用于肝肾阴虚证，症见头晕面红、眼花耳鸣、腰部酸痛、眼咽干、夜卧不安，或有盗汗、尿少色黄、舌红苔少、脉弦细等。

临床应用 代表方剂有六味地黄丸、左归丸等，常用药物有干地黄、山茱萸、枸杞子、玄参、龟甲、女贞子、何首乌等。阴虚火旺者，加知母、黄柏等。

注意事项 脾肾阳虚、痰湿壅盛者不能使用此法。

（汪 悦）

zīgān míngmù

滋肝明目（nourishing liver for improving eyesight） 用滋补肝阴的方药治疗肝阴亏虚所致各种目疾的方法。

理论依据 肝开窍于目，肝中阴血为养目之源，肝阴不足，不能上荣双目，则出现各种目疾。滋养肝阴，有利于目睛得到阴血的濡养，目清视明。

适应证 用于肝阴亏虚所致各类眼部病证，症见目乏神光，视物昏花，眼前黑影，眼内干涩，瞳色淡白，伴头晕，爪甲不荣，舌淡，脉细。

临床应用 代表方剂有杞菊地黄丸、三仁五子丸、二至丸等，常用药物有枸杞子、菊花、白芍、熟地黄、北沙参等。

注意事项 脾胃虚弱者，滋阴之品不可多用，防滋腻伤脾。

（汪 悦）

yìqì yǎngyīn

益气养阴（benefiting qi for nourishing yin） 用补气益阴的方药治疗气阴两虚证的方法。

理论依据 气属阳，阴阳互生，通过益气之法由阳引阴，补气以生阴；纯用补阴之品，过于滋腻浊滞，碍胃助化，不利补阴，加以益气之品以助气行，推动阴血输布。

适应证 用于气阴两虚证，症见少气懒言，神疲乏力，自汗盗汗，五心烦热，消瘦，口干，颧红，舌嫩红，少苔，脉细弱。

临床应用 代表方剂有生脉散、参麦地黄汤、参苓白术散等，常用药物有党参、黄芪、麦冬、生熟地黄、天花粉、山茱萸、五味子、怀山药、生牡蛎、黄连、生栀子、葛根等。

注意事项 用滋阴药不要过于滋腻，以免伤脾。

（汪 悦）

zīyīn jiànghuǒ

滋阴降火（nourishing yin for lowering fire） 用滋阴、清热、降火的方药治疗阴虚火旺证的方法。

理论依据 阳邪伤阴，或五志过极化火伤阴，或久病耗伤阴液，或大汗、大吐、大下、或亡血伤精等耗伤阴液，阴无以制阳，阳气偏亢，表现为阴虚内热之象，其本在阴液不足，治疗以滋阴为本，佐以降火之品。

适应证 用于阴虚火旺证，症见盗汗，五心烦热，口燥咽干，骨蒸潮热，舌红少苔，脉细数。

临床应用 代表方剂有六味地黄丸、知柏地黄丸、大补阴丸、左归丸、二至丸等。常用药物有知母、黄柏、生熟地、天花粉、山茱萸、五味子、怀山药、生牡蛎、黄连、生栀子、葛根等。

注意事项 用泻火药时不宜过于苦寒。

（汪 悦）

zīyīn qiányáng

滋阴潜阳（nourishing yin for suppressing hyperactive yang） 用滋阴、重镇潜阳的方药治疗肝肾阴虚而肝阳偏亢证的方法。

理论依据 热病后期，热邪久留，灼烁真阴，或久病误用汗下，耗伤阴血，导致肝肾阴亏，津液枯竭，筋脉失养，阴虚不能制阳，阳亢而变，虚风内动，用滋阴的方法以制亢盛之阳。

适应证 用于阴虚肝亢证，症见潮热，颧红，盗汗，五心烦热，面部烘热，烦躁易怒，口燥咽干，舌红少津，脉细数。

临床应用 代表方剂有镇肝息风汤、知柏地黄汤、阿胶鸡子黄汤等。阳亢化火者，要配用清火法。常用药物有怀牛膝、生赭石、生龙骨、生牡蛎、生龟甲、生杭芍、玄参、天冬、川楝子、生麦芽、茵陈、甘草等。

注意事项 要根据阴虚与阳亢的主次来决定滋阴与潜阳力度的轻重。

（汪 悦）

yīnyáng shuāngbǔ

阴阳双补（benefiting both yin and yang） 用滋养、补益人体阴阳的方药治疗某一脏腑或几个脏腑阴阳俱虚的方法。

理论依据 阴阳双方具有相互依存、相互蕴藏、相互资生的密切关系。如果由于某些原因使阴阳互根的关系遭到破坏，人体就会发生疾病。在病理上可表现为阴阳互损，即阴或阳的某一方虚损，日久引起对方的不足，最终形成“阴损及阳”或“阳损及阴”的阴阳俱损的病变。阴阳双补是治疗阴阳俱损病变的重要方法。

适应证 用于脏腑阴液阳气俱虚的阴阳两虚证，症见眩晕耳鸣，神疲，畏寒肢冷，五心烦热，心悸腰酸，舌淡少津，脉弱而数等。

临床应用 代表方剂有地黄饮子、龟鹿二仙胶，常用药物有鹿角胶、龟胶、紫河车、山茱萸等。

注意事项 使用时应注意标本虚实，若邪气亦盛则应适当祛邪，以免“闭门留寇”。

（汪 悦）

wēnbǔ shènyáng

温补肾阳（warmly invigorating kidney yang） 用壮阳补火的方药恢复肾脏阳气，治疗肾阳不足证的方法。又称温补命门。

理论依据 《黄帝内经》云："劳者温之""损者益之"。通过温补肾阳，可以温热壮阳，将阴寒攘于外，从而治疗肾阳虚弱之证。

适应证 用于命门之火不足之肾阳虚弱证，症见畏寒肢冷，腰酸腿痛，小便不利，五更泄泻，神疲乏力，舌质淡、苔白，脉沉迟。

临床应用 代表方剂有右归丸、右归饮、肾气丸。常用药物有附子、肉桂、巴戟天、肉苁蓉、仙灵脾、仙茅、鹿角胶等。

注意事项 谨防温燥太过，耗伤阴血。

（汪 悦）

wēnyáng huàyǐn

温阳化饮（warming yang for resolving fluid retention） 用温补阳气、消散水饮的方药治疗阳虚痰饮，水湿内停证的方法。

理论依据 东汉·张仲景《金匮要略·痰饮咳嗽病脉证并治》云："病痰饮者，当以温药和之。"指出治疗痰饮当以温化为主。饮为阴邪，遇寒则聚，得温则行，故有"离照当空，则阴霾自散"之说。水饮之邪与人体的阳气关系非常密切，而且互为影响。水饮之邪盛，则阳气被遏；反之，阳气虚者则水饮之邪难化。通过温补阳气，可以消散水饮之邪。

适应证 用于阳虚痰饮、水湿内停之证，症见畏寒，肢冷，腹满，小便不利，浮肿，或心悸，咳喘，目眩等。

临床应用 代表方剂有苓桂术甘汤、真武汤、实脾散。常用药物有茯苓、桂枝、干姜、细辛等。

注意事项 运用时要以温阳为主，化饮为辅。

（汪 悦）

wēnhuà hánshī

温化寒湿（warmly resolving cold-dampness） 用性味辛温、温阳化饮的方药治疗阳虚气不化水，水湿内停或寒从湿化所致病证的方法。

理论依据 饮为阴邪，遇寒而凝，得温而行，故东汉·张仲景《金匮要略·痰饮咳嗽病脉证并治》曰："病痰饮者，当以温药和之。"

适应证 用于阳虚气不化水，水湿内停或寒从湿化所致的病证，症见浮肿、头晕目眩，或小便不利，或下利，或呕，舌苔白滑，脉弦。

临床应用 代表方剂有苓桂术甘汤、真武汤、实脾散等。常用药物有干姜、桂枝、附子等。常与健脾祛湿药如茯苓、白术等合用。

（汪 悦）

wēnbǔ pí-shèn

温补脾肾（warmly invigorating spleen and kidney） 用温养、补益脾肾之阳的方药治疗脾肾阳虚证的方法。

理论依据 脾、肾阳气在生理上相互滋生，在病理上相互影响，脾阳虚可导致肾阳虚，肾阳虚多伴有脾阳虚，而致脾肾两虚。温补脾肾法通过温养、补益脾肾之阳，治疗脾肾阳虚证。

适应证 用于脾肾阳虚证，症见腰膝、下腹冷痛，畏冷肢凉，久泻久痢，或五更泄泻，完谷不化，或全身水肿，小便不利，舌淡胖，苔白滑，脉沉迟无力等。

临床应用 代表方剂有双补汤、真人养脏汤、四神丸、真武汤、实脾饮，药用附子、干姜、肉桂等温补脾肾。

注意事项 应注意温补之力，防止过而伤津、化热，同时禁食生冷、油腻之品。

（汪 悦）

fúzhèng jiěbiǎo

扶正解表（strengthening body resistance for relieving superficial syndrome） 用补益气血阴阳的药物扶助正气，配合发散解表的药物治疗体虚外感证的方法。是扶正祛邪的具体运用，属于标本同治之法。是通过"扶正达邪""祛邪安正"而达到治病的目的。

适应证 用于体质素虚又感外邪而致的表证，症见恶寒发热，无汗头痛，咳痰色白，胸脘满闷，倦怠乏力，苔白，脉弱；或发热，恶寒重，虽加衣被，其寒不解，神疲欲寐，脉沉微；或身热微寒，咽干口燥，舌红，苔薄白，脉数等。

临床应用 代表方剂有败毒散、参苏饮、麻黄细辛附子汤、加减葳蕤汤、葱白七味饮等。在正虚外感病证的辨证论治中，既要解表，又虑其气、血、阴、阳的不足，汗源不充，虽用解表剂，但此时正虚无力祛邪外出，因此必须辨证处理邪正之间的关系，务使正盛而邪却，所以恰当的治法是扶正、祛邪双管齐下，使正旺邪除。故虚人而有表证，当扶正解表。如素体阴血不足又复感外邪者，因阴血亏虚，汗源不充，若强行发汗，更耗阴血，甚至导致过汗亡阴之变，因此常用辛而微温或辛凉的解表药，如葱白、豆豉、薄荷、葛根等，与滋阴养血的玉竹、生地黄等组成滋阴解表、养血解表的方剂。

注意事项 扶正解表是在解表药中酌加扶正之品，非专为补虚而设，故补益药的剂量应根据正虚的轻重程度而定，特别是素体多痰湿者，尤应注意，防止扶正不成，反助病邪，总以解表不伤正，补益不恋邪为宜。

（谢春光）

qīngrè huàtán

清热化痰（clearing heat and dissipating phlegm） 用清化热痰的方药治疗热痰证的方法。

理论依据 清·张秉成《成方便读》："热痰者，病因火而成也，痰即有形之火，火即无形之痰，痰随火而升降，火引痰而横行，变生诸证，不可纪极。火借气于五脏，痰借液于五味，气有余则为火，液有余则为痰，故治痰者必降其火，治火者必顺其气。"热淫于内，灼津成痰，痰热互结，肺失清肃，当清热化痰。

适应证 用于热痰证，症见咳嗽痰黄，黏稠难咳，胸膈痞满，小便短赤，大便秘结，以及痰热所致的胸痛、眩晕、惊悸癫狂，舌苔黄腻，脉滑数等。

临床应用 常用瓜蒌、浙贝母、胆南星、黄芩等清热化痰药为主组成方剂，常配伍清热泻火、理气之品，代表方有清气化痰丸、小陷胸汤、滚痰丸等。痰热蒙蔽清窍，致神昏抽搐者，应予安宫牛黄丸、紫雪丹等清热开窍剂。

注意事项 所用药物多苦寒或甘寒清润，脾虚痰湿者不宜。

（谢春光）

qīngrè lìshī

清热利湿（clearing heat and promoting diuresis） 用清热邪、除湿邪的方药治疗下焦湿热病证的方法。

理论依据 脾胃乃水谷精微运化之枢纽，脾胃失于运化，湿浊内生，湿蕴化热，湿遏热伏，蕴蒸难解，故治须清热化湿以去其邪，邪去则正安。

适应证 用于湿热蕴结下焦，症见小腹胀满、小便浑赤、尿频涩痛、淋沥不畅，甚则癃闭不通，舌苔黄腻。肠胃湿热所致的泻痢、痔瘘，肝胆湿热所致的黄疸、胁痛、口苦，下焦湿热所致的尿淋、带下，其他如痈肿、湿疹、耳痛流脓等均可应用。

临床应用 湿性黏腻，易与热邪相互交织。故清热利湿法主要作用是湿热两清，用于湿热外感，或湿热内盛，以及湿热下注所致的病证，代表方剂有茵陈蒿汤、三仁汤、八正散等。因湿热所致病证有湿重于热、热重于湿之别，故临证时需注意分清主次轻重而论治。

注意事项 所用药物性多寒凉，易伤脾胃，对脾胃虚弱的患者，宜适当辅以健胃的药物；热邪易伤津液，清热利湿药性又多燥，易伤津液，对阴虚的患者，要注意辅以养阴药，祛邪不忘扶正。

（谢春光）

qīngshǔ qūshī

清暑祛湿（clearing summer-heat and removing dampness） 用祛暑、利小便的方药解除暑湿之邪，治疗夏季暑湿证的方法。

理论依据 暑为夏令主气，《素问·五运行大论》言："在天为热，在地为火……其性为暑。"暑热之邪伤人，尤多耗液伤津；又因夏令雨湿较多，或因天暑下逼，地湿上蒸，或贪凉饮冷，乘凉太过，暑热之邪为湿所遏，而成暑湿之患。清·吴鞠通《温病条辨·上焦》："暑兼湿热，偏于暑之热者为暑温，多手太阴证而宜清；偏于暑之湿者为湿温，多足太阴证而宜温。湿热平等者，两解之。"

适应证 用于夏季暑湿证，症见身热烦渴，胸脘痞闷，小便不利。

临床应用 根据暑、湿主次轻重辨证论治，代表方剂有香薷散、六一散等。由于暑为阳邪，易耗气伤津；又因暑多夹湿，困阻中焦，加之夏令露卧饮冷，贪凉受寒，多兼恶寒身痛之表寒证，故此类方剂多配伍益气养阴的太子参，健脾渗湿的茯苓、白扁豆、薏苡仁及散寒解表的香薷等。

注意事项 表寒过重，或热伤津液，心烦口渴者，则不宜用此法。

（谢春光）

yìqì huóxuè

益气活血（benifiting qi for activiting blood circulation） 用补气、活血的方药治疗气虚血瘀证的方法。又称补气活血。

理论依据 清·王清任《医林改错》："元气既虚，必不能达于血管，血管无气，必停留而瘀。"由于正气虚亏，脉络瘀阻，经遂不通，气不能行，血不能荣，筋脉肌肉失养，表现为气虚血瘀，当补气活血。

适应证 用于气虚血瘀证，症见面色淡白或晦滞，身倦乏力，胸胁腹部疼痛如刺，或中风后遗半身不遂，口眼㖞斜，舌暗淡，苔白，脉缓无力。

临床应用 气为血帅，血为气母，气血在生理上有着密切的关系，故病理上常相互影响，气虚行血无力而致血瘀者，即"因虚致瘀"，宜补气为主，辅以活血化瘀，方可获得治疗效果，代表方剂有补阳还五汤，常用益气药黄芪、党参，活血药当归、赤芍等。

注意事项 补气药与活血祛瘀药配伍，正气虚为主则以补气为主，化瘀为辅。若正虚不甚，血瘀为主，则以活血为主。

（谢春光）

wēnhuà hántán

温化寒痰（warmly resolving cold-phlegm） 用温阳祛寒化痰的方药治疗寒痰证的方法。

理论依据 痰为阴邪，非温不化。寒痰证多因阳虚或阴盛，水饮停肺所致，此即《灵枢·邪气脏腑病形》所谓“形寒寒饮则伤肺”之义。寒饮停肺，宣降失常，故咳嗽痰多、清稀色白；饮阻气机，故胸满不舒；饮邪犯胃，则喜唾涎沫，治当温化。

适应证 用于寒痰证，症见咳嗽痰多，痰清稀色白，胸闷脘痞，口淡，舌苔白滑，脉弦滑或弦紧等，或兼见口鼻气冷，肢冷恶寒，舌体淡胖，脉来沉迟等。

临床应用 寒痰证多因素体阳虚，寒饮内停；或外受寒邪，津液凝结而成。常以温化寒痰药如细辛、白芥子、苏子等为主，配伍温里祛寒之品而组成，代表方有苓甘五味姜辛汤、三子养亲汤等。若痰多欲呕者，加半夏、陈皮以化痰降逆止呕；兼冲气上逆者，加桂枝以平冲降逆；咳甚颜面虚浮者，加杏仁、麻黄以宣利肺气而止咳。

注意事项 实热证或阴虚火旺，肺虚久咳忌用。

（谢春光）

jiāotōng xīn-shèn

交通心肾（restoring normal coordination between heart and kidney） 用滋肾阴、敛肾阳、降心火、安心神的方药治疗心肾不交证的方法。

理论依据 心位居上，故心火必须下降于肾，使肾水不寒；肾位居下，故肾水必须上济于心，使心火不亢。心肾之间的水火升降互济，维持了两脏生理功能的协调平衡。由于心火独亢于上不能下降于肾，或肾阴亏虚不能上济于心，就会形成心肾阴阳失于协调平衡的病理表现，此为“心肾不交”。交通心肾法是通过滋肾阴、敛肾阳、降心火、安心神，以滋阴潜阳，沟通心肾。

适应证 用于心肾不交证，症见虚烦不寐，心悸盗汗，健忘多梦，头晕耳鸣，腰膝酸软，口燥咽干，五心烦热，潮热盗汗，便结尿黄，舌红少苔，脉细数。

临床应用 代表方剂有交泰丸、桑螵蛸散、坎离丹等，常用药物有黄连、肉桂、枸杞子、玄参等。

注意事项 禁食生冷、油腻之品，以免影响药物的吸收和药效的发挥。

（汪　悦）

yǐnhuǒ guīyuán

引火归原（conducting fire back to its origin） 用温阳的方药将上越之火引导回到命门之中，治疗元阳浮越、肾火上升的方法。又称导龙入海。

理论依据 相火系于命门，命门居于两肾之中。肾藏真阴而寓真阳，为水火之脏，阴阳之宅。若肾的阴阳水火平衡失调，就会出现阴虚阳浮、失约之火上升，或阴寒内盛、无根之火外越的火不归原的病理状态。引火归原具有引上越之浮阳或上炎之虚火回归命门的作用。

适应证 用于元阳浮越、肾火上升之内科病证，如眩晕、耳聋、口疮、痤疮、失眠、发热、消渴、腰痛、惊悸等。

临床应用 代表方剂有通脉四逆汤、白通汤，常用药物有干姜、附子、肉桂等。

注意事项 运用时需注意补脾阳以敛火，正因为命火生脾土，命火衰微，脾阳必弱，故肾阳虚都包含脾脏虚寒在内。

（汪　悦）

shōusè gùtuō

收涩固脱（astringing for stop diarrhea） 用涩肠止泻、温补脾肾的方药治疗气血津液耗散滑脱病证的方法。

理论依据 肾为先天之本，主精；脾为后天之本，主气血生化。脾肾虚弱，气血津液耗散滑脱。《素问·至真要大论》：“散者收之。”收涩固脱的药多具有涩肠止泻、固崩止带、固肾涩精等作用。

适应证 用于脾肾虚弱，症见神疲无力，泻利不禁，日久不愈，腹痛喜暖喜按，舌淡苔白，脉迟弱或细等。也可用于自汗盗汗、久嗽虚喘、久痢久泻、梦遗滑精、小便失禁、崩中漏下、久带清稀等症。

临床应用 代表方剂有乌梅丸、桑螵蛸散、四神丸等，常用药物有五味子、山茱萸、乌梅、芡实、海螵蛸等。涩肠固脱药如赤石脂、肉豆蔻、诃子、罂粟壳等，常与温补脾肾之干姜、肉桂等相配伍，方如桃花汤、真人养脏汤。

注意事项 外感邪实者禁用，防“闭门留寇”，致外邪入里。

（汪　悦）

gùbiǎo zhǐhàn

固表止汗（consolidating superficies for arresting sweating） 用收敛固表止汗的方药治疗虚证汗出的方法。又称敛汗。

理论依据 卫气具有温分肉、调腠理之功，表虚则卫表不固，汗出量多。固表敛汗的药可止汗。

适应证 用于卫表不固，汗出量多的病证，包括自汗和盗汗。

临床应用 阳虚自汗，宜益气固表止汗，方用玉屏风散；阴虚盗汗，治宜滋阴降火，固表止汗，方用当归六黄汤。

注意事项 表邪未解，热证汗出不宜使用。

（汪 悦）

sèjīng zhǐyí

涩精止遗（astringing spermatorrhea） 用补肾固涩的方药恢复肾的封藏固摄功能，治疗肾虚不固之遗精、尿频、遗尿的方法。

理论依据 肾藏精，主生殖，开窍于前后二阴，肾精宜藏不宜泄。肾虚失藏，精关不固，或下焦虚寒，肾气不摄，膀胱失约，则见遗精滑泄、尿频、遗尿。涩精止遗法可使肾之封藏功能恢复，从而达到固涩止遗之效。

适应证 用于肾虚封藏失职，精关不固所致的遗精滑泄；或肾气不足，膀胱失约所致的尿频、遗尿等证。症见无梦而遗，甚则滑泄不禁，精液清稀而冷，形寒肢冷，面色㿠白，头晕目眩，腰膝酸软，阳痿早泄，夜尿清长，舌淡胖，苔白滑，脉沉细。

临床应用 代表方剂有金锁固精丸、缩泉丸、桑螵蛸散，常用药物有桑螵蛸、莲子、芡实、山茱萸等。

注意事项 湿热实证所致遗精、遗尿不宜使用。

（汪 悦）

zhòngzhèn ānshén

重镇安神（tranquillization with heavy prescription） 用金石等质重而具有安神定志、重镇潜阳作用的方药治疗阳亢神旺而致心神不安病证的方法。

理论依据 心主神明，心神不宁，则惊狂善怒，烦躁不安。按照“惊者平之”“重可镇怯”的原则，通过运用金石等质重的药可达到安神的目的。

适应证 用于心火炽盛、痰火扰心、肝郁化火及惊吓等引起的心悸失眠及惊痫、眩晕等证。

临床应用 代表方剂有朱砂安神丸、磁朱丸、珍珠母丸等，常用药物有朱砂、磁石、龙齿、珍珠母等。

注意事项 此类药物易伤胃气，不宜久服；脾胃虚弱者，应配伍健脾和胃之品。

（汪 悦）

yǎngxīn ānshén

养心安神（nourishing heart yin for tranquillization） 用补益阴血的方药治疗心神不宁的方法。

理论依据 心主神明功能的正常有赖于心阴、心血的充足，心血不足则易致心神不宁，通过补益阴血则可使心神得安。

适应证 用于阴血不足所致心神不宁，症见心悸怔忡、虚烦不眠、健忘多梦、遗精、盗汗。

临床应用 代表方剂有天王补心丹、酸枣仁汤、甘麦大枣汤等，常用药物有酸枣仁、柏子仁、灵芝、合欢皮、首乌藤、五味子等。

注意事项 服药期间忌食辛辣之物。

（汪 悦）

qīngxīn kāiqiào

清心开窍（clearing heart-fire for resuscitating） 用性味辛凉而具有开窍作用的方药，配伍清热泻火解毒之药以开窍醒神的方法。

理论依据 心藏神，主神明，心窍开通则神志清醒。心火旺盛，清窍被蒙，则神明内闭，神识昏迷，不省人事，治疗则须用清心开窍法，心火得降，神明有主，神志清醒。

适应证 用于温热邪毒内陷心包的热闭证，症见高热烦躁，神昏谵语，甚或惊厥等。其他如中风、痰瘀及感触秽浊之气，卒然昏倒，不省人事，见有热象者，亦可选用。

临床应用 代表方剂有安宫牛黄丸、紫雪丹、至宝丹等，常用药物有牛黄、冰片、郁金等。

注意事项 开窍药辛香走窜，为急救、治标之品，且能耗伤正气，故只宜急救服，不宜久用；孕妇慎用。

（汪 悦）

huàtán kāiqiào

化痰开窍（dissipating phlegm for resuscitation） 用祛除痰浊、宣闭开窍的方药祛除蒙蔽心窍之痰邪，治疗痰蒙心窍证的方法。

理论依据 清·陈士铎《辨证·呆病门》：“胃衰痰生，积于胸中，弥漫心窍，使神明受累。”痰迷心窍，则可出现神昏，痴呆。通过化痰、开窍、醒神，则可祛除蒙蔽心窍之痰邪，使神志清醒。

适应证 用于痰蒙心窍证，痰湿壅盛致窍闭神昏，症见神昏不省，痰声辘辘，苔腻，脉沉。

临床应用 代表方剂为苏合香丸，常用药物有苏合香、冰片、麝香等。寒痰证多配伍温里散寒之品，如吴茱萸等。

注意事项 用药多芳香耗气，应中病即止；同时不宜过于加热煎煮，以免药性挥发，影响疗效。

（汪 悦）

qīngrè rùnzào

清热润燥（clearing heat and moistening dryness） 用清热增液润燥的方药治疗温燥证的方法。

理论依据 燥热为阳邪，最易耗伤人体的津液，造成阴津亏虚的病变。《素问·阴阳应象大论》云：“燥胜则干。”清热、润燥的方药可治疗燥热之邪偏盛，津液亏虚的病证。

适应证 用于燥热津亏，症见干咳无痰，或痰少而黏、缠喉难出，鼻燥咽干，心烦口渴，大便秘结，舌红少津，脉浮细而数。

临床应用 代表方剂有清燥救肺汤、增液承气汤、桑杏汤等，常用药物有桑叶、麦冬、生地黄、玄参、火麻仁、石膏等。因燥热化火，继易伤津耗气，故常配伍人参、生地黄等益气生津。

注意事项 此法选药多为润泽之品，易妨碍气机，助湿生痰，故脾虚欠运，痰湿内盛，胸阳不振者均当慎用。

（汪 悦）

yǎngyīn rùnzào

养阴润燥（nourishing yin for moistening dryness） 用滋阴、润燥的方药治疗肺胃阴亏津伤证的方法。

理论依据 大病攻伐太过，久病津液暗耗等导致脏腑阴津亏耗，燥从内生，燥邪袭上，出现肺燥津伤。燥在中者，为胃燥阴伤。《素问·至真要大论》言："燥者濡之。"滋阴、润燥的方药可治疗肺胃津伤诸证。

适应证 用于肺胃津伤证，症见干咳无痰，咽痛，或咯血，口中燥渴，苔少，脉细数。

临床应用 代表方剂有沙参麦冬汤、麦门冬汤、养阴清肺汤、玉女煎，常用药物有沙参、玉竹、麦冬、甘草、冬桑叶、生扁豆、天花粉等。因燥邪为患，每多兼夹虚热内生，故常配伍清降虚热药。

注意事项 滋阴润燥方药易碍脾助湿，壅塞气机，故脾虚湿盛、气郁不畅者不宜使用。

（汪 悦）

zàoshī héwèi

燥湿和胃（drying dampness for harmanizing stomach） 用燥湿、和胃的方药治疗湿浊内盛、脾胃不和证的方法。

理论依据 脾胃居于中焦，湿邪偏盛则会影响脾胃运化功能，升降失调，气机阻滞。燥湿、和胃的方药可使湿邪去而脾胃恢复健运。

适应证 用于湿浊内盛造成的脾胃不和证，症见脘腹痞满，嗳气吞酸，呕吐泄泻，食少体倦，舌苔薄腻，脉滑。

临床应用 代表方剂有平胃散、藿香正气散等，常用药物有苍术、藿香、白豆蔻、陈皮等。因湿邪重浊黏腻，易阻碍气机，故常配伍木香、沉香、莱菔子等理气，或薏苡仁、车前子等利湿。

注意事项 素体阴亏或病后体弱、孕妇水肿者不宜使用。

（汪 悦）

qūfēng shènshī

祛风渗湿（dispelling pathogenic wind and diffusing dampness） 用祛风湿的方药治疗风湿之邪留滞经络出现关节疼痛等症的方法。

理论依据 风胜则干，祛风的中药大多属于辛苦温燥之品，可祛除肌肉、经络、筋骨间的风湿。

适应证 用于风湿阻络所致肢体疼痛、肿胀、晨僵等，还可用于湿胜的泄泻等病证。

临床应用 代表方剂有独活寄生汤、羌活胜湿汤等，常用药物有独活、威灵仙、羌活等。伴肝肾不足者每配伍补肝肾、强筋骨的五加皮、桑寄生等。对于湿胜的泄泻常配伍白术等健脾药。

注意事项 阴虚血亏者慎用。

（汪 悦）

qūchóngfǎ

驱虫法（expelling intestinal parasites method） 用能将肠道寄生虫杀死或驱出体外的方药治疗肠虫证的方法。

理论依据 寄生虫寄生在人体组织或腔道，可引起一系列的损伤。驱虫药物入脾、胃、大肠经，对人体内寄生虫，特别是肠道寄生虫虫体有杀灭或麻痹作用，促使其排出体外。

适应证 用于肠道寄生虫症，症见腹痛、腹胀、厌食或善饥多食、面黄、消瘦等。

临床应用 代表方剂有化虫丸、乌梅丸等，常用药物有苦楝皮、使君子、槟榔、南瓜子、雷丸等。运用驱虫药常配伍泻下药，促虫排出。对于体虚患者，应先补后攻，或攻补兼施。

注意事项 驱虫药一般应空腹服。孕妇、年老体弱者慎用；发热或腹痛剧烈者，暂时不宜用。

（汪 悦）

nèikē wàizhìfǎ

内科外治法（external treatment） 用针灸、推拿、灌肠、敷贴、熏蒸等方法治疗内科疾病的方法。人体是一个有机的整体，体内病理变化可表现于外，故通过针灸、推拿、灌肠、敷贴、熏蒸等外治法也可治疗内科疾病。清·吴尚先《理瀹骈文》载："外治之理即内治之理，外治之药即内治之药，所异者法耳。医药药理无二，而法则神奇变幻。外治必如内治者，先求其本，本者何明阴阳识脏腑也……虽治于外，无殊治在内也。"内科诸证，包括心系、肺系、肝胆系、脾胃系、肾系等疾病，通过外治法都能够达到一定的治疗效果。为达到更好的治疗效果，在辨证论治基础上，可与内治法结合应用，或两种及以上外治法联合应用。

（汪 悦）

zhēnjiǔ liáofǎ

针灸疗法（acupuncture and moxibustion therapy） 以经络腧穴理论为基础，运用针刺、灸法，刺激人体的一定部位，以防治疾病的方法。

理论依据 《灵枢经·海论》云："夫十二经脉者，内属于府藏，外络于肢节。"机体正常功能依赖于气血濡养，针灸疗法通过刺激腧穴可达到协调机体阴阳平衡，治疗疾病的目的。

适应证 用于内科各种病证，如中风、三叉神经痛、支气管哮喘、消化性溃疡、高血压病、冠状动脉粥样硬化性心脏病、心绞痛、风湿性关节炎、前列腺炎、脊髓灰质炎后遗症、胆石症等。

注意事项 过度劳累、饥饿及精神紧张的患者，不宜立即针灸。

（汪 悦）

tuīná liáofǎ

推拿疗法（massage therapy） 在人体体表的特定部位施予手法，以经络为介导，从而达到激发机体抗病能力的方法。

理论依据 推拿疗法作用于经络腧穴，加强体表做功，促进气血运行，达到疏通经络、行气活血、散寒止痛的目的。人体通过经络使五脏六腑、四肢百骸形成一个统一整体，施予手法于体表，可增强脏腑受纳排浊，化生气血，增强机体抗病能力。

适应证 用于关节炎、颈椎病、落枕、急性腰扭伤、关节脱位、感冒、胃脘痛、便秘、急性扁桃体炎、耳鸣、面瘫、失眠、中风后遗症等。

注意事项 极度疲劳和空腹饥饿时、饱餐后、暴怒后、大运动量后的患者，一般不予立即治疗。

（汪 悦）

guànchánɡ liáofǎ

灌肠疗法（enema therapy） 用泻毒、化瘀、理气的药液或渗入散剂灌肠，以治疗疾病的方法。

理论依据 药物直接作用于肠道或通过肠黏膜的吸收而治疗疾病。

适应证 用于治疗结肠、直肠的局部病变，也可以治疗全身性疾病。

临床应用 除用于通便外，因可减少对胃黏膜的刺激，多应用于内科疾病，如肾衰竭，用生大黄、牡蛎、蒲公英煎液灌肠；溃疡性结肠炎，常用赤芍、丹参、川芎、参三七、地榆、十大功劳叶、苦参、黄芩、锡类散等煎液灌肠。

注意事项 避免使用对肠黏膜有腐蚀作用的药物配制灌肠液。灌肠液应根据病情在肠内保留一段时间，如不能保留，患者可采取头低足高仰卧位，灌肠液亦宜减少使用剂量。

（汪 悦）

fàngxiě liáofǎ

放血疗法（blood-letting therapy） 运用针具或刀具刺破或划破人体特定腧穴或一定部位，放出少量血液，以治疗疾病的方法。

理论依据 刺破人体特定部位的浅表血管，放出适量的血液，以活血理气，治疗疾病。放血疗法在疾病治疗中发挥了重要的作用，古代医家对放血疗法非常重视，《素问·血气形志》说："凡治病必先去其血。"

适应证 可用于各类病证，小到感冒发热、头痛脑热，大到急病重症均可使用。常用于治疗高热、神昏、中暑、感冒、各种疼痛、风眩、急惊风、中毒、毒蛇咬伤等。

临床应用 放血疗法分为刺络法、划割法两种。刺络法又分点刺、挑刺、丛刺三种刺法。划割法是采用小眉刀等刀具，使刀身与划割部位大致垂直，然后进刀划割。

注意事项 有出血倾向疾病的患者以及晕血者，一般禁用；贫血、低血压、妊娠期和过饥过饱、醉酒、过度疲劳者，亦不可使用。

（汪 悦）

xūnzhēng liáofǎ

熏蒸疗法（fumigation and steaming therapy） 用相关药物加水煮沸后产生的药蒸汽熏蒸患处，以治疗疾病的方法。

理论依据 借热力和药治的共同作用，煮沸后产生的热药蒸汽以对流和传导的方式直接作用于人体所治部位，通过扩张皮肤微小血管，加快血液循环，从而达到治疗的效果。

适应证 用于中风、偏头痛、睡眠障碍、抑郁症、焦虑症、类风湿关节炎、慢性胃炎、慢性支气管炎、风寒感冒、胃痛、腹泻、痤疮、荨麻疹、盆腔炎、痛经等。

临床应用 常用羌活、独活、桂枝、细辛、川芎、姜黄、苏木、防风、徐长卿、冰片等药物祛风除湿、温经散寒、活血通络。或用川乌、草乌、杜仲、续断、牛膝、羌活、独活、桂枝、细辛、冰片等药物温补肾阳、强壮筋骨。

注意事项 饭前、饭后30分钟内不宜熏蒸，空腹熏蒸易发生低血糖休克，过饱熏蒸易影响食物消化，也不宜运用。

（汪 悦）

fūtiē liáofǎ

敷贴疗法（plastering therapy） 以中医理论为指导，运用相关中药加工成适宜制剂，贴敷于皮肤、孔窍、腧穴及病变局部等部位以治疗疾病的方法。

理论依据 此法将传统针灸疗法和药物疗法结合起来，刺激和作用于体表腧穴相应的皮部，使局部血管扩张，血液循环加速，起到活血化瘀，清热拔毒，消肿止痛，止血生肌，消炎排脓，改善周围组织营养的作用。还可使药物透过皮毛腠理由表入里，通过经络的贯通运行，联络脏腑，沟通表里，纠正脏腑阴阳的偏盛或偏衰。

适应证 用于反复感冒、慢性咳嗽、慢性咽炎、过敏性鼻炎、慢性支气管炎、支气管哮喘等呼吸系统疾病；风湿性或类风湿关节炎、颈肩腰腿痛；慢性虚寒性胃病、慢性腹泻、夜尿频多、冻疮等。

注意事项 皮肤过敏体质的患者、孕妇、年老体弱者慎用。

（汪 悦）

guāshā liáofǎ

刮痧疗法（scrapping therapy）

用手指或边缘光滑的硬物器具蘸上具有一定治疗作用的中药挥发油、植物精油等介质，在人体表面特定部位反复实施刮、挤、揪、刺、捏、拍、挑等手法，使皮肤表面出现瘀血点、瘀血斑或点状出血而治疗和预防疾病的方法。

理论依据 皮肤是机体的卫外屏障，若机体卫外功能失调，外邪则通过皮肤深入络脉、经脉以及脏腑，引起疾病。另外，机体内脏有病也可通过经脉、络脉而反应于表皮。刮痧虽刺激于皮肤表面，但可通过络脉、经脉深入脏腑而治疗疾病。

适应证 用于中暑、感冒、急慢性支气管炎、哮喘、中风后遗症、泌尿系感染、急慢性胃炎、肠炎、高血压病、糖尿病、各种神经痛、血管性头痛、三叉神经痛、胃肠痉挛、失眠、神经官能症、坐骨神经痛、肩周炎、风湿性关节炎、类风湿关节炎、骨关节炎等。

临床应用 刮痧疗法是根据中医十二经脉及奇经八脉理论，遵循“急则治其标”的原则，运用手法强刺激经络，使局部皮肤发红充血。

注意事项 急性传染病、重症心脏病、高血压、中风等危重病证，禁用；大病初愈、重病、气虚血亏及饱食、饥饿状态下也不宜用。

（汪 悦）

yàoyù liáofǎ

药浴疗法（medicinal bath therapy）

将身体浸泡在药液中以治疗疾病的方法。简称药浴。

理论依据 人体内脏和表面各组织器官是一个有机的整体。药物溶解于水中，通过皮肤毛窍的吸收直接作用于患处；或药物刺激皮肤、经络、穴位，透皮吸收进入体内调整脏腑功能而治病、养生、保健。

适病证 用于感冒、风湿病、高血糖、高血脂、胃肠道疾病、颈肩腰腿痛、便秘、失眠等内科疾病。

临床应用 要根据中医理论指导确立的治疗方法选用药物，借浴水的温热之力及药物本身的功效，达到治疗作用。应用药浴要根据疾病性质辨证用药。

注意事项 凡肌肤破损出血、内脏出血、心力衰竭及一切需要绝对卧床的患者不宜使用；儿童、年老体弱者、心肺脑疾患不宜单独使用此法；对皮肤有刺激性或腐蚀性的药物不宜使用。

（汪 悦）

zhōngyī nèikē yùfáng

中医内科预防（medical prevention）

以中医药理论为指导预防内科疾病的方法。

历史沿革 预防理念在中国传统医学中早已存在，《易经·既济》云：“君子以思患而豫防之。”《素问·四气调神大论》中提出“圣人不治已病治未病”“夫病已成而后药之，乱已成而后治之，譬如临渴而掘井，斗而铸锥，不亦晚乎”。其“治未病”是中医预防的高度概括，同时表明古代医学领域早就已经为“预防”构建了完备的思想基础。中医内科预防是专门针对内科疾病提出的预防概念，特别是在内科温热疾病方面尤为突出。唐·孙思邈《备急千金要方·伤寒》明确指出：“天地有斯瘴疠，还以天地所生之物防备之。”说明在当时就已经有用药物预防传染瘴疠之法。中医内科学中预防之法，多以固护人体正气为主，兼以远离瘴疠，《素问·刺法论》提出预防疾病的关键在于“正气存内”和“避其毒气”，这已基本成为当代内科预防疾病之基础法则。

基本内容 中医内科预防以“治未病”为预防理念，在疾病尚未发生前，通过体育运动、静养调息、药物调理以增强体质，利用人为隔离、药物驱杀以避免外邪入侵，从而达到“固护正气”“避其毒气”的预防目的。

临床分析 在中医药理论指导下，采取中医药手段，在中医内科领域对患者进行病前的分析诊断及治疗，在疾病衍化更深一步之前，及早为患者剔除疾病发生的因素及疾病的早期症状。

（陈仁寿）

zhì wèibìng

治未病（preventive treatment of disease）

采取预防或治疗手段以防止疾病发生、发展的中医防治疾病的方法。

历史沿革 “治未病”一词首见于《素问·四气调神大论》：“是故圣人不治已病治未病，不治已乱治未乱，此之谓也。”强调了治未病的重要性。东汉·张仲景秉《黄帝内经》之旨，在临床实践中贯彻“治未病”思想，他在《金匮要略·脏腑经络先后病脉篇》中提出“见肝之病，知肝传脾，当先实脾”，这是运用五行乘侮规律得出的治病防变的措施，是“治未病”思想既病防变的具体体现。唐·孙思邈将疾病分为“未病”“欲病”“已病”三个层次，提出“上医医未病之病，中医医欲病之病，下医医已病之病”的思想，并强调要“消未起之患，治病之疾，医之于无事之前”。元·朱丹溪《丹溪心法·不治已病治未病》指出：“与其求疗于有疾之后，不若摄养于无疾之先。”清代温病学家叶天士根据温病特点，提出对于肾水素虚患者应“先安未受邪之地”，这是既病防变法则的典范。

基本内容 治未病主要包含三种内涵：一是未病先防，治在未病之先；二是既病防变，治在发病之初；三是除邪务尽，愈后防复。

临床分析 根据“治未病”的思想，可以采用中医药的方法进行疾病的预防与既病防变、病愈防复，这是中医的特色所在，能更好地发挥中医中药对中医内科疾病的预防、治疗及康复作用。

（陈仁寿）

wèibìng xiānfáng

未病先防（prevention before disease onset） 疾病发生之前，做好各种预防工作，以防止疾病产生的中医学预防疾病的思想与原则。正气不足是疾病发生的内在根据，邪气侵袭是发病的重要条件。因此，未病先防，就必须从增强人体正气和防止病邪侵害两方面入手。《素问·上古天真论》云：“内无思想之患，以恬愉为务，以自得为功，形体不敝，精神不散，亦可以百岁。”积极乐观向上的精神情志活动可促进人体的正常气化，增强人体正气；科学运动也可使人体气机调畅，关节疏利，从而增强体质，提高抗病力；饮食起居正常规律，科学膳食作息，适应四时时令变化，亦可防病养生。“虚邪贼风，避之有时”（《素问·上古天真论》），故应学会顺应四时，预防六淫之邪的侵害，如秋天防燥，冬天防寒。

（陈仁寿）

jìbìng fángbiàn

既病防变（control of the development of an existing disease） 疾病发生以后早期诊断、早期治疗，以防止疾病的发展与传变的中医学预防疾病的思想与原则。疾病产生后，由于邪正力量的变化，病邪可能出现浅深、轻重、纯杂的发展变化。疾病初期病位较浅，正气未衰，病情多轻而易治。《素问·阴阳应象大论》曰：“邪风之至，疾如风雨，故善治者治皮毛，其次治肌肤，其次治筋脉，其次治六腑，其次治五脏。治五脏者，半死半生也。”如不及时诊治，病邪可能逐渐深入，病情愈趋复杂，治疗愈加困难。在疾病防治工作中，在截断病邪的传变途径的同时，根据其传变规律，实施预见性治疗，以控制其病理传变，务必先安未受邪之地，如东汉·张仲景《金匮要略·脏腑经络先后病脉篇》中所说“见肝之病，知肝传脾，当先实脾”。又如外感热病的六经传变、卫气营血传变、三焦传变，内伤杂病的五行生克规律传变，以及经络传变等，均要及时采取措施，以防进一步变化。

（陈仁寿）

yùhòu fángfù

愈后防复（preventing recurrence after recovery） 疾病痊愈或病情稳定之后，注意预防疾病复发与反弹，对易患人群进行跟踪式的疾病观察与治疗的中医学预防疾病的思想与原则。患者病后初愈，正气多有虚损，故在邪气欲再次侵袭机体之前，需要采取以固养人体正气为主，祛邪为辅的治疗法则，对患者进行一段时间的病后持续治疗，采取包括饮食调养或康复锻炼等的综合措施。同时，让患者注重自身的养生保健行为，促使脏腑组织功能尽快恢复正常，达到邪尽病愈、病不复发的目的。

（陈仁寿）

zhōngyī nèikē xuéshù liúpài

中医内科学术流派（academic schools of internal medicine of traditional Chinese medicine） 在中医内科学理论和临床上有独到见解和观点，被后人推崇和传播，对中医内科临床诊治具有指导意义，并产生一定影响力，为后人传承和运用，从而形成的在治则与用药方面具有特色的学术派别。

历史沿革 中医流派是中医在长期流传过程中由众多学者形成的，具有明显特色，大致可分为颇具浓厚地方特色的中医地域流派、以学术思想为脉络的中医学术流派、以家族或师徒经验传承为模式的中医世医流派三类。其中的中医学术流派主要反映中医学术思想和临床经验，其传承脉络和内容主旨更加清晰，学术价值更高，临床意义更大。

中医内科学术的发展与中医学的发展是同步的，在中医理论没有完善之前，临床用药以效验方为多，且后世一直存在，主要反映在《五十二病方》《肘后备急方》以及民间医药方面。东汉·张仲景《伤寒杂病论》可谓中医内科学术流派真正形成的标志，其六经辨伤寒、脏腑论杂病的思想，包括理、法、方、药在内的辨证论治原则，以及一系列经典的治疗方剂，形成了对后世影响极大的理论上的伤寒派与用药上的经方派。历代医家除尊张仲景的理论与经方之外，还根据各自经验创制各自时方，这主要反映在唐·孙思邈《备急千金要方》及宋代的一些方书之中，使用这些方剂的医家被称之为时方派，主要是与伤寒经方相对而言。真正称之为学术流派者，一般认为从金元时代开始，以刘完素、张从正、李杲与朱丹溪为代表的金元四大家，受《黄帝内经》《伤寒杂病论》中的理论影响，并结合各自体会，阐述不同观点，提出独到见解，从而形成了张从正攻邪派、朱丹溪滋阴派、李杲补土派、刘完素寒凉派。此外，还有以明代医家张介宾为代表的温补派，以清代医家王清任为代表的化瘀派。民国时期受西医影响，派生出希望通过西医融合中医以达中西合并的汇通派。针灸在治疗内科疾病中长期以来也起着重要的作用，古代针药结合治疗内科的医家不乏其人，可称之为针药派，近年来逐渐开始重视对其机理与临床疗效的研究。

基本内容 大致可分为两类，一是以治则为特色的学术派别，如攻邪派、滋阴派、补土派、寒凉派、化瘀派、中西医汇通派；二是以用药或治疗手段为特色的派别，如经方派、时方派、验方派、针药派。

临床分析 中医内科学术流派大多以《黄帝内经》为经，以《伤寒杂病论》为纬，相互融合贯通，或有承继关系，各学术流派因角度不同而观点有别，用药也有区别，但不完全矛盾与对抗。故学习和应用者不可拘泥某一流派，应当全面认识，针对具体病证进行取舍选用。中医内科学术流派为中医内科学术理论研究与治疗指导提供了发散性思维，有利于中医内科学的发展与延伸。全面了解中医内科学术流派，对于深入全面理解中医理论，传承学术经验，提高临床诊断治疗水平具有重要意义。

（陈仁寿）

gōngxiépài

攻邪派（expelling pathogen school） 认为疾病的产生主要是因为邪气侵入，主张祛邪以扶正，治病善用汗、吐、下三法的学术流派。

历史沿革 “攻邪派”起源于金代，创始人为张从正（1156—1228），字子和，号戴人，金代睢州考城县部城（今兰考张宜王村）人，金元四大家之一。《素问·举痛论》记载“唯以血气流通为贵”，张从正从这一认识出发，在《儒门事亲》中提出“陈莝去而肠胃洁，癥瘕尽而营卫昌”，认为可通过攻邪之法，“使上下无碍，气血宣通，并无壅滞”，以恢复正气。金·刘完素《宣明论方》强调六气化火与五志化火的理论，治疗火热病应从表里分治以却散火热之邪。张从正对于刘氏祛邪的观点很有体会，强调疾病的产生主要是邪气作用，提出攻邪即是扶正的辩证关系，即书中“不补之中，真补存焉”，并根据发病部位和症状不同，分别采用汗、吐、下三种不同的治疗方法，即张氏所谓“处之者三，出之者亦三也”，形成了以攻邪法治病的独特风格。张从正一生写了十余种医著，后被学生辑为《儒门事亲》一书，共15卷，详细介绍了汗、吐、下三法的学术观点与应用方法。今人更注重“先攻后补，攻补兼施”的攻邪派补法思想，强调祛邪以扶正，攻邪之中蕴含补虚之意。

基本内容 强调病因多为外邪伤正，病以热证、实证为多，疾病分为风、寒、暑、湿、燥、火六门，治疗多用汗、吐、下三法。同时强调实则攻之，虚则可补；有邪应攻，邪去正复；养生当用食补，治病则须药攻；药不可久服，中病则止。

临床分析 在病理上完善了疾病的病因病机，揭示疾病发病的主要因素。临床上吸取和发挥了前人理论，扩大了汗、吐、下三法的应用范围，促进了治法理论的发展，有很高的实用价值。

（陈仁寿）

zīyīnpài

滋阴派（nourishing yin school） 强调人体“阳常有余，阴常不足”，治疗上倡导滋阴降火的学术流派。

历史沿革 古人认为人有相火才能生生不息，而相火易于妄动，煎熬真阴。“相火”一词出自《素问·天元纪大论》：“君火以明，相火以位”。元代朱丹溪（1281—1358）对相火之说颇有研究，著《格致余论》，其中有专论《相火论》《阳有余阴不足论》两篇，创立了“阳常有余，阴常不足”的观点，强调保护阴气的重要性，并确立“滋阴降火”的治则。另《丹溪心法·卷一火六》中将火证分为实火、虚火与郁火，提出“虚火可补”的治则，这是“相火论”指导临床实践的重大突破，使长期以来仅关注外感火热转为重视内伤火热，也使治疗火热证从过于偏重清热泻火，转为重视滋阴降火，为深入探讨内伤火热病机，阐明相火有常有变的规律，提倡滋阴降火之剂，善用滋阴降火之剂奠定了基础。

基本内容 一是提出“阳常有余，阴常不足”论；二是深化相火论，强调滋阴降火的治疗方法；三是倡导治疗顾护正气，慎用汗、吐、下等攻邪法。

临床分析 通过“相火论”基础上的“阳有余阴不足论”，强调相火为人之生命活动的原动力，引导后人注重辨证论治，充分认识阴虚火旺的病因病机，指导临床上使用滋阴降火治疗内伤热病，固守相火，维护生命之本。“滋阴派”的学术思想，对明清温热学说的形成和发展也起到了一定的促进作用。

（陈仁寿）

bǔtǔpài

补土派（strengthening spleen school） 强调人以胃气为本，脾胃伤则百病生，治疗重视调理脾胃和培补元气的学术流派。

历史沿革 脾胃位于中焦属土，为人体气血生化之源。《黄帝内经》强调“有胃气则生，无胃气则死”，对后世影响极大。金·张元素提出了“养胃气为本”的学术见解，《医学启源》卷下曰：“安谷则昌，绝谷则亡……故血不可不养，胃不可不温，血温胃和，荣卫乃行，常有天命。”李杲（李东垣）从“内伤脾胃，百病由生”立论，概括内伤脾胃的原因是饮食不节、劳役过度、外感六淫和精神刺激，并发挥《黄帝内经》强调胃气作用的观点，认为脾胃伤则元气衰，元气衰则百病由生。代表著作如《脾胃论》《兰室秘藏》《内外伤辨惑论》，全面阐述了从脾胃论治的重要性，再次强调了“养胃气为本”的学术思想，从而形成了补土派。其弟子王好古、罗天益等对此又有所发挥。明代薛己、李中梓、张介宾等人在强调肾为“先天之本”的同时，提出“后天之本”脾胃对生命的主宰作用，倡导温养补虚，开拓了补土派新界，创立了“温补派”，清·叶天士则补充脾胃阴虚之证，补土派理论则趋完整。

基本内容 学术上提出“脾胃元气论”的观点，认为“元气之充足，皆由脾胃之气无所伤，而后能滋养元气”，故人之胃气盛，则诸气皆旺；脾胃为升降之枢纽，饮食入胃，精气先输脾归肺，滋养全身，而糟粕下输而出；百病皆因“内伤脾胃”而致，脾胃伤则导致元气不能充，外邪不力抗，脾胃虚则导致脏腑经络俱病；治疗上主张顾护脾胃元气，代表方补中益气汤、升阳益胃汤无不以顾护脾胃为中心。此外，还主张补中升阳，用辛甘温之剂，补其中而升其阳。

临床分析 补土派的形成标志着脾胃学说的发展和进步，在内伤的学术观点上，开内、外伤分治之先河，是中医理论在《伤寒杂病论》之后的又一次飞跃，对后世脾胃学说的发展影响巨大。

（陈仁寿）

hánliángpài

寒凉派（cold school） 强调疾病多与“火热”有关，治疗上主张用寒凉药物的学术流派。又称河间派。

历史沿革 《素问·至真要大论》之“病机十九条”有九条与火热有关：“诸热瞀瘛，皆属于火”“诸禁鼓栗，如丧神守，皆属于火”“诸逆冲上，皆属于火”“诸胀腹大，皆属于热”“诸燥狂越，皆属于火”“诸病有声，鼓之如鼓，皆属于热”“诸病胕肿，疼酸惊骇，皆属于火”“诸转反戾，水液浑浊，皆属于热”“诸呕吐酸，暴注下迫，皆属于热”。金·刘完素（1110—1200）对此加以推演分析，提出“六气皆从火化”的观点，认为六气之中除火热外，其余四气也能转化为火热，并在《素问玄机原病式·六气为病·热类》中提出“五志过极化火”：“五脏之志者，怒、喜、悲、思、恐也，悲一作忧。若五志过度则劳，劳则伤本脏，凡五志所伤皆热也”，同时强调“诸所动乱劳伤，乃为阳火之化”，五志劳伤本脏，气机失调，郁结积滞，久而化火。特别突出火热之邪的致病理论，故后世称其学说为“火热论”。其后刘氏根据东汉·张仲景《伤寒论》得出伤寒三阳为表热，三阴为里热，六经传变皆为热证，于《伤寒直格·伤寒总评》中以《黄帝内经》原文为依据，加以阐发为内因致热理论：“然寒主闭藏而腠理闭密，阳气怫郁不能通畅，怫然内作，故身热燥而无汗”，以“阳热怫郁”将“火热论”的观点做了更进一步的阐释。刘完素针对火郁病机气结壅塞不通与热甚这两个基本条件，在《素问玄机原病式·热类》中明确提出“火郁发之”之治则：“法当辛苦寒药治之，结散热退，气和而已。或热甚郁结不能开通者，法当辛苦寒药下之，热退结散而无郁结也。”因其学说特点，主张用清凉解毒之药，故后世称其为“寒凉派”，又因创始人刘氏生于河北河间，而又称其为“河间派”。

基本内容 学术上提出“火热论”，突出火热致病理论，认为“六气皆从火化论”，六气中除火、热之邪外，风、寒、湿、燥皆能转为热。同时也认为“五志过极皆能化火论”；治疗上根据“火郁发之”理论，主张用寒凉泻热、清下泄热、养阴退阳。

临床分析 寒凉派在《黄帝内经》和《伤寒论》的基础上，进一步阐明火热病病因病机，并从表里两方面提出治疗火热病的一套方法；根据人的体质及热性病流行特点，总结治疗经验，反对套用古方，力排用药燥热之偏，善用寒凉药物，对后世治疗温热病有很大启发。

（陈仁寿）

wēnbǔpài

温补派（warming-tonifying school） 强调人体疾病多因体虚而致，治疗上主张补益真阴元阳的学术流派。

历史沿革 “补土派”创始人金·李杲提出的“温补脾胃论”是温补派形成之肇始。明·薛己（1487—1559）临证多从肾与命门阴阳水火不足的角度探讨脏腑虚损之病机，在强调李果温补脾胃的基础上更注重固护肾命阳气的升提作用，善用甘温之品，建立了以“温养补虚”为特色的学术体系。明·李中梓（1588—1655）建立了以胃气与肾气为根本的“胃、神、根”之诊脉纲要。明·张景岳（1563—1640）继承薛己经验，进而提出“阳重于阴”的观点，其所著《类经·阴阳类》曰：“善补阳者，必于阴中求阳，则阳得阴助而生化无穷。善补阴者，必于阳中求阴，则阴得阳升而泉源不竭……善治精者，能使精中生气。善治气者，能使气中生精。”重视人体阴阳精气互根关系与阴阳相济理论，并从形气、寒热和水火之辨三个方面探讨“阳非有余”论，强调阳气对机体的重要作用。张氏《类经附翼·大宝论》总结出“宝阳论”：“天之大宝只此一丸红日，人之大宝只此一息真阳。”此外，张氏认为“真寒假热之病为极多，而真热假寒之病则仅见耳”（《景岳全书·新方八略》），强调阳气的同时注重真阴；“无水无火，皆在命门总曰真阴之病”（《类经附翼求证录·真阴论》），进而在《治形论》中提出“治形论”：“凡欲治病者必以形体为主，欲治形者必以精血为先，此实医家之大门路也。”说明张氏在治疗上强调以形体为主，重在填补精血、真阴，故其用方首推熟地，以至人誉“张熟地”，至此形成了较为完善的温补派理论。

基本内容 温补派十分强调阳气在人体中的重要性，认为阳气为人身之宝，即所谓的“宝阳论”，并针对朱丹溪的“阳常有余”论，认为“阳非有余”。在治疗上提出“治形论”，认为治形必以填补精血为先，同时强调温补宜阴阳并补、甘温同施、阴阳相济，用药上总结出人参、熟地、附子、大黄为药中之四维，推人参、熟地为良相，附子、大黄为良将。

临床分析 重视阴阳相调，扩展并重新释义了《黄帝内经》阴阳理论；临床重视寒热虚实辨证，丰富了阴证的治疗法则。近代“火神派”的流行受此影响较大，但两者在用药的轻重缓急上有明显区别。

（陈仁寿）

huàyūpài

化瘀派（eliminating blood stasis school） 强调血瘀是疾病发生发展之关键，治疗上善用消散瘀积、攻逐瘀血之法的学术流派。

历史沿革 《素问·调经论》曰：“人之所有者，血与气耳”“五脏之道，皆于出经隧，以行血气，血气不和，百病乃变化而生”。活血化瘀派起源于东汉·张仲景《伤寒论》中的桃核承气汤、抵挡汤（丸）和《金匮要略》中鳖甲煎丸、下瘀血汤等皆属活血化瘀之祖方。当时仲景活血化瘀法多用于治疗妇人妊娠、产后疾病及杂病，常用方有桂枝茯苓丸、芎归四物汤、当归芍药散等。清·王清任（1768—1831）是化瘀派代表人物，他重视气血辨证，善用活血化瘀、补气消瘀。他根据《黄帝内经》理论，在《医林改错·方序》中提出“元气既虚，必不能达于血管，血管无气，必停留而瘀”，阐明了气滞血瘀的病机特点；在论述积块的成因时指出“气无形不能结块，结块者必有形之血也。血受寒则凝结成块。血受热则煎熬成块”，总结出感受寒热之邪而致血瘀的病因病机。当代医家多有效法，重视气血，治疗上兼施活血化瘀、补气消瘀之法。也有从西医学角度阐述血瘀证与血液凝固系统异常、微循环障碍、血液高凝状态的密切联系。

基本内容 强调血瘀是疾病的关键所在，气虚、气滞、寒凝、火热等原因均导致血行不畅而血瘀，治疗上善用活血化瘀、补气消瘀之法治疗各种急慢性疾病，代表方剂有通窍活血汤、血府逐瘀汤、膈下逐瘀汤、身痛逐瘀汤、少腹逐瘀汤等。

临床分析 化瘀派的形成使血瘀理论更加系统，对临床妇科、肿瘤及外伤杂病，特别是疑难病的治疗起到了指导作用，对其病理因素及治疗法则也有明确的导向意义，为后世医家将血瘀证与西医某些血证的理论结合提供了较充分的理论基础。

（陈仁寿）

jīngfāngpài

经方派（classical prescription school） 推崇临证主要使用东汉·张仲景《伤寒杂病论》中方剂者的学术流派。

历史沿革 “经方”最早指经验之方，《汉书·艺文志》曰：“经方者，本草石之寒温，量疾病之浅深，假药味之滋，因气感之宜，辨五苦六辛，致水火之齐，以通闭解结，反之于平。”东汉·张仲景根据前代医家和自己的临床经验，总结成书《伤寒杂病论》，后演变为《伤寒论》和《金匮要略》，因其较高的实用价值被历代医家推崇，其方被尊称为“经方”。南宋医家许叔微（1079—1154）一生专注于仲景伤寒，著有《伤寒百证歌》，以歌诀体裁将仲景方论编成百证，以便后学记习。宋金时代医家成无己（1063—1156）所著《伤寒明理药方论》是当时伤寒方论的集大成者。清·徐大椿（1716—1797）《金匮要略心典·徐序》中说：“惟仲景独祖经方而集其大成，惟此两书真所谓经方之祖。”后凡推崇仲景方之医家均称为“经方派”，如清代曹颖甫擅用伤寒方大剂而出名，故有“善用经方曹派”之称。

基本内容 以《伤寒论》《金匮要略》辨证论治为指导思想，临床擅用张仲景所创方剂，也包括用其他经典方剂者。

临床分析 擅用经方之优势在于灵活辨证论治，药物配伍合理，药味精当量少，充分发挥药效，且便于学习传承。

（陈仁寿）

shífāngpài

时方派（non-classical prescription school） 主张不拘泥于东汉·张仲景《伤寒杂病论》既定的方药组成，在临证时按病症之实际情况自行处方用药的学术流派。

历史沿革 时方派是在经方派基础上逐渐建立起来的。著名的金元四大家、儿科的钱乙、妇科的陈自明、外科的武之望等，或形成于明清之际的温病学家叶天士、薛生白等皆是时方派之代表。他们根据临床辨证论治，创制了一系列的临床实用时方。在仲景方备受推崇之时，时方派认为，仲景所处时代与他们所在时间的地理环境不尽相同，人们的禀赋厚薄亦古今有异，如易水派医家张元素在《珍珠囊》中提出：“运气不齐，古今异轨，古方新病，不相能也。”因此，时方派强调治病不能一成不变地照搬古方，必须根据具体病情，因人、因时、因地制订治疗方法与方剂。

基本内容 强调因人、因时、因地的治疗方案，在仲景方的基础上灵活变通，适宜用方。

临床分析 打破了古代医家拘泥于古方的传统思想，开辟了中医思想和中医治疗的新道路，在一定程度上更重视诊疗手段和辨证方法的创新。

（陈仁寿）

yànfāngpài

验方派（proved prescription school） 临证以使用经验方药为主，且多为一方一症或一方一病，不注重辨证用药的学术流派。

历史沿革 验方往往不是古代医书上的流传方，而是没经过论证，但是临床却有疗效，一般在民间流传，又称偏方。古之方药起源于验方，有单方，有复方。约成书于先秦时期的中国现存第一部医书《五十二病方》，收录了280余首方剂，这是一本较早的民间验方集，主要是一方一病（症），针对性强，但复方的配伍理论性不强。晋·葛洪《备急肘后方》也收录了大量的验方验法，如著名的抗疟验方：“治诸疟单行方，青蒿一握，切。以水一升，渍，绞取汁。”尽管自东汉·张仲景之后，在方剂领域以理论性较强的经方、时方为主导，但同时验方也一直长期并存。清代赵学敏可谓验方派的代表人物，他所著《本草纲目拾遗》《串雅内编》《串雅外编》收载的方药均为民间流传的验方。赵氏极力推崇民间验方，他把验方的特点概括为“贱、验、便”三个方面：“一曰贱，药物不取贵也；二曰验，以下咽即能去病也；三曰便，山林僻邑，仓促即有。”并认为验方有时能起到“起死挽沉”的作用。

基本内容 药物组成单味或多味，不强调君臣佐使的配伍理论，以疗效为评价依据，主要在民间流传，有一些被收载于历代医书中，具有简、便、廉的特点。

临床分析 随着中医药理论的不断发展，验方派已成为非主流的用药派别，但必须承认它也是中医诊治学术流派中的组成部分之一，在临床治疗中起着一定的作用，有必要重视对此整理挖掘与运用。

（陈仁寿）

huìtōngpài

汇通派（integration of Chinese and western school） 主张中西医沟通、互用的学术流派。又称中西医汇通派。

历史沿革 中西医汇通思想起源于近代改良主义“中体西用”思想，最早明确提出中西医汇通思想的人是洋务派李鸿章。汇通派思想的形成可追溯到明代，西方来华的耶稣会教士带来西方医药知识，如《人身说概》《人身图说》等解剖学知识。汪昂等医家也接受了西医“脑主记忆说”，明·方以智（1611—1671）在《物理小识》已引述了西医“四体液说”，并与中医学互参，提出中西医学术要“会通”的观点，后世称其为“中西汇通派之第一人”。清·王宏翰在《医学原始》中兼采西医古代理论，以西人所谓“四元素说”与中医的太极阴阳之说加以汇通，并以胎生学阐发命门学说，是提出较为系统的中西医汇通理论的第一人。唐容川是中西医汇通派较早的代表人物，他在《中西汇通医经精义》提到“西医亦有所长，中医岂无所短”，中西医原理相通而可相互印证。其后朱沛文、恽铁樵在医学认识论方面提出“西医专于格物，中医精于穷理”，提倡以中医为基点相互结合。张锡纯强调临床上中西药物并用，认为西药以局部，重在治标，中药求其因，重在治本，二者结合，必获良效。其四人并称为近代中西医汇通四大家。

基本内容 主张中西医汇通，并通其可通，存其互异；将西医生理、解剖、药理、病理的研究与中医疾病的自然影响相结合；提倡中西药并用。

临床分析 扩展了传统中医理论的认识范围，引入了比较明确的病因疾病理论，也为后世积累了较多的中西药联合用药的经验，为现代的中西医结合奠定了启蒙基础。

（陈仁寿）

zhēnyàopài

针药派（combining acupuncture and medicament school）

主张对同一患者，对其病证同时施以针灸和药物两种以上的治疗措施的学术流派。

历史沿革 《素问·异法方宜论》云：“杂合以治，各得其所宜。”古代中医文献记载，医家多针灸、药物兼通，提倡临床上针药并举，内外同治。早在战国时期，扁鹊就留下“针、灸、药三者得兼，而后可与言医”之训。前有扁鹊刺百会、用药熨、服汤药，使虢国太子起死回生之佳话，后有华佗针药合治以下李将军妻之死胎之美事，都充分证明了“知针知药，方为良医”。西晋·王叔和《脉经·平三关病候并治宜》用专篇记述了根据脉象选择针药、灸药、针灸药并用治疗各种脉证的方法。隋唐时期，医家多有治疗手段偏失、疗效下降的状况，有识之士批评当时针、灸、药割裂的局面，提倡针药并重，不宜偏废。唐·孙思邈《备急千金要方·孔穴主对法》对针药并用的推崇尤为明了：“若针而不灸，灸而不针，皆非良医也。针灸而不药，药不针灸，尤非良医也。但恨下里间知针者鲜耳……知针知药，固是良医。”金代，张从正长于用汗、吐、下三法治病，强调“针药同理”，用药偏于寒凉，用针着重刺血；李杲则注重在补中益气的思想下针药合治；张元素《珍珠囊》一书确立药物归经学说，将药物作用和经络联系起来，认为药物和针灸的治疗机制是一致的，都在于调整经络里气血的正常运行。清代，徐大椿、吴尚先等通过临床发现经皮给药获得局部皮肤深部效应的现象。而在当代，系统医学生物学、系统药物学的形成和发展为针药结合提供了条件，从神经、内分泌、免疫调节阐述了针药结合的作用机理，进而还发展出“穴位注射”等更有靶向性的治疗方法，提倡“针药并用，内外同治”。

基本内容 用针灸与药物相结合的方法，内外同治，达到寒热共调、补泻并施的作用。或针药并用，通过经络腧穴，达到全身整体调节的治疗目的。

临床分析 针对病症同时施以针灸和药物两种以上治疗措施，其疗效往往超出单纯的中药或针灸治疗，针药结合，相得益彰。针药同治系统化理论的提出，也与当代神经免疫调节理论互为根基，一定意义上促进了现代医学临床治疗的扩展和延伸。

（陈仁寿）

wàigǎn jíbìng

外感疾病（exogenous disease）

外感风、寒、暑、湿、燥、火六淫病邪，或时行疫毒，或虫毒，导致人体气血阴阳失调，脏腑经络功能紊乱而发生的一类疾病。

疾病范围 外感疾病包括六淫、疫毒导致的疾病以及寄生虫导致的疾病，如中暑、疰夏、秋燥、时行感冒、肝瘟、春温、暑瘟、霍乱、烂喉丹痧、痢疾、疫斑热、疟疾、麻风、梅毒、艾滋病、风温、乳蛾、姜片虫病、肺吸虫病、绦虫病、囊虫病等，包括西医学中的流行性感冒、人感染高致病性禽流感、病毒性肝炎、流行性脑脊髓膜炎、流行性乙型脑炎、猩红热、流行性出血热、急性上呼吸道感染、急性扁桃体炎、病毒性肺炎、细菌性肺炎、衣原体肺炎、支原体肺炎等。

发病特点 外感疾病病因为感受外邪，有一定季节性。一般起病较快，病程较短，初起多有卫表症状，邪从皮毛、口鼻而入。有由表入里的传变经过。其病变往往与外邪性质、感邪轻重、正气强弱相关。基本病机为外邪侵袭，正邪相争，脏腑功能紊乱。

外感疾病虽发病情况各异，病理变化不同，但其发生发展过程也有共同的特点和规律。①发病形式：有感而即发，如新感；也有感而迟发，如伏气；有由浅逐步深入，如两感；也有初起即病情深重，如直中。②临床表现：多数起病较急，初起往往见有表证。正邪抗争，发热是主要症状；病邪导致气血功能失常，影响各个脏腑功能，以至引起不同脏腑病变及症状。③传染性、流行性：外感疾病有部分可在人群中相互传染，有传染性较强的，如麻疹、严重急性呼吸综合征（SARS）等；有传染性较弱的，如水痘、秋季腹泻等。按其流行发生的强度和范围，可分为散发、暴发、小流行、大流行等。④季节性、地域性：外感病邪的产生及致病与四时气候关系密切，不同的外感病邪引起的外感疾病有其特定的季节性。外感疾病的分布也有一定的地域性，如中国西北地区冬季严寒，伤寒证较多；东南沿海地区较潮湿，易发生湿热性质的外感疾病等。

治疗特点 外感疾病皆由外邪所致，治疗首应及时有效地祛除外邪，据外邪性质和证候特征不同，分别采用解表、清热、和解、化湿、化瘀、养阴、通腑、解毒、截疟等治法；其次是调理脏腑功能，一则有助于促进脏腑功能恢复，二则有助于祛除外邪。

预防护理 ①培固正气，强壮体质：一是锻炼身体，如气功、太极拳、五禽戏、八段锦、保健按摩及传统武术运动等；二是顺应四时气候变化，根据季节的变化和气温的升降，合理安排作息时间、及时调整衣被和室内温度。②患病后及时诊治，控制传播：对具有传染性的外感疾病患者，必须早发现、早隔离、早诊治、早报告，使防疫部门随时掌握疫情，采取相应措施。

研究现状 由于传染性病毒性疾病多发，外感疾病研究随之增多。尤其是21世纪严重急性呼吸综合征、甲型H1N1流感的发病与传播以及H7N9新型禽流感的散在发病，给中医药在防治外感热病的研究上提出了挑战。

外感疾病辨证体系的研究进展 外感疾病包含文献载述的伤寒、温病、疫病等，不同时期遵循不同的辨证方法，或六经辨证，或卫气营血辨证，或三焦辨证。20世纪80年代始，建立外感疾病统一的辨证论治体系被不少医家关注。较公认的是将三种辨证方法进行综合，建立集病期、病性、病位于一体的三维辨证观。如邪犯肺卫证有风寒、风热、暑湿之别，邪入气分证又按邪热壅肺、邪犯肺胃、痰热阻肺、腑有热结、热陷心包等不同病邪和病变脏腑区分；邪入血分证则分热灼营阴、气营两燔、余热未清、肺胃阴伤等不同阶段。

外感疾病防治中的截断扭转理论 截断扭转的思想源于中医“截治”之法，体现了《黄帝内经》中“治未病”的宗旨。“截断”指采取果断措施和特效方药，直捣病巢，迅速祛除病原，杜绝疾病的自然发展和恶化；“扭转”指扭转病势，使之向好的方向发展。由于外感疾病具有起病急、发展快、变化速等特点，治疗手段就要求“早”“速”“效”。如邪犯肺卫证，有风寒、风热、暑湿之别，分别以荆防败毒散、银翘散、新加香薷饮加减；邪入气分证，其中邪热壅肺以麻杏石甘汤合千金苇茎汤加味；邪犯肺胃以葛根芩连汤加减。因此，用截断扭转法救急截变，快速控制病情的发展蔓延，对于外感疾病的治疗具有重要价值。

中医药治疗流感的研究进展 连花清瘟胶囊治疗流感的临床研究质量较高而得到普遍认可。系统评价结果提示，与奥司他韦相比，连花清瘟胶囊在缩短发热时间，缓解咳嗽、咽痛、身痛等流感样症状方面效果更优，同时与奥司他韦治疗后流感病毒核酸转阴时间无差异。安全性方面，连花清瘟胶囊组未出现与药物相关的严重不良反应事件。此外清气凉营方治疗流行性感冒，蒿芩清胆汤治疗上呼吸道病毒感染，羌银解热汤治疗流行性感冒，柴葛解肌汤治疗甲型H1N1流感，清瘟解毒方、清瘟败毒散、小青龙汤、银翘柴桂汤等化裁治疗甲型H1N1流感，与奥司他韦、扎那米韦等比较，在病毒核酸转阴时间、退热时间及流感症状消失时间三方面体现出优势。

中医药防治新发、突发传染病的研究进展 中医学辨证论治理论可应用于疾病发生、发展的各个环节，与西药相比，中医药对于新发、突发传染性疾病的防治具有一定的优势。2009年甲型H1N1流感流行初期，麻杏石甘汤合银翘散干预的临床研究结果证实其可明显缩短退热时间，对改善临床症状有一定作用。自2003年SARS暴发流行后，每有新发、突发传染病发生，国家中医药管理局均能在早期制定出中医药干预方案，如在《甲型H1N1流感诊疗方案》《人禽流感诊疗方案》中均增加了中医药诊疗的内容，对提高新发、突发传染病的防治效果具有重要价值。

中成药治疗外感热病的疗效 痰热清注射液治疗流感病毒A型上呼吸道感染，培元抗感口服液治疗流行性感冒，疏风解毒胶囊治疗病毒性上呼吸道感染发热

疗效确切。连花清瘟胶囊治疗甲型H1N1流感，蒲地蓝消炎口服液、炎琥宁注射液治疗儿童甲型H1N1流感都取得了较好疗效。桑菊饮加减联合奥司他韦、痰热清注射液联合奥司他韦、菊蓝清毒煎剂联合奥司他韦治疗甲型H1N1流感疗效确切，未见明显不良反应。

不足之处是尚缺乏中医药治疗疗效的系统评价。各类抗生素的滥用使相应微生物的耐药性增加，病毒性外感疾病发病增多，在亟待解决人类乃至整个生物界的抗感染疑难问题上，更需要发挥中医药的优势。

（罗　翌）

wàigǎn fārè

外感发热（exogenous fever）

感受六淫外邪或温热疫毒之气，出现以发热持续不减，伴有恶寒、面赤、烦渴、脉数为主要表现的疾病。常见于西医学急性感染性疾病，如上呼吸道感染、肺部感染、胆道感染、泌尿系感染等。

《黄帝内经》即有对外感发热的记载，如“人之伤于寒也，则为病热，热虽甚不死”（《素问·热论》），“有病温者，汗出则复热，而脉躁疾，不为汗衰，狂言不能食”（《素问·评热病论》）。东汉·张仲景《伤寒论》系统论述了外感热病的病因病机和证治规律，以阴阳为纲，创造性地提出六经辨证理论，初步确定了外感热病辨证论治体系。金·刘完素主火热论，认为“六气皆从火化”，病因主要是火热病邪，主张“热病只能作热治，不能从寒医”，治疗“宜凉不宜温”，突破了金代以前对外感疾病必从寒邪立论，治疗多用辛温的束缚。清代，温病学说的形成使外感热病理论臻于完善。叶天士《外感温热篇》：“温邪上受，首先犯肺，逆传心包……大凡看法，卫之后方言气，营之后方言血，在卫汗之可也，到气才可清气，入营犹可透热转气，入血就恐耗血动血，直须凉血散血”，倡卫气营血之说，对外感热病的感邪、发病、传变规律、诊治均做了详细阐述，创立了外感热病的卫气营血辨证论治体系。薛生白《湿热病篇》对外感湿热发病的证治特点作了详细论述。吴瑭《温病条辨》创立了外感热病的三焦辨证方法，这对于了解各种温病的病变特点、确定病位、外感发热的顺传与逆传、决定治法方药、判断预后等皆具重要的指导意义。

病因病机　常见病因为外感六淫及疫毒。①外感风、寒、暑、湿、燥、火六淫之邪，乘虚由皮毛肌腠而入，由表入里，传至脏腑。②感受疫毒，多由口鼻入侵，由上而下，由浅而深，发为热病。病机关键为邪毒由表入里，闭阻气机、正邪交争于体内，或热毒充斥于体内而发热。病位在肺、脾胃、膀胱、胆、大肠。病性以实热为主。此病以阳盛为主，最易化火伤津耗液，若热毒内传，营血耗伤，易发生神昏，出血等变证。

诊断　根据临床表现结合病史可作诊断。血、尿、粪常规化验，血沉、生化、病原学检查，影像学、超声等检查有助于诊断。

诊断要点　①急性发病，以发热为主症。②有恶寒、寒战、口渴喜饮、舌红苔黄、脉数等症。③具有相关脏腑为热所扰的功能紊乱症状，如咳嗽、胸痛、喘息、泄泻等症。④具有感受外邪、疫毒史，或有不洁饮食史、输血传染史等。

鉴别诊断　应与内伤发热相鉴别。两者在临床上均以发热为主症。外感发热由感受外邪而发，体温较高，发病急，病程短，热势重，常见恶寒、口渴、面赤、舌红苔黄、脉数，多为实热证。*内伤发热*由脏腑之阴阳气血失调，郁而化热，热势高低不一，其发病缓，病程长，多伴形体消瘦，面色少华，短气乏力，倦怠纳差，舌质淡，脉数无力，多为虚证或虚实夹杂之证。

辨证论治　辨表里、寒热、虚实、脏腑所属，以“热者寒之”为治疗原则。

辨证要点　根据热型辨病位。①恶寒发热：提示热病早期，病在卫表。②壮热：但热不寒，高热不解，多见气分高热。③寒热往来：恶寒与发热交替出现，病在少阳、肝胆。④潮热：热势盛衰起伏有时，犹如潮汛，多见于阳明腑实证、湿温证以及热入营血证等。

治疗原则　“热者寒之”，外感发热以祛邪退热为治疗原则。根据病邪性质、病变脏腑、影响气血津液的不同，又有解表退热、清热解毒、清热利湿、通腑泻下、清泄脏腑、养阴益气等治法，并可据证配合清热凉血、清营开窍、清热息风等法。

分证论治　见表。

中成药治疗　在辨证的基础上选择适用的中成药。

口服中成药　①正柴胡饮冲剂：疏风清热，用于外感发热轻证。②银翘解毒丸：清热解毒，用于风热感冒。③连花清瘟胶囊：清瘟解毒、宣肺泄热，用于外感热毒袭肺。

中药注射剂　①双黄连粉针剂：清热解毒、轻宣透邪，用于风温邪在肺卫。②清开灵注射液：清热解毒、醒神开窍，用于热盛。

表　外感发热的分证论治

证型	临床表现	治法	主方	常用药
卫表证	发热恶寒，鼻塞流涕，头身疼痛，咳嗽，或恶寒甚而无汗，或口干咽痛，或身重脘闷。舌苔薄白或薄黄，脉浮	解表退热	荆防败毒散合银翘散	荆芥、防风、独活、柴胡、炙甘草、羌活、桔梗、金银花、连翘、薄荷、竹叶、芦根
肺热证	壮热，咳嗽喘促，痰黄稠或痰中带血，口干。舌红苔黄，脉数	清热解毒宣肺化痰	麻杏石甘汤	炙麻黄、杏仁、生石膏、黄芩、鱼腥草、蒲公英、生甘草
胃热证	壮热，口渴引饮，面赤心烦，口苦口臭。舌红苔黄，脉洪大有力	清胃解热	白虎汤	知母、生石膏、粳米、金银花、青蒿、薄荷、瓜蒌、甘草
腑实证	壮热，日晡热甚，腹胀满，大便秘结或热结旁流，烦躁谵语。舌苔焦燥有芒刺，脉沉实有力	通腑泻热	大承气汤	大黄、芒硝、厚朴、枳实、黄芩、栀子、生地黄、玄参
胆热证	寒热往来，胸胁苦满，或胁肋肩背疼痛，口苦咽干，或恶心呕吐，或身目发黄。舌红苔黄腻，脉弦数	清热利胆	大柴胡汤	大黄、黄芩、柴胡、白芍、枳实、半夏、金钱草、栀子、青蒿
脾胃湿热证	身热不扬，汗出热不解，胸腹胀满，纳呆呕恶，口渴不欲饮，或目身发黄。舌苔白腻或黄腻，脉濡数	清热利湿运脾和胃	王氏连朴饮	黄连、栀子、半夏、厚朴、茵陈、鲜荷叶、黄柏、黄芩、藿香、佩兰、芦根、淡豆豉
大肠湿热证	发热，腹痛，泄泻或痢下赤白脓血，里急后重，肛门灼热，口干口苦，小便短赤。舌红苔黄腻，脉滑数	清利湿热	葛根芩连汤	黄连、葛根、金银花、贯众、木通、车前子、栀子、黄柏、木香、槟榔、白头翁
膀胱湿热证	寒热起伏，午后热甚，尿频尿急尿痛，小便灼热黄赤，或腰腹作痛。舌红苔黄，脉滑数	清利膀胱湿热	八正散	大黄、栀子、白茅根、小蓟、柴胡、黄芩、蒲公英、萹蓄、瞿麦、木通、车前子

其他疗法　在内科治疗的基础上配合其他疗法。

体针　①卫表证取大椎、曲池、合谷、鱼际、外关。咽喉肿痛加少商，用三棱针点刺出血；咳嗽者加列缺。②肺热或胃热证取大椎、曲池、商阳、内庭、关冲。高热不解加十宣；咳嗽胸痛加中府、尺泽；口渴加尺泽，三棱针点刺出血。

耳针　取胸、肺、神门、交感。每次3～4穴，毫针刺入得气后，行中强度刺激，每穴捻转1分钟。

灌肠　大黄、石膏、银花、连翘、赤芍等组成清热灌肠汤，经直肠灌注而产生退热的效果。

物理降温　凉水反复擦身，并用风扇进行降温。

转归预后　一般大部分患者外感发热，由于正气未衰、经及时正确的治疗，均可及时痊愈。部分患者感毒热之邪太盛，邪毒内陷，或脏腑原有宿疾，正气损伤已久，易产生变证、危证，预后多有不良。

预防调护　注意生活起居，避免感受六淫疫毒。严密观察病情的变化，如体温、神、色、肌肤、汗液、气息、脉象等。注意体温的护理，高热时配合酒精擦浴，热深厥深时注意保温，汗出时及时擦汗并更换干燥衣服等。由于发热易伤阴，应注意养护阴津，多饮用糖盐水、果汁、西瓜汁、绿豆汤、凉开水等。饮食宜食用清淡流质或半流质，富于营养又易于消化的食品。

（罗　翌）

gǎnmào

感冒（common cold）　感受六淫之邪而导致，以鼻塞、流涕、喷嚏、头痛、恶寒、发热、全身不适为主要表现的外感疾病。又称冒风、伤风、伤寒、冒寒。四季皆可发病，以冬春两季为多。西医学普通感冒、流行性感冒属于此病范畴。

“感冒”之病名首见于宋·杨士瀛《仁斋直指方·诸风》：“伤风一证，发热烦躁，头疼面光，恶风自汗，盖风能散气，故有汗也。”《仁斋直指方·伤风》：“参苏饮治感冒风邪，发热头疼，咳嗽声重，涕唾稠黏……冲和散治感冒风湿之气，头目不清，鼻塞声重，肢体倦怠，欠伸出泪。”后历代医家沿用此名，并将感冒与伤风互称。实则早在《黄帝内经》中已认识到感冒主要是外感风邪所致，如“风者，百病之始也……风从外入，令人振寒，汗出，头痛，身重，恶寒”（《素问·骨空论》）。东汉·张仲景《伤寒论》进一步论述了寒邪所致感冒的证治，《伤寒论·卷第二·伤寒例第三》：“凡伤寒之病，多从风寒得之”，所列桂枝汤、麻黄汤为感冒风寒轻重两类证候的治疗作出了示范。隋·巢元方《诸病源候论·风热候》指出“风热之气，先从皮毛入于肺也……其状使人恶风寒战，目欲脱，涕唾出……有青黄脓涕”，逐步认识到风热病邪亦可引起感冒，并较准确地描述其临床证候。至清代已有不少医家认识到感冒与感受时行病邪有关，林佩琴《类证治裁·伤风》

就有“时行感冒”之名；徐灵胎《医学源流论·伤风难治论》：“凡人感风寒，头痛发热，咳嗽涕出，俗谓之伤风……乃时行之杂感也。”关于感冒的诊治，元·朱丹溪《丹溪心法·伤风》：“伤风属肺者多，宜辛温或辛凉之剂散之，如桂枝汤、参苏饮、消风散、羌活散，究证施治”，明确指出其病位在肺，宜辛温或辛凉解表。清·李用粹《证治汇补·伤风》：“虚人伤风，屡感屡发，形气病气俱虚者，又当补中，而佐以和解”，对虚人感冒有了进一步认识，提出扶正祛邪的治疗原则。

病因病机 病因主要为外感六淫及感受时邪。风、寒、暑、湿、燥、火均可致病，因风为“六气之首”“百病之长”，故以风为主因，常兼夹寒、热、暑、湿邪。如感受时邪、疫毒而致病，则发病急骤，且有较强的传染性。感受外邪是否发病，与感邪轻重和人体正气的强弱有关。体质偏弱，起居不当，或寒热失调，或受凉淋雨，或过度劳累，卫外不固，皆易感外邪为病。基本病机为外邪袭表，伤及肺卫，卫表失和，肺失宣肃。病位主要在肺卫。病性以表实证为主，但有表寒、表热之不同。若气血阴阳不足，正虚感邪，则为虚体感冒，多属虚实兼夹。

诊断 根据临床表现结合病史可作诊断。血常规、病毒和病毒抗原测定有助于诊断和鉴别诊断。

诊断要点 ①起病较急，病程较短，病程3～7天，一般不传变。②初起鼻咽部痒而不适，鼻塞、流涕，喷嚏，恶寒，头痛等。继而出现发热，咳嗽，咽痛，肢节酸重不适等。部分患者兼有胸闷，恶心，呕吐，食欲缺乏，大便稀溏等症。③发病与气候突然变化、伤风受凉、淋雨冒风或时行感冒流行有关。④四季皆有，以冬春季为多见。

鉴别诊断 应与风温鉴别。两者都有肺卫症状，但感冒一般病情轻微，发热不高或不发热，病势少有传变，服解表药后多能汗出热退，病程较短。风温病势急骤，寒战高热，咳嗽较甚，或咳则胸痛，甚则咳铁锈色痰，服解表药后热虽暂减，但旋即又起，多有传变，由卫而气，入营入血，甚则神昏、谵妄、惊厥等。

辨证论治 首辨表寒、表热之不同，再辨体质虚实。治疗以解表祛邪为主。

辨证要点 ①辨风寒与风热证：风寒证恶寒重发热轻，无汗，鼻流清涕，口不渴，舌苔薄白，脉浮或浮紧；风热证发热重恶寒轻，有汗，鼻流浊涕，口渴，舌苔薄黄，脉浮数。②辨常人感冒与虚人感冒：常人感冒，症状较明显，且易康复。平素体虚之人感冒，缠绵不已，经久不愈或反复触冒。

治疗原则 遵循“其在皮者，汗而发之”之义，采取解表祛邪的治疗原则，根据所感外邪风寒热暑湿之不同，分别选用辛温、辛凉、清暑解表等法。虚人感冒应扶正祛邪，不可专事发散，以免过汗伤正。病邪累及胃肠者，又当辅以化湿、和胃、理气等法治疗，顾其兼证。

分证论治 见表。

中成药治疗 在辨证的基础上选择适用的中成药。①正柴胡饮冲剂：疏风清热，用于外感发热轻症。②银翘解毒丸：清热解毒，用于风热感冒。③连花清瘟胶囊：清瘟解毒、宣肺泄热，用

表 感冒的分证论治

证型	临床表现	治法	主方	常用药
风寒感冒	恶寒重，发热轻，无汗，头痛，肢节酸疼，鼻塞声重，时流清涕，喉痒，咳嗽，痰吐稀薄色白。舌苔薄白，脉浮或浮紧	辛温解表宣肺散寒	荆防败毒散	荆芥、防风、羌活、独活、川芎、枳壳、前胡、桔梗、茯苓、甘草
风热感冒	发热，微恶风寒，或有汗，鼻塞喷嚏，流稠涕，头痛，咽喉疼痛，咳嗽痰稠。舌苔薄黄，脉浮数	辛凉解表宣肺清热	银翘散	金银花、连翘、薄荷、荆芥、淡豆豉、桔梗、牛蒡子、甘草、竹叶、芦根
暑湿感冒	发生于夏季，面垢身热汗出，但汗出不畅，身热不扬，身重倦怠，头昏重痛，或有鼻塞流涕，咳嗽痰黄，胸闷欲呕，小便短赤。舌苔黄腻，脉濡数	清暑祛湿解表	新加香薷饮	香薷、金银花、连翘、厚朴、扁豆
气虚感冒	易反复感冒，恶寒较重，或发热，热势不高，鼻塞流涕，头痛，汗出，倦怠乏力，气短，咳嗽咯痰无力。舌淡苔薄白，脉浮无力	益气解表	参苏饮	人参、茯苓、甘草、紫苏、葛根、半夏、陈皮、桔梗、前胡、木香、枳壳、姜、枣
阴虚感冒	阴虚津亏，感受外邪，津液不能作汗外出，微恶风寒，少汗，身热，手足心热，头昏心烦，口干，干咳少痰，鼻塞流涕。舌红少苔，脉细数	滋阴解表	加减葳蕤汤	白薇、玉竹、葱白、薄荷、桔梗、淡豆豉、甘草、大枣

于外感热毒袭肺。④玉屏风散：益气固表，用于气虚感冒。⑤葛根汤颗粒：发汗解表，升津舒经，用于风寒感冒。

其他疗法 在内科治疗的基础上配合其他疗法。

针刺 以手太阴肺经、手阳明大肠经及督脉穴为主，取列缺、合谷、大椎、太阳、风池等穴位。

拔罐 风寒感冒选大椎、身柱、大杼、肺俞拔罐，风热感冒选大椎、风门、身柱、肺俞刺络拔罐。

耳针 选肺、内鼻、下屏尖、额，用中、强刺激；咽痛加咽喉、扁桃体。

转归预后 一般预后良好。若感冒未及时控制亦可转化为咳嗽、心悸、水肿等其他疾病。老年、婴幼、体弱患者及时行感冒之重症，易诱发其他宿疾而使病情恶化，甚至危及生命。

预防调护 加强体育锻炼，增强机体适应气候变化的调节能力。在气候变化时适时增减衣服，注意防寒保暖，慎接触感冒患者以免时邪入侵。时行感冒的流行季节，可预防服用贯众、大青叶、板蓝根、鸭跖草、藿香、佩兰、薄荷、荆芥等。常用食品如葱、大蒜、食醋有预防作用。感冒患者应适当休息，多饮水，饮食以素食流质为宜，慎食油腻难消化之物。卧室空气应流通，但不可直接吹风。药物煎煮时间宜短，以保留芳香挥发有效物质之效，无汗者宜服药后进热粥或覆被以促汗解表，汗后及时换干燥洁净衣服以免复感受邪。

（罗　翌）

jíxìng shànghūxīdào gǎnrǎn

急性上呼吸道感染（acute upper respiratory tract infection） 自鼻腔至喉部之间的急性炎症。80%以上由病毒引起，细菌感染常继发于病毒感染之后，是最常见的感染性疾病。发病率高，四季、任何年龄均可发病，通过含有病毒的飞沫、雾滴，或经污染的用具进行传播。常于机体抵抗力降低时，如受寒、劳累、淋雨等情况，原已存在或由外界侵入的病毒和（或）细菌，迅速生长繁殖，导致感染。根据病因不同，临床分为普通感冒，病毒性咽炎、喉炎，疱疹性咽峡炎，咽结膜热，细菌性咽－扁桃体炎等。发病特点为突然起病，咽干、咽痛，继之喷嚏、流涕、鼻塞、咳嗽。多伴发热、头痛、声音嘶哑、乏力、肢体酸痛、食欲缺乏等。属中医学感冒、风温、温病、乳蛾范畴。

病因病机 病因为感受六淫、邪毒。风、寒、暑、湿、燥、火之邪，乘虚由皮毛肌腠而入，肺卫首当其冲，卫表被郁、肺气失宣而发病。或四时六气失常，非时之气夹时行邪毒伤人致病，症状多种，互为传染流行。外邪入侵途径多经肺卫，病变部位多局限肺卫。基本病机为外邪乘虚而入，卫表不和，肺失宣肃。病性多属标实证，但有表寒、表热之分。

辨证论治 本病当辨寒热。治疗原则为解表宣肺。分证论治见表。

中成药治疗 在辨证的基础上选择适用的中成药。

口服中成药 ①正柴胡饮冲剂：疏风清热，用于风热犯表证。②银翘解毒丸：清热解毒，用于风热犯表，头痛口渴，咳嗽咽痛者。③连花清瘟胶囊：清瘟解毒、宣肺泄热，用于急性上呼吸道感染高热，恶寒，肌肉酸痛。

中药注射剂 ①清开灵注射液：清热解毒、醒神开窍，用于上呼吸道感染高热不退，神识昏蒙者。②双黄连注射液：清热解毒、清宣风热，用于外感风热引起的发热，咳嗽，咽痛。③热毒宁注射液：清热疏风解毒，用于高热，微恶风寒，头身痛。

其他疗法 在内科治疗的基础上配合其他疗法。

针刺 风寒证针刺列缺、迎香、支正、风门、风池、合谷以

表　急性上呼吸道感染的分证论治

证型	临床表现	治法	主方	常用药
风寒束表证	恶寒，鼻塞喷嚏，清涕，无汗，身痛，可发热，咳嗽痰白稀。苔薄白，脉浮紧	辛温解表宣肺散寒	荆防败毒散	羌活、柴胡、前胡、独活、枳壳、茯苓、荆芥、防风、桔梗、川芎
风热犯表证	恶风汗出，鼻塞喷嚏，稠涕，咽痛，发热或高热，口干，咳嗽痰稠。苔薄黄，脉浮数	辛凉解表宣肺清热	银翘散	连翘、金银花、桔梗、薄荷、竹叶、生甘草、芥穗、淡豆豉、牛蒡子
暑湿伤表证	发热，汗出不解，身重倦怠，鼻塞浊涕，头晕重胀痛，心烦口渴，胸闷欲呕，尿短赤。苔黄腻，脉濡数	清暑祛湿解表	新加香薷饮	香薷、金银花、鲜扁豆花、厚朴、连翘
表寒里热证	发热，恶寒，无汗口渴，咳嗽气急，痰黄黏稠，鼻塞声重，咽痛，肢节烦痛，尿赤便秘。舌红苔白，脉浮数	解表清里宣肺疏风	双解汤	薄荷、荆芥、桑皮、金银花、炒黄芩、石膏、制大黄、赤芍、牡丹皮
燥邪袭表证	发热、恶寒，头痛，鼻咽干燥，干咳无痰，或少痰，少汗。舌边尖红，苔薄黄而干，脉细数无汗	疏风解表润燥止咳	桑杏汤	桑叶、豆豉、杏仁、浙贝母、南沙参、梨皮、栀子

疏风宣肺散寒；风热证针刺尺泽、鱼际、曲池、内庭、大椎、外关以疏风泄热；暑湿证者针刺孔最、合谷、中脘、足三里、支沟。

穴位注射 热势较高者可选柴胡注射液或银黄注射液或鱼腥草注射液取双侧曲池穴注射。

刺血 发热或高热者，取大椎、风门、肺俞，用三棱针点刺放血以助退热。

转归预后 此病有自限性，多5～7天痊愈，一般预后良好。素体虚弱或原有基础疾病者，可引起急性鼻窦炎、中耳炎、气管支气管炎、慢性支气管炎急性发作。少数患者可并发急性心肌炎、风湿热、肾炎、结缔组织病等。

预防调护 生活起居适度，注意休息，保持足够睡眠。避免淋雨、受凉及过度疲劳，气候变化及时增减衣服。饮食宜清淡，多饮水，可配食用葱姜蒜等。忌饮食过饱，或嗜食肥甘厚味，免致中焦气机受阻，碍肺气宣降，加重病情。

（罗　翌）

shíxíng gǎnmào

时行感冒（influenza）

感受时行病毒所致，以恶寒高热，神疲乏力，头痛、咽痛，或伴鼻衄，水样腹泻，甚者咳喘气促、神昏谵语等为主要表现的急性传染病。冬春多发，儿童较成人易感，常引起广泛流行。西医学流行性感冒、人感染高致病性禽流感属于此病范畴。

隋·巢元方《诸病源候论·时气候》：“时行病者，是春时应暖而反寒，夏时应热而反冷，秋时应凉而反热，冬时应寒而反温，非其时而有其气，是以一岁之中，病无长少，率相似者，此则时行之气也”，指出时行感冒。宋《圣济总录·伤寒疫疠》指出此病与疫疠相关：“一岁之内，节气不和，寒暑乖候，皆为疫疠之气。感而为病，故名疫疠，其状无问长少，率皆相似。俗又名天行，其病与时气温热等病相类。”明·陶华《伤寒六书·时行两感》认为此病治疗当表里兼顾：“太阳先受病，在表，先解表。少阴先受病，在里，先救里。先表者，里不可缓也。先里者，表亦不可缓也。此通权变之论也。”清·林佩琴《类证治裁》明确提出“时行感冒”之名。清·徐灵胎《医学源流论》说：“凡人偶感风寒，头痛发热，咳嗽涕出，俗语谓之伤风……乃时行之杂感也。”清·叶天士《温热论》：“温邪上受，首先犯肺，逆传心包”，认识到时行感冒可损及肺、心、脑的病症变化。

病因病机 感受时行疫毒，侵犯肺卫，卫气郁结，肌表腠理被束，正邪相争，阳胜则热；邪若不解，继而入里，潜伏膜原，损伤脾胃。若疫毒炽盛，正气不支，则导致热毒聚肺，肺气壅塞，损伤肺络，耗竭肺之气阴。甚者，逆陷心营，扰乱神明而发生喘促、肺衰、神昏、脱证之变证。基本病机为疫毒侵犯肺卫，正邪相争，肺失宣降，疫毒亦可犯于中焦，损伤脾胃，或逆传心包，导致全身脏腑功能失调。病位主要在肺卫，涉及脾胃，重则由营入血，逆传心包，扰乱神明。病性表实证居多。

诊断 根据临床表现结合病史可作诊断。

诊断要点 ①骤然起病，畏寒高热，头身疼痛，乏力，咽痛、咳嗽；或急发恶心、呕吐、泄泻、伴见畏寒发热，咳嗽、咽痛等肺卫病象者。②本地区或相邻地区类似病者陡然增多。③采集鼻咽部标本或测定恢复期血清抗体有助于诊断。

鉴别诊断 应与普通感冒与春温相鉴别。①普通感冒的肺卫症状与此病颇为类似，但普通感冒起病缓，症状轻，多无变证，无流行性，血清学检查可鉴别。②春温好发冬春季节，畏寒发热及头身疼痛等与此病相似，但其头痛剧烈，项背强直、肌肤发斑、血常规及脑脊液检查可鉴别。

辨证论治 应辨病位，别轻重。

辨证要点 发热兼恶寒，全身疼痛，脉浮数，为邪在卫表；发热兼口渴、便秘、口苦咽干、目赤耳聋、易汗出为热郁腠理；发热兼有微恶风寒、恶心呕吐、腹痛、腹泻者，为热犯膜原；发热兼有胸闷、剧咳、呼吸困难者，为热毒闭肺；发热兼神昏谵语、烦躁不安、惊厥抽搐者为热陷心包；发热兼气喘心悸，端坐呼吸、四肢厥冷者为阳衰气脱。

治疗原则 初起治宜卫气同治，表里双解。邪毒入里，则宜清热宣肺、解毒开窍。

分证论治 见表。

中成药治疗 在辨证的基础上选择适用的中成药。

口服中成药 ①正柴胡饮冲剂：疏风清热，用于外感发热轻证。②银翘解毒丸：清热解毒，用于风热感冒。③连花清瘟胶囊：清瘟解毒、宣肺泄热，用于外感热毒袭肺。④安宫牛黄丸：清热解毒、镇惊开窍，用于热入心包。

中药注射剂 ①清开灵注射液：清热解毒、醒神开窍，用于时行感冒高热不退，神识昏蒙者。②双黄连注射液：清热解毒、清宣风热，用于外感风热引起的发热，咳嗽，咽痛。③参附注射液：回阳救逆固脱，用于阳衰气脱证。

表　时行感冒的分证论治

	证型	临床表现	治法	主方	常用药
轻证	风热犯表证	壮热恶寒，全身酸痛，口微渴。舌红苔黄，脉浮数	疏风清肺	银翘散	荆芥、防风、独活、柴胡、炙甘草、羌活、桔梗、金银花、连翘、薄荷、竹叶、芦根
	热郁腠理证	壮热口渴，口苦咽干，耳聋目赤，便秘，濈然汗出。舌红苔黄而干，脉弦数	辛凉和解	大柴胡汤	大黄、黄芩、柴胡、白芍、枳实、半夏、金钱草、栀子、青蒿
	邪犯膜原证	发热，微恶风寒，恶心呕吐，腹痛腹泻，尿赤。舌红苔黄，脉浮滑而数	清热和胃透达膜原	柴胡达原饮	槟榔、厚朴、草果仁、知母、芍药、黄芩、甘草
重证	热毒闭肺证	高热不退，胸闷剧咳，咳血痰，呼吸困难，口唇青紫。舌深红苔黄而干，脉浮数	清热解毒宣肺止咳	神犀丹	水牛角、石菖蒲、黄芩、生地黄、金银花、连翘、板蓝根、淡豆豉、玄参、天花粉、紫草
	热陷心包证	持续高热，头痛剧烈，神昏谵语，循衣摸床，惊厥抽搐。舌红赤苔黄厚而干，脉洪数	清热泻火开窍通络	清宫汤合安宫牛黄丸	玄参、莲子心、竹叶、水牛角、连翘、麦冬、石菖蒲
危证	阳衰气脱证	气喘心悸，心中憺憺大动，不得卧，烦躁，面色苍白或青紫，大汗淋漓，四肢厥逆，浮肿，尿少或无尿。舌淡白，脉沉细欲绝或结代	回阳固脱	急救回阳汤	党参、山药、生杭芍、山茱萸、炙甘草、代赭石、朱砂

其他疗法　在内科治疗的基础上配合其他疗法。

针刺　取少商、风池、大椎、曲池、合谷等穴，以三棱针放血。

雾化吸入　可选用清热解毒中药制剂如双黄连、穿琥宁进行雾化吸入。

转归预后　流行期间应提高警惕，早期诊断、及时治疗、预后良好。若失治误治，可发生传变，甚至危及生命。

预防调护　加强身体运动锻炼，增强体质，加强对风邪疫毒的防卫力。注意观察疫情萌芽发展，遇有散见或蔓延的趋势，应发动群众，采取有效措施防治，如隔离患者，集体场所采用服药预防。流通室内空气，醋熏等。接种流感疫苗。在流行季节，尽量少去人口密集的公共场所，防止交叉感染。

（罗　翌）

liúxíngxìng gǎnmào

流行性感冒（influenza）　由流感病毒引起的急性呼吸道传染病。简称流感。病原体为甲、乙、丙三型流行性感冒病毒，通过飞沫传播。临床上有急起高热、乏力、全身肌肉酸痛和轻度呼吸道症状，病程短有自限性。四季皆可发病，以冬春季多见。属中医学时行感冒、湿温、风温范畴。

病因病机　病因为疫疠之邪兼夹时令之气。如《素问·刺法论》曰："五疫之至，皆相染易，无问大小，病状相似。"隋·巢元方《诸病源候论·时气诸候》："夫时气病者，此皆因岁时不和，温凉失节，人感乖戾之气而生，病者多相染易。"此外，尚与体质虚弱或生活起居不当有关。基本病机为邪遏卫气，营卫失和、肺气失宣。病位在肺卫，但可传入营血。疫邪客于肺卫，正邪相争，见恶寒发热；邪扰经络，则头痛身痛；邪传气分，热壅于肺，见壮热、口渴、咳嗽气促；邪入营血，里热炽盛，乃灼热躁扰；热陷心营，逆传心包，则狂乱谵妄、甚至昏迷；血热炽盛，迫血妄行，可见斑疹出血；热盛风动，则手足抽搐，颈项强直；邪盛正衰，骤然外脱，见四肢厥冷，呼吸短促、脉微欲绝等危象。

辨证论治　应辨病位，分轻重。治疗原则为清肺解毒散邪。分证论治见表。

中成药治疗　在辨证的基础上选择适用的中成药。

口服中成药　①板蓝根颗粒：清热解毒、凉血利咽，用于流感高热，咽喉肿痛。②银翘解毒丸：清热解毒，用于风热感冒。③连花清瘟胶囊：清瘟解毒、宣肺泄热，用于外感热毒袭肺。④风寒感冒颗粒：解表发汗、疏风散寒，用于风寒感冒。⑤清热消炎宁胶囊：清热解毒，消炎止痛，用于风热感冒。

中药注射剂　①清开灵注射液：清热解毒、醒神开窍，用于流感高热不退，神识昏蒙。②生脉注射液：益气生津，用于气阴不足。③参附注射液：回阳救逆固脱，用于阳衰气脱证。

其他疗法　在内科治疗的基础上配合其他疗法。

验方　将大蒜捣烂取汁，配成10%大蒜液滴鼻。

针刺　以泻法为主，风寒取列缺、风门、风池、合谷穴；风热取大椎、曲池、合谷、鱼际、外关穴。

转归预后　一般而言，流感发病率高但病死率低。轻证经适当治疗多数较快痊愈。但老人及儿童、体弱患者、或夹杂其他疾

表 流行性感冒的分证论治

	证型	临床表现	治法	主方	常用药
轻证	风寒束表证	恶寒，发热，身痛头痛，鼻流清涕，无汗。舌淡红，苔薄而润，脉浮紧	辛温解表	麻黄汤	炙麻黄、炒杏仁、桂枝、葛根、炙甘草、羌活、苏叶
	风热犯表证	发热恶风，咽红不适，轻咳少痰，微汗。舌红苔薄或薄腻，脉浮数	疏风清热	银翘散	金银花、连翘、桑叶、菊花、炒杏仁、浙贝母、荆芥、牛蒡子、芦根、薄荷、生甘草
	热毒袭肺证	高热，咳嗽，痰黏咯痰不爽，口渴喜饮，咽痛，目赤。舌质红苔黄或腻，脉滑数	清肺解毒	麻杏石甘汤	炙麻黄、杏仁、生石膏、知母、芦根、牛蒡子、浙贝母、金银花、青蒿、薄荷、瓜蒌、生甘草
重证	热毒壅肺证	高热，咳嗽咯痰，气短喘促，或心悸，躁扰不安，口唇紫暗。舌暗红，苔黄腻或灰腻，脉滑数	清热泻肺解毒散瘀	麻杏石甘汤合黄连解毒汤	炙麻黄、生石膏、炒杏仁、黄连、栀子、知母、黄柏、黄芩、浙贝母、生大黄、桑白皮、丹参、马鞭草
	气阴两虚证	呼吸急促或微弱，神志淡漠甚至昏蒙，面色苍白，皮肤干燥，四肢不温，口燥咽干。舌红绛少津，脉微细数	益气养阴固脱	参附汤合生脉饮	人参、制附子、麦冬、五味子、生地黄
	阳气虚脱证	呼吸急促或微弱，神志淡漠甚至昏蒙，面色苍白，冷汗自出，四肢逆冷。舌暗淡苔白，脉微弱	温阳补气固脱	四逆汤	人参、制附子、肉桂、干姜、蛤蚧、山茱萸

病及流感重证者，若病久失治、误治，毒瘀内结营血，由实转虚，津伤气耗，致痉、厥、闭、脱等危症，则病死率高，必须加以重视，防止发生传变。

预防调护 慎起居，适寒温，冬春之际尤当防寒保暖，盛夏亦不可贪凉露宿，避免久留空调房间。运动锻炼，增强体质，抵御外邪。在流行季节，尽量少去人口密集的公共场所，防止交叉感染。接种流感疫苗。可用中药预防方：冬春风寒当令，服用贯众汤；夏令暑湿当令，服用藿佩汤。

（罗 翌）

rén gǎnrǎn gāozhìbìngxìng qínliúgǎn

人感染高致病性禽流感（human infection with the highly pathogenic avian influenza） 由禽流感病毒引起的急性传染病。可通过感染的禽类传染给人类。临床特点为高热、咳嗽、流涕、肌痛或见腹泻等，多数伴有严重的胸闷憋气、咳嗽，严重者出现喘促、心悸、躁扰，唇紫，甚则神昏谵语、四肢厥逆、阳脱而亡。属中医学瘟疫、时行感冒、风温范畴。

病因病机 感受疫疠病邪，污秽不洁之物，或人体正气亏虚，不足抵御病邪所侵而发病。轻者邪蕴肺卫，肺气失宣，见高热、咳嗽、流涕、肌痛；湿热壅滞胃肠，见腹泻。重者疫毒壅肺，热毒内盛，肺失宣肃甚则痰瘀闭肺，肺气欲绝，阳气外脱；或热邪盘踞，炼液成痰，痰火蒙蔽心神。起病急骤，传变迅速，初期卫气同病，迫入营血，高热骤起。常导致热毒深伏，内攻脏腑之危候。病位在肺胃，涉及心、肾。病性初起属实，疫毒可迅速伤正，导致气阴衰竭。

辨证论治 辨证以“卫气营血”为纲领。邪在卫分，致肺卫蕴邪，肺失宣降，当清宣肺卫；邪入气分，犯及肺卫，湿浊内蕴，胃肠失于和降，当清热解毒，祛湿和胃；深入营血，热毒壅肺，当清营透热，解毒化瘀；邪毒内陷，气阴衰竭，当扶正固脱。分证论治见表。

中成药治疗 在辨证的基础上选择适用的中成药。

口服中成药 ①连花清瘟胶囊：清瘟解毒、宣肺泄热，用于毒犯肺胃。②安宫牛黄丸：清热解毒、镇惊开窍，用于热入心包。

中药注射剂 ①清开灵注射液：清热解毒开窍，用于热入营分，神识改变。②生脉注射液：益气生津，用于气阴不足。③参附注射液：回阳救逆固脱，用于阳衰气脱证。

其他疗法 在内科治疗的基础上配合其他疗法。

针刺 取大椎、曲池、合谷、鱼际、外关。咽喉肿痛加少商，用三棱针点刺出血；咳嗽者加列缺；高热不解加十宣；咳嗽胸痛加中府、尺泽；口渴加尺泽，三棱针点刺出血。

耳针 取胸、肺、神门、交感。每次3~4穴，毫针刺入得气后，行中强刺激，每穴捻转1分钟。

转归预后 人禽流感的预后与感染的病毒亚型有关，还与患者年龄、是否有基础性疾病、是否并发合并症以及就医、救治的及时性等有关。一般经积极治疗多可痊愈。感染H5N1流感病毒

表　人感染高致病性禽流感的分证论治

证型	临床表现	治法	主方	常用药
邪犯肺卫证	发热，恶寒，咽痛，头痛，肌肉关节酸痛，咳嗽。舌红苔白，脉浮滑数	清热解毒宣肺透邪	银翘散	柴胡、黄芩、炙麻黄、炒杏仁、金银花、连翘、牛蒡子、羌活、茅芦根、生甘草
毒犯肺胃证	发热，或恶寒，头痛，肌肉关节酸痛，恶心，呕吐，腹泻，腹痛。舌苔白腻，脉浮滑	清热解毒祛湿和胃	葛根芩连汤	葛根、黄芩、黄连、鱼腥草、苍术、藿香、姜半夏、厚朴、连翘、白芷、白茅根
毒邪壅肺证	高热，咳嗽少痰，胸闷憋气，气短喘促，或心悸，躁扰不安，甚则神昏谵语，口唇紫暗。舌暗红苔黄腻或灰腻，脉细数	清热泻肺解毒化瘀	麻杏石甘汤	炙麻黄、生石膏、炒杏仁、黄芩、知母、浙贝母、葶苈子、桑白皮、蒲公英、草河车、赤芍、牡丹皮
痰热扰心证	高热，烦躁不安，神昏谵语，喉中痰鸣，口舌干燥。舌红苔黄腻，脉滑	清热化痰开窍	安宫牛黄丸	牛黄、水牛角粉、麝香、珍珠、朱砂、雄黄、黄连、黄芩、栀子、郁金、冰片
内闭外脱证	高热或低热，咳嗽，憋气喘促，肢冷，冷汗，唇甲紫绀。舌红，脉沉细或脉微欲绝	扶正固脱	四逆汤合生脉饮	生晒参、麦冬、五味子、炮附子、干姜、山茱萸、炙甘草

者则病情重，预后差，应积极治疗，不可延误病期。

预防调护　加强对禽类的检测，进行彻底的环境消毒，禽流感流行时与禽类密切接触者应隔离。注意饮食卫生，不喝生水，不吃未熟的肉类及蛋类等食品；勤洗手，养成良好的个人卫生习惯。

（罗　翌）

fēngwēn

风温（wind-warm disorder）　由风热病邪引起的急性外感热病。又称肺热病。初起以肺卫表热证为特征，继则出现邪热壅肺等气分证候，后期多表现为肺胃阴伤。一年四季均可发病，但以春冬两季为多见。西医学急性上呼吸道感染、流行性感冒、急性支气管炎、病毒性肺炎、细菌性肺炎、支原体肺炎，严重急性呼吸综合征、甲型H1N1流感、人感染高致病性禽流感等亦与此病相关。

“肺热病”名出自《素问·刺热》：“肺热病者，先淅热厥……不汗太息，头痛不堪，汗出而寒”。后世渐称之为“风温”，此名首见于东汉·张仲景《伤寒论·太阳病脉证并治》：“太阳病，发热而渴，不恶寒者，为温病，若发汗已，身灼热者，名风温”，并指出“风温为病，脉阴阳俱浮，自汗出，身重多眠睡，鼻息必鼾，语言难出。若被下者，小便不利，直视失溲。若被火者，微发黄色，剧则如惊痫。”明·陶华《伤寒六书》认为风温忌发汗：“风温，尺寸俱浮，素伤于风，因时伤热，风与热搏，即为风温。其外证四肢不收，身热自汗，头疼喘息，发渴昏睡，或体重不仁。慎不可汗，汗之则谵语躁扰，目乱无睛光。”清·叶天士《温热论·三时伏气外感篇》提出“风温者，春月受风，其气已温”，明确了风温是感受时令之邪所致的春季新感温病。清·吴鞠通《温病条辨》：“凡病温者，始于上焦，在手太阴”，阐明了其病位及病机特点。

病因病机　感受风热病邪，遇人体正气不足，卫外不固，使机体防御能力下降而致病；或风热病邪致病力强，超越了人体正常的防御能力，亦可致病。风热病邪属阳邪，其性升散、疏泄，多从口鼻皮毛侵入人体，初起以邪犯肺卫为主要病机改变，故病变初起即见发热、微恶风寒、咳嗽等肺卫证候。若肺卫之邪不解，病邪深入，既可顺传气分，出现邪热壅肺，郁于胸膈等肺经为主的病变，或传入阳明胃肠；亦可内陷心包营分，出现神志改变。病变过程中易化燥伤阴，后期多肺胃津伤，气阴受损。

诊断　根据临床表现结合病史可作诊断。

诊断要点　①以冬春季为多，全年亦可发生。②发病急，初起以发热、恶风寒、咳嗽等肺卫表证为特征，继则出现肺热壅盛等气分症状，甚或逆传心包。后期多呈现肺胃阴伤证候。③以肺经病变为主，也可有阳明经等经病变。

鉴别诊断　应与感冒鉴别。风温具有一定的传染性、流行性、季节性特点，发展变化有一定的规律性，病情相对较重，可传变。感冒病情多较轻浅，全身症状不重，病程较短，很少发生传变。

辨证论治　辨证当分顺证、变证、逆证，治宜标本兼治。

辨证要点　①辨析肺经证候：风温以手太阴肺经为病变中心，初起即见肺卫表证，症见发热，微恶寒，咳嗽，头痛，咽痛等；继则邪热壅肺，症见身热，咳喘，汗出，口渴，若伤及肺络，可见胸痛，咯痰带血。后期多表现为肺胃阴伤，症见低热，咳嗽少痰，口干咽燥等。②辨析相关脏腑的病变：如肺热移胃，症见壮热，汗出，口渴，脉洪大等；肺热移肠，其热结者，可见潮热、便秘，腹痛等；其热迫大肠者，可见下利色黄热臭；肺热波及营分，扰及血络者，则见肌肤红疹。③注意证候的传变：邪热由肺卫传入肺、胃、肠腑，热势虽盛，但邪尚在气分；若出现神志异常，神昏谵语，多为邪热传入心包，病情较重；如出现正气外脱或化源欲绝，则病情更为危重。

治疗原则　风温的病变重心在手太阴肺经，故以清泄肺热为主要治疗原则。风温初起邪在肺卫时，主以辛凉解表，宣肺透热；邪传气分而在肺脏时，主以清热宣肺，化痰平喘；阳明热盛则主以辛寒清气，阳明腑实则主以苦寒攻下；如逆传心包应清心开窍；后期肺胃阴伤，主以甘寒清养肺胃。

分证论治　见表。

中成药治疗　在辨证的基础上选择适用的中成药。

口服中成药　①银翘解毒片：清热解毒，用于初期邪在肺卫。②养阴清肺丸：养阴清热利咽，用于咽喉干燥疼痛，干咳少痰。③安宫牛黄丸：清热解毒、镇惊开窍，用于热陷心包，神昏谵语。④牛黄解毒片：清热解毒通便，用于热毒壅盛便秘。

中药注射剂　①生脉注射液：益气生津，适用于气阴不足者。②清开灵注射液：清热解毒、醒神开窍，适用于热入心营证。

其他疗法　在内科治疗的基础上配合其他疗法。

针刺　取大椎、肺俞、曲池、膻中。邪在肺卫加鱼际、内庭；痰热加尺泽、合谷、丰隆；热入心包加内关、后溪。用提插捻转泻法或透天凉手法，强刺激间歇行针，留针20分钟。

拔火罐　取风门、肺俞、膏肓，拔火罐常规操作。

耳针　取肺、交感、支气管、胸、皮质下、内分泌。每次4～6穴，中等刺激，留针30分钟。

转归预后　若能早期发现，及时治疗，多能治愈；若延误治疗，迁延日久，可致热毒蕴结导致肺痈，甚则温毒入血，蒙蔽心包，则预后不良。

预防调护　注意个人起居的调摄，及时增减衣被，防止感受外邪，保持住室的清洁和通风，避免过度劳累。风温流行时，尽量减少到公共场所的活动。发高热时，应以流质饮食为主；在恢复期亦应少进肥厚油腻饮食。病情严重时，要密切注意病情的变化，定时观察血压，及时发现病情转危的前兆，及早作出妥善处理。

（孙增涛）

fèiyán

肺炎（pneumonia）

多种病原微生物引起的肺实质炎症性疾病。

表　风温的分证论治

证型	临床表现	治法	主方	常用药
邪袭肺卫证	发热，微恶风寒，头痛，无汗或少汗，咳嗽，口微渴，咽红或痛。舌边尖红，苔薄白欠润，脉浮数	辛凉解表宣肺泄热	银翘散	连翘、金银花、桔梗、薄荷、竹叶、生甘草、荆芥穗、淡豆豉、牛蒡子
邪热壅肺证	身热，汗出，烦渴，咳喘气急，或咯痰黄稠，或带血，胸闷胸痛。舌红苔黄，脉数有力	清热化痰宣肺平喘	麻杏石甘汤	麻黄、杏仁、石膏、甘草
肺热腑实证	痰涎壅盛，喘促不宁，潮热便秘。舌红苔黄腻或黄滑，脉滑数，右寸实大	清肺化痰通腑泄热	宣白承气汤	生石膏、生大黄、杏仁粉、瓜蒌皮
肺热移肠证	身热，咳嗽，胸闷，口渴，下利色黄热臭，腹不硬痛，肛门灼热。舌红苔黄，脉数	清泄肺胃坚阴止利	葛根芩连汤	葛根、黄芩、黄连、甘草
肺热发疹证	身热，肌肤红疹，咳嗽，胸闷。舌红苔薄白，脉数	宣肺泄热凉营透疹	银翘散	连翘、金银花、桔梗、薄荷、竹叶、生甘草、荆芥穗、牛蒡子、细生地、牡丹皮、大青叶、玄参
痰热结胸证	身热面赤，渴欲凉饮，饮不解渴，得水则呕，胸脘痞满，按之疼痛，便秘。舌红苔黄滑，脉滑数有力	清热化痰开结	小陷胸加枳实汤	黄连、半夏、瓜蒌实、枳实、厚朴、大黄、甘草、桂心
热炽阳明证	壮热恶热，面赤心烦，汗多，渴喜冷饮。苔黄而燥，脉浮洪或滑数	清气保津	白虎汤	石膏、知母、甘草、粳米
热结肠腑证	日晡潮热，时有谵语，大便秘结，或纯利恶臭稀水，肛门灼热，腹部胀满硬痛。舌红苔黄而燥，甚则灰黑而燥，脉沉有力	软坚攻下热结	调胃承气汤	大黄、甘草、芒硝
热陷心包证	身灼热，神昏谵语或昏愦不语，舌謇肢厥。舌色鲜绛，脉细数	清心开窍	清宫汤合安宫牛黄丸	玄参心、莲子心、竹叶、连翘心、水牛角、麦冬
气阴两伤证	低热或无热，口舌干燥而渴，干咳，痰黏而少，食少纳呆。舌红少苔，脉细数	滋养肺胃清透余热	沙参麦冬汤	北沙参、玉竹、麦冬、天花粉、扁豆、桑叶、生甘草

主要症状为寒战、高热、咳嗽、咯痰、胸痛。致病因素有细菌、病毒、支原体、衣原体等，其他如放射线、化学、过敏因素等亦能引起。多发于冬春两季，四季皆可发病，青壮年多见。属中医学风温、咳嗽、秋燥范畴。

病因病机 多因劳倦过度、受寒、饮酒等人体正气不足，卫表不固时，感受风热或风寒之邪引起。正气不足，卫表不固，不能御邪于外，邪伤肺卫，风邪束表，卫气郁闭，而见恶寒发热；入里化热，肺气壅闭，宣降失常而咳嗽，热灼津液，咳吐黄白黏痰；邪阻肺络，可致胸痛，邪热内盛，灼伤肺络，可见咯血。若邪气过盛，正不胜邪，邪热内陷，逆传心包，可见神昏谵语，甚则耗气亡阳而见汗出淋漓，阳气虚脱之候。

辨证论治 应辨病位深浅及虚实主次。初起多为风邪袭于肺卫之证，表邪不解而入里，邪热郁肺，则呈高热不退、咳嗽气急等邪热壅肺之证，重者出现热毒内陷、阳气欲脱。临证所见，往往初期邪实，继则本虚标实，虚实夹杂，后期耗气伤阴，正虚邪恋。治疗原则初期以清热为主，急则治标；后期则补气养阴，兼清余热。分证论治见表。

中成药治疗 在辨证的基础上选择适用的中成药。

口服中成药 ①银翘解毒片：清热解毒，用于风热袭肺。②养阴清肺丸：养阴清热利咽，用于咽喉干燥疼痛，干咳少痰。③安宫牛黄丸：清热解毒、镇惊开窍，用于热陷心包，神昏谵语。④牛黄解毒片：清热解毒通便，用于热毒壅盛便秘者。

中药注射剂 ①生脉注射液：益气生津，用于正虚邪恋，气阴不足者。②清开灵注射液：清热解毒、醒神开窍，用于热入心营证。

其他疗法 在内科治疗的基础上配合其他疗法。

针刺 取大椎、肺俞、曲池、膻中。邪在肺卫者加鱼际、内庭；痰热者加尺泽、合谷、丰隆；热入心包者加内关、后溪。用提插捻转泻法或透天凉手法，强刺激间歇行针，留针20分钟。

拔火罐 取风门、肺俞、膏肓，拔火罐常规操作。

耳针 取肺、交感、支气管、胸、皮质下、内分泌。每次4~6穴，中等刺激，留针30分钟。

转归预后 若能早期发现，及时治疗，多能治愈；若延误治疗，迁延日久，每多演变恶化，并发脓胸、末梢循环衰竭（休克型肺炎）、败血症等，多预后不良。

预防调护 注意防寒保暖，遇有气候变化，随时更换衣着，体虚易感者，可常服玉屏风散之类药物，平时尽量减少到公共场所的活动。高热时，及时补液，并以流质饮食为主。

饮食清淡，少进肥厚油腻饮食。卧床时经常左右翻身，变更体位，卧室通风。病情严重时，要密切注意病情的变化，定时观察血压、体温，及时发现病情转危的前兆，及早作出妥善处理。

（孙增涛）

bìngdúxìng fèiyán

病毒性肺炎（viral pneumonia）

病毒侵犯肺实质而引起的肺部炎症性疾病。通常是由上呼吸道病毒感染向下蔓延所致，也可继发于出疹性病毒感染。好发于冬春季节，多见于婴幼儿、老年人和慢性病患者。属中医学咳嗽、喘证、风温范畴。

病因病机 多因感受外邪所致，以温热病邪为主，正气不足为内因。基本病理变化为正虚感邪，“内生之毒”续生，侵袭肺脏，血络受阻，致使肺主呼吸功能失司，气血循行不利，元气耗损，邪陷内闭。病位主要在肺，涉及心、肝、脾。病性初起邪实

表 肺炎的分证论治

证型	临床表现	治法	主方	常用药
风热袭肺证	发热畏寒，咳嗽，咳吐黏痰，质白或黄，胸痛不适。舌边尖红苔黄，脉浮数	疏散风热清肺解表	银翘散	金银花、连翘、竹叶、荆芥、薄荷、淡豆豉、牛蒡子、桔梗、芦根、甘草
邪热壅肺证	高热不退，汗出不解，咳嗽气急，鼻煽气粗，咳痰黄稠或咳铁锈色痰，胸痛，口渴烦躁，小便黄赤，大便干燥。舌红苔黄，脉滑数或洪数	清宣肺热化痰降逆	麻杏石甘汤合千金苇茎汤	麻黄、杏仁、生石膏、甘草、芦根、冬瓜仁、桃仁、生薏苡仁、黄芩
热毒内陷证	高热不退，咳嗽气促，痰中带血，烦躁不安，神昏谵语，口渴。舌红绛苔焦黄而干，脉细数	清营开窍解毒化痰	清营汤	水牛角、生地黄、玄参、麦冬、丹参、黄连、金银花、连翘、竹叶
阳气欲脱证	体温骤降，冷汗如油，面色苍白，肢冷唇青，气急喘促，鼻翼煽动。舌暗，脉微细欲绝	回阳救逆益气敛阴	参附龙牡汤合生脉散	人参、附子、麦冬、五味子、龙骨、牡蛎
正虚邪恋证	咳嗽无力，低热或手足心热，自汗或盗汗，神疲乏力。舌淡苔白或少苔，脉濡细或细数	益气养阴兼清虚热	竹叶石膏汤	人参、麦冬、生石膏、淡竹叶、半夏、粳米、甘草

为主，继则气阴耗损，虚实夹杂。

辨证论治 辨证须根据感邪性质，邪正盛衰，以及伴随症状，辨其虚实主次。治疗以解毒化痰、宣肺行瘀为法。出现变证者，或益气敛阳，或开窍息风，随证施治。病后肺脾气虚者，宜健脾补肺益气；若是阴虚肺燥，余邪留恋，宜甘凉养阴，润肺化痰，兼清余邪。分证论治见表。

中成药治疗 在辨证的基础上选择适用的中成药。

口服中成药 ①银翘解毒片：清热解毒，用于风热袭肺。②参苓白术丸：补肺益气健脾，用于肺脾气虚，干咳少痰，纳差。③安宫牛黄丸：清热解毒、镇惊开窍，用于热陷心包，神昏谵语。④牛黄解毒片：清热解毒，用于热毒闭肺证。

中药注射剂 ①生脉注射液：益气生津，用于阴虚肺热，气阴不足者。②清开灵注射液：清热解毒、醒神开窍，用于邪入心包，神识昏迷者。

其他疗法 同肺炎。

转归预后 预后与年龄、机体免疫功能状态有密切关系。正常人获得性感染有自限性，肺内病灶可自行吸收，婴幼儿及免疫力低下特别是器官移植术后、艾滋病患者以及合并其他病原体感染时预后差。

预防调护 积极锻炼身体，提高机体免疫力。注意天气变化，根据天气情况，增减衣服，对于年老体弱和免疫机能低下者，可注射流感疫苗。流感流行季节，减少公共场所的活动，可选用贯众、板蓝根、大青叶水煎服预防，年老体弱者可口服玉屏风散。保持环境卫生，注意空气流通等。

（孙增涛）

xìjūnxìng fèiyán

细菌性肺炎（bacterial pneumonia）

细菌感染引起的肺实质性炎症疾病。常见症状有发热、咳嗽，咳吐脓性痰或血痰，伴或不伴胸痛；严重者有呼吸困难等。细菌性肺炎约占肺炎的80%，常见的感染细菌有肺炎链球菌、流感嗜血杆菌、金黄色葡萄球菌、肺炎克雷伯杆菌、铜绿假单胞菌、大肠杆菌、厌氧菌、军团菌等。属中医学咳嗽、风温范畴。

病因病机 病因主要有人体正气不足与外邪侵袭两方面。常因劳倦、酗酒、久病等导致人体正气不足，卫外不固，外感风热毒邪或风寒入里化热而成。肺主气，外合皮毛，肺炎初期，邪在肺卫，卫阳被遏，而致发热；继则气郁化热，炼液成痰，阻于气道，肺失宣降，发为咳嗽；或可因热伤血脉，热壅血瘀，蕴酿成痈。迁延期正气已伤，正虚邪恋，清肃失司，肺气上逆而致气短，喘促。此病为本虚标实之证，初期邪实为主，表现为外邪袭肺或

表 病毒性肺炎的分证论治

证型	临床表现	治法	主方	常用药
风寒袭肺证	恶寒发热，头身疼痛，无汗，咳嗽，气喘鼻煽，痰稀白易咯出，小便清。舌淡红苔薄白，脉浮紧	辛温宣肺止咳平喘	华盖散	麻黄、紫苏、杏仁、橘红、桑白皮、茯苓、甘草
风热郁肺证	发热恶风，头痛有汗，咳嗽，气喘，咯黄痰，或闻喉间痰嘶，鼻翼煽动，声高息涌，口渴欲饮。舌红苔薄黄，脉浮数	辛凉宣肺清热平喘	麻杏石甘汤合银翘散	麻黄、杏仁、生石膏、甘草、连翘、金银花、桔梗、薄荷、竹叶、荆芥穗、淡豆豉、牛蒡子、芦根
毒热闭肺证	壮热不退，咳嗽剧烈，痰黄稠难咳或痰中带血，气急喘促，喘憋，呼吸困难，张口抬肩，胸膈满闷，面色红赤，口唇紫绀，烦躁不宁或嗜睡，甚至神昏谵语，便秘，小便黄少。舌红少津，苔黄腻或黄燥，脉洪数	清热解毒泻肺开闭	黄连解毒汤合麻杏石甘汤	黄芩、黄连、黄柏、栀子、麻黄、杏仁、生石膏、甘草
邪陷厥阴证	壮热不退，口唇紫绀，气促，喉间痰鸣，烦躁不安，谵语狂躁，神识昏迷。舌红绛，脉细数	清心开窍平肝息风	羚角钩藤汤	羚角片、钩藤、桑叶、菊花、生白芍、川贝母、淡竹茹、茯神、生甘草
阳气虚衰证	面色苍白，唇指紫绀，呼吸浅促，四肢不温，多汗，心悸动数，虚烦不安，或心悸怔忡，神萎淡漠，小便减少。舌淡紫，脉疾或细弱欲绝	温补阳气救逆固脱	参附龙牡救逆汤	人参、制附子、煅龙骨、煅牡蛎、白芍、炙甘草
阴虚肺热证	咳喘减轻，时有低热，手足心热，干咳，痰量少或无痰，咳痰带血，面色潮红，口干、口渴欲饮，神疲倦怠，盗汗，便秘，小便黄少。舌红少津，苔少或花剥，脉细数	养阴清肺润肺止咳	沙参麦冬汤	北沙参、玉竹、麦冬、天花粉、扁豆、桑叶、生甘草
肺脾气虚证	咳嗽，咯痰无力，痰稀白易咳，乏力，或动则气喘，或有低热，神疲，面色少华，自汗，纳差，便溏。舌质淡红，舌体胖嫩，苔薄白，脉无力或细弱	补肺益气健脾化痰	四君子汤合二陈汤	陈皮、半夏、茯苓、甘草、人参、白术

痰热内蕴，后期则正虚邪恋，痰热灼伤津液，耗气伤阴，气阴两伤。儿童、老人、免疫力低下及重症感染患者可出现阴竭阳脱，危及生命。

辨证论治 早期邪实为主；病情发展，正气耗伤，虚实夹杂，病至后期气阴两伤。治疗原则早期以祛邪为主，或发散表邪，或清化痰热，后期则标本同治，扶正解毒，病至后期，往往气阴两伤，当益气养阴，危重者则扶阳固脱。分证论治见表。

中成药治疗 在辨证的基础上选择适用的中成药。

口服中成药 ①银翘解毒片：清热解毒，用于风热犯肺。②安宫牛黄丸：清热解毒、镇惊开窍，用于热陷心包，神昏谵语。③牛黄解毒片：清热解毒通便，用于热毒壅盛便秘。

中药注射剂 ①生脉注射液：益气生津，用于气阴不足。②清开灵注射液：清热解毒、醒神开窍，用于热入心营。③参附注射液：回阳救逆，用于阴竭阳脱。

其他疗法 同肺炎。

转归预后 若能早期发现，及时治疗，多能治愈；若延误治疗，迁延日久，每多演变恶化，并发脓胸、末梢循环衰竭（休克型肺炎）、败血症等，多预后不良。

预防调护 积极锻炼身体，提高机体免疫力。注意天气变化，根据天气情况，增减衣服，对于年老体弱和免疫功能低下者，可注射肺炎免疫疫苗。避免淋雨、受寒、疲劳、醉酒等诱发因素。积极治疗糖尿病、慢性肺病等基础疾病。

（孙增涛）

yīyuántǐ fèiyán

衣原体肺炎（chlamydia pneumonia） 由肺炎衣原体引起的急性肺部炎症性疾病。常在人群聚居的场所中流行，如军队、学校、家庭，通常可感染所有的家庭成员。临床表现轻重不一，通常症状较轻，可有发热、寒战、干咳、肌痛、胸痛，头痛、全身不适和乏力，少有咯血，少数患者可无症状。肺炎衣原体主要通过呼吸道的飞沫传染，也可通过污染物传染。年老体弱、营养不良、慢性阻塞性肺疾病（COPD）、免疫抑制人群易被感染，由于其抵抗力较弱，感染后免疫力也弱，易于复发。肺炎衣原体感染时也可伴有肺外表现，如中耳炎、甲状腺炎、脑膜炎、脑炎、肝炎等。属中医学风温范畴。

（孙增涛）

zhīyuántǐ fèiyán

支原体肺炎（mycoplasma pneumonia） 由肺炎支原体引起的急性肺部炎症性疾病。支原体肺炎约占肺炎的10%以上，秋冬季节发病较多，但季节性差异并不显著。发病以儿童与青壮年居多，也可发生于婴幼儿甚至新生儿，发病无显著性别差异。一般感染支原体后潜伏期为2～3周，通常

表 细菌性肺炎的分证论治

证型	临床表现	治法	主方	常用药
风寒袭肺证	恶寒重，发热轻，无汗，周身酸楚，咳嗽咳痰，色白清稀。舌苔薄白或白厚腻，脉浮紧	疏风散寒 宣肺止咳	华盖散	麻黄、紫苏、杏仁、橘红、桑白皮、茯苓、甘草
风热犯肺证	恶寒轻，发热重，咳嗽咳痰色白黏稠，咽痛，胸痛，口渴欲饮。舌边尖红苔薄黄，脉浮数	辛凉解表 宣肺化痰	银翘散	金银花、连翘、桔梗、牛蒡子、浙贝母、荆芥、竹叶、前胡、芦根、甘草
痰热壅肺证	发热，咳嗽，气促，咳痰黄稠、不爽，或有腥味，或咳血痰或血丝，咳引胸痛。舌红苔黄腻，脉弦数或滑数	清热解毒 宣肺化痰	麻杏石甘汤合千金苇茎汤	麻黄、生石膏、杏仁、生甘草、芦根、桃仁、冬瓜仁、薏苡仁
肺热腑实证	壮热，汗出热不退，面赤，咳嗽喘促，口渴，大便秘结，腹部胀满疼痛。舌红苔黄燥，脉洪数或滑数	清肺化痰 通腑泄热	宣白承气汤	生石膏、生大黄、杏仁、瓜蒌皮
热毒内陷证	高热，咳嗽或痰中带血，气喘鼻煽，口渴引饮，烦躁不安，时有谵语，唇甲发绀。舌红绛无苔或苔黄黑，脉弦数	清心凉营 豁痰开窍	清营汤合菖蒲郁金汤	水牛角、生地黄、玄参、竹叶心、麦冬、丹参、黄连、金银花、连翘、石菖蒲、炒栀子、鲜竹叶、牡丹皮、郁金、灯心草、木通、淡竹沥、紫金片
阴竭阳脱证	高热骤降，大汗淋漓，四肢发冷，呼吸浅促，唇甲发绀，烦躁不安，神志模糊，面色苍白。舌青暗，脉细微欲绝	益气养阴 回阳固脱	参附龙牡汤合生脉散	人参、附子、生姜、大枣、龙骨、牡蛎、麦门冬、五味子
气阴两伤证	身热渐退，或低热夜甚，干咳少痰，黏稠不爽，神疲乏力，自汗或盗汗，或口渴烦热。舌红干裂少苔，脉细数无力	益气养阴 清解余热	竹叶石膏汤	竹叶、生石膏、半夏、麦冬、人参、甘草、粳米

起病较缓慢。症状主要为乏力、咽痛、头痛、咳嗽、发热、食欲缺乏、腹泻、肌痛、耳痛等。肺外表现常见皮炎、斑丘疹和多形红斑等。X线显示肺部多种形态的浸润影，血白细胞总数正常或略增高，以中性粒细胞为主，大部分患者可检测到支原体抗体、冷凝集试验阳性。属中医学风温范畴。

（孙增涛）

fèidúyì

肺毒疫（lung epidemic toxin）

时行疫毒犯肺导致的以骤然高热，或伴咳喘、极度乏力、烦躁心悸、神昏、谵语为主要表现的急性传染性疾病。西医学严重急性呼吸综合征属于此病范畴。

相关论述可见于疫疠、疠气、瘟疫等病。宋代《圣济总录》："故一岁之内。节气不和。寒暑乖候，皆为疫疠之气。感而为病，故名疫疠，其状无问长少，率皆相似。俗又名天行，其病与时气温热等病相类。"元·朱丹溪《丹溪心法》认为"瘟疫，众人一般病者是，又谓之天行时疫"，并提出治疗"宜补、宜散、宜降"。

病因病机 病因为感受疫毒。基本病机为疫毒犯肺，肺失宣降。肺气不能宣发肃降，布散津液，则湿聚成痰；阴液耗伤，阳无依附，阴阳两脱；或疫热伤阴，气阴亏虚。病位在肺，与心、肾相关。病理性质初起属实，但疫毒可迅速耗伤气阴，甚则出现气衰、阴竭、阳亏之变。

诊断 根据临床表现结合病史可作诊断。

诊断要点 ①起病急，很快出现高热、气喘、胸闷，可伴泄泻、脘腹疼痛、皮疹。②有疫毒接触史。

鉴别诊断 应与风温鉴别。风温主要表现为发热、咳嗽、咳痰、胸痛，起病急、传变快，病程较短，多发于冬春。肺毒疫以气短、胸闷、甚或胸憋闷窒，气息难续为主症，发热程度较风温更胜。

辨证论治 应分虚实辨治。

辨证要点 实者当清热、解毒、利湿；虚者当益气养阴、回阳固脱。

分证论治 见表。

中成药治疗 在辨证的基础上选择适用的中成药。

口服中成药 ①牛黄解毒丸：清热解毒，用于火热内盛。②紫雪丹：清热开窍，用于邪陷心包等引起神志改变。

中药注射剂 ①清开灵注射液：清热解毒开窍，用于热入营分，神志改变。②生脉注射液：益气生津，用于气阴不足者。

转归预后 疾病初期，经及时清热、解毒、利湿，大部分患者可获痊愈。若患者高热不退，出现神昏谵语，汗出肢冷等阴阳亡失之证，则预后欠佳。

预防调护 疫毒流行期，少去人群密集场所。一旦发病，当隔离治疗。饮食清淡而富有营养。保持心情舒畅。

（罗　翌）

yánzhòng jíxìng hūxī zōnghézhēng

严重急性呼吸综合征（severe acute respiratory syndrome，SARS）

感染冠状病毒引起的以发热、头痛、肌肉酸痛、乏力、干咳少痰、呼吸窘迫等为主要表现的急性呼吸系统传染性疾病。俗称传染性非典型性肺炎。属中医学肺毒疫范畴。发病特点为骤起高热、汗出不解，伴极度乏力、干咳、气促胸闷、喘息憋气。严重者高热、咯血、烦躁、神昏、谵语、发绀危及生命。此病具有较强的传染性，2002年11月广东首发并迅速形成流行态势。大流行期间（2002年11月～2003年8月），全球29个国家报告临床诊断病例共8422例，死亡916例，平均死亡率为9.3%。世界各地仍时有新型冠状病毒感染病例确诊。

病因病机 病因为疫毒之邪，

表　肺毒疫的分证论治

证型	临床表现	治法	主方	常用药
热毒犯肺证	高热烦渴，咳喘胸痛，咳黄痰或带血，或有咽痛，乏力，气短，口干。舌苔黄腻，脉滑数	清肺解毒化湿透邪	麻杏石甘汤	石膏、连翘、黄芩、杏仁、蒲公英、败酱草、薏苡仁、芦根
痰湿壅肺证	热度时高时低，胸胁憋闷胀满，轻度水肿，头痛、头胀、头晕，坐起加重。舌红苔黄腻，脉滑数	清热利湿解毒	疏凿饮子合黄连解毒汤	黄芩、黄柏、猪苓、茯苓、泽泻、椒目、大黄、车前子、丹参、桑白皮、芦根、石苇
阴竭阳衰证	呼吸窘迫，呼多吸少，语声低微，躁扰不安，甚则神昏谵语，汗出肢冷，口唇紫暗。舌暗红苔黄腻，脉沉细欲绝	益气敛阴回阳固脱	参附汤合生脉饮	红参、炮附子、五味子、山茱萸、麦冬、郁金、三七
气阴亏虚证	神疲乏力，动则气喘，或咳嗽，低热，自汗，焦虑不安，失眠，纳呆，口干咽燥，舌红少津。舌苔黄或腻，脉沉细无力	益气养阴化痰通络	补肺汤	党参、黄芪、沙参、麦冬、生地黄、赤芍、紫菀、浙贝母、麦芽

由口鼻而入。基本病机为疫毒犯肺，肺失宣降，毒壅气闭，宣降失常。肺气不能宣发肃降，布散津液，则湿聚成痰；气不行则血为瘀，出现湿痰瘀阻；痰瘀闭肺，损伤肺络。或疫热伤阴，气阴亏虚；或病及心肾，肾不纳气，心阳暴脱。病位在肺，严重者累及心、肾。病理性质初起属实，但疫毒可迅速耗伤气阴，甚则出现气衰、阴竭、阳亏之变。

辨证论治 应辨病期，分轻重。早期多为疫毒侵犯肺卫；进展初期，则见疫毒壅肺；进展期及重症者可见痰瘀壅肺证；重症还可表现为内闭外脱证；恢复期则多见气阴亏虚。分证论证见表。

中成药治疗 在辨证的基础上选择适用的中成药。

口服中成药 ①牛黄解毒丸：清热解毒，用于火热内盛。②紫雪丹：清热开窍，用于邪陷心包等引起神志改变。③生脉胶囊：益气养阴，用于本病后期气阴两虚证。

中药注射剂 ①清开灵注射液：清热解毒开窍，用于热入营分，神志改变。②参附注射液：回阳救逆固脱，用于阳气衰微证。

转归预后 大部分患者经综合治疗可以痊愈，少数患者可进展至急性呼吸窘迫综合征，甚至死亡。据中国卫生部公布的资料，中国患者病死率为 10.7%；据世界卫生组织公布的资料，全球平均病死率为 10.88%。因用药原因，临床治愈患者可能遗留肺纤维化样病变和肺、肝、肾功能损害，骨质缺血性坏死等。但随着出院时间延长，多数患者可逐渐恢复正常，很少遗留持久性损害。对长期大剂量使用糖皮质激素的患者，出院后应定期复查，必要时行骨关节 MRI 检查，以早期发现骨质缺血性坏死。

预防调护 ①控制传染源：SARS 的传染源主要是患者，在疫情流行期及早隔离是控制疫情的关键。做到早期发现，早期隔离，早期治疗。②切断传播途径：SARS 主要是人与人之间传播，切断这一途径是控制 SARS 的关键。应选择合格专科医院定点收治患者。健全预防院内感染制度，合理使用防护用具，避免医务人员感染。③保护易感人群：医护人员和其他进入病区人员，应严格做好防护。宜加强营养，给患者补充含丰富蛋白质，及富含维生素、纤维素的食物。适当补钙，忌食辛辣刺激、油腻生痰之品。对易感人群或与患者接触者，选用苏叶、荆芥、藿香、野菊花、贯众、大青叶等水煎服以芳香辟秽解毒。

（罗 翌）

chūnwēn

春温（spring warm disorder）

春季感受温热病邪而引起的急性外感热病。发病急骤，病重多变，初起即以高热、烦渴，甚则神昏、痉厥等里热证候为主要临床特征。西医学流行性脑脊髓膜炎、化脓性脑膜炎、重型流感属于此病范畴。

首见于《黄帝内经》，“冬伤于寒，春必病温”（《素问·阴阳应象大论》），认为发病与伏寒化温有关。宋·郭雍《伤寒补亡论》首先提出“春温”病名，认为春温的发生既可由伏邪所致，也可因新邪而发。元末明初王安道《医经溯洄集》认为春温初起即表现为热邪自内达外的里热证，并

表 严重急性呼吸综合征的分证论治

证型	临床表现	治法	主方	常用药
疫毒犯肺证	发热，或伴恶寒，头痛，身痛，肢困，干咳，少痰，或有咽痛，乏力，气短，口干。舌苔白腻，脉滑数	清肺解毒化湿透邪	银翘散	金银花、连翘、黄芩、柴胡、青蒿、白豆蔻、杏仁、薏苡仁、沙参、芦根
疫毒壅肺证	高热，汗出热不解，咳嗽，少痰，胸闷，气促或腹泻，或恶心呕吐，或脘腹胀满，或便秘，或便溏不爽，口干不欲饮，气短，乏力，甚则烦躁不安。舌红或绛苔黄腻，脉滑数	清热解毒宣肺化湿	麻杏石甘汤合黄连解毒汤	生石膏、知母、黄芩、黄柏、金银花、杏仁、薏苡仁、浙贝母、太子参、甘草
痰瘀壅肺证	高热不退，呼吸困难，憋气胸闷，喘息气促，或干咳，少痰，痰中带血，气短无力，口唇紫暗。舌红或暗红苔黄腻，脉滑	清热泻肺祛瘀化浊佐以扶正	葶苈大枣泻肺汤	葶苈子、桑白皮、黄芩、全瓜蒌、郁金、萆薢、鱼腥草、丹参、败酱草、西洋参
内闭外脱证	呼吸窘迫，憋气喘促，呼多吸少，语声低微，躁扰不安，甚则神昏谵语，汗出肢冷，口唇紫暗。舌暗红苔黄腻，脉沉细欲绝	益气敛阴回阳固脱化浊开闭	参附汤合生脉饮	红参、炮附子、五味子、山茱萸、麦冬、郁金、三七
气阴亏虚证	神疲乏力，动则气喘，或咳嗽，低热，自汗，焦虑不安，失眠纳呆，口干咽燥，舌红少津。舌苔黄或腻，脉沉细无力	益气养阴化痰通络	补肺汤	党参、黄芪、沙参、麦冬、生地黄、赤芍、紫菀、浙贝母、麦芽

确定了“清里热”为主的治疗原则。历代医家对春温病因的认识不尽相同，一是伏气温病，清·王士雄《温热经纬·叶香岩三时伏气外感篇》：“春温一证……以冬寒内伏，藏于少阴，入春发于少阳……外邪先受，引动在里伏热”；二是新感温病，清·吴鞠通《增补评注温病条辨》：“冬春感风热之邪而病者……病于春者，亦曰春温”。清·陈士铎《辨证录·春温门》：“春月伤风，头痛鼻塞，身亦发热，是伤风而欲入于太阳，非太阳之伤寒也。夫春伤于风，由皮毛而入肺也。风入于肺而不散，则鼻为之不利。肺金之气不扬，自失其清肃之令，必移其邪而入于太阳膀胱……散肺金之风，杜其趋入膀胱之路，而身热自退也”，认为春温可移热于膀胱，当疏风散热。

病因病机 病因有内外两个方面。外因为伏寒化温或新感温热病邪；内因为阴精亏虚。由于病邪伏里，或温热之邪致病迅速，直接入里，加之阴精素虚，故春温起病即见里热炽盛表现。由于感邪轻重及人体正虚程度的差异，发病之初就有热邪郁发气分和郁发营分之别。热邪郁发气分者，邪虽盛，正亦强，病情较轻。有热郁胆腑、热灼胸膈、热盛阳明、热结肠腑等证。病邪不解，进一步可深入营血。邪热郁发营分者，又常兼营阴亏耗，病情较重。其发展有二途：邪热或可透出营分转为气分，则病较轻，转归尚好；邪热深入血分，耗伤肝肾之阴，则病情深重，预后较差。因此病里热炽盛，邪热易犯心包而发为神昏；如阴精先亏。加之里热炽盛，引动肝风，故多见热盛动风，而有痉厥之变；如热入营血，耗血动血，则见斑疹、出血。病至后期，每致肝肾之阴被灼而成邪少虚多之候。一旦邪陷正衰，正气极易外脱，病势凶险。恢复期邪热衰退，每有余邪留于阴风，不易尽愈。

诊断 根据临床表现结合病史可作诊断。实验室检查有助诊断。

诊断要点 ①多发于春季或冬春之交。②发病急骤，热象偏盛，初起即见里热证候，有发于气分与营分之别。③病情重，传变快，病变过程中易现斑疹、神昏、痉厥、脱证等危证。

鉴别诊断 应与风温相鉴别。风温为感受风热病邪，初起以邪袭肺卫之表热证为主；春温则感受春温病邪，初起既见里热炽盛证候。

辨证论治 根据温病传变规律，卫气营血各有所见，则可用卫气营血辨证。后期需辨动风虚实，辨阴伤甚微。

辨证要点 初期里热证为主，兼表证，较轻，重在气分和血分。后期多有口干、发热，为阴虚。

治疗原则 清泄里热，并需注意顾护阴精，透邪外泄。若见动风、动血之危重证候，治宜凉肝息风、清热凉血；热伤肝肾之阴者，治宜滋养肝肾阴精。

分证论治 根据温病传变规律，卫气营血各有所见，则可用卫气营血辨证，同时兼见脏腑损伤即可结合脏腑辨证，综合治疗。见表。

中成药治疗 在辨证的基础上选择适用的中成药。

口服中成药 ①牛黄解毒丸：清热解毒，用于热度炽盛。②银翘解毒丸：清热解毒，用于风热犯表。③连花清瘟胶囊：清瘟解毒、宣肺泄热，用于外感热毒袭肺。④安宫牛黄丸：清热解毒、镇惊开窍，用于热入心包。

中药注射剂 ①清开灵注射液：清热解毒开窍，用于热入营分，神志改变。②生脉注射液：益气生津，用于气阴不足者。

表 春温的分证论治

	证型	临床表现	治法	主方	常用药
气分证	气分热盛证	壮热，心烦而渴，头痛，微恶风寒，身拘束。舌苔白黄，脉洪滑而浮	清气解表透热	寒解汤	生石膏、知母、连翘、蝉衣
	三焦火炽证	壮热无汗，口渴，烦热，尿短赤，面赤，目如火，鼻干唇焦，时谵语，神昏。舌苔黄燥，脉数	清泄表里郁热	增损三黄石膏汤	石膏、知母、黄芩、黄连、黄柏、栀子、僵蚕、蝉衣、薄荷、淡豆豉
	热郁胆腑证	身热，口渴，尿少色黄，口苦，心烦，胸胁不舒或胁痛。舌红苔黄，脉弦数	苦寒清热宣郁透邪	黄芩汤加豆豉玄参方	黄芩、淡豆豉、玄参、白芍、生甘草
	阳明腑实证	身热，口干咽燥，腹胀腹痛，倦怠少气，或撮空摸床，肢体震颤，大便秘结。舌红苔黄干或焦黑，脉沉细数或沉弱	攻下腑实补益气阴	增液承气汤	生地黄、麦冬、玄参、生大黄、芒硝、生甘草、党参、当归、海参、生姜
	小肠热盛证	身热不退，小便涓滴不畅，小便时尿道热痛，尿色红赤，时烦渴甚。舌红苔黄，脉弦数	通腑泄热	导赤承气汤	白芍、生地黄、生大黄、黄连、黄柏、芒硝、白茅根、甘草梢

续 表

	证型	临床表现	治法	主方	常用药
营血证	热盛动血证	壮热口渴，或神昏，吐血衄血，斑疹显露。舌红苔黄，脉滑数	清热解毒凉血消瘀	犀角地黄汤	水牛角、生地黄、芍药、牡丹皮
	热灼营阴证	身热夜甚，心烦，时谵语，咽燥口干而反不甚渴，斑疹隐隐。舌绛苔薄或无苔，脉细数	清营泄热	清营汤	水牛角、生地、玄参、竹叶心、麦冬、丹参、黄连、金银花、连翘
	气血两燔证	身热口渴，或神昏，吐血衄血，斑疹显露。舌红苔黄，脉滑数	气血两清	加减玉女煎	知母、石膏、麦冬、生地、玄参
后期	阴虚火炽证	身热口干、心烦不利卧。舌红苔黄，脉细数	育阴清热	黄连阿胶汤	黄连、黄芩、阿胶、白芍、鸡子黄
	阴虚动风证	手足蠕动或瘈瘲，心中憺憺大动，心悸剧烈甚痛，阴阳离决，甚时时欲脱，形消，神倦，齿黑唇裂舌干。舌干绛无苔，脉虚	滋阴息风	三甲复脉汤	生牡蛎、生鳖甲、龟甲、甘草、干生地、生白芍、麦冬、阿胶、麻仁
	阴虚邪恋证	夜热早凉，热退无汗，能食形瘦。舌红苔少，脉细数	滋阴透热	青蒿鳖甲汤	青蒿、鳖甲、生地黄、玄参、知母、石斛、玉竹

其他疗法 在内科治疗的基础上配合其他疗法。

针刺 取人中、合谷、十宣等穴位，强刺激，不留针，用于高热神昏抽搐。

放血 高热取十宣、少商、上星；神昏抽搐取百会、人中、大椎、水沟、商阳；头痛呕吐取太阳。穴位上三棱针点刺 3～5 针，然后上罐，拔罐至没有鲜血流出为度。

转归预后 春温初起见里热炽盛，阴精先亏，如见气分证，则邪有向外透达之机，转归较好；如热甚动风痉厥，或热犯心包神昏，或深入血分，或耗伤下焦肝肾之阴，阴竭正虚则病情错综复杂，重则可危及生命。

预防调护 小儿及老年人是预防春温的主要对象，接种疫苗有积极作用。在流行期，儿童、老人及体弱者要避免上公共场所。平素勤开窗，多通风，做好防寒保暖。早期发现患者，就地隔离治疗，避免密切接触，是阻断传播的重要措施。护理上应起居有常，调畅情志，慎防风寒湿邪侵袭；饮食有节，增强体质，促进恢复。

（罗 翌）

liúxíngxìng nǎojǐsuǐmóyán

流行性脑脊髓膜炎

（meningococcal meningitis） 脑膜炎球菌引起的急性化脓性脑膜炎。简称流脑。致病菌自鼻咽部侵入血循环，形成败血症。细菌可释放内毒素激活凝血系统，早期便出现弥散性血管内凝血及继发性纤溶亢进，加重微循环障碍、出血和休克，最终造成多器官功能障碍综合征。细菌最后局限于脑膜和脊髓膜，进入脑脊液，引起脑膜和脊髓膜化脓性炎症及颅内压升高，出现惊厥、昏迷等症状。严重脑水肿时形成脑疝，可迅速致死。呈流行或散发，冬春季多发，婴幼儿及儿童多见，性别无明显差异，潜伏期一般 2～3 天。属中医学春温、湿温范畴。

病因病机 病因为感受温热疫疠之邪，从口鼻而入。基本病机：温疫时邪，首犯肺卫，郁阻卫气，肺失宣降，表里俱热，卫气同病；疫毒之邪入营动血则气营、营血同病；邪热疫毒直迫营血，逆传心包，内陷厥阴；热毒炽盛，壅塞三焦，热深厥深；正不胜邪，阳气暴脱，脉微欲绝。

辨证论治 此病病势暴急，传变迅速，卫气营血界限难明，而以疫毒热盛、陷营动血、内犯厥阴为多，治疗以清热解毒、气营两清、凉血开窍、息风救逆为主。分证论治见表。

中成药治疗 在辨证的基础上选择适用的中成药。

口服中成药 ①牛黄解毒丸：清热解毒，用于热度炽盛。②银翘解毒丸：清热解毒，用于风热犯表。③连花清瘟胶囊：清瘟解毒、宣肺泄热，用于外感热毒袭肺。④安宫牛黄丸：清热解毒、镇惊开窍，用于热入心包。

中药注射剂 ①清开灵注射液：清热解毒开窍，用于热入营分，神志改变。②生脉注射液：益气生津，用于气阴不足者。

其他疗法 在内科治疗的基础上配合其他疗法。

针刺 取大椎、曲池、曲泽、委中、十二井穴。神昏谵语者加人中、涌泉、百会；四肢抽搐配印堂、风府、太冲；角弓反张者加身柱、陶道；烦躁不安者加劳宫、少府；喉间痰鸣者加丰隆。毫针刺，用泻法。

灸法 取神阙、会阴、涌泉、百会、关元穴，悬起灸，多用于脱证。

转归预后 此病发病暴急，传

表　流行性脑脊髓膜炎的分证论治

证型	临床表现	治法	主方	常用药
气营两燔证	高热以夜间为甚，咽燥口渴，心烦躁扰不宁，时有谵语，头痛如裂，呕吐，频繁抽搐，肢体厥逆。舌红苔黄或腻，脉滑数	清气凉营 清热解毒	清营汤	水牛角、生地黄、玄参、竹叶心、麦冬、丹参、黄连、金银花、连翘
热入营血证	头疼呕吐，身灼热，躁扰不安，昏狂谵妄，斑疹紫黑或吐衄便血。舌深绛，脉数	清热解毒 凉血散瘀	犀角地黄汤	水牛角、生地黄、芍药、牡丹皮、紫草
热壅心包证	身热肢厥，神昏谵语，或嗜睡昏蒙、舌謇。舌深绛，脉滑数	清热解毒 开窍息风	清瘟败毒饮	大青叶、板蓝根、紫草、连翘、生石膏、知母、玄参、牡丹皮、栀子、钩藤、石菖蒲
阳气虚衰证	肢体强直，呼吸短促，面色苍白，发绀，四肢厥逆，出冷汗，神情淡漠或烦躁，甚至不省人事。舌淡，脉微细数欲绝	回阳救逆	参附龙牡汤	人参、熟附片、生姜、大枣、生牡蛎、生龙骨

变迅速，预后较差。卫气营血之间界限不显，而以疫毒内盛、陷营动血、内犯厥阴为常见。病程演变趋向和病情轻重，主要取决于邪正盛衰的结果。一般正能胜邪，病多单纯，病程中变化较少，病情较轻，预后大多良好；反之，则病情险恶，变幻丛生，预后严重。并发症及后遗症有中耳炎、化脓性关节炎、心内膜炎、心包炎、肺炎、脑积水、硬膜下积液、肢端坏死、瘫痪、癫痫和精神障碍等。

预防调护　养成良好的个人卫生习惯。改善居住、工作条件的拥挤状况，并经常通风换气。接种疫苗，安全有效，保护效果好。早期发现、早期治疗可以减轻症状、防止死亡。出现病例后，对家庭成员、医护人员及其他密切接触者需密切观察，一旦有发病迹象，即应进行治疗，以免延误。密切接触者要在医生指导下预防性服药。饮食调理以促进食欲，扶持胃气，顾护津液为原则。

（罗　翌）

shǔwēn

暑温（warm disease in summer）

感受暑热病邪引起的急性外感热病。发生于夏季，以起病急骤，初起即见阳明热盛表现，病程中易耗气伤津，多有化火、动风、生痰之变为发病特点。以高热，呕吐，昏迷，抽搐为主要表现。常见于西医学流行性乙型脑炎、钩端螺旋体病、夏季流行性感冒、登革热和登革出血热等急性传染病。

《素问·热论》：“凡病伤寒而成温者，先夏至日者为病温，后夏至日者为病暑。”《素问·生气通天论》：“因于暑，汗，烦则喘喝，静则多言。”东汉·张仲景《金匮要略·痉湿暍病脉证治》：“太阳中热者，暍是也。汗出恶寒，身热而渴，白虎加人参汤主之。”明·张景岳《景岳全书》认为暑病当分阴阳：“暑本夏月之热病，然有中暑而病者，有因暑而致病者，此其病有不同，而总由于暑。故其为病，则有阴阳二证：曰阴暑，曰阳暑。”清·吴鞠通《温病条辨·上焦篇》首立“暑温”病名：“暑温者，正夏之时，暑病之偏于热者也。”清·叶天士《临证指南医案》指出暑温特点：“夏暑发自阳明”“暑多兼湿”。清·林佩琴《类证治裁》提出治暑最忌发汗：“治暑，汗液大泄，中气先伤，虽有膈满潮热，最忌攻下，以无形之热，不能随药攻散也。虽有头额重痛，最忌发汗，以表药皆能升举，痰食浊气支撑膈上也。”

病因病机　外因是感受暑热病邪，人体正气不足是导致暑温发病重要内因。暑性火热，最易耗气伤津，初起则见高热、汗多、口渴、脉洪大等气分阳明胃热炽盛证候；在病程中多见气阴两伤，甚或气阴欲脱等危重证候。暑热急迫，传变迅速，气热不解极易深入营血，而至化火、生痰、生风，甚至迅速出现闭厥、动风。暑热内陷血分，血热妄行，可出现咳血、吐血、衄血、斑疹。基本病机：暑温邪毒，阳明热炽，耗气伤津；暑热夹湿生痰，入营犯心伤阴，蒙神劫液，耗血动血，甚则神昏、吐衄、抽搐，内闭外脱。病理性质早期多属实，进一步则见津气两伤，后期表现为肝肾阴伤。

诊断　根据临床表现结合病史可作诊断。实验室检查可助于诊断与鉴别诊断。

诊断要点　①发病有明显季节性，多发于暑气当令之时，或夏至到立秋之前。②起病急，初起即见壮热、烦渴、汗多等阳明气分热盛证候。③病情变化迅速，可见化火、生痰、生风等变证，易见津气欲脱、直入心包、动风频作等危候。

鉴别诊断　应与湿温、中暑等相鉴别。①湿温亦可发生在夏秋季节。由感受湿热病邪所致，起病缓慢，初起以恶寒、身热不扬，头重痛，身重肢倦，脘痞苔腻等邪遏卫气之湿重热轻证候为主；其病势缠绵，以脾胃为病变重心，邪多留恋气分，发热难退，病程较长。②中暑亦是夏季常见暑病，暴露于暑热环境或感受暑湿秽浊之气所致，以突然昏仆，不省人事或突然神昏烦躁为主要表现。与暑温之暑入心营证候颇为相似，两者区别在于中暑乃突发神昏肢厥，经过处理，易于苏醒，可如常人；暑温之暑入心营，多为暑热病邪由气分深入所致，神昏不如中暑陡然，其恢复亦较困难。

辨证论治 辨证当以卫气营血为纲，将辨证与辨病结合起来。

辨证要点 ①辨邪热轻重。②辨正伤程度。③辨窍闭动风先兆。

治疗原则 治疗原则为清泄暑热。如病情传变，则可结合化痰、息风、凉血、开窍等治法。

分证论治 见表。

中成药治疗 在辨证的基础上选择适用的中成药。

口服中成药 ①牛黄解毒丸：清热解毒，用于火热内盛。②紫雪丹：清热开窍，适用于邪陷心包等引起神志改变。

中药注射剂 清开灵注射液：清热解毒开窍，适用于热入营分，神志改变。

其他疗法 在内科治疗的基础上配合针刺疗法。高热者针刺大椎、曲池，强刺激，泻法，或十宣、少商、商阳点刺放血少许；神昏者针刺人中、素髎、合谷、内关、涌泉，泻法，反复提插；抽搐者针刺人中、合谷、太冲、后溪，泻法。

转归预后 暑温以高热、神昏、痉厥为三大主症，病势凶险。在气分阶段经有效治疗预后较好。如病邪内陷营血，见痰生、风动、窍闭、血动，则预后不佳，部分遗留痴呆、失语、肢强或痿软等后遗症。

预防调护 暑温是夏季多发病，蚊虫是重要传播媒介，应注意灭蚊、防蚊。室内要通风，保护易感人群，接种疫苗。病室应凉爽通风，遮蔽阳光，护理上避免给患者不良精神刺激，补充营养充足的流质饮食，瘫痪患者定时翻身；恢复期正虚邪恋，需增强体质；后遗症期要持久地指导患者进行综合性的功能锻炼。

（罗 翌）

liúxíngxìng yǐxíng nǎoyán

流行性乙型脑炎（epidemic encephalitis type B） 由乙型脑炎病毒引起，以脑实质炎症为主要病理改变的急性中枢神经系统传染病。简称乙脑。东南亚和西太平洋地区是乙脑的主要流行地区，经蚊传播，以夏秋季为发病高峰季节。潜伏期 5～15 天。感染乙脑病毒的蚊虫叮咬人体后，病毒先在局部组织细胞和淋巴结以及血管内皮细胞内增殖，形成病毒血症，病毒的数量、毒力和机体的免疫功能是发病与否的关键。病毒有嗜神经性，临床上急性发病，有高热、意识障碍、惊厥、强直性痉挛和脑膜刺激征等临床

表 暑温的分证论治

证型	临床表现	治法	主方	常用药
暑入阳明证	壮热甚则恶热，面赤气粗，口渴心烦，头晕胀痛，汗多，齿燥。舌黄燥，脉洪大而数；或背微恶寒，脉洪大而芤	清泄阳明	白虎汤	生石膏、知母、甘草、粳米
暑伤津气证	身热息高，心烦溺黄，肢倦神疲，口渴，汗多。舌红苔干，脉虚数无力	清热涤暑益气生津	王氏清暑益气汤	西洋参、石斛、麦冬、黄连、竹叶、荷梗、知母、甘草、粳米、西瓜翠衣
津气欲脱证	身热已退，汗出不止，神疲，气短喘渴。舌红苔干，脉散大无力	益气养阴生脉固脱	生脉散	人参、麦冬、玉竹、石斛、五味子
暑入心营证	灼热躁扰，夜寐不安，时有谵语，甚或昏愦不语。舌红绛，脉细数	清营泄热清心开窍	清营汤	水牛角、生地黄、玄参、竹叶心、麦冬、丹参、黄连、金银花、连翘
暑入血分证	灼热躁扰，神昏谵妄，斑疹密布，色呈紫黑，吐血、衄血、便血，甚或四肢抽搐，角弓反张，喉中痰声漉漉。舌绛苔焦，脉弦滑	凉血解毒息风开窍	犀角地黄汤	水牛角、生地黄、芍药、牡丹皮
暑热动风证	身灼热，躁扰不安，四肢抽搐，甚则角弓反张，牙关紧闭，神迷不清，或喉中痰声漉漉。舌绛，脉弦滑或弦数	清泄暑热凉肝息风	羚角钩藤汤	羚羊角、钩藤、水牛角、玄参、牡丹皮、连翘、天竺黄、竹沥水、胆南星
暑伤心肾证	心中烦热，口渴不已，肢体麻痹。舌红绛苔黄燥，脉细数	清泄心火滋阴益肾	连梅汤	黄连、乌梅、麦冬、生地黄、阿胶

表现，重型患者病后往往留有后遗症。属中医学暑温、湿温范畴。

病因病机 病因为外感暑温时邪。多按卫、气、营、血传变。初起暑温邪毒炽烈，伤人最速，侵犯肺卫，表热蒸盛，卫气同病；进一步由表入里，肺热炽盛、肝火上炎，表现气分热盛；暑湿夹痰，邪盛入营，心肝俱病，痰热蒙神阻窍；或邪入血分，伤津劫液，耗血动血，神昏吐衄，病在营血。暑温邪毒传变迅疾，卫表未解，气热已炽；气热方盛，营分已灼；营热正盛，血分已伤。急性期热、痰、风相合而见高热、抽搐、昏迷，多属实证的特点；后期气阴两亏，肝肾精伤，由实转虚，并可因肝肾亏虚，筋脉失养，风痰留阻络道，产生震颤、痴呆、失语、瘫痪等后遗症。

辨证论治 典型病程分为初期、极期、恢复期和后遗症期4期，可按卫气营血及热、痰、风变特点分期辨证论治。分证论治见表。

中成药治疗 在辨证的基础上选择适用的中成药。

口服中成药 ①牛黄解毒丸：清热解毒，用于热度炽盛。②银翘解毒丸：清热解毒，用于风热犯表。③连花清瘟胶囊：清瘟解毒、宣肺泄热，用于外感热毒袭肺。④安宫牛黄丸：清热解毒、镇惊开窍，用于热入心包。

中药注射剂 清开灵注射液：清热解毒开窍，用于热入营分，神志改变。

其他疗法 在内科治疗的基础上配合其他疗法。

针刺 下肢瘫痪取阳陵泉、三阴交、环跳、足三里、委中；吞咽困难取颊车、天突、下关、合谷；失语取哑门；流涎取金津、玉液；失明取光明、攒竹透鱼腰。针刺手法以病程缓急而补泻，辅助治疗。

推拿 推补脾经、肾经，分手阴阳，清板门，揉一窝风，以期舒筋强体。

转归预后 此病的病情及转归与感邪轻重、体质强弱密切相关。急性期若正气尚盛，感邪轻者，可透出肌表或从气分而解，是为轻证；若正气虽盛，感邪深重者，邪毒迅速内传而陷心肝，则为重证；若邪毒内闭清窍，耗劫气津，正不胜邪，则见内闭外脱之危证。轻证预后较好，重证中枢神经系统受损最严重者为暴发型，见体温骤升，高热或超高热，强烈抽搐，常因呼吸衰竭死亡。恢复期、后遗症期可见震颤、痴呆、失语、四肢痉挛性瘫痪等。

预防调护 高危人群及时预防接种乙脑疫苗，注意灭蚊防蚊，控制传染源。隔离患者至体温正常为止；重病患者护理常翻身，变换体位，清洁皮肤，防止褥疮；营养调理，清淡饮食，吞咽困难者鼻饲喂养；后遗症期配合功能锻炼及理疗、针灸、中医药、高压氧等综合治疗。

（罗　翌）

zhòngshǔ

中暑（heatstroke）

高温环境下，感受暑热，出现以高热、大汗、大渴、乏力，甚则神昏、嗜睡、抽搐、肢厥为主要表现的疾病。

《素问·热论》有关于中暑的记载："凡病伤寒而成温者，先夏至日者为病温，后夏至日者为病

表　流行性乙型脑炎的分证论治

证型	临床表现	治法	主方	常用药
邪犯卫气证	突然发热，头痛项强，微恶风，或全身灼热无汗，烦躁口渴，常伴有恶心，呕吐，嗜睡。舌红苔薄白或黄，脉浮数或滑数	辛凉解表	银翘散	金银花、连翘、桑叶、菊花、炒杏仁、浙贝母、荆芥、牛蒡子、芦根、薄荷、生甘草
气营两燔证	高热不退，颈项强直，神志昏迷，烦躁谵妄，四肢抽搐，甚则喉间痰声漉漉，呼吸不利，口渴引饮，大便秘结，小便短赤。舌红绛苔黄糙，脉洪数或弦大	清气泄热 益阴凉营	清营汤	水牛角、生地、玄参、竹叶心、麦冬、丹参、黄连、金银花、连翘
热入营血证	发热，夜间为甚，神昏，颈项强直，四肢抽动或角弓反张，或衄血、便血、呕血。舌红绛而干，舌体僵硬，苔剥脱，脉沉细数	凉血清心 滋阴潜阳	犀角地黄汤	水牛角、赤芍、牡丹皮、生地黄
痰浊闭窍证	神志不清，喉间痰鸣，痴呆不语，不能吞咽，或流涎。苔腻，脉滑	豁痰开窍	导痰汤	半夏、陈皮、茯苓、枳实、胆南星、天竺黄、远志、石菖蒲、莲子心、甘草
虚风内动证	形体消瘦，两颧潮红，四肢冷凉，手足拘挛，肢体强直。舌红绛，脉细数无力	育阴潜阳 息风通络	大定风珠	白芍、龟甲、生地黄、麦冬、鳖甲、牡蛎、阿胶、僵蚕、甘草
阴虚内热证	低热汗出，虚烦不宁，颧红体瘦，口渴欲饮。舌红少苔，脉沉细而数	养阴清热	青蒿鳖甲汤	青蒿、鳖甲、生地黄、知母、牡丹皮、鲜荷叶、地骨皮、白薇、甘草、芦根
气虚血瘀证	肢体强直不灵，日久肌肉萎缩。舌淡色暗，苔薄白，脉滑	益气养血 活血通络	补阳还五汤	黄芪、当归、赤芍、川芎、桃仁、红花、地龙、石菖蒲、川贝母、甘草

暑。暑当与汗皆出，勿止。”明·龚廷贤《寿世保元》在治疗中重视利小便：“脉虚微细弦芤迟。皆属于中暑。不可汗下，但解热利小便为要。”明·张景岳《景岳全书》指出阳暑与阴暑的区别：“阴暑证，或在于表，或在于里，惟富贵安逸之人多有之，总由恣情任性，不慎风寒所致也。阳暑证，惟辛苦劳役之人多有之。由乎触冒暑热，有势所不容已也。”清·林佩琴《类证治裁》认为治暑最忌发汗：“治暑，汗液大泄，中气先伤，虽有膈满潮热，最忌攻下，以无形之热，不能随药攻散也。虽有头额重痛，最忌发汗，以表药皆能升举，痰食浊气支撑膈上也。”清·陈士铎《石室秘录》记载了多个暑病重症的证治：“中暑发狂，气喘，汗如雨下，如丧神失守，亦死亡顷刻也……急宜用白虎汤救之”“中暑循衣摸床，以手撮空，本是死症……方用独参汤三两，加黄连三钱灌之”。

病因病机 外因为感受暑热之邪，内因责之于素体虚弱。病位以气分及心营为主。暑邪热盛，可直犯气分，伤津耗液；暑热炽盛，易入营扰神，蒙蔽心包；暑热内炽，阴津亏损，可见热极生风。暑热亢盛，耗气伤阴，气阴两脱。病理性质可见邪盛标实，但暑伤津气，可较快出现气阴虚衰，以虚为主。

诊断 根据临床表现结合病史可作诊断。①易患人群在高温环境下，较长时间剧烈运动或劳动。②高热、大汗、大渴、乏力，甚至神志恍惚。

辨证论治 应根据阴证与阳证辨证论治。

辨证要点 当辨病情及虚实。初起暑热内炽，病情较轻，可有恶寒，汗出；或暑伤脾胃，头目不清，胸闷脘痞。若感邪深重，可致暑蒙心神，属实证。疾病后期，汗出伤阴，可有气阴两虚，属虚证。

治疗原则 清热解暑。阴津亏损者，养阴生津；暑热蒙心者，清心开窍；暑热生风者，凉肝息风；暑伤脾胃者，祛暑化湿。

分证论治 见表。

中成药治疗 在辨证的基础上选择适用的中成药。①龙虎人丹：开窍醒神、祛暑化浊，用于中暑头晕，恶心呕吐。②紫雪丹：清热开窍，适用于邪陷心包等引起神志改变。

其他疗法 在内科治疗的基础上配合其他疗法。

针刺 中暑阳证及暑风，以针为主，以百会、人中、风池、大椎、少商、商阳、神门、足三里、三阴交等为常用穴。

灸法 中暑阴证，以灸为主，以气海、关元、肾俞等为常用穴。

刮痧 中暑神昏可用刮痧的办法治疗。在患者胸、腹、颈、项、背及手足弯曲处，用手揪扭，或用羹匙、铜钱边缘刮皮肤，使皮下出血，出现青紫或血斑。

转归预后 一般病情较轻者容易自愈，病情严重者，可以由中暑阳证转变为中暑阴证，最后气阴两脱而死亡。因此早期及时治疗，是预后病情发展的重要措施。

预防调护 做好防暑降温工作，备用清凉饮料、防暑药品，注意室内通风。尽量避免烈日下暴晒；烈日下劳作，注意劳逸结合，适时荫凉通风处休息。注意饮食起居，饮食清洁卫生，清淡为主，多饮水，出汗较多时可适当补充盐水，饥饿情况下避免在高温环境下继续劳作。慢性基础病早期治疗，增强机体抵抗力。

（罗　翌）

zhùxià

疰夏（summer non-acclimation）

因素体虚弱、感受暑热，出现以乏力倦怠、眩晕心烦、多汗纳

表　中暑的分证论治

证型	临床表现	治法	主方	常用药
暑热内炽证	发热，或见恶寒，汗出，烦躁，口渴，多饮，溲赤。舌红少津，脉洪大	清热生津	白虎汤	石膏、知母、粳米、甘草
暑伤脾胃证	低热，汗出，头目不清，胸闷脘痞，或吐或泻，身体困重。舌红，苔腻，脉濡	祛暑化湿和胃	三物香薷散	香薷、白扁豆、厚朴、金银花、连翘、藿香、佩兰、陈皮、白术
暑热蒙心证	高热烦躁，汗出，胸闷，猝然昏迷，不省人事。舌红绛，脉洪数	清心开窍	安宫牛黄丸	牛黄、郁金、水牛角、黄芩、黄连、栀子、冰片、麝香、珍珠
暑热生风证	高热汗出，神昏，抽搐，惊厥。舌红，脉洪数，或弦数	清热凉肝息风	三甲复脉汤	炙甘草、干地黄、生白芍、麦冬、阿胶、麻仁、生牡蛎、生鳖甲、龟甲
气阴虚衰证	精神衰惫，身热汗出，四肢困倦，胸满气短，不思饮食，大便溏泄，舌红少津，脉洪缓。甚则四肢厥逆，冷汗自出，面色苍白，烦躁不安，渐则呼吸浅促，昏迷，不省人事。舌红，脉细微欲绝	益气固脱	生脉散合参附龙牡汤	人参、麦冬、五味子、附子、龙骨、牡蛎

呆，或低热为主要表现的疾病。又称注夏。以体质较弱的老人、小孩和女性为多见。西医学夏季低热属于此病范畴。

首见于宋《圣济总录·中暍统论》："盛夏炎热，人多冒涉路，热毒易伤，微者易伤，微者客于阳经，令人呕逆头眩，心神懊闷，汗出恶寒，身热发渴。即时不治，乃至热气伏留经络，岁久不除，遇热即发，俗号暑气"，并载转归："甚者，热毒入内……谓之中暍"。病名首见于元·朱丹溪《丹溪心法·中暑》："注夏属阴虚，元气不足，夏初春末，头疼脚软，食少体热者。"金·李杲《脾胃论》："长夏湿热困胃……人感之多四肢困倦，精神短少，懒于动作，胸满气促，肢节沉疼，或气高而喘，身热而烦，心下膨痞，小便黄而数。大便溏而频……或渴或不渴，不思饮食，自汗体重"，立李氏清暑益气汤治疗。清·王孟英制王氏清暑益气汤，加重清暑热、养阴之药。清·陈士铎《辨证录·疰夏门》认为主要病因为肾阴虚："人有时值夏令，便觉身体昏倦，四肢无力，朝朝思睡，全无精神，脚酸腿软，人以为疰夏之病，谁知肾水之亏乏乎。夫夏令火炎，全藉肾水之润，则五脏六腑得以灌注，不至有干燥之患。"

病因病机 病因为体质虚弱，感受暑热之气。基本病机为素体虚弱，暑热外侵，津气耗伤；暑多夹湿，困阻脾胃，运化失司，故见倦怠、纳差。如暑热加剧不解，严重则发展为中暑。病位在脾胃，病理性质有虚实之分。暑湿困脾以实为主，气阴两亏则属虚证。

诊断 根据临床表现结合病史可作诊断。①发生于夏季，季节性明显。②倦怠嗜睡，眩晕乏力，心烦多汗，不思饮食，或低热。③呈周期性发作，夏季发病，过之则愈。④多有素体正虚、脾胃虚弱病史。

辨证论治 应辨虚实，治以补虚泻实。

辨证要点 虚为气阴亏虚，实乃暑热内困。

治疗原则 清暑化湿健脾，益气养阴。

分证论治 见表。

中成药治疗 在辨证的基础上选择适用的中成药。①生脉饮：益气养阴生津，用于气阴两亏。②香砂六君子丸：益气健脾、化湿和胃，用于暑湿困脾。

转归预后 一般夏季后病情自行缓解，部分患者呈逢暑必发的周期性特点。疰夏持续不解，暑热加剧可成中暑。

预防调护 预防调护关键是增强体质。保证足够休息，夏日避免出汗过多，及时补充水分。适度通风，保持相对干燥是防病的重要环节。加强体育锻炼。夏季饮食宜清淡，多食蔬菜、水果、淡水鱼，少油腻、辛辣、油炸腌制食物。

（罗 翌）

shīwēn

湿温（damp warm） 感受湿热病邪引起的以身热不扬、身重肢倦、胸闷脘痞、神情淡漠为主要表现的疾病。发病缓慢，病势缠绵，病程缓长，后期易化热化燥而致神志昏蒙，多发于夏秋雨湿季节。西医学伤寒、副伤寒、钩端螺旋体病、流行性乙型脑炎、流行性感冒、病毒性肝炎属于此病范畴。

首见于《难经·五十八难》："伤寒有五：有中风、有伤寒、有湿温、有热病、有温病。"宋·朱肱《伤寒类证活人书》指出当用苍术白虎汤治疗。明清温热学派兴起，理论趋于系统化。清·叶天士《温热论》对湿热为病有精辟认识，提出"在阳旺之躯，胃湿恒多；在阴盛之体，脾湿亦不少"，并主张对湿热之治应"渗湿于热下"；清·吴鞠通《温病条辨》详细阐述了湿温三焦分证论治的规律，载有众多治疗湿温的名方，如三仁汤、五加减正气散、黄芩滑石汤、薏苡竹叶散、三石汤；清·王孟英《温热经纬》提出"既受湿又感暑也，即为湿温，亦有湿邪久伏而化热者"；清·薛生白《湿热病篇》提出"湿热病属阳明太阴经者居多，病在二经之表者，多兼少阳三焦，病在二经之里者，每兼厥阴风木"。

病因病机 湿温为病与外感时令湿热病邪及脾运失健密切相关。夏秋之际，雨多湿重，气候炎热，易于酿生湿热；脾为湿土

表 疰夏的分证论治

证型	临床表现	治法	主方	常用药
暑湿困脾证	神疲倦怠，乏力嗜睡，脘闷纳差，口淡，恶心，渴不欲饮或少饮，便溏，或午后低热。舌红苔腻，脉濡细或数	清暑化湿	藿朴夏苓汤合六一散	藿香、川朴、姜半夏、赤茯苓、杏仁、生薏苡仁、白蔻仁、猪苓、淡豆豉、泽泻、通草、滑石、甘草
气阴两亏证	神疲倦怠，乏力嗜睡，眩晕，多汗，心烦口渴，纳呆体瘦，小便或黄。舌胖苔薄，脉细弱	清暑益气养阴	清暑益气汤合生脉散	西洋参、石斛、麦冬、黄连、竹叶、荷梗、知母、甘草、粳米、西瓜翠衣、五味子

之脏，职司运化，若素禀中虚脾弱，或饮食不节，恣食生冷肥甘，损伤脾胃，脾失健运，则内湿停聚，外界湿热之邪亦因之乘虚而入，与内湿相合酿成湿温之患。病位主要在中焦脾胃，且可累及三焦。病理因素是湿热邪气。病机为湿热浊邪，阻滞气机，郁遏清阳。本病病情缠绵，日久湿从热化，亦可化燥化火，由气入营入血而呈多种临床证候。

诊断 根据临床表现结合病史可作诊断。

诊断要点 ①发热，身重倦怠，呕恶纳呆，胸脘痞闷，有汗不解，溲黄，便溏或不爽。②发病以夏秋季为多，男女老幼皆可发病。③起病较慢，病势缠绵，病程较长，大多具有传染性，并可引起流行。

鉴别诊断 应与暑温、疟疾相鉴别。①暑温初起即以壮热、烦渴、汗多、脉洪大等为主症，且起病急，变化迅速。②疟疾为蚊媒传播的原虫病，亦在夏秋发病，以寒战、高热、头痛骨楚为主要症状，其汗出热退，继而复热，颇类湿温。但疟疾汗出热退，脉静身凉，次日或间日又复寒战发热，界限分明，不若湿温之汗出热轻（始终未至正常）继而复热，或身热朝轻暮重，界限不甚分明。

辨证论治 当辨湿与热的轻重主次，卫气营血的传变。

辨证要点 ①辨湿与热的轻重主次：湿重于热者，起病较缓，症见身热不扬，午后热增，胸脘痞满，泛恶便溏，口渴不欲饮，苔白腻，脉濡缓；热重于湿者，起病较急，症见持续发热，神情烦躁，脘闷腹胀，大便干结、尿黄少，苔黄腻，脉滑数或弦数；湿热并重者，持续发热，汗出不解，口渴不欲饮，心烦脘痞，恶心呕逆，小便短赤，大便溏而不爽，舌红苔黄腻，脉滑数。②辨卫气营血的传变：身热不扬、四肢困重，为病邪在表，阻遏卫阳，为湿温卫分证；继而身热渐高，稽留不退或汗出热稍减继而复热，伴胸闷脘痞、腹胀，为湿热蕴阻气分，气分阶段持续时间较长，发热缠绵难愈；若见高热烦躁，神昏谵语，舌绛而干或手足抽搐、斑疹隐隐，为邪热化燥入营；若兼见衄血、吐血、便下鲜血，则为邪热深入血分之证；若出血不止，进见身热骤退，面色苍白，汗出肢冷，喘促脉微，乃肠络损伤、气随血脱之危象。

治疗原则 化湿清热为基本治疗原则。邪在表卫，宜芳香化湿以透邪；留恋气分，以清热化湿、辛开苦降为法；若温热化燥化火，入营入血，则应清营泄热，凉血散血；如因出血不止而气随血脱，治以益气固脱为要；病后余邪未净，可予醒脾开胃，清理余邪。

分证论治 见表。

其他疗法 在内科治疗的基

表 湿温的分证论治

证候	临床表现	治法	主方	常用药
湿遏卫阳证	恶寒发热，身重骨楚，胸痞不渴。舌淡苔薄白，脉濡缓	芳香化湿	藿朴夏苓汤	藿香、淡豆豉、杏仁、白蔻仁、苍术、半夏、厚朴、茯苓、泽泻、薏苡仁
湿重于热证	身热甚于午后，汗出胸痞。舌淡苔白腻，脉濡数	宣气化湿 流通三焦	三仁汤	杏仁、白蔻仁、生薏苡仁、滑石、半夏、厚朴、淡竹叶、通草
热重于湿证	壮热多汗，渴喜热饮。舌红苔黄腻，脉濡数	辛凉甘淡 清热化湿	白虎加苍术汤	石膏、知母、栀子、苍术、芦根、天花粉、甘草
湿热留连三焦	热势起伏不定，口秽熏人。舌红苔厚黄，脉濡数	辛苦芳淡 上下分消	甘露消毒丹	薄荷、藿香、白豆蔻、石菖蒲、射干、连翘、黄芩、木通、滑石、茵陈
少阳湿热证	热势朝轻暮重，口苦泛恶。舌红苔薄黄，脉濡数	和解少阳 宣化三焦	小柴胡汤	柴胡、黄芩、杏仁、厚朴、清半夏、橘红、郁金、通草、滑石
中焦湿热证	壮热无汗，脘腹痞胀。舌红苔黄腻，脉濡数	辛开苦降 清热燥湿	王氏连朴饮	豆豉、山栀子、厚朴、黄连、石菖蒲、芦根
痰热扰心证	身热不甚，神昏谵语。舌红苔厚黄腻，脉濡数	清心豁痰 开闭化湿	菖蒲郁金汤	石菖蒲、郁金、胆星、天竺黄、竹沥、生姜、金银花、连翘、牡丹皮、山栀子
邪入心营证	夜多谵语，甚则神昏口噤。舌红，舌质扪之湿，脉濡数	清营开窍 透热解毒	清营汤	水牛角、生地黄、金银花、连翘、广郁金、石菖蒲、竹沥、生姜、芦根、梨汁、灯芯草
邪入血分证	便血后重，肛门灼热。舌红绛，脉弦数	疏解郁热 苦味坚肠	白头翁汤	秦皮、黄连、白头翁、阿胶、黄芩、贯众、白芍
阴伤阳脱证	面色苍白，汗多肢冷。舌淡白苔薄少津，脉微欲绝	益气固脱 益阴回阳	参附汤合生脉散	人参、熟附片、煅龙骨、煅牡蛎、阿胶、麦冬、五味子、山茱萸

础上配合其他疗法。高热无汗或少汗者，针刺大椎、曲池，或点刺少商、商阳及十宣，放血少许；意识不清、痴呆不语者，针刺百会、神庭、人中、合谷；湿温热偏重者，于尺泽、委中处点刺放血。

转归预后 初起湿郁卫阳，表里同病；入里渐由湿重于热转化为热重于湿，或湿热并重，继则湿化燥，热化火，归于阳明或迫入营血，病情重笃，若见肠道出血、穿孔，须紧急救治。一般治疗得当，病程虽久，多可痊愈，失治、误治或并发重症，有性命之虞。

预防调护 ①饮食宜清淡，富有营养，易消化。流质饮食或半流质饮食，配合清淡饮水，如鲜广藿香、鲜佩兰、鲜荷叶煎汤代水，保持床铺清洁，昏迷者要防止褥疮发生。②加强身体锻炼，注意摄生调养，注意个人卫生，养成良好的个人饮食习惯。

（顾　勤）

shānghán

伤寒（typhia） 由伤寒沙门菌引起的急性消化道传染病。以持续性发热、表情淡漠、相对缓脉、神经系统中毒症状、消化道症状、玫瑰疹、肝脾肿大与白细胞减少为主要表现。肠出血和肠穿孔是其常见严重并发症。属中医学湿温、暑温范畴。

病因病机 外感湿热疫毒之邪，或素有脾湿而又复感外邪，或饮食不洁，恣食生冷油腻，损伤脾胃，生湿酿热，内外合邪而致病。病机关键是湿遏热伏。病变脏腑主要是脾胃。湿热之邪阻遏中焦，或上阻清阳，故见恶寒、身热不扬；若湿热蕴蒸日久，可化热化燥，热甚伤阴，成为脏实燥结之象；若传入营血，则可热伤营血；若湿热酿痰、蒙蔽心包，可见神识昏迷、谵语。

辨证论治 化湿清热为基本治疗原则。邪在表卫，宜芳香化湿以透邪。留恋气分，湿重者，以化湿为主；热重者，以清热为主；湿热并重者，应以清热化湿、辛开苦降为法。若温热化燥化火，入营入血，则应清营泄热，凉血散血。如因出血不止而气随血脱，治以益气固脱为要。病后余邪未净，可予醒脾开胃，清理余邪。分证论治见表。

中成药治疗 在辨证的基础上选择适用的中成药。①藿香正气水：芳香解表化湿，用于湿热之气遏于气分。②甘露消毒丹：清热解毒、利湿化浊，用于治疗湿温邪在气分，湿热并重证。③玉枢丹：祛痰开窍，用于湿热酿痰，蒙闭心包神识模糊者。④苏合香丸：行气芳香开窍，用于湿热蒙蔽心包，湿浊偏重者。

其他疗法 在内科治疗的基础上配合其他疗法。发热者，针

表　伤寒的分证论治

证候	临床表现	治法	主方	常用药
湿遏卫气证	发热恶寒，身重头痛，体倦纳呆，胸闷腹胀，便秘或便溏。舌淡红苔白腻，脉濡缓	清热透表芳香化湿	藿朴夏苓汤	藿香、淡豆豉、厚朴、半夏、杏仁、茯苓、薏苡仁、佩兰、陈皮、生姜
邪阻膜原证	寒热往来如疟，寒甚热微，身痛有汗，手足沉重，呕逆腹满。舌苔白厚腻浊，或如积粉，脉缓	开达膜原辟化湿浊	达原饮	槟榔、厚朴、草果、知母、黄芩、芍药、甘草、羌活
湿热中阻证	身热不退，有汗不解，脘腹胀满，渴不多饮，神情呆滞，耳聋重听，便溏不爽。舌红苔黄腻，脉濡数	清热化湿理气和中	王氏连朴饮	豆豉、山栀子、厚朴、黄连、石菖蒲、芦根、黄芩、半夏、木香、青蒿
湿热蕴毒证	发热口渴，胸痞腹胀，恶心呕吐，肢酸倦怠，咽肿漏赤，大便秘结，或身目发黄。舌红苔黄腻，脉滑数	清热解毒利湿化浊	甘露消毒丹	薄荷、藿香、白豆蔻、石菖蒲、射干、连翘、黄芩、木通、滑石、茵陈、芦根、石斛、栀子
热重湿轻证	壮热汗出，心烦口渴，喜渴多饮，纳呆呕吐，大便秘结，小便短赤。舌红苔黄腻而干，脉洪数或滑数	清热解毒佐以化湿	白虎加苍术汤	石膏、知母、黄芩、苍术、滑石、黄连、通草、芦根、大黄、枳实、钩藤
湿热扰心证	身热不退，神情淡漠，耳鸣重听，甚至谵语神昏。舌红赤苔黄浊腻，脉滑数	清热化湿芳香开窍	菖蒲郁金汤	石菖蒲、广郁金、陈胆星、天竺黄、竹沥、生姜、金银花、连翘、牡丹皮、山栀子
湿热化燥证	身体灼热，神情烦躁，大便下血，小便短赤。舌红苔黄，脉细数	清热解毒凉血止血	犀角地黄汤	水牛角、生地黄、牡丹皮、赤芍、侧柏叶、茜草、紫珠草、麦冬
气阴两伤证	低热不退，胸腹痞满，食少倦怠。舌红少苔，脉细数	益气养阴祛除余邪	竹叶石膏汤	竹叶、藿香、佩兰、芦根、石膏、麦冬、石斛、薏苡仁、甘草、生地黄、玄参
湿胜阳微证	形寒身倦，头晕心悸，面浮肢重，小便短少。舌淡苔白，脉沉细	健脾补肾温阳利水	真武汤	茯苓、白术、附子、生姜、芍药、泽泻、牡丹皮、人参
气随血脱证	便血不止，面色苍白，汗出肢冷。舌淡无华，脉微细	益气固脱养血止血	独参汤合黄土汤	人参、白术、附子、灶心土、阿胶、生地黄、黄芩、甘草

刺大椎、曲池、合谷；肠出血者，针刺小肠俞、大肠俞、隐白、公孙；痉厥动风者，针刺风府、风池、百会、太冲；神昏谵语者，针刺心俞、厥阴俞、百会、人中；阴伤阳脱者，灸气海、关元，针刺三阴交、太溪。

转归预后 此病湿热裹结，胶着难愈，故一般病情缠绵，变化多端。若素体阳盛或过用温燥，温热化燥化火，则有损伤阴液，或湿邪伤阳等虚象。此外，疾病极期，可出现“湿胜阳微”或出血不止，而见身热骤退，面色苍白、汗出肢冷，喘促脉微之肠络损伤、气随血脱等危重证候。

预防调护 控制传染源，切断传播途径是预防本病的关键。每年对易感人群接种伤寒疫苗。流行季节选中药黄连、连翘、金银花、白芍、沙参、荆芥、香薷、柴胡、甘草等，研细末混匀服用，可清热解毒，补中益气，起到预防伤寒，减少发病的作用。

（顾　勤）

fùshānghán

副伤寒（paratyphoid fever） 副伤寒甲、乙、丙三种沙门菌引起的急性消化道传染病。副伤寒甲、乙的临床表现与伤寒相似，但病情更轻、病程较短。主要表现为：潜伏期短，起病较急，常先有急性胃肠炎症状，2～3天后，出现轻症伤寒样症状；发热多为弛张热型，热程2～3周；皮疹出现较早、较多、较大、色较深；肠道病变轻，出血和穿孔少见，病死率较低。副伤寒丙的主要表现为脓毒血症型，常在肺部、骨及关节处形成局限性化脓性病灶。其次可表现为伤寒型和胃肠炎型。属中医学湿温范畴。副伤寒的治疗和预防基本同伤寒。并发化脓性病灶者，一旦脓肿形成，除了加强抗菌治疗外，还可行手术排脓。

（顾　勤）

qiūzào

秋燥（autumn-dryness disease）

秋季感受燥热病邪引起的以肺系为病变中心，以津气耗损为基本特征的疾病。病性偏温热者称为温燥，偏寒凉者称为凉燥。燥邪易化火伤阴，损伤肺络。一般病情较轻，传变较少。西医学急性上呼吸道感染、流行性感冒、急性气管－支气管炎、肺炎等属于此病范畴。

秋燥之名，首见于明·喻嘉言《医门法律·秋燥论》：“治燥病者，补肾水阴寒之虚，而泄心火阳热之实，除肠中燥热之甚，济胃中津液之衰。使道路散而不结，津液生而不枯，气血利而不涩，则病自已矣”，并针对燥邪伤肺的特点，创制了清燥救肺汤。

病因病机 秋季燥气当令，若燥气过盛或正气不足，外感时令燥邪，内犯于肺，使肺失清润肃降之机；或内传于阳明，甚则邪陷心营。病理因素为燥邪，燥胜则干，易伤津液，亦易化火，其病理性质初为表实，病久伤正则为里虚。

诊断 根据临床表现结合病史可作诊断。

诊断要点　①以鼻咽干燥、干咳少痰、皮肤干燥，或伴恶寒发热、或自觉身体燥热为主要表现。②温燥多发生于初秋，表现为发热较重，恶寒较轻，口干口渴，咽干或痛，干咳无痰，舌边尖红，脉浮数；凉燥多发生于深秋，恶寒显著，发热较轻，口鼻干燥但不渴，咳嗽少痰。

鉴别诊断　应与风温鉴别。风温初起，风热侵袭肺卫，其证候表现与秋燥之温燥相近。但温燥初起除见肺卫证候外，必伴有口、鼻、咽干燥及干咳无痰等肺燥征象，病程中易致肺燥阴伤、肺络受损，病情一般较风温为轻，发病限于秋季。风温初起虽热象偏重，但一般无明显的清窍干燥和干咳的肺燥征象，病程中易形成痰热阻肺和逆传心营之变；四季皆可发生，但以冬春季多见。

辨证论治 分为温燥、凉燥辨治。

辨证要点　凉燥者伴风寒表证，热燥者有风热表证，并要审其是否化火伤阴。

治疗原则　当遵“燥者濡之”的基本原则，以祛邪润燥为法。

分证论治　凉燥袭肺者，治宜辛开温润，透表散寒，开肺润燥；温燥伤肺者，治宜辛凉甘润，透表泄热，清肺润燥。若肺燥化火，损伤肺阴，治宜清肺润燥养阴。后期燥热已解，肺胃阴伤未复者，宜以甘寒生津，滋养肺胃。至于病程中出现热传阳明或内陷心营时，则治疗与风温相同。见表。

中成药治疗 在辨证的基础上选择适用的中成药。①蜜炼川贝枇杷膏：润肺止咳化痰，用于痰多、胸闷、咽喉痛痒、声音沙哑。②秋梨膏：润肺利咽，用于干咳气短、痰少而稠、口咽干燥、声音嘶哑、午后潮热。

转归预后 预后大都良好，少数病例，因邪势较重或素禀体虚，或治疗失时、失当，以致病邪内陷心营，产生严重变化。

预防调护 在气候变化较多的秋季，避免伤风受凉，注意保暖，亦为预防的重要措施。秋燥患者，在发热期要卧床休息，多饮开水，饮食宜清淡富有营养，忌食辛热油炸的食物，并可多食水果，以梨、甘蔗为佳。病室宜保持空气流通，并保持一定湿度。

表 秋燥的分证论治

证型	临床表现	治法	主方	常用药
凉燥袭肺证	恶寒发热，头痛无汗，鼻干鼻塞，口唇干燥，咳嗽少痰。舌淡红苔薄白少津，脉浮紧	疏表透邪开肺润燥	杏苏散	苏叶、生姜、前胡、杏仁、桔梗、枳壳、陈皮、半夏、茯苓、甘草、大枣
温燥袭肺证	发热，微恶风寒，头痛，少汗，干咳无痰，咽干鼻燥，口渴。舌边尖红苔薄白而干，脉浮数	宣透肺卫生津润燥	桑杏汤	桑叶、豆豉、栀子皮、杏仁、浙贝母、沙参、梨皮、
燥热伤肺证	身热，干咳无痰，甚或咯血，气逆而喘，胸满胁痛，心烦口渴，咽干鼻燥，或兼腹部灼热，大便干结。舌红，苔薄白或苔黄而燥，脉细数	清肺泻热润燥养阴	清燥救肺汤	桑叶、石膏、杏仁、枇杷叶、麦门冬、北沙参、人参、阿胶、胡麻仁、知母、天花粉、芦根、甘草
肺胃阴伤证	身热已退，或尚有微热，干咳不已，口、鼻、唇、咽干燥或大便燥结难行。舌红嫩少苔，脉细	甘寒生津清养肺胃	沙参麦冬汤	沙参、麦门冬、天花粉、玉竹、桑叶、扁豆、甘草

百合、梨、蜂蜜为秋季养阴润燥的常用食物。

（顾　勤）

huòluàn

霍乱（cholera）　感受疫疠之邪、食入含邪毒的食物或寒湿暑热等外邪内侵，损伤胃肠，导致机体气机紊乱、运化失常、上吐下泻的疾病。感染霍乱弧菌以骤起剧烈吐泻米泔水样物，目眶凹陷，小腿转筋，津气严重耗损，甚至因厥脱而毙为特点的烈性疫病类疾病，称为真霍乱。因食入含有邪毒的食物，或因寒湿暑热等邪内侵，胃肠气机紊乱，运化失常，上吐下泻，称为类霍乱。西医学霍乱、急性胃肠炎、细菌性食物中毒等属于此病范畴。

首见于《黄帝内经》，如“土郁之发……为呕吐霍乱”“不远热则热至……热至则身热，吐下霍乱”（《素问·六元正纪大论》）；“诸转反戾，水液浑浊，皆属于热”“诸呕吐酸，暴注下迫，皆属于热”（《素问·至真要大论》）。关于霍乱的病机，《灵枢经·五乱》指出“清气在阴，浊气在阳，营气顺脉，卫气逆行，清浊相干……乱于肠胃，则为霍乱”。东汉·张仲景《伤寒论》对霍乱的病名和症状都做了比较系统的阐述，如《伤寒论·辨霍乱病脉证并治》中提到“呕吐而利，此名霍乱”，并且书中载有诸多如五苓散、理中丸、四逆汤等治疗霍乱的方药。隋唐时代对霍乱的认识有很大的进展。如隋·巢元方《诸病源候论·霍乱病诸候》曰：“霍乱者，由人温凉不调，阴阳清浊之气有相干乱之时，其乱在于肠胃之间者，因遇饮食而变发，则心腹绞痛。”《诸病源候论·干霍乱候》提到干霍乱：“干霍乱者，是冷气搏于肠胃，致饮食不消，但腹痛烦乱，绞痛短气，其肠胃先夹实故不吐利，名为干霍乱也。”指出干霍乱的特点是腹痛烦乱而不吐利。明·张景岳《景岳全书·霍乱》云：“霍乱一证，以其上吐下泻，反复不宁，而挥霍撩乱，故曰霍乱，此寒邪伤脏之病也。”明·王肯堂《证治准绳·霍乱》中记载了“霍乱之后，阳气已脱，或遗尿而不知，或气少而不语，或膏汗如珠，或大躁欲入水，或四肢不收，皆不可治也。”清·王孟英《随息居重订霍乱论》专论霍乱，记载了流行成疫的时行霍乱，其中“欲吐不吐，欲泻不泻……曰绞肠痧。更有感恶毒异气而骤发黑痧，俗名番痧，卒然昏倒，腹痛面色黑胀，不呼不叫，如不急治，两三时即毙”。

病因病机　病因有感受时邪和饮食不慎两个方面，如元·朱丹溪《丹溪心法·霍乱》云：“内有所积，外有所感，致成吐泻。”夏秋之际，暑湿交蒸，若调摄失宜，感受暑湿秽浊疫疠之气，或贪凉露宿，寒湿入侵，客邪秽气，郁遏中焦，均能使脾胃受伤，运化失常，气机不利，升降失司，清浊相干，乱于肠胃，上吐下泻而成霍乱；或饮食不洁，误进馊腐变质之物，或饮水污浊，或贪凉饮冷，恣食生冷瓜果，暴饮暴食，损伤脾胃，致运化失常，清浊相干而成霍乱。脾胃升降失常，清浊相干，导致剧烈呕吐。津液随吐泻而大量亡失，阴津耗竭，有亡阴之虞。进而有阴损及阳，可发展为阴阳厥绝而危及生命。亦有疫疠秽浊之气过重，邪滞中焦，升降气机窒塞，上下不通，吐泻不停，发为干霍乱者，病情尤为深重。

诊断　根据临床表现结合病史可作诊断。

诊断要点　①剧烈而频繁的吐泻并作，腹痛或不痛。②发生于夏秋季节，突然起病，来势凶险，病情剧烈。③有暴饮暴食和饮食不洁的病史，或集体发生。

鉴别诊断　应与泄泻、痢疾鉴别。霍乱是一种上吐下泻同时并作的病症，来势急骤，变化迅速，病情凶险，若吐泻剧烈，可见面色苍白、目眶凹陷、汗出肢冷等津竭阳衰之危候；泄泻以大

便次多，粪质稀溏或稀水样为特征；痢疾以腹痛，里急后重，便下赤白脓血为特征。

辨证论治 当分寒热辨治。

辨证要点 ①辨寒热真假：汗出肢冷，多属寒证，但有时热极似阴也可以出现汗出肢冷的症状；如烦躁、口渴、脉大等症，多属热证。②辨亡阴亡阳：霍乱吐泻剧烈，见皮肤松弛，目眶凹陷，指纹瘪凹，筋转囊缩，心烦口干，小便量少，舌质干红，脉细数者，为亡阴证候；面色苍白，汗出肢冷，唇甲青紫，声怯息微，血压下降，脉微细欲绝者，为亡阳证候。

治疗原则 根据此病湿浊内干肠胃，清浊混乱的特点，治疗以芳香泄浊，化湿和中为原则。再根据寒热温凉，轻重缓急，寒证中轻证采用散寒燥湿，芳香化浊之法，重证采用温补脾肾，回阳救逆之法；热证采用清热化湿，辟秽泄浊之法；干霍乱采用辟秽泄浊，利气宣壅之法。

分证论治 见表。

中成药治疗 在辨证的基础上选择适用的中成药。①藿香正气水：芳香化浊、理气和中，用于寒霍乱之轻证。②保和丸：消食和胃，用于食滞胃肠之霍乱轻证。

其他疗法 在内科治疗的基础上配合其他疗法。

针刺 多用于热证，取少商、曲池、尺泽、委中等穴或舌下静脉等有青筋或黑筋者，刺出紫黑毒血，使症状减轻。

熨灸 用于寒性霍乱，用炒盐或食盐、吴茱萸、小茴香各数两炒热，包熨其背或小腹，或用艾灸神阙、天枢、中脘、气海等穴。

转归预后 湿霍乱预后较干霍乱为好，因为干霍乱邪阻中焦，欲吐不得吐，欲泻不得泻，病邪无从排出，因而干霍乱要比一般霍乱为重。霍乱吐泻，早期治疗者预后较好。热霍乱在热厥阶段，如果耽误治疗，亦能向寒厥转化，最后亡阳脱液而死。

预防调护 ①饮食有节，起居有常：忌暴饮暴食，禁食病死牲畜及馊腐食品，不食不洁瓜果，少食生冷饮食。夏月不宜衣被过暖，不宜过于贪凉。②解水毒：夏月饮水宜取新鲜洁净者，最好能于饮用前烧开或用药物解毒。③辟秽浊：夏月天气炎热潮湿，居处须勤打扫，门窗宜常开启，使空气畅通，消除潮湿。常焚烧茵陈、大黄之类的药物，对霍乱的发生也具有重要作用。

（顾　勤）

biěluóshā

瘪螺痧（seveve cholera） 感受疫疠秽浊之邪，脾胃升降失常，清浊相干，以致剧烈吐泻，阴津耗竭。所引起的以剧烈吐泻、双眼下陷、两颊内凹、皮肤弹性消失且寒冷，手指螺纹皱瘪为主要表现的疾病。属于霍乱的一种。治疗当辟秽化浊，益气养阴生津。方用生脉散或大定风珠。

（顾　勤）

gānhuòluàn

干霍乱（cholera sicca） 感受秽浊之气，以发病急骤、腹中绞痛、吐泻不得为主要表现的疾病。俗称斑痧、绞肠痧属于霍乱的一种。多因饮食不节，疫疠秽浊之邪蕴于中焦，脾胃升降失常，清浊相干，津液耗损，经脉失于濡养而致。治疗当利气宣滞，辟秽解毒，可用玉枢丹。

（顾　勤）

ruǎnjiǎowēn

软脚瘟（pestilent pedal flaccidity） 风湿疫毒之邪侵入机体，闭阻经络，引起的以发热、咽痛、腹泻、下肢痿软、行走不便为主要表现的疾病。好发于小儿，西医学脊髓灰质炎属于此病范畴。

表　霍乱的分证论治

	证型	临床表现	治法	主方	常用药
寒霍乱	轻证	暴起呕吐下利，初起时所下带有稀粪，继则下利清稀，或如米泔水，不甚臭秽，腹痛或不痛，胸膈痞闷，四肢清冷。舌淡苔白腻，脉濡弱	散寒燥湿 芳香化浊	藿香正气散或纯阳正气丸	藿香、紫苏、白芷、白术、厚朴、半夏曲、大腹皮、茯苓、甘草、肉桂
	重证	吐泻不止，吐泻物如米泔汁，面色苍白，眼眶凹陷，指螺皱瘪，手足厥冷，头面出汗，筋脉挛急。舌淡苔白，脉沉微细	温补脾肾 回阳救逆	附子理中丸或四逆汤	附子、人参、白术、干姜、炙甘草
热霍乱		吐泻骤作，呕吐如喷，泻下如米泔汁，臭秽难闻，头痛，发热，口渴，胸闷心烦，小便短赤，腹中绞痛，甚则转筋拘挛。舌红苔黄腻，脉濡数	清热化湿 辟秽泄浊	燃照汤或蚕矢汤	淡豆豉、焦栀子、黄芩、厚朴、半夏、佩兰、白蔻仁、蚕砂、薏苡仁、木瓜、黄连、吴茱萸、通草
干霍乱		卒然腹中绞痛，欲吐不得吐，欲泻不得泻，烦躁闷乱，甚则面色青苍，四肢厥冷，头汗出。舌苔干，脉沉伏	利气宣滞 辟秽解毒	玉枢丹	山慈姑、续随子、大戟、麝香、五倍子

清·王清任《医林改错·论小儿半身不遂》云："小儿自周岁至童年皆有。突然患此症者少，多半由伤寒、瘟疫、痘疹、吐泻等症，病后元气渐亏，面色清白，渐渐手足不动，甚至手足筋挛，周身如泥塑。"清·周扬俊《温热暑疫全书·软脚瘟》认为治疗不可妄用泻下剂："软脚瘟者，便清泄白，足肿难移者是也，即湿温，宜苍术白虎汤，不可轻下。小儿亦易传染，人见惊搐发痉，误作惊治，与大人多仿佛也。"清·刘清臣《医学集成·瘟疫》认为本病为内有火热，外束风寒："以上扣颈瘟、软脚瘟外皆风寒包火，凝聚三阳使经络不通，激成赤肿，宜外散风寒，内清邪热。"

病因病机 病因有外感风热暑湿疫毒、饮食不节。初期风湿疫毒之邪侵表，经脉阻滞；若风祛湿存，湿邪入里化热，导致肺胃湿热。后期元气渐亏，致气血失调，筋脉失养，湿热之邪流注经络，经络闭塞，瘀血阻滞，渐致下肢痿软、行走不便。

诊断 根据临床症状结合病史可作诊断。①与本病患者有接触史。②发热、汗出，或腹泻，渐下肢痿软，行走不便。③发病60天后仍残留有弛缓性麻痹。

辨证论治 本病当辨表里虚实，治以祛邪为主。

辨证要点 初病在表，风湿为患，邪在肺卫，属实证；病在表未解入里，湿热交阻，元气渐亏，气阴两亏，肝肾不足，属虚证。

治疗原则 祛风化湿，清热和络。后期当益气养阴、滋补肝肾。

分证论治 见表。

中成药治疗 在辨证的基础上选择适用的口服中成药。①虎潜丸：滋阴降火、强壮筋骨，用于软脚瘟足软弱不用。②生脉胶囊：益气养阴，用于本病后期气阴两虚证。

其他疗法 在内科治疗的基础上配合其他疗法。

按摩 用于肢体瘫痪者，宜从热退后即开始进行，在瘫痪肢体上施以㨰法，按揉松弛关节，搓有关脊柱及肢体，并在局部以揉法擦热。

外治法 桑枝、当归、川芎、桑寄生、土牛膝水煎液，加黄酒，洗擦瘫痪部位，用于瘫痪期和恢复期。

转归预后 预后与病情轻重相关。有呼吸障碍者病死率高。发热持续者常预示可能发生瘫痪。

预防调护 接种疫苗可有效预防本病。软脚瘟宜早期治疗，饮食宜进流质，患者应卧床休息。避免过量活动，有肌肉疼痛者，宜湿热敷。下肢痿软无力时，应保护萎肢，放正位置，以免发生畸形。

（盛国光）

jǐsuǐ huīzhìyán

脊髓灰质炎（poliomyelitis）

脊髓灰质炎病毒感染引起的急性传染病。又称小儿麻痹症。主要表现有发热、咽痛、肢痛、咳嗽、类感冒样症状，部分可发生肢体弛缓性瘫痪。小儿发病多见。属中医学软脚瘟、痿病范畴。

病因病机 病因有外感风热暑湿疫疠邪毒，饮食不节，正气亏虚。此病前驱期为外感风热暑湿之邪，邪郁肺胃。若正虚邪盛则湿热交蒸缠绵不解，外着肌肤，内蒙清阳，进入瘫痪前期。后因湿热浸淫筋脉，阻滞气血，乃致筋脉弛缓，肢体瘫痪。在瘫痪恢复过程中，若迁延日久，热伤精气，气阴耗损，肝肾亏虚，筋脉失养，可致肌肉痿废、畸变。病位在肝、肾，与肺、脾、胃相关。基本病机为湿热疫毒阻滞筋脉，肺胃郁热，肝肾亏虚。病理性质有虚实之分。前驱期、瘫痪前期

表 软脚瘟的分证论治

证型	临床表现	治法	主方	常用药
风湿袭表证	发热，畏风，汗多，咽痛，肌肉关节酸痛，或腹泻。舌红苔薄黄，脉浮数	祛风利湿清热通络	独活寄生汤合甘露消毒丹	独活、细辛、防风、秦艽、滑石、茵陈、连翘、蔻仁、人参、茯苓、当归、川芎、厚朴、陈皮、桔梗、甘草
肺胃湿热证	发热，汗出，胸闷，腹泻，全身肌肉酸痛，渐致下肢痿软，行走不便。舌苔黄腻，脉滑数	清肺胃利湿热通络脉	甘露消毒丹合苍术白虎汤	连翘、黄芩、射干、薄荷、川贝母、苍术、石膏、知母、粳米、滑石、茵陈、石菖蒲、豆蔻仁、藿香、黄柏、牛膝、甘草
气虚血瘀证	发热渐退，出现弛缓性瘫痪，瘫痪部位以下肢为多见，神疲乏力。舌紫苔有瘀斑，脉涩	补气活血祛瘀通络	补阳还五汤	黄芪、当归尾、赤芍、地龙、川芎、桃仁、红花、路路通、穿山甲、海风藤
气阴两虚证	神疲乏力，下肢痿软，低热，盗汗，食欲缺乏，心烦急躁。舌红苔少，脉细数	益气养阴	沙参麦冬汤合四君子汤	人参、白术、茯苓、北沙参、玉竹、石斛、麦冬、天花粉、扁豆、五味子、黄精
肝肾两虚证	瘫痪年久，肌肉萎缩，肢体畸形，严重者不能站立或跛行。舌紫苔有瘀斑，脉细涩	补益肝肾	虎潜丸	黄柏、龟板、知母、生地黄、陈皮、白芍、锁阳、杜仲、菟丝子、干姜、黄精、怀牛膝

偏于邪实；瘫痪期多虚实夹杂；后期以虚为主。

辨证论治 应辨病期，分虚实。前驱期为暑湿郁于肺胃，瘫痪前期为湿热交蒸，均以实证为主。瘫痪期为湿阻经络，气血瘀滞，多虚实夹杂。后期肝肾亏虚，筋脉失养，则以虚为主。治疗原则为清热解毒，利湿通络。分证论治见表。

中成药治疗 在辨证的基础上选择适用的中成药。大活络丹：祛风止痛、除湿豁痰、舒筋活络，用于脊髓灰质炎瘫痪前期和瘫痪期。

其他疗法 在内科治疗的基础上配合其他疗法。

针刺 多在瘫痪恢复期使用。除可选运动点、神经干外，其他穴位视瘫痪肢节而定。刺激由轻而强，或初强后转弱，每次3～5穴。

灸法 取穴同针法。

推拿 在瘫痪肢体上施以㨰法，并按揉松弛关节；在局部用搓法。

转归预后 此病一般在2～3周即趋于稳定，1个月后逐渐恢复，完全恢复需半年到1年。1年后不恢复者常留有难以痊愈的后遗症。严重的呼吸肌麻痹，延髓麻痹或并发肺部感染及心力衰竭可导致死亡。

预防调护 主要预防措施是使用疫苗预防。在流行期间还应采用综合性预防措施，包括控制传染源、切断传播途径、保护易感者。对于患者应加强护理，严密观察病情，防止并发症的发生。

（盛国光）

mázhěn

麻疹（measles） 感受麻疹病毒引起的急性出疹性传染病。临床以发热恶寒、咳嗽咽痛、鼻塞流涕、多泪、畏光、口腔两颊近臼齿处可见麻疹黏膜斑，周身皮肤布发麻粒样大小的红色斑丘疹，皮疹消退时皮肤有糠麸样脱屑和色素沉着斑等为特征。是儿童最常见的急性病毒性传染病之一，6个月至5岁小儿均易发病。一年四季都有发生，但好发于冬春季节，且可引起流行。患病后一般可获得终生免疫。此病中西医病名相同。

明·王肯堂《证治准绳·幼科》："麻疹初出，全类伤风，发热咳嗽，鼻塞面肿，涕唾稠粘，全是肺经之证"，指出麻疹初期多似感冒。北宋·钱乙《小儿药证直诀》："内时邪禀胎毒，伏于肺腑，外感天行时气而发病。"清·吴谦《医宗金鉴·痘疹心法要诀》认为初期当发表，后期当养阴血："凡麻疹出贵乎透彻，宜先用发表，使毒净达于肌表。若过用寒凉，冰伏毒热，则必不能透出……至若已出透者，又当用清利之品，使内无余热，以免疹后诸证。且麻疹属阳热，甚则阴分受伤，血为所耗，故没后须养血为主，可保万全。"清·吴砚丞《麻疹备要方论》指出其顺逆："出而又没，没而又出，俗谓一日三出，三日九出，只要出透，以遍身红润者为美，最嫌黑陷，及面目胸腹稠密，缠锁咽喉者为逆。发不出而喘者即死。"

病因病机 病因为感受麻疹时邪病毒，主要病位在肺、脾。麻疹时邪侵袭肺卫，正邪相争，肺失宣肃。麻毒时邪侵犯肺卫，而见发热、咳嗽、喷嚏、流涕、多泪，为初热期；肺胃热盛，与气血相搏，正气抗邪，托毒外达，从肌肤透发，而见高热、出疹，此为出疹期；疹随热出，毒随疹泄，疹点透齐后，热退疹回，热去津伤，而见皮肤脱屑，舌红少津等，此为收没期。若麻毒炽盛，正气不支，无力托毒于外，邪气内陷，可产生逆证：邪毒闭肺，肺气郁闭，可见咳喘痰鸣，形成肺炎喘嗽证；麻毒时邪炽盛，化热化火，循经上攻咽喉，而见喉肿声嘶，形成热毒攻喉证；邪毒不能外达，内陷心肝，蒙闭清窍，引动肝风，而见神昏抽搐，形成邪陷心肝证。

诊断 根据临床表现结合病史可作诊断。

诊断要点 ①流行病学史：

表 脊髓灰质炎的分证论治

证型	临床表现	治法	主方	常用药
前驱期	身热不扬，汗多纳差，头痛倦怠，周身不适，咽痛咳嗽，恶心呕吐，尿赤便溏。舌红苔黄腻，脉滑数	清热解表 疏风利湿	葛根芩连汤	葛根、黄芩、黄连、甘草、厚朴、苍术、藿香、菖蒲、金银花、连翘
瘫痪前期	发热，肢体酸痛，烦躁不安，汗多面红，精神疲倦，口眼㖞斜，吞咽不利。舌红苔黄腻，脉滑数	清热利湿 宣气通络	甘露消毒丹	滑石、黄芩、石菖蒲、藿香、连翘、豆蔻仁、忍冬藤、丝瓜络
瘫痪期	热退体虚，汗出无力，口渴咽干，面色萎黄，肢体瘫软，小便短赤。舌淡少津，苔薄微黄，脉沉细兼涩	祛邪通络 益气活血	补阳还五汤合三妙散	黄芪、当归、川芎、赤芍、桃仁、红花、地龙、苍术、黄柏、牛膝、五加皮、桑寄生
后遗症期	肢体瘫痪，日久不用，肌肉萎缩，皮肤不温，关节不利，瘫肢萎废，骨骼畸形。舌淡红苔少薄白，脉沉细无力	益气补血 滋养肝肾	虎潜丸	龟甲、锁阳、黄柏、知母、熟地黄、白芍、牛膝、陈皮、干姜、羊肉、猪脊髓

与确诊麻疹患者有接触史，潜伏期6～18天。②临床症状：初起发热，流涕，咳嗽，两目畏光多泪，口腔两颊黏膜近臼齿处可见麻疹黏膜斑。典型皮疹自耳后发际及颈部开始，自上而下，蔓延全身，最后达于手足心。皮疹为玫瑰色斑丘疹，可散在局部，或不同程度融合。疹退后有糠麸样脱屑和棕褐色色素沉着。③实验室诊断：一个月内未接种过麻疹减毒活疫苗而在血清中查到麻疹IgM抗体；恢复期患者血清中麻疹IgG抗体滴度比急性期有4倍或以上升高，或急性期抗体阴性而恢复期抗体转阳；从鼻咽部分泌物或血液中分离到麻疹病毒或检测到麻疹病毒核酸。

鉴别诊断 应与风疹、幼儿急疹、猩红热、肠道病毒感染鉴别。①风疹：多见于幼儿，呼吸道炎症及中毒症状轻，起病1～2天即出疹，为细小稀疏淡红色斑丘疹，1～2天退疹，无色素沉着及脱屑；耳后、枕后、颈部淋巴结肿大是其显著特点。②幼儿急疹：多见于2岁以内婴幼儿，骤发高热，上呼吸道症状轻微，患儿精神好，高热持续3～5天骤退，热退时或退后出疹，无色素沉着，亦不脱屑，是此病特征。③猩红热：前驱期即发热，咽痛，起病1～2天内出疹，皮疹为针头大小，红色斑点状斑疹或粟粒疹，疹间皮肤充血，皮肤弥漫性潮红，压之退色，退疹时脱屑脱皮，白细胞总数及中性粒细胞明显升高。④肠道病毒感染：如柯萨奇病毒及埃可病毒感染常发生皮疹，多见于夏秋季，出疹前有发热、咳嗽、腹泻，偶见黏膜斑，常伴全身淋巴结肿大，皮疹形态不一，可反复出现，疹退不脱屑，无色素沉着。

辨证论治 辨证应分顺证逆证，治疗宜以透为顺，以清为要。

辨证要点 辨顺证：多按初热期、出疹期、收没期顺序出现。辨逆证：壮热持续不降，肤干无汗，烦躁不安，麻疹暴出，皮疹稠密，疹色紫暗；体温不升，或身热骤降，麻疹透发不畅，疹出即没，皮疹稀疏，疹色淡白；或皮疹隐没，面色苍白，四肢厥冷等，均为麻疹逆证征象。

治疗原则 根据“麻不厌透”“麻喜清凉”的特点，以透为顺，以清为要，治疗重在辛凉宣透，清泄邪毒，透邪于外。

分证论治 见表。

其他疗法 在内治法的基础上配合其他疗法。

外治法 ①芫荽子适量，加鲜葱、黄酒同煎取汁，趁热置于罩内熏蒸，然后擦洗全身，覆被保暖取微汗。用于麻疹初热期或出疹期，皮疹透发不畅者。②麻黄、芫荽、浮萍、黄酒，加水煮沸，让水蒸气满布室内，再用毛巾蘸取温药液，包敷头部、胸背。用于麻疹初热期或出疹期，皮疹透发不畅者。③西河柳、荆芥穗、樱桃叶煎汤熏洗。用于麻疹初热期或出疹期，皮疹透发不畅者。

推拿 ①初热期：推攒竹，分推坎宫，推太阳，擦迎香，按风池，清脾胃、肺经，推上三关。②出疹期：拿风池，清脾胃，清肺金，水中捞月，清天河水，按揉二扇门，推天柱。③收没期：补脾胃，补肺金，揉中脘，揉脾

表 麻疹的分证论治

证型	临床表现	治法	主方	常用药
邪犯肺卫证（初热期）	发热，咳嗽，微恶风寒，喷嚏流涕，咽喉肿痛，两目红赤，泪水汪汪，畏光羞明，神烦哭闹，纳减口干，尿短便稀。舌尖红，苔薄白或黄，脉浮数	辛凉透表 清宣肺卫	宣毒发表汤	升麻、葛根、前胡、桔梗、枳壳、荆芥、防风、薄荷、甘草、木通、连翘、牛蒡子、杏仁、竹叶
邪入肺胃证（出疹期）	皮疹布发，疹点由稀渐密，疹色先红后暗，皮疹凸起，触之碍手，压之退色，壮热如潮，肤有微汗，烦躁不安，目赤眵多。舌红赤苔黄腻，脉数有力	清凉解毒 透疹达邪	清解透表汤	西河柳、蝉衣、葛根、升麻、连翘、金银花、紫草、桑叶、菊花、牛蒡子、甘草
阴津耗伤证（收没期）	麻疹出齐，热退神倦，夜睡安静，咳轻纳增，皮疹依次渐回，皮肤可见糠麸样脱屑，并有色素沉着。舌红少津，舌苔薄净，脉细无力或细数	养阴益气 清解余邪	沙参麦冬汤	沙参、麦冬、天花粉、玉竹、扁豆、桑叶、甘草
邪毒闭肺证	高热不退，面色青灰，烦躁不安，咳喘气促，鼻翼煽动，喉间痰鸣，唇周发绀，口干欲饮，大便秘结，小便短赤，皮疹稠密，疹点紫暗。舌红赤苔黄腻，脉数有力	宣肺开闭 清热解毒	麻杏石甘汤	麻黄、石膏、杏仁、甘草
邪毒攻喉证	咽喉肿痛，吞咽不利，喉间痰鸣，咳声重浊，声如犬吠，吸气困难，胸高胁陷，面唇紫绀，烦躁不安。舌红赤苔黄腻，脉象滑数	清热解毒 利咽消肿	清咽涤痰汤	当归、茯苓、白术、柴胡、陈皮、桔梗、五味子、丹参、神曲、麦冬、生姜、苍耳子、辛夷花、半夏、厚朴、甘草
邪陷心肝证	高热不退，烦躁谵妄，甚至昏迷、四肢抽搐，皮疹稠密，聚集成片，色泽紫暗。舌红绛苔黄起刺，脉数有力	清营解毒 平肝息风	羚角钩藤汤	羚羊角粉、钩藤、桑叶、菊花、茯神、竹茹、浙贝母、生地黄、白芍、甘草

胃俞，揉足三里。

转归预后 发病过程中若治疗调护得当，出疹顺利，大多预后良好；反之，调护失宜，邪毒较重，正不胜邪，可引起逆证险证，危及生命。患病后一般可获终生免疫。

预防调护 按计划接种麻疹减毒活疫苗，凡满8个月的足月婴儿应及时接种；在该病流行期间有麻疹接触史者，可及时注射丙种球蛋白以预防麻疹的发病。麻疹流行期间，勿带小儿去公共场所和流行区域，减少感染的机会。尽早发现麻疹患者，早期隔离，及时治疗。一般对接触者宜隔离观察14天，已进行过免疫接种者观察4周。

麻疹的护理工作极为重要，如果护理得当，可无并发症，使患儿顺利康复。给予开窗通风，保持卧室空气流通，温度、湿度适宜，避免直接吹风受寒和过强阳光刺激，床铺被褥舒适柔软，环境安静。注意补足水分，饮食应清淡、易消化，出疹期忌油腻、辛辣之品，收没期根据食欲增加营养丰富的食物。保持眼睛、鼻腔、口腔、皮肤的清洁卫生。

（孙增涛）

bǎirìké

百日咳（pertussis） 百日咳杆菌引起的急性呼吸道传染病。其特征为阵发性痉挛性咳嗽，可达数周甚至3个月左右，故有百日咳之称。婴幼患此病时易有窒息、肺炎、脑病等并发症，病死率高。此病属中医学顿咳、顿呛、顿嗽、鸬鹚咳范畴。

相关的论述可见于明·秦景明《幼科金针·天哮》："夫天哮者……盖因时行传染，极难奏效。其症咳起连连，而呕吐涎沫，涕泪交流，眼胞浮肿，吐乳鼻血，呕衄睛红。"认为此病具有传染性。清·高世栻《医学真传·咳嗽》："咳嗽，俗名曰呛，连咳不已，谓之顿呛。"

病因病机 此病由外感时邪疫毒侵入肺系，痰气交阻气道，肺失肃降所致。小儿肺常不足，易感时行外邪，年龄愈小，肺愈娇弱，感邪机会愈多。病之初期，时邪从口鼻而入，侵袭肺卫，肺卫失宣，肺气上逆，且有风寒、风热之不同。继而疫邪化火，痰火胶结，气道阻塞，肺失清肃，气逆上冲，咳嗽加剧，痉咳阵作。病位虽然在肺，日久必及他脏。犯胃则胃气上逆而致呕吐；犯肝则肝气横逆而见两胁作痛；心火上炎则舌下生疮；肺与大肠相表里，又为水之上源，肺气宣降失司，大肠、膀胱随之失约，故痉咳则二便失禁；若气火上炎，肺火旺盛，引动心肝之火，损伤经络血脉，则咯血、衄血；肝络损伤，可见目睛出血，眼眶瘀血等。病至后期，邪气渐退，正气耗损，肺脾亏虚，多见气阴不足。年幼或体弱小儿体禀不足，正气亏虚，不耐邪毒痰热之侵，在病之极期可导致邪热内陷等变证。若痰热壅盛，闭阻于肺，可并发咳喘气促之肺炎咳嗽；若痰热内陷心肝，则可致昏迷、抽搐之变证。

辨证论治 可按初咳、痉咳及恢复三期分证。初咳期邪在肺卫，属表证，风寒咳嗽，辛温散寒宣肺；风热咳嗽，疏风清热宣肺。痉咳期邪郁肺经，属里证，痰湿阻肺，化痰降气；痰火伏肺，泻肺清热。恢复期邪去正伤，多虚证，肺阴不足，养阴润肺；肺脾气虚，益气健脾。治法重在化痰清火、泻肺降逆。不可妄用止涩之药，以防留邪为患，痉咳期不可早用滋阴润肺之品，以防痰火不清，病程迁延难愈。分证论治见表。

表 百日咳的分证论治

	证型	临床表现	治法	主方	常用药
初咳期	邪犯肺卫证	鼻塞流涕，咳嗽阵作，咳声高亢，2～3天后咳嗽日渐加剧，日轻夜重，痰稀白，量不多，或痰稠不易咯出。舌苔薄白或薄黄，脉浮	疏风祛邪宣肺止咳	三拗汤	麻黄、杏仁、薄荷、金银花、甘草
痉咳期	痰火阻肺证	咳嗽连续，日轻夜重，咳后伴有深吸气样鸡鸣声，吐出痰涎及食物后，痉咳得以暂时缓解。伴有目睛红赤，两胁作痛，舌系带溃疡，舌红苔薄黄，脉数	泻肺清热涤痰镇咳	桑白皮汤合葶苈大枣泻肺汤	桑白皮、黄芩、浙贝母、苏子、杏仁、半夏、黄连、山栀子、葶苈子、大枣
	邪陷心肝证	神识昏糊，四肢抽搐，口吐涎沫。舌红绛，脉数	清心开窍	清营汤	水牛角、生地黄、金银花、连翘、广郁金、石菖蒲、竹沥、生姜、芦根、梨汁、灯芯草
恢复期	气阴耗伤证	痉咳缓解，仍有干咳无痰，或痰少而稠，声音嘶哑，伴低热，午后颧红，神疲乏力。舌淡苔薄白，脉细弱	养阴润肺益气健脾	沙参麦冬汤合人参五味子汤	人参、白术、茯苓、五味子、麦冬、北沙参、玉竹、天花粉、扁豆、桑叶、生甘草、生姜、大枣

中成药治疗 在辨证的基础上选用适用的中成药。百日咳糖浆：养阴润肺、化痰镇咳，用于百日咳气阴耗伤，咳嗽咳痰。

其他疗法 在内科治疗的基础上配合其他疗法。

针刺 取风门、肺俞、尺泽、孔最、足三里、丰隆。邪犯肺卫者加合谷、外关；胸胁痛者加支沟、期门；舌系带溃烂者加金津、玉液；痰中带血者加鱼际、膈俞。风门、肺俞浅刺，用捻转泻法，上下肢各穴可行提插泻法。期门应斜刺，金津、玉液两穴可用三棱针点刺。

耳针 取肺、支气管、平喘、神门、交感。每次2～3穴，短针刺入耳穴，行浅刺法。亦可用王不留行籽贴于耳穴。

拔罐 取风门、肺俞、脾俞、胃俞、中府。用小火罐吸拔，背胸部交替使用。

转归预后 预后与发病年龄、免疫状况及有无并发症有关。无并发症者，一般预后良好。并发肺炎者，预后较差，并发中毒性脑病者，预后更差。此病严重的痉挛性咳嗽，亦可致脐突、疝气、脱肛等证。

预防调护 按时接种百白破三联疫苗，易感儿在疾病流行期间避免去公共场所，发现百日咳患儿，及时隔离4～7周，与百日咳患儿有接触史的易感儿应观察3周，并服中药预防。患儿居室空气新鲜，避免烟尘、异味刺激；注意休息，保证充足睡眠，保持心情愉快，防止精神刺激；饮食富营养易消化，避免煎煿辛辣酸咸等刺激性食物。宜少食多餐，防止剧咳时呕吐。幼小患儿要注意防止呕吐物呛入气管，避免引起窒息。

（孙增涛）

dùnké

顿咳（whooping cough） 小儿时期感受时邪疫毒引起的以阵发性痉挛咳嗽，咳后有特殊的鸡啼样吸气性吼声为特征的肺系时行疾病。参见百日咳。

（孙增涛）

lànhóu dānshā

烂喉丹痧（scarlet fever） 外感疫毒之邪从口鼻入于肺胃，上冲咽喉，以发热、咽喉肿痛溃烂、肌肤丹痧密布为主要表现的疾病。又称疫喉痧、疫喉、时喉痧。多发于冬春，可互相传染引起流行，属时疫。西医学猩红热属于此病范畴。

清·高秉钧《疡科心得集》提出"夫烂喉丹痧者，系天行疫厉之毒，故长幼传染者多，外从口鼻而入，内从肺胃而发"，并记载了其顺逆："其始起也，脉紧弦数，恶寒头胀，肤红肌热，咽喉结痹肿腐，遍体斑疹隐隐……至七日后热退，遍体焦紫，痧如麸壳，脱皮而愈。""如起时一、二日后，脉细弦劲，身虽红赤，痧不外透，神识昏蒙，语言错乱，气逆喘急者，此疫毒内闭，即为险逆证。"清·唐大烈《吴医汇讲》认为治疗当疏散、清解："丹痧一证，方书未有详言，余究心是证之所由来，不外乎风、寒、温、热、时厉之气而已。故解表清热，各有所宜，治之得当，愈不移时，治失其宜，祸生反掌，无非宜散宜清之两途。"《丁甘仁医案·喉痧症治概要》详细描述了其病因病机："独称时疫烂喉丹痧者何也？因此症发于夏秋者少，冬春者多，乃冬不藏精，冬应寒而反温，春寒犹禁，春应温而反冷，经所谓非其时而有其气，酿成疫疠之邪也。邪从口鼻入于肺胃，咽喉为肺胃之门户，暴寒束于外，疫毒郁于内，蒸腾肺胃两经，厥少之火，乘势上亢，于是发为烂喉丹痧也。"

病因病机 病因为疫疠邪毒，与正气亏虚有关；正气亏虚、腠理疏松、寒温失调则疫疠邪毒从口鼻而入，首先犯肺，邪郁肌表，正邪相争，而见恶寒发热等肺卫表证。继而邪毒入里，蕴于肺胃。咽喉为肺胃之门户，咽通于胃，喉通于肺。肺胃之邪热蒸腾，上熏咽喉，而见咽喉糜烂、红肿疼痛，甚则热毒灼伤肌膜，导致咽喉溃烂白腐。肺主皮毛，胃主肌肉，肺胃之邪毒循经外泄肌表，则肌肤透发痧疹，色红如丹。若邪毒重者，可进一步化火入里，传入气营，或内迫营血，此时痧疹密布，融合成片，其色泽紫暗或有瘀点。舌为心之苗，邪毒内灼，心火上炎，加之热耗阴津，可见舌光无苔、舌生红刺，状如杨梅，称为"杨梅舌"。若邪毒炽盛，内陷厥阴，闭阻心包，则神昏谵语；热极动风，则壮热痉厥。病至后期，邪毒虽去，阴津耗损，多表现肺胃阴伤诸证。

诊断 根据临床表现和体征结合病史可作诊断。

诊断要点 ①多发于冬春季节，有烂喉丹痧流行病史和接触史。②起病急骤，发热，咽喉红肿溃烂，肌肤丹疹密布。③病初舌红苔白厚，舌面红绛起刺状如"杨梅舌"。

鉴别诊断 应与风疹和麻疹鉴别。①风疹全身症状轻，无咽痛溃疡。于发热1～2日后出疹，呈稀疏淡红色小丘疹，疹后无脱屑及色素沉着。②麻疹虽发热、咽痛但无咽部溃疡，颊黏膜处可见麻疹黏膜斑。一般于起病3～4日后出疹，呈暗红色丘疹，疹后脱屑留有棕色斑痕。

辨证论治 当辨营卫气血之不同，治以清热解毒，利咽止痛为主。

辨证要点 烂喉丹痧属温疫性疾病，一般可以卫气营血辨证，其病期与辨证有一定规律。病在前驱期，发热恶寒、咽喉肿痛、痧疹隐现色红，病势在表，属邪犯肺卫。进入出疹期，壮热口渴，咽喉糜烂有白腐，皮疹猩红如丹或紫暗如斑，病势在里，属毒炽气营；病之后期，口渴唇燥、皮肤脱屑、舌红少津，属邪衰正虚，气阴耗损。

治疗原则 以清热解毒、清利咽喉为基本法则，结合邪之所在而辨证论治。病初邪在表，宜辛凉宣透，解表利咽；病中邪在里，宜清气凉营，解毒利咽；病后邪退阴伤，宜养阴生津，清热润喉。

分证论治 见表。

中成药治疗 在辨证的基础上选择适用的中成药。①板蓝根冲剂：清热解毒、消肿利咽，用于烂喉丹痧邪盛各证型。②生脉胶囊：补肺益气养阴，用于本病后期气阴两虚证。

其他疗法 在内科治疗的基础上配合其他疗法。

针刺 早期、中期宜泻法泻除热毒，取穴内关、合谷、尺泽、鱼际、厉兑；后期平补平泻法，取穴太溪、太冲、三阴交、复溜、照海。

放血 早期、中期热毒盛时用，取少商、商阳，高热加委中，点刺放血；或耳垂用三棱针点刺，根据病情可重复进行。

外治法 以维护口腔、咽喉清洁及局部消肿止痛，祛腐生肌为主要原则。①初期咽部吹用西瓜霜、玉钥匙消肿止痛，咽部溃烂吹用锡类散、冰硼散祛腐生肌。②用清热解毒药物煎水，频频含漱清洁口腔咽喉。

验方 ①大青叶、板蓝根、土牛膝根水煎服。②紫草、车前草水煎服。用于毒炽气营证，也可用于预防。③鲜生地捣汁，和金汁、梨汁、蔗浆，再用鲜芦根煎汤，磨犀角汁冲和，送化紫雪丹或珠黄散。

转归预后 早期治疗，预后较好。

预防调护 流行季节，少去公共场所，可服用板蓝根、大青叶、蒲公英等煎剂预防。对发病人群应做好消毒隔离，密切接触者应给予预防用药。顺应节气，调适冷暖，加强体质，经常保持室内空气流通。

（盛国光）

xīnghóngrè

猩红热（scarlatina） A组链球菌感染所致，以发热、急性咽峡炎、杨梅舌及皮疹为临床特征的急性呼吸道传染病。多流行于冬春季节，以儿童为多见。清·金葆三《烂喉丹痧辑要》记载："于冬春之际，不分老幼，遍相传染，发则壮热烦渴，丹密肌红，宛如锦纹，咽痛肿烂，一团火热内炽。"根据其咽喉肿烂和痧疹颜色鲜红如丹的特点，且具有传染性，此病属中医学烂喉丹痧范畴。

病因病机 为疫疠时邪，侵袭人体所致。疫疠时邪从口鼻而入，初起袭于肌表，伤于卫气，进而内犯肺胃，郁而化热，热毒上熏咽喉，而致咽喉红肿疼痛，溃烂起腐。疫毒之邪伤及营血，外达肌肤，则见皮肤丹痧密布，猩红似锦。舌质鲜绛如朱，形似杨梅，称为"杨梅舌"。若热毒炽盛，逆犯心包，可见神昏谵语；若热伤津液，阴虚阳亢，可致肝风内动；病之后期，邪热伤阴，可见阴虚内热。

辨证论治 应辨病期、病位，分虚实，治疗原则为清热解毒利咽。分证论治见表。

中成药治疗 在辨证的基础上选择适用的中成药。①板蓝根冲剂：清热解毒、消肿利咽，用于肺胃热盛所致的咽喉肿痛、口咽干燥。②三黄片：清热解毒、泻火通便，用于火毒炽盛。③五福化毒丸：清热解毒、凉血消肿，用于咽喉肿大，疼痛剧烈者。④生脉胶囊：补肺益气养阴，用于热病后期气阴两虚证。

表 烂喉丹痧的分证论治

证型	临床表现	治法	主方	常用药
邪犯肺胃证	恶寒，头痛，面部、胸腹、四肢皮肤斑疹红晕，咽痛喉肿，扁桃腺肿大化脓，有白腐，可见丹痧隐隐。舌红苔薄白或薄黄，脉浮数有力	辛凉宣透 清热利咽	牛蒡解肌汤	桔梗、甘草、射干、牛蒡子、荆芥、蝉蜕、浮萍、玄参、夏枯草、牡丹皮、赤芍、豆豉、葛根、连翘、僵蚕
气血两燔证	壮热不解，烦躁不宁，面赤口渴，咽喉肿痛，伴有糜烂白腐，皮疹密布，色红如丹，甚则色紫如瘀点。舌苔黄糙，舌面光红起刺，状如杨梅，脉数有力	清气凉血 散瘀解毒	犀角地黄汤	水牛角、赤芍、牡丹皮、生石膏、黄连、生地黄、石斛、芦根、竹叶、玄参、连翘
气阴两伤证	身热渐退，神疲乏力，咽部糜烂疼痛减轻，或见低热，唇干口燥。舌红少津，苔剥脱，脉细数	养阴生津 清热润喉	沙参麦冬汤	沙参、麦冬、玉竹、天花粉、甘草、扁豆、桑叶、玄参、桔梗、芦根

表　猩红热的分证论治

证型	临床表现	治法	主方	常用药
邪侵肺卫证	发热头痛，畏寒无汗，咽喉肿痛，皮肤潮红，可见细小红点如绵纹。苔薄白，舌红，脉浮数有力	辛凉宣透 清热利咽	解肌透疹汤	葛根、浮萍、豆豉、荆芥、射干、牛蒡子、连翘、竹茹、僵蚕、蝉蜕、马勃、甘草
毒炽气营证	壮热不解，面赤口渴，咽喉糜烂白腐，皮疹密布，色红如丹，甚则色紫如瘀点，疹由颈部开始，弥漫周身。舌苔黄糙，舌质紫有刺如杨梅，脉数有力	清气凉营 泻火解毒	凉营清气汤	生石膏、连翘、牡丹皮、赤芍、栀子、石斛、竹叶、玄参、茅根、生地黄、芦根、黄连、薄荷、甘草
毒陷心肝证	高热，头痛，呕吐，神昏抽搐。舌红绛苔黄，脉数	清肺宁心 解毒	镇肝息风汤	水牛角粉、石决明、生地黄、茵陈、连翘、板蓝根、钩藤、大黄、牡丹皮、茜草、黄连、栀子
气阴耗伤证	发热，心悸，胸闷，神倦，乏力，多汗，肢节疼痛。舌淡红苔薄，脉细数	滋阴清热 益气宁心	炙甘草汤	炙甘草、人参、麦冬、五味子、当归、丹参、石斛、柏子仁、生地、银柴胡、白薇、瓜蒌、枳壳、木瓜、伸筋草
阴虚内热证	身热渐退，皮肤脱屑，咽喉糜烂疼痛渐减，唇干口燥，或见干咳，纳少，便秘。舌红，脉细数无力	养阴生津 清热润喉	沙参麦冬汤	沙参、天冬、麦冬、石斛、玄参、桔梗、芦根、甘草、银柴胡、鸡内金、炒谷芽、麦芽、知母

其他疗法　在内科治疗的基础上配合其他疗法。

外治法　初起咽喉红肿，外吹中白散；咽部腐烂，疼痛明显者，外吹冰黛散；后期外吹金不换散。

针刺　取少商、商阳、委中，浅刺出血，以助泻热。

验方　同烂喉丹痧。

转归预后　病程轻者1周，重者2周，一般经过及时正确的治疗均可治愈。

预防调护　此病的预防要控制传染源，实行呼吸道隔离。注意室内通风，保持空气清新，必要时进行室内空气消毒。加强口腔护理，可用复方硼砂溶液漱口，每日4～6次。饮食要富于营养，易于消化，多食新鲜蔬菜及水果。

（盛国光）

zhàsāi

痄腮（mumps）

感受风温邪毒，壅阻少阳经络，引起的以发热、耳下腮部漫肿疼痛为主要表现的疾病。又称鸬鹚瘟、遮腮、发颐、蛤蟆温。西医学流行性腮腺炎属于此病范畴。

明·陈实功《外科正宗·痄腮》进一步阐明："痄腮乃风热湿痰所生，有冬温后天时不正，感发传染者，多两腮肿痛，初发寒热。"并提出了内服柴胡葛根汤，外敷如意金黄散的治疗方法。清·雷丰《时病论·瘟疫不同论》："两腮肿胀，憎寒恶热者，为鸬鹚瘟。"《外科全生集·发颐遮腮》提出："患生于腮有双有单，一曰遮腮，一曰发颐。"清·吴谦《医宗金鉴·痄腮》认为风热、湿热均可致病："此证一名髭发，一名含腮疮。生于两腮肌肉不着骨之处，无论左右，总发端于阳明胃热也。初起焮痛，寒热往来，若高肿、色红、焮热者，系胃经风热所发；若平肿、色淡不鲜者，由胃经湿热所生。"

病因病机　病因为正气不足，感受风温、疫毒之邪。由于正气不足，疫戾之邪侵犯少阳经络而发病，多发于冬春两季；或因少阳、阳明之火上壅，蕴热循经上行，复感风热之邪而致，一年四季均可发病。前者具有传染性，好发于小儿；后者无传染性，各种年龄都可发病。明·孙一奎《赤水玄珠·疫门》曰："鸬鹚瘟多是少阳、阳明二经之火上壅热极而生风也，故肿每在两颊车及耳前后。"

诊断　根据临床表现结合病史可作诊断。

诊断要点　①在流行季节与患者有接触史。②发热，双侧耳垂周围腮腺部位肿胀、疼痛。

鉴别诊断　应与雷头风相鉴别。两者都可出现憎寒发热、头面肿痛。痄腮主要耳下腮部漫肿疼痛，具有传染性；雷头风以头面肿痛，耳中鸣响，甚则如雷为典型症状，且无传染性。

辨证论治　当辨风热邪毒及其所犯的部位，治以清解疫毒为主。

辨证要点　外感风热邪毒，热毒上攻，阻遏少阳，胆热犯胃，气滞血瘀。症见发热，双侧耳垂周围腮腺部位肿胀、疼痛。若风热毒邪在表，可见畏寒发热、头痛、咳嗽，耳下腮腺肿痛；若热毒蕴结，则见高热，腮部漫肿，局部灼热疼痛，大便干结。

治疗原则　清解疫毒为主，同时根据病邪侵犯部位，分经论治，不忘扶正祛邪，标本兼顾。

分证论治　见表。

中成药治疗　在辨证的基础上选择适用的中成药。

口服中成药　①板蓝根冲剂：清热解毒，可用于痄腮腮腺红肿疼痛。②腮腺炎片：清热解毒、消肿止痛，用于痄腮各证型。

中药注射剂　①醒脑净注射液：清热解毒开窍，用于邪陷心肝证。②柴胡注射液：疏肝散热，用于痄腮发热。

其他疗法　在内科治疗的基础上配合其他疗法。

针刺　毫针刺法，取痄腮穴（耳垂直下 0.3 寸处），行强刺激捻转泻法，得气后，留针 30 分钟，其间捻转行针 1 次。

外治法　①青黛散以醋调外敷，干则易之。适用于痄腮各证型。②新鲜的仙人掌去刺剖开，以切开面或捣泥外敷。适用于痄腮腮腺红肿疼痛型。

转归预后　此病多见于学龄儿童，病情有轻重之分：轻者表现轻度恶寒发热、一侧或两侧腮部漫肿疼痛；重者表现壮热、烦躁、口渴引饮，伴有头痛或呕吐、腮部漫肿胀痛、坚硬拒按、咀嚼困难，咽红肿痛；严重者可出现邪毒内陷心肝和邪毒引睾窜腹的变证。

预防调护　隔离患儿至痊愈为止，或自发病之日起隔离 2 周。患儿的鼻涕、唾涎及其他感染的用具，都应煮沸和暴晒消毒。给予半流质饮食，在肿痛期内，避免食用酸性饮食。保持口腔清洁，经常刷牙漱口。合并睾丸炎者，必须卧床休息，阴囊部可用纱布或丁字带兜起。在此病的流行季节，健康儿童避免和患儿接触，不到公共场所，室内经常开窗，通风换气，保持生活、学习环境空气流通，搞好环境卫生，勤晒衣被。

（盛国光）

liúxíngxìng sāixiànyán

流行性腮腺炎（epidemic parotitis）　感染腮腺炎病毒引起，以发热、耳下腮部漫肿疼痛为主要表现的急性传染病。中医学称痄腮。好发于小儿，大多发生在冬春季节。

病因病机　病因为外感风温时毒和风寒之邪。风温时毒之邪，自口鼻而入；或感受风寒郁久化热，内有积热蕴结，风邪热毒互结，壅阻少阳经络，经脉失通，气血郁滞，凝结局部，发为腮部漫肿疼痛。隋·巢元方《诸病源候论》曰：“肿之生也，皆由风邪、寒热、毒气客于经络，使血涩不通，壅结皆成肿也。”清·高秉钧《疡科心得集》认为“因一时风温偶袭少阳，络脉失和”而发。因足少阳之脉起于内眦，上抵头角下耳后，绕耳而行，故见下腮部漫肿、坚硬作痛。若瘟毒炽盛，化火内陷心肝，可见神昏惊厥；少阳与厥阴互为表里，足厥阴之经脉，贯胁腹，绕阴器。热毒由少阳传及足厥阴，故还可伴发睾丸肿痛。病理性质多属邪盛的实热证。

辨证论治　应辨病期，分轻重。早期风热毒邪在表；继则热毒蕴结少阳、阳明经络，或瘟毒炽盛，化火内陷心肝；后期热毒由少阳传及足厥阴。治疗原则为清解风温时毒。分证论治见表。

中成药治疗　同大头瘟。

其他疗法　在内科治疗的基础上配合其他疗法。

体针　取翳风、颊车、合谷、外关、关冲。温毒郁表加风池、少商；热毒蕴结加商阳、曲池、大椎；睾丸肿痛加太冲、曲泉；惊厥神昏加水沟、十宣；脘腹疼痛加中脘、足三里、阳陵泉。用泻法，强刺激，或点刺放血。

耳针　取耳尖、对屏尖、面颊、肾上腺。耳尖用三棱针点刺放血，余穴用毫针强刺激。

刺络法　取腮腺穴（耳垂下腮腺肿大最高点硬结处）。

药物外治　①生大黄粉、青黛，用鸡蛋清调为稀糊状，外敷患部。②鲜仙人掌去刺，洗净后捣泥，或剖成薄片，贴敷患处。用于腮部肿痛。③灯火炼法：取角孙、阳溪或阿是穴。剪去头发，取一根火柴棒点燃，对准穴位迅速灼灸。用于腮部肿痛。

转归预后　经对症治疗后大多可获痊愈，少数患者可出现邪毒内陷心肝。

预防调护　在此病的流行季节，健康者避免和患者接触。患者应隔离至痊愈为止，或自发病之日起隔离 2 周。采用特异性预防措施，及时给 8 月龄以上的孩

表　痄腮的分证论治

证型	临床表现	治法	主方	常用药
温毒在表证	畏寒发热、头痛、咳嗽，耳下腮腺酸痛，咀嚼不便，一侧或两侧腮部肿胀疼痛，边缘不清。舌红苔薄白，或黄，脉浮数	疏风清热消肿散结	银翘散	金银花、连翘、桔梗、牛蒡子、薄荷、黄芩、板蓝根、夏枯草
热毒蕴结证	高热头痛，烦躁口渴，腮部漫肿，局部灼热疼痛，咽喉肿痛，吞咽不便，大便干结，小便短黄。舌红苔薄黄或腻，脉滑数	清热解毒软坚消肿	普济消毒饮	黄连、黄芩、薄荷、僵蚕、牛蒡子、连翘、板蓝根、升麻、柴胡、大黄

表 流行性腮腺炎的分证论治

证型	临床表现	治法	主方	常用药
瘟毒在表证	发热恶寒，单侧或双侧腮腺肿痛，咀嚼不便，或见咽部红肿。舌红苔薄白或薄黄，脉浮数	疏风清热散结消肿	银翘散	板蓝根、连翘、柴胡、黄芩、夏枯草、僵蚕、甘草、生石膏
热毒蕴结证	高热烦躁，头痛，口渴欲饮，腮部肿胀作痛，坚硬拒按，伴咽部肿痛。舌红苔黄，脉数	清热解毒软坚散结	普济消毒饮	黄芩、黄连、牛蒡子、连翘、薄荷、僵蚕、玄参、马勃、板蓝根、桔梗、升麻、柴胡、石膏、大黄
邪陷心肝证	腮部尚未肿或腮肿后5～7天突然出现壮热、头痛项强，甚者出现昏迷、抽搐。舌红绛，脉数	清热解毒息风镇痉	普济消毒饮合安宫牛黄丸	黄芩、黄连、牛蒡子、连翘、薄荷、僵蚕、玄参、马勃、板蓝根、桔梗
毒留厥阴证	与腮肿的同时或前后出现患儿一侧或两侧睾丸肿胀疼痛，发热战栗，少腹作痛。舌红，脉弦	清泻肝胆活血止痛	龙胆泻肝汤	黄芩、黄连、牛蒡子、连翘、薄荷、僵蚕、玄参、马勃、板蓝根、桔梗、延胡索、川楝子、橘核、荔枝核

子接种流行性腮腺炎减毒活疫苗或接种麻腮风联合疫苗，是最有效的预防措施。患者应给予半流质饮食，在肿痛期内，避免食用酸性饮食。保持口腔清洁，经常刷牙漱口。合并睾丸炎者，必须卧床休息，阴囊部可用纱布或丁字带兜起。

（盛国光）

dàtóuwēn

大头瘟（fever with swollen head）

湿热疫毒侵犯人体头面三阳经络，引起的以头面部红肿疼痛为主要表现的疾病。西医学颜面丹毒、流行性腮腺炎属于此病范畴。

元·朱丹溪《丹溪心法》称为“大头天行”，认为头大如斗，具有流行性。清·周扬俊《温热暑疫全书》认为病因为湿热上蒸：“大头瘟者，此天行之厉气也，其湿热伤高巅之上，必多汗气蒸。初憎寒壮热体重，头面肿甚，目不能开，上喘，咽喉不利，舌干口燥，不速治，十死八九。”清·高秉钧《疡科心得集》详细描述了其临床特征：“大头瘟者，系天行邪热疫毒之气而感之于人也。一名时毒，一名疫毒。其候发于鼻面、耳项、咽喉，赤肿无头，或结核有根，初起状如伤寒，令人憎寒发热头疼，肢体甚痛，恍惚不宁，咽喉闭塞，五、七日乃能杀人。若至十日之外，则不治自愈矣。”

病因病机 病因为湿热疫毒之邪外侵，与人体正气亏虚有关。明·张景岳《景岳全书·瘟疫》：“大头瘟者，以天行邪毒客于三阳之经。”由于人体正气不足，疫戾之邪侵犯头面三阳之经而发病。湿热疫毒之邪侵袭，初起邪毒在于卫分，可见发热微恶寒等表证，旋即热毒燔灼肺胃，上攻颜面咽喉，壅阻头面经脉，湿盛则肿，热盛则痛，可见头面肿痛。

诊断 根据临床表现结合病史可作诊断。

诊断要点 ①在流行季节与患者有接触史。②有憎寒发热，头面红肿疼痛等临床表现。

鉴别诊断 应与雷头风相鉴别。两者都可出现憎寒发热、头面肿痛。此病头面红肿疼痛较重，有较强的传染性。雷头风以耳中鸣响，甚则如雷为典型症状，且无传染性。

辨证论治 当辨湿热疫毒及其侵犯的部位，治以清利湿热疫毒为主。

辨证要点 当辨病在太阳、阳明、少阳之不同。

治疗原则 清利湿热疫毒。太阳经证当疏风透邪，阳明经证当泻下攻积，少阳经证当疏泄肝胆。

分证论治 见表。

中成药治疗 在辨证的基础上选择适用的中成药。

口服中成药 ①板蓝根冲剂：清热解毒，用于大头瘟各型患者。②腮腺炎片：清热解毒、消肿止痛，用于大头瘟头面部红肿疼痛患者。③安宫牛黄丸：清热解毒、醒脑开窍，用于大头瘟出现神昏谵语者。

表 大头瘟的分证论治

证型	临床表现	治法	主方	常用药
太阳经证	面部红肿疼痛，以项上、脑后、项下及目下赤肿为主，发热畏寒，头痛，项强。苔黄腻，脉浮紧而数	疏风透邪清热解毒	普济消毒饮	水牛角、连翘心、玄参、生地黄、天花粉、金银花、石菖蒲
阳明经证	头面部红肿疼痛，发于鼻额，甚至脸肿目闭不睁，口渴，烦热，大便秘结。苔白腻，脉洪大而数	清热解毒泻下攻积	白虎汤合黄连解毒汤	桂枝、桃仁、大黄、黄芩、天花粉、牡蛎、枳实、茯苓
少阳经证	头面部红肿疼痛，发于耳之前后及额角，日晡潮热或往来寒热，口苦咽干，目疼胁满。苔黄腻，脉弦滑数	疏泄肝胆湿热	龙胆泻肝汤	淡豆豉、生石膏、水牛角、生地黄、黄芩、栀子、大黄、竹叶、甘草

中药注射剂　柴胡注射液：疏肝散热，用于大头瘟发热患者。

其他疗法　在内科治疗的基础上配合其他疗法。

针刺　针刺翳风、颊车、合谷，用泻法强刺激。发热加曲池；头痛加太阳。

外治法　①水仙花根：清热解毒消肿。捣烂如膏，敷肿处，干则易之。适用于大头瘟头面太阳经证。②三黄二香散：清热解毒消肿。用细茶汁调敷，干则易之，继用香油调敷。适用于大头瘟头面阳明经证。③青黛粉：清热解毒消肿。用水调敷，干则易之。

转归预后　大头瘟发病虽然急剧，但多不传变，很少见到邪入营血、逆传心包等证。一旦患病应早期治疗，但若溃脓后则预后不佳。

预防调护　此病有较强的传染性，应预防接触传染源。多喝开水，以补充因发热而消耗的水分。多吃蔬菜和水果，苦瓜、冬瓜、西瓜、香蕉等清凉性食物。疼痛严重者，应食用清淡而易于消化的半流质或软性食物。忌食酸辣食物，禁烟酒。

（盛国光）

gānwēn

肝瘟（liver plague）　感受疫疠之邪引起，以发热、黄疸迅速加深、神志昏蒙等为主要表现的疾病。又称瘟黄、疫黄。西医学病毒性肝炎中的重型肝炎属于此病范畴，也可见于西医学急性传染性黄疸型肝炎、急性黄色肝萎缩、亚急性肝坏死。

相关论述首见于隋·巢元方《诸病源候论·黄病诸候》："急黄候，脾胃有热，谷气郁蒸，因为热毒所加，故卒然发黄，心腹气喘，命在顷刻，故云急黄也。""肝瘟"源于清·陈梦雷《古今图书集成医部全录·瘟疫门》："肝瘟方（元参、细辛、石膏、栀子、黄芩、升麻、芒硝、竹叶、车前草）……治肝脏温病，阳明毒，先寒后热，颈筋挛牵，面目赤黄，身重直强。"清·沈金鳌《杂病源流犀烛·诸疸源流》书中有"瘟黄"病名，亦称"急黄"："又有天行疫疠以致发黄者，俗谓之瘟黄，杀人最急。"明·徐春甫《古今医统大全·瘟疫门》认为邪热阻滞于胃是主要病机："黄瘟者，由邪气郁结不散，或失于汗解，或汗后不解，犹邪热深郁于胃中，小便不利，举发为黄，遍身如橘枳，故曰黄病。"

病因病机　多由正气不足，或因劳倦、饮酒等使正气不支，复感湿热疫毒之邪所致。

正气不足，疫毒之邪侵袭人体，致使肝胆脾胃郁滞，湿热疫毒炽盛，燔灼肝胆，迅速弥漫三焦，正邪交争剧烈，胆汁溢泄横行，或热毒内陷营血，肝风妄动；或热毒内陷心包，蒙蔽清窍，神明失主，终至气虚血脱，阴阳离绝。

诊断　根据临床症状和体征，结合病史特点可作出诊断。

诊断要点　①身目黄染，黄疸迅速加深；②神志昏蒙，或有发热、抽搐、斑疹等危重症候。

鉴别诊断　应和急性黄疸性肝炎、淤胆型肝炎、稻瘟病相鉴别。①与急性黄疸性肝炎鉴别：两者都可见发热、身目黄染，此病黄疸迅速加深，且可发热不退，可兼见神昏、抽搐、斑疹等症状；急性黄疸性肝炎多热退后出现黄疸，一般2周内黄疸开始消退，多无神昏、抽搐、斑疹等危重症候。②与淤胆型肝炎相鉴别：两者都可见深度黄疸，急性瘀胆性肝炎在黄疸出现前可有发热，常见皮肤瘙痒、大便呈灰白色，自觉症状较轻，无神昏、抽搐、斑疹等临床表现。③与稻瘟病相鉴别：两者都多有发热，部分稻瘟病出现身目黄染者，当与肝瘟鉴别，稻瘟病好发于夏秋季节，伴有全身酸痛及腓肠肌压痛等典型临床症状；肝瘟四季皆可发病，黄疸较为深重，常见神昏、抽搐、斑疹等症候，以此可作鉴别。

辨证论治　当辨湿热疫毒及其所犯部位，治以清利湿热疫毒。

辨证要点　湿热疫毒炽盛，燔灼肝胆，迅速弥漫三焦，正邪交争剧烈，胆汁溢泄横行，症见身目黄染，黄疸迅速加深。若热毒内陷心包，蒙蔽清窍，神明失主，则见躁扰不安，头晕头蒙，神昏谵语。

治疗原则　清利湿热疫毒。若疫毒炽盛，则用清热解毒止痉；若热毒内陷心包，蒙蔽清窍，则治以清热解毒，利湿开窍。

分证论治　见表。

中成药治疗　在辨证的基础上选择适用的中成药。

口服中成药　①茵陈丸：清热利湿、解毒退黄，用于时行病急黄。②犀角散：清热利湿，用于急黄心膈烦躁。③安宫牛黄丸：清热解毒、镇惊开窍，用于疫毒蒙窍，神昏谵语。

中药注射剂　清开灵注射液：清热解毒醒脑，用于时行急黄，疫毒蒙蔽清窍者。

其他疗法　在内科治疗的基础上配合其他疗法。

针刺　针刺至阳、阳陵泉、太冲，热重加大椎；神昏加人中、中冲、少冲（放血）；高热伤阴而动风，加百会、风府、风池、涌泉；热入营血，迫血妄行，加尺泽、劳宫、委中、行间、十宣穴。

表　肝瘟的分证论治

证型	临床表现	治法	主方	常用药
湿热郁蒸证	身目俱黄，胸闷脘痞，或有畏寒发热，纳呆，大便溏泄，小便黄赤。舌苔薄黄或黄腻，脉弦滑	清热解毒利湿退黄	茵陈蒿汤	茵陈、栀子、大黄、滑石、黄芩、石菖蒲、川贝母、藿香、茯苓、连翘、薄荷、豆蔻、垂盆草
疫毒炽盛证	身目黄染，黄疸迅速加深，发热、甚至高热，皮肤可见斑疹隐隐，或见身重直强，颈筋抽搐。舌红苔黄，脉弦数	清热解毒止痉	肝瘟方	元参、细辛、石膏、栀子、黄芩、升麻、芒硝、竹叶、车前草
疫毒蒙窍证	身目黄染，黄疸迅速加深，发热，躁扰不安，头晕头蒙，神昏谵语。舌苔腻，脉濡	清热解毒利湿开窍	菖蒲郁金汤合至宝丹	石菖蒲、郁金、栀子、连翘、竹叶、滑石、竹沥、姜汁、至宝丹

敷脐　退黄散敷脐：大黄、生明矾、栀子各等分，上药研末，取粉填满脐，外用胶布固定，有助于黄疸消退。

保留灌肠　大黄水煎取汁，加食醋，保留灌肠，以清除肠道的有毒物质。

转归预后　病情凶险，进展迅速，预后极差。

预防调护　此病具有传染性，故应及时隔离，早发现，早治疗。避免醉酒、劳倦、忧怒、复感邪毒等内外因素进一步损伤肝胆。积极治疗相关原发病。

（盛国光）

bìngdúxìng gānyán

病毒性肝炎（viral hepatitis）　由肝炎病毒引起，以肝脏炎性损害为主的传染病。具有传染性强、流行范围广、传播途径复杂、发病率高的特点。根据引起肝炎的病毒不同可分为甲、乙、丙、丁、戊等类型，主要表现为肢体乏力、食欲缺乏、恶心欲呕、胁肋疼痛、肝脾肿大及肝功能损害，部分患者可有黄疸和发热。临床上可分为急性肝炎、慢性肝炎、重型肝炎和淤胆型肝炎。少数慢性乙型、丙型肝炎可发展为肝硬化，且有发生癌变的潜在危险。此病属中医学黄疸、胁痛、湿温、肝瘟、臌胀范畴。

病因病机　病因有外感湿热疫毒之邪、情志郁怒、饮食不节、劳倦内伤。本病多因感受湿热疫毒之邪，蕴结中焦，损伤肝胆、脾胃，使肝失疏泄，脾失健运。情志郁怒、饮食不节、劳倦内伤多为诱发或加重因素。甲型、戊型多由饮食不洁，夹杂疫毒之邪，蕴于中焦，湿热互结而发病。或发为急性，或演变为慢性，或为淤胆型，或为重型，则与疫毒的性质、强弱及人体的禀赋不同密切相关。急性肝炎的病机主要为外感湿热疫毒，由气及血，侵犯脾胃，郁蒸肝胆。以邪实为主，湿热最多见，病位主要在肝胆、脾胃。慢性肝炎的病机颇为复杂，多为湿热疫毒蕴结不解，深入血分，加之情志郁怒，饮食不节，劳倦内伤等诱因，日久导致脏腑功能失调，阴阳气血亏虚。多虚实夹杂，常为湿热未尽，肝郁脾虚，病变主要涉及肝、脾、肾。若湿热疫毒内侵，与痰瘀胶结，郁阻血分，肝胆疏泄失常，可形成淤胆型肝炎。重型肝炎病机为湿热疫毒炽盛，燔灼肝胆并迅速弥漫三焦，正邪交争剧烈，胆汁溢泄横行，黄疸迅速加深，或热毒入营迫伤血络，或毒邪逆传心包，或湿热蒙蔽清窍，病势危重，涉及的脏腑主要有肝胆、脾胃、三焦、心脑等。

辨证论治　病毒性肝炎应辨清虚实、寒热变化。早期多湿热为患，以邪实为主。随着病程的延长，正虚逐渐显现，脾阳不足，热退湿盛，湿邪可向寒湿转化。治疗原则是清解湿热疫毒，顾护人体正气。急性肝炎以实证为主，治当清利湿热毒邪；慢性肝炎多虚实夹杂，当祛邪与扶正兼顾；重型肝炎则在清热解毒、活血化瘀的同时，更注重扶正补虚。分证论治见表。

中成药治疗　在辨证的基础上选择适用的中成药。①清热解毒合剂：清热解毒，用于病毒性肝炎，湿热明显者。②双虎清肝颗粒：清热利湿、化痰宽中、理气活血，用于慢性乙型肝炎湿热内蕴证。③虎驹乙肝胶囊：疏肝健脾、清热利湿、活血化瘀，用于慢性乙型肝炎肝郁脾虚兼湿热瘀滞证。④扶正化瘀胶囊：益气活血化瘀，用于慢性肝炎，正虚血瘀证。⑤复方鳖甲软肝片：滋养肝肾、软坚散结，用于慢性乙型肝炎，肝肾阴虚者。⑥肝康宁片：清热解毒，活血疏肝，健脾祛湿。用于急慢性肝炎，湿热疫毒蕴结、肝郁脾虚者。

其他疗法　在内科治疗的基础上配合针刺疗法。选用双侧足三里、太冲穴，得气后留针，用提插泻法。具有清热利湿，疏利肝胆，活血退黄的功效。

转归预后　急性甲型、戊型肝炎不会转为慢性肝炎，预后大多良好。淤胆型肝炎一般预后尚好，重型肝炎发病凶险，预后差，病死率高。部分病毒性肝炎经历肝炎、肝硬化、肝癌的转归过程，慢性乙型肝炎、慢性丙型肝炎10%~25%演变成肝硬化，其中部分患者发展为肝癌，预后较差。

预防调护 首先要做好传染源的控制和处理，急性甲型肝炎和戊型肝炎自发病日期算起须隔离治疗3周，乙型肝炎和丙型肝炎可不定隔离日期。甲型肝炎和戊型肝炎是通过食入污染的水和食物传染，而乙型肝炎和丙型肝炎主要是通过血液、体液和血制品传播，必须采取有效的方法阻

表 病毒性肝炎的分证论治

	证型	临床表现	治法	主方	常用药
急性肝炎	湿热蕴结证	身目俱黄，纳呆呕恶，厌油腻，头身困重，或有畏寒发热，胁肋刺痛，脘腹满闷，乏力、大便干、尿黄赤。舌苔薄黄或黄腻，脉弦滑	清热解毒利湿退黄	茵陈蒿汤合甘露消毒丹	茵陈、栀子、大黄、滑石、黄芩、石菖蒲、川贝母、藿香、茯苓、连翘、薄荷、豆蔻、垂盆草
	肝郁气滞证	胁肋刺痛，脘闷不舒，善太息，或口苦喜呕，女子乳房胀痛，月经不调，痛经。舌苔白，脉弦	疏肝理气	柴胡疏肝散	柴胡、香附、枳壳、陈皮、川芎、白芍、垂盆草、郁金、青皮、甘草
	湿滞胆瘀证	黄疸较深且持久，皮肤瘙痒，大便灰白，或有乏力、食欲不振。舌暗苔薄黄，脉弦	疏肝活血利湿退黄	四逆散合茵陈蒿汤	茵陈、栀子、大黄、柴胡、赤芍、牡丹皮、枳壳、川芎、丹参、白术、甘草、金钱草、鸡内金
慢性肝炎	湿热未尽证	身目俱黄，纳差，乏力，口干苦，胸脘痞满，或有发热，大便不爽，小便黄。舌红苔黄腻，脉弦滑	清热利湿解毒退黄	茵陈蒿汤	茵陈、栀子、大黄、赤芍、茯苓、白术、枳实、半夏、黄芩、板蓝根、丹参、薏苡仁、车前草
	肝郁脾虚证	胁肋疼痛，胸闷善太息，精神抑郁，纳差，口淡乏味，脘腹痞胀，少气懒言，四肢乏力，面色萎黄，大便稀或不成形。舌淡苔白，脉沉弦	疏肝解郁健脾和中	柴芍六君子汤	柴胡、白芍、党参、白术、茯苓、黄芩、枳实、陈皮、木香、香附、丹参、延胡索、甘草
	湿邪困脾证	神疲畏寒，身目发黄、黄色晦暗不泽或如烟熏，头身困重，肢体倦怠，脘闷腹胀，食少便溏，尿黄，口淡不渴。舌淡苔白腻，脉沉缓	温化寒湿利胆退黄	茵陈术附汤	茵陈、制附子、干姜、白术、苍术、黄芪、莪术、肉桂、茯苓、厚朴、泽泻、薏苡仁、甘草
	肝肾阴虚证	胁肋隐痛、手足心热，头晕耳鸣，两眼干涩，腰膝酸软，口干咽燥，尿黄。舌红少苔，脉弦细	滋补肝肾	一贯煎	生地黄、枸杞子、太子参、沙参、麦冬、当归、石斛、牡丹皮、川楝子、女贞子、五味子、山药、刺蒺藜、白芍、甘草
	脾肾阳虚证	畏寒肢冷，腰膝沉重，倦怠乏力，时有下肢浮肿，大便稀溏。舌淡胖，舌边有齿印，脉沉细或迟	温阳补肾健脾化湿	附子理中汤合金匮肾气丸	党参、炒白术、茯苓、制附片、干姜、桂枝、淫羊藿、肉苁蓉、黄芪、山药、山茱萸、枸杞子、菟丝子、生地黄、蔻仁、薏苡仁、陈皮、大腹皮、泽泻、甘草
	血瘀阻络证	胁肋刺痛，痛处固定而拒按，入夜更甚，或面色晦暗。舌紫暗，脉沉弦或涩	活血化瘀通络散结	膈下逐瘀汤	当归、桃仁、红花、川芎、牡丹皮、赤芍、延胡索、枳壳、丹参、鳖甲、炙甘草
重型肝炎	热毒炽盛证	黄疸迅速加深，壮热烦渴，烦躁不安，高度乏力，脘腹胀满，不欲饮食，大便秘结，小便短少。舌边尖红，扪之干，苔黄糙脉弦数或洪大	清热解毒泻火退黄	茵陈蒿汤合黄连解毒汤	茵陈、黄芩、黄连、栀子、大黄、连翘、板蓝根、车前草、枳实、白术、淡竹叶、生地黄、赤芍、牡丹皮
	热毒内陷证	身目色黄如金，高热尿闭，衄血，皮下斑疹，或躁动不安，甚则狂乱，抽搐，或精神恍惚，甚则神昏谵语。舌红绛或舌体卷缩，舌苔秽浊，脉弦细而数	清热解毒凉血救阴	犀角散	水牛角、石决明、生地黄、茵陈、连翘、板蓝根、钩藤、大黄、牡丹皮、茜草、黄连、栀子
	湿浊蒙窍证	黄疸深重，但颜色不如热盛者鲜亮，神志昏蒙，时明时昧，腹部胀满，身热不扬，喉中痰鸣，尿黄而少，甚则无尿，舌质暗红，舌苔白腻或淡黄垢浊，脉濡滑	化湿泻热豁痰开窍	菖蒲郁金汤	茵陈、石菖蒲、郁金、藿香、茯苓、白术、泽泻、猪苓、白蔻仁、厚朴、车前草

续 表

	证型	临床表现	治法	主方	常用药
淤胆型肝炎	湿热壅滞证	身体发黄，色泽鲜明，黄疸不退，或发热，右胁胀痛或刺痛，胸脘闷痞，口干口苦，心中懊侬，纳呆厌油，皮肤瘙痒，身困乏力，小便深黄，大便干结，色或黄或白。舌红苔黄腻，脉弦数	清热利湿通腑	茵陈蒿汤	茵陈、金钱草、赤芍、虎杖、山栀、连翘、大黄
	瘀热阻滞证	黄疸持续不退，色泽不鲜明，面额目眶黯黑，头晕心悸，肢体沉重，酸软无力，纳谷不香，脘腹痞满，或两乳生痰核，皮肤瘙痒，大便色淡，溏而不爽，女子白带量多，小便色黄。舌质紫暗，舌苔白薄腻，脉弦滑	利胆化湿祛瘀消瘀	茵陈五苓散合硝石矾石散	茵陈、丹参、白术、苍术、橘红、茯苓、桃仁、郁金、硝石、矾石
	脾虚湿盛证	身目俱黄，畏寒喜暖，四肢不温，脘腹痞胀，得热则缓，口淡不渴，纳谷减少，四肢困乏，小便不利。苔白腻滑，脉沉缓	温中健脾化湿退黄	茵陈术附汤	茵陈、附子、干姜、苍术、白术、茯苓、陈皮、炙甘草

断其传染途径。对易感人群要加强防护，实施计划免疫，注射甲型、乙型、戊型肝炎疫苗是预防其疾病传染的有效措施。肝炎流行期间，可服用相关中药预防，注意调节情志。保持室内空气通畅，饮食宜新鲜、有营养，且易消化，保证充足的睡眠，参加适当的体育锻炼，增强抗病能力。对于已感染者，宜早发现、早诊断、早治疗。肝炎患者要严格禁酒，饮食以高蛋白、高维生素、低脂肪为原则，多吃豆类、牛奶、瘦肉、鱼等高蛋白食物及新鲜蔬菜水果，不宜荤腥、油腻、辛辣之品；若为重型肝炎有肝昏迷倾向的患者，则应禁止蛋白质的摄入，以静脉给蛋白为宜，并注意观察患者的行为、性格变化。有明显黄疸的肝炎患者应卧床休息，卧床时间持续到症状好转和黄疸明显消退，方可以逐渐下床活动，开始可在室内散步，随着病情的逐步好转可以逐渐增加活动量，以不觉疲乏为度。

（盛国光）

lìji

痢疾（dysentery） 湿热疫毒、寒湿之邪壅滞肠中，使气血凝滞，腐败化为脓血所引起的以腹痛、里急后重、下痢赤白脓血为主要表现的疾病。西医学细菌性痢疾、阿米巴痢疾、溃疡性结肠炎属于此病范畴。

《素问·太阴阳明论》中的“肠澼”描述类似此病：“饮食不节，起居不时者，阴受之……下为飧泄，久为肠澼。”隋·巢元方《诸病源候论》有“赤白痢”“血痢”“脓血痢”“热痢”等记载。宋·严用和在《济生方·痢疾》中首次提出“痢疾”之病名，并认为首当荡涤肠胃：“余每遇此证，必先荡涤肠胃，次正其根本，然后辨其风冷暑湿而为治法。故伤热而赤者清之，伤冷而白者温之，伤风而纯下清血者祛逐之，伤食而下如豆羹者分利之。又如冷热交并者，则温凉以调之。伤损而成久毒痢者，则化毒以保卫之。”金·朱丹溪《丹溪心法》中明确指出此病具有传染性，称作“时疫痢”，并指出死证表现：“下痢不治之证，下如鱼脑者半死半生，下如尘腐色者死，下纯血者死，下如屋漏水者死，下如竹筒注者不治。”明·龚廷贤在《寿世保元·痢疾》中总结了具体证治：“凡痢初患，元气未虚，必须下之，下后未愈，随症调之……虚者宜补，寒者宜温。年老及虚弱人，不宜下，大便了而不了者，血虚也，数至圊而不便者，气虚也。”

病因病机 多发于夏秋之交，由于饮食不节，起居失常，或操劳过度，腠理疏懈，卫外不固，当风冒暑，感受风寒暑湿之邪，外邪与食滞搏结，滞于脾胃，积于肠腑而成。病机主要是湿热、疫毒、寒湿之邪壅滞肠中，使肠道气血凝滞，腐败化为脓血而成痢。病邪以湿热为主，或为阳盛之体受邪，邪从热化则为湿热痢。病邪因疫毒太盛，则为疫毒痢。病邪以寒湿为主，或阳虚之体受邪，邪从寒化则为寒湿痢。热伤阴，寒伤阳，下痢脓血必耗伤正气。寒湿痢日久伤阳，或过用寒凉药物，或阳虚之体再感寒湿之邪，则病虚寒痢。湿热痢日久伤阴，或素体阴虚再感湿热之邪，则病阴虚痢。或体质素虚，或治疗不彻底，或收涩过早，致正虚邪恋，虚实互见，寒热错杂，使病情迁延难愈，为时发时止的休息痢。若影响胃失和降而不能进食，则为噤口痢。

诊断 根据临床表现结合病史可作诊断。

诊断要点 ①夏秋流行季节发病，发病前有不洁饮食史，或有接触疫痢患者史。②大便次数增多而量少，下痢赤白黏冻或脓血、腹痛、里急后重。

鉴别诊断 应与泄泻相鉴别。两者多发于夏秋季节，病位在胃肠，皆由外感时邪、内伤饮食而发病，症状都有大便次数增多。然而痢疾病位在肠，泄泻病位在脾；痢疾病机重点是肠中有滞，泄泻病机重点是脾失运化，湿浊内生，清浊不分，混杂而下；痢疾痢下为赤白脓血，下痢不爽，里急后重，便后痛减而不停止，而泄泻泻下为稀薄粪便，泻后痛减。

辨证论治 当辨虚实寒热，治以实者泻之，虚者补之。

辨证要点 ①辨实痢、虚痢：一般说来，起病急骤，病程短者属实；起病缓慢，病程长者多虚。形体强壮，脉滑实有力者属实；形体薄弱，脉虚弱无力者属虚。腹痛胀满，痛而拒按，痛时窘迫欲便，便后里急后重暂时减轻者为实；腹痛绵绵，痛而喜按，便后里急后重不减，坠胀甚者为虚。②辨热痢、寒痢：痢下脓血鲜红，或赤多白少者属热；痢下白色黏冻涕状，或赤少白多者属寒。痢下黏稠臭秽者属热；痢下清稀而不甚臭秽者属寒。身热面赤，口渴喜饮者属热；面白肢冷形寒，口不渴者属寒。舌红苔黄腻，脉滑数者属热；舌淡苔白，脉沉细者属寒。

治疗原则 热痢清之，寒痢温之，初痢则通之，久痢虚则补之。寒热交错者，清温并用；虚实夹杂者，通涩兼施。赤多者重用血药，白多者重用气药。始终把握祛邪与扶正的辩证关系、顾护胃气贯穿于治疗的全过程。

分证论治 见表。

中成药治疗 在辨证的基础上选择适用的中成药。①香连丸：清热解毒、行气导滞，用于痢疾之湿热证型。②藿香正气丸：散寒化湿、化痰宽中、理气活血，用于寒湿阻滞证。③黄连素片：清热解毒，用于痢疾中湿热、疫毒痢证型。④补中益气丸：健脾益气，用于痢疾中脾胃虚弱者。

其他疗法 在内科治疗的基础上配合其他疗法。

针刺 急性痢疾可用上巨虚、足三里、天枢，配曲池、内关，行泻法。慢性痢疾宜针脾俞、胃俞、大肠俞、三阴交、足三里，并灸神阙、关元、气海，采用平补平泻法或补法。

食疗 ①大蒜粥：大蒜头去皮洗净，加入米粥中稍煮即食，用于湿热痢。②姜茶饮：生姜、绿茶，加水浓煎，温服，可用于各种痢疾。③三汁饮：鲜萝卜、大蒜、鲜马齿苋捣烂挤汁，加食醋少许，治疗热性痢疾。

转归预后 急性痢疾大多在病程一周后缓解痊愈，少数变为慢性。如失治、误治，或邪气太盛，可反复发作、迁延不愈，或出现厥逆神昏等危重症候。

预防调护 在夏秋季节采取积极有效的预防措施，控制痢疾的传播和流行。做好水、粪的管理，饮食的管理，消灭苍蝇等。痢疾患者应做好床旁隔离，视病

表 痢疾的分证论治

证型	临床表现	治法	主方	常用药
湿热痢	腹痛，腹泻，里急后重，下痢赤白脓血，肛口灼热，小溲短赤，可有发热，恶寒，头痛。舌苔黄腻，脉象滑数	清利湿热调气行血	芍药汤	芍药、黄连、黄芩、当归、木香、槟榔、大黄、葛根、甘草
疫毒痢	起病急骤，腹痛剧烈，里急后重较剧或壮热烦躁，大便呈鲜紫脓血，多紫红色，气味腐臭。舌红绛苔黄燥，脉滑数	清热凉血解毒	白头翁汤	白头翁、金银花、白芍、秦皮、地榆、黄连、黄柏、黄芩、生地黄、赤芍、牡丹皮
寒湿痢	腹痛胀满、喜温暖、下痢赤白黏冻，白多赤少，里急后重，头重身困。舌淡苔白腻，脉象濡缓	温化寒湿调气行血	胃苓汤	甘草、苍术、白术、厚朴、陈皮、茯苓、肉桂、泽泻、木香、猪苓
虚寒痢	痢下稀薄或白冻，食少神疲，腰酸肢冷或滑脱不禁。舌淡苔白，脉沉细弱	温补脾肾收涩固脱	真人养脏汤	赤石脂、禹余粮、附子、干姜、白芍、党参、白术、诃子、罂粟壳、桂枝、茯苓
阴虚痢	下痢赤白黏冻，或下鲜血黏稠，脐腹灼痛，虚坐努责，心烦，口干口渴。舌红少津苔少或无苔，脉细数	养阴清肠	驻车丸	黄连、阿胶、当归、炮姜
休息痢	腹泻时发时止，终年不愈，发作时大便次数增多，呈赤白黏冻，腹痛后重；休止时疲乏无力，食少，腹胀或隐痛。舌淡苔薄白或苔腻不化，脉濡或虚数	温中清肠调气化滞	连理汤	党参、白术、苍术、干姜、黄连、木香、槟榔、枳实、白头翁、连翘、炙甘草
噤口痢	大便次数增多，呈赤白黏冻，腹痛后重，呃逆，不能饮食。舌淡苔薄白，脉细	健脾和胃	香砂六君丸	木香、砂仁、党参、白术、苍术、干姜、黄连、槟榔、枳实、炙甘草

情适当休息。历代医家极为重视痢疾患者的饮食宜忌，提出盛暑之月，要薄滋味，无食肥浓厚味。痢疾初愈，要慎口味，节制饮食，重者百日，次者一月。

（盛国光）

bàolì

暴痢（fulminant dysentery） 起病急骤的痢疾。多为饮食不洁所致，以发热、腹痛、里急后重、痢下赤白脓血为主要表现。好发于夏秋季节。

相关的论述首见于明·龚廷贤《万病回春》："又有痢下鲜血者，如尘腐色者，如屋漏水者，大孔如竹筒者，呕哕发呃、烦躁身热者，俱难治也。"其在《寿世保元》又云："伤风则纯下清血，伤湿则下如豆汁，冷热交并，赤白兼下。若下迫后重，里急窘迫，急痛者，火性急速，而能燥物，故也。或夏末秋初，忽有暴折于盛热无所发，故客搏肌肤之中，发于外则为疟，发于内则为痢，内外俱发则为疟痢。"

病因病机 病因与饮食不洁有关，多为饮食中夹杂有湿热、疫毒之邪。基本病机为湿热、疫毒侵及肠胃，气血阻滞，肠道脂络受伤，肠腑传导失司。病理性质多属实证。有湿热蕴蒸、疫毒和寒湿阻滞之分。

诊断 根据临床表现结合病史可作诊断。

诊断要点 ①发病前有不洁饮食史，或有接触疫痢患者史。②起病急骤，大便次数增多而量少。③腹痛，里急后重，痢下赤白脓血，或伴有不同程度的恶寒、发热等症。

鉴别诊断 暴痢应与久痢鉴别：暴痢者一般年少，形体壮实，腹痛拒按，里急后重便后减轻，多为实；久痢者一般年长，形体虚弱，腹痛绵绵，痛而喜按，里急后重便后不减或虚坐努责，多为虚。

辨证论治 当辨湿热与寒湿的不同，治以祛邪为主，佐以止痢。

辨证要点 湿热者，痢下脓血鲜红，或赤多白少，舌红苔黄腻，脉滑数；寒湿者，痢下白色黏冻涕状，或赤少白多，可伴面白肢冷形寒，舌淡苔白，脉沉细。

治疗原则 治疗以祛邪为主，根据病邪的性质不同，分别采用清热化湿，解毒凉血，温化寒湿。

分证论治 见表。

中成药治疗 在辨证的基础上选择适用的中成药。①藿香正气口服液：散寒化湿、祛暑止痢。可用于暴痢中感受寒湿之邪者。②枳实导滞丸：行气导滞，破积泻热。可用于暴痢中气滞食积偏重，痢下不爽、腹部痞满痛者。

其他疗法 在内科治疗的基础上配合其他疗法。

针刺 取合谷、天枢、上巨虚（或足三里）。湿热痢加曲池、内庭；寒湿痢加中脘、气海。

食疗 同痢疾。

转归预后 此病发病急骤，病情较危重，应及时抢救，若延误诊治，常可造成严重的后果。

预防调护 在夏秋季节采取积极有效的预防措施，控制痢疾的传播和流行。做好水、粪的管理，饮食的管理，消灭苍蝇等。注意个人卫生以及饮食卫生，不吃不洁净的蔬菜、瓜果及腐败变质的食物。

（盛国光）

jiǔlì

久痢（chronic dysentery） 日久不愈或反复发作的痢疾。临床特点是下痢日久不止或反复发作，食欲缺乏，形体消瘦，甚至滑脱不禁。

元·朱丹溪《丹溪心法·痢》记载："其或久痢后，体虚气弱，滑下不止。"宋代《圣济总录》："久痢不瘥，则谷气日耗，肠胃损伤，湿气散溢，肌肉浮肿，以胃土至虚故也。虫因虚动，上蚀于膈，则呕逆烦闷，下蚀肠中，则肛门疮烂，久而不瘥，变成痔，或下赤汁，水血相半，腥不可近，是谓五脏俱损而五液杂下，此为难治。"

病因病机 正气亏虚、感受寒湿之邪，暴痢失治误治，正气受损，饮食不节，湿热留恋，肠腑传导失司，均可致病。素体阳虚，或过用苦寒，湿滞未消，脾肾阳虚，则为虚寒痢；湿热日久伤阴，素体阴虚，或过用温燥，阴血亏虚则为阴虚痢。甚则可因脾肾阳虚，不能固摄，而见滑脱

表 暴痢的分证论治

证型	临床表现	治法	主方	常用药
湿热蕴蒸证	发热腹痛，下痢赤白脓血，黏稠臭秽，伴有里急后重，肛口灼热，口渴喜冷，小溲短赤。苔黄腻，脉滑数	清热化湿调气行血	芍药汤	芍药、黄连、黄芩、当归、木香、槟榔、大黄、葛根、甘草
疫毒壅滞证	起病急骤，腹痛剧烈，痢下鲜紫脓血，里急后重，高热口渴，头痛烦躁。舌红绛苔黄腻，脉滑数	清热解毒凉血导滞	白头翁汤	白头翁、秦皮、黄连、黄柏、黄芩、生地黄、赤芍、牡丹皮、地榆、槟榔、木香
寒湿凝滞证	腹痛绵绵、下痢赤白黏冻，白多赤少，里急后重，口淡乏味，中脘痞满，头重身困，小便清长。苔白腻，脉濡缓	温化寒湿调和气血	胃苓汤	苍术、白术、厚朴、陈皮、茯苓、肉桂、泽泻、木香、甘草、猪苓

不禁。病理性质多属虚证，或虚实夹杂，但有阳虚、阴虚之别。

诊断 根据临床表现，结合病史特点及相关实验室检查可作诊断。

诊断要点 ①下痢日久不愈或反复发作。②食欲缺乏，形体消瘦，甚至滑脱不禁。

鉴别诊断 应与暴痢鉴别。

辨证论治 应分虚实进行辨证，治以补虚扶正为主。

辨证要点 此病多为邪气未尽，正气已虚。虚者起病缓慢，腹痛绵绵，迁延难愈。若痢下稀薄或白冻，食少神疲，腰酸肢冷或滑脱不禁者，为脾肾阳虚。若痢下脓血黏稠、虚坐努责，舌红绛少苔，脉细数者，为阴血亏虚。

治疗原则 脾肾不足者，温补脾肾；阴血亏虚者，滋补阴血。同时兼以化湿消滞。

分证论治 见表。

中成药治疗 在辨证的基础上选择适用的中成药。①藿香正气丸：散寒化湿、化痰宽中、理气活血。可用于久痢者。②补中益气丸：健脾益气。可用于痢疾脾胃虚弱者。

其他疗法 在内科治疗的基础上配合其他疗法。

针灸 针刺脾俞、胃俞、肾俞、大肠俞、三阴交、足三里，并灸神阙、关元、气海，采用平补平泻法或补法。

贴脐 羌活、白胡椒、肉桂、丁香、山楂、木香、姜枣、小葱等药捣泥拌匀，加入适量蜂蜜，做成钱币大小的药饼，治疗久痢脾肾阳虚型。

转归预后 病程较长，迁延难愈，常有反复发作。

预防调护 加强卫生教育，饭前便后洗手，不饮用生水，不吃变质以及腐烂的食物。做好水、粪的管理。适当运动，调畅情志。

（盛国光）

xiūxilì

休息痢（recurrent dysentery）

时发时止，休作无定，经久不愈的痢疾。隋·巢元方《诸病源候论》认为此病胃肠虚弱，而饮邪触动："休息痢者，胃管有停饮，因痢积久，或冷气，或热气乘之，气动于饮，则饮动而肠虚受之，故为痢也。"宋代《圣济总录》提出："肠中宿挟癥滞，每遇饮食不节，停饮不消。即乍瘥乍发，故取名为休息痢，治疗当加之以治饮消削陈寒癥滞之剂则愈。"明·孙一奎《赤水玄珠·痢门》曰："休息痢者，愈后数日又复下，时作时止，积年累月，不肯断根者是也。"

病因病机 病因是下痢日久，缠绵不愈，正气受耗，湿邪留滞。病机是湿邪壅滞肠中，脾胃虚弱。每因饮食不当，或起居不慎，感受外邪，或过度劳累，或思虑郁怒而诱发。痢疾日久，阴液亏损，精血同源，血虚湿滞；或久痢伤气，气损及阳，脾肾亏损；反复发作终致气血、阴阳亏损，正气不足，湿邪留恋。

诊断 根据临床表现结合病史可作诊断。①下痢时发时止，休作无定。②每因饮食不当，或起居不慎，感受外邪，或过度劳累，或思虑郁怒而诱发。

辨证论治 根据血虚、阳虚、正虚的不同辨治。

辨证要点 血虚者面色无华，神疲乏力，脘腹痞闷，口唇淡白。阳虚者痢下稀薄或白冻，食少神疲，腰酸肢冷。正虚者无明显寒热倾向，腹泻时发时止，终年不愈。

治疗原则 收涩固脱。血虚者养血祛湿，阳虚者温补固脱，元气亏损者温中调气。

分证论治 见表。

中成药治疗 在辨证的基础上选择适用的中成药。补中益气丸：健脾益气，用于痢疾中脾胃虚弱者。

其他疗法 在内科治疗的基础上配合其他疗法。

针灸 取脾俞、胃俞、大肠俞、三阴交、足三里，并灸神阙、关元、气海，采用平补平泻法或补法。

食疗 白木耳文火炖服，加红糖，治疗休息痢。

转归预后 反复发作，调理得当，可适当减轻症状。若失治误治，预后不良。

预防调护 饮食清淡，注意休息。适寒温，畅情志。

（盛国光）

表 久痢的分证论治

证型	临床表现	治法	主方	常用药
中气下陷证	痢下日久，脘腹重坠，或有脱肛，神疲乏力，纳差。舌淡苔薄白，脉细	补气升阳	补中益气汤	黄芪、人参、白术、炙甘草、当归、陈皮、升麻、柴胡、生姜、大枣
脾肾阳虚证	痢下稀薄或白冻，食少神疲，腰酸肢冷或滑脱不禁。舌淡苔白，脉沉细弱	温补脾肾收涩固脱	真人养脏汤	赤石脂、禹余粮、附子、干姜、白芍、党参、白术、诃子、罂粟壳、桂枝、茯苓
阴血亏虚证	痢下脓血黏稠，虚坐努责，口干，面色无华。舌红绛少苔，脉细数	养阴清热和血止痛	连理黄连阿胶汤合驻车丸	黄连、乌梅、黄芩、阿胶、当归、白芍、地榆炭、赤石脂、禹余粮、人参

表　休息痢的分证论治

证型	临床表现	治法	主方	常用药
血虚湿滞证	痢疾日久，面色无华，神疲乏力，脘腹痞闷，口唇淡白。舌淡，脉细	养血祛湿 收涩固脱	黄连汤	黄连、半边莲、龙骨、艾叶、砂仁、阿胶、诃黎勒
脾肾阳虚证	痢下稀薄或白冻，食少神疲，腰酸肢冷或滑脱不禁。舌淡苔白，脉沉细弱	温补脾肾 收涩固脱	真人养脏汤	木香、炙甘草、当归、白芍、党参、白术、诃子、罂粟壳、肉豆蔻、茯苓
正虚邪恋证	腹泻时发时止，终年不愈，发作时大便次数增多，呈赤白黏冻，腹痛后重；休止时疲乏无力，食少，腹胀或隐痛。舌淡苔薄白或苔腻不化，脉濡或虚数	温中清肠 调气化滞	连理汤	党参、白术、苍术、干姜、黄连、木香、槟榔、枳实、白头翁、连翘、炙甘草

jìnkǒulì

噤口痢（fasting dysentery）　疫毒夹食积蕴结于肠中，邪毒上攻于胃，胃失和降，导致痢下赤白脓血，不欲饮食，汤水不进，或食入即吐的痢疾。明·戴元礼《证治要诀·大小腑门》曰：“噤口痢者，有得病即不能进食者。”

病因病机　多为脾胃虚弱之人，感受湿热疫毒之邪，夹食积蕴结于肠中，上攻于胃，胃失和降所致。或疫毒痢误用收涩之品而发病。

诊断要点　①腹痛，里急后重，痢下赤白脓血。②不欲饮食，汤水不进，或食入即吐。

辨证论治　当辨虚实，治以祛邪扶正为基本原则。

辨证要点　实证症见下痢兼有口秽纳呆，呕恶不食，胸脘闷胀；虚证症见下痢兼有呕恶不食，或食入即吐，口淡不渴，肌肉消瘦。此病以虚证多见。

治疗原则　实证以祛邪为主，虚证以扶正为主。

分证论治　见表。

中成药治疗　在辨证的基础上选择适用的中成药。①香连丸：清热解毒、行气导滞，用于湿热证。②藿香正气丸：清热利湿、化痰宽中、理气活血，用于湿热证。

其他疗法　在内科治疗的基础上配合针刺疗法。急性发作可取上巨虚、足三里、天枢，配曲池、内关，行泻法；慢性患者宜针脾俞、胃俞、大肠俞、三阴交、足三里，并灸神阙、关元、气海，采用平补平泻法或补法。

转归预后　病情较严重，若治疗不及时，预后不佳。

预防调护　由于患者进食困难，应尽早诊治，设法补充营养。应做好床旁护理与隔离，视病情适当休息，宜食清淡易消化之品，忌食荤腥油腻难消化之物。

（盛国光）

yìdúlì

疫毒痢（fulminant dysentery）　疫疠之邪侵袭肠胃，壅滞肠腑，引起以发病急骤、高热呕吐、腹痛剧烈，甚则昏迷、痉厥为主要表现的痢疾。又称疫痢、时疫痢。常见于西医学中毒性菌痢。疫毒痢病名始见于宋·陈自明《妇人大全良方》，疫毒痢起病急骤，病势凶险，传变快，易传染。

病因病机　多由于外感时疫毒邪，内伤饮食，或患者体质素虚而患病。人体正气亏虚，或内伤饮食，复感时疫毒邪，正邪交争，邪毒与气血搏结，疫毒深滞肠胃，气机阻滞，通降不利，传导失司，邪毒内积，蒸灼肠道，脉络受伤，气血壅滞，损及肠腑脂膜，腐败化为脓血。

诊断　根据临床症状，结合病史特点可作诊断。

诊断要点　①发病前有不洁饮食史，或有接触疫痢患者史。②腹痛，里急后重，痢下赤白脓血。③或以高热、痉厥、昏迷为首见症状。

鉴别诊断　应与湿热痢相鉴别。均多发于夏秋季节，病位在胃肠，都有大便次数增多，痢下为赤白脓血，里急后重。然而疫毒痢与湿热痢相比较，疫毒痢有起病急剧、变化迅速、病情凶险、易于传染的特点，且往往出现高热、痉厥、昏迷。

辨证论治　此病起病急剧，辨证应识其常，通其变。

辨证要点　症见起病急剧，大便次数增多，痢下为赤白脓血，里急后重；或虽未见脓血便，而有高热、昏迷、惊厥，并可出现闭脱危象。

表　噤口痢的分证论治

证型	临床表现	治法	主方	常用药
实证噤口痢	下痢兼有口秽纳呆，呕恶不食，胸脘闷胀。苔黄腻，脉滑数	苦辛通降 泻热和胃	开噤散	芍药、黄连、黄芩、当归、木香、槟榔、大黄、葛根、甘草
虚证噤口痢	下痢兼有呕恶不食，或食入即吐，口淡不渴，肌肉消瘦。舌淡，脉细弱	健脾醒胃 降逆止呕	香砂六君子汤	木香、砂仁、党参、茯苓、白术、甘草、石菖蒲、生姜汁、莲肉、粳米

治疗原则　清肠导滞，凉血解毒开窍。

分证论治　见表。

中成药治疗　在辨证的基础上选择适用的中成药。①香连丸：清热解毒、行气导滞，用于疫毒痢，热毒炽盛证。②藿香正气丸：清热利湿、化痰宽中、理气活血，用于寒湿阻滞证。

其他疗法　在内科治疗的基础上配合其他疗法。

针灸　高热惊厥者，针刺人中、百会、内关、风池，中强刺激。如见脱证，针刺人中、中冲，采用间歇性刺激法，并可同时艾灸气海、百会。呼吸不整者，可频频针刺会阴穴。

保留灌肠　大黄、赤芍，煎汁，分两次保留灌肠，以清除肠道的有毒物质。

转归预后　此病病情凶险，进展迅速，预后极差。

预防调护　积极控制痢疾的传播和流行。做好水、粪的管理，饮食的管理，消灭苍蝇等。此病存活率低、预后差，积极采取综合疗法是降低病死率的关键。宜食清淡易消化之品，忌食荤腥油腻难消化之物。

（盛国光）

xìjūnxìng lìji

细菌性痢疾（bacillary dysentery）　由痢疾杆菌引起的肠道传染病。简称菌痢。以发热、腹痛、腹泻、里急后重、排脓血样大便为主要表现。属中医学痢疾范畴。

病因病机　病因为外感疫毒之气，内伤饮食生冷。人体正气不足，湿热疫毒夹食滞侵入胃肠，湿热、疫毒、寒湿之邪壅滞肠中，使肠道气血凝滞，传导失司。气滞则腹痛，里急后重，气血凝滞则腐败化为脓血而下痢赤白。病位在肠，与脾、胃、肾等脏腑有关。病理性质初起多属邪实，有湿热、热毒之分。病久则可见正虚邪恋。

辨证论治　辨证当察急性、慢性，辨虚实。起病急骤，病程短者多为急性、实证；起病缓慢，病程长者多属慢性、虚证。治疗原则为热痢清之，寒痢温之。分证论治见表。

中成药治疗　在辨证的基础上选择适用的中成药。①香连丸：清热解毒、行气导滞，用于痢疾之湿热证型。②藿香正气丸：清热利湿、化痰宽中、理气活血，用于寒湿阻滞证。③黄连素片：清热解毒，用于痢疾中湿热证。

其他疗法　在内科治疗的基础上配合其他疗法。

体针　主穴取天枢、足三里、阴陵泉、大肠俞、内关、中脘、上巨虚、十二井、三阴交、脾俞等，取3～5穴。采用提插捻转泻法。症状控制后，改用平补平泻法。

耳针　取大肠、小肠、皮质

表　疫毒痢的分证论治

证型	临床表现	治法	主方	常用药
热毒炽盛证	发病急骤，痢下鲜紫脓血，高热口渴，头痛烦躁，腹痛剧烈，里急后重。舌红绛苔黄腻，脉滑数	清热解毒 凉血导滞	白头翁汤	白头翁、黄连、黄芩、秦皮、生地黄、赤芍、牡丹皮、地榆、槟榔、木香
热毒内闭证	痢下鲜紫脓血，或虽未见脓血便，而有高热烦躁，神昏谵语，痉厥抽搐。舌红绛苔黄腻，脉滑数	清营解毒 开窍止痉	白头翁汤合清热地黄汤	白头翁、水牛角、生地黄、赤芍、牡丹皮、地榆、黄连、石菖蒲、郁金、羚羊角、石决明、钩藤
正衰阳脱证	痢下鲜紫脓血，四肢厥冷，面色苍白。舌淡，脉微欲绝	回阳救逆	参附龙牡汤	人参、附子、龙骨、牡蛎

表　细菌性痢疾的分证论治

证型	临床表现	治法	主方	常用药
湿热蕴结证	腹部疼痛，腹泻，里急后重，下痢赤白、黏冻或脓血，肛口灼热，小溲短赤。舌苔黄腻，脉滑数	清利湿热 调气行血	芍药汤	芍药、黄连、黄芩、当归、木香、槟榔、大黄、葛根、甘草
热毒炽盛证	起病急骤，腹痛剧烈，大便呈鲜紫脓血，多紫红色，气味腐臭。高热，腹满胀痛，口渴，烦躁不安。舌红绛苔黄燥，脉滑数	清热凉血 解毒	白头翁汤合清热地黄汤	水牛角、白头翁、黄连、黄柏、黄芩、秦皮、生地黄、赤芍、牡丹皮、金银花
寒湿困脾证	下痢赤白黏冻，白多赤少，伴有腹痛，里急后重，饮食乏味，脘痞，头重身困。舌淡苔白腻，脉濡缓	温化寒湿 调气行血	平胃散	苍术、厚朴、陈皮、半夏、桂枝、茯苓、枳实、当归、炮姜
脾阳亏虚证	久痢不愈，大便呈白黏冻状，排便不畅，腹部冷痛时作，畏寒肢冷。舌淡苔白滑，脉弱	温补脾阳 收涩固脱	真人养脏汤	党参、白术、肉豆蔻、诃子、罂粟壳、桂枝、茯苓、当归、赤芍、木香
正虚邪恋证	腹泻时发时止，发作时大便次数增多，呈赤白黏冻，腹痛后加重；休止时疲乏无力，食少，腹胀或隐痛。舌淡苔薄白，脉细	温中清肠 调气化滞	连理汤	党参、白术、苍术、干姜、黄连、木香、槟榔、枳实、白头翁、连翘、炙甘草

下、神门、交感等。

艾灸　取关元、气海为主穴，配以阿是穴（多在气海穴旁开各1/4寸），用隔蒜灸法。

推拿　用指压法，分别按压中脘、神阙、天枢、关元、足三里、合谷。

转归预后　急性菌痢大多在病程1周后缓解痊愈，少数变为慢性。

预防调护　养成良好的卫生习惯，饭前便后洗手，切生菜和熟菜的刀具及砧板要分开，夏秋季节不能贪凉过度，不喝生水，不食不洁瓜果，不吃变质食物。痢疾患者应做好床旁隔离，视病情适当休息。

（盛国光）

zhòngdúxìng jūnlì

中毒性菌痢（toxic bacillary dysentery）

以严重毒血症状、休克和（或）中毒性脑病为主而局部肠道症状很轻或缺如的细菌性痢疾。好发于夏秋季节，以小儿发病为多见。属中医学疫毒痢范畴。

病因病机　夏秋季节，暑湿过盛，脾胃虚弱，进食不洁之物，或外感疫毒之邪，从口而入，停于肠道，疫毒内蕴，邪热炽盛，化热化火，内窜营分，热闭心包，引动肝风而出现高热、抽搐、昏迷之实热内闭证；甚者邪盛正虚，出现内闭外脱之危候。病位在肠，涉及心、肝、肾。

辨证论治　当辨内闭、外脱之证。疫毒内闭者，治以清热解毒，泄热开窍；阳气外脱者，治以回阳救逆固脱。分证论治见表。

中成药治疗　在辨证的基础上选择适用的中成药。

口服中成药　香连丸：清热解毒、行气导滞，用于疫毒内闭证。

中药注射剂　参附注射液：回阳救逆固脱，用于阳气外脱证。

其他疗法　在内科治疗的基础上配合针灸疗法。取上巨虚、足三里、天枢，配曲池、内关，行泻法。

转归预后　此病发病急、变化快，病情危重。小儿发病时惊厥发作及昏迷程度较重，持续时间较长者可发生失明、失语、耳聋及四肢瘫痪等。

预防调护　在夏秋季节采取积极有效的预防措施，控制痢疾的传播和流行。做好水、粪的管理，饮食的管理，消灭苍蝇等。患者应做好床旁隔离，注意休息。

（盛国光）

āmǐbā lìji

阿米巴痢疾（amebic dysentery）

溶组织内阿米巴感染人体，侵犯结肠，出现以腹泻、泻下暗红色果酱样大便为主要表现的肠道传染病。分为急性、暴发性及慢性3种类型，并可引起肝脓肿等并发症。全年发病，夏秋多见，呈散发性。属中医学痢疾范畴。

病因病机　饮食不洁，虫毒内侵，蛰伏大肠，蕴蓄而生湿热，阻碍肠道气机，扰乱肠道血行，气血失和，肠络受损，虫毒湿热腐败气血，化为脓血。若脾胃不健，正虚邪亦，常时发时止，迁延难愈。病位在肠，与脾、胃有关。

辨证论治　应辨虚实。此病初起多实证，后期多虚证。治疗以导滞、行气、和血为原则。分证论治见表。

表　中毒性菌痢的分证论治

证型	临床表现	治法	主方	常用药
疫毒内闭证	突然高热，恶心呕吐，烦躁不宁，甚则神昏痉厥，或下痢脓血。舌红苔黄，脉数有力	清热解毒泻热开窍	黄连解毒汤	黄连、黄芩、芍药、当归、木香、槟榔、大黄
阳气外脱证	突然出现面色苍白，四肢厥冷，或汗出不温，皮肤可见花纹，口唇紫绀。舌淡，脉细数无力	回阳救逆固脱	参附汤	人参、附子、干姜、甘草

表　阿米巴痢疾的分证论治

证型	临床表现	治法	主方	常用药
湿热阻滞证	腹痛，发热，下痢脓血，呈暗红色果酱样，腐败恶臭，肛门灼热，小便短赤。苔黄腻，脉滑数	清热化湿凉血解毒	白头翁汤	白头翁、黄连、黄柏、秦皮、鸦胆子、木香、连翘、地榆、生甘草
热毒蕴结证	高热烦躁，腹痛腹泻，脓血便，恶臭难闻，大便次数增多以至失禁。舌红苔黄少津，脉滑数或弦数	清热解毒凉血	白头翁汤合清热地黄汤	白头翁、黄连、黄柏、秦皮、水牛角、牡丹皮、生地黄、赤芍、大黄、木香、金银花、连翘、鸦胆子、地榆
寒湿阻滞证	腹痛胀满、喜温暖、下痢赤白黏冻，白多赤少，里急后重，头重身困。舌淡苔白腻，脉濡缓	温化寒湿调气行血	胃苓汤	甘草、苍术、白术、厚朴、陈皮、茯苓、肉桂、泽泻、木香、猪苓
脾胃虚弱证	腹部隐痛，倦怠乏力，痢下赤白黏冻，白多赤少。舌淡胖有齿痕，苔薄白，脉弱	温补脾肾	附子理中汤	附子、干姜、人参、白术、肉豆蔻、茯苓、木香、甘草

中成药治疗 在辨证的基础上选择适用的中成药。①香连丸：清热解毒、行气导滞，用于痢疾之湿热证型。②藿香正气丸：散寒化湿、化痰宽中、理气活血，用于寒湿阻滞证。③黄连素片：清热解毒，用于痢疾中湿热、热毒痢。④补中益气丸：健脾益气，用于脾胃虚弱者。

其他疗法 在内科治疗的基础上配合针灸疗法。①体针：急性者，主穴足三里、天枢，备穴曲池、阴陵泉、关元。有脓血便时针主穴，高热时加曲池，减天枢；有里急后重者加阴陵泉或关元。症状消失后，仍需继续治疗1周。慢性者，针刺脾俞、胃俞、肾俞、大肠俞、三阴交、足三里等。也可针刺急性阿米巴痢疾的穴位。②针上加灸：每次选用2~4个穴位。此法对急性和慢性阿米巴痢疾均有明显的疗效，能迅速控制症状。

转归预后 预后一般良好。若治疗不彻底者易复发。暴发型患者预后较差，有严重肠出血、肠穿孔、弥漫性腹膜炎等合并症者预后不良。

预防调护 患者应隔离，对其衣物及用品严格消毒。大力消灭苍蝇和蟑螂，加强粪便及水源的管理，避免传染与流行。

（盛国光）

yìbānrè

疫斑热（pestilence with hemorrhagic fever）

感染温邪疫毒，引起的以发热、出血和身发斑疹为主要表现的急性传染性热病。西医学流行性出血热属于此病范畴。

隋·巢元方《诸病源候论》记有“时气发斑”，并认为冬季感受寒毒是主要病因：“夫人冬月触冒寒毒者，至春始发病，病初在表，或已发汗吐下，而表证未罢，毒气不散，故发斑疮。”明·张景岳《景岳全书》谓“疫疠发斑”。明·陶华《伤寒六书·发斑》认为温毒及热病均可致发斑：“一曰温毒，即冬时触寒，至春而发，汗下不解，邪气不散，故发斑也；一曰热病，即冬时温暖，感乖厉气，遇春暄热而发也。慎不可发汗，若汗之，重令开泄，更增斑烂也。”清·郑钦安《医法圆通》提出外感邪气伏于阳明致病的观点：“由外入而致者，由外感一切不正之气，伏于阳明。阳明主肌肉，邪气遏郁，热毒愈旺，忽然发泄，轻则疹痒，重则斑点，或如桃花瓣，或如紫云色，大小块片不等……此为外感，阳证发斑是也。”

病因病机 病因为正气不足，外感温热疫毒之邪。病理演变表现卫气营血的传变过程，并见三焦、六经形证。病变涉及肺、胃、心、肾等脏。每易虚实夹杂，表现顺传、逆传、变证、险证丛生的特点。在卫气营血传变过程中，常可见两证相互重叠出现。此病的病理中心在气营，重点为营血。病理因素为疫毒，并可进而酿生热毒、瘀毒、水毒。

诊断 根据临床表现结合病史可作诊断。

诊断要点 ①发热和出现斑疹，斑疹颜色赤黑。②发斑迅速，证情严重。③具有明显的传染性。

鉴别诊断 应与稻瘟病、烂喉丹痧相鉴别。稻瘟病夏秋季高发，具有发热、头痛、全身乏力、眼结膜充血、淋巴结肿大、腓肠肌痛如刀割的特点；烂喉丹痧全年均可发病，以冬春季较多，以发热、咽峡糜烂、杨梅舌、全身弥漫性鲜红色细小皮疹为典型的临床特征；疫斑热冬春两季高发，以发热和出现斑疹为主要临床特征。

辨证论治 当辨温疫毒邪及其所犯部位的不同，治以清解湿热疫毒之邪。

辨证要点 心烦壮热，遍体赤斑为三焦伏热；寒热并作，斑已外现为邪伏厥阴；烦热而渴，斑色紫黑为心肺热毒；发斑吐衄，表里俱热为气血两燔；热降肢冷，大汗不止，肌肤斑疹为正气暴脱。

治疗原则 三焦伏热者治以泻热解毒，凉血清心；邪伏厥阴治以泻火散结，兼以燥湿；心肺热毒治以清肺、宁心、解毒；气血两燔治以清热解毒，凉血救阴。

分证论治 见表。

其他疗法 在内科治疗的基础上配合其他疗法。

针刺 发热者，可针刺大椎、足三里、曲池等；热闭心包、神昏谵语者，针刺水沟、十宣。

保留灌肠 大黄水煎取汁，加食醋，保留灌肠，以清除肠道的有毒物质。

转归预后 预后常以斑的颜色及全身症状为主要依据，《诸病源候论·伤寒阴阳毒候》：“若发赤斑，十生一死；若发黑斑，十死一生。”《增补万病回春》：“发斑红赤为胃热，若紫不赤为热甚，紫黑为胃烂……大抵鲜红起发稀朗者吉，紫黑斑烂者死之。”

预防调护 消除传染源，积极宣传，大力开展灭鼠、防鼠活动。应按体表传染病隔离、消毒，患者的血液、便器应用漂白粉溶液消毒。密切观察患者病情变化，要求患者绝对卧床休息。

（盛国光）

liúxíngxìng chūxuèrè

流行性出血热（epidemic hemorrhagic fever）

汉坦病毒引起的以鼠类为主要传染源的自然疫源性传染病。以发热、低血压、出

表　疫斑热的分证论治

证型	临床表现	治法	主方	常用药
三焦伏热证	心烦壮热，遍体赤斑，烦渴，狂躁不寐。舌红苔黄，脉数	泻热解毒凉血清心	清热地黄汤	水牛角、连翘心、玄参心、鲜生地、天花粉、金银花、石菖蒲
邪伏厥阴证	寒热并作，胃脘之下如有物攻触，口渴喜饮暖汤，斑已外现，其病不退。舌暗红苔黄厚，脉滑	泻火散结兼以燥湿	桃核承气汤	桂枝、桃仁、大黄、黄芩、天花粉、牡蛎、枳实、茯苓
心肺热毒证	遍身赤斑，重则紫黑，烦热而渴，得水不能饮，狂乱躁热。舌红苔少，脉数	清肺宁心解毒	解毒香豉饮子	香豉、生石膏、水牛角、生地黄、黄芩、栀子、大黄、竹叶、甘草
气血两燔证	发斑吐衄，表里俱热，躁不安，渴饮干呕，头痛如劈，昏狂谵语。舌红绛苔黄燥，脉弦数	清热解毒凉血救阴	清瘟败毒饮	生石膏、水牛角、生地黄、黄连、栀子、桔梗、黄芩、知母、赤芍、玄参、连翘、甘草、牡丹皮、竹叶
正气暴脱证	身热骤降，大汗淋漓不止，四肢湿冷，气短息微，面色苍白，肌肤斑疹，烦乱不安。舌淡苔淡红，脉微欲绝	益气固脱回阳救逆	生脉散合四逆散	红参、麦冬、五味子、附子、炙甘草、煅牡蛎、煅龙骨、白芍

血、肾脏损害为临床特征。病程发展一般可分为发热期、低血压期、少尿期、多尿期、恢复期五个阶段。清代温病学家余师愚的《疫疹一得》记述较为详尽，其所述症状如头痛如劈，遍体炎炎，骨节烦痛，腰如被杖，静躁不常，四肢逆冷，胸膈郁遏，红丝绕目，小便短缩如油，衄血斑疹等，与出血热之临床表现极似。此病属中医学疫疹、疫斑热的范畴。

病因病机　病因为温疫毒邪侵犯机体，病邪初犯肌表，郁遏卫气，则发热头痛、恶寒身重。毒邪由表入里，内郁气分，则见高热、不恶寒、口渴引饮；热迫血妄行，则见皮肤瘀斑、咯血、呕血、便血或尿血；热盛炼液成痰，痰火扰心，上蒙清窍，则神昏谵语；热邪内陷，正不胜邪，则汗出肢冷、脉伏；热邪耗损营阴，津液亏耗则出现口干舌燥；热毒伤肾，肾阴亏损，尿源枯涸，阴损阳衰，肾气衰败，则见尿少、尿闭。若湿热蕴结下焦，膀胱气化不利，浊邪内闭，可见恶心呕吐、肢体浮肿，甚则尿闭、尿血。疾病后期，邪气渐衰，正气未复，肾气不固，膀胱失约，则见尿量多、口渴多饮。

辨证论治　应辨虚实、病期。治疗原则为清瘟解毒、凉血化瘀、养阴生津。初起多实，治宜祛邪为主；中期邪盛正虚，治以扶正祛邪；后期邪退正虚，治以扶正为主，佐以祛邪。分证论治见表。

其他疗法　同疫斑热。

转归预后　此病传变迅速，病死率与治疗早晚、措施得当与否有很大关系。病后恢复一般较顺利，少数重型患者可在病后遗有腰痛、多尿症状。

预防调护　此病是由啮齿类动物传播的自然疫源性疾病，其预防措施首先是消除传染源，积极宣传，大力开展灭鼠、防鼠活动，保持室内清洁、通风和干燥。发病后注意休息，逐渐增加活动量。

（盛国光）

dàowēnbìng

稻瘟病（rice blast）　感染稻田中疫毒之邪，出现以发热、头痛、全身乏力、眼结膜充血、腓肠肌痛、淋巴结肿大为主要表现的疾病。多发于夏秋季节。因部分患者可出现黄疸，民间亦俗称打谷黄。西医学钩端螺旋体病属于此病范畴。

病因病机　病因为正气不足，感受暑湿疫毒。病邪可从口鼻或皮毛而入，沿卫气营血传变，弥漫三焦，累及肺、脾、肝、肾等脏腑经络。初起邪在卫分，继而迅速传入气分，且持续较久；或耗损津液，灼伤肺络；或熏蒸肝胆，发为黄疸。随着病情进一步发展，暑湿疫毒之邪，或内陷营血，热逼血溢；或热陷心包，上扰神明；或热盛化火，引动肝风。

诊断要点　根据临床表现结合病史可作诊断。①在夏秋季节，有疫水接触史。②有发热、头痛、全身乏力、眼结膜充血、腓肠肌痛、淋巴结肿大，或身目黄染等临床表现。

辨证论治　当辨湿热所侵犯部位的不同。

辨证要点　壮热身黄，烦躁肌痛，为湿热在表；发热烦渴，咳嗽气喘为热邪犯肺；高热烦躁，甚则神昏为邪陷心包。

治疗原则　清热解毒，利湿退黄。偏热者以清热为主，湿盛者以祛湿为主。

分证论治　见表。

中成药治疗　在辨证的基础上选择适用的中成药。①黄连素片：清热解毒，用于湿热熏蒸证。②金银花合剂：清热解毒，用于稻瘟病热毒壅盛者。③安宫牛黄丸：清热解毒、醒脑开窍，用于邪陷心包神昏谵语者。

其他疗法　在内科治疗的基础上配合其他疗法。

针刺　适用于早期患者，针

表　流行性出血热的分证论治

	证型	临床表现	治法	主方	常用药
发热期	热在卫分证	发热，恶寒，头痛，腰痛，无汗或汗出不畅，口干，颜面潮红，两目微赤，轻度浮肿。舌苔薄白或略黄，脉浮滑而数	辛凉解表 清热解毒	银翘散	金银花、连翘、牛蒡子、荆芥、豆豉、板蓝根、薄荷、甘草
	热在气分证	壮热口渴，汗出气粗，面红目赤，小便短赤，大便秘结。舌红苔黄，脉洪大而数或滑实而数	辛凉清气 滋阴解毒	石膏知母汤	石膏、知母、金银花、连翘、麦冬、赤芍
	气营两燔证	高热口渴，心烦不宁，皮肤见斑，甚则衄血，便血，神昏谵语。舌红绛，脉弦细数	清热解毒 清营凉血	清瘟败毒饮，或安宫牛黄丸，或紫雪丹	石膏、知母、生地黄、黄连、水牛角、栀子、黄芩、连翘、玄参、赤芍、牡丹皮、竹叶、大蓟、小蓟、茜草、甘草
低血压期	热厥证	恶热口渴，腹部胁下灼热，四肢厥冷，口唇发绀，心烦不宁，身有斑疹，小便短赤。舌红绛苔黄，脉细数	清热凉血 扶正祛邪	生脉散合清营汤	水牛角、生地、玄参、金银花、麦冬、丹参、黄连、人参、钩藤、僵蚕
	寒厥证	四肢厥冷，面色苍白，口唇发绀，冷汗淋漓，烦躁不安。舌淡苔黄，脉微欲绝	救逆固脱 扶正回阳	生脉散合参附汤	人参、炮附子、麦冬、五味子、黄芪、牡蛎
少尿期	肾阴耗竭证	尿少，尿闭，腰痛。口渴舌燥，斑疹透露，衄血，便血。舌红绛苔黄少津，脉细数	滋阴生津 凉血化瘀	清热地黄汤合增液汤	水牛角、生地黄、牡丹皮、赤芍、玄参、麦冬、丹参、茜草、白茅根
	热结下焦证	恶心呕吐，面部四肢浮肿，少腹胀满，小便短赤，甚者尿闭、血尿。舌红苔黄腻，脉滑数	清热利湿 化瘀导滞	八正散	车前子、瞿麦、木通、滑石、大黄、栀子、生地黄、丹参、赤芍、玄参、白茅根
	湿热犯肺证	尿少，尿闭，全身浮肿，心悸气喘，痰涎壅盛，神志昏蒙，头重如裹。舌淡苔白，脉滑濡	泻肺行水 化瘀导滞	葶苈大枣泻肺汤合承气汤	大黄、芒硝、葶苈子、杏仁、竹沥、天竺黄、瓜蒌、牡丹皮、桃仁、赤芍
多尿期	肾气虚损证	口渴多饮，尿频，倦怠无力。舌红苔白而干，脉虚大	补肾固摄 育阴生津	右归丸	熟地黄、山药、山茱萸、菟丝子、杜仲、鹿角胶、枸杞、制附子、肉桂、生地黄、玄参、麦冬
恢复期	气阴亏虚、胃阴不足证	口干食少，头昏肢厥，皮肤干燥。舌偏红苔少，脉细无力	补气养阴 益胃	益胃汤	太子参、麦冬、沙参、生地黄、玉竹、山药、甘草

表　稻瘟病的分证论治

证型	临床表现	治法	主方	常用药
湿热熏蒸证	壮热身黄，烦躁肌痛，衄血便血。舌红绛苔干黄，脉弦滑	清热解毒 利疸退黄	清营汤合茵陈蒿汤	茵陈、白茅根、金钱草、栀子、金银花、穿心莲、生地黄、麦冬、黄连、水牛角
暑湿弥漫证	身热呕恶，脘痞腰痛，小便短赤。舌红苔黄腻，脉滑数	解毒清热 清暑利湿	甘露消毒丹	茵陈、白茅根、生石膏、滑石、黄芩、连翘、藿香、石菖蒲、木通、竹茹、荷梗
热灼肺络证	发热烦渴，咳嗽气喘，咯血或痰中带血。舌红苔黄，脉细数	凉血宁络 清暑保肺	清热地黄汤合黄连解毒汤	水牛角、生地黄、牡丹皮、赤芍、黄连、黄柏、黄芩、栀子、金银花、连翘、藕节、白及、白茅根
邪陷心包证	高热烦躁，头项强痛，恶心呕吐，神昏抽风。舌红绛少苔，脉弦数	清心开窍 凉营息风	清营汤合羚角钩藤汤	水牛角、生地黄、丹参、金银花、连翘、穿心莲、钩藤、菊花、玄参、白芍、竹茹

刺大椎、曲池、合谷、委中、内关、三阴交，用泻法；头痛加太阳穴。

验方　土茯苓、青蒿、甘草，水煎服，有退热和改善症状的功效。

转归预后　经及时、合理的治疗预后较好。部分重症患者突然出现发冷、寒战、高热、头痛、心悸等表现，给予速效救心丸、牛黄清心丸后可缓解。

预防调护　消灭传染源，灭鼠防病。防止水污染，保护水源，及时进行疫水消毒。患者的排泄物应用石灰、漂白粉等消毒处理。在此病流行期间，服用穿心莲片可起到预防作用。

（盛国光）

gōuduānluóxuántǐbìng

钩端螺旋体病（leptospirosis） 多种致病性钩端螺旋体引起的自然疫源性急性热性传染病。主要表现为发热、全身酸痛、乏力、眼球结合膜充血、浅表淋巴结肿大及腓肠肌压痛，重者可伴有肺、肝、脑及肾等脏器损害。属中医学稻瘟病、黄疸、湿温范畴。

病因病机 因夏秋湿热蕴蒸，温邪流行之际，感受疫疠暑湿邪气而发病。初起邪在卫表，继而迅速传入气分。气分暑湿交蒸，熏于上、阻于中、流于下可致三焦受累，甚则三焦气机闭塞，水道壅滞而变生癃闭。暑湿浸润肝胆，胆汁外移则为黄疸。若暑湿化燥化火，火毒伤及肺络，则为痰血、咯血；或燔灼肝经，内闭心包则出现痉厥。

辨证论治 应辨湿热之偏重。治疗原则为清热解毒，利湿退黄。分证论治见表。

中成药治疗 在辨证的基础上选择适用的中成药。①穿心莲片：清热解毒、凉血消肿，用于邪遏卫气证。②金银花合剂：清热解毒，适用于各型钩端螺旋体病。

其他疗法 同稻瘟病。

转归预后 此病分布极为广泛，菌型相当复杂，感染方式和临床表现类型多样化。自1970年后，中国大部分地区控制了本病的发生、流行。散在发生的少数危重患者，一般经及时、合理的治疗预后效好。

预防调护 消灭传染源，灭鼠防病。防止水污染，保护水源，及时进行疫水消毒。避免接触被污染的水源。做好高热患者的口腔护理，给予高蛋白、高维生素、高热量、易消化的流质或半流质饮食。增强人体抵抗力，进行全程、足量、多价的钩端螺旋体菌苗预防接种，是控制该病流行和减少发病的关键。

（盛国光）

nüèji

疟疾（malaria） 感受疟邪所致，以寒战、壮热、头痛、汗出、休作有时，日久左胁下有痞块等为主要表现的疾病。中西医病名相同。

疟疾之名首见于《黄帝内经》，并介绍了其基本病因病机、治法，《素问·疟论》："此皆得之夏伤于暑，热气盛。藏于皮肤之内，肠胃之外，此荣气之所舍也。""疟气者，必更盛更虚，当气之所在也，病在阳，则热而脉躁；在阴，则寒而脉静；极则阴阳俱衰，卫气相离，故病得休；卫气集，则复病也。""夫疟者之寒，汤火不能温也，及其热，冰水不能寒也。"《神农本草经》明确记载中药常山有治疟的功效。东汉·张仲景《金匮要略·疟病脉证并治》以蜀漆治疟，补充了疟母病证。晋·葛洪《肘后备急方·治寒热诸疟方》首先提出了瘴疟的名称，并用青蒿治疟。隋·巢元方《诸病源候论》明确提出间日疟的病证名称，并补充了劳疟。宋·陈言《三因极一病证方论·疟病不内外因证治》指出了疫疟的特点："一岁之间，长幼相若，或染时行，变成寒热，名曰疫疟。"明·张景岳《景岳全书》对疟疾的轻重进行了甄别："凡疟发在夏至后，秋分前者，病在阳分，其病浅；发在秋分后，冬至前者，病在阴分，其病深……病浅者，日作。病深者，间日作。若三日、四日者，以受邪日久，而邪气居于阴分，其病尤深。"

病因病机 病因为感受疟邪，

表 钩端螺旋体病的分证论治

证型	临床表现	治法	主方	常用药
邪遏卫气证	恶寒或寒战，身热不扬，头身疼痛，小腿尤甚，目赤咽红，胸闷脘痞，纳呆呕恶，腹胀泄泻。苔薄白或黄，脉濡数或浮滑	清热化湿解表	新加香薷饮	藿香、香薷、金银花、连翘、黄芩、豆豉、蒲公英、青蒿、黄连、厚朴、扁豆花
邪蕴三焦证	高热烦渴，汗出不解，脘痞泛恶，胸闷咳嗽，腰痛，尿少或尿闭，便溏不爽。舌红苔黄腻，脉数	清利湿热宣通三焦	三石汤	石膏、知母、黄柏、金银花、竹茹、寒水石、滑石、车前草
湿热发黄证	面目肌肤发黄，迅速加深呈金黄色，右胁肋胀满疼痛拒按，可触及包块，伴高热、咯血、衄血、便血、尿血等，大便干结，小便深黄短少。舌红绛苔黄燥，脉弦数	清热解毒凉血退黄	茵陈蒿汤合清热地黄汤	茵陈、栀子、大黄、石膏、知母、生地黄、水牛角粉、牡丹皮、大小蓟、茜草
热伤肺络证	发热口渴，烦躁面赤，咳嗽气急，咯痰带血，甚则大量咯血，鼻衄，胸闷疼痛。舌红苔黄，脉滑数	清热解毒凉血通络	桑菊饮合清营汤	水牛角粉、生地黄、牡丹皮、赤芍、金银花、鱼腥草、连翘、竹叶、滑石、甘草、黄连、木通、桑叶、菊花
气血两盛证	高热持续，剧烈头痛，目赤羞明，恶心呕吐，烦躁不安，甚则神昏谵语，肌肤斑疹，颈项强直不利。舌绛苔黄，脉数	清气凉营泻热解毒	清瘟败毒饮或清营汤	金银花、连翘、石膏、水牛角粉、牡丹皮、生地黄、玄参、龙胆草、羚羊角、钩藤

人体被疟蚊叮咬后，疟邪侵入，伏于半表半里，出入营卫之间。邪正交争，则疟病发作；正胜邪却，疟邪伏藏，则发作休止。病理性质以邪实为主。由于感邪和体质的差异，可出现不同的类型，如寒多热少的寒疟，热多寒少的温疟。感受山岚瘴毒疫疠之气，发为瘴疟。疟邪久留，气血耗伤，可成为遇劳即发的劳疟，久疟不愈，气血亏虚，痰瘀互结，阻于左胁下形成疟母。

诊断 根据流行病史、临床症状可作诊断。血涂片，骨髓穿刺涂片查到疟原虫可明确诊断。①夏秋季节发病，南方多见，有疟疾流行区域旅居史。②发病较急，寒战，高热，汗出热退，周期性发作，间歇期症状消失。

辨证论治 应分清寒热偏盛，正气盛衰及病程久暂，治疗以祛邪截疟为主。

辨证要点 应辨寒热偏盛。寒热休作有时者属于正疟；阳热偏盛，寒少热多者，则为温疟；阳虚寒盛，寒多热少者，则为寒疟；疟母胁下结块，有压痛。

治疗原则 治疗原则为祛邪截疟。温疟兼清热保津；寒疟兼温阳达邪；瘴疟宜辟秽解毒除瘴，化浊开窍；久疟则当扶正补虚，兼顾祛邪；如属疟母，又当祛瘀化痰，软坚散结。

分证论治 见表。

中成药治疗 在辨证的基础上选择适用的中成药。

口服中成药 ①青蒿素浸膏片：解毒截疟，用于各型疟疾。②人参养荣丸：温补气血，用于心脾不足，气血两亏。

中药注射剂 ①青蒿琥酯钠：解毒截疟，用于间日疟。②清开灵：清热解毒除瘴，用于热瘴见热毒蒙蔽心神证。

其他疗法 在内科治疗的基础上配合针刺疗法。疟疾发作前1～2小时，取大椎、间使、后溪、至阳等穴，平补平泻法。

转归预后 预后一般较好，但易反复发作。瘴疟病情危重，预后欠佳。

预防调护 避免山岚瘴气侵袭，加强防蚊、灭蚊工作，防止感受疟邪。加强体育锻炼，增加抗疟能力。疟疾发作期应绝对卧床休息，注意保暖，退热、调摄饮食。恢复期宜避风寒，慎起居，清淡饮食，谨慎调养。在疟疾流行高峰疫区，必要时应预防用药。

（刘志龙）

zhàngnüè

瘴疟（malignant malaria） 感受瘴毒疟邪，以寒热往来，神昏谵语，痉厥为主要表现的疟疾。属于正疟。西医学脑型疟属于此病范畴。

晋·葛洪《肘后备急方·治寒热诸疟方》首先提出了瘴疟的名称，并用青蒿治疟。明·郑全望《瘴疟指南》对瘴疟的临床特点做了描述："发热，腰重，脚软，或冷或呕或泄……狂言谵语，欲饮水，欲坐水中……以有寒有热者为寒瘴，或间日，或不间日为易治，以单热不寒者为热瘴，为难治。"并认为其发病原因为"饮食失度、起居不时、食生冷食炙、不避暑、晨寒而少衣、夜冷而薄衾"。同时对寒瘴、热瘴的治疗方法作出总结："如寒热往来，烦渴手足冷，鼻尖凉，身重舌黑，渴欲饮水，自利呕逆，汗出恶风者，干姜附子汤主之。""夏月冒暑，伏热即发热瘴，烦躁口渴，上吐下泻，心脾不调，全不具，阴症其脉弦而六七至有力，六和汤主之。"

病因病机 瘴疟多发于岭南地区，由于正气不足，感受山岚瘴气，瘴毒侵袭阳明，迅速内陷心肝；或寒湿浊毒之气外郁肌表，内闭心神，蒙蔽清窍所致。病理性质有寒热之分。

诊断 根据临床表现及病史可作诊断。①寒战，高热，发作有时。②神昏谵语，痉厥。③有

表 疟疾的分证论治

证型	临床表现	治法	主方	常用药
正疟	初起呵欠乏力，肢体酸楚，继则畏寒战栗，寒罢则内外皆热，头痛面赤，口渴心烦，终则遍身汗出，热退身凉。舌红苔薄黄，脉弦	祛邪截疟和解少阳	小柴胡汤合达原饮	柴胡、黄芩、制半夏、生姜、红枣、人参、甘草、槟榔、厚朴、草果、知母、芍药
寒疟	寒多热少，汗出恶风，头身疼痛，口不渴或渴饮，胸脘痞闷，神疲体倦。舌淡苦白腻，脉弦迟	散寒除湿温阳达邪	柴胡桂枝干姜汤	柴胡、黄芩、桂枝、干姜、甘草、常山、草果、槟榔、厚朴、陈皮
温疟	热多寒少，或但热不寒，汗出不畅，头痛目赤，骨节烦疼，胸闷欲呕，口渴引饮，尿赤便秘甚至出现黄疸、谵妄之症。舌红苔黄，脉弦数	清热解表和解祛邪	白虎加桂枝汤	生石膏、知母、桂枝、甘草、粳米、黄芩、柴胡、青蒿
疟母	久疟不愈，胁下结块，触之有形，按之压痛，或胁肋胀痛。舌紫暗有瘀斑，脉细涩	软坚散结祛瘀化痰	鳖甲煎丸	鳖甲、黄芩、柴胡、鼠妇、干姜、桂枝、葶苈子、石苇、厚朴、半夏、赤硝、桃仁

流行病区留居史。

辨证论治 应分寒热辨治。

辨证要点 热盛寒微或壮热不寒为热瘴；寒战，热微或但热不寒为冷瘴。

治疗原则 解毒除瘴。热瘴采用清热解毒法；冷瘴用回阳避秽法。

分证论治 见表。

中成药治疗 在辨证的基础上选择适用的中成药。

口服中成药 ①苏合香丸：芳香开窍、行气止痛，用于冷瘴神识昏蒙，四肢厥冷者。②紫雪丹：清热开窍解毒，用于热瘴神昏。

中药注射剂 参附注射液：回阳救逆固脱，用于寒瘴昏迷。

转归预后 此病病情危重，常因疟邪蒙心导致昏迷，预后较差，须及时抢救。

预防调护 避免山岚瘴气侵袭。对发作期患者，应密切观察，及时发现病情变化，并采取相应的急救措施。恢复期应注意饮食起居的调摄。

（刘志龙）

jiǔnüè

久疟（chronic malaria）

疟邪久留，气血亏虚，以微寒微热，休作有时，气虚多汗，饮食少进，或停止后遇劳发作的疟疾。属正疟。宋代《圣济总录》总结了久疟的病机及治法："久疟者，疟久不瘥，发汗吐下过甚，真气虚，邪气深，沉以内薄，卫气不应，故积岁月而难治也。虽有虚痞，不可攻治，当先其发时，用汤液以发汗，盖浸渍熏蒸，邪气方出，出则微汗小便利者，表里俱和，久疟自瘥矣。"久疟多因疟疾久发，而正气虚弱；或久病劳损，气血两虚而患疟疾。治疗当益气养血，扶正截疟。气血两虚可用何人饮，阴虚邪恋可用青蒿鳖甲汤。平时应适量活动，避免过度劳累。疟疾发作，汗出湿衣后，应擦干汗液，及时更换内衣。饮食应清淡，富于营养。

（刘志龙）

nüèmǔ

疟母（aguecake）

疟疾日久，气滞血瘀痰凝结于胁下，以左胁下痞块为主要表现的疾病。东汉·张仲景《金匮要略·疟病脉证并治》："病疟以月一日发，当以十五日愈，设不差，当月尽解。如其不差，当云何？师曰：此结为癥瘕，名曰疟母。急治之，宜鳖甲煎丸。"清·张璐《张氏医通》补充了《金匮要略》的证治："疟母者，顽痰挟血食而结为癥瘕。"治以消坚散结，破癥化瘀，用鳖甲煎丸，或小柴胡加鳖甲、蓬术、桃仁。虚人久疟，时止时发，可先予芎归鳖甲饮；不应，为脾虚，急用补中益气汤加鳖甲，扶正祛邪；少食痞闷者，用四兽饮加鳖甲、当归、蓬术、肉桂。虚人疟母，必用补益。久疟不愈，必有留滞，须加鳖甲消之；如无留滞，只宜补益。病理基础为久疟不愈，邪气结聚，正邪相争，耗伤正气，而致气机郁滞，脾胃运化失调，营血亏虚，络脉瘀阻，津凝成痰结于胁下。临床表现为形体消瘦，胁下痞满，有结块，触之有形，按之压痛，舌质紫暗，有瘀斑，舌苔白或腻，脉细涩。治疗当软坚散结，祛瘀化痰，可用鳖甲煎丸。在消积攻痞的同时，需兼扶正气。

（刘志龙）

máfēng

麻风（leprosy）

感染疠毒，内侵血脉，损伤皮肤、筋脉、经络及五脏，以遍身麻木，皮肤见红斑紫癜，形若蛇皮，脱屑等为主要表现的疾病。又称疠风。中西医病名相同。

表 瘴疟的分证论治

	证型	临床表现	治法	主方	常用药
热瘴	瘴毒热盛证	热甚寒微，或壮热不寒，面赤目红，烦渴饮冷，头身，肢体烦疼，胸闷呕逆，小便赤涩。舌红绛苔黄腻，脉洪数	清热解毒 截疟除瘴	清瘴汤	青蒿、常山、滑石、甘草、辰砂、半夏、茯苓、陈皮、竹茹、枳实、黄连、黄芩、知母、柴胡
	瘴毒内陷证	身热如卧炭火，烦躁不安，神昏谵语，甚则抽风痉厥。舌红绛苔垢黑，脉洪或弦数	清热解毒 镇痉开窍	安宫牛黄丸	牛黄、郁金、水牛角、黄连、朱砂、冰片、麝香、珍珠、栀子、雄黄、黄芩
冷瘴	瘴毒郁表证	寒战较甚而热微，或但寒不热，胸膈痞闷，头身困重，骨节酸痛，嗜睡。舌淡红苔白厚腻，脉弦	解毒除瘴 辟秽化浊	不换金正气散	半夏、厚朴、陈皮、石菖蒲、藿香、苍术、草果、槟榔、生姜、大枣、甘草
	内蒙心窍证	寒热往来，痰涌呕吐，心胸躁闷，嗜睡或昏蒙，面色苍白，四肢厥冷。舌淡暗苔白腻，脉滑	辟秽开窍 利气解毒	苏合香丸	白术、青木香、水牛角、香附子、朱砂、诃黎勒、白檀香、安息香、沉香、麝香、丁香、荜茇、龙脑、苏合香
	阳虚气脱证	但寒不热，上吐下泻，大汗，继而四肢厥冷，神志不清。舌黑而润，脉沉细欲绝	回阳救逆 益气固脱	四逆汤合参附龙牡汤	附子、人参、白术、干姜、炙甘草、龙骨、牡蛎、大枣

明·陈实功《外科正宗》认为："其患初起，麻木不仁，次发红斑，久则破烂，浮肿无脓，其症最恶。故曰，皮死麻木不仁，肉死刀割不痛，血死破烂流水，筋死指节脱落，骨死鼻梁崩塌。"明·张景岳《景岳全书·疠风》提出麻风的五种恶象："一曰皮死，麻木不仁；二曰肉死，针刺不痛；三曰血死，溃烂；四曰筋死，指脱；五曰骨死，鼻柱坏。此五脏受伤之不可治者也。"清·张璐《张氏医通》认为麻风病位当分上下："疠风须分在上在下，看其疙瘩，先见在上体多者，气受之也……先见在下体多者，血受之也。"清·吴谦《医宗金鉴》总结了其发病原因："一因风土所生……一因传染……一因自不调摄……其因名虽有三，总属天地疠气，感受不觉，未经发泄，积久而发。遍身麻木，次起白屑红斑，蔓延如癞，形若蛇皮，脱落成片。"

病因病机 素虚之体，感受风邪疠毒，毒邪、疠气外侵皮毛，克伐营卫，阻滞经脉，导致气血凝滞，营卫不利，外发于肌肤则麻木不仁，内侵筋骨、脏腑则致虚损诸证。病机可归纳为素体亏虚，感受疫邪，邪正相争，瘀滞经络，脏腑功能失调。素体亏虚，御邪无力是内因，外感疫毒疠气，风湿之邪乘虚侵袭是致病的外因。

诊断 根据临床表现结合流行病史可作出诊断。血液生化、临床免疫学、真菌镜检及组织病理检查等可助诊断与鉴别诊断。

诊断要点 ①曾于流行区居住或与麻风患者有密切接触史。②头、面、四肢等部位多有皮肤损害，以结节、斑块为主，伴皮损部位感觉障碍及汗闭等。③周围浅神经粗大，变硬，伴有感觉障碍。④皮肤组织病理检查可查到麻风杆菌或有特异性病理改变。

鉴别诊断 应与体癣、白癜风、瓜藤缠鉴别。体癣皮损呈环状，境界清，边缘有丘疹、水疱、结痂，中央有自愈倾向，伴有瘙痒、无麻木及神经粗大，真菌镜检阳性。白癜风色素完全脱失，周边界限清楚，无皮肤知觉减退等。瓜藤缠（结节性红斑）皮损以下肢多见，上肢及面部少见，麻风杆菌检查阴性，多见于青年女性，春秋多发。

分证论治 辨证应以邪正虚实为主，治疗以内治为主，内外结合。实证治宜驱风祛湿，温经通络，活血解毒；虚证治宜养阴解毒，搜风通经；虚实夹杂证治宜养血活血，化瘀通络。见表。

中成药治疗 在辨证的基础上选择适用的中成药。①神应消风散：解毒祛风，用于身麻，红斑，脱屑。②归脾丸：益气健脾养血，用于麻风气血两虚，面色萎黄，头晕目眩，神疲气短。

其他疗法 在内科治疗的基础上配合其他疗法。

针刺 ①口眼㖞斜者，针刺颊车、地仓、攒竹、隐白、四白等。②手指蜷曲，针刺合谷、曲池、内关、神门、小海、阳溪、中渚、阳池、腕骨。③肘间刺痛，针刺极泉、小海、支正、养老、神门等，或用点针治疗。

验方 麻风病伴感觉障碍者，取全蝎、白芷、人参、乌梢蛇、酒大黄，共研细末。

转归预后 预后取决于人体邪正的盛衰。若正能胜邪，积极治疗，患者有可能自愈；若邪胜

表 麻风的分证论治

证型	临床表现	治法	主方	常用药
瘀热炽盛证	皮损色泽鲜红，光滑，有厚实感或较硬，以斑疹、斑块为主，有粟粒状红色瘀点，疼痛，口苦咽干。舌红苔薄黄，脉弦数	清热凉血佐以化瘀	清解汤	金银花、连翘、蝉衣、荆芥、赤芍、丹参、牡丹皮、黄芩、泽兰、夏枯草
湿热壅滞证	皮损色红，以结节、斑块及弥漫性浸润为主，糜烂、肿胀，灼痛，伴有疲倦，胸闷纳呆，口干苦，小便黄赤。舌红暗苔黄腻，脉滑数	清热利湿化瘀通络	当归拈痛汤	茵陈、丹参、苍术、白术、葛根、黄芩、生石膏、知母、地骨皮、桑白皮
阴虚湿热证	皮损潮红，肿胀，破溃糜烂，以大片浸润性红斑结节为主，肢端红肿，心烦低热，咽干，小便短赤，大便秘结。舌红绛苔黄腻，脉细数	养阴清热佐以化瘀	清热地黄汤	生地黄、麦冬、牡丹皮、紫草、茵陈、丹参、赤芍、泽泻、黄芩、土茯苓
肝郁血滞证	皮损紫褐，色泽晦暗，以结节、斑疹及弥漫性浸润为主，肢体肿胀厚实，唇色黑褐。舌淡紫有瘀斑苔黄，脉弦涩	疏肝理气活血化瘀	清肝达郁汤	柴胡、赤白芍、茵陈、枳壳、郁金、苍术、白术、丹参、土茯苓、桑白皮
气血虚弱证	皮损淡褐或棕褐色，有鱼鳞或苔藓样变，伴面色萎黄，头晕目眩，神疲气短。舌淡苔白，脉细弱	益气养血佐以化瘀	当归饮子	党参、黄芪、白术、当归、陈皮、柴胡、升麻、川芎、麦冬、五味子
气滞血瘀证	皮损暗红带紫，质地较硬实，肌肤甲错，色素沉着，灼痛或刺痛，肢体麻木。舌暗红有瘀斑，苔灰白润，脉沉涩	行气活血通络止痛	活络效灵丹	丹参、白芍、乳香、茵陈、制川乌、赤芍、没药、黄芩、羌活、葛根

正衰，则病情进展，预后不良；若正邪相持，则疾病处于相持阶段，日久不愈，容易变生他证，导致畸残。

预防调护 广泛开展宣教，普及麻风病防治知识，消除患者及群众的恐惧、厌恶心理；在流行地区普遍接种卡介苗，增强易感人群抵抗力；加强营养，适当锻炼，建立合理的生活制度；早发现、早治疗，积极预防手足畸残；对重型患者必要时实行隔离治疗，以控制传染源。

（刘志龙）

méidú

梅毒（syphilis） 由梅毒螺旋体通过性交、血液或母体等途径感染人体所致的多系统、多器官受累的慢性传染病。性病的一种。属中医学霉疮、杨梅疮、杨梅结毒、花柳病范畴。

病因病机 因房室不节，或感受邪毒，致秽毒邪气侵犯人体，流窜皮肉筋骨、脏腑经络，甚至侵犯脑系而发病。秽毒邪气的侵袭是此病发生、发展的主要因素，久病体虚、饮食不节、劳倦内伤等可加重此病。其传播方式主要是性接触传染，少数可通过接吻、哺乳等密切接触而传染，患有梅毒的孕妇可通过胎盘血行而传染给胎儿。此病变化多端，症状复杂，早期发病于阴器及肛门等处而产生疳疮，其后淋巴结肿大，称为横痃，继则发于皮肤，称为杨梅疮，后期秽毒内侵，伤及骨髓、关窍、脏腑而发作筋骨疼痛、皮肤起核溃烂、脑顶塌陷、鼻骨溃烂，称为杨梅结毒。病位在宗筋，主脏在肝，涉及肾、脾。病理性质初起多实，有湿热、血热、痰瘀、秽毒；日久毒邪伤正，可见肝肾亏损、气阴两虚、气血两虚。

辨证论治 当辨虚实。治疗原则为泻浊解毒，活血散瘀。分证论治见表。

中成药治疗 在辨证的基础上选择适用的中成药。①花柳败毒丸：清血败毒，用于梅毒血热蕴毒证。②花柳解毒丸：清血解毒，用于梅毒血热蕴毒证。③蟾酥丸：清热解毒，用于梅毒血热蕴毒证。

其他疗法 在内科治疗的基础上配合外治法。①治疗疳疮：选用鹅黄散或珍珠散敷于患处。②治疗横痃、杨梅结毒：未溃时选用冲和膏，以醋、酒各半调成糊状外敷；溃破时，先用五五丹掺在疮面上，外盖玉红膏；待其腐脓除尽，再用生肌散掺在疮面上，盖玉红膏。③治疗杨梅疮：用土茯苓、蛇床子、川椒、蒲公英、莱菔子、白鲜皮煎汤外洗。

转归预后 早期梅毒经过充分治疗，大部分可根治。若迁延不愈发展为晚期梅毒，则出现神经、心血管及内脏损伤，预后不良。

预防调护 加强道德修养，严禁性放纵等行为。一旦怀疑梅毒感染，应立即就医。饮食宜清淡，忌辛辣、肥甘厚味。节制性欲。

（毛静远）

méidúxìng xīnxuèguǎnbìng

梅毒性心血管病（syphilitic cardiovascular disease） 梅毒螺旋体侵袭人体后累及心血管系统所导致的心血管疾病。为梅毒晚期的常见并发症，包括单纯性梅毒性主动脉炎、梅毒性主动脉瓣关闭不全、梅毒性主动脉瘤、梅毒

表 梅毒的分证论治

证型	临床表现	治法	主方	常用药
肝经湿热证	外生殖器疳疮质硬而润，或伴有横痃，杨梅疮多在下肢、腹部、阴部。舌红苔黄腻，脉弦滑	清热利湿解毒泻浊	龙胆泻肝汤	龙胆草、栀子、柴胡、黄芩、生地黄、当归、泽泻、车前子
血热蕴毒证	周身起杨梅疮，色如玫瑰，不痛不痒，或见丘疹、脓疱、鳞屑。舌红绛苔薄黄或少苔，脉细滑或细数	凉血解毒泻热散瘀	清营汤合桃红四物汤	水牛角、麦冬、生地黄、玄参、竹叶心、金银花、连翘、黄连、丹参、桃仁、红花、芍药、川芎、甘草
痰瘀互结证	疳疮色呈紫红，四周坚硬突起，或杨梅结呈紫色结节，或腹硬如砖，肝脾肿大。舌淡紫或暗，苔腻或滑润，脉滑或细涩	化痰解毒消瘀散结	导痰汤合血府逐瘀汤	制半夏、橘红、茯苓、枳实、天南星、甘草
肝肾亏损证	患病日久，两足瘫痪或痿弱不行，肌肤麻木或虫行作痒。舌淡苔薄白，脉沉细弱	滋补肝肾填髓息风	地黄饮子	熟地黄、巴戟天、山茱萸、肉苁蓉、附子、茯苓、远志、石菖蒲，麦冬、五味子、石斛、薄荷、生姜、大枣
气阴两虚证	低热不退，皮肤干燥，溃面干枯，久不收口。伴口干咽燥，心烦失眠，头晕目眩，低热盗汗。舌红苔少或花剥苔，脉细数无力	益气养阴	大补阴丸合四君子汤	知母、黄柏、熟地黄、龟甲、猪脊髓、人参、白术、茯苓、炙甘草
气血两虚证	结毒溃面肉芽苍白，脓水清稀，久不收口。伴面色萎黄，形瘦体虚，心悸怔忡，神疲乏力。舌淡苔薄，脉细无力	补益气血	八珍汤	当归、川芎、白芍药、熟地黄、人参、白术、茯苓、炙甘草

性冠状动脉口狭窄、梅毒性心肌树胶样肿等，常引起心绞痛、心力衰竭等。

病因病机 病因为梅毒秽毒邪气侵袭人体，毒邪上犯于心，病变日久，累及心脉。基本病机为痰瘀闭阻，心脉不畅。病位在心，与肾相关。病理因素有痰、瘀、毒。病理性质初起属实，日久病邪伤正，可见气血亏虚，后期可表现为心肾阴虚、心肾阳衰甚至心阳虚脱之证。

辨证论治 当辨虚实。治疗原则实证当化痰祛瘀解毒；虚证当益气养血温阳。分证论治见表。

中成药治疗 在辨证的基础上选择适用的中成药。①参附注射液：温阳益气，用于梅毒性心脏病心肾阳虚证。②黄芪注射液：补益气血，用于梅毒性心脏病之气血亏虚证。

其他疗法 同梅毒。

转归预后 此病为梅毒晚期并发症，毒邪侵及内脏，可造成严重心血管病变，预后不良。

预防调护 及时治疗梅毒，必要时需手术治疗。加强道德修养，严禁性放纵等行为。饮食宜清淡，忌辛辣、肥甘厚味。

（毛静远）

àizībìng

艾滋病（acquired immune deficiency syndrome，AIDS）

感染人类免疫缺陷病毒（HIV）导致的以非特异性发热、乏力、咳嗽、盗汗、皮疹、慢性腹泻、进行性消瘦、多发性持续性全身淋巴结肿大、肝脾肿大等为主要表现的严重传染性疾病。西医学称获得性免疫缺陷综合征。发病年龄主要为40岁以下的青壮年。性接触传播、血液传播、母婴传播为三种常见的传播途径，尤以性接触传播更为严重。其传染性强、病程长、病死率高。属中医学疫病、伏气瘟病、虚劳范畴。

病因病机 病因为感染HIV。因恣情纵欲、房室不节，或吸毒成瘾，HIV由破损的皮腠而入，伏于血络；或HIV由母体带入，或通过其他途径直入血络，内舍营血，成为发病之源。HIV属于伏气，伏血络、归营分，漫于三焦，侵及人体五脏六腑气血阴阳，最终导致人体元气衰败耗竭。HIV兼具疫、湿、热等特性，因湿浊性质属阴，最易阻遏五脏阳气；湿中蕴热，又可耗灼五脏阴津；邪伏日久，元气渐耗渐衰，HIV愈积愈盛，正不胜邪而发病。基本病机是邪毒耗伤正气，导致五脏、气血阴阳受损与痰浊、瘀血。病变脏腑涉肺、脾、肾、心、肝。此病初始温邪淫毒上干肺胃，上焦气分被窒，邪不外达，由卫及气，正气不支，中气下陷，邪留阳明胃肠；温邪化火，内陷营血，手足厥阴受邪，心营被劫，热极生风；终至中气溃败，脾病及肾，气阳伤残。临床上多见虚实夹杂、正虚邪盛之证。病理性质初起属实，日久邪毒可伤正气。

辨证论治 病程分为急性感染期、慢性进展期和典型发病期。急性感染期病理演变与外感病相似，按外感病进行辨证；慢性进展期没有明显特发症状，辨证与辨病相结合；典型发病期表现为多脏腑气血阴阳受损，以伤及脾肾居多，以脏腑辨证为主，临证结合分期辨虚实。虚实夹杂始终贯穿三个时期，分清虚实对指导治疗具有重要意义。急性感染期以外感实邪为主，兼有正气虚；慢性进展期正邪相持，虚实相兼；典型发病期以正虚为本，邪盛为标，正不胜邪。

急性感染期应辛凉透表，清热解毒；慢性进展期应培补元气，扶正抗邪，祛湿解毒，延缓发病；典型发病期以扶正补益脾肾为主，兼顾祛邪。分证论治见表。

中成药治疗 在辨证的基础上选择适用的中成药。①生脉饮口服液：益气养阴，适用于气阴两虚证。②人参养荣丸：补益气

表 梅毒性心血管病的分证论治

证型	临床表现	治法	主方	常用药
痰瘀闭阻证	心胸绞痛，胸部痞闷，心悸，气短，咳嗽痰多。舌质紫暗或有瘀斑，脉弦滑	通阳豁痰活血祛瘀	瓜蒌薤白半夏汤	瓜蒌、薤白、半夏、川芎、丹参、土茯苓、生地黄、金银花
气血亏虚证	心悸气短，头晕乏力，胸部憋闷，时有夜间憋醒。舌淡苔薄白，脉沉细弱	补益气血宣通气机	归脾汤	人参、白术、当归、茯苓、黄芪、龙眼肉、远志、酸枣仁、木香、甘草
心肾阴虚证	心悸眩晕，夜寐不安，潮热盗汗，面红颧赤。舌红少津，少苔或剥苔，脉细数或结代	滋阴清火养心通络	天王补心丹	酸枣仁、柏子仁、当归、天冬、麦冬、生地黄、人参、丹参、玄参、茯苓、五味子、远志、桔梗
心肾阳虚证	心悸气短，神疲乏力，下肢浮肿。舌淡有齿痕，苔薄白而润，脉沉弱或结代	养心补肾温阳通脉	桂枝甘草汤	桂枝、甘草、人参、附子、杜仲、续断、山茱萸
心阳虚脱证	心悸，喘促不宁，大汗淋漓，四肢厥冷。舌淡胖苔白或腻，脉疾数无力或脉微欲绝	回阳救逆	参附汤	人参、附子、肉桂、炙甘草

表　艾滋病的分证论治

	证型	临床表现	治法	主方	常用药
急性感染期	风热郁卫证	发热，微恶风寒，咽红肿痛，口微渴，或头痛身痛，咳嗽，鼻塞流黄涕，汗出热不解，或见肌肤红疹。舌边尖红，苔薄白欠润或薄黄，脉浮数	辛凉透表清热解毒	银翘散	金银花、连翘、薄荷、牛蒡子、荆芥穗、淡豆豉、竹叶、芦根、桔梗、甘草
慢性进展期	湿热内蕴证	头身困重，纳呆脘痞，便溏不爽，胸闷，口渴不欲多饮，口黏，肢困，小便黄，女子带下黏稠味臭。舌红苔厚腻或黄腻，脉濡数或滑数	清热祛湿宣化畅中	三仁汤	杏仁、白豆蔻、生薏仁、半夏、厚朴、滑石、竹叶、通草
	湿热蕴毒证	手、足、耳、鼻、口咽、头面、阴部等处疱疮或红肿溃烂、瘙痒流水，或兼发热，烦渴，喜冷饮，溲赤便秘，甚则神昏斑疹，小便闭涩。舌红苔黄腻，脉濡数或滑数	清热泻火祛湿解毒	龙胆泻肝汤	龙胆草、黄芩、栀子、泽泻、车前子、当归、生地黄、柴胡、甘草
	肝郁气滞证	情志抑郁，善太息，胸胁或腹胀满窜痛，失眠多梦，心烦急躁，妇女可见乳房胀痛，痛经，月经不调，甚则闭经，乳房少腹结块，颈项瘰疬。舌苔薄白，脉弦	疏肝理气活血止痛	柴胡疏肝散	柴胡、香附、川芎、陈皮、枳壳、芍药、甘草
	肺脾气虚证	少气懒言，身困乏力，动则气喘，食少便溏，咳声低微，痰白而稀，自汗，易感冒，神疲，肢困，面白无华，甚至面浮肢肿。舌淡或淡胖有齿痕，苔白或白滑，脉虚弱或沉细	补肺益气健脾扶中	参苓白术散	人参、白术、茯苓、甘草、砂仁、陈皮、桔梗、扁豆、山药、莲子肉、薏苡仁
	气血两虚证	面色淡白或萎黄，身疲倦怠，头晕目眩，易感冒，心悸失眠，肢体麻木，唇甲色淡，月经量少色淡延期或闭经。舌淡嫩，脉细弱	健脾益气补血养心	归脾汤	黄芪、人参、龙眼肉、白术、当归、茯神、酸枣仁、远志、木香、炙甘草
	脾肾阳虚证	腹部冷痛，下利清谷，腰酸腿软，形寒肢冷，面浮肢肿或面色灰暗或黧黑，小便量少或清长。舌淡胖苔白滑，脉细弱	温补脾肾理中散寒	理中丸合金匮肾气丸	干姜、人参、白术、甘草、附子、桂枝、熟地黄、山药、山茱萸、茯苓
	气阴两虚证	形体消瘦，倦怠乏力，自汗畏风，脘腹痞满，腹泻肠鸣，失眠多梦，口干咽燥，皮肤干燥，头晕耳鸣，五心烦热，腰膝酸软。舌瘦小，质干色淡，苔少，脉虚细数无力	补中益气滋肾补阴	补中益气汤合左归丸	黄芪、人参、炙甘草、白术、当归、陈皮、升麻、柴胡、熟地黄、山茱萸、山药、枸杞子、龟板胶、鹿角胶、菟丝子、牛膝
典型发病期	中气溃败证	间断或持续反复发热，自汗盗汗，全身遍发瘰疬，纳呆泛恶或呃逆连声，腹痛泄泻，大便溏薄或洞泻如注，形体消瘦，倦怠乏力，少气懒言，或咳嗽咯痰，胸闷气喘，心悸气短，头痛，头晕，毛悴色夭，爪甲苍白，肢体疼痛或麻木，疮疡，或多发性皮疹，皮疹瘙痒。舌淡胖或有紫斑，苔薄白，脉沉细无力或细数	益气升陷温肾涩肠	大桃花汤合启仁峻汤	人参、黄芪、白术、干姜、附子、肉桂、当归、白芍、肉豆蔻、赤石脂、煅龙骨、煅牡蛎、茯苓、甘草

血、调养营卫、宁心安神，适用于气血两虚，营卫失调证。③参苓白术丸：健脾补肺、和胃渗湿，适用于肺脾气虚型易感冒及腹泻患者。④唐草片：清热解毒、益气活血，用于 HLV 感染者以及艾滋病患者，有提高 $CD4^+$ T 淋巴细胞计数作用，可改善乏力、脱发、食欲缺乏和腹泻等症状。

其他疗法　在内科治疗的基础上配合其他疗法。

针刺　取足三里（双）、关元、神阙、气海。毫针分别刺入以上各穴，每穴针刺手法均用补法。

艾灸　针刺同时，艾箱灸关元、神阙、气海，温针灸足三里。

转归预后　此病可长期停留于慢性进展期，一旦病情进展至典型发病期，机体元气虚衰，湿、热、痰、瘀诸毒互结，虚实错杂。诸证交错，变证丛生，最终因邪势猖獗，正气涣散，阴阳离决而致死亡。

预防调护　养成良好的卫生习惯，追求健康的生活方式，远离 HIV；避免 HIV 意外进入血络；加强宣教，使广大群众对艾滋病有正确的认识。此病为恶性消耗性疾病，应加强营养，给予高蛋白、易于消化的食物，忌鱼虾海腥、芫荽菜等燥热动火之品。慎避风寒，充分休息，适度锻炼。在护理过程中应重视对患者的心理关怀和精神调理，注意消毒与隔离，严格遵守创伤性操作的规程，规范化处理医疗废物，避免交叉感染与职业暴露。

（张丽萍）

pòshāngfēng

破伤风（tetanus） 皮肉受创后，感染破伤风杆菌导致的以阵发性痉挛和紧张性收缩为主要表现的感染性疾病。中西医病名相同。

破伤风病名首见于宋代《太平圣惠方》："身体强直，口噤不能开，四肢颤抖，骨体疼痛，面目㖞斜，此皆损伤之处中于风邪，故名破伤风。"清·张璐《张氏医通》认为病位有表里之不同："有在表在里，半表半里之不同……太阳在表者汗之，阳明在里者下之，少阳在表里之半者和解之。"明·龚廷贤《寿世保元》针对前人将其与中风通论，指出其与中风的不同点："但中风之人，尚可淹延岁月，而破伤风，始虽在表，随即转里，多致不救，大抵内气虚弱，而有郁热者得之。若内气壮实，而无郁热者，虽伤而无害也。"

病因病机 外伤后，风毒之邪（破伤风杆菌）侵袭经络肌腠，致筋脉拘急发病。病机为邪壅经络，筋脉失养。病位涉肝。病性以实证为主，可出现虚实兼杂或虚证。

诊断 根据临床表现结合病史可作诊断。创伤分泌物培养有助于诊断。

诊断要点 ①强直性痉挛及全身性抽搐，牙关紧闭、角弓反张、肌痉挛。②常有外伤等病史。

鉴别诊断 应与马钱子中毒、狂犬病鉴别。破伤风惊厥迟发，马钱子中毒即发。狂犬病患者无牙关紧闭，恐水及咽下困难。马钱子中毒及狂犬病发作间歇期，肌肉松弛，多有药物中毒或狂犬咬伤史。

辨证论治 辨病期及病情的轻重。

辨证要点 辨轻、中、重不同类型。

治疗原则 解毒镇痉。

分证论治 见表。

中成药治疗 在辨证的基础上选择适用的中成药。①玉真散：祛风镇痉，用于破伤风之轻证。②人参养荣丸：温补气血，用于恢复期。

其他疗法 在内科治疗的基础上配合针刺疗法。牙关紧闭，取下关、颊车、合谷、内庭；角弓反张，取风府、大椎、长强、承山、昆仑；四肢抽搐，取曲池、外关、合谷、后溪、风市、阳陵泉、申脉和太冲。

转归预后 一旦发病预后不良。

预防调护 按计划接种疫苗。如有创伤应及早清创，严防并发症。患者隔离监护，保持环境安静。避免光、声、振动。给予患者以高热量、高营养食物。

（张丽萍）

báihóu

白喉（diphtheria） 感染时行燥热疫毒（白喉杆菌）导致的以喉间覆一层不易剥离的灰白色假膜，发热、咽喉肿痛为主要表现的急性呼吸道传染病。中西医病名相同。

清·李纪方《白喉全生集》认为白喉病性属热证偏多："白喉病热证本多，寒证较少，而寒热所郁，无不有毒。此时医所以专指为疫，而用药多偏于凉也，不知白喉少寒证，非无寒证，白喉之热证有毒，寒证亦非无毒。"并认为辨证应"先寻经络，次察寒热，次审虚实，三者既明，虽杂证百出，可一以贯之"。同时提出吹药与口服用药并重："白喉服药，与吹药并重，盖寒热伏于内，非服药不能治其本，而毒气壅于喉，非吹药不能解其标也，若危险之证，必先吹药，扫去痰涎，而后可以服药。"

病因病机 时行燥热疫毒（白喉杆菌）由口鼻而入，或兼感风热，或平素肺肾阴虚、肺胃积热，火热熏灼咽喉，耗伤阴液所致。病位主要在咽喉部。病性以实证为主，后期可见虚证。

诊断 根据临床表现结合流行病学资料可作诊断。

诊断要点 ①低热、乏力，咽或鼻、喉部发生灰白色假膜。②当地有白喉流行，一周内曾去过流行区，有与白喉患者接触史。

鉴别诊断 应与乳蛾鉴别。乳蛾喉核肿大，有黄白色脓液，查无白喉杆菌。

表　破伤风的分证论治

证型	临床表现	治法	主方	常用药
轻证	恶寒发热，牙关紧急，颜面苦笑状，项背强急。舌苔薄白，脉浮或浮紧	息风解毒镇痉定挛	玉真散	胆南星、防风、白芷、天麻、羌活、附子
重证	身热汗出，口渴烦躁，角弓反张，大便秘结。舌红苔黄燥，脉弦数	清热解毒息风止痉	白虎汤或调胃承气汤合止痉散	石膏、知母、大黄、芒硝、全蝎、蜈蚣、羚羊角、白僵蚕、甘草
恢复期	头目昏眩，神疲乏力，肌肉拘紧，手足蠕动。舌红少津，脉细弱	益胃养津息风通络	沙参麦冬汤	北沙参、玉竹、麦冬、天花粉、扁豆、桑叶、甘草

辨证论治 应辨虚实，分轻重。治则为清热养阴化痰。

辨证要点 咽喉红肿疼痛较轻、发热较低、假膜为点片状者，为风热证；咽喉微痛、咽燥口渴、热势较低、假膜呈灰白色点片状者，为阴虚证；咽喉痛剧、高热不退、假膜呈灰黄色或灰黑色者，为疫毒证。

治疗原则 清热、养阴、化痰为基本治则。

分证论治 见表。

中成药治疗 在辨证的基础上选择适用的中成药。①养阴清肺丸：养阴清热、解毒利咽，用于阴虚肺燥证。②六神丸：清热解毒、化腐消肿，用于热毒蕴结者。

其他疗法 在内科治疗基础上配合其他疗法。冰硼散吹喉，一日数次。

转归预后 与年龄、治疗的早晚、临床类型、并发症及是否接受预防接种等有关。

预防调护 此病有强烈传染性，应接种预防。重症患者应加强护理，密切观察生命指征。

（张丽萍）

rǔ'é

乳蛾（tonsillitis） 感受风热病邪，火热邪毒搏结喉核，脉络受阻，以喉核一侧或两侧红肿、疼痛，表面有黄白色脓性分泌物为主要表现的疾病。西医学扁桃体炎属于此病范畴。

清·吴谦等《医宗金鉴》认为病机为肺经积热："此证由肺经积热，受风凝结而成。生咽喉之旁，状如蚕蛾，亦有形若枣栗者，红肿疼痛，有单有双，双者轻，单者重。生于关前者，形色易见，吹药易到，手法易施，故易治；生于关后者，难见形色，吹药不到，手法难施，故难治。"清·张宗良《喉科指掌》认为本病为感受时邪所触发："此症感冒时邪而发，生于关口上部，两边如樱桃大，肺胃之症也，身发寒热，六脉弦数。"清·李用粹《证治汇补》提出点刺法治疗乳蛾："乳蛾诸症，在关上者，必有血泡，用喉针或笔管，点破即宽。在关下不见者，难治，用芦管削尖，令病患含水一口，从鼻孔放管，进击一下，出血，甚妙。"

病因病机 由肺胃壅热，复感风邪，风热邪毒搏结咽喉所致。病机为风热邪毒结于咽喉。病位在咽喉，涉及肺胃。多为实证热证，因治疗不当或素体阴虚，可为虚证或本虚标实证。

诊断 根据临床表现结合病史可作诊断。

诊断要点 ①喉核红肿增大，咽部灼热痛甚，吞咽尤剧。②常有外感风热病史，实验室检查可见白细胞增多。

鉴别诊断 应与喉痹鉴别。喉痹咽红肿痛，无化腐生痈、无白膜及喉核肿大。

辨证论治 应辨虚实。治则为疏散清热，散郁解毒。

辨证要点 喉核肿大红痛，伴发热者为实热证；喉核肿大但无红痛伴五心烦热者为虚热证。

治疗原则 疏散清热，散郁解毒。

分证论治 见表。

中成药治疗 在辨证的基础上选择适用的中成药。①六味地黄丸：滋阴补肾，用于肾阴虚证。②六神丸：清热解毒、消肿止痛，用于热毒蕴结者。

其他疗法 在内科治疗的基础上配合针刺疗法。取合谷、曲池、鱼际，采用泻法。

转归预后 一般预后较好，不留后遗症。

预防调护 患者宜静卧休息，清淡饮食，锻炼身体增强体质。

（张丽萍）

shuǐdòu

水痘（varicella） 时行邪毒（水痘-疱疹病毒）与内蕴湿浊搏发于肌肤，发热、皮肤及黏膜相继出现斑疹、丘疹、疱疹及结痂为主要表现的急性传染病。小儿多见。中西医病名相同。

水痘病名首见于宋代《小儿

表 白喉的分证论治

证型	临床表现	治法	主方	常用药
风热证	发热恶寒，咽喉潮红肿痛，白腐呈点片状。舌红苔黄，脉弦数	疏风清热 润肺祛邪	除瘟化毒汤	桑叶、葛根、薄荷、金银花、连翘、枇杷叶、甘草
阴虚证	咽干口燥，发热，干咳少痰，白腐污秽。舌红苔薄黄少津，脉细数	养阴清肺 清热解毒	养阴清肺汤	生地黄、麦冬、赤芍、玄参、浙贝母、牡丹皮、薄荷、甘草
疫毒证	恶寒壮热，咽喉痛甚，有灰黄色或灰黑色假膜覆盖，口气臭秽，喘促，鼻翼煽动，语声嘶哑，喉中痰鸣如拽锯，痰黏。舌赤苔黄干，脉滑数	豁痰解毒 清热消肿	清瘟败毒饮	生石膏、知母、水牛角、生地黄、玄参、牡丹皮、赤芍、黄芩、黄连、栀子、桔梗
寒热错杂证	初起畏寒微热，疲倦，咳嗽，发热，夜间尤甚，喉内渐起白点，日渐长大，四肢不温，或腹痛自利，舌淡苔白，脉迟或数	平调寒热	辛夷散	辛夷、桔梗、防风、茯苓、前胡、半夏、蝉蜕、白芷、川芎、薄荷、苍耳子

表　乳蛾的分证论治

证型	临床表现	治法	主方	常用药
风热外侵证	喉核肿痛或见白色脓点，发热恶风，头痛，口干微渴。舌边尖红苔薄黄，脉浮数	疏风清热解毒利咽	疏风清热汤	金银花、连翘、荆芥、防风、玄参、浙贝母、牛蒡子、桔梗
胃火炽盛证	喉核红肿而痛，或有黄白色脓点，颌下起臖核，高热汗出，烦渴引饮。舌红苔黄厚腻，脉洪数	清泻胃热利咽消肿	清咽利膈汤	荆芥、防风、薄荷、金银花、连翘、栀子、黄芩、黄连、桔梗、牛蒡子、玄参、甘草
肺阴虚证	喉核肿大，口咽干燥，手足心热，时有干咳。舌红而干，脉细数	养阴清肺生津润燥	养阴清肺汤	玄参、生地黄、麦冬、牡丹皮、浙贝母、白芍、薄荷、甘草
肾阴虚证	喉核肿大色淡红，咽干，头晕腰酸。舌红少苔，脉细数	滋阴降火清利咽喉	六味地黄汤	熟地黄、山药、吴茱萸、茯苓、牡丹皮、泽泻

卫生总微论方·疮疹论》：“其疮皮薄，如水疱，破即易干者，谓之水痘。”明·王肯堂《证治准绳·幼科》提出应轻剂宣解：“小儿痘疮，有正痘与水痘之不同……亦与疹子同，又轻于疹子，发热一二日而出，出而即消，易出易靥，不宜燥温，但用轻剂解之，麦汤散主之，羌活散、消毒饮、麦煎散俱可服，又当服大连翘汤以解之……按水痘令小儿患之者大率无害，如无内证，不必服药，无事生事也。”清·陈复正《幼幼集成·水痘露丹证治》认为忌用温剂、食辛辣：“水痘似正痘，外候面红唇赤，眼光如水……温之则痂难落而成烂疮，切忌姜椒辣物，并沐浴冷水，犯之则成姜疥水肿。”

病因病机　外感风热时邪，内蕴湿热，郁于肌腠。病位涉脾、肺。病理性质属于实热证，热邪常夹湿邪为患，重者可侵入营血。

诊断　根据临床表现结合病史可作诊断。

诊断要点　①皮肤黏膜分批出现皮疹，丘疹、疱疹、干痂常并见。发病前2～3周多有水痘接触史。②兼有发热、咳嗽、鼻塞流涕等外感热病征象。

鉴别诊断　与脓疱疮、荨麻疹相鉴别。脓疱疮好发于口鼻周围和肢端，疱疹形状较大，经搔抓而传播。荨麻疹分布于四肢或躯干，不结痂，奇痒。

辨证论治　辨证应分轻证和重证。治则为清热解毒利湿。

辨证要点　重在辨水痘色泽，可定病情轻重。水痘疱浆晶亮如露珠，根盘红晕不显著者，病情较轻，水痘疱浆混浊不清，根盘红晕显著者，病情较重。

治疗原则　清热解毒利湿为基本治则。

分证论治　见表。

中成药治疗　在辨证的基础上选择适用的中成药。①银翘解毒片：疏风解表、清热解毒，用于风热夹湿证。②清开灵口服液：清热解毒、镇静安神，用于邪炽气营证。

转归预后　一般预后良好，病后可获终身免疫。

预防调护　此病流行期间勿去公共场所。水痘患儿应立即隔离，直至全部疱疹结痂。患儿接触过的被服及用具，应采用曝晒、煮沸、紫外线照射等消毒措施。保持皮肤清洁，痘疮处不宜搔抓，防止皮肤破损，继发感染。应注意饮食和生活调理。忌姜椒辣物。

（张丽萍）

jìshēngchóngbìng

寄生虫病（parasitic disease）

寄生虫寄生在人和动物的体内所引起的疾病。

疾病范围　包括*姜片虫病、肺吸虫病、绦虫病、囊虫病、包虫病、丝虫病、钩虫病、蛔虫病、蛲虫病、鞭虫病、血吸虫病*等。

发病特点　病因包括饮食不洁，误食虫卵；或素体亏虚，感染虫毒。姜片虫病、肺吸虫病、绦虫病、囊虫病因食入带有幼虫的食物引起；蛔虫病、蛲虫病、鞭虫病因食入带有虫卵的食物引起；钩虫病、血吸虫病则由虫毒从皮肤侵入引起；丝虫病因携带丝虫幼虫的蚊虫叮咬后，虫毒入侵导致。病位与虫毒侵犯部位相关，主要在大肠、小肠、肝、肺，

表　水痘的分证论治

证型	临床表现	治法	主方	常用药
风热犯表证	微发热，咳嗽流涕，疱疹椭圆，疱浆清亮，分布稀疏，瘙痒。舌淡苔薄白，脉浮数	疏风清热解毒化湿	银翘散	金银花、连翘、桑叶、薄荷、芦根、杏仁、牛蒡子
热入营血证	高热烦躁，口渴欲饮，面红目赤，疹色紫暗，痘浆混浊，分布密集，根盘红晕显著，瘙痒感，便干溲黄。舌绛苔黄燥，脉洪数或滑数	清热解毒凉血渗湿	清营汤	水牛角、生地黄、玄参、竹叶心、麦冬、丹参、黄连、金银花、连翘

涉及皮肤、脑、胆、眼、肌肉。

病机特点根据不同疾病及阶段，有虫毒内侵，脾胃受损，运化失司；阻滞筋脉，气血瘀滞；虫积日久，酿生湿热；壅积肠道，闭阻气机，甚则扰动胆腑，气机逆乱或上扰脑络，引动肝风。病理性质初起以实为主，可见气滞、血瘀、虫积、痰凝；继而气血亏虚，阴津耗损，可见虚实夹杂之象；病久正亏虚，以虚为主，亦可因虚致实，在脾虚积滞的基础上出现疳积。

治疗特点 首先应明确感染寄生虫的种类及病之新久虚实。一般以杀虫为先，虫去后再用调理脾胃之法。若病久体虚者，宜攻补兼施，杀虫结合健脾和胃，或补益气血。亦可先补虚，再予杀虫。

预防护理 加强卫生宣传，切断传染途径；教育儿童养成良好的卫生习惯，饭前便后要洗手；床上用品及患儿衣裤应勤洗换，并用开水洗烫以杀死虫卵；每日早晚用温水洗会阴部及肛门周围，不穿开裆裤，防止儿童用手去搔抓肛门；积极治疗患儿，减少传播机会。

研究进展 伴随快速而持续的经济增长，中国在预防、控制和消灭寄生虫方面已取得了显著进步。通过对开展预防教育及实施传染源控制，血吸虫病、吸虫病、绦虫病、包虫病的发病率大大降低。

淋巴丝虫病 20世纪60年代，中国有16个省、市和自治区出现淋巴丝虫病，受疾病威胁的人数达到3100万。从那时起，实施了一项大规模计划，包括使用乙胺嗪的群体治疗（MDA）以及MDA后的密切随访监测。世界卫生组织（WHO）于2007年证实，中国是全球第一个消灭淋巴丝虫病的国家。

血吸虫病 虽然血吸虫病在全球范围内被忽视，但中国的情况并非如此，目前已明确75%～90%的血吸虫病是由牛传播的。严格限制牛的放牧区域、农业的机械化和其他控制措施（如改善水源、卫生设施和控制中间宿主等）都非常有效，中国旨在实现2020年消灭血吸虫病的目标。

土源性寄生虫病 最常由蛔虫、鞭虫和钩虫所致的慢性感染。蛲虫也属于土源性寄生虫，在中国部分地区流行。2010年土源性寄生虫的总体感染率为11.4%。

普遍认为慢性土源性寄生虫感染可导致营养不良和缺铁性贫血，因而会对儿童的生理和认知发育产生负面影响。学龄儿童（<16岁）的常规驱虫治疗已被纳入了对抗土源性寄生虫病的全球策略中。

然而，2012年的一项系统回顾和荟萃分析发现，常规驱虫治疗对儿童的体重、血红蛋白水平、认知、学校出勤率和在校表现仅有很小或没有影响。由于农民使用粪便施肥，因而其钩虫的感染率最高。钩虫的感染率随年龄的增长而增加，在60岁人群中达到高峰。而蛔虫和鞭虫的感染高峰多见于学龄儿童和青少年。

食源性人畜共患寄生虫病 如生食某些食物（如肉类、淡水鱼、蟹、螺类或淡水植物），则多种吸虫（如华支睾吸虫、片吸虫、姜片吸虫和肺吸虫）、线虫（如管圆线虫和旋毛虫）和绦虫（如棘球绦虫）容易感染人体。食源性人畜共患寄生虫病的常见危险因素与中国传统食物制备方法和不良卫生环境有关。另外，食源性寄生虫病从相对局限的特定地区逐步扩散。例如，囊虫病之前主要集中在北部和中部地区，但2010年的调查显示南部省份（如福建和云南）也出现了较高的感染率。

吸虫病 包括肝吸虫（华支睾吸虫和片吸虫）、肺吸虫（卫氏肺吸虫和斯氏肺吸虫）和肠吸虫（布氏姜片吸虫），这些寄生虫感染在食源性人畜共患寄生虫病中所占比例最大。全球1530万华支睾吸虫感染病例中有80%在中国。从第一次全国性调查（1992年完成）到第二次全国性调查（2004年完成），中国的华支睾吸虫感染发病率增加了75%。

绦虫病和囊虫病 绦虫病和囊虫病给人类和家禽带来了巨大的疾病负担。根据两次全国性调查，绦虫病的患病率从1992年的0.18%上升至2004年的0.28%，囊虫病的患病率也从1992年的0.011%上升至2004年的0.58%。绦虫病感染率增加最大的是四川和西藏。中年人群（45～50岁）中绦虫病的感染率最高，约占所有感染的1/3。

包虫病 中国约90%的包虫病是由细粒棘球绦虫所致的囊型包虫病，其余的则是由多房棘球绦虫所致的泡型包虫病，其产生的病理学改变更为严重。中国的泡型包虫病占全球病例数的90%以上。青藏高原的患病率最高。新疆、四川、青海、甘肃、宁夏和内蒙古的包虫病病例占中国所有病例数的98.2%。感染者最多见于贫穷、以畜牧业为生的少数民族。在储存宿主中，狗的感染率最高（19.6%），其次是绵羊（5.7%）。随着畜牧业产品运输的增加，包虫病从畜牧业地区传播至农业地区。而且，包虫病流行区的生态环境发生了改变，疾病传播的风险增加。

（慕永平）

jiāngpiànchóngbìng

姜片虫病（fasciolopsiasis） 布氏姜片虫感染所引起的肠道寄生虫病。中医学称赤虫病、扁虫病。以腹痛、慢性腹泻、消化功能紊乱、营养不良、贫血为主要表现。

宋代《圣济总录》："三虫亦九虫之数，曰蛔曰赤曰蛲是也，其发动诸病，较之它种为甚……赤虫状似生肉，动则肠鸣……三虫为患如此，古人必析而治之，意亦深矣。"

病因病机 饮食不节，生吃不洁的水菱角或荸荠，将附着其上的姜片虫囊蚴吞入肠胃，囊蚴逐渐发育为成虫。成虫寄生胃肠，脾胃受损，气血耗伤，导致脾胃虚弱，气血不足。

辨证论治 此病以虫积肠道之实证为主，当杀虫消积。后期应健脾驱虫，益气养血。分证论治见表。

中成药治疗 在辨证的基础上选择适用的中成药。①补中益气丸：健脾益气，用于脾气亏虚证。②保和丸：消食导滞，适用于虫积肠道，饮食不消。

其他疗法 ①槟榔打碎后用清水浸1夜，浓煎，早晨空腹服下。②槟榔、榧子肉、生大黄、广木香，水煎服。

转归预后 预后良好，无后遗症，但应防止再感染。

预防调护 荸荠、菱角、藕及其他水生植物应熟食。彻底治疗患者，并做好粪便管理。驱虫后注意加强营养。

（慕永平）

fèixīchóngbìng

肺吸虫病（paragonimiasis） 由卫氏并殖吸虫或斯氏狸殖吸虫的幼虫在人体内移行所引起的以肺部病变为主的全身性疾病。以咳嗽、咳出铁锈色或烂桃样痰、胸痛、咯血、大便为主要表现，痰中检查有肺吸虫卵。

病因病机 因进食染有肺吸虫幼虫的生溪蟹、蝲蛄等之后，虫毒蕴结肺络所致。严重者虫毒可入侵脑部。

辨证论治 此病以实证为主，当辨虫毒在表、在肺、在经络及在脑之不同。总以祛邪杀虫为原则。分证论治见表。

转归预后 预后良好。脑型患者只要早期治疗，也可完全治愈，病久不愈者可留有后遗症甚至死亡。

预防调护 防止食入生或半生的溪蟹、蝲蛄以及野生动物的肉类。

（慕永平）

tāochóngbìng

绦虫病（taeniasis） 由猪或牛绦

表 姜片虫病的分证论治

证型	临床表现	治法	主方	常用药
虫积肠道证	腹中时痛，得食稍减，大便常稀，完谷不化，甚或夹有肉红色虫体如姜片，腹胀肠鸣，夜卧不宁、磨牙，烦躁口干。舌淡红苔厚而腐，脉滑	杀虫消积	化虫丸	鹤虱、芜荑、槟榔、使君子、胡粉、枯矾
脾虚虫积证	面黄肌瘦，毛发稀疏，腹痛频作，恶心呕吐，大便完谷不化，腹大如鼓，食少神疲，或全身浮肿。舌淡苔腻，脉细	健脾驱虫	参苓白术散合肥儿丸	党参、茯苓、白术、扁豆、陈皮、莲子肉、山药、砂仁、薏苡仁、桔梗、甘草、炒神曲、黄连、肉豆蔻、使君子、炒麦芽、槟榔、木香
气血两虚证	饮食乏味，食量减少，或有胸脘痞闷，面色苍白，夜寐不安。舌淡，苔薄白或白腻，脉沉细	益气养血	八珍汤	当归、川芎、白芍药、熟地黄、人参、白术、茯苓、炙甘草

表 肺吸虫病的分证论治

证型	临床表现	治法	主方	常用药
寒湿阻滞证	恶寒发热，无汗，头晕头痛，饮食无味，腹胀腹痛，肠鸣腹泻。舌淡红苔白，脉濡数	散寒化湿	藿香正气散	藿香、大腹皮、白芷、紫苏叶、茯苓、半夏曲、白术、陈皮、厚朴、桔梗、甘草
虫毒犯肺证	咳嗽，胸闷，胸痛，咯痰如脓而腥，或咯铁锈色痰，甚至咯吐鲜血，烦躁口干。舌红苔黄腻，脉滑数	清肺化痰杀虫止血	苇茎汤加槟榔、仙鹤草	苇茎、薏苡仁、冬瓜仁、桃仁、槟榔、仙鹤草
痰虫互结证	下腹部至大腿间深部肌肉可扪及指头大小结节，可相连成串，按之略有痛痒，或腹、胸、腹股沟甚至头、颈，可扪及核桃或鸭蛋大包块，边界不清，按之柔软或硬实。舌淡红苔白，脉滑	杀虫化痰软坚散结	导痰汤合消瘰丸	半夏、天南星、橘红、枳实、茯苓、炙甘草、元参、煅牡蛎、浙贝母、槟榔、雷丸
虫毒侵脑证	头痛固定不移，呕吐，反应迟钝，或痫病发作，突然昏倒，口吐白沫，四肢抽搐，或为偏瘫，语言謇涩等。舌淡苔白滑，脉弦滑	化痰开窍杀虫息风	涤痰汤	半夏、胆南星、橘红、竹茹、茯苓、人参、枳实、石菖蒲、甘草、槟榔、鹤虱、芜荑、天麻

虫寄生在人体小肠所引起的寄生虫病。中医学称寸白虫病。以腹痛、腹泻、食欲异常、神疲乏力及大便排出绦虫节片为主要表现。

宋代《圣济总录》认为食用生牛肉是主要病因："寸白虫，乃九虫之一种，状似绢边葫芦子，因脏气虚，风寒湿冷，伏于肠胃，又好食生脍干肉等，所以变化滋多，难于蠲治，说者谓食牛肉，饮白酒所致，特一端尔，亦未必皆缘此。"在治疗上，早在唐·孙思邈《备急千金要方·九虫》里，就记载有采用槟榔、石榴根皮等有效的药物治疗绦虫病。

病因病机 因进食未煮熟的染有绦虫囊尾蚴的猪肉、牛肉等，导致囊尾蚴进入人体，约2~3个月发育为成虫，吸附于肠壁，扰乱气机，出现恶心呕吐，腹痛腹泻，食欲不振等症。虫体吸取人体气血精华，则消瘦乏力，面色萎黄等。若直接食入绦虫卵，则虫卵可在十二指肠内孵化出六钩蚴，随血流播散至全身，出现皮下、肌肉结节，寄生于脑部则可发生癫痫。

辨证论治 应辨虫邪在肠、在络之不同。治疗以驱虫杀虫为原则。分证论治见表。

其他疗法 ①槟榔切碎，文火煎，于清晨空腹顿服。②南瓜子去壳碾粉，直接嚼服或水煎服。2小时后服槟榔煎剂。③仙鹤草芽碾粉，成人早晨用温开水冲服。因本药兼有泻下作用，可不另服泻药。一般在服药后5~6小时排出虫体。④石榴根皮水煎服。胃病患者不宜选用此药。

转归预后 预后每多良好。链状绦虫病并发脑囊虫病者预后较差。

预防调护 及时治疗，加强粪便管理。食用合格肉类，并彻底煮熟。加强卫生宣传。

（慕永平）

nángchóngbìng

囊虫病（cysticercosis） 链状绦虫的幼虫寄生于人体引起的寄生虫病。

病因病机 因进食附有虫卵的食物所致。病机的关键在于虫邪入侵，脾胃受损，津液不行。

辨证论治 治疗以杀虫为本，据囊虫寄居部位的不同分别采用开窍、息风等法。分证论治见表。

其他疗法 在内科治疗的基础上配合针灸疗法。取穴印堂、人中、丰隆、太冲，用泻法；加灸中脘、气海。

转归预后 囊虫若侵及皮下组织和肌肉、病程短，坚持治疗者，预后较好。弥漫性脑囊虫病伴痴呆者预后不良。眼囊虫病如手术及时，预后尚好。视网膜囊虫病经久不治可致失明。

预防调护 加强卫生宣传，不食"米猪肉"及未煮熟的猪肉。

（慕永平）

表 绦虫病的分证论治

证型	临床表现	治法	主方	常用药
绦虫踞肠证	大便排出或肛门逸出绦虫节片，肛门作痒，部分患者有腹胀或腹痛、泄泻，食欲异常，大便不调，或伴有夜寐不宁，磨牙，皮肤瘙痒。病程长者伴体倦乏力，面黄肌瘦，纳呆，便溏。舌淡，脉细	驱绦下虫	驱绦汤	南瓜子、槟榔
囊虫阻络证	皮肤肌腠间扪及圆形或椭圆形如黄豆大小的囊虫结节，可见癫痫发作，或头痛、头晕、恶心呕吐，或精神异常，或视物障碍，甚至失明，少数患者可出现瘫痪失语，或全身抽搐。舌苔多白腻，脉弦滑	杀虫涤痰开窍散结	囊虫丸	茯苓、水蛭、干漆、雷丸、牡丹皮、黄连、大黄、白僵蚕、生桃仁、川乌、醋芫花、橘红、五灵脂

表 囊虫病的分证论治

证型	临床表现	治法	主方	常用药
痰虫互结证	皮下、肌肉出现囊虫结节，无红热痛痒等感觉，质如软骨，推之可移。舌淡苔白腻，脉滑	除痰杀虫健脾益气	囊虫散	姜半夏、陈皮、茯苓、白芥子、薏苡仁、雷丸
痰浊肝风证	肢体局部搐搦，或癫痫发作，伴见皮下痰核囊包。舌体胖大，舌体震颤，苔腻，脉弦滑	涤痰息风杀虫散结	顺气导痰汤	半夏、陈皮、白芥子、茯苓、薏苡仁、芜荑、甘草
痰浊扰心证	神情淡漠或痴呆，喃喃自语、语无伦次，或狂躁不宁，妄言骂詈，伤人毁物，或有幻视、幻听、妄想多疑，自罪自责。舌胖质淡，苔白腻或黄腻，脉弦滑或滑数	涤痰开窍杀虫	生铁落饮	生铁落、胆星、浙贝母、橘红、石菖蒲、远志、茯苓、雷丸、天门冬、榧子、玄参、连翘
痰浊阻窍证	神情呆滞，反应迟钝，头胀痛，眩晕耳鸣，甚或昏愦谵语，或视物不清或失明，或肢体瘫痪。舌胖质淡红，苔白厚腻，脉滑	涤痰化瘀杀虫	温胆汤	半夏、竹茹、陈皮、枳实、茯苓、生姜、榧子、甘草、雷丸

bāochóngbìng

包虫病（echinococcosis） 人感染细粒棘球绦虫（犬绦虫）的幼虫（棘球蚴）所致的以局部囊肿为主要表现的慢性寄生虫病。

病因病机 包虫卵在人体内发育为幼虫，寄生于肝、肺等处，与痰瘀水湿相搏结而形成包块，也可因包块破裂，湿浊痰瘀溃流而并发中毒及脏腑阻塞症状。

辨证论治 治疗以杀虫为本，据包虫寄居的部位不同，分别采用疏肝、肃肺、息风等法。临床多根据其病机特点进行分类治疗。分证论治见表。

转归预后 预后取决于包虫囊的部位、大小以及有无并发症等因素。脑及其他重要器官的包虫病预后较差。

预防调护 强化和普及健康教育。对家犬实行登记管理、严格控制无主犬。治疗病犬。严格管理市场和家庭屠宰，防止家犬接触包虫感染的脏器。

（慕永平）

sīchóngbìng

丝虫病（filariasis） 丝虫寄生于人体淋巴组织、皮下组织或浆膜腔所致的寄生虫病。以发热、下肢皮肤红肿疼痛、睾丸肿痛、小便混浊为主要表现。相关的描述见于清·顾世澄《疡医大全》："凡腿上或头面红赤肿热，流散无定，以碱水扫上旋起白霜者，此流火也。流火两脚红肿光亮，其热如火者是。"

病因病机 湿热郁于肌表，或阻于经脉，或流注下焦。本病初起属实，日久湿热伤正，可见脾肾亏虚。

辨证论治 辨证当分虚实。初起以湿热蕴阻为主，属于实证，治当清利。日久脾肾两虚，当益气升提或益肾清利。分证论治见表。

转归预后 早期及时治疗多能治愈。但反复发作淋巴结炎、淋巴管炎和象皮肿的患者可影响劳动力，若继发细菌感染，使病情加重。

预防调护 采取防治虫媒和消灭传染源相结合的综合方法。

（慕永平）

xiàngpízhǒng

象皮肿（elephantiasis） 丝虫病晚期局部皮下及皮内纤维结缔组织增生，出现下肢皮肤肥厚、坚

表 包虫病的分证论治

证型	临床表现	治法	主方	常用药
包虫着肝证	右上腹缓起无痛性肿块，按之坚韧、光滑，有囊样感，伴脘腹痞胀，右胁下闷痛舌边瘀点。舌苔白，脉弦涩	杀虫疏肝软坚散结	柴胡疏肝散	柴胡、白芍、枳壳、甘草、雷丸、槟榔、土鳖虫
包虫袭肺证	干咳阵作，久而不止，胸满胸闷，或时时咯血，短气息促，咽干口燥。舌红少苔，脉细数	杀虫肃肺润燥止咳	蒌贝养荣汤	知母、花粉、浙贝母、瓜蒌实、橘红、白芍、当归、紫苏子、雷丸、槟榔、露蜂房
包虫侵脑证	头痛较剧，固定不移，颅骨隆凸，呕吐不止，或痫病发作，或截瘫等。舌淡苔白滑，脉弦滑	杀虫降逆息风化痰	半夏白术天麻汤	半夏、天麻、白术、茯苓、橘红、甘草、生姜、大枣、雷丸、槟榔、怀牛膝、代赭石

表 丝虫病的分证论治

证型	临床表现	治法	主方	常用药
湿热郁表证	发热恶寒，头身酸痛，胸闷咳嗽，纳呆。舌红苔薄黄，脉滑	清热解表理气化湿	藿香正气散	藿香、紫苏、厚朴、薄荷、茯苓、白术、陈皮、白芷、甘草
湿热阻络证	上下肢局部或阴囊肿胀，瘙痒疼痛，纳呆口渴，溲黄不利。舌红苔黄腻，脉滑数	清热通络利湿消肿	麻黄连翘赤小豆汤合五味消毒饮	麻黄、连翘、杏仁、赤小豆、大枣、桑白皮、生姜、甘草、银花、野菊花、蒲公英、紫花地丁、天葵子
湿热内蕴证	小便混浊或夹凝块，上有浮油，或夹有血丝、血块，或尿道有热涩感，口渴。舌红苔黄腻，脉濡数	清热化湿分清泄浊	程氏萆薢分清饮	萆薢、黄柏、茯苓、白术、石菖蒲、莲子心、丹参、车前子
脾虚气陷证	尿浊反复，小便不畅，小腹坠胀，面色无华，神疲乏力。舌淡，脉虚数	健脾益气升清固涩	补中益气汤合苍术难名丹	黄芪、党参、白术、炙甘草、陈皮、当归、升麻、柴胡、苍术、白茯苓、补骨脂、川乌、川楝子、茴香、龙骨
肾阴亏虚证	尿浊迁延，小便乳白如凝脂或冻胶，消瘦无力，烦热口干，颧红。舌红，脉细数	滋阴益肾	知柏地黄丸	熟地黄、山茱萸、山药、茯苓、泽泻、牡丹皮、知母、黄柏
肾阳亏虚证	尿浊迁延，小便乳白如凝脂或冻胶，消瘦无力，腰膝酸软，面色㿠白，形寒肢冷。舌淡白，脉沉细	温肾固涩	鹿茸补涩丸	鹿茸、附子、肉桂、人参、黄芪、茯苓、山药、莲肉、补骨脂、龙骨、五味子、菟丝子、桑螵蛸

硬、形似橡皮的疾病。多因感受风湿热浊之邪，客于经络，流注下肢，经络气血阻塞不通，形成肿胀。阻塞既久，湿郁血瘀，皮肤粗糙，坚硬有如橡皮。治当通络行瘀，软坚利水，方选桃红四物汤。亦可采用癞蛤蟆粉烧酒调匀敷患部，隔日一换。

（慕永平）

gōuchóngbìng

钩虫病（ancylostomiasis） 因钩虫寄生在人体小肠所引起的疾病。以好食易饥，倦怠乏力，肤色萎黄，面足浮肿为主要表现。属中医学黄胖（肿）病、懒黄病范畴。

明·方隅《医林绳墨·臌胀》认为黄肿病治当健脾："黄肿者，皮肉色黄，四肢怠惰，头眩体倦，懒于作为，小便短而少，大便溏而频，食欲善进，不能生力，宜当健脾为主。"清·何梦瑶《医碥·黄疸》指出黄肿与黄疸的区别："黄肿与黄疸，分别处在肿而色带白，眼目如故，不如黄疸之眼目皆黄而不带白，且无肿状，似不必以暴渐分。又黄肿多有虫与食积，有虫必吐黄水，毛发皆直，或好食生米、茶叶之类。用使君子、槟榔、川楝子、雷丸之类。食积则用消食药，剂中不可无针砂，消积平肝，其功最速。治疗亦与黄疸有别也。"

病因病机 由于人体皮肤接触含有钩蚴的泥土，钩蚴从皮肤钻入，最后移行至小肠发育为成虫，扰乱脾胃气机，吸食人体血液，胃肠失调导致气血亏虚。

辨证论治 实证以杀虫宣肺为主，虚证以健脾补气为要。分证论治见表。

其他治法 ①鲜苦楝根皮、槟榔，煎汤临睡前顿服。②雷丸研末，每日2次，连服3天。③使君子肉、槟榔、雷丸，三药共研细末，水泛为丸，如绿豆大，每日早晨空腹服。

转归预后 预后较好。如系孕妇罹患重症钩虫病，常因胎气不足可致早产或死胎。

预防调护 积极治疗，给予富于营养、易于消化的食物，以促进气血的生长及脾胃功能的恢复。加强粪便管理，检查劳动防护。

（慕永平）

huíchóngbìng

蛔虫病（ascariasis） 蛔蛔线虫寄生于人体小肠或其他器官所引起的寄生虫病。以突发性脐周阵痛、食欲减退、恶心、消化不良、烦躁不安、荨麻疹等为主要表现。

蛔虫病相关论述早在东汉·张仲景《伤寒论·厥阴篇》即有记载："蛔厥者，其人当吐蛔。今病者静而复时烦者，此为脏寒，蛔上入其膈，故烦，须臾复止，得食而呕，又烦者，蛔闻食臭出，其人常自吐蛔。蛔厥者，乌梅丸主之。"明·张景岳《景岳全书·诸虫》认为"凡诸虫之中，惟蛔虫最多""凡虫痛证必时作时止，来去无定，或呕吐青黄绿水，或吐出虫，或痛而坐卧不安，或大痛不可忍，面色或青或黄或白，而唇则红，然痛定则能饮食者，便是虫积之证，速宜治之"。

病因病机 主要因吞入了感染性蛔虫卵所致。蛔虫寄生在小肠内，扰乱脾胃气机，吸食水谷精微。由于蛔虫喜温，恶寒怕热，性动好窜，当人体脾胃功能失调，或有全身发热性疾患时，蛔虫即易在腹中乱窜而引起多种病证。若蛔虫钻入胆道、阑门，或蛔虫数量较多，在肠中缠结成团，则可导致蛔厥、肠痈、肠结等疾病。

辨证论治 多属实证，治疗以驱蛔为主。如见蛔厥，则当先安蛔，后杀虫。后期脾胃虚弱，应健脾益气。分证论治见表。

转归预后 一般预后良好，有严重异位蛔虫症或并发症而未能及早诊治者，多预后不良。

预防调护 养成良好的卫生习惯，提倡熟食，不吃未煮熟的蔬菜，以减少蛔虫的感染。

（慕永平）

náochóngbìng

蛲虫病（oxyuriasis） 蛲虫寄生于人体所引起的寄生虫病。以肛门周围和会阴部瘙痒为主要表现。蛲虫亦可钻入肠黏膜深层引起轻

表 钩虫病的分证论治

证型	临床表现	治法	主方	常用药
虫毒犯表证	手足接触泥土之后，很快出现局部奇痒、灼热、疱疹，搔破后脂水浸淫、红肿。舌淡苔薄白，脉濡	杀虫止痒	桃叶泄毒汤	桃叶、辣蓼草、连根葱、荆芥、苏叶、苦参
虫邪犯肺证	皮肤受邪数日后，出现胸闷咳嗽，喉痒难忍，甚则频咳不止，喉间痰鸣。舌淡苔白，脉平或濡数	宣肺化痰止咳	止嗽散	桔梗、紫菀、陈皮、白前、百部、荆芥、甘草
脾虚湿滞证	面色萎黄，善食易饥，食后腹胀，或异嗜生米、茶叶、木炭之类，神疲肢软。舌淡苔薄，脉濡	健脾燥湿和中补血	黄病绛矾丸	绛矾、厚朴、炒白术、茯苓、枳壳、苍术、陈皮
气血两虚证	颜面、肌肤萎黄或苍白，面足浮肿，脘闷不舒，倦怠乏力，精神不振，眩晕耳鸣，心悸气短。舌淡胖，脉弱	补益气血	八珍汤	当归、川芎、白芍、熟地黄、人参、白术、茯苓、炙甘草

表　蛔虫病的分证论治

证型	临床表现	治法	主方	常用药
蛔虫内积证	脐周腹痛阵作，胃纳欠佳，形体消瘦，恶心呕吐，睡中磨牙，甚则咬衣角，嗜食泥土，面部有白斑。舌红，苔薄白，脉濡	驱蛔杀虫	使君子散	使君子、芜荑、槟榔、大腹子
脏寒蛔厥证	有蛔虫病史，突然腹部绞痛，弯腰曲背，辗转不安，肢冷汗出，恶心呕吐，吐出蛔虫痛在胃脘部及右胁下，痛止如常人重者腹痛持续，可有畏寒发热，甚则出现黄疸。舌苔黄腻，脉弦数	安蛔止痛 驱蛔杀虫	乌梅丸	乌梅肉、花椒、细辛、黄连、黄柏、干姜、炮附子、桂枝、人参、当归
脾虚气弱证	纳呆食少，面色萎黄，神疲乏力，自汗盗汗，大便欠实，驱虫后纳呆、神疲更剧。舌苔薄白，脉细软	健脾补气	香砂六君子汤	党参、白术、茯苓、半夏、陈皮、木香、砂仁、甘草

度炎症，可出现消化不良、恶心、呕吐、腹痛、食欲减退等症状。宋代《圣济总录》记载："蛲虫甚微细，若不足虑者，然其生化众多，攻心刺痛，时吐清水，在胃中侵蚀不已，日加羸瘦，甚则成痔瘘癣痈疽诸癞，害人若此，绝其本根，勿使能殖，则毒而治之，所不可忽。"

病因病机　由于饮食不洁而吞食蛲虫卵后，蛲虫寄生于肠道下端，袭扰大肠、肛门。虫毒刺激肛门皮肤，则肛门周围瘙痒；脾胃失健，湿热内蕴，则食欲不振，腹部隐痛；蛲虫吸取人体血液，可致气血亏虚，而见体瘦神疲，面白唇淡。

辨证论治　辨证当分虚实。根据其病机特点进行治疗，实证治以驱虫止痛；虚证则当健脾杀虫。分证论治见表。

其他疗法　百部浓煎，保留灌肠；或蛲虫膏涂肛门周围。

转归预后　预后良好，即使是感染重症，只要积极治疗，杜绝再感染，仍能完全恢复。

预防调护　养成良好卫生习惯，饭前便后洗手，不吸吮手指，睡前清晨应清洗肛门。

（慕永平）

biānchóngbìng

鞭虫病（trichuriasis）　鞭虫寄生于盲肠、阑尾及升结肠所引起的寄生虫病。轻、中度感染者多无症状。重度感染者表现为腹痛、腹泻、腹胀、恶心、呕吐或痢疾样便，甚至血便、里急重后、直肠脱垂。

病因病机　因吞食含有鞭虫卵的食物后，鞭虫寄生于肠道，耗吸水谷精微，使机体气血亏损所致。

辨证论治　辨证应分虚实，根据其病机特点进行治疗，实证当杀虫消积；虚证应益气养血。分证论治见表。

转归预后　一般预后良好。

预防调护　强调个人卫生，不随地大便，饭前便后洗手，粪便无害化处理。高发流行区可集体驱虫普治。

（慕永平）

chónggǔ

虫蛊（schistosomiasis）　蛊毒虫邪通过皮肤侵入所致的传染性流行性疾病。又称蛊病、蛊疫。本病常见于西医学血吸虫病。

蛊字含义："蛊，腹中虫也"（汉·许慎《说文解字》），认识到蛊病是虫邪引起。对于其病因及流行情况，隋·巢元方《诸病源候论·蛊候论》中提到有山水溪源处有水毒病，提出病原为水

表　蛲虫病的分证论治

证型	临床表现	治法	主方	常用药
虫扰魄门证	肛门发痒，搔抓难忍，夜间尤甚，睡眠不安，甚则哭闹、惊叫，神疲乏力。苔薄白，脉细	驱虫止痒	追虫丸	牵牛子、槟榔、雷丸、南木香
脾虚虫扰证	肛门时痒，夜难成寐，食欲减退，腹胀便溏，形体消瘦。舌淡苔薄，脉弱	健脾杀虫	参苓白术散加百部、槟榔、芜荑	党参、茯苓、白术、扁豆、陈皮、莲子肉、山药、砂仁、薏苡仁、桔梗、甘草、百部、槟榔、芜荑

表　鞭虫病的分证论治

证型	临床表现	治法	主方	常用药
虫积肠道证	下腹部常隐隐作痛，时发时止，痛时拒按，大便稀薄，或便下鲜血，疲乏无力。舌苔白腻或黄腻，脉滑	杀虫消积	肥儿丸	炒神曲、黄连、肉豆蔻、使君子、炒麦芽、槟榔、木香
气血两虚证	虫积日久，精神疲乏，头晕眼花，心悸失眠，纳减便溏，形体消瘦，四肢无力，面色萎黄，唇爪苍白。舌淡苔薄白，脉弱	益气补血	归脾汤	黄芪、党参、当归、龙眼肉、茯苓、炒白术、炙远志、木香、炒酸枣仁、炙甘草

中之虫毒，传染方式为接触溪水经由皮肤传染。晋·葛洪《肘后备急方·治卒大腹水病方》记载："若唯腹大动摇水声，皮肤黑，名曰水蛊。"《古今医统大全》认为脾虚血积是主要病机："先由内伤脾胃而运用失常，遂成中满痞塞之疾。渐而虚极，上下不通，气血留积，坚聚成形，必为蛊证。"并提出"治法宜于痞满、胀满、水肿三法中求治。其初则不至于坏极成蛊，一至成蛊，不能治矣"。

病因病机 病因即为蛊毒虫邪，病机及病势发展可分为三期，初期为表里受邪，卫阳被郁，肺失清肃，可见恶寒、高热、汗出，咳嗽、咳血、胸痛，蛊热入里则见高热不退，肺与大肠相表里，邪传大肠可见腹痛，腹泻，便脓血，中晚期蛊毒随经入脏，留着于肝脾，引起气郁血瘀水裹的病理变化，以痞块、蛊胀、黄疸、虚损为常见临床表现。

诊断 根据临床表现结合接触史、理化检查作诊断。

诊断要点 痞块、蛊胀、黄疸等常见临床表现及理化检查相结合，在粪便中查血吸虫卵或由虫卵孵化毛蚴，是主要的诊断方法和考核疗效的方法。

鉴别诊断 虫蛊与臌胀鉴别，相同点是腹中积水，单腹胀大，不同点是虫蛊必以蛊毒虫邪为原因，而臌胀病史中没有蛊毒虫邪感染经过，故可鉴别。

辨证论治 本病急性期着重辨明病因，分清表里虚实，彻底消除病因为首要，治疗上以杀虫、解蛊毒为主。慢性及晚期，应辨明有无痞块、蛊胀，分清虚实，孰缓孰急，孰轻孰重，顺证逆证，针对主症，以施攻补。慢性及晚期治疗应根据主症，补虚泻实，同时不忘杀虫解蛊毒。分证论治见表。

中成药治疗 在辨证的基础上选择适用的中成药。大黄䗪虫丸：破血消瘀、消癥散结，用于虫蛊迁延日久，症见胁下癥块，刺痛拒按，身体羸瘦，面色晦暗，不思饮食，肌肤甲错者。

其他疗法 半边莲煎服，用于蛊胀消水。

转归预后 根据感邪轻重，正气盛衰，治疗得当与否，有三种转归：治愈，慢性迁延和死亡。

预防调护 避免接触疫水，不食用生鱼虾，杜绝粪便污染水源。急性期应给以高热量、高蛋白、高维生素饮食；晚期患者肝硬化有腹水者应给以低盐饮食；发生肝昏迷者应暂停蛋白质饮食。

（林洪生）

xuèxīchóngbìng

血吸虫病（schistosomiasis）

由于接触含尾蚴的疫水而导致血吸虫寄生体内的疾病。临床主要表现为发热、肝肿大与压痛、腹痛、腹泻和便血；晚期常可发生上消化道出血、腹水等并发症。属中医学虫蛊范畴，还可参考臌胀、癥积、黄疸等病证进行临床辨治。

病因病机 由蛊毒虫邪侵入皮毛引起。凡在血吸虫病流行地区水域活动者，易染此病；男子因常从事户外劳动，感染率较高；故虫毒外袭为根本病因，加之正虚体弱、久病内伤等因素，更易引发。病位在肺、脾、肝，涉及脑、肾。基本病机为虫毒入里，肝脾不调，气滞血瘀。后期可因瘀血内结，水湿不运出现积聚、臌胀等病变；或久病正虚，脾虚失统，肝不藏血，导致吐血。病理因素为气滞、血瘀、水停。病理性质初起属实，后期为本虚标实。

辨证论治 当分期辨治。急性期为表里受邪，营卫不和，以杀虫解毒为主，辅以解表清里；慢性期当辨气滞、血瘀、水停之主次，治以理气、化瘀、利水，同时补虚扶正。分证论治见表。

中成药治疗 在辨证的基础上选择适用的中成药。①归脾丸：益气健脾养血，用于气血两虚所致的面色无华，神疲乏力。②金水宝胶囊：补髓填精，用于肾精亏损证。③生脉胶囊：益气养阴，用于气阴两虚证。

转归预后 根据患者感邪轻

表 虫蛊的分证论治

证型	临床表现	治法	主方	常用药
气滞血瘀证	面色晦暗，胸胁胀满，或胁下隐痛，肌肤甲错，纳呆食少，恶心呕吐。舌紫暗，脉细弦	活血祛瘀 杀虫解毒	桃红四物汤	桃仁、红花、当归、川芎、柴胡、枳壳、厚朴、白芍、陈皮
水热蕴结证	身发皮疹，腹痛，发热，便溏，恶心，呕吐。舌红苔薄黄，脉浮数或滑数	清热解毒 利湿消肿	中满分消丸合五味消毒饮	茯苓、石韦、金银花、野菊花、蒲公英、紫花地丁
肾阳虚衰证	面色苍白，畏寒肢冷，腰膝酸软，小便清长，大便溏泄。舌胖苔滑，脉沉迟	温补肾阳 利水消肿	真武汤	干姜、肉桂、杜仲、淫羊藿、白术、生姜皮、茯苓、白芍、陈皮
肝肾阴虚证	面容憔悴，眩晕心悸，烦躁失眠，腰膝酸软，手足心发热，口苦咽干。伴腹部肿块，腹水。舌红苔少，脉细数	滋肾养肝 育阴利水	一贯煎	生地黄、南沙参、当归、枸杞子、茯苓、山药、山茱萸、泽泻、桑白皮

表 血吸虫病的分证论治

证型	临床表现	治法	主方	常用药
表里受邪证	身热阵作，头身疼痛，无汗，发疹身痒，咳嗽胸痛，或恶心呕吐，腹痛腹泻。舌红苔黄，脉多浮数	杀虫解毒 表里双解	柴胡桂枝汤合槟榔丸	柴胡、桂枝、黄芩、半夏、芍药、槟榔、枳壳、木香、牵牛子
湿热蕴结证	腹痛腹泻或大便带血，日二三次，重者腹中绞痛难忍，里急后重，伴脓血而下，或见发热，腹胀胸满，纳差不欲食。苔黄腻或滑，脉弦数	杀虫解毒 清热燥湿	白头翁汤	黄连、黄柏、秦皮、槟榔、牵牛子、木香、白芍、半枝莲、白鲜皮
瘀血内阻证	面色萎黄、晦涩无华，形体瘦削，神疲懒言，纳差便溏，痞块状如旋盘，大者横过脐眼，质坚如石，甚者表面凹凸，边缘不齐。舌有瘀点，脉细涩弱	破气攻积	鳖甲煎丸	鳖甲、土鳖虫、柴胡、黄芩、半夏、厚朴、桃仁、红花、牡丹皮、大黄、葶苈子、枳壳
脾肾阳虚证	面苍或淡白，腹胀如鼓，青筋怒张，按之浮动，水振明显，微冷肢凉，腰膝酸软，纳差。舌胖大苔白滑或黄滑，脉沉	温肾助阳 利水除胀	舟车丸合金匮肾气丸	熟附子、杜仲、牛膝、山茱萸、桂枝、茯苓、甘遂、青皮、牵牛子、木香
气阴两虚证	持续发热，面苍神倦，乏力消瘦，心悸气短，咽干口燥，烦不得卧。舌红苔黄，脉细数	益气滋阴 清热生津	竹叶石膏汤	石膏、半夏、麦门冬、人参、石斛、玉竹、粳米
肾精亏损证	面色苍白无光，形体羸瘦，毛发枯槁，唇甲淡白，骨骼纤细，腹大肢细。舌淡白见齿痕，苔薄白，脉细弱	大补元气	河车大造丸	紫河车、熟地黄、天冬、杜仲、牛膝、黄柏、龟甲、黄精、首乌

重、正气盛衰、治疗情况而有不同的转归。急性期正气较盛，得治及时且治疗彻底，易偏于痊愈；若邪盛正衰，又加以失治，则转成慢性迁延。慢性期若重复受邪可发生急性期症状。病属慢性早期，经正确治疗，仍可使蛊胀消除，痞块缩小，恢复劳动，使儿童恢复发育。但若患者正气素虚，或失治误治，预后较差。

预防调护 避免接触疫水。忌生冷及辛辣刺激食物，水肿患者需忌盐，加强营养。避风寒适居处，调畅情志，注意休息。

（慕永平）

xuèxīchóngxìng gānyìnghuà

血吸虫性肝硬化（cirrhosis due to schistosomiasis） 血吸虫病晚期由于虫卵在肝内大量沉积，特别沉积在门静脉干支系周围的小分支内，所引起门脉干支系统周围纤维化的疾病。又称干线性肝硬化。临床多表现为门脉高压、脾大、腹水。本病属中医学虫蛊、臌胀范畴。

病因病机 虫邪蛊毒经由皮毛侵入，首犯肺卫，因肺与大肠相表里，故再侵及大肠；又因肺朝百脉、肝藏血、脾统血，故一旦毒蛊虫邪裹于血中，则随血走窜，藏于肝又犯于脾，致肝脾受损，经隧脉道，瘀阻不通；中焦升降调达失司，气滞经阻，痞块积聚得生；气滞日久，血停成瘀，加之脾虚湿盛，可成血凝气滞水裹之病机，致积水而胀满。水停、气滞、血瘀三者恶性往复，互为因果。且因肝失疏泄、脾失传输、肾失开阖，正虚邪恋，水湿难化。胀满日增。病位主要在肝、脾、肾。病理性质总属标实本虚。

辨证论治 本病重在辨本虚标实之主次。初期正气尚为充盛，以标实为主，多属气滞血瘀。至中期肝脾受损，血瘀、水饮郁而化热，虚实夹杂。晚期正气亏耗，阴液不足，发展至脾肾阳虚或肝肾阴虚。故需针对主症，善施攻补，兼顾杀虫解蛊毒，以除其因。分证论治见表。

中成药治疗 在辨证的基础

表 血吸虫性肝硬化的分证论治

证型	临床表现	治法	主方	常用药
气滞血瘀证	面色晦暗，胸胁胀满，或胁下隐痛，肌肤甲错，纳呆食少，恶心呕吐。舌紫暗，脉细弦	活血祛瘀 杀虫解毒	桃红四物汤	桃仁、红花、当归、川芎、柴胡、枳壳、厚朴、白芍、陈皮
湿热中阻证	面色苍黄或晦暗，口苦，食少倦怠，大便不实，胁肋胀痛。舌红苔黄，脉细数	清热利湿 健脾养肝	中满分消丸	当归、白芍、白术、茯苓、党参、半夏、陈皮、苍术、黄柏
气血两亏证	面色无华，纳食欠香，形体消瘦，神疲乏力，便溏。舌淡苔白，脉细	补益气血	八珍汤	熟地黄、白芍、当归、川芎、人参、茯苓、白术、黄芪
脾肾阳虚证	面色苍白，畏寒肢冷，腰膝酸软，倦怠乏力，大便溏泄。伴腹部肿块，腹水。舌胖苔滑，脉沉迟	温补脾肾 利水消肿	真武汤	干姜、肉桂、锁阳、淫羊藿、白术、生姜皮、茯苓、白芍、陈皮
肝肾阴虚证	面容憔悴，眩晕心悸，烦躁失眠，腰膝酸软，手足心发热，口苦咽干。伴腹部肿块，腹水。舌红苔少，脉细数	滋肾养肝 育阴利水	一贯煎	生地黄、南沙参、当归、枸杞子、茯苓、山药、山茱萸、泽泻、桑白皮

上选择适用的中成药。①肝复乐片：疏肝健脾、化瘀软坚，用于兼有气滞血瘀证患者，对于伴肝腹水者也有一定疗效。②槐耳颗粒：扶正活血，用于肝硬化的辅助治疗。③鳖甲软肝片：软坚散结、化瘀解毒、益气养血，用于慢性乙型肝炎肝纤维化，以及早期肝硬化属瘀血阻络，气血亏虚兼热毒未尽证。

其他疗法 ①半边莲煎服，用于蛊胀消水。②叫铃子（叫梨木之种子）细末为缓下药，用于蛊胀消水。

转归预后 本病初期若得到及时有效的治疗，尚可延缓疾病的发展。若延误治疗或治疗不当，肝硬化持续进展，最终会出现顽固性腹水、上消化道出血、肝性脑病、肝坏死、肝肾综合征等并发症而死亡。

预防调护 患者饮食调理至关重要，避生冷、辛辣刺激及粗糙食物，忌肥甘厚味；尤其积水患者需忌盐，治疗期忌盐一般4～6个月。此外，患者尚需避风寒适居处、调情志、适劳逸、忌劳欲。

（林洪生）

nǎoxì jíbìng

脑系疾病（disease of cerebral system）

由六淫外邪、情志所伤、禀赋不足、年老体虚、久病失养等因素引起脑的阴阳气血失调和功能失常的一类疾病。

疾病范围 包括癫狂、痫证、眩晕、不寐、多寐、健忘、颤证、中风、风喑、风痱、痴呆、头痛等病证。涉及西医学精神分裂症、躁狂发作、癫痫、椎基底动脉供血不足、梅尼埃病、失眠、帕金森病、脑血管病、血管性痴呆、阿尔茨海默病、偏头痛、三叉神经痛、高血压脑病等疾病。

发病特点 脑居颅内，位于人体最高位，为真气所聚，主宰精神、意识、思维活动和运动感觉等功能，协调五脏六腑，统辖四肢百骸。易受外邪、情志、先天禀赋等多种致病因素和气血升降变化的影响而发病，且易虚易实，可出现神志异常。

脑为元神之府，又名“髓海”，由精气所化生，通过经络与全身密切相联，具有主持生命活动、控制意识情志、支配运动感觉、协调脏腑功能的作用，是人体至为重要的脏器。脑与气血津液、五脏六腑、周身经络在生理上密切联系。精是脑髓生成的物质基础，“人始生，先成精，精成而脑髓生”（《灵枢经·经脉》），元气是脑髓发挥生理功能的根本，气机升降出入是脑髓发挥生理功能的基本形式，津液与血、精同源，共同发挥濡养脑髓的作用；脑的功能又依赖于五脏六腑化生和输布气血津液。脑通过经络联系全身，维护气血阴阳平衡，调节五脏六腑功能，“头者，身之元首，人神所注，气口精明，三百六十五络，皆上归于头”（唐·孙思邈《备急千金要方·灸例》）。在病理上相互影响，若真元不足，气血津液化生无力，则髓海不充、神失所养，出现头晕、目眩、健忘、痴呆；气血逆乱，阴阳失调，则脑神被扰、神志失常，出现神昏、谵语、癫狂；肾藏精，主骨、生髓，肾虚而精气亏耗，则脑髓空虚，出现眩晕、耳鸣；心藏神，主血脉，心血不足，则血不养脑，出现眩晕、昏厥等，心神不宁，则扰动脑神，出现头痛、眩晕、神思恍惚；肺主气，朝百脉，肺失宣降，气血运行不畅，则脑神失用，出现神情淡漠、注意力不集中；肝藏血，主疏泄、升发，肝火上炎、肝阳上亢，升发太过，则扰神动风，出现头痛、眩晕、中风、癫狂，肝血亏虚亦可动风，出现头晕、耳鸣、肢体麻木；脾主运化，脾失健运，气血津液化生、输布失常，则脑髓失养，出现头晕、耳鸣、神疲，又聚湿生痰，蒙蔽清窍，出现头重如裹、神昏；且肝藏魂、心藏神、脾藏意、肺藏魄、肾藏志，五志过极，或五志化火，则扰动脑神，出现头痛、眩晕、神思恍惚。

六淫、疫疠、中毒、外伤和七情、饮食劳逸、先天禀赋、痰饮、瘀血等各种致病因素均可导致脑系疾病，其中与先天禀赋、七情、中毒、外伤等致病因素尤为密切。脑系疾病的演变规律与邪气性质、受邪方式和体质强弱等因素紧密相关，邪正盛衰、阴阳失调、气血逆乱、脏腑功能失调是基本病机。由于脑为元神之府，统摄周身功能，至清至静，使其病变具有神机失用、表现复杂、易虚易实的特点。凡病在脑，均有神志病变，或少神、或失神、或神乱；又因病因病灶等不同而病变多端、表现复杂，或以肢体不利为主症，或以失语为主症，或感觉障碍突出，或神昏谵语，或多种症状同时出现；且脑神耗损能量较多，真精易耗难补，又多为六淫、七情、痰瘀互结致病，难以速去。

治疗特点 辨证应以阴阳虚实为纲，气血津液为目，脏腑、经络为基础，注重风、火、湿、痰、瘀、虚在脑系疾病发生、发展过程中的重要作用。治疗当以扶正祛邪、调整阴阳、补虚泻实、调理气血为总则，强调早期救治。根据辨证运用开窍醒脑、解郁安神、化痰通腑、活血通络、解毒利水、益气养血、补益脑髓、扶正固脱等治法，同时重视心理、针灸、推拿、药浴等多种康复疗法的运用。

预防护理 脑病多有精神情志失调，易反复，且发病与情志刺激因素有关，因此应注意保持环境安静，避免噪音；重视精神护理，积极开导，解除各种顾虑，保持心情愉快；生活起居有节，可根据不同病证，运用药膳辅助治疗，以清淡为宜，忌温补燥烈食品，不可饱食；劳逸结合，适当活动，避免过度劳累。

研究现状 中医药治疗脑系疾病在改善患者临床症状与预后方面具有独特优势，有些疾病缺乏有效的药物治疗，而中医药治疗在一定程度上可以延缓疾病进展，提高患者生存质量，如脑卒中、偏头痛、帕金森病、血管性痴呆、多发性硬化、肝豆状核变性等神经系统疾病。以中医理论为指导，结合脑系疾病的特点，在证候规范化与演变规律、病证结合防治与评价方法、辨证论治方案研究与优化、疗效机制探讨与新药研发等方面进行了逐步深入的科学研究，提出了新理论、新治法，取得了一系列研究成果，提高了脑系疾病的中医药防治水平，推动了技术进步和学科发展。

中风病证候的研究进展 国家“八五”科技攻关项目中，按照临床流行病学的研究方法，开展了前瞻性、多中心、大样本的中风病证候调查，研究制定了用于证候量化评定的《中风病辨证诊断标准》。运用该标准对中风病始发态（72小时以内）的证候发生组合规律及急性期证候演变规律进行研究，发现证候发生概率依次为风、痰、火、气虚、血瘀、阴虚阳亢；证候组合十分复杂，有54种组合形式，其中二、三证组合最多。王永炎院士进一步提出证候具有“内实外虚、动态时空、多维界面”的特征，在此基础上探索了中风病证候要素的提取方法及证候诊断与评价量表的研制方法，建立了病证结合的证候诊断与疗效评价体系，用于中药临床药效评价及辨证论治方案的评价研究中。

中风病治疗的研究进展 化痰通腑法是中风病急性期的主要治疗方法之一，已被纳入中华中医药学会《中医内科常见病诊疗指南》中。20世纪80年代将清开灵注射液用于中风病急性期的治疗，确立了清热解毒法治疗中风急症的新治法。国家“七五”攻关开展了“清开灵注射液治疗中风病痰热证的临床与实验研究”，进而又提出“毒损脑络”的病机学说，在对血管性痴呆证候系统观察的基础上，建立了益肾化浊解毒的治疗方法，并成功研制了中药新药，已上市应用于临床，其研究成果获得国家科技进步二等奖。以国家“七五”期间开展的中风病系列方药的研究为起点，逐步形成了辨证论治综合方案；“十五”期间开展了多中心、随机对照临床研究，科学评价了综合方案的疗效。1996年在世界卫生组织的资助下，开展了脑血管病的中医康复研究，并得到了国家“863计划”的资助，参照现代康复理论与方法，形成了“松”“静”结合理念指导下的中医康复技术，在改善卒中后吞咽障碍、语言障碍、运动障碍等方面显示了一定疗效，提高了患者的生活质量，降低了病残程度。“醒脑开窍针刺法”具有系统、完善的取穴、操作、辨证体系，在治疗中风病方面取得了循证证据，被国家中医药管理局列为重点推广应用项目。

帕金森病证候的研究进展 1991年第三届中华全国中医学会老年脑病学术研讨会将帕金森病辨证分为痰热动风证、血瘀生风证、气血两虚证、肝肾阴虚证、阴阳两虚证，为中医辨证治疗此病的客观化奠定了基础。有学者发现出现频率最多的前6个证型为肝肾阴虚证、气血两虚证、痰热动风证、气滞血瘀证、肝风内动证、风痰阻络证。另有研究总结：疾病早期以痰热瘀阻证及脾肾阳虚证多见，中期以脾肾阳虚证最多，晚期脾肾阳虚证、阴阳两虚证及肝肾阴虚证均可出现，所占比率相当。

帕金森病治疗的研究进展 中医药治疗疑难脑病的研究逐步深入，如补肾活血法治疗帕金森病在改善患者症状、控制进展方面具有一定疗效优势。临床研究与实践表明，根据脑系疾病的特点，中医药在减少疾病发作频率、延缓疾病进展、降低病残程度等方面显示出疗效优势。现阶段中医药在治疗帕金森病上主要从改善症状、延缓病程、增强西药疗效、减少西药用量、减轻西药不良反应等方面发挥作用。研究发现应用补肾养肝类中药治疗肝肾阴虚型帕金森病，可减缓患者帕金森病评分的上升速度，改善肝肾阴虚症状，且可减少左旋多巴用量。动物实验证明，中药可减轻长期服用左旋多巴的不良反应。现代中药药理学研究表明，中药治疗帕金森病主要通过保护神经细胞、抑制氧化应激、抗兴奋性毒性、抑制细胞凋亡等发挥作用。

（高 颖）

diānkuáng

癫狂（manic depressive psychosis） 因七情内伤、痰气上扰、气血凝滞等原因致使阴阳失调、神明逆乱而表现为精神错乱的疾病。又分为癫病和狂病。

癫病（depressive psychosis） 多种因素导致阴阳失衡，肝脾功能失调，气滞痰结所引起的以精神抑郁，沉默痴呆，表情淡漠，语无伦次，静而少动为主要表现的疾病。西医学精神分裂症、抑郁症属于此病范畴。

“阳尽在上，而阴气从下，下虚上实，故狂颠疾也”（《素问·脉解》），认为火邪扰心和阴阳失调是发生癫病的主要病机。“癫属阴，狂属阳，癫多喜而狂多怒，脉虚者可治，实则死”（元·朱丹溪《丹溪心法·癫狂》），指出癫病与狂病的不同。清·张璐在《张氏医通》中提出：“人生而病癫疾者，名为胎病”，认为癫病可从胎中即得，并认为治当安神豁痰，“此得之在母腹中时，其母有所惊，气上而不下，精气并居，故令子发为癫疾也”。清·王清任《医林改错·癫狂梦醒汤》指出“癫狂……乃气血凝滞脑气”，开创了以活血化瘀法治疗癫病的先河。

病因病机 多与情志因素、先天禀赋和体质强弱、胎传因素有关。病位涉及肝、心、脾、肾，但与脑亦有密切关系。基本病机为阴阳失衡，肝脾心功能失调，气滞痰结。以肝气郁结为先。肝气郁结，疏泄失常，气血运行受阻，气机不畅，津液不得布散，凝而为痰。痰气阻脉，蒙闭心脑，清窍失用。病理性质初起属实，以痰气郁结为主，久则可见心、脾、肾亏虚为主。

诊断 根据临床表现结合病史可作诊断。

诊断要点 ①有癫病的家族史。②素日性格内向，近期有情志不遂史。③神情抑郁，表情淡漠，静而少动，沉默痴呆，或喃喃自语，语无伦次。

鉴别诊断 当与痫证、郁证、脏躁等鉴别。痫证小发作表现为一时神志恍惚，双目直视，或口角牵动等，但具有反复性、自发性、突然发作的特征，与癫病不同。郁证主要表现为心情抑郁，或胁肋胀痛，或易怒善哭，但神志尚清，多见于青年女性。脏躁以精神抑郁、悲伤欲哭、喜怒无常、呵欠频作等为主要特征，常由精神因素而突然发病，易受心理诱导，多呈阵发性，不发作可如常人，其症状多能自制，多发于中青年女性。

辨证论治 当分虚实、病情轻重论治。

辨证要点 ①初期多实，后期及久病多虚，久病急发则多虚实夹杂。实证当明辨气滞、痰结为患，虚证应分清气血阴阳虚损。②初发病时常喜怒无常，喃喃自语，语无伦次，舌苔白腻，此为痰结不深，证情尚轻。病程迁延日久，则见呆若木鸡，灵机混乱，舌苔渐变为白厚而腻，乃痰结日深，病情转重。倘若病情演变为气血两虚，症见神思恍惚，意志减退，则病深难复。

治疗原则 解郁化痰，宁心安神。

分证论治 见表1。

中成药治疗 在辨证的基础上选择适用的中成药。①逍遥丸：疏肝解郁、健脾和营，用于肝郁气滞证。②归脾丸：益气补血、健脾养心，用于心脾两虚证。

其他疗法 在内科治疗的基础上配合针刺疗法。取穴以任督二脉、心经及心包经穴位为主，配穴总以清心醒脑，豁痰宣窍为原则，采用平补平泻手法。①中脘、神门、三阴交。②心俞、肝俞、脾俞、丰隆。两组可以交替使用。

转归预后 癫病中的肝郁气滞证、气虚痰结证如积极调治，使气机调畅，痰浊渐化，正气渐复，病情向愈。若迁延失治或调养不当，气结痰凝则痰浊蒙窍，或正气愈虚而痰愈盛，痰愈盛则症愈重。终至情感淡漠，灵机迟滞，丧失工作及社交能力。

预防调护 应避免情志刺激，勿使五志过极，加强精神调护，同时对患者要关心爱护。对于尚有自知能力的患者应进行合理的

表1 癫病的分证论治

证型	临床表现	治法	主方	常用药
肝郁气滞证	精神抑郁，哭笑无常，常喜太息，胸胁胀闷不适。舌淡苔薄白，脉弦	疏肝解郁行气导滞	柴胡疏肝散	柴胡、枳壳、香附、白芍、厚朴、菖蒲、远志、郁金
痰浊蒙窍证	神情呆滞，喃喃自语。苔白腻，脉弦	豁痰开窍清心安神	清心安神豁痰饮	水牛角、麦冬、钩藤、远志、川贝母、鲜竹沥、胆南星、天竺黄、石菖蒲
气虚痰结证	情感淡漠，呆若木鸡，目瞪如惑，面色萎黄，便溏溲清。舌淡胖苔白腻，脉滑或弱而无力	益气健脾涤痰宣窍	四君子汤合涤痰汤	党参、茯苓、生白术、清半夏、陈皮、胆南星、枳实、石菖蒲、竹茹、郁金
心脾两虚证	面色苍白，肢体困倦，神思恍惚，心悸易惊。舌淡苔薄白，脉细弱无力	健脾益气养心安神	养心汤	人参、炙黄芪、当归、川芎、茯苓、远志、柏子仁、酸枣仁、五味子、甘草、肉桂

心理治疗，平时注意观察患者的精神状态，积极掌握一些癫病的预兆，做到早发现、早治疗，预防复发。

狂病（manic psychosis） 多种因素导致脏腑功能失调，阴阳失衡，气滞、痰结、火郁、血瘀为患，蒙闭心窍，元神被扰所引起的以精神亢奋，狂躁刚暴，喧扰不宁，毁物打骂，动而多怒为主要表现的疾病。西医学精神分裂症和分裂情感性障碍等属于此病范畴。

《素问·至真要大论》曰："诸躁狂越，皆属于火"，认为狂病多与火邪相关。明·龚廷贤《寿世保元·癫狂》认为痰火扰神是主要病因，并描述了狂病的临床特点："大抵狂为痰火实盛……为求望高远，不得志者有之。"近代张锡纯《医学衷中参西录·医方》对狂证的病因病机、病位有突破性的见解："人之神明，原在心脑两处……心与脑，原彻上彻下，共为神明之府，一处神明伤，则两处神俱伤。脑中之神明伤，可累及脑气筋，且脑气筋伤可使神明颠倒狂乱。"

病因病机　多因暴怒伤肝，大惊卒恐，肥甘过用或先天禀赋不足而致病。基本病机为脏腑功能失调，阴阳失衡，气滞、痰结、火郁、血瘀为患，蒙闭心窍，元神被扰。病位在肝、胆、胃、心。因郁火、痰火致病者属实；日久火或伤阴，心肾阴虚者属虚或本虚标实。

诊断　根据临床表现结合病史可作诊断。

诊断要点　①有志意不遂，人事怫意，突遭变故惊恐而心绪不宁。②突然狂奔乱走，呼号詈骂，不避水火，不避亲疏。③排除其他原因引起的神志障碍。

鉴别诊断　与癫病相鉴别。狂病以狂乱奔走，呼号詈骂，不避亲疏，不避水火，多呈阳热实象，急性起病，反复发作为特征。癫病以精神抑郁，表情淡漠，沉默痴呆，语无伦次，静而少动，多属阴证，可急可缓，渐进加重为特征。

辨证论治　分虚实论治。

辨证要点　病初多为痰火扰乱神明，亢奋症状突出，舌苔黄腻，脉弦滑数，属于实证。病久则火灼阴液，情绪焦躁，多言不眠，精神疲惫，形瘦面赤，舌质红少苔或无苔，脉细数，以阴虚为主。

治疗原则　实证泻火逐痰，镇心安神；虚证活血滋阴，安神定志。

分证论治　见表2。

中成药治疗　在辨证的基础上选择适用的中成药。①礞石滚痰丸：降火逐痰，用于痰火扰心。②牛黄清心丸：清心化痰、镇惊祛风，用于狂病痰火扰心。③大黄䗪虫丸：活血祛瘀，用于狂病气血凝滞证。

其他疗法　在内科治疗的基础上配合针刺疗法。取穴以任督二脉、心经及心包经穴位为主，配穴总以清心醒脑，豁痰宣窍为原则，多采用泻法。①人中、少商、隐白、大陵、丰隆。②风府、大椎、身柱。③鸠尾、上脘、中脘、丰隆。④人中、风府、劳宫、大陵。每次取穴一组，4 组穴位可以轮换使用。狂病发作时，可独取两侧环跳穴。

转归预后　狂病多起病急骤，初起多为痰火扰神的实证。若因失治误治，护理不当，病情逐渐恶化，由实转虚，造成终身痼疾，或由狂转癫，则较难治愈。初时，若治疗及时并配合社会、心理、文娱、行为等疗法以及恰当地护理，可使病情缓解或痊愈。但在原有的生活环境、社会条件和心理因素的作用下又可复发，预后较差。

预防调护　对重证患者的打骂毁物行为要采取防护措施。对极度兴奋的患者，可用保护带约束于床上。在约束期间，应严密观察，防止皮肤损伤或妨碍血液循环，保护患者的安全。及时补

表2　狂病的分证论治

证型	临床表现	治法	主方	常用药
痰火扰心证	起病急，常先有性情急躁，头痛失眠，两目怒视，面红目赤，突然狂暴无知，言语杂乱，渴喜冷饮，便秘溲赤。舌红绛苔黄腻，脉弦滑数	泻火逐痰镇心安神	泻心汤合礞石滚痰丸	大黄、黄连、黄芩、青礞石、沉香、朴硝
阴虚火旺证	狂病日久，病势较缓，精神疲惫，时而躁狂，情绪焦虑、紧张，多言善惊，恐惧而不稳，烦躁不眠，形瘦面红，五心烦热。舌红少苔或无苔，脉细数	滋阴降火安神定志	二阴煎合定志丸	生地、麦冬、玄参、人参、黄连、木通、灯心草、竹叶、酸枣仁、茯苓、茯神、石菖蒲、远志、甘草
气血凝滞证	情绪躁扰不安，恼怒多言，甚则登高而歌，弃衣而走，或目妄见，耳妄闻，或呆滞少语，伴面色晦暗，胸胁满闷，头痛，心悸，或妇人经期腹痛，经血紫暗有块。舌紫暗有瘀斑，苔薄白或薄黄，脉细弦或弦数或沉弦而迟	活血化瘀理气解郁	癫狂梦醒汤	柴胡、香附、桃仁、赤芍、白芍、大黄、黄芩、生地黄、木通、半夏、陈皮、大腹皮、青皮、桑皮、苏子

充液体和营养。对有自杀、杀人企图或行为的患者，必须严密注意，防止意外。饮食调护上应注意忌烟、酒、茶，忌食羊肉、狗肉等热性食物，不盲目进补。

（高　颖）

yìyùzhèng

抑郁症（depression）　各种原因引起的以心情低落为主要表现的精神疾病。临床有心境低落、思维迟缓、对生活丧失兴趣、自我评价过低等精神症状和易疲劳、失眠、食欲下降、性欲减退、头痛、咽喉不适、胸闷、心慌、腹胀、大便不调等躯体症状。属中医学郁证、癫狂范畴。

病因病机　因郁怒、思虑、悲哀、忧愁等情志不遂，导致肝失疏泄、脾失运化、心神失常、脏腑阴阳气血失调。脾失运化，则津液运化失衡，痰湿瘀生；肝失疏泄，则气机不畅，痰瘀互结，气血不能上荣脑髓，致神机失养。病理机制以气机郁滞为主，兼夹痰、湿、瘀、虚等。其病变涉及的脏腑以肝、心、脾为主。

辨证论治　本病当分虚实。初起多见实证，可因气滞而夹痰、夹食、夹热；久病由实转虚，可见到久郁伤心神、心脾气血两虚、阴虚火旺。治疗以理气疏肝为主，合用健脾化湿、养心、活血。分证论治见表。

中成药治疗　在辨证的基础上选择适用的中成药。①人参归脾丸：益气养脾，用于抑郁日久、心脾两虚者。②安神补心胶囊：养心安神，用于抑郁日久，心神失养出现失眠、头晕、健忘等症。③丹栀逍遥丸：疏肝解郁、清热调经，用于气郁化火证。

其他疗法　在内科治疗的基础上配合其他疗法。

针刺　取穴为肝俞、脾俞、神门、人中、百会、内关、足三里、翳风等。

耳针　取穴为神门、交感、脑干、内分泌、心、脾、肾、肝。

心理疏导　与患者交谈，尽可能寻找发病根源，关心、劝导、鼓励患者，使其增强战胜疾病的信心。

转归预后　此病初期以邪实为主，治疗较易取效。日久迁延，虚实夹杂，预后欠佳。

预防调护　注意劳逸结合，怡情悦志。若遇意志不遂，应及时进行心理疏导，有家族遗传史者更应关注。

（张丽萍）

jīngshén fēnlièzhèng

精神分裂症（schizophrenia）　以感知、思维、情感、行为等多方面的障碍和精神活动的不协调为主要表现的病因未明的精神障碍性疾病。患者可丧失工作学习、生活及社会适应能力。属中医学狂病、癫病范畴。

病因病机　多因情志不遂、禀赋不足致病，感受外邪、过劳、分娩可诱发，亦与年龄因素有关。病位涉及心、肝、脾、肾等脏腑。基本病机为气滞、血瘀、火盛、痰结而致脏腑功能失调。病理性质属于本虚标实。

辨证论治　应首先辨清标本虚实。病初以邪实为主。病久则以正虚为主。补虚泻实，调整脏腑功能。邪实者予以理气、豁痰、泻火、化瘀，本虚者予以补气养血，填精益髓。分证论治见表。

中成药治疗　在辨证的基础上选择适用的中成药。①牛黄清心丸：清心化痰、镇惊祛风，用于气滞痰结证或肝火夹痰证。②清心滚痰丸：清心涤痰、泻火通便，用于顽痰蒙窍证。

其他疗法　在内科治疗的基础上配合针刺疗法。取穴以任督二脉、心经、心包经穴位为主，配穴选取以清心醒脑，豁痰宣窍为原则，多采用平补平泻的手法。①中脘、神门、三阴交。②心俞、

表　抑郁症的分证论治

证型	临床表现	治法	主方	常用药
痰气郁结证	精神抑郁，表情淡漠，语无伦次，喜怒无常，胸闷叹息，忧虑多疑，不思饮食，或恶心呕吐痰涎。舌苔白腻，脉弦滑	理气解郁化痰开窍	顺气豁痰汤	半夏、陈皮、胆南星、茯苓、川贝母、竹沥、枳壳、木香、香附、石菖蒲、郁金、远志
气郁化火证	性情急躁易怒，胸胁胀满，口苦而干，或头痛，目赤，耳鸣，或嘈杂吞酸，大便秘结。舌红苔黄，脉弦数	疏肝解郁清肝泻火	丹栀逍遥散	柴胡、当归、芍药、白术、茯苓、牡丹皮、山栀、甘草
气虚痰结证	神情淡漠，不动不语，思维混乱，甚则妄见、妄闻、自责自罪，面色萎黄，气短无力，食少纳呆。舌淡苔薄白，脉细弱无力	益气健脾涤痰开窍	涤痰汤合四君子汤	党参、茯苓、生白术、半夏、陈皮、胆南星、枳实、竹茹、石菖蒲、郁金、炙甘草
心脾两虚证	病程迁延日久，面色苍白无华，少动懒言，神思恍惚，心悸易惊，善悲欲哭，夜寐多梦，不思饮食，便溏。舌质淡胖，边有齿痕，苔薄白，脉沉细弱	健脾益气养心安神	养心汤	人参、炙黄芪、当归、川芎、茯苓、炙远志、柏子仁、酸枣仁、五味子、肉桂、甘草

表 精神分裂症的分证论治

证型	临床表现	治法	主方	常用药
肝郁气滞证	缓慢起病，多见于青壮年患者。敏感多疑，胸闷喜太息，渐至自知力缺如，不能正常生活。舌红苔白腻，脉弦	疏肝理气 养心安神	柴胡疏肝散	柴胡、川芎、香附、枳壳、陈皮、芍药、甘草
气滞痰结证	悲伤欲泣，或突然发病，僵卧不动，大小便不知自理，昼卧夜动，或突然兴奋躁动不安。舌红苔黄厚腻，脉弦数或滑数	理气豁痰 醒神开窍	导痰汤	半夏、橘红、茯苓、天南星、枳实、甘草
肝火夹痰证	多见青春期急性起病，兴奋躁动，思维破裂。经前情绪不稳或症状加重，月经后期或闭经。大便干结，小便短赤。舌红苔黄厚腻，脉弦数大或滑数	清热泻火 豁痰醒神	礞石滚痰丸	青礞石、沉香、大黄、黄芩、朴硝
气滞血瘀证	头痛少寐，烦躁易怒，抑郁寡欢，不识亲人，不食不寐。舌紫暗或有瘀斑，苔白，脉弦涩	疏肝理气 活血化瘀	血府逐瘀汤	柴胡、生地黄、当归、川芎、桃仁、红花、赤芍、枳壳、桔梗、牛膝、甘草
心脾两虚证	病程漫长，久治不愈，面容憔悴，情感淡漠，偶有妄见妄闻，食少便溏，小便清长，月经后期或闭经。舌淡而胖有齿痕，苔薄白，脉沉细弱无力	养补心血 健脾益气	养心汤	黄芪、人参、当归、川芎、半夏曲、茯苓、茯神、柏子仁、酸枣仁、远志、五味子、肉桂、炙甘草
脾肾两虚证	形神交惫，情感淡漠，终日蜷缩一隅，或卧床少动，生活不能自理，食少便溏或数日不便，小便清长。舌淡嫩少苔而有津，脉沉细弱	温肾健脾 填精养神	补天大造丸	党参、生黄芪、茯苓、熟地黄、熟附子、肉桂、当归、仙茅、枣仁、石菖蒲、甘草

肝俞、脾俞、丰隆。两组可以交替使用。发作时，可独取两侧环跳穴。

转归预后 如果能够积极治疗，大部分精神症状可以得到控制。尤其是早发现，早治疗，且在药物治疗基础上接受心理、康复综合治疗，防止反复发作，可以避免或减轻社会功能损害。病程发展有持续进行和间歇发作两种主要形式。持续进行者病程不断发展，逐渐出现精神衰退，社会功能缺损。间歇发作的病程在精神症状明显减退后进入缓解期，处于缓解状态的患者，有的患者精神症状消失，自知力恢复，社会功能恢复；有的患者虽然精神症状基本消失，可留下不同程度的个性改变，工作和学习能力较病前降低；有可能再次发作。一般情况下，不经积极治疗有相当多的精神分裂症患者预后不佳。

预防调护 预防应从心理卫生科普宣传着手，重点做好高危人群的心理健康保健与遗传咨询工作；减少各种可能造成发病的因素。确保患者安全，防止冲动、伤人、毁物、自伤自杀的行为发生。在家中药物应由家属保管，避免意外事故发生；保持患者清洁卫生，合理安排饮食，保证充足睡眠，合理安排好体育锻炼、娱乐活动。

（高　颖）

zàokuángfāzuò

躁狂发作（manic episode） 以情绪高涨，思维奔逸，语言动作增多为主要表现的情感障碍性疾病。严重者可出现幻觉、妄想等精神病性症状，属于心境障碍。属中医学狂病范畴。

病因病机 病因与遗传、禀赋等易感素质有关，多以七情内伤，不良的生活事件和环境应激事件等为诱发因素。瘀血、痰结闭塞心窍，阴阳失调，形神失控是其病机所在。

辨证论治 多实证，以狂暴无知、情绪高涨为主要表现，治疗当予攻逐法或开窍法，以降火豁痰，调整阴阳。痰火扰神证可见头痛失眠，两目怒视，面红目赤，狂暴无知，渴喜冷饮，便秘溲赤，当清泻肝火，涤痰醒神，用生铁落饮或牛黄清心丸；火盛伤阴证可见情绪焦虑、紧张，多言善惊，恐惧而不稳，形瘦面红，五心烦热，当滋阴降火，安神定志，用二阴煎；痰结血瘀证可见面色晦暗，胸胁满闷，头痛，心悸，舌紫暗，当豁痰化瘀，用癫狂梦醒汤或苏合香丸。

其他疗法 在内科治疗的基础配合针刺疗法。针刺治疗选用泻法，主穴选取水沟、少商、隐白、大陵、风府等，辨证属痰、热者，配曲池、丰隆、大椎、百会等。

转归预后 本病是发作性病程，发作间歇期缓解正常，亦可与抑郁相互转化，如能进行有效的治疗和维持治疗，可以使病情稳定，长期反复则难以治疗。若病前性格良好，社会适应能力良好，急性起病，病程短，发病前存在明显的心理社会应激或躯体疾病，发病年龄晚，获得早期治疗，则治疗效果好。家庭和社会支持系统好，无反复发作史，无精神疾病家族史，没有合并人格障碍、焦虑障碍、药物依赖、精神活性物质依赖、躯体疾病等，则预后较好，反之则预后不佳。

预防调护 本病的预防应重点做好高危人群的心理健康保健与遗传咨询工作，平时应注意调节情志活动，有效防止外界因素的侵扰，提高心理应激能力。

（高　颖）

shuāngxiàng qínggǎn zhàng'ài

双相情感障碍（bipolar disorder）

躁狂和抑郁交替出现的心境障碍性疾病。躁狂发作时，表现为心境高涨，思维奔逸，语言行动增多，严重者可出现幻觉、妄想。抑郁发作时表现为情绪低落，思维迟钝和语言减少。可呈躁狂和抑郁反复、交替发作，也可以混合方式存在。属中医学癫狂范畴。

病因病机 病因与遗传、禀赋等易感素质有关，七情内伤、不良的生活事件和环境应激事件可以诱发。基本病机为瘀血、痰结闭塞心窍，阴阳失调，形神失控。病位在脑、心、肝、脾、肾。此病分为躁狂发作期和抑郁发作期。躁狂发作期属阳，多实证；抑郁发作期属阴，多虚证。两者相互转化，故又有虚实夹杂证。

辨证论治 治疗原则是抑郁状态以理气解郁，畅达神机；躁狂状态降火豁痰，调整阴阳。初病可予攻逐法或开窍法，久病则补养心脾而安神。分证论治见表。

中成药治疗 在辨证的基础上选择适用的中成药。①牛黄清心丸：清心化痰、镇惊祛风，用于痰火扰神。②苏合香丸：芳香开窍、行气止痛，用于痰结血瘀证。

其他疗法 在内科治疗的基础上配合针刺疗法。主穴选取水沟、少商、隐白、大陵、风府等。辨证属痰、热者，配曲池、丰隆、大椎、百会等。躁狂发作时用泻法。

转归预后 双相情感障碍是发作性病程，发作间歇期缓解正常，如能进行有效的治疗和维持治疗，可以维持病情稳定。否则长期反复造成疾病发作越来越频繁，正常间歇期缩短，快速循环，预后较差。预后良好的因素包括：病前性格良好，社会适应能力良好，急性起病，病程短，发病前存在明显的心理社会应激或躯体疾病，发病年龄晚，获得早期治疗，治疗效果好，家庭和社会支持系统好，无反复发作史，无精神疾病家族史，没有合并人格障碍、焦虑障碍、药物依赖、精神活性物质依赖、躯体疾病等。反之预后不佳。

预防调护 预防发病，应重点做好高危人群的心理健康保健与遗传咨询工作；有效防止外界因素的侵扰，提高心理应激能力是预防心境障碍发生的有效途径。平时应注意调节情志活动，对于躁狂发作的患者，首先迅速采取有效的治疗措施，力争短期控制患者的兴奋症状；防止冲动伤人；对抑郁发作患者，按抑郁障碍调护。合理安排好工作和娱乐活动，进行家庭干预及健康教育。

（高　颖）

xiánzhèng

痫证（epilepsy）

风、火、气、痰、瘀蒙闭心窍，壅塞经络，气机逆乱，心神失控所引起的以精神恍惚，甚则突然仆倒，昏不知人，口吐涎沫，两目上视，四肢抽搐，或口中如作猪羊叫声，移时苏醒如常人为临床表现的发作性神志异常疾病。又称癫痫、羊痫风，俗称羊角风。西医学癫痫属于此证范畴。

历代均有对于痫证的记载，《黄帝内经》称之为“胎病”，属于“癫疾”的范畴，认为其发病

表　双相情感障碍的分证论治

证型	临床表现	治法	主方	常用药
痰火扰神证	性急易怒，头痛，失眠，两目怒视，面红目赤，烦躁，突然狂乱无知，詈骂叫号，或毁物伤人。舌红绛，苔黄腻或黄燥而垢，脉弦大滑数	清泻肝火 涤痰醒神	生铁落饮	生铁落、天冬、麦冬、玄参、浙贝母、胆南星、橘红、远志、石菖蒲、连翘、茯苓、茯神、钩藤、丹参、辰砂
火盛伤阴证	躁狂发作病势较急，呼之能自止，但有疲惫之象，多言善惊，时而烦躁，形瘦面红而晦。舌红少苔或无苔，脉细数	滋阴降火 安神定志	二阴煎	生地黄、麦冬、玄参、酸枣仁、茯苓、黄连、灯心草、竹叶
痰结血瘀证	病久不愈，面色晦暗，躁扰不安，妄见妄闻，头痛，心悸而烦。舌紫暗有瘀斑，苔薄黄，脉弦细或细涩	豁痰化瘀	癫狂梦醒汤	柴胡、香附、桃仁、赤芍、木通、半夏、陈皮、大腹皮、青皮、桑皮、苏子
心肾失调证	躁狂和抑郁反复、交替发作，呈混合状态，时发时止，呼之能自制，寝不安寐，烦闷焦躁，口干便难。舌尖红，无苔或有剥痕，脉细数	育阴潜阳 交通心肾	黄连阿胶汤合天王补心丹	黄连、黄芩、阿胶、鸡子黄、白芍、生地黄、天冬、麦冬、玄参、人参、当归、丹参、柏子仁、酸枣仁、远志、茯苓、辰砂、五味子

与先天因素有一定关系。《素问·奇病论》载有"人生而有病癫疾者，……病名为胎病，此得之在母腹中时，其母有所大惊，气上而不下，……故令子发为癫疾也。"宋·陈言《三因极一病证方论·癫痫叙论》论述病因病机："夫癫痫病，皆由惊动，使脏气不平，郁而生涎，闭塞诸经，厥而乃成。或在母腹中受惊，或少小感风寒暑湿，或饮食不节，逆于脏气。"元·朱丹溪《丹溪心法·痫》中指出痫的发生"无非痰涎壅塞，迷蒙孔窍"。《古今医鉴·五痫》论述其临床特征："发作卒然倒仆，口眼相引，手足搐搦，背脊强直，口吐涎沫，声类畜叫，食顷乃苏。"清·叶天士《临证指南医案·癫痫》提出其治法："痫之实者，用五痫丸以攻风，控涎丸以劫痰，龙荟丸以泻火；虚者，当补助气血，调摄阴阳，养营汤、河车丸之类主之。"

病因病机 病因有七情失调、先天因素、脑病外伤、饮食失节、劳累太过、他病续发。或大惊大恐，气机逆乱，挟痰浊上逆，蒙闭心窍；或因肝肾阴亏，阴不敛阳，肝阳化热生风，风火夹痰上蒙清窍，元神失控；或因过食肥甘醇酒，脾失健运，聚湿生痰，上蒙清窍。病位在脑，与心、肝、脾、肾脏腑关系密切。基本病机可概括为风、火、气、痰、瘀蒙闭心窍，壅塞经络，气机逆乱，心神失控。病理因素主要是痰，而痫证之痰，则有随风气而聚散和胶固难化的特点。病初以邪实为主，久发则痰浊结深，耗伤精气，致气血不足，心脾失养，肝肾亏虚。

诊断 根据病史结合临床表现可作诊断。

诊断要点 ①典型发作可见突然昏倒，不省人事，两目上视，四肢抽搐，口吐涎沫，或有异常叫声，或仅有突然呆木，两目瞪视，呼之不应，或头向前倾，肢软无力，面色苍白。②局限性发作形式多样，仅见口、眼、手等局部抽搐而无突然昏倒，或凝视，或语言障碍，或无意识动作等。③反复发作，发无定时，发作持续时间长短不一，多数秒到数分钟，少数可达数小时或数天，苏醒后对发作情况全然不知。④发作前可有眩晕、胸闷等先兆症状，可有家族遗传史，或产伤史，或脑部外伤史。

鉴别诊断 应与中风、厥证、痉病鉴别。中风突然仆倒但无声，昏迷时间长，醒后常有半身不遂等后遗症。厥证除见突然仆倒，昏不知人外，还有面色苍白，四肢厥冷，或见口噤，握拳，手指拘急，而无口吐涎沫，两目上视，四肢抽搐和病作怪叫等症。痉病有四肢抽搐，多持续发作，伴有角弓反张，身体强直，多因其他原发病诱发。

辨证论治 分虚实辨治。

辨证要点 ①一般持续时间长则病重，短则病轻，发作间隔时间久则病轻，短则病重。②来势急骤，口噤牙紧，颈项强直，四肢抽搐者，病性属风；口吐涎沫，气粗痰鸣，呆木无知，或伴有情志错乱，幻听，幻觉，或有梦游者，病性属痰；有面赤身热，平素或发作后大便秘结，口臭苔黄者，病性属热；面色潮红、紫红，继则青紫，口唇紫绀，或有颅脑外伤、产伤等病史者，病性属瘀。

治疗原则 治疗上宜分清标本缓急，轻重虚实。频繁发作，以治标为主，着重清泻肝火，豁痰息风，定痫开窍；缓解期则应补虚以治其本，宜益气养血，健脾化痰，滋补肝肾，宁心安神。发作期，病情较重，发作不缓解者，应积极抢救，必要时应中西医结合治疗。

分证论治 见表。

中成药治疗 在辨证的基础上选择适用的中成药。①牛黄清心丸：清心化痰、镇惊祛风，用于痫证风痰阻窍。②羊痫疯癫丸：息风止惊、清心安神，用于痫证痰热阻窍。③香砂六君丸：益气健脾和胃，用于痫证脾虚气滞。④归脾丸：益气健脾、养血安神，用于痫证心脾两虚。⑤天王补心丹：滋阴养血、补心安神，用于痫证阴虚血少。⑥左归丸：滋肾

表 痫证的分证论治

证型	临床表现	治法	主方	常用药
风痰瘀阻证	平素可有眩晕，头昏，胸闷，乏力，痰多等。发作时或见突然跌倒，意识不清，抽搐吐涎，或双目发呆，茫然若失，言语中断，持物落地，或无抽搐而精神恍惚。舌红苔白腻，脉弦滑有力	息风定痫豁痰开窍	定痫丸	天麻、全蝎、僵蚕、琥珀、茯神、远志、朱砂、川贝母、胆南星、姜半夏、竹茹、石菖蒲、丹参、陈皮
痰火扰心证	平素急躁易怒，心烦失眠，咳痰不爽，口苦咽干，便秘尿赤，发作时抽搐吐涎，或有吼叫，发病后平素症状加重，彻夜难眠，目赤。舌红苔黄腻，脉弦滑数	清肝泻火化痰开窍	龙胆泻肝汤合涤痰汤	龙胆草、青黛、芦荟、大黄、黄芩、栀子、姜半夏、胆南星、橘红、茯苓、枳实、石菖蒲

续 表

证型	临床表现	治法	主方	常用药
瘀阻脑络证	既往有颅脑外伤、产伤、中风、颅内感染或脑发育不全等病史，平素头晕头痛，痛有定处，颜面口唇紫暗，常伴有身体局部时有抽动。舌暗红有瘀斑，脉弦涩	活血化瘀息风开窍	通窍活血汤	川芎、赤芍、桃仁、红花、地龙、僵蚕、全蝎、麝香、老葱
心脾两虚证	痫证反复发作，平素神疲乏力，心悸气短，失眠多梦，面色苍白，体瘦纳呆，大便溏泻。舌淡苔白，脉沉细	益气养血健脾安神	六君子汤合归脾汤	人参、白术、炙甘草、当归、熟地黄、五味子、远志、酸枣仁、丹参、陈皮、姜半夏
心肾亏虚证	痫证反复发作，神情恍惚，头晕目眩，健忘，心悸，失眠，两目干涩，腰膝酸软，面色晦暗，耳轮焦枯不泽，便干。舌淡红，脉沉细数	滋阴潜阳养心安神	左归丸合天王补心丹	熟地黄、山茱萸、山药、菟丝子、枸杞子、鹿角胶、龟板胶、牛膝、酸枣仁、柏子仁、丹参、麦冬、茯神、朱砂、远志

补阴，用于痫证发作日久，真阴不足。

其他疗法 在内科治疗的基础上配合针刺疗法。发作时，可取水沟、内关、百会、后溪、涌泉等；缓解期，可选太冲、合谷、印堂、鸠尾、丰隆等，痰火扰心者加曲池、神门、内庭，风痰闭阻者加风池、阴陵泉，心脾两虚者加心俞、脾俞、足三里，肝肾阴虚者加肝俞、肾俞、太溪、三阴交，瘀阻脑络者加膈俞、内关。

转归预后 体质强者，治疗恰当可控制发作，但难以根治；体质弱者，往往迁延日久，缠绵难愈，预后较差。若反复频繁发作，可出现智力减退，甚至成为痴呆。

预防调护 饮食清淡，忌食辛辣及油腻肥甘，戒烟酒。患者不宜从事高空、驾驶及水上作业等工作。发作时注意保持呼吸道畅通，防治窒息和咬伤。

（高　颖）

yuánfāxìng diānxián

原发性癫痫（primary epilepsy）

无明确原因引起神经元过度放电，导致反复发作性短暂脑功能异常的慢性疾病。发作时可表现为精神恍惚，甚则突然仆倒，不省人事，四肢抽搐，口中作吼号声。发作终止清醒如常人。约占全部痫证的2/3。属中医学痫证范畴。

发病与多种因素相关，多因先天因素而发，或因母体突然惊恐，导致气机逆乱，脏腑功能失调，惊恐伤肾，精气耗伤，影响胎儿发育，先天禀赋不足，易发为病；或父母先天之精有损，脏气不平，或后天脾失健运，聚湿生痰，痰浊内积，遇有引触，痰随气火上逆，蒙闭清窍，发为癫痫。病理性质有虚实之分。辨证重在辨病情的轻重，病性之阴阳，病程之新久。治疗原则为开窍定痫，健脾补肾，养心清心，通络化痰。

（高　颖）

jìfāxìng diānxián

继发性癫痫（secondary epilepsy）

各种脑部疾病或全身性疾病引起神经元过度放电，导致反复突然发作性短暂脑功能异常的慢性疾病。若由某些系统性疾病导致的症状性癫痫发作，又称症状性癫痫。发作时可表现为精神恍惚，甚则突然仆倒，不省人事，四肢抽搐，口中作吼叫声。发作终止清醒如常人。属中医学痫证范畴。

发病主要与多种后天因素相关，包括颅脑外伤、惊吓、毒热内蕴、脑虫积、脑肿瘤、久泄久痢等。基本病机为痰、瘀夹风、气、火、虚，蒙闭心窍，壅塞经络，气机逆乱，心神失控。病理性质有虚实之分。治疗应根据发病的原因以及病之新久、轻重、缓急，或侧重于滋补心脾，或侧重于祛瘀通络，或重于开窍定痫。

（高　颖）

xuànyūn

眩晕（vertigo）

痰浊内蕴、瘀血中阻或阴阳失调之肝阳上亢所引起的以目眩与头晕为主要表现的疾病。目眩即眼花或眼前发黑，视物模糊；头晕即感觉自身或外界景物旋转，站立不稳。二者常同时并见，故统称为眩晕。眩晕也是临床常见症状之一，常见于西医学椎基底动脉供血不足、颈椎病、梅尼埃病、高血压、低血压、阵发性心动过速、前庭神经元炎、晕动病、脑震荡后遗症等。临床以眩晕为主要表现的疾病，或某些疾病过程中出现眩晕症状者，均可参考此病有关内容辨证论治。

眩晕最早见于《黄帝内经》，称为“眩冒”“眩”。《灵枢经·海论》：“髓海不足，则脑转耳鸣，胫酸眩冒。”东汉·张仲景《金匮要略》：“心下有支饮，其人苦冒眩，泽泻汤主之”，认为痰浊是眩晕的主要致病因素。金·成无己《伤寒明理论》除提出了眩晕的概念外，还指出了眩晕与昏迷的鉴别。元·朱丹溪更力倡“无痰不作眩”之说。明·虞氏《医学正传·眩运》说："外有因呕血而眩冒者，胸中有死血迷闭心窍而然"，提出"血瘀致眩"的论点。清·陈修园在风、痰、虚之外，再加上火，从而把眩晕的病因病机概括为"风" "火" "痰" "虚"四字。清·叶天士《临证指南医案·眩晕》认为当从胆、胃论治："经云诸风掉眩，皆属于肝，头为六阳之首，……其症有夹痰，夹火，中虚，下虚，治胆、治胃、治肝之分。"

病因病机 眩晕多系本虚标实，实为风、火、痰、瘀，虚则为气血阴阳之虚。其病变脏腑以肝、脾、肾为重点，三者之中，又以肝为主。如发病初期，病程较短时多表现为实证，即痰浊内蕴、瘀血中阻，或阴阳失调之肝阳上亢，若日久不愈，可转化为气血亏虚、肾精不足之虚证；也有气血亏虚、肾精不足所致眩晕者，反复发作，气血津液运行不畅，痰浊、瘀血内生，而转化为虚实夹杂证。痰浊内蕴者，由于痰郁化火，煽动肝阳，则可转化为肝阳上亢或风挟痰浊上扰；由于痰浊内蕴，阻遏气血运行，日久可致痰瘀互结。

诊断 结合发病特点及临床表现可作诊断。

诊断要点 起病较急，常反复发作，或渐进加重。以目眩、头晕为主要临床表现，眼花或眼前发黑，视外界景物旋转动摇不定，或自觉头身动摇，如坐舟车，同时或兼见恶心，呕吐，汗出，耳鸣，耳聋，怠懈，肢体震颤等症状。

鉴别诊断 眩晕应与厥证、痫证相鉴别。厥证以突然昏倒，不省人事，或伴有四肢逆冷，一般常在短时内苏醒，醒后无偏瘫、失语、口舌㖞斜等后遗症。痫证以突然仆倒，昏不知人，口吐涎沫，两目上视，四肢抽搐，或口中如作猪羊叫声，移时苏醒，醒后一如常人为特点。痫证昏仆与眩晕之甚者似，且其发作前常有眩晕、乏力、胸闷等先兆，痫证发作日久之人，常有神疲乏力，眩晕时作等症状出现。

辨证论治 当辨虚实、标本缓急。

辨证要点 ①辨虚实：首先要注意舌象和脉象，再结合病史和伴随症状。如气血虚者多见舌质淡嫩，脉细弱；肾精不足偏阴虚者，多见舌嫩红少苔，脉弦细数；偏阳虚者，多见舌质胖嫩淡暗，脉沉细、尺弱；痰湿重者，多见舌苔厚滑或浊腻，脉滑；内有瘀血者，可见舌质紫暗或舌有瘀斑瘀点，唇暗，脉涩。起病突然，病程短者多属实证；反复发作，缠绵不愈，或劳则诱发者多属虚证，或虚实夹杂证。②辨标本缓急：肝肾阴亏，气血不足，为病之本；痰、瘀、风、火为病之标。其中尤以肝风、肝火为病最急，风升火动，两阳相搏，上干清空，症见眩晕，面赤，烦躁，口苦，脉弦数有力，舌红，苔黄。亟应注意，以免缓不济急，酿成严重后果。

治疗原则 调理阴阳，补虚泻实。虚证以肝肾亏损、气血虚少居多，当滋补肝肾，益气养血。实则以平肝、泻火、化痰、逐瘀为主要治法。

分证论治 见表。

表 眩晕的分证论治

证型	临床表现	治法	主方	常用药
肝阳上亢证	眩晕，耳鸣，头胀痛，易怒，失眠多梦，脉弦。或兼面红，目赤，口苦，便秘尿赤，舌红苔黄，脉弦数或兼腰膝酸软，健忘，遗精，舌红少苔，脉弦细数；或眩晕欲仆，泛泛欲呕，头痛如掣，肢麻震颤，语言不利，步履不正	平肝潜阳 清火息风	天麻钩藤饮	天麻、钩藤、生决明、山栀子、黄芩、夜交藤、朱茯神
气血亏虚证	眩晕，动则加剧，劳累即发，神疲懒言，气短声低，面白少华，或萎黄，或面有垢色，心悸失眠，纳减体倦，舌色淡，质胖嫩，边有齿印，苔薄白，脉细或虚大；或兼食后腹胀，大便溏薄，或兼畏寒肢冷，唇甲淡白；或兼诸失血证	补益气血 健运脾胃	八珍汤	当归、川芎、熟地黄、白芍、人参、白术、茯苓
肾精不足证	眩晕，精神萎靡，腰膝酸软，或遗精，滑泄，耳鸣，发落，齿摇，舌瘦嫩或嫩红，少苔或无苔，脉弦细或弱或细数。或兼见面色㿠白或黧黑，形寒肢冷，舌淡嫩，苔白或根部有浊苔，脉弱尺甚	补益肾精 充养脑髓	河车大造丸	紫河车、熟地黄、天冬、麦冬、杜仲、牛膝、黄柏、龟甲
痰浊内蕴证	眩晕，倦怠或头重如蒙，胸闷或时吐痰涎，少食多寐，舌胖，苔浊腻或白厚而润，脉滑或弦滑，或兼结代。或兼见心下逆满，心悸怔忡，或兼头目胀痛，心烦而悸，口苦尿赤，舌苔黄腻，脉弦滑而数，或兼头痛耳鸣，面赤易怒，胁痛，脉弦滑	燥湿祛痰 健脾和胃	半夏白术天麻汤	半夏、白术、天麻、陈皮、茯苓
瘀血阻络证	眩晕，头痛，或兼见健忘，失眠，心悸，精神不振，面或唇色紫暗，舌有紫斑或瘀点，脉弦涩或细涩	祛瘀通络 养血安神	血府逐瘀汤	当归、生地黄、桃仁、红花、赤芍、川芎

中成药治疗 在辨证的基础上选择适用的中成药。①清眩丸：散风清热，用于风热头晕目眩。②脑立清丸：平肝潜阳，醒脑安神，用于肝阳上亢，头晕目眩。③眩晕宁片：健脾利湿、益肝补肾，用于痰湿中阻，肝肾不足引起的头昏，头晕。

其他疗法 在内科治疗的基础上配合针刺疗法。百会穴，可治各种虚证眩晕急性发作；针刺太冲穴，泻法，可治肝阳眩晕急性发作。气血亏虚眩晕，可选脾俞、肾俞、关元、足三里等穴，取补法或灸之。休息3~4天后重复治疗。肝阳上亢者，可选风池、行间、侠溪等穴，取泻法；兼肝肾阴亏者，加刺肝俞、肾俞用补法，痰浊中阻者，可选内关、丰隆、解溪等穴，用泻法。

转归预后 眩晕反复发作，日久不愈，常出现虚实转化。如气血亏虚者，日久可致气血津液运行不畅，痰瘀内生，而成虚实夹杂证；肝阳上亢者，木克脾土，脾失健运，痰湿内生，而转化为痰浊中阻证。眩晕的预后，多与病情轻重和病程长短有关。若病情较轻，治疗护理得当，则预后多属良好。反之，若病久不愈，发作频繁，发作时间长，症状重笃，则难于获得根治。尤其是肝阳上亢者，阳愈亢而阴愈亏，阴亏则更不能涵木潜阳，阳化风动，血随气逆，夹痰夹火，横窜经隧，蒙蔽清窍，即成中风危证，预后不良。如突发眩晕，伴有呕吐或视一为二、站立不稳者，当及时治疗，防止中风的发生。少数内伤眩晕患者，还可因肝血、肾精耗竭，耳目失其荣养，而发为耳聋或失明之病证。

预防调护 增强人体正气，避免和消除能导致眩晕发病的各种内、外致病因素。例如，坚持适当的体育锻炼；保持心情舒畅、乐观，防止七情内伤；注意劳逸结合，避免体力和脑力的过度劳累，节制房室，切忌纵欲过度；饮食尽可能定时定量，忌暴饮暴食及过食肥甘厚味，或过咸伤肾之品。尽可能戒除烟酒。这些都是预防眩晕发病及发作的重要措施。眩晕发病后要及时治疗，注意适当休息，症状严重者一定要卧床休息及有人陪伴或住院治疗，以免发生意外，并应特别注意生活及饮食上的调理。这些措施对患者早日康复，是极为必要的。

（时　晶）

nǎodòngmài gōngxuè bùzú

脑动脉供血不足（cerebral artery ischemia）

颅外脑供血动脉血液供应不足而引起的脑功能障碍性疾病。多与动脉硬化有关。属中医学眩晕、头痛、不寐范畴。

病因病机 因气、血、阴、阳亏虚导致脑失濡养；或久病致瘀，或气血停滞，痰瘀阻络，阻碍清阳上升而发。病位在脑，病性多为本虚标实，虚实夹杂。

辨证论治 辨证应辨虚实。实者有痰浊、瘀血；虚者可见气血两虚、肾阴不足。实者活血化瘀、化痰开窍、平肝潜阳，虚则补益气血、健脾益肾。分证论治见表。

中成药治疗 在辨证的基础上选择适用的中成药。①归脾丸：益气健脾养血，用于气血两虚，脑脉失养出现心悸，失眠多梦，头昏头晕，肢倦乏力。②半夏白术天麻丸：健脾祛湿、化痰息风，用于痰浊上蒙证。③血脂康胶囊：活血祛瘀、燥湿化痰，用于痰瘀阻滞出现气短、乏力、头晕、头痛。

其他疗法 在内科治疗的基础上配合针刺疗法。血亏虚者，取百会、关元、足三里、脾俞、肾俞等穴，用补法；肾精亏损者，取肾俞、涌泉、命门、腰眼，用补法；痰浊瘀血阻滞者，取丰隆、解溪、内关等穴，用泻法。

转归预后 长期脑动脉供血不足会导致脑功能障碍，轻者出现头晕、睡眠障碍、记忆力减退等症状，随着脑供血动脉发生粥样硬化闭塞性病变的加重，可出现短暂性脑缺血发作、缺血性脑梗死等严重病变。

预防调护 进行有氧运动是增强全身血液循环、改善脑动脉供血不足的有效方法。适当的户

表　脑动脉供血不足的分证论治

证型	临床表现	治法	主方	常用药
气血两虚证	头晕头痛，劳累则发，神疲懒言，气短声怯，心悸怔忡，健忘少寐，纳差，面色苍白或萎黄，唇甲无华。舌淡嫩边有齿痕，脉细弱	补气养血升清益脑	归脾汤	白术、黄芪、龙眼、当归、茯苓、远志、酸枣仁
痰浊上蒙证	头晕头痛，头重如裹，胸闷恶心，呕吐痰涎，倦怠无力，纳差。舌苔白腻，脉濡滑	健脾燥湿化痰息风	半夏白术天麻汤	半夏、陈皮、茯苓、白术、天麻
瘀血阻滞证	头晕、头痛、面色黧黑。舌紫暗或舌边有瘀斑，脉弦涩或细涩	活血祛瘀	通窍活血汤	赤芍、川芎、桃仁、红枣、红花
肾精亏虚证	头晕头痛、耳鸣、腰膝酸软，遗精滑泄，神疲健忘，少寐多梦。舌红少苔，脉细无力	填精补髓	左归丸	熟地黄、枸杞、山茱萸、牛膝、菟丝子

外活动，合理饮食，可以起抗氧化作用，同时保持良好的心态和健康用脑，增强脑的思维活动，避免情绪激动和过度疲劳。

（时　晶）

hòuxúnhuán quēxuè

后循环缺血（posterior circulation ischemia）　因椎管狭窄、原位血栓形成或血栓性闭塞后引起后循环动脉局部缺血，以乏力、麻木、共济失调、眩晕，伴或不伴恶心呕吐为主要表现的临床综合征。后循环动脉系统包括颈部椎动脉、颅内椎动脉、基底动脉、大脑后动脉等及其分支。属中医学眩晕、中风范畴。

病因病机　因年老体衰、情志过极、饮食不节、劳欲过度，导致机体阴阳失调，肝肾阴虚，肝阳上亢；或痰浊内蕴，风痰上扰；或瘀血阻络，痰瘀互结，阻于脑窍，致使脑府失养，清阳不升，浊阴不降而发病。病位在脑，病性属本虚标实，以肝、脾、肾虚为本，以风、痰、瘀为标。

辨证论治　该病多见于肝肾阴虚，标实则为风、痰、瘀为患。急则治其标，以祛邪为主，常用息风、化痰、活血之法，缓则治其本，多以补益肝肾为要。分证论治见表。

中成药治疗　在辨证的基础上选择适用的中成药。

口服中成药　①三七通舒胶囊：活血化瘀、活络通脉，用于瘀血阻络导致的脑梗死、脑缺血功能障碍。②血脂康胶囊：活血祛瘀、燥湿化痰，用于痰瘀阻滞出现气短、乏力、头晕、头痛。

中药注射剂　灯盏细辛注射液：活血祛瘀、通络止痛，用于瘀血阻滞引起的中风偏瘫，肢体麻木，口眼㖞斜，言语謇涩等。

其他疗法　在内科治疗的基础上配合针刺疗法。肝阳上亢者取风池、肝俞、肾俞、行间、侠溪；气血亏虚者取脾俞、肾俞、关元、足三里；风痰上扰者取风池、内关、丰隆、解溪。

转归预后　预后取决于神经系统体征的严重程度、是否存在动脉病变、梗死的部位和范围、缺血的机制等。栓塞、基底动脉闭塞以及远端供血区受累的患者预后较差。

预防调护　控制各种血管性危险因素，积极开展病因检查，加强对眩晕、肢体麻木等中风先兆症状的观察，早期发现，早期治疗，能够改善预后。

（时　晶）

Méiní'āibìng

梅尼埃病（Meniere's disease）　以膜迷路积水为主要病理改变，以反复发作的旋转型眩晕、感音神经性听力损失、耳鸣、耳胀满感、发作间期无眩晕为主要表现的特发性内耳病。属中医学眩晕、耳鸣范畴。

病因病机　多因饮食不节、久病或年老脾肾亏虚所致。脾失健运，致气血生化乏源而气血虚少，不能上奉至脑，或肝虚生痰，痰浊中阻，上蒙清窍，甚则因痰郁化火，煽动肝阳，肝阳上亢；肾虚不能藏精生髓，致髓海空虚、耳窍失养而发眩晕耳鸣。病位在脾、肾、肝。病理性质有虚实两端。

辨证论治　应辨虚实，虚证有气血虚者以补益气血，培补先后天之源；实者治以平肝潜阳、化痰祛瘀。分证论治见表。

中成药治疗　在辨证的基础上选择适用的中成药。①半夏白术天麻丸：健脾祛湿、化痰息风，用于脾虚聚湿生痰之证。②金水宝胶囊：补益肺肾、益髓填精，用于肾精不足所致的神疲乏力，眩晕耳鸣。③养血清脑颗粒：养血活血、平肝潜阳，用于血虚肝旺所致头痛，眩晕眼花，心烦易怒，失眠多梦。

其他疗法　在内科治疗的基础上配合其他疗法。冷水灌注外耳道法，以30℃水或冰水5～10ml灌洗外耳道（发作时眼震快相所指向的耳道），使刺激后眼震方向指向对侧，以对抗前庭性刺激反应。

转归预后　一般预后较好。对于反复发作的、药物治疗不能

表　后循环缺血的分证论治

证型	临床表现	治法	主方	常用药
风痰上扰证	头晕目眩，半身不遂，口舌㖞斜，言语謇涩，偏身麻木。兼头重如蒙，头目胀痛。舌红苔黄或黄腻，脉弦滑	息风涤痰	半夏白术天麻汤	半夏、陈皮、茯苓、白术、天麻
肝阳上亢证	头晕，头胀痛，伴口舌㖞斜，半身不遂，舌强语謇。伴耳鸣目眩，失眠多梦。舌红苔黄，脉弦数	育阴潜阳平肝息风	天麻钩藤饮	天麻、钩藤、石决明、山栀子、朱茯神
瘀血阻络证	眩晕，头痛，半身不遂，口舌㖞斜，言语蹇涩。伴健忘，失眠，心悸，面唇紫暗。舌有紫斑或瘀点，脉弦涩或细涩	祛瘀生新活血通络	血府逐瘀汤	当归、桃仁、红花、赤芍、川芎
气血亏虚证	头晕目眩，面色苍白无华，气短声低，心悸失眠。舌质淡，舌体胖嫩有齿印，苔薄白，脉细无力	补益气血健运脾胃	八珍汤	当归、川芎、熟地黄、白芍、人参、白术、茯苓

表　梅尼埃病的分证论治

证型	临床表现	治法	主方	常用药
肝阳上亢证	眩晕，耳鸣，头胀痛。易怒，失眠多梦，口苦，遇烦劳郁怒而加重，甚则扑倒，颜面潮红。舌红苔黄，脉弦或数	平肝潜阳清火息风	天麻钩藤饮	天麻、钩藤、石决明、栀子、黄芩、茯神
气血亏虚证	眩晕，动则加剧，劳累即发。神疲懒言，气短声低，面白少华，纳呆。舌淡苔薄白，脉细无力	补益气血健运脾胃	八珍汤	当归、川芎、熟地黄、白芍、人参、白术、茯苓
肾精不足证	眩晕，精神萎靡，腰膝酸软，或遗精，滑泄，耳鸣，发落，齿摇。舌瘦嫩或嫩红，少苔或无苔，脉弦细或弱或细数	补益肾精充养脑髓	河车大造丸	紫河车、熟地黄、杜仲、牛膝、龟甲
痰浊内蕴证	眩晕，倦怠，头重如蒙，胸闷或时吐痰涎，少食多寐。舌胖苔浊腻或白厚而润，脉滑或弦滑	燥湿祛痰健脾和胃	半夏白术天麻汤	半夏、陈皮、茯苓、白术、天麻

缓解的眩晕可行手术治疗。所有治疗严重眩晕的手术都减轻梅尼埃病所伴发的听力损失。

预防调护　避免过度疲劳，保持性格开朗，生活有规律，可以减少复发机会。发作即治，并卧床休息，须专人看护，避免体位改变时发作加重或摔伤；卧室内保持安静，空气流通，应减轻或消除患者的思想顾虑。

（时　晶）

yūndòngbìng

晕动病（motion sickness）　因机体暴露于运动环境中，前庭椭圆囊和球囊的囊斑毛细胞刺激过度引起的以头晕、上腹部不适、恶心、呕吐、出冷汗、面色苍白为主要表现的疾病。属中医学眩晕范畴。

病因病机　素体气血亏虚、肝肾不足及痰浊中阻，每遇旋转、摇摆、颠簸等外因，导致气血不能上奉于脑，或风痰上扰清窍，或清阳不升，浊阴不降而发病。

辨证论治　以辨标本、虚实为主。治疗上需视其标本轻重缓急而标本同治，扶正与祛邪兼施。分证论治见表。

中成药治疗　在辨证的基础上选择适用的中成药。①半夏白术天麻丸：健脾祛湿、化痰息风，用于脾虚聚湿生痰之证。②金水宝胶囊：补益肺肾、益髓填精，用于肾精不足所致的神疲乏力，眩晕耳鸣。

转归预后　轻度患者脱离致病的运动环境后可缓解；中度患者可出现恶心、出冷汗等表现；重度患者呕吐不止、心慌、胸闷、四肢冰冷、表情淡漠，甚至出现脱水、电解质紊乱等。

预防调护　在乘坐交通运载工具前，要有充足的睡眠，饮食有节，保持轻松情绪。宜选择通风良好，摇动移位小的座位。增加体育锻炼。

（时　晶）

bùmèi

不寐（insomnia）　经常不易入寐，或寐而易醒，时寐时醒，或醒而不能再寐，甚至彻夜不寐的疾病。又称失眠。常伴有神疲乏力，心悸健忘，多梦。临床常见形式有5种。①睡眠潜伏期长：入睡时间超过30分钟。②睡眠维持困难：夜间觉醒次数在两次以上或凌晨早醒。③睡眠质量下降：睡眠浅、易多梦。④总睡眠时间短：一般少于6小时。⑤日间残留效应：次晨感到头昏、精神不振。偶发者对生活质量影响小，长期或终生存在的频繁睡眠中断、短睡，可伴白天困倦，疲劳，紧张，头痛，记忆力减退。常见于西医学高血压病、脑动脉硬化症、更年期综合征、焦虑状态、抑郁状态以及某些精神类疾病。

《灵枢经·大惑论》称为“目不瞑”，认为其病机为“卫气不得入于阴，常留于阳，留于阳则阳气满，阳气满则阳跷盛，不得入阴则阴气虚，故目不瞑矣”。东汉·张仲景《金匮要略·血痹虚劳病脉证并治》曰：“虚劳虚烦不得眠，酸枣仁汤主之。”明·张景

表　晕动病的分证论治

证型	临床表现	治法	主方	常用药
肝阳上亢证	头晕，耳鸣，头胀痛。易怒，目赤，口苦，便秘尿赤。舌红苔黄，脉弦数	平肝潜阳	天麻钩藤饮	天麻、钩藤、石决明、栀子、黄芩
气血亏虚证	头晕，动则加剧，劳累即发。神疲懒言，气短声低，面白少华。舌色淡，质胖嫩，边有齿印，苔薄白，脉细或虚大	补益气血	八珍汤	当归、川芎、熟地黄、白芍、人参、白术、茯苓、甘草
痰浊内蕴证	头晕，头重如蒙。胸闷，时吐痰涎。舌胖苔浊腻或白厚而润，脉滑或弦滑	燥湿祛痰	半夏白术天麻汤	半夏、陈皮、茯苓、白术、天麻

岳《景岳全书·不寐》指出“不寐证虽病有不一，然唯知邪正二字则尽之矣。盖寐本乎阴，神其主也。神安则寐，神不安则不寐。其所以不安者，一由邪气之扰，一由营气之不足耳；有邪者多实证，无邪者皆虚证”，明确提出了以邪正虚实作为不寐辨证的纲要。清·张璐《张氏医通》认为“脉滑数合力不得卧者，中有宿滞痰火，此为胃不和则卧不安也”。清·冯兆张《冯氏锦囊》亦提出“壮年人肾阴强盛，则睡沉熟而长，老年人阴气衰弱，则睡轻微易知”，说明不寐的病因与肾阴盛衰及阳虚有关。清·叶天士《医效秘传·不得眠》详细分析了病后失眠的病机：“夜以阴为主，阴气盛则目闭而安卧，若阴虚为阳所胜，则终夜烦扰而不眠也。心藏神，大汗后则阳气虚，故不眠。心主血，大下后则阴气弱，故不眠，热病邪热盛，神不精，故不眠。新瘥后，阴气未复，故不眠。若汗出鼻干而不得眠者，又为邪人表也。”

病因病机 病因有情志所伤、久病体虚、劳逸过度、饮食不节。忧思过度、劳逸失调，导致心脾两虚，心失所养；或因情志抑郁，肝失条达，肝阳扰动心神，神不内守；或因肾精受损，精血内耗，心肾不交；亦有饮食不节、宿食停滞、食热扰胃，使心神不安，阴阳失调，阳不入阴而发病。病位在心，与肝、胆、脾、胃、肾等密切相关。

诊断 结合发病特点及临床表现可作诊断。可通过多导睡眠图、匹兹堡睡眠质量指数量表、失眠严重指数等作为客观指标辅助诊断。

诊断要点 ①多以睡眠障碍为主要症状，包括入睡困难，睡眠不深，易醒，多梦，疲乏或白天困倦。②伴心悸、头晕、健忘、心烦，精神活动效率下降，或影响社交活动，经各系统和实验室检查未发现其他躯体疾病或精神障碍。③多为慢性病程，亦有因急性因素起病。

鉴别诊断 需与健忘、百合病相鉴别。健忘表现为记忆力差，遇事易忘，可伴有不寐，但以健忘为主证，不寐仅是因难以入眠而记忆力差。百合病临床也可表现为“欲卧不能卧”，以精神恍惚不定、口苦、尿黄、脉象微数为主要表现，多由热病之后，余热未尽所致，与不寐易区别。

辨证论治 辨证当审虚实，察病位，辨轻重，根据所病脏腑，补其不足，泻其有余，调其虚实。

辨证要点 首辨虚实，虚证多以心脾两虚，心肾不交，心虚胆怯的临床表现为特征，实证以肝郁化火，痰热内扰为表象。其次要辨病位，责之在心、肝、胆、脾、胃、肾之不同。最后辨轻重，轻者仅入睡不酣，或寐而易醒，醒后不寐，重者可彻夜不寐。

治疗原则 治疗上以补虚泻实，安神镇静为原则。

分证论治 见表。

中成药治疗 在辨证的基础上选择适用的中成药。①归脾丸：健脾养心、益气补血，适用于心脾两虚之不寐。②知柏地黄丸：滋阴清热，适用于阴虚火旺之不寐。③逍遥丸：疏肝清热、健脾养血，适用于肝郁气滞或化火之不寐。④保和丸：消食导滞，适用于胃气不和之不寐。

其他疗法 在内科治疗的基

表 不寐的分证论治

证型	临床表现	治法	主方	常用药
心脾两虚证	不易入睡，或睡中多梦易醒，醒后再难入寐。兼见心悸、心慌、神疲、乏力、口淡无味，或食后腹胀，不思饮食，面色萎黄。舌淡苔薄白，脉缓弱	补益心脾养心安神	归脾汤	当归、白术、茯苓、黄芪、人参、龙眼肉、远志、酸枣仁、木香
心肾不交证	心烦不寐。头晕耳鸣，烦热盗汗，咽干，精神萎靡，健忘，腰膝酸软，男子滑精阳痿，女子月经不调。舌尖红苔少，脉细数	交通心肾	黄连阿胶汤合交泰丸	熟地黄、山茱萸、山药、茯苓、白芍、阿胶、川黄连、肉桂
肝郁血虚证	难以入寐，即使入寐，也多梦易惊。胸胁胀满，善太息，性情急躁易怒。舌红苔白或黄，脉弦数	疏肝养血安神	酸枣仁汤	酸枣仁、茯苓、知母、川芎
心虚胆怯证	虚烦不得眠，入睡后又易惊醒。终日惕惕，心神不安，胆怯恐惧，遇事易惊，心悸、气短、自汗。舌质正常或淡，脉弦细	益气镇惊安神定志	安神定志丸	人参、远志、茯神、龙齿、琥珀、酸枣仁、当归
痰火内扰证	心烦失眠。口苦，目眩，头重，胸闷，恶心，嗳气。舌偏红苔黄腻，脉滑数	化痰清热养心安神	黄连温胆汤	茯神、枳实、竹茹、龙骨、珍珠母
胃气不和证	失眠兼食滞不化的症状。脘腹胀满或胀痛，时有恶心或呕吐，嗳腐吞酸，大便异臭，或便秘，腹痛。舌苔黄腻或黄燥，脉弦滑或滑数	和胃化滞	保和丸	山楂、神曲、莱菔子、半夏、茯苓、陈皮、连翘

础上配合针刺疗法。针刺四神聪、神门、三阴交，心脾两虚加心俞、脾俞；肾亏加心俞、太溪；心胆气虚加心俞、胆俞、大陵、丘墟；肝阳上扰加肝俞、间使、太冲；脾胃不和加胃俞、足三里。

转归预后 病程短，病因单一者，经治疗后配合饮食调理、舒畅情绪易于康复，预后较好。病程长，虚实夹杂，则病情易于反复，治疗效果欠佳。

预防调护 注意精神调摄，消除恐惧和顾虑，睡眠环境宜安静；忌烟酒，不喝浓茶，晚餐宜清淡，不宜过饱。适当参加体力劳动，加强体育锻炼，增强体质；作息有序，养成良好的生活习惯。注意睡眠环境的安宁、床铺要舒适，卧室光线需柔和。患病以后应尽早治疗，按时服药，掌握好服药时间，尤其重视睡前服药，可配合心理治疗。

（时 晶）

duōmèi

多寐（somnolence）

不分昼夜，时时欲睡，呼之能醒，醒后复睡的疾病。又称嗜睡。常见于西医学发作性睡病、原发性睡眠增多症、呼吸暂停综合征。

金·李杲《脾胃论》："脾胃之虚，怠惰嗜卧。"元·朱丹溪《丹溪心法·中湿》指出"脾胃受湿，沉困无力，怠惰好卧"，认为多寐与脾胃亏虚有关。清·沈金鳌《杂病源流犀烛·不寐多寐源流》认为多寐病位在心肺："谓多寐为心肺之病。一由心神昏浊，不能自主；一由心火虚衰，不能生土而健运。"

病因病机 病因有素体脾虚、饮食不节、久居湿地。痰湿内盛，瘀血阻窍，以致清阳不升，浊阴不降，阳气不能上奉于脑，故疲困多寐，多属实证；或因脾气虚弱，心肾阳气亏虚，以致阳虚阴盛，心神失养，故懈怠嗜卧，多属虚证。病位在心，与脾、肾关系密切。

诊断 结合发病特点及临床表现作出诊断，可通过多导睡眠图作为客观指标辅助诊断。①不论昼夜，不分场所，精神萎顿，随时可以入睡，呼之能觉醒，但未几又入睡。②常反复发作。

辨证论治 当分虚实论治，明辨标本，虚者当健脾益气，温阳升清，实者当燥湿健脾，化痰醒神。

辨证要点 辨证主要是区分虚实，脾虚、阳衰为虚证；湿胜、瘀阻者为实证。治疗以健脾、温肾、祛湿、化瘀为主要治法。

治疗原则 补虚泻实，标本兼顾。

分证论治 见表。

中成药治疗 在辨证的基础上选择适用的中成药。①补中益气丸：健脾益气，用于脾气亏虚之多寐。②附桂八味丸：益气温阳，用于阳气亏虚之多寐。③半夏白术天麻丸：健脾祛湿、化痰息风，用于脾虚聚湿生痰之多寐。④金水宝胶囊：补益肺肾、益髓填精，用于肾精不足之多寐，神疲乏力，眩晕耳鸣。

其他疗法 在内科治疗的基础上配合针刺疗法。针刺百会、四神聪、印堂、丰隆、足三里。湿浊困脾加脾俞、三阴交；气血亏虚加气海、心俞、脾俞；肾精不足加关元、肾俞。

转归预后 预后一般良好，实证疗效较佳。虚证患者，特别是老年体衰，阳气不足者，较难收效。

预防调护 在起居环境上应多加注意，勿久居潮湿之地，饮食要节制肥甘厚味，选取清淡而营养丰富的食物。适当进行锻炼，以增强体质，振奋精神。

（时 晶）

fāzuòxìng shuìbìng

发作性睡病（narcolepsy）

以日

表 多寐的分证论治

证型	临床表现	治法	主方	常用药
痰浊闭阻证	精神萎顿，昼夜嗜睡，胸闷脘胀，形体肥胖。舌红苔厚，脉滑	化痰醒神	温胆汤	半夏、厚朴、茯苓、白术、枳壳、远志、萆薢
脾气不足证	嗜睡，四肢乏力，身体困重，纳少便溏。舌淡苔薄白，脉微弱	健脾益气	香砂六君子汤	人参、白术、茯苓、黄芪、陈皮、鸡内金、木香、砂仁
阳气虚衰证	整日嗜睡懒言，精神疲惫，畏寒肢冷。舌淡苔薄，脉沉细无力	益气温阳	附子理中丸	附子、党参、干姜、白术、甘草
瘀血阻滞证	神倦嗜睡，头昏头痛。舌紫暗或有瘀斑，脉涩	活血通络	通窍活血汤	赤芍、川芎、桃仁、红花、生地黄、蔓荆子
肾精亏虚证	倦怠嗜卧，耳鸣耳聋，腰膝酸软。舌淡，脉细弱	益精填髓	河车大造丸	紫河车、龟甲、杜仲、牛膝、生地黄、黄精
心气不足证	嗜睡难醒，心悸气短，动则汗出。舌淡红苔薄白，脉沉细无力	补益心气	养心汤	黄芪、人参、茯苓、茯神、白术、酸枣仁

间难以抗拒的嗜睡反复发作，同时伴有猝倒、睡眠瘫痪及睡眠幻觉为主要表现的疾病。属中医学多寐范畴。

病因病机 痰湿困扰，瘀血阻窍，或痰瘀互结，致清阳不升，不能上奉于脑；或脾气虚弱，肾阳亏虚，髓海空虚，以致发病。

辨证论治 以辨虚实为主，治疗上以补虚泻实，调整阴阳为法则。分证论治见表。

中成药治疗 在辨证的基础上选择适用的中成药。①半夏白术天麻丸：健脾祛湿、化痰息风，用于脾虚聚湿生痰之证。②附桂八味丸：益气温阳，用于阳气亏虚。

转归预后 发作性睡病常伴随患者一生，是一种致残性疾病，影响正常生活。

预防调护 合理安排作息时间，调整饮食习惯，少饮含咖啡因的饮料，避免情绪激动和过度紧张，必要时给予心理干预。

（时　晶）

jiànwàng

健忘（amnesia） 情志失调、劳欲过度、年老体衰等导致肾精亏虚、髓海失养，兼伴气滞、血瘀、痰阻、腑滞所引起的记忆减退，遇事易忘的疾病。又称喜忘、善忘、多忘。常见于西医学轻度认知损害、脑动脉硬化症。

健忘最早记载于《素问·五常政大论》：“太阳司天，寒气下临，心气上从……善忘。”《灵枢经·大惑论》对其病因病机进行了阐述。东汉·张仲景《伤寒论·辨阳明病脉证治》中提出瘀血内阻致健忘的病机、症状及治疗方案。迨后，历代医家多有阐述，唐·孙思邈《备急千金要方》卷三十、宋·严用和《济生方·健忘论治》、元·朱丹溪《丹溪心法·健忘》、明·李中梓《医宗必读·健忘》等均对健忘的症状、病因病机、治疗大法进行了阐述，大抵以责之心脾肾虚损或失调者居多，治疗亦宗健脾、益肾、宁心诸法。明·龚廷贤《寿世保元》提出“停饮而气郁以生痰，气既滞，脾不得舒”，补充了气郁生痰的病机，同时指出“当以幽闲之处，安乐之中，使其绝于忧惫，远其六欲七情”。清·程国彭《医学心悟》提出“肾者，作强之官，技巧出焉。心者，君主之官，神明出焉。肾主智，肾虚则智不足，故喜忘其前言……大概由于心肾不交，法当补之，归脾汤、十补丸主之”，认为主要病机为心肾不交。

病因病机 多由情志失调、劳欲过度、年老体衰等导致肾精亏虚、髓海失养，兼伴气滞、血瘀、痰阻、腑滞等而成。房室不节，致肾精暗耗；或思虑过度，劳伤心脾，致心神不宁；或禀赋不足，年老体弱，致髓海欠充，神志虚衰；或痰饮瘀血，闭阻心窍，以上均可引起健忘的发生。病位在脑，与心、肝、脾、肾功能失调密切相关。以本虚标实，虚多实少，虚实夹杂多见。

诊断 以临床表现结合病史作出诊断。神经心理学检查、头颅MRI有助于诊断和鉴别诊断。

诊断要点 ①主诉记忆减退，通常经他人证实，与年龄不相符的客观记忆力下降，总体认知功能基本正常，日常生活能力基本正常，无痴呆。②以中老年人多见，起病隐袭，病程较长。

鉴别诊断 应与痴呆和郁证鉴别。痴呆早期以善忘为主，逐渐发展为反应迟钝，日常生活活动不能自理，时空混淆，计算不能，不识亲人，言辞颠倒。郁证一般可见神志恍惚，精神不振，睡眠障碍，遇事多忘等表现。

辨证论治 当辨虚实，治疗以补肾化痰为主。

辨证要点 首当详审病因，年老体弱，精气亏虚；或思虑过度，心脾两虚；或禀赋不足，肾虚髓空；或痰饮瘀血，闭阻脑窍等。健忘多为虚实夹杂之证，当明辨虚实。虚者多因心脾肾之不足，实者多责之痰气凝结或瘀血内停等。

治疗原则 标本同治，攻补兼施。虚证者当补益脾肾，实证者当化痰祛瘀。

表　发作性睡病的分证论治

证型	临床表现	治法	主方	常用药
痰浊闭阻证	精神萎顿，昼夜嗜睡，胸闷脘胀，形体肥胖。舌苔厚腻，脉滑	化痰醒神	温胆汤	半夏、茯苓、萆薢、远志、枳实、竹茹、陈皮
脾气不足证	嗜睡，饭后尤甚，精神倦怠，肢怠乏力，面色萎黄，纳少便溏。苔薄白，脉微弱	健脾益气	香砂六君子汤	人参、白术、茯苓、陈皮、鸡内金、枳壳、砂仁、木香
阳气虚衰证	整日嗜睡，精神疲惫，懒言，畏寒肢冷，健忘。舌淡苔薄，脉沉细无力	益气温阳	附子理中丸	附子、干姜、肉桂、杜仲、党参、白术、茯苓、炙甘草
瘀血阻窍证	神倦嗜睡，头昏头痛，或有头部外伤史。舌紫暗或有瘀斑，脉涩	活血通络	通窍活血汤	赤芍、川芎、桃仁、红花、牛膝、当归、生姜、大枣

分证论治　见表。

中成药治疗　在辨证的基础上选择适用的中成药。①补肾益脑胶囊：补肾益气、养血生精，用于轻度健忘患者。②半夏白术天麻丸：健脾祛湿、化痰息风，用于脾虚聚湿生痰之健忘。③金水宝胶囊：补益肺肾、益髓填精，用于肾精不足所致的健忘，神疲乏力，眩晕耳鸣。④三七通舒胶囊：活血化瘀、活络通脉，用于瘀血阻络。

其他疗法　在内科治疗的基础上配合针刺疗法。针刺膻中、中脘、气海、关元、足三里、血海等穴，以奏益气调血，扶本培元之功。

转归预后　由于病因不同，病机复杂，转归预后也各不相同。年迈之人记忆力逐渐减退本是生理现象，若无其他疾病，无需药物干预，注重调摄即可。但部分长期失治、误治的老年健忘者有可能转为痴呆。

预防调护　保持精神愉悦，生活有节，合理安排工作、生活，注意劳逸结合，保持充足睡眠，饮食有节，食用橄榄油、各种蔬菜水果、各种谷类、豆类以及海鲜，少进刺激性食物，适量体育锻炼，坚持记忆功能训练。

（时　晶）

chànzhèng

颤证（tremor）　脑髓筋脉失养所引起的以头部或肢体摇动、颤抖为主要表现的疾病。又称颤振、震颤、振掉。常见于西医学帕金森病、舞蹈症、手足徐动症。

《素问·至真要大论》曰：“诸风掉眩，皆属于肝”，认为本病与风相关，病位在肝。“骨者髓之府，不能久立，行则振掉，骨将惫矣”（《素问·脉要精微论》），明确了病变与骨、髓有关。明代以后，对颤证的病因病机及临床发病规律阐释更趋深入，指出病机多为风热上盛，属本虚标实，虚实夹杂之候，提出治疗本证应“清上补下”，以扶正祛邪，标本同治为原则。明·楼英《医学纲目·颤振》提出“颤，摇也；振，动也。风火相乘，动摇之象，比之瘛疭，其势为缓”，同时认为“风颤者，以风入于肝脏经络，上气不守正位，故使头招面摇，手足颤掉也”，与《黄帝内经》中风邪致颤的观点一致。清·张璐《张氏医通·颤振》提出颤证主要是风、火、痰为患，并提出论治方药，通过脉象判断预后。清·高鼓峰《医宗己任编·颤振》强调气血亏虚是颤证的重要原因，以大补气血治疗本病虚证。清·何梦瑶《医碥·颤振》认为基本病机为脾虚风火乘袭：“颤，摇也；振，战动也，亦风火摇撼之象，由水虚而然，风木盛则脾土虚，脾为四肢之本，四肢乃脾之末，故曰风淫末疾。风火盛而脾虚，则不能行其津液，而痰湿易停聚，当兼去痰。”

病因病机　多以内因为主。或因年老体衰，劳欲过度损及脾肾，致气血亏虚，髓海不足；或因情志不遂，引动内风，致虚风内动；或因饮食不节，助湿生痰，致风痰阻络，痰火扰神。以上均可导致脑髓筋脉失养，而出现头部或肢体摇动、颤抖等表现。其病位在脑髓、筋脉，与肝、脾、肾功能失调密切相关。风、火、痰、瘀为主要病理因素。病性以虚为本，以实为标，临床多见虚实夹杂。

诊断　以临床表现结合病史可作诊断。颅脑CT、MRI、PET、黑质超声、肌电图、脑电图等检查有助于诊断和鉴别诊断。

诊断要点　①以头及四肢颤动、振摇为特征性表现。②严重者可发展为肌强直，肢体不灵，行动迟缓，表情淡漠呆滞。③起病隐袭，渐进性加重，不能自行

表　健忘的分证论治

证型	临床表现	治法	主方	常用药
心脾两虚证	遇事善忘，神疲乏力或少气懒言，倦怠嗜卧，心悸，食少腹胀，便秘而软，大便溏或初硬后溏，午后足肿，面唇不华或萎黄或苍白。舌淡或舌淡齿痕或舌体萎缩，脉沉细或迟缓或脉虚	补益心脾	归脾汤	人参、黄芪、白术、当归、酸枣仁、远志、陈皮、合欢皮
肾精亏虚证	记忆减退，定向不能，判断力差，或失算，重者失认，失用，懒惰思卧，齿枯发焦，耳轮萎枯，腰酸骨软，步行艰难。舌瘦色淡，脉沉细	补肾填精	地黄饮子	熟地黄、山茱萸、杜仲、黄精、肉苁蓉、酸枣仁、麦冬、玄参
痰浊蒙窍证	神情呆滞或反应迟钝，吐痰或呕吐痰涎，痰多而黏，鼾睡痰鸣，口中黏涎秽浊，头昏且重，面色秽浊如蒙污垢。舌体胖大有齿痕，舌苔腻而润或腻浊如痰，脉滑	化痰通络开窍益智	洗心汤	半夏、陈皮、茯神、石菖蒲、远志、郁金
瘀血阻窍证	善忘，寡言少语，或妄思离奇，或头痛难愈，夜寐多梦，或彻夜难寐，面色晦暗。舌暗紫有瘀点或瘀斑，或舌苔薄白，脉细弦、沉迟，或见涩脉	化瘀通窍	通窍活血汤	桃仁、川芎、赤芍、红花、三七、五灵脂、延胡索

缓解。

鉴别诊断　应与瘛疭、中风等鉴别。瘛疭多为急性热病或某些慢性病的急性发作，症见手足屈伸牵引，常伴发热、神昏、两目窜视，头、手颤动，甚至角弓反张。中风以突然昏倒，不省人事，或不经昏仆而以半身不遂，口舌㖞斜为主要表现，伴有不遂的肢体僵滞不和，动作失控，筋脉拘急，缓慢抽动，可夹有抖动。

辨证论治　当辨轻重、审标本、察虚实。治以补虚泻实。

辨证要点　①首辨轻重：轻证震颤幅度较小，可以自制；重证震颤幅度较大，甚则生活不能自理。②次辨标本：脑髓及肝脾肾虚损，导致气血亏虚、髓海不足为本，瘀痰风火为标，多致头摇肢颤。③详审虚实：以脏器虚损为虚证，瘀痰风火为实证，多为本虚标实，虚实夹杂。

治疗原则　初期，本虚之象并不明显，主要见于风火相煽、痰热壅阻之标实证，治疗当以清热、化痰、息风为主；病程若长，年老体弱，其肝肾亏虚、气血不足等本虚之象逐渐突出，治疗当滋补肝肾，益气养血，调补阴阳为主，兼顾息风通络。

分证论治　见表。

中成药治疗　在辨证的基础上选择适用的中成药。①大活络丹：培补气血、化痰通络，用于颤振兼肢体酸困，活动不利。②杞菊地黄丸：补益肝肾、清肝息风，用于颤振兼头昏脑胀，面红目赤，耳鸣，腰膝酸软。③三七通舒胶囊：活血化瘀、活络通脉，用于瘀血阻络。

其他疗法　在内科治疗的基础上配合针刺疗法。取百会、风池、曲池、合谷、足三里、阳陵泉、三阴交。肝肾阴虚加肝俞、肾俞；气血虚弱加气海、公孙；痰瘀交阻加膻中、阴陵泉、血海。

转归预后　预后与原发病因和病情轻重密切相关。原发性颤证，病程绵长，早期病情较轻者若运用综合方法治疗，加之生活调摄得当，一般能延缓病情发展。若继发于温热病、痹病、中毒、颅脑外伤及脑瘤等疾病，其预后多取决于该病本身的治疗状况，多呈进行性加重，患者可由部分起居不能自理，直至生活能力完全丧失，若病变最终累及多脏，则预后不良。

预防调护　重点在早期明确诊断，积极治疗，干预危险因素。同时应注意进行病因预防。护理包括精神和生活调摄，保持情绪稳定，饮食清淡，起居规律，生活环境保持安静舒适。对于病情严重的患者，要注意肢体保护，以防自伤，生活不能自理者，应由专人护理，晚期卧床者要预防褥疮发生。

（时　晶）

Pàjīnsēnbìng

帕金森病（Parkinson's disease）

中脑黑质多巴胺能神经元变性死亡导致多巴胺含量显著减少而引起的以静止性震颤、肌强直、运动迟缓、姿势步态异常为主要表现的神经系统退行性疾病。又称震颤麻痹。隐匿起病，呈进行性发展。属中医学颤证范畴。

病因病机　多因风气内动，筋脉失养所致。《素问·至真要大论》："诸暴强直，皆属于风""诸风掉眩，皆属于肝"。早期因年老体弱、情志过激、饮食不节、劳逸不当等导致肝郁脾虚，风火痰瘀闭阻筋脉，气血运行不畅、筋脉失养而致痰热动风。随着病情发展，肝脾肾功能逐渐亏损，脾不健运，气血生化乏源，肝肾亏虚，精血俱损，则以气血两虚，肝肾不足多见。到了病程晚期，转化为脾肾阴阳两虚。病位以肝为主，涉及脾、肾、脑。病性属虚实夹杂，虚指气血阴阳亏虚，实指风、火、痰、瘀为患。

辨证论治　以辨标本、虚实为主。肝肾不足，气血亏虚为本，

表　颤证的分证论治

证型	临床表现	治法	主方	常用药
肝肾不足证	四肢、头部及口唇、舌体等颤动不止。伴头晕耳鸣，少寐多梦，腰膝酸软，肢体麻木，形体消瘦。舌体瘦小，舌暗红苔少，脉细弦，或沉细弦	滋补肝肾 育阴息风	大补阴丸	龟甲、熟地黄、何首乌、山茱萸、枸杞子、菟丝子、黄精
气血两虚证	肢体及头部颤振日久。表情淡漠呆滞，面色无华，心悸气短，头晕眼花，倦怠懒言，自汗乏力。舌体胖嫩，边有齿痕，舌色暗淡，脉细弱	益气养血	八珍汤	人参、茯苓、白术、当归、白芍、熟地黄、川牛膝
痰热动风证	颤振或轻或重，尚可自制。胸脘痞闷，头晕口干，咯痰色黄。舌苔黄腻，脉弦滑数	豁痰清热 息风解痉	导痰汤合羚角钩藤汤	半夏、橘红、茯苓、胆南星、石菖蒲、羚羊角、钩藤、生地黄、菊花
痰瘀交阻证	肢体颤抖不止。素体肥胖，胸闷，头晕，肢麻，口唇色暗。舌紫苔厚腻，脉沉伏涩滞	涤痰化瘀 通络息风	血府逐瘀汤合温胆汤	当归、川芎、赤芍、桃仁、红花、半夏、胆南星、陈皮、枳实

风火痰瘀为标，临证所见，往往本虚标实，虚实夹杂。本病应以补益肝肾为治疗大法。治疗上需视其标本轻重缓急而标本同治，扶正与祛邪兼施，常用益肾调肝、补气养血以扶正而治本，用清化痰热、息风活血以祛邪而治其标。分证论治见表。

中成药治疗 在辨证的基础上选择适用的中成药。①金水宝胶囊：补益肺肾、益髓填精，用于肝肾不足。②归脾丸：健脾养心、益气补血，用于气血两虚。③三七通舒胶囊：活血化瘀、活络通脉，用于瘀血阻络。

其他疗法 在内科治疗的基础上配合针刺疗法。取百会、风池、曲池、合谷、足三里、阳陵泉、三阴交。肝肾阴虚加肝俞、肾俞；气血虚弱加气海、公孙；痰瘀交阻加膻中、阴陵泉、血海；颤抖严重加少海、后溪、大椎；僵直严重加大包、期门、大椎；汗多加肺俞、脾俞、气海。

转归预后 帕金森病是一种慢性进展性疾病，多数患者患病数年内尚能坚持工作，但也有迅速发展致残者。此病病程较长，难以速愈。

预防调护 早期诊断及干预治疗有助于改善患者的运动功能，提高生活质量。早期配合心理治疗和运动训练，注意饮食营养，保持大便通畅，积极主动进行各种功能训练，维持正常运动、平衡、协调功能。随着疾病的发展，应采取综合康复措施，使障碍减轻至最小限度，推迟疾病的进展过程。患者最终需要帮助才能完成吃饭、穿衣、如厕等日常生活活动，需要家属配合照顾生活起居。由于严重肌强直、全身僵硬终至卧床不起，有些患者会发展为痴呆，此时要帮助患者多做被动运动，以防止关节固定、褥疮和坠积性肺炎的发生。

（时　晶）

zhòngfēng

中风（apoplexy）

多种因素导致阴阳失调，气血逆乱，上犯于脑所引起的以卒然昏仆、半身不遂、口舌㖞斜、言语謇涩或不语为主要表现的疾病。发病突然，起病急骤，临床见症不一，变化多端而迅速，有晕仆、抽搐，与自然界风性善行而数变的特征相似，故中医取类比象而称之为中风。西医学缺血性脑卒中和出血性脑卒中属于此证范畴。

《黄帝内经》中有关于中风的论述，如“虚邪偏客于半身，其入深，内居营卫，营卫稍衰，则真气去，邪气独留，发为偏枯”（《灵枢经·刺节真邪》）；“阳气者，大怒则形气绝，而血菀于上，使人薄厥”（《素问·生气通天论》）。东汉·张仲景《金匮要略·中风历节病脉证治》认为络脉空虚，风邪入中是中风发生的主因。关于中风的病因，唐宋以前以外风学说为主，多以“内虚邪中”立论。至金元时代，突出以“内风”立论，是中风病因学说的一个重大转折。金·张元素提出病因是热，金·刘完素主张“心火暴盛”，金·李杲以为属“正气亏虚”，元·朱丹溪主张“湿痰生热”。明·王履提出“真中风”与“类中风”，如《医经溯洄集·中风辨》：“因于风者，真中风也；因于火、因于气、因于湿者，类中风而非中风也。”明·张景岳则认为中风的发生“皆内伤积损”。清·王清任《医林改错》指出中风半身不遂，偏身麻木是由“气虚血瘀”而成，立补阳还五汤治疗，至今仍为临床常用。

表　帕金森病的分证论治

证型	临床表现	治法	主方	常用药
痰热动风证	颤振或轻或重。神呆懒动，胸脘痞闷，头晕口干，口苦，咯痰色黄，便干尿赤。舌红苔黄腻，脉弦数或滑数	清热化痰息风潜阳	导痰汤合羚角钩藤汤	半夏、橘红、茯苓、胆南星、石菖蒲、羚羊角、钩藤、生地黄、菊花
血瘀动风证	手足颤动，肢体屈伸不利。头晕头部刺痛。舌暗有瘀斑瘀点，苔薄白，脉弦滑或细涩	理气活血息风定颤	通窍活血汤	丹参、赤芍、红花、桃仁、川芎、当归、全蝎、地龙、柴胡、枳壳
气血亏虚证	肢体及头部颤振，程度较重，口唇、舌体颤动。面色无华，头晕眼花，倦怠懒言，心悸气短，自汗乏力。舌体胖嫩，边有齿痕，色暗淡，脉细弱	益气养血息风通络	八珍汤	人参、党参、黄芪、白术、当归、白芍
肝肾不足证	头部、四肢震颤，日久不愈，筋脉拘急，动作笨拙。头晕目眩，耳鸣，失眠多梦，肢体麻木，腰膝酸软，形体消瘦，急躁易怒，日久举止迟钝，呆傻健忘，生活不能自理。舌暗红，舌体瘦，苔白或少苔，脉细数	滋补肝肾育阴息风	杞菊地黄丸	生地黄、熟地黄、山茱萸、何首乌、枸杞子、杜仲、龟甲、生龙骨、生牡蛎
阴阳两虚证	震颤日久，步态拖拉，行走不稳。形体偏胖，形寒怕冷，头晕耳鸣，健忘神呆，腰膝酸软，便干难解。舌淡或暗红苔少，脉弦细或细涩	阴阳双补柔筋通络	地黄饮子	制附子、肉桂、肉苁蓉、巴戟天、山茱萸、白芍、五味子、石斛、麦冬

病因病机 病因有内伤积损，劳欲过度，饮食不节，情志所伤，气虚邪中。病位在心、脑，与肝、肾密切相关。病理基础为肝肾阴虚。因肝肾之阴下虚，则肝阳易于上亢，复加饮食起居不当，情志刺激或感受时邪，气血上冲于脑，神窍闭阻，故猝然昏仆、不省人事。病理因素主要为风、火、痰、瘀，其形成与脏腑功能失调有关。如肝肾阴虚，阳亢化火生风，五志亦可化火动风。脾失健运，痰浊内生，或火热炼液为痰。暴怒血菀于上，或气虚无力推动，皆可致瘀血停滞。基本病机为阴阳失调，气血逆乱，上犯于脑。根据病位浅深，病情轻重，确定中经络和中脏腑。若肝风夹痰，横窜经络，血脉瘀阻，气血不能濡养机体，则见中经络之证；若风阳痰火蒙蔽神窍，气血逆乱，上冲于脑则见中脏腑重证。因于痰火瘀阻者，为阳闭；因于痰浊瘀阻者为阴闭。若风阳痰火炽盛，进一步耗伤阴精，阴虚及阳，阴竭阳亡，阴阳离绝，则出现脱证。由此可见，中风病的发生，归纳起来有虚（阴虚、血虚），火（肝火、心火），风（肝风、外风），痰（风痰、湿痰），气（气逆、气滞），血（血瘀）六端。

诊断 根据临床表现结合病史可作诊断。

诊断要点 ①起病急剧，病情复杂；多发生在中年以上，老年尤多；未发之前，多有先兆症状。②以神识昏蒙，半身不遂，口舌㖞斜，言语謇涩或不语，偏身麻木为主要表现。

鉴别诊断 应与痫证、痿病、口僻鉴别。痫证为发作性病证，卒发仆地时常口中作声，如猪羊啼叫，四肢频抽而口吐白沫，醒如常人，可再发。痿病一般起病缓慢，多表现为双下肢痿躄不用，或四肢肌肉萎缩，痿软无力。口僻以突发口眼㖞斜为主要症状，多表现为病侧额纹消失，闭目不能，鼻唇沟变浅，口角下垂，发病前可有同侧耳后疼痛，但不伴有半身不遂诸症。

辨证论治 应辨中经络与中脏腑。

辨证要点 中风属于本虚标实之证，肝肾阴虚，气血衰少为病之本，风、火、痰、气、瘀为病之标，两者可互为因果。发病之初，邪气鸱张，风阳痰火炽盛，气血上菀，故以标实为主；如病情剧变，在病邪的猛烈攻击下，正气急速溃败，可以正虚为主，甚则出现正气虚脱。而后期因正气未复而邪气独留，可留后遗症。中经络虽有半身不遂、口眼㖞斜，但意识清楚；中脏腑者则甚至昏迷，伴肢体不用。

治疗原则 中风急性期有平肝息风，化痰通腑，活血通络，清热涤痰诸法。恢复期以扶正为主、标本兼顾，益气活血、育阴通络、滋阴潜阳、健脾化痰诸法。

分证论治 见表。

中成药治疗 在辨证的基础上选择适用的中成药。①清开灵注射液：清热解毒、化痰通络、醒神开窍，用于中风中脏腑阳闭证。②醒脑静注射液：清热解毒、凉血活血、开窍醒脑，用于阴闭证。③参附注射液：益气温阳、回阳救逆、益气固脱，用于中风脱证。④中风回春丸：活血化瘀，舒筋通络，用于中风中经络。⑤龙生蛭胶囊：补气活血，逐瘀通络，用于中风中经络。⑥脑心通胶囊：益气活血、化瘀通络，用于中风中经络。⑦三七通舒胶囊：活血化瘀，活络通脉，用于中风中经络。

其他疗法 在内科治疗的基础上配合其他疗法。

针刺 后遗半身不遂以大肠经、胃经穴位为主，辅以膀胱经、胆经穴位。初病仅刺患侧，病程日久可先刺健侧，后再刺患侧。取穴：上肢取肩髃、曲池、外关、合谷，可轮换取肩髎、肩贞、臂

表 中风的分证论治

	证型	临床表现	治法	主方	常用药
中经络	风邪入络证	手足麻木，肌肤不仁，或突然口舌㖞斜，言语不利，口角流涎，甚则半身不遂。舌苔薄白，脉浮弦或弦细	祛风通络	大秦艽汤	秦艽、石膏、甘草、川芎、当归、芍药、羌活、独活、防风、黄芩、白芷、生地黄、熟地黄、白术、茯苓、细辛
	阴虚风动证	平素头晕头痛，耳鸣目眩，少眠多梦，腰酸腿软，突然一侧手足沉重麻木，口舌㖞斜，半身不遂，舌强语謇。舌红苔白或薄黄，脉弦滑或弦细而数	滋养肝肾平息内风	镇肝息风汤	怀牛膝、生赭石、生龙骨、生牡蛎、生龟板、白芍、玄参、天冬、川楝子、生麦芽、茵陈、甘草
	风痰瘀阻证	半身不遂，口舌㖞斜，言语謇涩或不语，偏身麻木，头晕目眩，痰多而黏。舌暗淡苔薄白或白腻，脉弦滑	息风化痰活血通络	化痰通络汤	茯苓、半夏、白术、天麻、胆南星、天竺黄、丹参、香附、大黄

续　表

	证型	临床表现	治法	主方	常用药
中脏腑	痰热腑实证	突然半身不遂，偏身麻木，口舌㖞斜，便干或便秘，神志昏迷。舌苔黄或黄腻，脉弦滑，偏瘫侧脉多弦滑而大	化痰通腑	星蒌承气汤	胆南星、全瓜蒌、生大黄、芒硝
	痰浊瘀闭证	突然昏倒，不省人事，牙关紧闭，口噤不开，两手握固，大小便闭，肢体强痉，还可兼有面白唇暗，静卧不烦，四肢不温，痰涎壅盛。舌苔白腻，脉沉滑或缓	辛温开窍除痰息风	苏合香丸合涤痰汤	半夏、胆南星、橘红、枳实、茯苓、人参、石菖蒲、竹茹、甘草、生姜、大枣
	阴竭阳亡证	突然昏倒，不省人事，目合口张，鼻鼾息微，手撒肢冷，汗多，大小便自遗，肢体瘫软。舌痿，脉微欲绝	回阳固脱	参附汤	人参、附子
后恢复期	气虚络瘀证	以一侧肢体不能自主活动为主要表现。或兼有偏身麻木，重则感觉完全丧失；或肢体强痉而屈伸不利；或肢体松懈瘫软。舌质正常或紫暗，或有瘀斑，舌苔薄白或较腻，脉多弦滑，或滑缓无力	益气活血	补阳还五汤	黄芪、当归尾、川芎、桃仁、地龙、赤芍、红花
	风痰瘀阻证	舌欠灵活，言语不清，或舌喑不语，伸舌多歪偏，舌苔或薄或腻，脉多滑。本证或单独出现，或与半身不遂同见，或兼有神志失常	祛风除痰开窍	解语丹	白附子、石菖蒲、远志、天麻、全蝎、羌活、胆南星、木香、甘草

臑、阳池等穴，下肢取环跳、阳陵泉、足三里、昆仑，可轮换取风市、绝骨、腰阳关等穴。不语取穴：金津、玉液放血，针内关、通里、廉泉、三阴交等。

推拿　适用于以半身不遂为主要表现的中风患者，其手法：推、滚、按、捻、搓、拿、擦。取穴：风池、肩井、天宗、肩髃、曲池、手三里、合谷、环跳、阳陵泉、委中、承山。

康复训练　中风后强调早期康复，急性期患者以良肢位保持及定时体位变换为主；对于意识不清或不能进行主动运动者，应进行被动关节活动度维持训练；对于意识清醒并可以配合的患者可在康复治疗师的指导下逐步进行体位变化的适应性训练、平衡反应诱发训练及抑制肢体痉挛的训练等；对言语不利、吞咽困难的患者应进行言语、吞咽功能的训练。

转归预后　中风属中经络者病位较浅，经治疗可逐渐恢复，大约3/4的中风患者遗留言语不利、半身不遂、偏身麻木、饮水呛咳等后遗症。部分患者虽起病时神清，但三五日内病情渐进加重，出现神识昏蒙，由中经络发展为中脏腑，多预后不良。起病直中脏腑，病位深，病情重，经治疗神志转清者，则预后较好，但多数遗留较明显的后遗症。若昏愦不知，瞳神异常，甚至出现呕血，抽搐、高热、呃逆等，则病情为重，如正气渐衰，多难救治。以突发眩晕、饮水呛咳、言语不能、视一为二等为主要表现者，也可迅速出现神昏，危及生命。中风恢复期和后遗症期可发展成郁证、痴呆，或出现发作性抽搐、肢体痉挛、疼痛、手足肿胀、吞咽困难、小便失禁等症。若调摄不当，致阴血亏虚，阴不敛阳，还可再发中风。

预防调护　加强头痛、眩晕等原发病治疗，调畅情志，饮食有节，劳逸有度。加强对先兆症状的早期治疗。重视复发，注意饮食宜忌，预防褥疮，加强功能锻炼。

（高　颖）

zhēnzhòngfēng

真中风（apoplexy caused by exogenous wind）　外中风邪而致的中风。症见突然昏倒，昏不知人，或口舌㖞斜，半身不遂，舌强不能语。西医学急性脑血管病属于此证范畴。元·王履《医经溯洄集·中风辨》说："殊不知因于风者，真中风也；因于火、因于气、因于湿者，类中风。"清·沈金鳌《杂病源流犀烛》、陈念祖《医学从录》提出真中风有六经形证，如头痛、身热、项强属于太阳；目痛、鼻干、不得卧属于阳明；口苦、胁痛、耳聋、寒热、呕吐属于少阳。此病多因正气本虚，外风侵袭而引发阳亢风动，或痰浊上蒙，神窍失用。外见发热、恶寒、身痛、四肢拘急、喘等六经形证者，宜疏解风邪，用小续命汤；内有二便不通，而形气皆盛者，治以通利为主，宜三化汤；外无六经形证，内从二便阻隔，仅见口舌㖞斜，舌络不利或半身不遂者，宜养血祛风，用大秦艽汤；如见痰浊闭窍，昏不知人，先予开窍，宜至宝丹、苏合香丸之类；若见正气衰脱，急用大剂理中汤或参附汤扶正固脱。

（高 颖）

lèizhòngfēng

类中风（apoplectic wind stroke） 内伤积损等导致肝肾阴虚，风从内生而引起的中风。以突然昏仆，半身不遂，口舌㖞斜，言语謇涩为主要表现。病名始见于元·王履《医经溯洄集》。沈金鳌、陈念祖则提出“皆与中脏腑血脉之真中风相类，但无六经形证为异耳”。张伯臾等著《中医内科学》把中风病“无外邪侵袭而发病者称内风，又称类中风或类中”。王永炎《类中风概念与证治的研究》提出椎－基底动脉系统脑血管病变出现风眩、风痱、风癔、风痹、风痴、风癫、风搐、舌喑，而不以偏瘫为主症的称为类中风。《临证指南医案·中风》华岫云按：“肝为风脏，因精血衰脱，水不涵木，木少滋荣，故肝阳偏亢，内风时起。”多因肝肾阴虚，心火炽盛，肝阳偏亢，肝风内动；或气血亏虚，或为湿痰化热生风所致。

（高 颖）

fēngyì

风癔（wind stroke） 痰浊闭阻清窍或肝肾阴虚精亏所引起的以突然昏倒，不知人事，伴舌强不能言，半身不遂，喉中有窒塞感，甚则噫噫有声为主要表现的疾病。又称风懿。属中风中脏腑范畴。常见于西医学急性脑血管病。

唐·孙思邈《备急千金要方》提出“风懿者，奄勿不知人，咽中塞窒窒然”。风癔可见失语或虽能言语但词不达意，或不能命名，或不能阅读熟悉的文字，病变在脑而舌体活动自如，但日久不语也可见舌体痿废不用，与语謇的言语含混不清、口舌㖞斜、病在舌体不同。病位在脾、肾，涉及心肝。在脾为气虚痰盛兼有内风，风痰闭阻清窍，阻滞舌本脉络；在肝肾为肝肾阴虚精亏，脑髓失充，舌本脉络失养；在心则因痰浊闭窍，神明失用。风痰阻络证可见猝然昏倒，头晕目眩，痰多而黏，治以祛风除痰、宣窍活络，佐以益气健脾，用解语丹；肾虚精亏证可见眩晕耳鸣，昏倒前常有乏力、心悸，当滋阴益髓、补肾利窍，用左归饮。

（高 颖）

quēxuèxìng nǎoxuèguǎnbìng

缺血性脑血管病（ischemic cerebrovascular disease） 包括短暂性脑缺血发作和脑梗死。短暂性脑缺血发作是由颅内动脉病变引起的一过性或短暂性、局灶性脑或视网膜功能障碍，临床症状一般持续10～15分钟，多在1小时内恢复，不超过24小时；脑梗死又称缺血性脑卒中，是因脑部血液循环障碍，缺血、缺氧所致的局限性脑组织缺血性坏死或软化。短暂性脑缺血发作属中风先兆，脑梗死属中医学中风范畴。

病因病机 病因有内伤积损、劳欲过度、情志所伤、饮食不节等。病位在脑，与肝肾密切相关。基本病机为阴阳失调，气血逆乱，上犯于脑。多以肝肾阴虚为本，风、火、痰、气、瘀为标。本病多因肝风夹痰，横窜经络，而表现为中风中经络之证。部分患者可因风痰化火，风阳痰火上逆，而发为中脏腑，逐渐出现神志障碍。病理性质多属本虚标实。急性期以风、火、痰、瘀为主，恢复期和后遗症期以本虚或虚实夹杂为主，基本病机为痰瘀阻络，脑脉闭阻。

辨证论治 按“急则治其标，缓则治其本”原则治疗，同时辨病期、分虚实。治疗原则为化痰息风，祛瘀通络。分证论治见表。

中成药治疗 在辨证基础上选择适用的中成药。

口服中成药 ①华佗再造丸：活血祛瘀、化痰通络、行气止痛，

表 缺血性脑血管病的分证论治

	证型	临床表现	治法	主方	常用药
短暂性脑缺血发作	肝阳上亢证	阵发性眩晕，发作性偏身麻木，一过性言语謇涩、偏瘫，瞬时性视歧惛瞀，面色红，头胀痛，目赤口苦，急躁易怒，手足颤动，尿黄赤。舌红苔薄黄或黄干，脉弦数	平肝潜阳	天麻钩藤饮	怀牛膝、生赭石、生龙骨、生牡蛎、生龟甲、白芍、玄参、天冬、川楝子、生麦芽、茵陈、甘草
	痰浊壅滞证	阵发性眩晕，发作性偏身麻木，一过性言语謇涩、偏瘫，瞬时性视歧惛瞀，头部沉重，胸闷，痰多，纳呆，多寐，肢体困重。舌淡红或暗红，舌体胖大或有齿痕，苔白腻或黄腻，脉弦数或濡数	化痰通络	导痰汤	半夏、生白术、天麻、胆南星、丹参、香附、酒大黄
	气虚血瘀证	阵发性眩晕，发作性偏身麻木，一过性言语謇涩、偏瘫，瞬时性视歧惛瞀，面色无华，心悸气短，自汗乏力，大便溏。舌暗淡或有瘀斑或边有齿痕，舌苔白腻，脉沉细	益气活血	补阳还五汤	生黄芪、当归、桃仁、红花、赤芍、川芎、地龙

续 表

	证型	临床表现	治法	主方	常用药
脑梗死	风痰阻络证	半身不遂，口舌㖞斜，言语謇涩或不语，感觉减退或消失，头晕目眩，痰多而黏。舌暗淡苔薄白或白腻，脉弦滑	息风化痰活血通络	半夏白术天麻汤	半夏、生白术、天麻、胆南星、丹参、香附、酒大黄
	痰热腑实证	半身不遂，口舌㖞斜，言语謇涩或不语，感觉减退或消失，腹胀便干便秘，头痛目眩，咯痰或痰多。舌暗红苔黄腻，脉弦滑或偏瘫侧弦滑而大	化痰通腑	桃仁承气汤	全瓜蒌、生大黄、芒硝、桃仁
	气虚血瘀证	半身不遂，口舌㖞斜，言语謇涩或不语，感觉减退或消失，面色㿠白，气短乏力，自汗出，心悸便溏，手足肿胀。舌暗淡苔白腻有齿痕，脉沉细	益气活血	补阳还五汤	生黄芪、当归、桃仁、红花、赤芍、川芎、地龙
	阴虚风动证	半身不遂，口舌㖞斜，言语謇涩或不语，感觉减退或消失，眩晕耳鸣，手足心热，咽干口燥。舌红而体瘦，少苔或无苔，脉弦细数	育阴息风活血通络	镇肝息风汤	生地黄、山茱萸、钩藤、天麻、丹参、白芍
	痰热内闭证	起病急骤，神识昏蒙，鼻鼾痰鸣，半身不遂，肢体强痉拘急，项强身热，气粗口臭，躁扰不宁，甚则手足厥冷，频繁抽搐，偶见呕血。舌红绛苔褐黄干腻，脉弦滑数	清热化痰醒神开窍	羚角钩藤汤	黄连、山栀子、丹参、天麻、钩藤、石菖蒲、牡丹皮、羚羊角粉
	痰湿蒙神证	半身不遂，口舌㖞斜，言语謇涩或不语，感觉减退或消失，神识昏蒙，痰鸣漉漉，面白唇暗，静卧不烦，二便自遗，周身湿冷。舌紫暗苔白腻，脉沉滑缓	温阳化痰醒神开窍	涤痰汤	半夏、陈皮、枳实、胆南星、茯苓、石菖蒲、竹茹、远志、丹参、甘草
	元气败脱证	昏愦不知，目合口开，四肢松懈瘫软，肢冷汗多，二便自遗，舌痿。舌紫暗苔白腻，脉微欲绝	益气回阳固脱	参附汤	人参、附子

用于痰瘀阻络。②牛黄清心丸：益气养血、镇静安神、化痰息风，用于气血不足，痰热上扰。③脑安胶囊：活血化瘀、益气通络，用于气虚血瘀。④苏合香丸：芳香开窍、行气止痛，用于痰湿蒙神。⑤安宫牛黄丸：清热解毒、镇惊开窍，用于痰热内闭。

中药注射剂　①清开灵注射液：清热解毒、化痰通络、醒神开窍，用于痰热内闭。②血塞通注射液：活血祛瘀，通脉活络，用于瘀血阻络。

其他疗法　在内科治疗的基础上配合其他疗法。

针灸　病情平稳后可进行。中经络取穴以手足阳明经穴为主，辅以太阳、少阳经穴；中脏腑脱证选用任脉穴为主，用大艾炷灸治疗，闭证取水沟、十二井穴为主。

推拿　取天宗、肝俞、胆俞、膈俞、肾俞、环跳、阳陵泉、委中、承山、膝眼、解溪、尺泽、曲池、手三里、合谷等穴进行按、揉、搓、擦。

转归预后　短暂性脑缺血发作属中风先兆，临床表现呈一过性，如果治疗及时，则预后较好，无后遗症，若先兆症状频发，失治误治则可发展为脑梗死，预后不良。脑梗死病位浅、梗死面积小者，经治疗可逐渐恢复，大约3/4的患者遗留言语不利、半身不遂、偏身麻木、饮水呛咳等后遗症。部分患者起病时神志清楚，三五日内病情渐进加重，出现神识昏蒙，多预后不良。病位深，梗死面积大者，病情重，经治疗神志转清，则预后较好，多数遗留较明显的后遗症。若昏愦不知，瞳神异常，甚至出现呕血，抽搐，高热，呃逆等，则病情危重，多难救治。

预防调护　同中风。

（高　颖）

chūxuèxìng nǎoxuèguǎnbìng

出血性脑血管病（hemorrhagic cerebrovascular disease）

高血压、脑动脉硬化等导致脑内或蛛网膜下腔内血管破裂，出现以突然昏倒、偏瘫、偏盲、偏侧肢体感觉障碍和（或）失语等局灶性脑功能障碍为主要表现的疾病。包括蛛网膜下腔出血和脑出血。蛛网膜下腔出血是脑底部或脑表面血管破裂后，血液流入蛛网膜下腔的一种脑卒中。脑出血是原发性非外伤性脑实质内出血。属中医学中风范畴。

病因病机　此病病势急剧，病情复杂多变，最常见诱因为情志内伤，多因情绪激动、用力排便或咳嗽等诱发。病性本虚标实，本虚为肝肾阴虚、气血不足；标实为风、火、痰、瘀相激为患。病机为风阳痰火蒙蔽神窍，气血逆乱。

辨证论治　应分蛛网膜下腔出血和脑中风辨治。辨风、阳、痰、火之主次。辨闭证、脱证。治疗原则为息风清火，豁痰开窍。分证论治见表。

中成药治疗　同缺血性脑血管病。

表　出血性脑血管病的分证论治

	证型	临床表现	治法	主方	常用药
蛛网膜下腔出血	肝阳暴亢证	平素或有偏头痛，或周期性头痛，或头晕、头胀、心烦易怒，在用力或活动时突然剧烈头痛，伴呕吐，面红目赤，烦躁不安，或神昏谵妄，或肢体拘急，大便秘结，小便黄赤。舌红苔黄，脉弦紧	辛凉开窍 镇肝息风	羚羊角汤	羚羊角、龟板、生地黄、牡丹皮、白芍、柴胡、薄荷、蝉蜕、菊花、夏枯草、石决明
	痰热内闭证	突然昏倒，不省人事，项强，喉间痰鸣，呕吐痰涎，大便闭结。舌红苔黄腻，脉滑	清热涤痰 通窍开闭	温胆汤合至宝丹	半夏、陈皮、胆南星、枳实、黄芩、生大黄、钩藤、生甘草、茯苓、石菖蒲
	阳明火炽证	头痛剧烈，以前额为主，颈强，恶心呕吐，面红目赤，口臭口干，渴喜冷饮，小便短黄，大便秘结。舌红苔黄，脉弦数或滑数	泻火清脑	泻心汤	黄芩、黄连、生大黄、枳实、郁金、知母、竹茹、牛膝、竹沥、生甘草
	痰蒙清窍证	头痛昏重，眩晕呕吐，甚则突然昏仆，喉中痰鸣，或伴半身不遂。舌淡胖苔白腻，脉弦滑	涤痰开窍	涤痰汤	制半夏、制南星、陈皮、枳实、茯苓、人参、石菖蒲、竹茹、甘草、生姜
	瘀血阻络证	头痛如针刺，固定不移，伴头昏目眩，项强。舌紫暗或有瘀斑，脉细涩	活血化瘀	通窍活血汤	赤芍药、川芎、桃仁、红花、麝香、老葱、生姜、大枣
	肝肾阴虚证	平素头晕头痛，耳鸣，失眠多梦，心烦易怒，腰膝酸软，或肢体麻木，在活动时突发剧烈头痛，呕吐，烦躁不安，或偏侧肢体拘急，抽搐。舌红少苔，脉弦细数	滋补肝肾	杞菊地黄丸	生地黄、山茱萸、茯苓、山药、牡丹皮、泽泻、枸杞子、菊花
脑出血	风火上扰证	半身不遂，口舌㖞斜，言语謇涩或不语，偏身麻木，头晕头痛，面红目赤，口苦咽干，心烦易怒，尿赤便干。舌红或红绛苔薄黄，脉弦有力	平肝潜阳 息风清热	天麻钩藤饮	天麻、钩藤、石决明、川牛膝、杜仲、桑寄生、黄芩、山栀子、益母草、夜交藤、茯神
	痰热腑实证	半身不遂，口舌㖞斜，言语謇涩或不语，偏身麻木，腹胀，便干便秘，头晕目眩，咯痰或痰多。舌暗红或暗淡，苔黄或黄腻，脉弦滑或偏瘫侧脉弦滑而大	化痰通腑	星蒌承气汤	全瓜蒌、胆南星、生大黄、芒硝
	阴虚风动证	半身不遂，口舌㖞斜，言语謇涩或不语，偏身麻木，烦躁失眠，头晕耳鸣，手足心热，咽干口燥。舌红绛或暗红，或舌红瘦，少苔或无苔，脉弦细或弦细数	滋养肝肾 潜阳息风	镇肝息风汤	怀牛膝、生赭石、生龙骨、生牡蛎、生龟板、生杭芍、玄参、天冬、川楝子、生麦芽、茵陈、甘草
	痰热闭窍证	神昏，半身不遂，鼻鼾痰鸣，项强身热，气粗口臭，躁扰不宁，甚则手足厥冷，频繁抽搐，偶见呕血。舌红绛苔黄腻或干腻，脉弦滑数	清热化痰 醒神开窍	羚羊角汤	羚羊角粉、龟板、生地、牡丹皮、白芍、夏枯草、生石决明
	气虚血瘀证	半身不遂，口舌㖞斜，言语謇涩或不语，偏身麻木，面色㿠白，气短乏力，口角流涎，自汗出，心悸便溏，手足肿胀。舌暗淡苔薄白或白腻，或舌边有齿痕，脉沉细、细缓或细弦	益气活血	补阳还五汤	生黄芪、当归、赤芍、地龙、川芎、红花、桃仁
	元气败脱证	神昏，肢体瘫软，目合口张，呼吸微弱，手撒肢冷，汗多，重则周身湿冷，二便失禁，舌痿不伸。舌紫暗苔白腻，脉沉缓、沉微	益气回阳 固脱	参附汤	人参、附子

其他疗法　在内科治疗的基础上配合其他疗法。

针灸　病情平稳后可进行，头痛明显者可刺络放血，以疏通经络，调和气血，可选痛侧太阳穴或悬颅穴刺络放血，同时辨证取阿是穴、合谷、三阴交等穴针刺；中经络取穴以手足阳明经穴为主，辅以太阳、少阳经穴；中脏腑脱证选用任脉穴为主，用大艾炷灸治疗，闭证取水沟、十二井穴为主。

推拿　病情平稳后可取天宗、肝俞、胆俞、膈俞、肾俞、环跳、阳陵泉、委中、承山、膝眼、解溪、尺泽、曲池、手三里、合谷等穴进行按、揉、搓、擦。

转归预后　本病死亡率较高，转归预后与出血部位和出血量的多少密切相关。出血量少，神志清楚者，治疗及时，预后较好。部分患者虽起病时神清，三五日内病情渐进加重，出现神识昏蒙，多为再次出血，预后不良。出血量多，病情较重，经治疗神志转清，仍遗留较明显后遗症。若神昏谵语，瞳神异常，抽搐，高热，呕吐剧烈等，则病情危重，多难救治。

预防调护 见中风。

（高 颖）

zhòngfēng hòuyízhèng

中风后遗症（apoplectic sequela） 中风后遗存的以半身不遂、麻木不仁、口舌㖞斜、言语不利为主要表现的疾病。相当于西医学脑卒中后遗症。

中风按病程可分为急性期、恢复期、后遗症期三个阶段，后遗症期为发病半年以上。中医对中风后遗半身不遂有偏枯、偏风、身偏不用等名称。如《灵枢经·九宫八风》载有“其有三虚而偏于邪风，则为击仆偏枯矣”，《素问·风论》亦有“风中五脏六腑之俞，亦为脏腑之风，各入其门户，所中则为偏风”的记载。关于病因，《灵枢经·刺节真邪论》提到“虚邪偏客于身半，其入深，内居营卫，营卫稍衰，则真气去，邪气独留，发为偏枯”。隋·巢元方《诸病源候论》有“风偏枯者，有血气偏虚，则腠理开，受于风湿”的记载。宋·严用和《济生方·中风论治》则提出“荣卫失度，腠理空疏，邪气乘虚而入，及其感也，为半身不遂”。

病因病机 中风后期，肝肾阴虚、气血亏损，风、火、痰、瘀之邪留滞经络，气血运行不畅，留有半身不遂，口㖞或不语等后遗症。主要表现为虚实夹杂或本虚之证。

辨证论治 应辨本虚标实之主次。治标宜搜风化痰，通络行瘀，平肝潜阳；治本宜补益气血，滋养肝肾或阴阳双补。分证论治见表。

中成药治疗 在辨证的基础上选择适用的中成药。①华佗再造丸：活血化瘀、化痰通络、行气止痛，用于瘀血阻络证之恢复期和后遗症患者。②归脾丸：益气健脾养血，用于中风日久，气血两虚，脑脉失养。

其他疗法 在内科治疗的基础上配合其他疗法。

针灸 半身不遂者治以疏通经脉、调和气血，以大肠、胃经穴位为主，以膀胱、胆经穴位为辅，常取穴位有肩髃、曲池、合谷、外关、内关、环跳、阳陵泉、足三里、三阴交、解溪、昆仑等，多采用补法或平补平泻法。言语不利者治以祛风化痰、通窍活络，常取穴位有内关、通里、廉泉、三阴交、哑门、风府、金津、玉液等。

推拿 常用手法有推、按、捻、搓、拿、擦等，以患侧颜面部、背部、肢体为重点，常取穴有风池、肩井、天宗、肩髃、曲池、手三里、合谷、环跳、阳陵泉、委中、承山等。

转归预后 中风后遗症期，可因痰浊内阻、气机郁滞而出现情绪低落，寡言少语而成郁证；如毒损脑络，神机失用则可渐致反应迟钝，神情淡漠而发展为痴呆；或出现发作性抽搐，肢体痉挛，疼痛，手足肿胀，吞咽困难，小便失禁等症；若调摄不当，致阴血亏虚，阴不敛阳，可再发中风。

预防调护 中风容易复发，且复发时病情必然加重，故应强调预防。中风后遗症患者的调护：情感护理，因人制宜实施心理护理，使其积极配合进行补偿性和适应性的功能锻炼；中风患者的饮食以清淡、营养、易消化为宜，可适当进食含纤维高的食品，忌浓茶、酒类、咖啡和辛辣刺激性食物；预防褥疮发生，做到勤翻身，及时检查皮肤、衣服、被单是否干燥和平整，当受压皮肤发红时，应用手掌揉擦，或外搽红花酊，以改善局部血液的循环；鼓励和辅导患者进行功能锻炼，是中风后遗症期护理工作的重点。在瘫痪肢体不能自主运动时，应帮助患者被动运动，以促进气血的运行。当肢体瘫痪恢复到可以抬举时，应加强自主运动，有条件者应接受系统规范的康复训练。

（高 颖）

fēngyīn

风喑（celostomia due to wind） 内伤积损、年老或久病体虚导致正气不足、精气亏损或痰瘀日久，壅滞经络所引起的以言语謇涩、吞咽呛咳，伴站立不稳，四肢乏

表 中风后遗症的分证论治

证型	临床表现	治法	主方	常用药
气虚络瘀证	偏身瘫软不用。伴肢体麻木，甚则感觉完全丧失，口舌㖞斜，可兼见少气懒言，纳差，自汗，面色萎黄，或偏侧肢体强痉而屈伸不利，或见患侧肢体浮肿。舌淡紫或紫暗或有瘀斑，苔薄白或白腻，脉弦涩或脉细无力	益气活血化瘀通络	补阳还五汤	黄芪、当归尾、川芎、桃仁、地龙、赤芍、红花
风痰入络证	言语謇涩或失语。可兼见舌强，口舌㖞斜，口角流涎，偏身麻木，半身不遂。舌暗苔腻，脉滑	祛风化痰宣窍通络	解语丹	白附子、石菖蒲、远志、天麻、全蝎、羌活、胆南星、木香、甘草

力为主要表现的疾病。常见于西医学以吞咽呛咳为主要表现的假性延髓麻痹，以运动性构音障碍为主要表现的脑卒中、小脑损伤、重症肌无力、颅内肿瘤。

《素问·脉解》云："所谓入中为喑者，阳盛已衰，故为喑也。"明·王肯堂《证治准绳·杂病诸中门》云："因肾虚而肾络与胞络内绝，不通于上则喑，肾脉不上循喉咙挟舌本，则不能言，二络不通于下则痱厥矣，如是者，以地黄饮子主之。"认为风喑为肾虚所致。明·楼英《医学纲目·卷之十肝胆部中风》指出："风喑者，以风冷之气客于中，滞而不能发，故使口噤不能言也。与前所谓涎塞心肺同候，此以口噤为差耳。"

病因病机 病因有内伤积损，年老或久病体虚。年老则正气自虚，久病则精血渐耗。基本病机为正气不足，精血亏损，血运不畅，筋脉空虚，舌本失养；或痰瘀日久，化火生风，壅滞经络，闭阻舌络。病位在心、肝、脾、肾四脏。病理因素为风、火、痰、瘀。病理性质多属本虚标实。

辨证论治 辨证应分虚实。治疗以祛风化痰，补益肝肾为主。分证论治见表。

其他疗法 在内科治疗的基础上配合其他疗法。可针刺内关、人中、三阴交等穴，或点刺金津、玉液放血。

预后转归 预后不佳。

预防调护 应注意调畅情志、保暖，防止饮食呛咳，预防褥疮。

（高　颖）

fēngfèi

风痱（hemiplegia）　中风后出现的以手足废用，半身不遂伴失音不语为主要表现的疾病。又称喑痱。唐·孙思邈《备急千金要方》："中风大法有四，一曰偏枯，二曰风痱，三曰风懿，四曰风痹。"常见于西医学以共济失调为主要表现的遗传性小脑性共济失调、多系统萎缩、脊髓结核及急性脑血管疾病。"风痱"一词首见于隋·巢元方《诸病源候论·卷一风病诸候》："风痱之状，身体无痛，四肢不收，神志不乱，一臂不遂者，风痱也。时能言者可治，不能言者不可治。"《素问·脉解》云："内夺而厥，则为喑痱，此肾虚也。"此病是以肾虚精亏导致足废不能用为主症，伴有舌强不能言的一种慢性虚损性疾病。主要表现为站立不稳、步履不正、行走不稳、手足震颤、取物不稳等运动失调症状，可伴有言语不清、发音难辨、思维迟钝、记忆力减退、计算力低下等言语障碍和构音障碍。

病因与先天禀赋、久病劳损、年老体衰、脾胃强弱密切相关，病位在脑与肾。基本病机为肾精不足、元气亏虚，兼有脾气不足。若因气血不足或肝肾亏虚，痰瘀阻于络脉，气虚血瘀为主者，当益气养血，化瘀通络，用补阳还五汤；肝肾亏虚为主者，当滋养肝肾，用地黄饮子或六味地黄丸。

（高　颖）

chīdāi

痴呆（dementia）　年迈体虚、七情内伤、久病耗损等原因导致髓海不充、神机失用所引起的以呆傻愚笨为主要表现的神志疾病。又称呆病。西医学阿尔茨海默病、血管性痴呆、额颞叶痴呆、路易体痴呆、帕金森病、亨廷顿病、正常颅压脑积水、脑淀粉样血管病、脑外伤和脑炎后遗症以及癫痫和其他精神性疾病等出现记忆减退、呆傻愚笨、性情改变者属于此病范畴。

明代以前无痴呆专论，有关痴呆的论述散见于"言善误""健忘""善忘"等篇章中。明·张景岳《景岳全书·杂病谟》首先提出了痴呆的病名，并认为病机为心或肝胆逆气上攻："痴呆证，凡平素无痰，而或以郁结，或以思虑，或以疑贰，或以惊恐，而渐致痴呆，言辞颠倒，举动不经，或多汗，或善愁，其证则千奇万怪，无所不至。脉必或弦或

表　风喑的分证论治

证型	临床表现	治法	主方	常用药
风痰阻络证	言语謇涩，半身不遂或口眼㖞斜，头痛眩晕，胸脘痞闷，咳吐痰涎或喉中痰鸣。苔白腻，脉弦滑	祛风化痰	神仙解语丹	白附子、天麻、远志、木香、胆南星、白僵蚕、全蝎、羌活
气虚血瘀证	语言謇涩，肢软无力，半身不遂，偏身麻木，面色萎黄。舌淡有斑点，脉细涩	益气行瘀	补阳还五汤	黄芪、当归、赤芍、川芎、桃仁、红花、地龙
肾气亏虚证	音喑失语，腰膝酸软，头晕耳鸣，心悸，气短，或肢体软弱，半身不遂。舌淡，脉弱	补肾益精	地黄饮子	熟地黄、山茱萸、肉苁蓉、巴戟天、肉桂、石斛、麦冬、五味子、石菖蒲、远志、茯苓、附子
肝肾阴虚证	语言謇涩，肢体瘫痪，腰膝酸软，头晕耳鸣，肉削肤燥。舌淡，脉弱	滋养肝肾	虎潜丸	熟地黄、知母、锁阳、干姜、龟甲、虎骨、黄柏、陈皮、白芍

数，或大或小，变易不常，此其逆气在心或肝胆二经，气有不清而然。”清·陈士铎《辨证录·呆病门》有“呆病门”专篇，对其症状描述甚详，提出其主要治法是“开郁逐痰，健胃通气”，立有洗心汤、转呆丹、还神至圣汤等。

病因病机 病因以内因为主，多是年迈体虚、七情内伤、久病耗损等原因导致气血不足，肾精亏耗，髓海失充，脑失所养，或气、火、痰、瘀诸邪内阻，上扰清窍所致。基本病机为髓海不足，神机失用。病位主要在脑，与心、肝、脾、肾功能失调密切相关。病理性质多属本虚标实，本虚为肾精、阴阳、气血亏虚，标实为气、火、痰、瘀内阻于脑。临床以虚实夹杂多见。

诊断 以临床表现结合病史和神经心理学检查可作出诊断。神经心理学评估和颅脑 CT、MRI 或 PET 检查、血同型半胱氨酸、甲状腺功能、叶酸、维生素 B_{12} 等检测有助于诊断和鉴别诊断。

诊断要点 ①记忆减退，认知呆傻，性情改变，动作迟笨等是其特征性表现。②患者的记忆和认知损害影响了工作和日常生活能力，重者可出现精神行为障碍。③不能用其他精神或情感疾病来解释。④起病缓慢，病情渐进加重，病程一般较长。

鉴别诊断 痴呆应与郁证、健忘、癫病等鉴别。郁证是以心境不佳、情绪抑郁、表情淡漠、胸胁苦满、委屈悲伤等为主要表现的一种病证，也常出现与痴呆相似的各种记忆和认知功能障碍。健忘是指主诉记忆减退、遇事善忘的一种病证，是痴呆的早期表现。癫病是以沉闷寡言、情感淡漠、语无伦次、或喃喃自语、静而少动等精神失常为主要表现的一种病证。

辨证论治 辨证应先分虚实，次辨缓急。虚证重在培补先后天，实证多以开气郁、消痰滞为主。

辨证要点 首辨虚实，虚证有脾肾两虚、髓海空虚、气虚血亏；实证有痰浊、瘀血、火热、毒盛。次辨缓急，起病缓慢、渐进加重、病程较长，多与年老脾肾亏虚、气血不足、髓海渐空有关。若突然起病，阶梯样加重，病程较短，多与脑卒中、外伤、情志之变有关。再察演变，平台期多见虚证；波动期常见虚实夹杂，心肝火旺，痰瘀互阻；下滑期多为证候由虚转实，病情由波动而转为恶化之象。

治疗原则 治疗当以开郁逐痰、活血通络、平肝泻火治其标，补虚扶正，充髓养脑治其本。

分证论治 见表。

中成药治疗 在辨证的基础上选择适用的中成药。①天智颗粒：平肝潜阳、补益肝肾，用于头晕、烦躁易怒、失眠、口苦咽干、腰膝酸软之痴呆者。②复方苁蓉益智胶囊：益智养肝、活血化浊、健脑增智，用于智力减退、思维迟钝、神情呆滞、健忘，腰膝酸软、头晕耳鸣、失眠多梦之痴呆者。③三七通舒胶囊：活血

表 痴呆的分证论治

证型	临床表现	治法	主方	常用药
髓海不足证	记忆减退，定向不能，判断力差。懒惰思卧，齿枯发焦，腰酸骨软，步行艰难。舌瘦色淡苔薄白，脉沉细弱	滋补肝肾 填髓养脑	七福饮	熟地黄、当归、杜仲、续断、紫河车、黄精、人参、白术、远志
脾肾两虚证	记忆减退，表情呆板，沉默寡言，行动迟缓，甚而终日寡言不动，口齿含糊。腰膝酸软，肌肉萎缩，食少纳呆，气短懒言，口涎外溢或四肢不温，鸡鸣泄泻。舌质淡白，舌体胖大，舌苔白，或舌红苔少或无苔，脉沉细弱、两尺尤甚	补肾健脾 培元生髓	还少丹	熟地黄、枸杞子、杜仲、怀牛膝、茯苓、白术、陈皮、山茱萸、肉苁蓉、巴戟天
痰浊蒙窍证	记忆减退，表情淡漠，头晕身重，晨起痰多，少动不语，面色㿠白或苍白不泽，气短乏力。舌体胖，舌质淡，苔白腻，脉细滑	化痰开窍 益气健脾	洗心汤	半夏、厚朴、枳壳、陈皮、远志、石菖蒲
血瘀气滞证	善忘，善恐，神情淡漠，反应迟钝，寡言少语。或妄思离奇，或头痛难愈，多有外伤病史，或心肌梗死史、脑卒中史，或素有血瘀之疾。舌暗紫有瘀点、瘀斑，苔薄白，脉细弦、沉迟，或见涩脉	活血行气 宣窍健脑	通窍活血汤	桃仁、红花、赤芍、川芎、郁金、牛膝、当归、生地黄、柴胡、枳壳
心肝火旺证	健忘颠倒，认知损害，心烦易怒，头晕头痛，口苦目干，筋惕肉瞤，或可见口眼㖞斜，肢体麻木或半身不遂，或尿赤，大便秘结等。舌暗红苔黄或黄腻，脉弦滑或弦细而数	清心平肝 醒神开窍	天麻钩藤饮	天麻、钩藤、珍珠粉、牛膝、黄芩、黄连、石决明、夜交藤
毒损脑络证	表情呆滞、双目无神、不识事物、面色晦暗、秽浊如蒙污垢，口气臭秽、口中黏涎秽浊、溲赤便干或二便失禁、肢麻、颤动、舌强语謇，烦躁不安甚则狂躁，举动不经，言辞颠倒。舌暗或有瘀斑，苔厚腻、积腐、秽浊	解毒化浊 通络达邪	黄连解毒汤	黄连、黄芩、黄柏、栀子、远志、当归、全蝎、地龙、连翘、石菖蒲

化瘀、活络通脉，用于瘀血阻络。

其他疗法 在内科治疗的基础上配合其他疗法。

针刺 取百会、四神聪、三阴交、太溪等穴，强刺激。休息3~4天后重复治疗。也可加足阳明胃经、手厥阴心包经与神志相关的穴位。

耳针 可选择神门、皮质下、肾、脑点、枕等耳穴。

转归预后 预后依疾病原因和病情轻重而定。早期病情较轻者，经及时治疗，部分症状可有改善。病情较重者，生活部分不能自理，往往继续发展，直至生活能力完全丧失，终日卧病在床，多因继发感染或多脏衰竭而致预后不良。

预防调护 关键是早期诊断、早期治疗和干预危险因素。平素有痰、瘀、毒、虚者，宜采取相应干预措施。若有家族遗传史、头部外伤、血管性危险因素等，更应争取早期诊断；并积极治疗高血压、高血脂、糖尿病和脑卒中等血管性危险因素，延缓或预防痴呆的发生。

护理包括精神调理、智能训练、饮食调节等。帮助患者维持或恢复有规律的生活习惯，正确认识和对待疾病，解除情志因素刺激。对轻症患者，应进行耐心细致的智能训练，使之逐渐恢复或掌握一定的生活和工作技能；对重症患者，应进行生活照料，防止因大小便自遗及长期卧床引发褥疮、感染等；要防止患者自伤或他伤，防止跌倒而发生骨折，或外出走失等。

（时　晶）

xuèguǎnxìng chīdāi

血管性痴呆（vascular dementia）

反复发生缺血性脑卒中后出现痴呆，认知功能突然减退或波动样、阶梯样进展为主要表现的临床综合征。属中医学痴呆范畴。

病因病机 此病多继发于脑血管疾病。年老体弱，肾精亏虚之人，因卒中，风痰上扰，痰浊瘀血闭阻脑络，甚则浊毒内生，导致脑气与脏气不相接，神机失用，发为痴呆。此病多以肾虚髓减为本，以风热痰瘀上扰为标，病位在脑，与心、肝、脾、肾功能失调关系密切。以脑气与脏气不相接，神机失用为基本病机，毒损脑络，形体败坏为病理基础。

辨证论治 辨证应分虚实，虚证多为肾精亏虚，实证多见痰浊、瘀血、火热之象。治疗以补益肾精、化痰开窍、活血通络为大法。此病虚实并见，治疗当标本兼顾。若痰瘀阻络明显者，先治其标，主要着眼于祛瘀化痰通络，之后再予调补阴阳气血或通补兼施。若年迈气血阴阳虚衰，则补益阴阳气血，有利于消除痰瘀。分证论治见表。

中成药治疗 在辨证的基础上选择适用的中成药。①天智颗粒：平肝潜阳、补益肝肾，用于肝阳上亢之血管性痴呆。②复方

表　血管性痴呆的分证论治

证型	临床表现	治法	主方	常用药
肝肾阴虚证	记忆力差，定向力障碍，表情呆板，动作迟缓，言语迟钝，头摇肢颤，腰膝酸软，失眠多梦，头晕目眩，听力减退，甚者二便失禁。舌红苔薄白或少苔，脉细数或细弱	滋补肝肾 填精益髓	左归饮	枸杞子、山茱萸、龟甲、鹿角胶、杜仲、黄精、熟地黄、菟丝子、山药
肾阳不足证	记忆力差，定向力障碍，表情呆板，动作迟缓，言语迟钝，头摇肢颤，腰膝酸软，失眠多梦，头晕目眩，听力减退，甚者二便失禁。舌红苔薄白或少苔，脉细数或细弱	温补肾阳	右归饮	杜仲、续断、肉桂、山茱萸、龟甲、鹿角胶、肉苁蓉、菟丝子
肝阳上亢证	智力下降，善忘颠倒，头痛眩晕，心烦易怒，口苦目干，筋惕肉瞤，或见口眼㖞斜，肢体麻木，尿赤，大便秘结。舌红苔黄或黄腻，脉弦滑或弦细数	平肝潜阳 醒神开窍	天麻钩藤饮	天麻、钩藤、龟甲、夜交藤、珍珠粉、石决明、黄芩、黄连、栀子
痰浊阻窍证	记忆力差，定向力障碍，表情迟钝，精神抑郁，或默默无语，或喃喃自语，头重如裹，口多痰涎，脘腹胀满，纳呆，肢体乏力，倦怠嗜卧。舌苔白腻或黄厚腻，脉沉滑或弦滑数	健脾化痰 开窍醒神	转呆丹	党参、白术、半夏、石菖蒲、郁金、远志、川贝母、五味子
瘀阻脑络证	善忘，寡言少语，表情淡漠，反应迟钝，或妄思离奇，或头痛难愈，夜寐多梦，或彻夜难寐，面色晦暗。舌暗紫边有瘀点或瘀斑，舌下脉络紫滞，或舌苔薄白，脉细弦、沉迟，或见涩脉	活血化瘀 通络	通窍活血汤	桃仁、红花、赤芍、川芎、三七、大枣、黄芪
热毒内盛证	表情呆滞，不识事物，双目无神，烦躁不安，盛则狂躁，面色晦暗，如蒙污垢，或面红微赤，口气臭秽，口中黏涎秽浊，舌强语謇，言辞颠倒，肢麻颤动，溲赤便干或二便失禁。舌红苔黄厚腻，或积腐秽浊，脉数大有力或弦数或滑数	清热解毒 通络醒脑	牛黄解毒汤	黄连、黄芩、黄柏、金银花、栀子、连翘、制大黄

苁蓉益智胶囊：益智养肝、活血化浊、健脑增智，用于轻中度血管性痴呆。③三七通舒胶囊：活血化瘀、活络通脉，用于瘀血阻络。

其他疗法 在内科治疗的基础上配合针刺疗法。取四神聪、百会、神庭。髓海不足加大椎；肝肾亏虚加肾俞、肝俞、足三里；脾肾两虚加足三里、三阴交、太溪；心肝火盛加太冲、行间、侠溪；痰浊阻窍加丰隆、中脘；气滞血瘀加血海。

转归预后 如能早期有效治疗，一般可以治愈，或将病情稳定在平台期。波动期是病情转化的关键时期，其病情变化常与反复发作的脑血管病有关，若治疗不及时，病情往往迅速发展，出现下滑现象，其存活期一般在5年左右。

预防调护 针对血管性痴呆的危险因素进行防治，如控制高血压、抗血小板治疗、控制糖尿病、戒烟限酒、降低高胆固醇血症等，能在一定程度上防止和减缓进一步的脑损害。对血管性痴呆患者的护理，需要针对其个体差异，体会摸索最佳的方法。如日常生活的照料，包括洗澡、穿衣、吃饭、排便、睡眠、出行等；行为症状的处理，包括烦躁不安、重复性行为、幻觉、妄想、攻击行为、徘徊、睡眠障碍、情感淡漠、抑郁等。

（时　晶）

Ā'ěrcíhǎimòbìng

阿尔茨海默病（Alzheimer disease） 以隐匿起病和进行性认知功能损害为主要表现的中枢神经系统退行性病变。以认知功能减退、行为与精神障碍、生活能力下降为典型表现。分为早发型和晚发型两类。早发型多于65岁之前发病，进展迅速，较早出现失语、失用等功能减退的表现；晚发型多于65岁之后发病，病情缓慢加重，以记忆损害为主要表现。属中医学*痴呆*范畴。

病因病机 先天不足，髓海失养；或年迈体弱，肝肾不足，精亏髓减；或久病迁延，心脾受损，气虚血少，可致髓海空虚，神志失养；或痰瘀浊毒内生，脑络受损，均可使脑气和脏气不相连接，致神机失用而成痴呆。其病位在脑，与心、肝、脾、肾功能失调密切相关。以虚为本，以实为标，临床上多见虚实夹杂之证。

辨证论治 辨证应分虚实。虚证为脾肾亏虚，气血不足，髓海失充，髓海失养；实证为痰浊蒙窍，神机失用，或瘀血阻络，脑气不通，或痰火互结，上扰心神，或痰瘀互阻，脑络不通。临证多见虚实夹杂。治疗原则是标本同治，攻补兼施。对于虚证，以补肾填精、健脾益气为主，重在培补先后天之精，使脑髓得充，化源得滋。对于实证，气郁当开之，痰滞当消之，或开郁逐痰，或健脾化痰，或清心涤痰，或泻火祛痰，或痰瘀同治。分证论治见表。

中成药治疗 在辨证的基础上选择适用的中成药。①补肾益脑丸：补肾益气、养血生精，用于气血亏虚、肾精亏虚、失眠健忘。②半夏白术天麻丸：健脾祛湿、化痰息风，用于脾虚聚湿生痰之多寐。③三七通舒胶囊：活血化瘀、活络通脉，用于瘀血阻络。

其他疗法 在内科治疗的基础上配合其他疗法。

针刺 取百会、四神聪、三阴交、太溪等穴。

电针 取百会、四神聪、风池、大椎。

艾灸 取三阴交、关元、足三里。

转归预后 此病的病情进展被认为是不可逆的渐进过程。早

表　阿尔茨海默病的分证论治

证型	临床表现	治法	主方	常用药
脾肾两虚证	记忆减退，食少纳呆，气短懒言，口涎外溢或四肢不温，腹痛喜按，黎明泄泻，或二便失禁。舌淡或有齿痕苔白，脉沉细弱、两尺尤甚	补肾健脾	还少丹	熟地黄、枸杞、山茱萸、肉苁蓉、淫羊藿、远志、巴戟天、杜仲、怀牛膝、人参、茯苓、山药
髓海不足证	遇事善忘，重者言谈中不知首尾，陡然忘之，尽力思索不来，步行艰难，或行动迟缓，耳鸣耳聋，耳轮萎枯，发脱齿摇。舌红瘦苔白，脉细弱	填精补髓	扶老丸	熟地黄、龟甲、鹿角胶、山茱萸、玄参、麦冬、柏子仁、酸枣仁
痰浊蒙窍证	神情呆滞或反应迟钝，吐痰或痰多而黏，鼾睡痰鸣，口中黏涎秽浊，头昏且重，面色秽浊如蒙污垢。舌体胖大有齿痕，苔腻而润或腻浊如痰，脉滑	化痰开窍	洗心汤	半夏、陈皮、茯神、石菖蒲、郁金、远志、荷叶、酸枣仁、神曲
瘀阻脑络证	善忘，寡言少语，或妄思离奇，或头痛难愈，夜寐多梦，或彻夜难寐，面色晦暗。舌暗紫有瘀点或瘀斑，苔薄白，脉细弦、沉迟，或见涩脉	活血通络	通窍活血汤	桃仁、红花、赤芍、川芎、三七、葱白、石菖蒲、郁金

发型进展较快，预后较差，晚发型经恰当的治疗，可得到不同程度的改善。预后好的因素有痴呆程度轻、日常生活能自理、无抑郁。预后差的因素包括发病时间早、很早就进入专门照料机构、出现精神症状。其存活期一般在2～20年，平均7年。

预防调护 疾病早期调护应以强化记忆为主，在日常生活中给予患者合理有序的提醒安排。推荐地中海饮食，即以果蔬、鱼类、五谷杂粮、豆类和橄榄油为主的饮食。加强身体锻炼，保持心情舒畅，培养良好的兴趣爱好等。中期护理以保证患者的安全为要，防止患者自伤或误伤。晚期家属应尽最大努力指导训练患者自理个人生活，决不可简单包办或代替。终末期要给予患者全面的基础护理，定时喂食，督促大小便，预防褥疮，代理个人卫生工作，建立非语言的沟通途径，以便及时、准确地了解患者的需求。

（时　晶）

tóutòng

头痛（headache） 外感、内伤或外伤导致脉络拘急或失养，清窍不利所引起的以头部疼痛为主要表现的病证。西医学神经性头痛、血管性头痛、紧张性头痛、组胺性头痛、颈椎病性头痛、外伤后头痛综合征、枕大神经痛，以及传染性或感染性发热病、高血压病等所引起的头痛属于此病范畴。

首载于《黄帝内经》，称之为“首风”“脑风”，并将头痛分为外感与内伤两类。东汉·张仲景《伤寒论》提出太阳、阳明、少阳、厥阴头痛，并列出不同治疗方药。隋·巢元方《诸病源候论·膈痰风厥头痛候》认识到风痰相结，上冲于头，可致头痛。元·朱丹溪《丹溪心法·头痛》提出分经论治的观点，至今仍有指导意义。明·王肯堂认为外感六淫、七情内伤等都可导致头痛，其病机是“或蔽覆其清明，或瘀塞其经络”。清·王清任《医林改错·头痛》提出用活血化瘀法治疗头痛有较大实用价值。

病因病机 病因有外感、内伤和外伤。外感多为六淫外袭，上犯巅顶，风邪夹寒、湿、热邪为患。内伤则与情志失调、年老体虚、饮食不节、劳倦过度有关。亦可因跌打损伤，脑脉受损，瘀血停留。外感头痛病机为外邪上扰清空，阻遏清阳，壅滞经络。内伤头痛多涉及肝、脾、肾功能失调。肝郁化火，阳亢火炎上扰头窍；或脾虚化痰不足，气血亏虚，清阳不升，清窍失养；或脾失健运，痰浊内生，蒙蔽神窍；或肾虚精亏，脑髓失养，均可导致头痛。病位在脑，涉及肝、脾、肾三脏。病理性质外感头痛多实，内伤头痛多虚或虚实夹杂。

诊断 根据临床表现结合病史可作诊断。①头部疼痛，疼痛部位为前额、额颞、颞顶、顶枕或全头部；性质为跳痛、刺痛、胀痛、昏痛、隐痛等。②头痛可突然发作，或缓慢起病，或反复发作，时痛时止；头痛持续时间不一，可数分钟、数小时或数天、数周不等。③常有一定诱因，外感头痛多因感受外邪或起居不慎，内伤头痛常因饮食、劳倦、病后体虚或房室不节。

辨证论治 头痛应辨外感、内伤，辨头痛所属部位及头痛的轻重缓急。外感头痛以祛邪为主，内伤头痛则祛邪扶正兼顾。

辨证要点 ①辨外感内伤：外感头痛一般起病较急，伴有表证；内伤头痛，一般起病较缓，疼痛反复发作，时轻时重，伴脏腑功能失调相关表现。②辨所属部位：太阳头痛，多在头后部，并连及项部；阳明头痛，多在前额部及眉棱等处；少阳头痛，多在头之两侧，并连及耳部；厥阴头痛，则在巅顶部位，或连于目系。③辨急重证：起病急骤，头痛如裂，短时间内出现神昏伴颈项强痉，呕吐如喷，甚或旦发夕死，夕发旦死，属真头痛；外伤后头痛剧烈，或见神识变化，或见肢体强痉抽搐者，为脑髓受损或破裂所致。

治疗原则 外感头痛以疏风祛邪为主。据邪气性质之不同，兼以散寒、化湿、清热。内伤头痛虚证当益气升清，滋阴补血；实证当平肝、化痰、祛瘀；虚实夹杂者酌情兼顾。

分证论治 见表。

中成药治疗 在辨证的基础上选择适用的中成药。①芎菊上清丸：清热解表、散风止痛，用于外感风热之头痛、鼻塞等症。②川芎茶调丸：疏风止痛，用于风寒头痛，恶寒发热。③正天丸：疏风活血、养血平肝、通络止痛，用治各种头痛，尤以瘀血性头痛效佳。④头痛宁胶囊：息风涤痰、逐瘀止痛，用于偏头痛及紧张性头痛属痰瘀阻络证。⑤舒脑欣滴丸：理气活血、化瘀止痛，用于血虚血瘀引起的偏头痛。⑥川芎清脑颗粒：祛风胜湿、活血止痛，用于风湿蒙蔽，瘀血阻滞引起的偏头痛。

其他疗法 在内科治疗的基础上配合其他疗法。

药物外用及局部用药 ①风火头痛或阳虚寒凝头痛，可选用川芎、细辛、白芷、冰片，研末塞鼻。②阳虚寒凝头痛，可选用

表　头痛的分证论治

	证型	临床表现	治法	主方	常用药
外感头痛	风寒头痛	头痛连及项背。常喜裹头，恶风寒，遇冷风则疼痛加剧。舌暗苔薄白，脉紧或浮紧	疏风散寒	川芎茶调散	川芎、白芷、藁本、羌活、细辛、荆芥、防风
	风热头痛	头胀痛，甚则如裂，遇热则加剧。面红目赤，发热恶风。舌红苔薄黄，脉浮数	祛风清热	芎芷石膏汤	菊花、桑叶、薄荷、蔓荆子、白芷、羌活、生石膏
	风湿头痛	头痛如裹，胸闷纳呆，肢体困重，便溏。舌苔白腻，脉濡	祛风胜湿通窍	羌活胜湿汤	羌活、独活、藁本、白芷、防风、细辛、蔓荆子
内伤头痛	肝阳头痛	头胀头痛。或伴眩晕，或双侧或头顶甚或全头痛，持续性头痛或阵发性加剧，每因情志变化而诱发加重，心烦易怒，少寐多梦，面红目赤，口苦。舌红苔薄黄，脉弦有力	平肝潜阳	镇肝息风汤	天麻、钩藤、石决明、山栀子、黄芩、牡丹皮、桑寄生、杜仲、牛膝、益母草、白芍、夜交藤
	痰湿头痛	头痛且闷重，或全头麻木而痛，每遇阴天发作或加剧。脘痞恶心，或呕恶痰涎，胸膈满闷。舌胖嫩苔白腻，脉缓或濡滑	化痰祛湿降逆	半夏白术天麻汤	半夏、陈皮、白术、茯苓、天麻、白蒺藜、蔓荆子
	瘀血头痛	头痛经久不愈，痛如锥刺，固定不移。妇人多在经期发作并伴痛经。舌紫暗或有瘀斑，脉弦或细涩	活血通窍通络止痛	通窍活血汤	川芎、赤芍、桃仁、益母草、当归、白芷、细辛
	郁火头痛	偏头疼或两颞部疼痛。胸胁胀满，心烦易怒，口干口苦，耳鸣耳聋，面红目赤，或头痛多发于午后或夜半加重，妇女经前乳胀。舌红苔白或黄，脉弦数	解郁清火	丹栀逍遥散	牡丹皮、山栀子、柴胡、夏枯草、龙胆草、大黄
	气血亏虚头痛	头痛隐隐，痛势绵绵不绝。或伴头晕，神疲纳少，面色少华，气短心悸，诸证劳累则加剧。舌淡苔白，脉细或细弱	补养气血	补中益气汤合四物汤	黄芪、党参、当归、生地黄、白芍、首乌藤、川芎、菊花、蔓荆子、五味子、远志、枣仁
	肾虚头痛	头痛且空，眩晕耳鸣，善忘，腰膝酸软，腰以下畏寒肢冷，尿频，或遗精带下。舌苔薄白，脉沉细无力	补肾填精	大补元煎	熟地黄、枸杞、女贞子、杜仲、川断、龟甲、山茱萸、山药

川乌、桂枝、细辛、白芷，煎水熏洗疼痛部位。③外邪头痛，可选用白芷、藁本、细辛、辛夷，研细末塞鼻。

针刺　巅顶部头痛，取百会、通天、阿是穴、行间；前额部头痛，取上星、头维、阿是穴、合谷；枕部头痛，取后顶、天柱、阿是穴、昆仑穴；肝阳头痛，取风池、肝俞、肾俞、行间、侠溪、太冲、太溪；痰湿头痛取中脘、内关、丰隆、解溪；气血亏虚头痛，取脾俞、肾俞、关元、足三里、上星、百会。

转归预后　外感头痛，多属实证，一般预后良好；内伤头痛，病程较长，每因气候变化等诱因加重，反复发作，难于根治。

预防调护　避免不良的精神刺激；经常梳头，调整头部气血运行；起居有常，注意气候变化，防止外感；避免烟酒刺激，注意加强营养；避免接触刺激性的毒物、药品。

（高　颖）

tóufēng

头风（intermittent headache）

风寒侵入头部经络或痰涎风火，郁遏经络导致气血壅滞所引起的以头部持续性疼痛，经久不愈为主要表现的疾病。西医学偏头痛、部分紧张性头痛属于此病范畴。

“头风”一词首见于隋·巢元方《诸病源候论》：“饱食仰卧之，成气病头风”“饱食沐发，作头风”。明·王肯堂《证治准绳·杂病·头痛》明确提出“医书多分头痛、头风为二门，然一病也，但有新久去留之分而。浅而近者名头痛，其痛卒然而至，易于解散速安也；深而远者为头风，其痛作止不常，愈后遇触复发也。皆当验其邪所从来而治之”。发病特点是反复发作、屡触屡发，经久不愈，病在前额及脑后者为正头风，病在左右两侧为偏头风。

病因病机　病因可分外感、内伤两类，以内伤居多，即以气血阴阳脏腑功能失调为病因，以六淫、七情等为诱因。其病脏在肝胆，病因为风，病变在血，以气机逆乱为始动因素，以气滞血瘀为基本病机，故头风多分为风证、火热证、痰湿证、血瘀证、郁证、气虚证、血虚证、阴虚证及阳虚证九大类。

诊断　以临床表现结合病史可作出诊断。

诊断要点　①主症：反复发作性头痛，病程在6个月以上，或至少有5次发作。疼痛部位多在头部一侧额颞、前额、巅顶，或左或右辗转发作呈全头痛；疼痛的性质多为跳痛、刺痛、胀痛、昏痛、隐痛或头痛如裂等；头痛每次发作可持续数分钟，数小时，数天，也有持续数周者，可自行缓解。②急性或亚急性起病，起止无常。③病发可有诱因，未发前常有先兆症状。④经神经系统检查及理化、CT、MRI、DSA检查可以除外颅外伤与脑内器质性病变引起者。

鉴别诊断　需与真头痛、鼻渊相鉴别。真头痛起病急骤，头痛剧烈，持续存在并阵发剧痛，呕吐不已，呈喷射样，旦发夕死，夕发旦死，抢救不及时，立即死亡。鼻渊存在鼻的局部病变，并由之引发头痛，其部位多在前额，呈持续性。

辨证论治　辨外感内伤和头风部位，根据不同的证候分类选择针对性的治疗方法。

辨证要点　①辨头风之属外感内伤：外感头风一般起病较急，同时伴随相应表证；内伤头风一般起病较缓，疼痛反复发作，时轻时重。②辨头风的所属部位：太阳头风，多在枕部，并连及项部；阳明头风，多在前额部及眉棱等处；少阳头风，多在头之两侧，并连及耳部；厥阴头风，则在巅顶部位，或连于目系。

治疗原则　外感头风以邪实为主，治疗首当祛邪。内伤头风应祛邪扶正兼顾，采用平肝、化痰、活血、益气、养血、滋阴等法。总之，调畅气血、和络止痛为头风的基本治疗原则。

分证论治、中成药治疗、其他疗法、转归预后及预防调护见头痛。

（高　颖）

piāntóutòng

偏头痛（cephalagra）　以周期性单侧发作性搏动性头痛，伴恶心、呕吐、心率加快、畏光为主要表现的疾病。有家族发病倾向。多起病于儿童和青春期，中青年期达发病高峰，女性多见。属中医学头痛、头风范畴。病因为六淫、七情、劳逸失度。风、火、痰、瘀、虚是致病的重要因素，尤与肝阳偏亢、肝经风火上扰关系最为密切。病位在头，涉及肝、脾、肾。发作期以实证为主，缓解期为本虚标实。辨证当分外感和内伤。治疗原则为疏风活血通络。急性发作期重在散风、化痰、清火、祛瘀；缓解期要标本兼顾，益气养阴，化痰行瘀。

（高　颖）

jǐnzhāngxìng tóutòng

紧张性头痛（tension headache）　呈紧束、受压或钝痛感的头痛。又称肌收缩性头痛、精神肌肉性头痛、应激反应性头痛。多在20岁左右起病，女性多见。属中医学头痛、头风范畴。头痛部位大多位于双颞侧、额顶、枕部或全头部，可扩散至颈、背部。头痛性质呈压迫、束带感、麻木、胀痛、钝痛。可呈发作性或持续性，常伴整日头痛。可伴随失眠。往往因疲劳而诱发，主要原因是长期过度紧张与疲劳、焦虑、抑郁或强烈刺激。病因为风、湿、火、痰、瘀、虚等因素，病机为脉络阻闭，神机受累，清窍不利。此病有其特殊性，要重视肝火、肝阳在辨治过程中的重要性，从肝进行论治。临床当辨虚实。治疗多用疏风、通络、清肝、潜阳等法。

（高　颖）

sānchà shénjīngtòng

三叉神经痛（trigeminal neuralgia）　以面部、三叉神经的一支或几支分布区内反复发作的阵发性剧烈疼痛为主要表现的疾病。又称特发性三叉神经痛、痛性抽搐。属中医学偏头痛、齿槽风范畴。

病因病机　病因为外感风邪、情志失调、素体肝旺。初起以风邪、风火并见，病久则多兼见痰、瘀、虚。病位在三阳经络，涉及肝、肾。外感为病，多因风与寒、火、痰兼夹合邪，以致风寒凝滞，或风火灼伤，或风痰壅阻三阳经而发疼痛；内伤为病，每与肝胆风火相煽、胃火上炎、阴虚阳亢等密切相关，或因头面气血瘀滞，阻塞三阳经，不通则痛。外感致病，日久不愈，可化热伤阴；而内伤致病也多感受外邪而诱发或加重。

辨证论治　此病当辨外感内伤。外感应辨风寒、风热；内伤应分肝火、胃热、瘀阻。治疗原则为疏风清热，活血通络。分证诊治见表。

中成药治疗　在辨证的基础上选择适用的中成药。①川芎嗪片：祛风散瘀止痛，适用于风寒凝络及瘀血阻滞证。②太极通天口服液：活血化瘀、祛风止痛，

表　三叉神经痛的分证论治

证型	临床表现	治法	主方	常用药
风寒阻络证	颜面阵发性剧痛，喜裹头面，惧怕风冷刺激，每遇风寒诱发或加重。舌淡苔薄白，脉浮紧或弦紧	祛风通络散寒止痛	川芎茶调散	川芎、荆芥、白芷、羌活、细辛、防风、薄荷、桑叶、蔓荆子、甘草
风热伤络证	颜面阵发性剧痛，有灼热感，口苦微渴，便秘尿赤。舌边尖红赤，苔薄黄而干，脉浮数或弦数	祛风通络清热止痛	芎芷石膏汤	川芎、白芷、细辛、丝瓜络、荆芥、生石膏、菊花、薄荷、蔓荆子、生甘草

续 表

证型	临床表现	治法	主方	常用药
肝火上扰证	颜面阵发剧痛，面颊烧灼感，甚则胀痛如裂，头晕目赤，烦躁易怒，耳鸣口苦，渴欲饮水，便秘尿赤。舌红苔黄厚而燥，脉滑数	祛风通络清肝止痛	龙胆泻肝汤	龙胆草、夏枯草、羚羊角、栀子、黄芩、菊花、地龙、白芷、细辛、川芎、延胡索
胃火上炎证	阵发性颜面剧痛，面颊灼热感，甚则胀痛如裂，面红目赤，口干口臭，渴欲饮水，便秘尿赤。舌红苔黄厚而燥，脉滑数	清胃泻火通络止痛	清胃散	生石膏、黄连、生地黄、牡丹皮、川芎、白芷、羌活、菊花、薄荷、升麻、生甘草
瘀血阻滞证	阵发性颜面剧痛，痛如锥刺或刀割，痛处拒按，经久不愈，无明显寒热诱发因素。舌紫暗或有瘀点、瘀斑，苔薄白，脉弦涩	活血祛瘀通窍止痛	通窍活血汤	川芎、赤芍、桃仁、红花、全蝎、蜈蚣、天麻、白芷、麝香
风痰阻络证	颜面抽搐疼痛，麻木不仁，眩晕，胸脘痞闷，呕吐痰涎。苔白腻，脉弦滑	祛风化痰解痉止痛	芎辛导痰汤	川芎、细辛、南星、陈皮、茯苓、半夏、枳实、甘草

用于瘀血阻滞、风邪上扰所致的偏头痛发作期。③牛黄上清丸：清热泻火、散风止痛，用于胃火热毒内盛、风火上攻所致者。

其他疗法 在内科治疗的基础上配合针刺疗法。取攒竹、四白、下关、地仓、合谷、风池；眼部疼痛者加丝竹空、阳白、外关；上颌部痛者加颧髎、迎香；下颌痛者加承浆、颊车、翳风、内庭；风寒者加列缺；风热者加曲池、尺泽；气血瘀滞者加太冲、三阴交。局部穴位宜轻刺，远端可重刺激。

转归预后 一般预后尚好，但易反复发作。部分患者需手术治疗，效果较好。

预防调护 疼痛发作间期，注意面额及口腔卫生，避免因感染而诱发疼痛；尽可能避免诱发疼痛的机械动作；避免风吹、雨打及阳光暴晒头面部；在进行针刺、推拿等治疗时应避免直接刺激；清淡饮食，不吃或少吃硬和黏质、辛辣、腥膻等刺激性食物，多吃新鲜蔬菜及时令水果，发作频繁时应流质饮食；劳逸适度，起居规律。

（高　颖）

zhēntóutòng

真头痛（true encephalopathy）

气血逆乱导致的以突发剧烈头痛、恶心呕吐、头晕目眩为主要表现的疾病。又称厥头痛。常见于西医学高血压危象、蛛网膜下腔出血。出自《灵枢经·厥病》："厥头痛，面若肿起而烦心，取之足阳明太阴。"明·张景岳《类经·针刺类·刺头痛》云："厥，逆也。邪逆于经，上干头脑而为痛者，曰厥头痛也。"宋·严用和《济生方·头痛论治》云："凡头痛者，血气俱虚，风、寒、暑、湿之邪伤于阳经，伏留不去者，名曰厥头痛。盖厥者逆也，逆壅而冲于头也。"

病因病机 病因有素体或病后阴虚肝旺、情志过极、劳倦过度。素有风眩，肝阳本亢，若不慎情志，猝然大怒，或过用温热辛燥之品，或因其他诱因，使风阳暴亢，气血逆乱，皆上注于头，扰乱清阳，发为厥头痛。基本病机为阴虚阳亢，气血逆乱。病位在脑。病理性质属本虚标实。以肝火、肝阳、风痰上扰为标，肝肾阴虚为本。

诊断 根据临床表现结合病史作出诊断。

诊断要点 ①多发生于素有风眩病者。②突然发生剧烈头痛，或头痛迅速加重，伴有恶心呕吐，视物模糊，眩晕。③多有意识模糊，抽搐，或有暂时性偏瘫、失语，症状缓解后多无瘫痪等后遗症。④血压显著增高，眼底检查可有视乳头水肿，视网膜病变等。

鉴别诊断 应与偏头痛鉴别。偏头痛多发生于青年患者，头痛剧烈，多为周期性发作，伴有恶心、呕吐等症状，多在睡眠时头痛终止。发前常有头晕、幻觉等预感，无血压增高的表现。

辨证论治 辨标本虚实，治疗上补虚泻实。

辨证要点 辨虚实，辨脏腑经络。

治疗原则 根据"痛则不通"的理论，以祛风疏经止痛为基本治则。

分证论治 见表。

中成药治疗 在辨证的基础上选择适用的中成药。龙胆泻肝丸：清肝胆、利湿热，用于肝火上炎证。

其他疗法 在内科治疗的基础上配合针刺疗法。巅顶部痛者，取百会、通天、阿是穴、行间；前额部痛选上星、头维、阿是穴、合谷；枕部痛选后顶、天柱、阿是穴、昆仑；肝阳头痛取风池、肝俞、肾俞、行间、侠溪、太冲、太溪。

转归预后 此病发作急骤危重，如不及时救治，预后不良。部分患者可并发中风。

预防调护 注意调畅情志，卧床休息，避免紧张。

（高　颖）

表 真头痛的分证论治

证型	临床表现	治法	主方	常用药
肝阳上亢证	突然发生剧烈头痛。眩晕呕吐，烦躁不宁，肢体麻木、震颤或抽搐，视物模糊，或意识模糊，耳红目赤。舌红苔黄，脉弦有力	平肝息风	镇肝息风汤	代赭石、龙骨、牡蛎、龟甲、白芍、玄参、天冬、怀牛膝、川楝子、茵陈、麦芽、甘草
肝火上炎证	头痛剧烈。眩晕呕吐，口苦口干，急躁易怒，面红目赤，便秘尿黄。舌红苔黄，脉弦数	清肝泻火	龙胆泻肝汤	龙胆草、黄芩、栀子、泽泻、木通、车前子、当归、生地、柴胡、生甘草
风痰上扰证	头痛昏蒙。恶心呕吐，嗜睡，神疲乏力，站立、行走不稳，呕吐痰涎，视物模糊。苔腻，脉弦滑	祛风化痰平冲降逆	半夏白术天麻汤	天麻、苍术、半夏、泽泻、茯苓、陈皮、黄芪、人参、干姜、黄柏、炒神曲

gāoxuèyā nǎobìng

高血压脑病（hypertensive encephalopathy） 血压急剧升高引起脑部小动脉持续而严重痉挛，继之扩张，导致脑组织水肿及颅内高压，出现以头痛、头晕、恶心、呕吐、烦躁为主要表现的疾病。是高血压病严重并发症之一。属于中医学头痛、眩晕、厥证范畴。

病因病机 多在头痛、眩晕、心悸等原发病基础上，因精神、寒冷刺激、过度劳累、手术创伤等因素诱发，导致机体阴阳失调，阴虚于下，阳亢于上，风扰火壅，脑络不和，气血不利，进而引发此病。病位在脑，与肝、肾、脾关系密切。病机为肝肾阴虚，阳亢气逆。病理性质急性发作期多属邪盛，有肝阳、肝火、热毒；恢复期以肾阴虚为主，兼有痰瘀阻络。

辨证论治 可分为急性期和恢复期。急性期为发病后 3 天至 1 周以内；恢复期指急性期过后的一段时间。治疗原则为急性期祛邪为主，当清肝解毒，息风潜阳；恢复期以扶正为主，滋养肝肾，兼以活血。分证论治见表。

转归预后 及时控制血压后预后尚好。若见持续神志障碍，预后不良。

预防调护 系统治疗高血压和原发病，避免过度劳累、精神及寒冷刺激。

（高 颖）

qìjué

气厥（syncope due to disorder of qi） 因气机逆乱，以致气血相失，阴阳不交引起的以突然昏倒、不省人事，伴四肢逆冷为主要表现的疾病。有气虚、气实不同。西医学癔病性昏厥、过敏性休克、低血糖性昏迷属于此证范畴。《素问·生气通天论》曰：“阳气者，大怒则形气绝，而血菀于上使人薄厥”，认为强烈精神刺激使气暴逆于上，可致猝然仆倒，不省人事。明·张景岳《景岳全书·从集杂证谟厥逆》：“气厥之证有二，以气虚气实皆能厥也。”病因有情志过极、久病体虚、元气素虚。情志过极，气机逆乱，上壅滞心脑，蒙蔽神机；或久病体虚，元气虚耗，清阳不升，导致昏厥。病位在心、肝，涉及肺、脾、肾。心为神明之主，肝主条畅情志，

表 高血压脑病的分证论治

	证型	临床表现	治法	主方	常用药
急性期	肝阳上亢证	头胀痛，眩晕，遇劳累、恼怒加重，心烦易怒，失眠多梦，口苦，胁痛。舌红苔薄黄，脉沉弦有力或弦细数	平肝潜阳降气疏络	天麻钩藤饮	天麻、钩藤、生石决明、川牛膝、杜仲、桑寄生、益母草、茯神、夜交藤、黄芩、山栀子
	肝火上逆证	头胀痛，因情绪因素加重，面红目赤，口苦咽干，急躁易怒，耳鸣或耳内如窒，或胸闷胁痛，便干尿黄。舌红苔黄，脉弦数有力	平肝顺气降火宣壅	龙胆泻肝汤	龙胆草、黄芩、栀子、泽泻、车前子、生地黄、当归、柴胡、生甘草
	毒损脑络证	头痛较重，面红目赤，躁扰不安，甚则手足厥冷，神昏或昏愦，鼻鼾痰鸣，项背身热。舌红绛苔黄腻，脉弦滑数	清热解毒豁痰开窍	羚羊角汤合黄连解毒汤	羚羊角、珍珠母、夏枯草、黄柏、黄连、黄芩、栀子、石菖蒲、牡丹皮、竹茹、天竺黄、远志
恢复期	痰瘀脑络证	头痛如蒙如刺，眩晕，视歧黑矇，恶心呕吐，或健忘，精神不振，耳鸣耳聋。舌暗淡或紫或有瘀斑，苔白腻，脉弦滑，或沉细	通窍活络祛痰化瘀	通窍活血汤合半夏白术天麻汤	赤芍、川芎、红花、桃仁、麝香、黄酒、生姜、老葱、大枣、半夏、白术、茯苓、陈皮、天麻、甘草
	肝肾阴虚证	头痛，眩晕，目干，视物昏花，或有黑蒙，耳鸣，少寐健忘，心烦口干，腰酸腿软。舌红苔薄或少苔，脉弦细或沉细无力	滋养肝肾养阴填精	左归丸	熟地黄、枸杞子、菟丝子、山茱萸、山药、鹿角胶、龟板胶、牛膝

肺主一身之气，脾为气机升降之枢，肾为元气之根，气厥发生的病理基础为五脏功能失调。病理性质有虚实两端。可分为虚证气厥和实证气厥两类。病理转归有三：一是气血相失，阴阳离决，气脱神离；二是气血上逆或中气下陷，气机逆乱，其预后取决于正气的回复及治疗是否及时得当；三是出现各种证候的转化。

（黄　燕）

xūzhèng qìjué

虚证气厥（syncope due to deficiency of qi）

元气骤然衰竭而致，以突然昏倒、不省人事，伴四肢逆冷为主要表现的疾病。西医学过敏性休克、低血糖性昏迷属于此证范畴。

明·张景岳《景岳全书·厥逆》：“气厥之证有二，以气盛气虚皆能厥也。气虚卒倒者，必其形气索然，色清白，身微冷，脉微弱，此气脱证也”，对虚证气厥的临床表现进行了描述。清·张璐《张氏医通·厥》：“今人多不知厥证，而皆指为中风也。夫中风者，病多经络之受伤；厥逆者，直因精气之内夺”，指出了厥证与中风的区别，并认为厥证的发生是精气亏虚所致。

病因病机　病因有元气亏虚或久病体虚。病久体虚，元气不足，陡遇惊恐，清阳不升，神明失养。阳气亏虚，气血逆乱是病机关键。病位在心、肝，与肺、脾、肾有关。

诊断　根据临床表现结合病史作出诊断。血生化指标、血压、心电图、脑电图、脑干诱发电位、颅脑CT、MRI等有助明确诊断。

诊断要点　患者平素体质虚弱，或年老久病，发病前有明显情志刺激史，突然发生昏仆，四肢逆冷；苏醒后有头晕、疲乏、口干；无失语、偏瘫等后遗症。

鉴别诊断　当与虚证血厥、实证气厥相鉴别。虚证血厥发病前多有明确失血病史，面色、口唇、爪甲失其血色等血虚证表现明显。实证气厥乃肝气升发太过所致，体质壮实之人，突遇惊恐、大怒导致肝气上逆，表现为突然昏仆，不知人事，呼吸气粗，四肢逆冷，舌苔薄白，脉沉而弦。

辨证论治　虚证气厥当分阴阳，治当醒神回厥。

辨证要点　辨证应以阴阳为纲。

治疗原则　治疗大法为调整阴阳，醒神回厥。阳气暴脱者当益气、回阳而醒神；阴竭阳脱者当敛阴、固脱而醒神。

分证论治　见表。

中成药治疗　在辨证基础上选择适用的中成药。①生脉注射液：益气生津，用于气阴不足。②参附注射液：回阳救逆，用于阳气暴脱。

其他疗法　在内科治疗的基础上配合其他疗法。

针刺　针刺素髎、内关、少冲等穴。

灸法　艾灸阳辅、百会、关元等穴。

耳针　针刺皮质下、肾上腺、内分泌、交感、心肺、升压点、呼吸点等。

转归预后　阴阳离决者易演变为脱证，一厥不复；阴阳尚未离决者，正气来复，则病情向愈。预后取决于患者正气强弱，病情轻重及治疗是否及时得当。若病后患者呼吸平顺，脉象有根，正气尚存，预后良好；若气息微弱，呼吸难续，手足冷过肘膝，唇甲青紫，则病情危重，预后不佳。

预防调护　此病患者平素多体虚，应注意避免过度劳累。平时避风寒，注意保暖。保持心情愉悦，避免情志刺激。饮食清淡，禁烟酒忌辛辣香燥之品；平时可予归脾丸、香砂六君子丸等，健脾和中，益气养血。

（黄　燕）

guòmǐnxìng xiūkè

过敏性休克（hypersensitive shock）

已致敏机体再次接触相应的变应原后出现全身性变态反应，导致以周围循环灌注不足为主要表现的急性、危及生命的临床综合征。分为急发型（休克常于接触变应原后半小时内出现）、缓发型（休克多在接触变应原后半小时以上出现，长者可达24小时以上）两种类型。属中医学虚证气厥、脱证范畴。

病因病机　多因接触药物、毒物，人体阴阳骤然发生严重的

表　虚证气厥的分证论治

证型	临床表现	治法	主方	常用药
阳气暴脱证	头晕目眩，心慌气短，突然昏仆，呼吸微弱，面色苍白，冷汗淋漓，四肢逆冷，或见小便自遗。舌淡苔薄白，脉细微欲绝	补气回阳醒神	四味回阳饮	人参、附子、炮姜、甘草
阴竭阳脱证	突然烦躁不安，头晕乏力，晕厥或昏迷抽搐，二便失禁，汗出如油，唇甲青紫。舌淡苔薄白，脉微细欲绝	敛阴固脱醒神	生脉散合大定风珠	人参、麦冬、五味子、甘草、鸡子黄、阿胶、熟地黄、白芍、龟甲、鳖甲、牡蛎、麻子仁

平衡失调，气血逆乱，阴竭阳亡而致厥，病性属虚。病位在心、肾。阴阳互根，故阴阳耗伤必同时存在，但以阳气耗脱，不能达于四末为病机重点。

辨证论治 多因阴竭阳亡而致厥，病性属虚，或以气虚、血虚为主，或以阴亏为甚，或以阳脱为重，故当首辨阴阳。治疗原则是救逆固脱。气虚者补气固脱；气血两脱者益气养血固脱；阴亏者敛阴救液，益气固脱；阳脱者大补元阳，救逆固脱。分证论治见表。

中成药治疗 在辨证基础上选择适用的中成药。①生脉注射液：益气生津，用于气阴不足。②参附注射液：回阳救逆，用于阳气暴脱。

其他疗法 在内科治疗的基础上配合其他疗法。

针刺 针刺素髎、内关、少冲等穴。

灸法 艾灸阳辅、百会、关元等穴。

转归预后 阴阳离决者易演变为脱证，一厥不复；阴阳尚未离决者，正气来复，则病情向愈。预后取决于患者正气强弱，病情轻重及治疗是否及时得当。若病后患者呼吸平顺，脉象有根，正气尚存，预后良好；若气息微弱，呼吸难续，手足冷过肘膝，唇甲青紫，则病情危重，预后不佳。

预防调护 应明确致病的变应原并避免接触。对难以作出特异性变应原诊断者，用药前详细询问过敏史，尽量减少不必要用药，尽可能采用口服制剂，特定药物使用前先做皮内试验或皮肤挑刺试验。平素体弱者，加强锻炼，增强体质。饮食注意营养；对已发厥证者，密切观察病情变化，采取相应救治措施。

（黄　燕）

dīxuètángxìng hūnmí

低血糖性昏迷（hypoglycemia coma） 血中葡萄糖浓度下降至正常值以下，引起交感神经兴奋和中枢神经系统功能障碍所出现的昏迷。患者表现有肢软、头晕、目眩、心慌、出汗、面色苍白等低血糖症状。低血糖反复发作或持续时间较长时，中枢神经系统的神经元可变性与坏死，脑水肿伴弥散性出血灶和节段性脱髓鞘，可导致永久性脑功能障碍或死亡。属中医学厥证、昏迷、虚证气厥范畴。

病因病机 多有体质虚弱，元气不足，每因过饥、过劳或药物使用不当，突致元气衰竭，亡阴亡阳，阴阳离决，神气耗散而致昏迷。病性属虚，病位在心、肾。基本病机变化为阴竭阳亡。

辨证论治 当辨气血，辨阴阳的亡失。治疗原则是益气养血固脱，滋阴温阳，救逆固脱。分证论治见表。

中成药治疗 同虚证气厥。

其他疗法 同虚证气厥。

转归预后 低血糖昏迷超过6

表　过敏性休克的分证论治

证型	临床表现	治法	主方	常用药
元气不固证	骤然面色苍白或青灰，四肢厥冷，汗多神疲，气促息微，口淡不甚渴饮，小便色清量少。舌淡，脉细弱	补气固脱	参附汤	人参、附子
气血两脱证	面色苍白，头晕眼花，汗出，烦躁，心悸，口干口渴。舌淡而干，脉细数或芤大	益气养血固脱	当归四逆汤合独参汤	当归、人参、细辛、桂枝
元阴耗竭证	大汗淋漓，烦躁不安，面色潮红，口渴咽干，尿少。舌红干，脉细数无力	益气救阴	生脉散	人参、麦冬、五味子、枳实、生地黄
元阳骤脱证	突然出现心悸气喘，面色苍白，神志淡漠，冷汗淋漓，四肢厥冷。舌淡苔薄白，脉细微欲绝	峻补元阳救逆固脱	回阳救急汤	附子、干姜、肉桂、人参、白术、茯苓、甘草、陈皮、半夏、麝香、五味子
阴竭阳脱证	突然烦躁不安，头晕乏力，晕厥或昏迷抽搐，二便失禁，或汗出如油，唇甲青紫。舌淡苔薄白，脉细微弱	敛阴救液益气固脱	生脉散合大定风珠	人参、麦冬、五味子、甘草、鸡子黄、阿胶、熟地黄、白芍、龟甲、鳖甲、牡蛎、麻子仁

表　低血糖昏迷的分证论治

证型	临床表现	治法	主方	常用药
气血两脱证	面色苍白，头晕眼花，汗出，烦躁，心悸，口干口渴。舌淡而干，脉细数或芤大	益气养血固脱	当归四逆汤合独参汤	当归、人参、细辛、桂枝
亡阴证	神志昏迷，汗出如油，面红身热。唇舌干红，脉象虚数无根	救阴敛阳	固阴煎	人参、麦冬、五味子、甘草、熟地黄、山药、山茱萸、菟丝子
亡阳证	神志昏迷，面色苍白，冷汗淋漓，鼻鼾息微，四肢厥冷，二便自遗。唇舌淡润，脉细微欲绝	回阳救逆	四逆加人参汤	附子、干姜、肉桂、人参、五味子、甘草

小时，会有不可逆的脑组织损害，病愈后可遗留各种脑病后遗症，严重者可因治疗无效而死亡。救治越及时，脑功能恢复越好。

预防调护 此病患者多有明确的引起低血糖症的原因，如胰岛素瘤、糖尿病等，积极针对病因治疗可有效避免此病发生。重型糖尿病患者运动时避开药物高峰时间，随身携带糖类食品，如出现低血糖症状，可随时服用。

（黄 燕）

shízhèng qìjué

实证气厥（syncope due to reversed qi） 肝气郁结，气机逆乱引起的以突然昏倒、不省人事，或伴四肢逆冷为主要表现的疾病。又称薄厥。西医学癔病性昏厥属于此证范畴。

明·张景岳《景岳全书·厥逆》："气厥之证有二，以气盛气虚皆能厥也。气实而厥者，其形气愤然勃然，脉沉弦而滑，胸膈喘满，此气逆证也"，描述了实证气厥的临床特征。

病因病机 病因以情志内伤为主，惊怒致厥为多。情志刺激，肝气郁结，气机乱逆，清窍壅塞为病机关键。病位主要在心、肝。

诊断 根据临床表现结合病史作出诊断。血压、血糖、心电图、脑电图、脑干诱发电位、颅脑CT、MRI等有助明确诊断。

诊断要点 好发于体质壮实之人，常有明显情志刺激因素，部分有既往类似病史。发病急骤，突然昏倒，不知人事，或伴四肢逆冷。醒后无失语、偏瘫等后遗症。

鉴别诊断 当与实证血厥、痰厥相鉴别。此证多见于形体壮实之人，猝由大怒惊恐，肝气上逆，蒙蔽清窍，阻滞经络所致，症见突然昏仆，呼吸气粗，口噤握固，舌红苔黄，脉沉弦。*实证血厥*多为肝阳偏亢之体，因暴怒，而至肝阳上亢，气血逆乱于上，症见猝然昏倒，不省人事，牙关紧闭，手足厥逆，面赤唇紫，舌紫暗，脉沉弦或涩。*痰厥*常见于素有咳喘宿痰，或恣食肥甘，体丰湿盛之人，骤因恼怒，或剧烈咳嗽，痰气上逆是此证特点，症见突然昏倒，喉有痰声，呼吸气粗，手足厥冷，舌苔白腻，脉沉滑。

辨证论治 辨证当详查病位，治当解郁回厥。

辨证要点 临诊以突然昏仆，呼吸气粗，口噤握拳，头晕头痛，舌红苔黄，脉沉而弦为辨证要点。

治疗原则 以开窍、顺气、解郁、回厥为治疗大法。

分证论治 见表。

中成药治疗 在辨证基础上选择适用的中成药。

口服中成药 苏合香丸：开窍醒神，用于气机上逆，不省人事者。

中药注射剂 ①醒脑静注射液：开窍醒脑、活血行气，适用于气逆神志昏迷者。②清开灵注射液：清热开窍，用于气火上逆之厥证。

其他疗法 在内科治疗的基础上配合其他疗法。

通关法 通关散或石菖蒲末吹鼻中，通窍醒神。

针刺 针刺百会、人中。

转归预后 此证如气血逆乱严重，阴阳离决，发展为一厥不复之死证。如阴阳气血逆乱而尚未离决者，正气来复或治疗得当，气返则生。

预防调护 此证常由精神刺激诱发，故应调畅情志，避免精神刺激；禁烟酒，忌辛辣香燥之品。平时可予柴胡疏肝散、逍遥散等理气解郁。

（黄 燕）

yìbìngxìng hūnjué

癔病性昏厥（hysterical syncope） 在精神刺激后，出现的以突然昏倒、不省人事、四肢厥冷为主要表现的疾病。昏厥时间较短，醒后无后遗症，也有一厥不复而致死者。以青年女性常见，多有敏感、猜疑的性格特点。发病后可有肢瘫、失音、遗忘等症状。属中医学厥证范畴。

病因病机 病因以情志内伤为主。精神刺激，情志不舒，气机郁闭，清窍壅塞；肝气横逆犯脾，脾失健运，聚湿成痰；或情志不遂，肝气郁滞，血行不畅，气滞血瘀。气机上逆是病机关键。病位在心、肝，与脾、胃有关。

辨证论治 辨证以实为主，当分气、痰、瘀。治疗当采用行

表 实证气厥的分证论治

证型	临床表现	治法	主方	常用药
肝郁气逆证	多由精神刺激诱发，突然昏倒，不知人事，或伴四肢逆冷，呼吸气粗，口噤握固。舌苔薄白，脉伏或沉弦	开窍顺气解郁	五磨饮子	沉香、乌药、槟榔、枳实、木香、檀香、丁香、藿香
气火上逆证	平素急躁易怒，突遇精神刺激诱发，突然昏倒，面红目赤。舌红薄黄，滑数	降逆泻火	通关散	猪牙皂、鹅不食草、细辛、石膏、牛黄
气滞血瘀证	精神刺激后，突发昏厥，面唇紫红，移时苏醒，胸胁胀痛或刺痛。舌暗红苔薄白，脉弦涩	行气活血	通瘀煎	红花、青皮、乌药、木香、香附、泽泻、当归尾

气开窍、理气化痰、行气活血等方法。分证论治见表。

中成药治疗 在辨证的基础上选择适用的中成药。

口服中成药 苏合香丸：开窍醒神，用于气机上逆，不省人事者。

中药注射剂 ①醒脑静注射液：开窍醒脑、活血行气，适用于气逆神志昏迷者。②清开灵注射液：清热开窍，用于气火上逆之厥证。

其他疗法 在内科治疗的基础上配合针刺疗法。针刺百会、人中、神门、通里。

转归预后 同实证气厥。

预防调护 同实证气厥。

（黄 燕）

xuèjué

血厥（syncope due to excessive bleeding）

因失血过多或暴怒气逆，血郁于上而引起的以突然昏倒、不省人事，或伴四肢逆冷为主要表现的疾病。西医学低血容量休克属于此证范畴。宋·陈自明《妇人大全良方·妇人飞尸血厥方论》提出血厥病名。明·张景岳《景岳全书·杂证谟·厥逆》：“血厥之证有二，以血脱血逆皆能厥也。”病因有失血过多和情志刺激。血液亡失，气随血脱，神明失养；肝郁日久，怒而气上，血随气升，蒙蔽清窍。基本病机为神明失用。病理转归有三：一是气血相失，阴阳离决，气脱神离；二是血液归源或得充，神明回复；三是出现各种证候的转化。可分为虚证血厥和实证血厥两类。

（黄 燕）

xūzhèng xuèjué

虚证血厥（syncope due to deficiency of blood）

失血过多、气随血脱而致的血厥。西医学低血容量休克属于此证范畴。

病因病机 多因素体虚弱，或产后，或创伤失血，或血证失血，或经期出血过多，血脱而气无以附，气随血脱，气血衰亡不能上充于脑，神明失养而昏不知人。病变脏腑主要在心、肝，涉及脾、肾，病理性质多属虚证。气随血脱是病机关键。

诊断 根据临床表现结合病史作出诊断。血常规、血压、心电图、脑电图、脑干诱发电位、颅脑CT、MRI等有助明确诊断。

诊断要点 发病前常有明确失血病史，多有头晕、面白、出汗等先兆症状，突然昏倒，不知人事，或伴四肢逆冷。醒后无失语、偏瘫等后遗症。

鉴别诊断 当与虚证气厥、实证血厥相鉴别。虚证气厥患者平素体质虚弱，或年老久病，发病前有明显情志刺激史，突然发生昏仆，四肢逆冷，无失血病史。实证血厥多为素有肝阳偏亢，由于暴怒气逆，血郁于上，引起突然昏倒、不省人事或伴四肢逆冷。

辨证论治 辨证当分气血，治当醒神回厥。

辨证要点 以突然晕厥，肢冷汗出，面色、口唇、爪甲皖白无华及全身虚弱为辨证要点。

治疗原则 以“虚则补之”为原则，醒神回厥。治当益气、养血、固脱而醒神。

分证论治 见表。

表 癔病性昏厥的分证论治

证型	临床表现	治法	主方	常用药
气机闭塞证	精神刺激后，突发昏厥，过时苏醒，无后遗症，素精神抑郁，喜太息。苔薄白，脉弦	行气开窍	五磨饮子	沉香、乌药、槟榔、枳实、木香、檀香、丁香、藿香
气郁痰阻证	素情志不舒，受精神刺激后发作昏厥，醒后常自诉咽间如物梗塞，吐之不出，吞之不下。苔薄白腻，脉弦滑	理气化痰	半夏厚朴汤	厚朴、紫苏、川贝母、半夏、胆南星、茯苓
气火上逆证	平素急躁易怒，突遇精神刺激诱发，突然昏倒，面红目赤。舌红薄黄，滑数	降逆泻火	通关散	猪牙皂、鹅不食草、细辛、石膏、牛黄
气滞血瘀证	精神刺激后，突发昏厥，面唇紫红，移时苏醒，胸胁胀痛或刺痛。舌暗红苔薄白，脉弦涩	行气活血	通瘀煎	红花、青皮、乌药、木香、香附、泽泻、当归尾

表 虚证血厥的分证论治

证型	临床表现	治法	主方	常用药
气随血脱证	平素心悸头晕，突发昏厥，面色苍白，口唇爪甲不华，目陷口张，自汗肢冷，气息低微。舌淡苔薄白，脉芤或细数无力	益气养血固脱	人参养荣汤	人参、黄芪、当归、熟地黄、白芍、五味子、白术、茯苓、远志、甘草、肉桂、生姜、大枣、陈皮
元阴耗竭证	大汗淋漓，烦躁不安，面色潮红，口渴咽干，尿少。舌红干，脉细数无力	益气救阴	生脉散	人参、麦冬、五味子、枳实、生地黄
元阳骤脱证	突然出现心悸气喘，面色苍白，神志淡漠，冷汗淋漓，四肢厥冷。舌淡苔薄白，脉细微欲绝	峻补元阳救逆固脱	回阳救急汤	附子、干姜、肉桂、人参、白术、茯苓、甘草、陈皮、半夏、麝香、五味子

中成药治疗 在辨证基础上选择适用的中成药。①生脉注射液：益气生津，用于气随血脱者。②参附注射液：回阳救逆，用于阳气暴脱者。

其他疗法 在内科治疗的基础上配合其他疗法。

针刺 针刺素髎、内关、少冲、少泽。

灸法 艾灸百会、神阙、关元。

转归预后 此病患者若气息微弱，呼吸难续，手足冷过肘膝，唇甲青紫，病情危重，治疗不及时得当，易演变为气随血脱之脱证，甚则演变为一厥不复之死证；患者脉象有根，正气尚存，治疗及时得当者正气来复，气返则生。

预防调护 此病患者多有明确失血病史，应积极治疗原发失血病证。饮食加强营养，严禁烟酒及辛辣香燥之品；平时可予归脾丸、八珍汤等健脾和中，益气养血。

（黄 燕）

dīxuèróngliàng xiūkè

低血容量休克（hypovolemic shock）

各种原因引起的外源性和（或）内源性容量丢失而导致的有效循环血量减少、组织灌注不足、细胞代谢紊乱和功能受损的临床综合征。此病的致死原因主要是组织低灌注以及大出血、感染和再灌注损伤等原因导致的多器官功能障碍综合征（MODS）。创伤失血是发生低血容量休克最常见的原因。此病属中医学血厥、脱证、昏迷范畴。

病因病机 同虚证血厥。

辨证论治 多因大量失血，导致气随血脱而致厥，故病性属虚，多为气随血脱证。治疗原则以“虚则补之”为大法，补益气血。但血厥致脱，不可单纯补血，定要注意益气养血，同时予以固脱，若单纯补血，非但不能使血生，反而会贻误良机，气亦亡失；因为有形之血不能速生，但无形之气可予速补，只要气不脱，则气即可摄血，故补气即有补血的意义。分证论治同虚证血厥。

中成药治疗 同虚证血厥。

其他疗法 在内科治疗的基础上配合针刺疗法。针刺素髎、内关、少冲、少泽。

转归预后 若静脉通道建立及时，大量快速补液，预后较好。若持续失血或补液不及时，预后欠佳。

预防调护 同虚证血厥。

（黄 燕）

shízhèng xuèjué

实证血厥（syncope due to reversed blood）

由暴怒气逆，血郁于上引起的血厥。

病因病机 多为素有肝阳偏亢，暴怒肝气上逆，血随气升，气血逆乱于上，蒙蔽清窍。病位主要在心、肝。

诊断 根据临床表现结合病史作出诊断。血压、血糖、心电图、脑电图、脑干诱发电位、颅脑CT、MRI等有助明确诊断。

诊断要点 素有肝阳偏亢，常有明显情志刺激因素。发病急骤，猝然昏仆，不省人事，或伴四肢逆冷。醒后无失语、偏瘫等后遗症。

鉴别诊断 当与实证气厥、痰厥相鉴别。此证多素有肝阳偏亢，猝由大怒惊恐，肝气上逆，蒙蔽清窍，阻滞经络所致。实证气厥好发于体质壮实之人，常有明显情志刺激因素，部分有既往类似病史。发病急骤，突然昏倒，不知人事，或伴四肢逆冷。痰厥常见于素有咳喘宿痰，或恣食肥甘，体丰湿盛之人，骤因恼怒，或剧烈咳嗽，痰气上逆是此证特点，症见突然昏倒，喉有痰声，呼吸气粗，手足厥冷，舌苔白腻，脉沉滑。

辨证论治 辨证当详辨病位，治当醒神回厥。

辨证要点 以暴怒后突发昏仆，不省人事，或伴手足逆冷，面、唇、舌青紫为辨证要点。

治疗原则 以“实则泻之”为治疗大法。治当活血、化瘀、顺气而醒神。

分证论治 见表。

中成药治疗 在辨证基础上选择适用的中成药。

口服中成药 羚羊角散：平肝潜阳息风，用于肝阳暴亢致厥者。

中药注射剂 醒脑静注射液：开窍醒脑、凉血行气化瘀，用于气血逆乱，神志昏迷兼见热象者。

其他疗法 在内科治疗的基础上配合其他疗法。

通关法 醋或童便火焠，取烟熏鼻，亦可灌服童便。

针刺 针刺委中、曲泽、至

表 实证血厥的分证论治

证型	临床表现	治法	主方	常用药
气逆血瘀证	多由精神刺激诱发，突然昏倒，不知人事，或伴四肢逆冷，呼吸气粗，口噤握固。舌苔薄白，脉伏或沉弦	平肝潜阳理气通瘀	通瘀煎	当归尾、山楂、红花、香附、乌药、青皮、木香、泽泻
肝热血瘀证	多由精神刺激诱发，突然昏倒，面赤唇紫，不知人事，呼吸气粗，口噤握固。舌红苔黄，脉弦	清肝化瘀	羚角钩藤汤	钩藤、水牛角、桑叶、菊花、生地黄、白芍、川贝母、竹茹、茯神

阴、足窍阴、大敦、中冲放血。

转归预后 此病与实证气厥及痰厥关系密切，常转化为气滞血瘀及痰瘀互结之证；或气血痰瘀等邪气闭阻，气机逆乱，阴阳气血相失，阴阳离决，发展为一厥不复之死证；或阴阳气血逆乱而尚未离决者，若正气来复或治疗得当，气返则生，反之则死。

预防调护 此病常由精神刺激所诱发，故应调畅情志，避免盛怒致气血上行，平时可予越鞠丸之类，疏肝理气，活血化瘀；清淡饮食，严禁烟酒及辛辣香燥之品。

（黄　燕）

tánjué

痰厥（phlegm syncope） 因痰盛气闭而引起的突然昏倒、不省人事，或伴四肢逆冷为主要表现的疾病。痰厥病名首见于元·张从正《儒门事亲·指风痹痿厥近世差玄说》。清·陈士铎《石室秘录·厥症》："人有忽然厥，口不能言，眼闭手撒，喉中作鼾声，痰气甚盛，有一日即死者，有二三日而死者，此厥多犯神明，然亦因素有痰气而发也"，认为痰浊蒙蔽神机可致厥证。

病因病机 多因嗜食肥甘，或劳倦过度，脾胃受伤，聚湿生痰，复因恼怒气逆，痰随气升，清窍闭塞而致。痰随气升是病机关键。病位在心、肝，与肺、脾相关。

诊断 以临床表现结合病史作出诊断。血生化指标、血压、心电图、脑电图、脑干诱发电位、头颅 CT、MRI 等有助明确诊断。

诊断要点 好发于嗜食肥甘、体丰湿盛之人。常有明显情志刺激因素，或伴剧烈咳喘病史。突然昏倒，不知人事，呼吸气粗，喉有痰鸣，或伴四肢逆冷。醒后无失语、偏瘫等后遗症。

鉴别诊断 见实证气厥。

辨证论治 辨证当分标本缓急，治当醒神回厥。

辨证要点 凡痰涎壅塞，气闭昏愦，牙关紧闭，药食不入者为急，急则治其标；但觉痰气稍开，牙关已松，药食可入，喉有痰声，或呕吐涎沫，舌苔白腻，脉沉滑者，标证已缓，便当治其病本。

治疗原则 以"急则治其标，缓则治其本"为治疗大法。

分证论治 见表。

中成药治疗 在辨证基础上选择适用的中成药。①巴矾丸：温里涤痰，用于痰厥证属寒痰者。②白金丸：豁痰通窍、清心安神，用于痰厥证属热痰者。

其他疗法 在内科治疗的基础上配合其他疗法。

涌吐法 痰在膈上者，急用盐汤探吐，或以独圣散冲服，催吐痰浊，用于眩晕，胸中有宿痰者。

针刺 针刺百会、人中。

转归预后 此病与实证气厥及实证血厥关系密切，痰随气动，或痰瘀胶结，常转化为气滞痰阻或痰瘀互结之证；或气血痰瘀等邪气郁闭之极，转化为内闭外脱之证。

预防调护 此病常见于素有咳喘宿痰，或恣食肥甘，体丰湿盛之人，故宜积极治疗原发病，宣肺止咳，化痰定喘，或清淡饮食，严禁烟酒及辛辣香燥之品，运脾化痰。调畅情志，避免不良的精神和环境刺激。

（黄　燕）

hánjué

寒厥（cold syncope） 阳衰寒盛所致的以手足厥冷，突然昏仆，恶寒蜷卧为主要表现的疾病。又称阴厥、冷厥。

《素问·厥论》："阳气衰于下，则为寒厥""寒厥之为寒也，必从五指而上于膝者，阴气起于五指之里，集于膝下而聚于膝上，故阴气胜则从五指至膝上寒。其寒也，不从外，皆从内也"，描述了寒厥的临床特点。清·沈金鳌《杂病源流犀烛·诸厥源流》："寒厥宜附子理中汤。而寒厥又有因气虚者，宜参芪益气汤；又有手足冷，表热里寒，下利清谷，食入即吐，脉沉者，宜四逆汤"，对寒厥的证治提供了参考。

病因病机 多由素体阳虚，阴寒内盛，或外感热病，误用汗、吐、下法或剧烈呕吐、腹泻，阳气受损，内脏虚寒，阳气不达四末而致病；或由素体气血不足之人，感受寒邪，阴寒内盛，阻滞

表 痰厥的分证论治

证型	临床表现	治法	主方	常用药
痰浊闭阻证	眩晕，或咳喘气急，突然昏厥，喉中痰鸣，胸闷纳呆，或呕吐涎沫，呼吸气粗。舌苔白腻，脉沉滑	行气豁痰	导痰汤	半夏、胆南星、陈皮、茯苓、枳实
痰瘀阻滞证	突然昏倒，不知人事，口中痰涎壅盛，呼吸气粗，口唇紫绀。舌苔厚腻，脉伏	化痰行瘀	通瘀煎	当归尾、山楂、红花、香附、乌药、青皮、木香、泽泻
痰热互结证	突然昏倒，不知人事，口中痰涎壅盛，呼吸气粗，皮肤粗糙，口唇干裂。舌苔干腻，脉伏	清热化痰开窍	至宝丹	水牛角、朱砂、雄黄、琥珀、麝香、牛黄、安息香

气血，气血不达于四末而致厥。病位在脾肾。阳衰寒盛是病机关键。

辨证论治 辨证当分气血，病在气者，以阳气亏损为主，症见手足厥冷，下利清谷，口不渴。病在血者，以血虚寒凝为主，症见面色青，唇淡无华，爪甲青暗。在气者益气温阳，在血者养血合营。分证论治见表。

中成药治疗 在辨证的基础上选择适用的中成药。可选用参附注射液，有回阳救逆的作用，用于阳气暴脱者。

其他疗法 在内科治疗的基础上配合其他疗法。

针刺 针刺素髎、内关、少冲等穴。

耳针 针刺皮质下、肾上腺、内分泌、交感、心肺、升压点、呼吸点等。

灸法 艾灸阳辅穴、百会、关元等穴。

转归预后 阴阳离决者易演变为脱证，一厥不复；阴阳尚未离决者，正气来复，则病情向愈。预后取决于患者正气强弱，病情轻重，及治疗是否及时、得当。若病后患者呼吸平顺，脉象有根，正气尚存，预后良好；若气息微弱，呼吸难续，手足冷过肘膝，唇甲青紫，则病情危重，预后不佳。

预防调护 此病患者平素多体虚，应注意避免过度劳累。平时避风寒，注意保暖。保持心情愉悦，避免情志刺激。

（黄 燕）

rèjué

热厥（heat syncope）

邪热过盛，阳气内郁而致，以手足厥冷，甚则不省人事为主要表现的疾病。又称阳厥。西医学急性传染病、感染性热病所致的休克属于此证范畴。《素问·厥论》即有相关论述："阴气衰于下，则为热厥。"元·罗天益《卫生宝鉴·厥逆》对其症状进行了详细描述："手足虽冷，有时或温，手足心必暖，脉虽沉伏，按之则滑，其证或畏热，或渴欲饮水，或扬手掷足，烦躁不得眠，大便秘，小便赤，此名热厥。古人所谓阳极发厥也。"清·陈澈《药症忌宜》对其进行了补充："阳厥即热厥。其证四肢厥逆，身热面赤，唇燥大渴，口干舌苦，目闭或不闭，小便赤涩短少，大便燥结，不省人事。"清·沈金鳌《杂病源流犀烛·诸厥源流》中亦有治疗的相关论述："热厥足独热者，用宣火郁汤；热厥兼游赤者，用升阳散火汤；便秘者，用大柴胡汤；谵语身冷，遗溺自汗者，用白虎汤；烦渴躁妄，失于攻下而手足冷甚，但不过肘，或身冷而反见阴象者，用白虎汤。"此病多由邪热内蕴，阳郁于里，不能外达四末所致。热闭愈甚，则手足厥冷愈甚。病位在脾胃。真热假寒是病机关键。热厥辨证当分标本缓急，凡邪盛气闭昏愦，牙关紧闭，药食不入者为急，当治其标，可选用清开灵注射液；神志转醒，仍四肢逆冷，身热便干者，标证已缓，便当固其本，白虎加人参汤主之。

（黄 燕）

gǎnrǎnxìng xiūkè

感染性休克（septic shock）

由各种病原微生物及其毒素等产物引起的全身微循环障碍、血流动力学异常、组织灌注不足、细胞缺血缺氧、代谢紊乱及重要器官功能障碍的全身炎症反应综合征。又称脓毒性休克。临床多表现为先恶寒发热，继而神志障碍，面色苍白，皮肤湿冷，四肢厥逆，肢端青紫，少尿，血压下降，脉压缩小，脉搏细数等。属中医学厥证、脱证范畴。

病因病机 多由外邪侵袭机体，或素体亏虚、复感外邪等引起。阴寒之邪侵袭，直中脏腑，从寒从湿而化，则为寒厥；若正气亏虚，不能胜邪，邪气内陷，阳气耗竭则可为亡阳。热毒之邪侵袭，多可入里化热，蕴结于内，阳气郁而不达四末，则为热厥；热毒之邪耗气伤阴，脏腑机能急骤衰退，阴液极度耗伤则为亡阴。

辨证论治 此病须首先辨清寒热；热证当分病在气分，营分，血分。寒证当温里回阳，热证当泻热通腑，清热透营，或清热凉血。分证论治见表。

中成药治疗 在辨证基础上选择适用的中成药。

口服中成药 ①苏合香丸：芳香开窍，用于阳衰寒盛。②安宫牛黄丸：清热、开窍、醒神，用于营分热闭，手足厥逆。

中药注射剂 ①参附注射液：回阳救逆、益气固脱，主要用于阳气暴脱。②生脉注射液：益气

表 寒厥的分证论治

证型	临床表现	治法	主方	常用药
阳虚寒厥证	四肢厥冷，引衣自复，呕吐不渴，下利清谷，便溏。舌淡苔白润，脉沉微而迟	益气回阳救逆	四逆汤	附子、干姜、肉桂、吴茱萸、人参、细辛、当归、炙甘草、
血虚寒凝证	手足厥冷，恶寒蜷卧，甚则昏厥，下利清谷，口不渴，腹痛面青。舌淡苔润，脉微细欲绝	养血合营	当归四逆汤	当归、桂枝、细辛、白芍、通草、大枣、甘草

表　感染性休克的分证论治

证型	临床表现	治法	主方	常用药
阳衰寒盛证	手足厥冷，恶寒蜷卧，甚则昏厥，下利清谷，口不渴，腹痛面青。舌淡苔润，脉微细欲绝	回阳救逆	四逆汤	附子、肉桂、干姜、吴茱萸、当归、细辛、甘草
气分热厥证	手足厥冷而不欲衣被，胸腹灼热，大便秘结，尿赤短少，烦渴饮冷。舌红苔黄而干，脉沉伏，重按数而有力	泻热通腑	人参白虎汤	生石膏、人参、大黄、芒硝、知母、粳米、甘草
营分热闭证	胸腹灼热，四肢厥冷，一般冷不过肘膝，神昏谵语。舌红绛，脉细数	清热透营	清营汤	水牛角、生地黄、麦冬、玄参、金银花、连翘、竹叶、黄连、丹参
血分热闭证	胸腹灼热，四肢逆冷更甚，神昏谵语，热迫血行，广泛出血，如皮下瘀斑、吐血、衄血、便血、尿血等，爪甲青紫。舌绛起刺，脉细数	清热凉血	犀角地黄汤	水牛角、生地黄、赤芍、牡丹皮、紫草
元阳骤脱证	突然出现心悸气喘，面色苍白，冷汗淋漓，手足不温。舌淡苔薄白，脉细微欲绝	峻补元阳 救逆固脱	回阳救急汤	附子、干姜、肉桂、人参、白术、茯苓、甘草、陈皮、半夏、麝香、五味子

生津，适用于气阴不足、阴津耗伤。③清开灵注射液：清热解毒、开窍醒脑，用于热厥昏迷。

其他疗法　在内科治疗的基础上配合其他疗法。

体针　神昏者，针刺人中、涌泉、内关、合谷。

耳针　取肾上腺、内分泌、皮质下、神门等。

灸法　阳脱者可艾灸百会、神阙、关元。

转归预后　若病后患者呼吸平顺，脉象有根，正气尚存，预后良好；若气息微弱，呼吸难续，手足冷过肘膝，唇甲青紫，则病情危重，预后不佳。

预防调护　积极治疗原发病证；饮食应清淡而富有营养，忌烟酒及辛辣香燥之品；加强锻炼，增强身体素质，注意避免过度劳累；时疫盛行季节，避免去人口密集的公共场所，防止交叉感染；平时可予玉屏风散等，益气固表，扶正祛邪。

（黄　燕）

jiǔjué

酒厥（syncope due to immoderate drinking）

酒后出现四肢逆冷，不省人事的疾病。西医学急性酒精中毒属于此证范畴。

酒厥病名首见于元·张从正《儒门事亲·指风痹痿厥近世差玄说》，明·张景岳《景岳全书·卷之十一从集·杂证谟·厥逆》论述酒厥较前人大有发挥，为后世医家所推崇。

病因病机　皆由纵饮不节而致。酒性慓悍滑疾，其气上冲于头，发为酒厥。

诊断　以临床表现结合病史作出诊断。血生化指标、血压、心电图、脑电图、脑干诱发电位、颅脑 CT、MRI 等有助明确诊断。

诊断要点　纵饮酗酒后而昏倒，轻者犹能知人，重者神志昏迷。

鉴别诊断　当与痰厥相鉴别。酒厥有酗酒病史，饮后昏倒，四肢逆冷，或烦躁，或痰涎如涌，脉滑数。痰厥无酗酒病史，好发于素有咳喘宿痰，体丰湿盛之人，因恼怒或剧烈咳嗽诱发，突然昏倒，喉有痰声，呼吸气粗，手足厥冷，舌苔白腻，脉沉滑。

辨证论治　辨证当分标本缓急，治当醒神回厥。

辨证要点　凡气闭昏愦，牙关紧闭，药食不入者为急，急则治其标；但牙关已松，药食可入，或烦躁，或呕吐涎沫，脉滑数者，标证已缓，当治其本。

治疗原则　以"急则治其标，缓则治其本"为治疗大法。

分证论治　根据酒厥的病机特点，多为酒湿闭阻证，临床多据此证进行治疗。见表。

其他疗法　在内科治疗的基础上配合涌吐法。急用盐汤探吐，后用梨汁、绿豆汁交替灌服。

转归预后　此病预后取决于患者正气强弱，及治疗是否及时、得当。阴阳离决者易演变为脱证，一厥不复；阴阳尚未离决者，正气来复，则病情向愈。若醒酒解毒及时，预后良好；若饮酒量过大复又治疗不当，出现面色苍白、口唇青紫、皮肤湿冷、体温下降、呼吸浅表、瞳孔扩大，则预后欠佳。

预防调护　见虚证气厥。

（黄　燕）

表　酒厥的分证论治

证型	临床表现	治法	主方	常用药
酒湿闭阻证	纵饮酒浆，昏仆跌倒，轻者犹能知人，重者昏厥如泥，或烦躁，或痰涎如涌，或气喘发热。脉滑数	解酒醒神	葛花解醒汤	葛花、枳椇子、猪苓、茯苓、泽泻、砂仁、白豆蔻、木香、陈皮、人参、白术

shījué

尸厥（sudden syncope） 气机逆乱导致突然昏倒不省人事，状如昏死，呼吸微弱，脉象极细，或毫不应指，乍看似死的疾病。又称飞尸、卒厥。尸厥病名首载于《素问遗篇·本病论篇》："神游失守其位，即有五尸鬼干人，令人暴亡也，谓之曰尸厥。"元·朱丹溪《丹溪心法·厥》论厥逆病中将尸厥、飞尸、卒厥皆归为中恶之候。明·方隅《医林绳墨·厥》对其临床特点及治疗有较为详细的描述："尸厥之证，系元本空虚，及入庙堂冢墓，心觉惊闪，偶尔中恶之气冒感卒然，手足冰冷，肌肤粟起，头面青黑，精神不守，错言妄语，牙关紧急，不知人事，卒然而中。宜以苏合香丸灌之，再用二陈汤加苍术、香附、当归、厚朴之类。"病因多为正气亏虚，外邪侵袭。病机关键是气机逆乱。病位在胃，与肝、脾有关。治疗当化浊和中，方用藿香正气散。

（黄 燕）

zhòng'è

中恶（noxious pathogen attack） 猝感秽毒或不正之气，以突然晕厥，呼吸困难，不省人事为主要表现的疾病。又称秽厥，客忤、卒忤、撞客、尸厥，俗称中邪。

宋·陈言《三因极一病证方论·疰忤中恶证治》云："由人精神不全，心志多恐，遂为邪鬼所击，或复附着，沉沉默默，寝言谵语，诽谤骂詈，讦露人事，不避讥嫌，口中好言未然祸福……或悲泣呻吟，不欲见人，其状万端，如醉如狂，不可概举"，描述了中恶的临床特点。明·戴元礼《证治要诀·中恶》："中恶之证，因冒犯不正之气，忽然手足逆冷，肌肤粟起，头面青黑，精神不守"，认为接触不正之邪是患病的主要原因。

病因病机 病因多为正气亏虚，猝然冒犯不正之邪。病机关键是气机逆乱。病位在胃，与肝、脾有关。

辨证论治 中恶证属本虚标实，辨证应以虚实为纲。本虚为胃气亏虚，标实为秽浊之邪。以"急则治其标，缓则治其本"为治疗大法。分证论治见表。

其他疗法 在内科治疗的基础上配合其他疗法。

针刺 针刺素髎、内关、少冲。

耳针 针皮质下、肾上腺、内分泌、交感、心肺、升压点、呼吸点。

灸法 艾灸阳辅、百会、关元。

转归预后 感邪较轻，治疗得当者，可恢复。若素体虚弱，感邪深重，治疗不当预后欠佳。

预防调护 避风寒，注意保暖。保持心情愉悦，避免情志刺激。饮食清淡，禁烟酒，忌辛辣香燥之品。

（黄 燕）

nǎoláo

脑痨（cerebral tuberculosis） 痨虫侵袭脑部，损伤脑神引起的以发热、盗汗、头痛、呕吐、项强、昏睡、抽搐为主要表现的疾病。西医学结核性脑膜炎、脑内结核瘤属于此病范畴。

《黄帝内经》《难经》《金匮要略》等医籍中并无脑痨病名，大多将其归于"虚损""虚劳"一类病证中。宋·杨士瀛《仁斋直指方论》提出"治瘵疾，杀瘵虫"的重要观点。明·虞抟《医学正传·劳极》确立了杀虫与补虚的两大治疗原则。

病因病机 因痨虫侵袭于脑，损伤脑神所致。正气内虚、感染痨虫，痨虫内舍脏腑入侵于脑，损伤阴津气血，灼津为痰；或阴虚阳亢生风，以致表现为风痰上扰，风火上犯。病位在脑，与肝、脾、肾相关。病理性质以阴虚为主，且可导致气阴两虚。或因虚致实，兼见风、火、痰、瘀等标实之象。

诊断 根据临床表现结合病史可作诊断，并应配合现代医学相关检查。

诊断要点 ①多见于儿童及青年。有密切的痨病接触史，或原已患肺痨等病。②症见潮热盗汗、精神萎靡、消瘦乏力、恶心呕吐等，继之发热、头痛剧烈、喷射状呕吐、颈项强直、手足抽搐、昏睡谵妄、二便失禁等。可伴眼睑下垂、斜视、复视、失明、失语、面瘫、偏瘫、四肢瘫痪、智力低下等。③实验室检查见血沉增快，结核菌素试验阳性、抗体阳性，脑脊液压力增高，外观呈毛玻璃样，放置数小时后可出现纤维薄膜，淋巴细胞及蛋白质增多、葡萄糖降低等，脑脊液抗酸染色或培养可发现结核杆菌。

表 中恶的分证论治

证型	临床表现	治法	主方	常用药
外邪犯胃证	触犯秽浊之邪，突发手足逆冷，精神不守，错语妄言，或昏不知人，二便自遗。苔薄白，脉弦滑	芳香辟秽化湿和中	藿香正气散	藿香、紫苏、白芷、厚朴、半夏、陈皮、白术、茯苓、生姜、大腹皮
痰浊内阻证	突发精神不守，错语乱言，神识昏迷，胸闷，痰多。舌苔厚腻，脉滑	化痰开窍	导痰汤	制半夏、橘红、茯苓、枳实、远志、石菖蒲、枳壳、砂仁、木香

④胸部X线检查常可发现结核的原发病灶。

鉴别诊断　应与脑瘤、春温、暑温相鉴别。脑瘤无原发结核病灶，多无潮热盗汗等症状，头部CT或MRI可发现肿瘤病灶。春温多发于冬春季节，急性起病，有高热等症，脑脊液检查等有助鉴别。暑温多发于7~9月，急性起病，有高热等症，脑脊液检查等有助鉴别。

辨证论治　应辨虚实之主次，治当补虚培元，抗痨杀虫。

辨证要点　应当分期、辨虚实之主次。急性期和进展期多以标实症状为主，风、痰、热等实证表现突出；恢复期以本虚症状为主，尤以气虚阴亏的表现明显。

治疗原则　一则杀其虫，以绝其根本；二则补其虚，以复其真元。"杀痨虫"主要靠西医药物的早期、规律、联合、全程的治疗；中医药则着眼培补人体正气，兼顾虫、风、痰、热等标实因素。

分证论治　见表。

中成药治疗　在辨证的基础上选择适用的中成药。①清眩丸：散风清热，用于风热头晕目眩。②脑立清丸：平肝潜阳，醒脑安神，用于阴虚动风，头晕目眩。③生脉胶囊：益气养阴，用于脑痨后期气阴两虚，神疲乏力，颧红盗汗。

转归预后　早期得到确诊并系统治疗者预后良好；延误治疗或治疗不系统，常导致严重后遗症如肢体瘫痪抽搐及脑积水等症状。

预防调护　增强体质，注意预防呼吸道传染；加强对结核病患者的管理与治疗；新生儿及儿童按要求积极实施计划免疫接种；早期综合治疗减轻并发症和后遗症。

（张军平）

jiéhéxìng nǎomóyán

结核性脑膜炎（tuberculous meningitis）　结核杆菌侵入蛛网膜下腔引起脑膜结核性炎症改变的慢性感染性疾病。除软脑膜外，病变也可累及蛛网膜、脑实质、脑血管，是中枢神经系统最常见的慢性感染性疾病，属中医学脑痨范畴。

病因病机　同脑痨。

辨证论证　应首辨虚实，再辨病位。治宜攻补兼施。分证论治见表。

中成药治疗　在辨证的基础上选择适用的中成药。①三七通舒胶囊：活血化瘀、活络通脉，用于瘀血阻络导致的眩晕、头痛。②脑立清丸：平肝潜阳、醒脑安

表　脑痨的分证论治

证型	临床表现	治法	主方	常用药
风痰上扰证	发热，口渴不欲饮，呕吐如喷，神识朦胧，躁扰不安，嗜睡，甚至神昏，喉间痰鸣。舌红苔黄腻，脉弦滑数	息风化痰开窍定惊	涤痰汤	半夏、胆南星、橘红、石菖蒲、枳实、茯苓、竹茹
瘀阻脑络证	头部刺痛不止，头晕目眩，或昏迷，呕吐如喷，面唇青紫。舌暗或有瘀点，脉弦涩	祛瘀通络	通窍活血汤	桃仁、红花、麝香、赤芍、川芎、蔓荆子、三七、乳香
热盛动风证	身热消瘦，面色潮红，盗汗，肢体拘挛或强直，呕吐如喷，尿黄便干。舌光红苔黄，脉数	清肝泻热息风启窍	羚角钩藤汤	羚羊角、钩藤、桑叶、菊花、川贝母、茯苓、白芍、石菖蒲
阴虚动风证	身热消瘦，潮热盗汗，肢体拘挛或强直，呕吐如喷，尿黄便干。舌光红无苔，脉细数	镇肝息风	镇肝息风汤	怀牛膝、生赭石、生龙骨、生牡蛎、生龟板、生杭芍、玄参、天冬、川楝子、生麦芽、茵陈、甘草
气阴两虚证	神疲乏力，气短懒言，咽干口燥，颧红，或见盗汗。舌红少苔，脉细弱而数	益气养阴	保真汤	黄芪、白术、沙参、天冬、麦冬、当归、生地黄、党参、茯苓

表　结核性脑膜炎的分证论治

	证型	临床表现	治法	主方	常用药
前驱期	气虚证	面黄不华，倦怠懒言，神智呆滞，纳减厌食，时有呕吐。舌淡白胖嫩，有齿痕，苔白或厚腻，脉细弱	补气化浊运脾	六君子汤	人参、白术、茯苓、陈皮、半夏、炙百部、炙甘草
	阴虚证	面白颧红，潮热盗汗，咽干消瘦，五心烦热，失眠，尿黄便干。舌红少苔，脉细数	滋阴清热	六味地黄丸	熟地黄、山药、山茱萸、茯苓、牡丹皮、南沙参、北沙参、麦冬、炙百部
脑膜刺激期	脾虚肝乘痰逆证	头痛持续并加重，呕吐频繁，状如喷射，吐宿食或痰涎，面色青白，神疲嗜睡。舌淡胖嫩苔白，脉弦缓	平肝健脾除痰	匀气散合六君子汤	半夏、陈皮、白术、薏苡仁、茯苓、砂仁、白蔻仁、藿香
	阴虚肝阳痰逆证	头痛持续并加重，呕吐频繁，状如喷射，吐宿食或痰涎，咽干口渴、颧红盗汗。舌红少苔，脉细数	养肝息风平肝除痰	羚角钩藤汤	羚羊角、鲜地黄、白芍、鲜竹茹、菊花、钩藤、桑叶、茯苓

续 表

	证型	临床表现	治法	主方	常用药
昏迷期	气阴两虚风动证	神识模糊或昏迷，时呕吐，面色潮红，时惊厥，时抽搐，或角弓反张、发热、便秘、消瘦。舌淡红瘦嫩无津，少苔或无苔，脉细数	固本培元益气养阴	固真汤合大定风珠	鸡子黄、龟甲、鳖甲、牡蛎、麻仁、白芍、麦冬、阿胶、五味子、熟地黄、甘草
	阴虚风动证	面白颧红，时潮热，神识昏蒙，时抽搐或角弓反张，或肢体瘫痪，手足心热，消瘦、尿少便干。舌红少津或光绛无苔，脉细数弱或细促	滋养肝肾镇痉息风	六味地黄丸合三甲复脉汤	阿胶、龟甲、鳖甲、生牡蛎、麻仁、白芍、熟地黄、山茱萸、炒山药、泽泻、牡丹皮
	脾胃虚寒风动证	面色苍白或晦暗，畏寒肢冷，终日昏睡，口鼻气微，时有抽搐，或四肢瘫痪，纳呆便溏。舌淡白苔白滑，脉沉缓或弱	温阳救逆扶脾搜风	逐寒荡惊汤合附子理中汤	干姜、人参、白术、附子、肉桂、甘草
后遗症期	痰邪阻络证	除各种神经系统症状外，兼有口角流涎，虚胖。舌淡白胖嫩，苔滑或厚腻，脉或细或弦或滑	补气祛痰通络	补中益气合青州白丸子	炙黄芪、白术、当归、升麻、柴胡、木香、酸枣仁、半夏、陈胆星、白附子
	瘀血阻络证	除各种神经系统症状外，兼有面色黧黑，肌肤甲错，消瘦。舌暗紫而润，或舌有瘀点、瘀斑，脉细涩或沉弦	益气活血祛瘀通络	补中益气汤合通窍活血汤	人参、陈皮、桃仁、红花、牛膝、黄芪、炒白术、升麻、当归、赤芍

神，用于阴虚动风，头晕目眩。③生脉胶囊：益气养阴，用于后期气阴两虚，神疲乏力，颧红盗汗。

转归预后 早期确诊并规范抗结核治疗者预后良好。延误治疗或治疗不系统，常导致严重后遗症如肢体瘫痪抽搐及脑积水等症状。

预防调护 增强体质，注意预防呼吸道传染。加强对结核病患者的管理，坚持规范的抗结核治疗。早期综合治疗，积极康复训练，减轻并发症和后遗症。

（张军平）

nǎoluòbì

脑络痹（brain collateral bi；brain collateral painful impediment）

脑部络脉闭阻，气血不畅引起的以头痛，头晕，情志改变，或有肢体麻痹、震颤为主要表现的疾病。西医学脑动脉硬化症属于此病范畴。

古代医籍中无脑络痹病名，但是有类似脑络痹的记载。《素问·玉机真脏论》中有"春脉如弦……太过则令人善忘，忽忽眩冒而巅疾"的描述。《灵枢经·海论》云："髓海不足，则脑转耳鸣，胫酸眩冒，目无所见，懈怠安卧。"历代医家在《黄帝内经》基础上从不同角度对脑络痹相关中医证候的病因病机进行阐述。元·朱丹溪《格致余论·养老论》："火生六十，七十以后，精血俱耗……头昏目眩……腿弱耳聋，健忘眩晕……但是老境，无不有此。"明·张景岳《景岳全书》认为当分虚实、痰浊、血虚、气虚辨治头痛的方法可为脑络痹："久头痛多主于痰，痛甚者乃风毒上攻，有血虚者，有诸经气滞者，有气虚者，有四气外伤者，有劳役所伤者，有可吐者，有可下者，当分虚实寒热兼变而治之。"

病因病机 用脑过度，过食肥甘，房室不节，或年老肾虚，致精血亏少，经脉失柔，或痰浊瘀血阻滞，气血阻痹，脑失所养所致。病位在脑窍，但与肝、脾、肾关系密切。病理性质总体本虚标实。本虚为肝肾阴虚，气血不足；标实为风、火、痰、瘀蒙蔽或阻塞脑窍。

诊断 根据临床表现结合病史可作诊断。眼底、血生化、头颅 CT 及 MRI 检查有助于诊断和鉴别诊断。

诊断要点 ①眩晕，肢体麻木，头痛，健忘。②可伴头胀，耳鸣，足软乏力，思维迟钝。

鉴别诊断 应与神经衰弱鉴别。此病早期可有类似神经衰弱的症状。但发病年龄在 40 岁以后，一般没有明显的精神因素。临床表现中情感脆弱、远近记忆力减退明显与神经衰弱不同。此外，思维活动迟钝、工作能力下降也较显著。眼底视网膜动脉、外周动脉（桡动脉、颞浅动脉）以及心肾动脉的硬化，血脂增高也为诊断此病的有力根据。

辨证论治 应辨虚实，分脏腑。治当根据脏腑辨证及病理要素进行处方选药。

辨证要点 主要当分虚实。虚者有肝肾阴虚、气血不足，实者为风、火、痰、瘀。

治疗原则 滋补肝肾、益气化瘀、燥湿化痰、潜阳息风。

分证论治 见表。

中成药治疗 在辨证的基础上选择适用的中成药。①通心络胶囊：益气活血、通络止痛，用

表　脑络痹的分证论治

证型	临床表现	治法	主方	常用药
痰湿内阻证	头痛而重，眩晕，恶心欲呕，健忘，纳少。舌暗苔腻，脉弦滑	燥湿化痰	半夏白术天麻汤	半夏、天麻、白术、茯苓、橘红、甘草、生姜、大枣
肝阳化风证	头部胀痛，眩晕目胀，失眠口苦，急躁易怒，手足麻木。舌红苔薄，脉弦	潜阳息风	天麻钩藤饮	天麻、钩藤、石决明、川牛膝、杜仲、桑寄生、栀子、黄芩、益母草、夜交藤、猪苓
气虚血瘀证	头晕头痛，神疲乏力，气短懒言，或见肢体麻木。舌暗红有斑点，脉虚而涩	益气行瘀	补阳还五汤	生地黄、黄芪、当归尾、赤芍、川芎、桃仁、红花、地龙
肾精不足证	头部窜痛，眩晕耳鸣，健忘，手足麻木，腰膝酸软。舌暗苔薄，脉沉细涩	补益肾精活血化瘀	首乌延寿丹	首乌、豨莶草、菟丝子、杜仲、牛膝、女贞子、桑椹、黑芝麻、墨旱莲、生地黄、当归、川芎
肝肾阴虚证	头晕目眩，耳鸣，健忘，口燥咽干，肢体麻木，腰膝酸软，头重脚轻，五心烦热。舌红少苔，脉弦细数	滋补肝肾	一贯煎	熟地黄、当归、枸杞、北沙参、麦冬、川楝子
阴阳两虚证	眩晕耳鸣，体瘦神疲，畏寒肢冷，五心烦热，心悸腰酸。舌淡少津，脉弱而数	滋阴补阳	二仙汤	仙茅、仙灵脾、巴戟天、黄柏、知母、当归、山茱萸、炒山药

于气虚血瘀证。②养血清脑颗粒：养血平肝、活血通络，用于血虚肝旺所致头痛、眩晕。③半夏白术天麻丸：健脾祛湿、化痰息风，用于痰邪内阻所致头痛、眩晕。④金水宝胶囊：补益肺肾、益髓填精，用于肾精不足，脑络失养所致的多寐，神疲乏力，眩晕耳鸣。⑤补肾益脑胶囊：补肾益气、养血生精，用于轻度认知损害患者。

其他疗法　在内科治疗的基础上配合温和灸。取百会、关元、风池（双侧）、足三里（双侧）。百会穴用艾灸盒灸疗，其余穴位进行艾条温和灸或温灸盒灸疗，缓慢加热至皮肤潮红，患者微感皮肤灼热，热力渐渐向内透入和向穴位周围扩散为度。

转归预后　脑络痹进一步可发展为中风，痴呆等，应及时治疗，以防病情发展。

预防调护　治疗与此病有关的疾病，如风眩、消渴等。减少脂肪性、高盐食物的摄入，多食新鲜蔬菜、水果。适量运动，戒除烟酒，减轻体重，保持健康的心理状态。

（张军平）

nǎodòngmài yìnghuàzhèng

脑动脉硬化症（cerebral arteriosclerosis）　脑动脉粥样硬化、小动脉硬化、细动脉透明变性等脑动脉壁变性引起以脑功能减退、精神障碍和神经局部损害等为主要表现的脑功能障碍综合征。属中医学脑络痹、健忘、脑鸣范畴。

病因病机　多因元气虚衰，阴血亏虚，筋脉失其濡养，或心肾亏损，髓海空虚，脾失健运。病机关键为脑络衰损。病位在脑，与脾、肾、肝相关。病理性质属虚或虚实夹杂。

辨证论治　当辨虚实。实者当化痰、祛湿、活血，虚则健脾、养阴、补肾。分证论治见表。

中成药治疗　在辨证的基础上选择适用的中成药。①通心络胶囊：益气活血、通络止痛，用于气虚血瘀证。②半夏白术天麻丸：健脾祛湿、化痰息风，用于痰邪内阻所致头痛、眩晕。③补肾益脑胶囊：补肾益气、养血生精，用于轻度认知损害患者。

转归预后　此病是慢性进行性疾病，病程较长，预后欠佳。争取早发现、早诊断、早治疗。早、中期脑组织尚未发生明显的器质性改变，早期治疗可以促进脑功能的回复，防治并发症。

表　脑动脉硬化症的分证论治

证型	临床表现	治法	主方	常用药
脾虚湿阻证	头痛而重，眩晕，恶心欲呕，健忘，纳少。舌暗苔腻，脉弦滑	燥湿化痰	半夏白术天麻汤	半夏、天麻、白术、茯苓、橘红、甘草、生姜、大枣
瘀阻脑络证	头部刺痛，眩晕目胀，失眠口苦，急躁易怒，手足麻木。舌红苔薄，脉弦	祛瘀通络	通窍活血汤	桃仁、红花、麝香、赤芍、川芎、蔓荆子、三七、乳香
阴虚动风证	头部胀痛，眩晕目胀，失眠口苦，心烦易怒，手足麻木、震颤。舌红苔薄，脉弦	镇肝息风	镇肝息风汤	怀牛膝、生赭石、生龙骨、生牡蛎、生龟板、生杭芍、玄参、天冬、川楝子、生麦芽、茵陈、甘草
肾精不足证	头部窜痛，眩晕耳鸣，健忘，手足麻木，腰膝酸软。舌暗苔薄，脉沉细涩	补益肾精活血化瘀	首乌延寿丹	首乌、豨莶草、菟丝子、杜仲、牛膝、女贞子、桑椹、黑芝麻、墨旱莲、生地黄、当归、川芎

预防调护 重视早期预防，改善脑部血液供应，预防脑卒中；生活规律，劳逸结合，尤其避免精神过度紧张和过度疲劳，适当参加体育娱乐活动；注重饮食调养，平素应以清淡饮食为主，忌过食肥甘厚味，戒烟。

（张军平）

nǎowěisuō

脑萎缩（encephalanalosis）

各种原因导致大脑皮质萎缩，以智能改变，神经及运动功能下降为主要表现的疾病。以老年人多见。属中医学脑络痹范畴。

病因病机 多由年迈体虚、七情内伤、久病耗损等，导致气血不足，肾精亏耗，脑髓失养，或痰阻血瘀于脑而致。病位在脑，且与心、肝、脾、肾密切相关。病理性质属本虚标实。

辨证论治 辨证要分清虚实。属虚者，主要以脑髓萎缩，智能减退，腰膝酸软为特征，可分为肾精亏耗、心脾两虚、肝肾阴虚等证；属实者，除见脑髓萎缩外，亦见痰浊、瘀血诸实邪引起的相应证候。分证论治见表。

中成药治疗 同脑络痹。

转归预后 脑萎缩病程较长。虚证患者若长期服药，积极接受治疗，部分症状可稍有改善，但不易根治。实证患者，经过及时有效的治疗，待实邪去，部分患者可渐稳定。

预防调护 精神调摄、智能训练、调节饮食起居既是预防措施，又是治疗的重要环节。患者应养成有规律的生活习惯，饮食宜清淡，少食肥甘厚味。应帮助患者正确认识和对待疾病，解除思想顾虑；对轻症患者应耐心细致地进行智能训练，多参加社会活动；对重症患者则应注意生活照顾。

（张军平）

lǎonián nǎowěisuō

老年脑萎缩（senile encephalanalosis）

老年人因大脑皮质及神经系统的退行性变，出现以智能改变，神经及运动功能障碍为主要表现的疾病。属中医学脑络痹范畴。

病因病机 多由年迈体虚、七情内伤、久病耗损等，导致脏腑功能衰退，气血亏损，髓海失充，脑失所养；或因瘀血痰浊阻滞脑络、蒙蔽清窍所致。

辨证论治 辨证当分虚实。以填精益髓为大法，可适当配以活血、化痰、开窍之法。分证论治见表。

中成药治疗 在辨证的基础上选择适用的中成药。①六味地黄丸：滋阴补肾，用于肾阴亏损，头晕耳鸣。②金匮肾气丸：温补肾阳，用于肾虚水肿，头晕耳鸣。③通心络胶囊：益气活血、通络止痛，用于气虚血瘀证。④金水宝胶囊：补益肺肾、益髓填精，用于肾精不足，脑络失养所致的多寐，神疲乏力，眩晕耳鸣。⑤归脾丸：益气健脾养血，用于气血两虚，脑脉失养出现面色无华，头昏头晕，肢倦乏力。⑥活力苏口服液：益气补血、滋养肝肾，用于气血不足、肝肾亏虚所致的精神萎靡，失眠健忘，眼花耳聋。

其他疗法 在内科治疗的基础上配合其他疗法。针刺肾俞、太息、足三里补益肾气；太冲、侠溪泻肝经实火；脾俞、丰隆健脾化痰；头维、血海、膈俞活血化瘀。此外还可采用饮食疗法等。

转归预后 此病起病隐匿，病程长，严重者可致完全痴呆，肢体失用，预后欠佳。应根据患者病情不同及变化，耐心调治以延缓病情发展。

预防调护 患者及家属需解除心理顾虑，正确对待疾病，鼓

表 脑萎缩的分证论治

证型	临床表现	治法	主方	常用药
肾精亏耗证	髓海不足，脑髓萎缩，智能减退，懈惰思卧，头晕耳鸣，齿枯发焦，腰酸骨软。舌瘦色淡苔薄白，脉沉细弱	补肾益髓	七福饮	人参、熟地黄、当归、炒白术、炙甘草、枣仁、远志
心脾两虚证	脑髓萎缩，健忘失眠，心悸神倦，气短纳呆，脘腹胀满。舌淡，脉细弱	补益心脾 填精益髓	归脾汤	白术、当归、白茯苓、炒黄芪、龙眼肉、远志、酸枣仁、木香、炙甘草、人参、生姜、大枣
肝肾阴虚证	脑髓萎缩，智能减退，腰膝酸软，头晕耳鸣，五心烦热，甚或伴有肢体震颤。舌红少苔，脉细数	填精益髓 育阴息风	龟鹿二仙膏合大定风珠	白芍、阿胶、龟板、熟地黄、麻仁、五味子、牡蛎、麦冬、炙甘草、鸡子黄、鳖甲
痰浊蒙窍证	脑髓萎缩，智能衰退，脘腹胀满，纳呆，口多涎沫，头重如裹。舌淡苔白腻，脉滑	豁痰开窍 健脾化浊	涤痰汤	南星、半夏、枳实、茯苓、橘红、石菖蒲、人参、竹茹、甘草
瘀血闭阻证	脑髓萎缩，智能衰退，肌肤甲错，口干不欲饮。舌暗或有瘀点、瘀斑，脉细涩或结代	开窍醒脑 化瘀活血	通窍活血汤	赤芍、川芎、桃仁、大枣、红花、葱根、生姜、麝香

表　老年脑萎缩的分证论治

证型	临床表现	治法	主方	常用药
肾精不足证	动作迟缓，智力下降，头晕耳鸣，腰酸骨软，发白齿落。舌淡质润，脉虚无力或沉细	填精益髓	左归丸	熟地黄、山茱萸、石菖蒲、远志、益智仁、枸杞、山药、怀牛膝、菟丝子
肾阳虚衰证	智力下降，头晕耳鸣，腰酸骨软，可见形寒肢冷，夜尿频多，面色㿠白。舌胖嫩，脉沉细	温补肾阳	右归丸	熟地黄、鹿角胶、肉桂、菟丝子、杜仲、枸杞、当归、熟附子
阴虚阳亢证	性格怪异，烦躁易怒，失眠健忘，头晕耳鸣，腰膝酸软，震颤不定。舌红少苔，脉细数	平肝潜阳	镇肝息风汤	代赭石、牡蛎、龟甲、牛膝、川楝子、茵陈、天冬、白芍
痰浊壅盛证	孤僻冷漠，呆傻不语，面色晦暗，懈怠喜卧，痰多纳呆。舌苔白腻，脉濡滑或弦滑	化痰醒神	温胆汤	半夏、陈皮、茯苓、胆南星、浙贝母、枳实
瘀阻脑络证	善惊易恐，思维异常，头痛如刺，肢体麻木。舌暗有瘀斑苔薄白，脉沉弦细或沉涩	通络开窍	通窍活血汤	桃仁、红花、赤芍、麝香、川芎、大枣
气血亏虚证	精神不振，反应迟钝，面色少华，倦怠乏力，喜静恶动。舌淡红苔薄白，脉细无力	益气养血	八珍汤	党参、白术、茯苓、甘草、当归、熟地黄、白芍、川芎

励患者积极进行智力和功能锻炼，参加社交活动，怡情养性，规律作息，能够起到药物所不能达到的效果。

（张军平）

kǒupì

口僻（wry mouth）　体虚卫外不固，外邪乘虚而中经络，气血闭阻，筋脉失养所引起的以一侧面部表情肌突然瘫痪，口眼㖞斜，目闭不全，眼泪外溢，额纹消失，鼻唇沟平坦，口角下垂，口角流涎，面部被牵歪向健侧为主要表现的疾病。又称口㖞、面瘫、卒口僻、吊线风、歪嘴风。西医学面神经麻痹属于此病范畴。相关描述首见于宋·窦材《扁鹊心书·口眼斜》，认为风邪客于阳明是主要病因："贼风入舍于阳明之经，其脉挟口环唇，遇风气则经脉牵急，又风入手太阳经亦有此证。"清·顾世澄《疡医大全》提出病因为血脉受损："夫口眼斜，皆血脉受病。有筋病、脉病之分，多属胃土也。"

病因病机　多由人体正气不足，卫外不固，络脉空虚，风邪夹寒，或夹热、夹暑湿等邪乘虚入中面部阳明、少阳等脉络，致使营卫不和、气血闭阻、筋脉失养而致。虚、风、痰、瘀四者为病理基础，正气虚为病之本，风、痰、瘀、血为病之标。早期多为实证，多见风寒客于面部经络，风寒郁久化热，或风邪与痰瘀互结。病久不复，邪气内居筋肉，痰瘀阻滞，而正气内虚，形成虚实夹杂之证。顽痰、死血、热毒伤损筋膜及血络、神经，致面部瘫痪难以复原，见患侧面部经脉绌急之后遗症。

诊断　根据临床表现结合病史可作诊断。

诊断要点　①发病前常有受凉、吹风史或咽痛上感史，部分患者在发病前有耳后，耳内闷胀或疼痛和面部不适的前驱症状。②起病急，数小时或一天内面部瘫痪的症状全部显现。③临床表现常以一侧面部表情肌瘫痪，口眼㖞斜，目闭不全，额纹消失，鼻唇沟平坦，口角流涎，面部被牵歪向健侧为主要特征。有时伴有病侧前 2/3 舌部味觉减失，听觉过敏，病侧乳突部疼痛等症状。④实验室检查一般无异常改变，部分风湿性或茎乳突孔的骨膜炎而致的口僻，血常规示白细胞计数升高，血沉可能增快。

鉴别诊断　应与中风鉴别。中风发病时可见口舌㖞斜，发病较急，多由内风引起，双目能闭，舌体外伸见偏斜，常伴有半身不遂、偏身麻木、言语謇涩症状，严重者还可以见神志障碍。口僻发病多见于青壮年，多由外感风邪引起，口角㖞斜，目闭不全，额纹消失，舌体外伸不偏斜，无半身不遂、肢体麻木、语言謇涩或失语诸证。

辨证论治　应分辨虚实，治疗以疏风活血为主。

辨证要点　应辨明病因病位、标本缓急。发病初期风邪入侵多兼夹他邪致病，为表证实证。病久不愈，邪气留恋，正气已虚，多为虚中夹实之证，当辨清标本孰轻孰重。少数患者病久邪气伤正，可见顽痰死血瘀阻。

治疗原则　治疗以搜风化痰，养血活血通络为主要治则，初期以疏散风邪、行血通络为法；后期应标本兼顾，益气养血、行血活血为主。无论初期或后期，都应采用内外合治法提高疗效。

分证论治　见表。

中成药治疗　在辨证的基础上选择适用的中成药。①祛风舒筋丸：祛风散寒、除湿活络，用于风寒袭络，口眼㖞斜，关节疼痛。②通络化痰胶囊：活血通络、化痰息风，用于痰瘀阻络，口眼㖞斜，舌强语謇，或不语。③归

表　口僻的分证论治

证型	临床表现	治法	主方	常用药
风寒袭络证	突然口眼㖞斜，眼睑闭合不全。可伴有恶风寒，发热，肢体拘紧，肌肉关节疼痛等兼症。舌淡红苔薄白，脉浮紧	疏风散寒温经通络	牵正散	白附子、全蝎、僵蚕、羌活、防风、桂枝、细辛、川芎、当归、甘草
风热袭络证	突然口眼㖞斜，眼睑闭合不全。伴恶风、发热，口咽干燥，口苦，肌肉关节酸痛，耳下有压痛等兼症。舌边尖微红苔薄黄，脉浮数或弦数	疏风散热活血通络	牵正散合银翘散	白附子、全蝎、僵蚕、葛根、防风、蔓荆子、金银花、连翘、牡丹皮、赤芍、川芎、甘草
风痰袭络证	突然口眼㖞斜，眼睑闭合不全，口角流涎。常伴有颜面麻木作胀，头重如裹，胸脘满闷，呕吐痰涎。舌苔白腻或滑，脉弦或滑	疏风祛痰活血通络	牵正散合二陈汤	白附子、全蝎、僵蚕、防风、白芷、羌活、制南星、半夏、橘红、石菖蒲、茯苓、川芎
经虚络滞证	病久迁移不愈，口眼㖞斜，面部拘紧或时有抽动。舌淡暗苔薄白，脉细涩或细弱	益气养血搜风通络	补阳还五汤	黄芪、当归、鸡血藤、川芎、红花、白芍、全蝎、僵蚕、地龙

脾丸：益气健脾养血，用于口僻日久气血两虚、失眠多梦、头昏头晕、肢倦乏力。

转归预后　转归与病邪的轻重、正气的强弱以及早期是否得到及时正确的治疗有关。年轻人发病后治疗及时和调护恰当，一般预后好，临床观察此病 1～2 周后开始恢复，1～2 个月内明显好转而痊愈。年老和体虚患者预后较差。若病程在半年以上，逾期未恢复者，多因病久正不胜邪，风痰瘀血胶着不去，往往可能继发面部肌肉痉挛等后遗症。

预防调护　眼睑闭合不全患者应保持眼球湿润，防止异物灰尘坠入眼内，可用氯霉素眼药水滴眼，一天 3～4 次，临睡前用红霉素眼膏局部涂用。面瘫患者食物残渣易于滞留，有利细菌繁殖，嘱进食后多漱口。应避免吹风，减少户外活动，外出时常带防护眼镜、口罩，患病期间勿用冷水洗漱。发病早期少吃过硬或不易消化食品，饮食宜清淡。锻炼时循序渐进，要注意适度。此病的预防主要是防止脸面部受寒，要注意夜晚或旅途，尤其在炎热夏季勿贪凉，勿迎风而坐，不夜卧当风。

（张军平）

miànshénjīng mábì

面神经麻痹（facial nerve paralysis）

茎乳突孔内急性非化脓性炎症引起的周围性面神经炎。又称面神经炎、贝尔麻痹。病因尚未明确，激发因素可能为受风吹或着凉，病毒感染和自主神经不稳引起局部神经营养血管的痉挛，导致神经缺血水肿，脱髓鞘甚至轴突变性等。常呈急性起病，绝大多数为一侧面部表情肌突然瘫痪，双侧者很少见，此病任何年龄均可发病，以 20～40 岁最多见，男性多于女性。属中医学口僻范畴。

病因病机　多由风邪入中面部，痰浊阻滞经络所致。风邪为主要致病因素。风邪致病，常夹寒邪、热邪或暑湿等邪。在人体的正气不足，卫外不固，脉络空虚时侵袭而病。正气虚为病之本，风、痰、瘀为病之标。

辨证论治　当分虚实辨治。以活血通络为治疗大法，实者宜疏风散寒、祛瘀通络；虚者当益气养血。分证论治见表。

中成药治疗　同口僻。

转归预后　此病有自愈性，75% 以上患者在几周内可基本痊愈，但也有少数恢复不完全，产生瘫痪肌的挛缩，面肌痉挛或联动症的面神经麻痹后遗症。

预防调护　注意预防并发症、后遗症的发生。首先当注意发病后及早治疗，注意用药宜忌，尽

表　面神经麻痹的分证论治

证型	临床表现	治法	主方	常用药
风寒袭络证	突然口眼㖞斜，眼睑闭合不全。可伴有恶风寒，发热，肢体拘紧，肌肉关节疼痛等兼症。舌淡红苔薄白，脉浮紧	疏风散寒温经通络	牵正散	白附子、全蝎、僵蚕、羌活、防风、桂枝、细辛、川芎、当归、甘草
痰瘀阻络证	突然口眼㖞斜，眼睑闭合不全，口角流涎。常伴有颜面晦暗，头重如裹，固定刺痛。舌苔紫暗，脉涩	疏风祛痰活血通络	牵正散合通窍活血汤	白附子、全蝎、僵蚕、防风、白芷、羌活、制南星、半夏、桃仁、红花、茯苓、川芎
气血亏虚证	病久迁移不愈，口眼㖞斜，面部拘紧或时有抽动。舌淡暗苔薄白，脉细涩或细弱	益气养血搜风通络	补阳还五汤	黄芪、当归、鸡血藤、川芎、红花、白芍、全蝎、僵蚕、地龙

快控制病情，以免迁移传变。减少光源刺激，如电脑、电视、紫外线等；多做功能性锻炼，如抬眉、鼓气、双眼紧闭、张大嘴等；每天坚持穴位按摩，用毛巾热敷脸，勿用冷水洗脸。在服药期间，忌辛辣刺激食物。平时要注意保持良好的心情，保证充足的睡眠，并适当进行体育运动，增强机体免疫力。寒冷季节注意颜面及耳后部位保暖、避免头朝风口窗隙久坐或睡眠，以防发病或复发。

（张军平）

lúnǎoyōng

颅脑痈（craniocerebral carbuncle） 因热毒壅滞于颅脑，出现的以急性发热、头痛、呕吐，身体相应部分的感觉与运动障碍为主要表现的疾病。又称脑内痈。西医学*脑脓肿*属于此病范畴。

与此病相关的描述最早可见于《灵枢经·痈疽论》："阳气大发，消脑溜项，名曰脑烁。其色不乐，脑项如刺以针，烦心者死，不可治。"明·王肯堂《证治准绳》提出不见脓者预后较差："脑痈皮起，易得破穴，急破急出脓不害。脑疽皮浓，难得破穴，须急发内毒，使破穴方可。脑烁一处初起如横木掘，上起顶门，下止大椎，发肿如火烧，其色青黑如靴皮，大硬不见脓，即损外皮，如犬咬去肉之迹，难愈。"清·陈士铎《辨证录》认为此病为肾火沸腾："世有生痈疽于头顶者，始名脑疽，若对口偏口，俱非真正脑疽也。此疽九死一生，然治之得法，俱可救也。大约生此疽者，皆肾火之沸腾也。盖脑为髓海，原通于肾，肾无火则髓不能化精，肾多火则髓亦不能化精。"

病因病机 感染邪毒或过食膏粱厚味，聚湿生浊，邪毒壅塞气血于颅内，蕴而化热，化火成毒致血败肉腐成痈。

诊断 根据临床表现结合病史可作诊断，并应配合西医相关理化检查。

诊断要点 ①任何年龄均可发病，但多见于儿童和青壮年。多数患者有近期头面部或肺系感染邪毒史，如颜面部疔疮、脓耳、鼻疳（疮）等。②初期常见发热、头痛、嗜睡、倦怠等症。成脓期则多表现为剧烈头痛，恶心、喷射状呕吐，颈项强直，表情淡漠，视神经乳头水肿等。根据痈肿部位不同，可出现一些局灶症状，如位于额叶者可有性格改变及表情淡漠；位于颞叶者可有同向性偏盲；位于额顶叶者可有轻度偏瘫和病变对侧的感觉减退；位于小脑者可有步态不稳、眼颤、肌张力低下和腱反射减弱等。③血常规示白细胞总数升高，以中性粒细胞为主。脑脊液压力增高，白细胞总数增加，蛋白含量增高。④头颅 X 线检查、头部 CT、MRI 检查等有助确诊。

鉴别诊断 应与脑瘤、脑痨、春温相鉴别。*脑瘤*虽亦有头痛、呕吐等症状，但无近期感染史，无发热，血常规及脑脊液检查未见白细胞总数增高等。*脑痨*多有肺痨等痨病史，常伴低热、盗汗，脑脊液检查糖与氯化物明显降低。*春温*多见于冬春季节，学龄前儿童多见，有流行性，起病急，CT 检查可鉴别。

辨证论治 应辨虚实，热毒炽盛属实，阴虚及阳虚属虚。治疗以清热解毒散瘀为原则。分证论治见表。

转归预后 此病的病死率及致残率较高，预后与病原、机体情况和早期治疗情况相关。少数患者可遗留智力障碍、癫痫、脑积水等后遗症。

预防调护 注意个人及环境卫生，增强体质，如有耳鼻慢性炎症，胸部和其他部位感染性疾病，尽早彻底治疗；如有开放性颅脑损伤，应及时彻底清创，摘除异物和碎骨片等。

（张军平）

nǎonóngzhǒng

脑脓肿（encephalopyosis） 化脓性细菌侵入脑内形成脓腔的严重颅内感染性疾病。少部分也可由真菌或原虫侵入脑组织所致，可引起化脓性脑炎、脑化脓及脑脓肿包膜形成。属中医学*颅脑痈*范畴。

病因病机 因感受温热疫毒之邪，热壅血瘀，聚于颅内，血败肉腐而成痈脓。疫毒袭表，邪热交争则发热剧，热瘀痈聚于头则头痛剧，热毒犯胃则呕吐频，

表 颅脑痈的分证论治

证型	临床表现	治法	主方	常用药
热毒炽盛证	发热头痛，嗜睡，倦怠，咽痛、耳痛、口渴。舌边尖红苔薄黄，脉浮数	清热解毒散瘀排脓	白虎汤	石膏、知母、甘草、粳米
阴虚热盛证	骨蒸潮热，五心烦热，神疲乏力，形体消瘦，面色无华，两颧潮红，或盗汗。舌红少苔或花剥，脉细数无力	凉血解毒扶正祛邪	加减复脉汤	生地黄、白芍、阿胶、麻子仁、炙甘草、麦冬
阳气虚耗证	发热渐退，头痛减轻，神疲乏力，表情淡漠，面色无华，或自汗。舌淡白苔腐腻，脉弱	温阳益气托里败毒	薏苡附子败酱散合活络效灵丹	薏苡仁、附子、败酱草、当归、丹参、乳香、没药

风火相煽，引动肝风则肢体抽搐甚则角弓反张，热毒内陷心包则见神志障碍甚则内闭外脱。

辨证论治 初期及成痈期总属实热之证，恢复期则以正气不足为主。扶正祛邪是基本治疗原则。分证论治见表。

转归预后 此病的病死率及致残率较高，常因脑疝形成或脑室炎，暴发弥漫性脑膜炎死亡，预后不良。少数患者可遗留智力障碍、癫痫、脑积水等后遗症。

预防调护 同颅脑痈。

（张军平）

nǎomíng

脑鸣（buzzing in brain） 自觉颅脑内有声音鸣响，或如蝉鸣，或如潮声，或如鸟叫的病证。常见于西医学脑动脉硬化症、高血压病、神经官能症、颅内肿瘤。

病因病机 多因脑髓空虚，清阳下陷，或因气机郁结，或痰火上扰，或痰湿阻滞所致。内在因素多为年高肾衰、脾运不健。

诊断 根据临床表现结合病史可作诊断。必要时配合相关理化检查。

诊断要点 ①自觉颅脑内有声音鸣响，或如蝉鸣，或如潮声，或如鸟叫，入睡则脑鸣即歇，醒则持续不止。②可因情绪、劳累等因素呈阵发性加重。

鉴别诊断 应与耳鸣鉴别。耳鸣系耳内鸣响而非脑内鸣响，两者可同时并见，也可单独出现。

辨证论治 辨证当分虚、实。

辨证要点 实证者多脑鸣急发，声音较大，按之尤甚。渐起脑鸣，声音隐微，按之可见者多数虚证。

治疗原则 治疗当分虚实。肝、脾、肾亏虚当柔肝健脾益肾，郁火、痰瘀阻滞者当清泻化痰行瘀。

分证论治 见表。

中成药治疗 在辨证的基础上选择适用的中成药。①半夏白术天麻丸：健脾祛湿、化痰息风，用于痰邪内阻所致头痛、眩晕。②金水宝胶囊：补益肺肾、益髓填精，用于肾精不足，脑络失养所致的多寐，神疲乏力，眩晕耳鸣。③补肾益脑胶囊：补肾益气、养血生精，用于轻度认知损害患者。④三七通舒胶囊：活血化瘀、活络通脉，用于瘀血阻络导致的脑梗死、脑缺血功能障碍。

表 脑脓肿的分证论治

证型	临床表现	治法	主方	常用药
热毒蒙窍证	高热，头痛剧烈，口渴，神识不清甚则昏迷。舌边尖红苔薄黄，脉浮数	清热解毒散瘀排脓	至宝丹	石膏、知母、水牛角、琥珀、麝香、龙脑、牛黄、安息香、栀子、冰片
阴虚风动证	面赤颧红，五心烦热，神疲乏力，形体消瘦，肢体抽动，头目胀痛，或盗汗。舌红少苔或花剥，脉细数无力	凉血解毒滋阴息风	镇肝息风汤	怀牛膝、代赭石、龙骨、牡蛎、龟甲、生地黄、白芍、阿胶、麻子仁、炙甘草、麦冬、黄精、石斛
阳气虚耗证	发热渐退，头痛减轻，神疲乏力，表情淡漠，面色无华，或自汗。舌淡白苔腐腻，脉弱	温阳益气托里败毒	薏苡附子败酱散合活络效灵丹	薏苡仁、附子、败酱草、当归、丹参、乳香、没药、川芎

表 脑鸣的分证论治

证型	临床表现	治法	主方	常用药
肝肾阴虚证	脑鸣，面色潮红，腰膝酸软，头昏眼花，盗汗。舌红苔少，脉细或细数	滋养肾阴填精补髓	六味地黄丸	熟地黄、山茱萸、山药、何首乌、女贞子、枸杞子、泽泻、牡丹皮、茯苓
命门火衰证	剧时脑中如击雷，轻时鸣音不绝，腰膝酸软，四肢欠温，下半身冷感，小便清长，少腹冷痛。舌淡体胖苔薄白，脉无力	温阳补肾益脑	右归丸	熟地黄、枸杞子、肉桂、附子、益智仁、乌药、巴戟天、龙眼肉、党参、牛膝、丹参
脾虚气陷证	纳少便溏，四肢困倦，脑中鸣叫时伴恶心欲呕，少气懒言。舌淡虚胖边有齿印，苔薄白或白腻，脉细缓	益气健脾升清	益气聪明汤	党参、黄芪、升麻、葛根、蔓荆子、黄柏、白芍、茯神、远志、郁金
肝郁化火证	脑鸣烦躁，鸣响如风雷声，鸣响轻重与情绪有关，心烦易怒，口干，溲赤便燥难解，失眠多梦。舌红苔少或黄腻，脉弦	疏肝解郁泻火宁神	龙胆泻肝丸	龙胆草、黄芩、焦栀子、泽泻、车前子、生地黄、当归、柴胡、甘草
脉络瘀阻证	脑鸣眩晕，少寐多梦，心悸健忘，气短乏力。舌紫暗苔薄白，脉涩	补气活血散瘀通窍	补阳还五汤合通窍活血汤	黄芪、当归、桃仁、红花、川芎、麝香、老葱、郁金、石菖蒲
痰瘀互凝证	头昏沉闷隐痛，头晕口黏，胸闷脘痞，咳吐黏痰，身胖体重。舌暗有瘀点，苔厚腻，脉弦滑	健脾化痰活血开窍	涤痰汤	胆南星、半夏、枳实、橘红、竹茹、郁金、茯苓、人参、川芎、水蛭、石菖蒲

其他疗法 在内科治疗的基础上配合温和灸。取百会、关元、风池（双侧）、足三里（双侧），百会穴用艾灸盒灸疗，其余穴位进行艾条温和灸或温灸盒灸疗。

转归预后 脑鸣多与其他病症同时出现，预后与病情轻重、有无实质性病变有关。若病情较轻，治疗护理得当，预后多良好。若久而不愈，发作频繁，发作时间长，症状重，则多难获根治。

预防调护 调达情志，怡养心神，饮食清淡，合理作息。适量运动，增强体质。

（张军平）

ěrmíng

耳鸣（tinnitus） 自觉耳内鸣响，如闻潮声，或细不暴，妨碍听觉的疾病。常见于西医学流行性感冒、内耳性眩晕、高血压病、贫血及药物中毒。

《灵枢经·海论》提出髓海不足是耳鸣的主要原因："脑为髓之海，其输上在百会，下在风府。髓海不足，则脑转耳鸣。审守其输，调其虚实。"唐·王焘《外台秘要》认为"肾气通于耳，足少阴肾之经，宗脉之所聚，劳动经血，而血气不足，宗脉则虚，风邪乘阳明苦耳阳"。明·王纶《名医杂著》则认为痰火上攻，郁结于耳是重要病机："耳或鸣甚如蝉，或左或右，或时闭塞，世人多作肾虚治不效，殊不知此是痰火上升，郁于耳中而为鸣，郁甚则壅闭矣。若遇此证，但审其平昔饮酒浓味，上焦素有痰火，只作清痰降火治之。"明·王肯堂《证治准绳》归纳了耳鸣的证治方药："血虚有火，用四物加山栀、柴胡。若中气虚弱，用补中益气汤。若血气俱虚……或用生地黄截塞耳，数易之，以瘥为度。"

病因病机 病因有外邪侵袭、饮食不节、情志刺激、病后体虚。外感六淫之邪侵入人体，以风热病邪首当其冲，外邪闭阻清窍而发病；过食辛辣香燥、肥甘厚味之品，嗜酒无度，损伤脾胃，脾失健运，水湿不化，聚而为痰，痰浊阻滞清窍而发病；长期情志刺激，导致肝失疏泄调达，郁而化火，或因暴怒伤肝，肝郁化火，肝胆实火循经上扰，或因肾精亏耗，相火妄动，循经上扰而发病；素体亏虚，病后失调，脾肾受损。脾气虚弱，运化无权，气血生化不足，或脾阳受损，清阳不升，脉络空虚，耳窍失于充养，或肾精亏损，髓海不足，亦可发病。病位在肾，与肝、脾关系密切。病理性质有虚实之分。

诊断 根据临床表现结合病史可作诊断。必要时配合西医理化检查。

诊断要点 ①病史：暴鸣者多有外感病史，病程短；久鸣者则往往有劳欲过度、脾肾虚损等病史，病程较长。②临床特征：自觉耳内鸣响，或如蝉鸣，或如潮声。③伴随症状：暴鸣者多兼有外感症状，久鸣者往往伴有全身虚弱性症状。

鉴别诊断 应与耳聋、幻听鉴别。耳聋的主症为听力减弱，妨碍交谈，甚至听觉丧失，不闻外声；耳鸣的主症为患者自觉耳内鸣响，一般不影响听力。幻听是一种精神症状，患者多反映听到复杂的声音，如咒骂、说话或音乐声，并多伴有思维、行为的异常表现；耳鸣的患者虽然自觉耳内鸣响，但思维正常，语言、行为不受影响。

辨证论治 应辨虚实与辨脏腑。治法为治肝胆从实，治脾肾从虚。

辨证要点 ①分新久：新者即暴鸣，表现为突然耳鸣；久者即久鸣，多由肾虚或脾虚所致。②辨虚实：一般暴鸣多属实证，久鸣多属虚证。

治疗原则 一般实证采用疏风清热、清肝泻火、化痰降火、通窍活血等治法；虚证采用补肾填精、益气健脾等治法；若属于虚实夹杂，则当虚实并治，标本兼治。

分证论治 见表。

中成药治疗 在辨证的基础上选择适用的中成药。①益气聪明丸：益气升阳、聪耳明目，用

表 耳鸣的分证论治

证型	临床表现	治法	主方	常用药
风热上壅证	耳鸣、耳聋突然发作，头晕目眩，耳内作痒，发热恶风，头胀痛。或伴牙龈肿痛，咽干口渴，耳中疼痛，甚至流脓、流血。苔薄黄，脉浮数	疏风清热通窍	清神散	防风、荆芥穗、羌活、僵蚕、香附、川芎、菊花、蒺藜、薄荷、牛蒡子、石菖蒲
肝胆火盛证	耳鸣、耳聋突然发作，头痛，面红目赤，咽干口渴，心胸烦闷，心神不安，性急易怒，每遇情志刺激而使病情加重，胸胁胀满，便秘溲赤。舌红苔黄，脉弦数	清泻肝胆实火	龙胆泻肝汤	龙胆草、黄芩、栀子、泽泻、车前子、生地黄、当归、柴胡、甘草
痰火上扰证	耳鸣如蝉，时轻时重，甚则闭塞如聋，痰多，胸闷，口苦。苔黄腻、脉滑数	清火化痰和胃降浊	黄连温胆汤	黄连、枳实、半夏、橘红、茯苓、甘草、竹茹、生姜

续 表

证型	临床表现	治法	主方	常用药
瘀阻络脉证	耳鸣、耳聋，聋则如塞，或耳内流血，或见耵聍与陈血胶结，面色黧黑。舌紫暗有瘀点或瘀斑，脉涩	活血通窍	通窍活血汤	川芎、赤芍、桃仁、红花、葱白、生姜、麝香、黄酒、大枣
肾精亏虚证	耳鸣、耳聋，头晕目眩，腰膝酸软，五心烦热，潮热盗汗，颧红，遗精滑精。舌红少苔，脉细数	补肾益精	耳聋左慈丸	磁石、熟地黄、山药、山茱萸、牡丹皮、茯苓、泽泻、竹叶、柴胡
脾虚气陷证	耳鸣、耳聋，时轻时重，每因劳累而加重，头晕目眩，面色萎黄，神疲乏力，肢体倦怠，食少便溏。舌苔薄黄，脉细弱无力	调补脾胃益气聪耳	益气聪明汤	黄芪、人参、炙甘草、葛根、升麻、蔓荆子、白芍、黄柏

于耳聋耳鸣，视物昏花。②金水宝胶囊：补益肺肾、益髓填精，用于肾精不足所致的耳鸣、神疲乏力、眩晕耳鸣。③补中益气丸：健脾益气，用于脾气亏虚之耳鸣。

其他疗法 在内科治疗的基础上配合针刺疗法。针刺翳风、听会、侠溪。实证用泻法；虚证用补法。

转归预后 大部分耳鸣患者经积极治疗，多能获得痊愈，预后良好。耳鸣病久，其病机多以虚为主，往往夹瘀夹痰，治疗收效较慢，耳鸣迁延反复，可导致耳聋。

预防调护 爱护耳道卫生，保持耳道清洁，定期清除耳内耵聍，同时应避免损伤耳鼓膜；饮食有节，少吃肥腻、甜食，多食含锌食物；保持情志舒畅，避免长期或过度情志刺激；劳逸结合；慎用耳毒性药物。

（张军平）

shénjīngxìng ěrmíng

神经性耳鸣（nervous tinnitus）

患者自觉耳中鸣响，但外部并无相应的声源存在的疾病。可单侧，也可双侧，音调可呈多种多样，反复性或持续性发作，常伴听力下降。属中医学耳鸣范畴。

病因病机 外有风邪上受，蒙蔽清窍；内有痰热、肝热，蒸动浊气上壅，或久病肝肾亏虚，真气不足，或脾胃气弱，清阳不升，不能上奉清窍。

辨证论治 当分虚实辨治。实者宜疏风、清热、泻火；虚者当补肾、健脾。分证论治见表。

中成药治疗 在辨证的基础上选择适用的中成药。①龙胆泻肝丸：清肝胆、利湿热，用于肝胆湿热，头晕目赤，耳鸣耳聋。②耳聋左慈丸：滋肾平肝，用于肝肾阴虚的耳鸣耳聋、头晕目眩。③补中益气丸：补中益气、升阳举陷，用于脾胃虚弱、脾不升清所致的眩晕耳鸣。

其他疗法 在内科治疗的基础上配合其他疗法。

外治 鲜石菖蒲捣汁滴耳，适用于风邪外袭证。

针刺 针刺治疗耳鸣一般取穴以局部取穴为主，并辨证取穴施针。视病情配合电针、耳针、头针、水针等辅助治疗，加强刺激，巩固疗效。

转归预后 病程短者，预后较好；病程长者，较难治愈。

预防调护 此病发生与心理因素密切相关，故应注重精神调理，避免不良精神刺激。因耳鸣多于夜间更甚，妨碍睡眠，故睡前用热水洗脚，并须忌饮浓茶、咖啡、酒等刺激性饮料。

（张军平）

ěrlóng

耳聋（deafness）

不同程度的听力减退，甚至听力丧失的疾病。又称重听。常见于西医学外耳道

表 神经性耳鸣的分证论治

证型	临床表现	治法	主方	常用药
风热上壅证	耳鸣、耳聋突然发作，头晕目眩，耳内作痒，发热恶风，头胀痛。或伴牙龈肿痛，咽干口渴，耳中疼痛，甚至流脓、流血。苔薄黄，脉浮数	疏风清热通窍	清神散	防风、荆芥穗、羌活、僵蚕、香附、川芎、菊花、刺蒺藜、薄荷、牛蒡子、石菖蒲
肝胆火盛证	耳鸣、耳聋突然发作，头痛，面红目赤，咽干口渴，心胸烦闷，心神不安，性急易怒，每遇情志刺激而使病情加重，胸胁胀满，便秘溲赤。舌红苔黄，脉弦数	清泻肝胆实火	龙胆泻肝汤	龙胆草、黄芩、栀子、泽泻、车前子、生地黄、当归、柴胡、甘草
肾精亏虚证	耳鸣、耳聋，头晕目眩，腰膝酸软，五心烦热，潮热盗汗，颧红，遗精滑精。舌红少苔，脉细数	补肾益精	耳聋左慈丸	磁石、熟地黄、山药、山茱萸、牡丹皮、茯苓、泽泻、竹叶、柴胡
脾虚气陷证	耳鸣、耳聋，时轻时重，每因劳累而加重，头晕目眩，面色萎黄，神疲乏力，肢体倦怠，食少便溏。舌苔薄黄，脉细弱无力	调补脾胃益气聪耳	益气聪明汤	黄芪、人参、炙甘草、葛根、升麻、蔓荆子、白芍、黄柏

炎、鼓膜穿孔、流行性感冒、高血压病。

《黄帝内经》将其病因分为外感与内伤，如“精脱者耳聋”“少阴司天，客胜则……耳聋”。元·朱丹溪提出“耳聋皆属于热”。清·吕震名《伤寒寻源》认为耳聋病位在少阳经：“耳聋属少阳证，少阳当半里半表，邪入少阳，挟痰上升，清窍为蒙，治当清解少阳，则耳聋自罢。”清·陈士铎《辨证录》认为耳聋当补益心肾：“人有双耳聋闭，雷霆喧呼之声终不相闻，而耳内不痛。此大病之后，或年老人有之，乃肾火内闭而气塞也，最难取效。法当内外兼治，内治必须大补心肾。”

病因病机 病因有内外之别。外邪风寒暑湿侵袭人体，壅闭清窍，尤以风热之邪最易致病，加之耳中耵聍，可令耳暴聋。内因多由痰浊、肝火、血瘀、体虚所致。脾虚水湿不化，痰浊内生，或情志抑郁，郁而化火，循经上扰清窍。跌扑外伤、久病体虚所见瘀血内停，经脉瘀阻，耳失濡养。素体亏虚，劳欲过度，七情内伤，肾气虚败亦可见耳聋。病位在肾，表现于耳，与肝脾关系密切。

诊断 根据临床表现结合病史可作诊断，必要时配合西医理化检查。

诊断要点 ①多有跌仆、雷炮震伤或久病长期服用某种药物病史。②听力减退，甚至完全丧失，可伴有耳道疼痛、流脓，局部压痛并连及耳根。③发热，恶寒，甚则寒战，头痛恶风，咳嗽，咽痛，或腰痿腿软，面色微黄，气短神疲等症。

鉴别诊断 与聋哑进行鉴别。耳聋多见于成年人，耳虽聋但人无口哑。聋哑多见于小儿，常为热病后遗症，或为先天所致。通常聋哑系先发耳聋，后致口哑，耳聋者必有口哑。

辨证论治 首辨脏腑虚实，再辨风火痰瘀。分虚实论治。

辨证要点 首辨虚实。可从病因、病史、发病过程及临床症状等加以辨别。虚则脏腑亏损、气血阴阳失调；实则风、火、痰、瘀壅塞于耳，清窍失灵。

治疗原则 实证者宜清肝泻火、化痰降浊、活血化瘀；虚证者治宜补肾益精，健脾益气；虚实夹杂者，治疗当宜兼顾。

分证论治 见表。

中成药治疗 在辨证的基础上选择适用的中成药。①益气聪明丸：益气升阳、聪耳明目，用于耳聋耳鸣，视物昏花。②金水宝胶囊：补益肺肾、益髓填精，用于肾精不足所致的神疲乏力、眩晕耳鸣。③补中益气丸：健脾益气，用于脾气亏虚之耳鸣。

其他疗法 在内科治疗的基础上配合针刺疗法。取翳风、听会、侠溪。实证针用泻法；虚证用补法。

转归预后 预后尚好。新病多实证，病在经络，多无后遗症状。久病多虚证，又多兼夹实邪，治疗往往收效较慢。老年性耳聋，属生理功能衰退之象。

预防调护 风热暴聋者，应注意其是否有风动痉厥之变。耳内脓血者，应注意保持耳道内清洁、干燥，保持其通畅，并应采用患侧在下的睡眠姿势。

（张军平）

表 耳聋的分证论治

	证型	临床表现	治法	主方	常用药
实证	风邪外袭证	卒然耳聋，头痛恶风或发热，甚则寒战、咳嗽、咽痛，或耳痛连及耳根，耳中出血、流脓。苔薄白，脉浮数	疏风泻热通窍	清神散化裁	荆芥、羌活、防风、杭菊花、石菖蒲、木香、甘草、僵蚕
	肝火上扰证	突发耳聋，头痛，眩晕，口苦咽干，心烦易怒，怒则病情加重，或胸胁胀闷，大便秘结。舌红苔黄，脉弦数	清肝泻火	龙胆泻肝汤	龙胆草、黄芩、栀子、车前子、柴胡、生地黄、泽泻
	痰火郁阻证	时有闭塞似聋，胸闷痰多，口苦。舌苔黄腻，脉弦滑	化痰清火	温胆汤或礞石滚痰丸	半夏、陈皮、茯苓、礞石、大黄、竹茹、枳实
	瘀阻宗脉证	耳聋如塞，面色黧黑，或耳流陈血，头痛。舌紫暗或有瘀斑，苔薄，脉涩	通窍活血	通窍活血汤	桃仁、红花、牛膝、大枣、川芎、赤芍
虚证	肾精亏虚证	耳聋，头晕目眩，腰痿腿软，或遗精。舌红，脉细数	补肾益精	耳聋左慈丸	煅磁石、熟地黄、山茱萸、泽泻、柴胡、牡丹皮、怀牛膝、黄精
	中气不足证	耳聋时轻时重，累则为甚，面色微黄，气短神疲，纳少，大便易溏。舌淡苔薄，脉细弱	益气升清	益气聪明汤	黄芪、人参、升麻、蔓荆子、葛根、白芍、黄精
	肝血亏虚证	耳聋，兼有头晕目眩，面色无华，唇甲苍白。舌淡苔薄，脉弦细或细无力	滋养阴血	人参养荣汤	白芍、当归、白术、陈皮、党参、熟地黄、茯苓、川芎、炙甘草

tūfāxìng lóng

突发性聋（sudden deafness）

耳内突感胀闷堵塞，听力急剧下降，多伴耳鸣、眩晕的疾病。常为单侧，少数为双侧，各种年龄的男女均可发病。相当于中医学暴聋。

病因病机 多由风热上扰，气滞血瘀，痰火内生，肾精不足引起。风热外袭，肺经受病，宣降失常，外邪循经上犯，蒙蔽清窍；情志郁结，气机阻滞，或爆震之后瘀血阻滞，耳窍经脉痞塞；痰火上壅，蒙蔽清窍，气道不通，阻塞耳道；肾精亏虚，肾开窍于耳，耳失于濡养。

辨证论治 应辨表里虚实。在表者宜驱邪通窍；在里者宜攻邪兼固本，分别采取理气化瘀，清热化痰，补肾填精等法。分证论治见表。

中成药治疗 同耳聋。

其他疗法 在内科治疗的基础上配合针刺疗法。取穴以局部为主，配伍头穴丛刺长留针治疗。局部选穴：风池、供血、翳明、耳门、听宫、听会、翳风（均取双侧）电针，平补平泻手法。

转归预后 此病有自愈倾向，部分患者可自行得到不同程度的恢复。治疗前听力损失严重、伴有眩晕者预后不佳。儿童和老年人的听力恢复较其他年龄组差。开始治疗的时间对预后转归也有影响，一般在7～10天内开始治疗者，效果较好。

预防调护 此病治疗后仍不具有实用听力水平者，建议保护健侧耳，避免接触噪声，避免耳毒性药物，避免耳外伤和耳部的感染。

（张军平）

表 突发性聋的分证论治

证型	临床表现	治法	主方	常用药
风邪上扰证	突起耳聋，多为单侧，伴发热恶寒，鼻塞流涕，咳嗽咽痛。舌红苔薄黄，脉浮数	疏风清热宣肺通窍	银翘散	荆芥、薄荷、淡豆豉、牛蒡子、芦根、竹叶、连翘、金银花、桔梗、甘草
气血瘀阻证	猝发耳聋，耳鸣，耳闷，兼口苦咽干，胸胁闷痛。舌暗红或有瘀斑，脉细涩	活血化瘀行气通窍	通窍活血汤	赤芍、桃仁、川芎、红花、麝香、大枣、黄酒、葱白
痰火壅结证	猝发耳聋，耳中胀闷，头重头昏，或头晕目眩，胸胁满闷，咳嗽痰多，口苦或淡而无味，二便不畅。舌红苔黄腻，脉滑数	化痰清热散结通窍	清气化痰丸	陈皮、枳实、杏仁、瓜蒌仁、胆南星、制半夏、生姜、茯苓、黄芩
肾精亏虚证	耳鸣如蝉，突发耳聋，听力下降在劳累后加重。或见头晕眼花，腰膝酸软，虚烦失眠，夜尿频多。舌红少苔，脉细弱或细数	补肾填精滋阴潜阳	耳聋左慈丸	熟地黄、山茱萸、山药、泽泻、牡丹皮、茯苓、五味子、磁石

nǎoliú

脑瘤（cerebroma）

原发于颅内或人体其他部位的恶性肿瘤转移到颅内的肿瘤。西医学称*颅内肿瘤*、*脑肿瘤*。

古代医籍有与脑瘤相类似的记载，如“真头痛，头痛甚，脑尽痛，手足寒至节，死不治”（《灵枢经·厥病论》），“头项囟顶脑户中痛，目如脱”（《素问·至真要大论》）。

病因病机 病因有内伤、外感。久病内伤，脾胃受损，痰浊内生，上蒙清窍；感受毒邪，蒙蔽神机；或阴津耗损，肝风内动，上扰清窍。病位在脑，与脾、胃、肝相关。病理性质总属虚实夹杂。

诊断 根据临床表现结合病史可作诊断。①早期可无明显症状。随着脑瘤生长，可出现头痛、呕吐、视力障碍、头晕、复视、精神症状、癫痫发作。②脑瘤侵犯部位不同而有相应不同症状可帮助定位诊断。如大脑额前叶肿瘤可见精神障碍；顶叶肿瘤可见感觉障碍；颞叶肿瘤以听觉障碍为主。

辨证论治 应辨病邪性质进行诊治。治疗原则为化痰散结。

辨证要点 痰瘀阻络者常有头部刺痛，舌脉有瘀血象；热毒壅盛者可见面红目赤，口苦口臭，大便干结；痰蒙清窍者可见头身困重，恶心呕吐；肝风上扰者可见眩晕，面红目赤，腰膝酸软。

治疗原则 化痰散结并辅以活血、清热、解毒、平肝、息风等法。

分证论治 见表。

中成药治疗 在辨证的基础上选择适用的中成药。

口服中成药 ①西黄丸：清热解毒、和营消肿，用于热毒内盛型颅内肿瘤。②大黄䗪虫丸：活血破瘀、通经消癥，用于毒瘀阻络型颅内肿瘤。

中药注射剂 清开灵注射液：清热解毒、醒神开窍，用于脑瘤热毒壅盛，神识昏迷者。

转归预后 生长缓慢，包膜较完整，不浸润周围组织及分化良好的脑瘤经切除后，预后较好。若脑瘤细胞分化不良，生长迅速或位置较深，体积较大，手术不

表 脑瘤的分证论治

证型	临床表现	治法	主方	常用药
痰瘀阻络证	头部刺痛，视物不清，呕吐，失眠健忘，气短懒言，甚者肢体麻木，半身不遂，舌强语謇，呕吐痰涎。舌淡暗有瘀斑，苔薄腻，脉细软或涩	活血通窍化痰散结	通窍活血汤	赤芍、川芎、当归、桃仁、红花、地龙、石菖蒲、蜀羊泉、鬼箭羽
热毒壅盛证	头胀头痛，或呕吐频作，呈喷射状，心烦易怒，面红目赤，口苦口臭，大便干结。或角弓反张，或神昏谵语，项强，尿赤。舌红，脉弦有力	清热泻火攻毒散结	黄连解毒汤合清营汤	柴胡、黄芩、龙胆草、栀子、黄连、当归、生地黄、怀牛膝、甘草、车前子、大黄、夏枯草、夜交藤
痰蒙清窍证	头痛昏蒙，或头重不欲举，恶心呕吐痰涎，或伴有喉中痰鸣，身重肢倦麻木，腹胀，纳呆食少，或便溏。舌淡苔白腻，脉滑或弦滑	健脾化痰息风散结	半夏白术天麻汤合温胆汤	半夏、白术、天麻、茯苓、陈皮、竹茹、胆南星、石菖蒲、浙贝母、夏枯草、生牡蛎、山慈菇
肝风上扰证	头痛，眩晕，或头部掣痛，多在两侧，面红目赤，腰膝酸软，肢体萎软，急躁易怒，虚烦不眠，时发癫痫，半身不遂，语言不利，大便干燥。舌红少苔，脉弦无力	镇肝息风	天麻钩藤饮合镇肝息风汤	天麻、钩藤、石决明、牛膝、杜仲、桑寄生、益母草、夜交藤、生地黄、麦冬、龙骨、牡蛎、石菖蒲、墨旱莲、鳖甲

能全部切除者，预后不良。

预防调护 怡心静养，陶冶情操，保持心态平和生活规律，勿过劳，避免用脑过度，保持充足的睡眠。禁食烟、酒、辛辣温燥等刺激之物及肥甘厚味易生湿生痰之品。颅内压增高时，益气、补阳、辛散之药应当慎用。避免高空作业，并采取切实有效的劳动保护措施，避免或减少与致癌因子的接触。

（贾英杰）

lúnèi zhǒngliú

颅内肿瘤（intracranial tumor）

发生于颅腔内的神经系统肿瘤，包括原发性和继发性颅内肿瘤。恶性颅内肿瘤临床主要表现为头痛、眩晕、恶心呕吐、视力障碍以及肿瘤压迫所导致的口眼㖞斜、半身麻木或不遂、或语言謇涩等，随病情的进展还可能出现颈项强直、震颤抽搐、神昏谵语，甚至危及生命。可发生于任何年龄，中国患者以 20～50 岁多见，约 80% 发生在中青年人，其中以神经胶质瘤最多见。此病属中医学脑瘤、脑鸣、风喑范畴。

病因病机 多因先天禀赋不足，或后天失养、情志不畅、饮食不节，又感受邪毒而来。病位在脑，与肝、脾、肾等脏腑密切相关。肝、脾、肾三脏功能失调，气、血、津液不能正常运行敷布，导致痰、湿、瘀邪内生，日久化热，积久酿毒，痰瘀毒邪挟风上窜脑窍，留结成块。肝肾亏虚为本病的发病基础，一者肝肾亏虚，则水不涵木，虚风内生，上扰巅顶；二者肾主骨生髓，脑为髓之海，肾精不足，则脑海失充，易受外邪侵袭。

辨证论治 辨证应根据病程长短，邪正盛衰，以及伴随症状，辨其虚实主次。早期，多见风毒上扰之证，正邪相争，正气不衰，尚堪攻伐，当先攻之，治当泻肝清热，攻毒散结，佐以补虚防邪毒伤正；中期，多见瘀阻脑络及痰蒙清窍之证，宜攻补兼施，用益气活血、涤痰散结，健脾化痰、息风散结法；晚期或颅内肿瘤术后或放化疗等攻击性治疗后患者多见肝肾阴虚，虚风内动，不耐攻伐，治以补为主，多用益肾填精，息风止痉，兼以祛风化痰、清肝泻火，解毒化瘀之法。分证论治见表。

中成药治疗 同脑瘤。

其他疗法 在内科治疗的基础上配合其他疗法。

针刺 针刺百会、头维、内关、合谷、风府、足三里、三阴交、太冲、阳陵泉等穴。

三棱针疗法 用三棱针点刺十二井穴，可达通调十二经脉的目的；三棱针刺太阳穴，对颅压增高引起的头痛有较好疗效。

药物吸入 ①蜈蚣散（蜈蚣、冰片）制成细面，头痛剧烈时由鼻孔吸入少许药面。②蛇草吸剂（白花蛇舌草、蛇六谷、夏枯草等）具有解毒散结、豁痰开窍的功效。

药枕 脑瘤药枕（白蚤休、浙贝母、黄药子等）有解毒化瘤之效。

转归预后 取决于肿瘤的性质、位置、生物学行为、组织学特征及其治疗是否及时和彻底。良性肿瘤彻底摘除后可获得痊愈，如不能彻底摘除，则其预后与该部位恶性肿瘤相似；分化程度越低，恶性程度越高，预后越差。肿瘤所引起的神经功能障碍如偏瘫、偏盲、失语、感觉障碍等在术后多数可有不同程度的恢复。若肿瘤浸润广泛，破坏范围较大，则功能恢复的可能性不大。晚期会因颅内压增高、昏迷、突发脑疝而危及生命甚至死亡。颅内肿

表　颅内肿瘤的分证论治

证型	临床表现	治法	主方	常用药
风毒上扰证	头胀头痛，或呕吐频作，呈喷射状，情志刺激时疼痛加重，心烦易怒，面红目赤，口苦口臭，夜寐不安，大便干结，尿赤。舌红或暗红，脉弦有力	清泻肝火攻毒散结	黄连解毒汤合龙胆泻肝汤	柴胡、黄芩、龙胆草、栀子、黄连、当归、生地黄、怀牛膝、甘草、车前子、大黄、夏枯草、夜交藤
瘀阻脑络证	头部刺痛，或头痛欲裂，固定不移，头眩目晕，倦怠乏力，气短懒言，甚者肢体麻木，半身不遂，舌强语謇，呕吐痰涎，时发癫痫。舌淡暗有瘀斑，苔薄腻，脉细软或涩	益气活血化痰散结	补阳还五汤合涤痰汤	黄芪、赤芍、川芎、当归、桃仁、红花、地龙、胆南星、半夏、竹茹、生牡蛎
痰蒙清窍证	头痛昏蒙，或头重不欲举，恶心呕吐痰涎，或伴有喉中痰鸣，身重肢倦麻木，腹胀，纳呆食少，或便溏。舌淡苔白腻，脉滑或弦滑	健脾化痰息风散结	半夏白术天麻汤合温胆汤	半夏、白术、天麻、茯苓、陈皮、竹茹、胆南星、石菖蒲、浙贝母、夏枯草、生牡蛎、山慈菇
阴虚风动证	头脑空痛，绵绵不休，或头部掣痛，多在两侧，入夜尤甚，两目干涩，头晕目眩，健忘、盗汗、口干咽燥，腰膝酸软，肢体萎软，虚烦不眠，时发癫痫，半身不遂，语言不利，大便干燥。舌红少苔，脉弦无力	益肾填精息风止痉	天麻钩藤饮合地黄饮子	天麻、钩藤、石决明、牛膝、杜仲、桑寄生、益母草、夜交藤、生地黄、麦冬、五味子、石斛、石菖蒲、远志、女贞子、墨旱莲、鳖甲

瘤一般较少颅外转移，颅内肿瘤的转归预后也与免疫功能、心理特点以及是否坚持合理治疗等有一定关系。

预防调护　怡心静养，陶冶情操，保持心态平和生活规律，勿过劳，避免用脑过度，保持充足的睡眠。多食黄绿色蔬菜和水果，禁食腌制食品、烟、酒、辛辣温燥等刺激之物及肥甘厚味易生湿生痰之品。颅内压增高时，益气、补阳、辛散之药应当慎用。

（贾英杰）

hūnmí

昏迷（coma）　热、痰、湿、瘀、疫毒等闭阻清窍，扰乱神明而出现神志不清的症状。中医古籍中所述的神昏、昏愦、昏厥、昏狂、谵妄等，均属昏迷的范畴。多种外感热病及中风、厥脱、痫证、关格、消渴、臌胀等发展到危重阶段均可出现昏迷。常见于西医学脑血管意外、肺性脑病、肝性脑病、糖尿病酮症酸中毒、尿毒症和中暑。

昏迷症状的记载最早见《黄帝内经》，书中称之为“暴不知人”“谵妄狂越”。东汉·张仲景《伤寒论》记述了瘀热互结：“其人如狂”和热结阳明：“发则不识人，循衣摸床”等，创“清热”“攻下”“化瘀”等治法；唐·孙思邈《备急千金要方》对消渴病昏迷的前驱症状已有描述，《千金翼方》最早记载用“紫雪”“玄霜”治疗热毒时病、瘴疫、黄疸所致“狂叫走”，创清热开窍法的先河。金·成无己《伤寒明理论》明确提出“神昏”一证，其涵义是“真气昏乱，神识不清”。宋·阎孝忠《阎氏小儿方论》记载了至宝丹治疗昏迷。明·秦景明《症因脉治》提出“热极生痰，上薰心肺，神识昏迷”。明·张浩《仁术便览》用祛痰开窍的通关散、稀涎散治卒中风邪“昏迷不省”。至清代，温病学家对热病昏迷证治进行发挥。清·叶天士《外感温热篇》指出：“外热一陷，里络就闭……须牛黄丸、至宝丹之类以开其闭”“湿热熏蒸，将成浊痰蒙蔽心包”“夏令受热，昏迷若惊，此为暑厥”及“瘀血与热为伍……遂变如狂发狂之证”。清·吴鞠通《温病条辨》记载用清宫汤、安宫牛黄丸，治疗“神昏谵语”。清·余师愚《疫病篇》力主清瘟败毒饮救治疫症“昏愦如迷”。

病因病机　病因有外感、内伤。外感多为湿热、暑湿、疫毒等邪，传变入里，或触冒秽浊，郁闭气机，致温暑热毒，内陷心包，或热结胃肠，腑浊上蒸，或热与血搏，瘀塞心窍，或湿热酿痰，蒙蔽神窍，或秽浊入客，闭阻神机。内伤为多个脏腑久病，积渐突变，或猝然暴病而致，如中风、怔忡、消渴、臌胀、水肿、喘证等，发展到危重阶段，阴阳气血逆乱，痰、浊、火、瘀闭阻神窍，以致意识障碍。病位主要在心和脑。心主神明，为十二官之主；脑主思，为元神之府。二者均为主宰精神意识和思维活动之官。故多脏病变，心脑受邪，皆可导致神明失用，清窍闭塞，发生昏迷。病理因素为痰、浊、火、瘀。病理性质主要属实。如昏迷过深，正不胜邪，脏气衰败，津液耗伤，气脱阳亡，可见内闭外脱，虚实夹杂之候。

诊断　根据外感、内伤昏迷的特点，结合病史及相关化验检查诊断。

诊断要点　①神识不清，对周围事物失去知觉，并且对任何刺激都失去反应，常伴有高热、烦躁、谵语、呕吐、嗜睡抽筋等症状；②有高血压病、癫痫、肾炎、肝病、糖尿病、心脏病等病史及外伤、中毒等诱因。

鉴别诊断　应与痫证、厥证鉴别。痫证有反复发作史，大发作时突然倒仆，口吐涎沫，抽搐，啼叫有声。虽见一时性神昏，但一般时间不长，故亦称痫厥。厥证为短时间的失去知觉，突然昏倒，不省人事，或伴四肢逆冷，亦称昏厥。

辨证论治　应首先分辨虚实，实证宜泻，虚证宜补。各种昏迷苏醒后，积极治疗导致昏迷的原发病，以防再发。

辨证要点　①辨虚实闭脱：昏迷突发，伴高热而赤，烦渴引饮，大便秘结，躁扰谵语，抽搐发痉，牙关紧闭，两手握固，舌红绛，脉数，为实证、闭证。后期伴唇焦齿燥，目陷睛迷，手足蠕动，大汗淋漓，四肢厥冷，目合口开，手撒遗尿，脉微欲绝，为虚证、脱证。②辨外感内伤：外感热病所致昏迷，发病急骤，在昏迷之前必有高热。内伤杂病所致昏迷，多在疾病发展过程中逐渐形成，详询病史，追溯本病，则不难辨明。

治疗原则　实证宜泻，虚证宜补；闭证宜开，脱证宜固。结合病情，随证选用开窍、清热、养阴、攻下、通瘀、化痰，息风、泄浊、辟秽、救阴、回阳等法。

分证论治　见表。

中成药治疗　在辨证的基础上选择适用的中成药。

口服中成药　①安宫牛黄丸：清热解毒、镇惊开窍，用于热病邪入心包、高热惊厥、神昏谵语。②紫雪丹：清热解毒、开窍定惊，用于神昏惊厥。③至宝丹：清热开窍、化浊解毒，用于痰蒙神窍。④苏合香丸：芳香开窍，用于痰迷心窍所致的痰厥昏迷。

中药注射剂　①清开灵注射液：清热解毒、化痰通络、醒神开窍，用于热病神昏。②醒脑静注射液：清热解毒、开窍醒脑，用于气血逆乱、脑脉瘀阻所致中风昏迷。

其他疗法　在内科治疗的基础上配合针灸疗法。昏迷闭证，针刺十二井穴、水沟、太冲、丰隆，采用泻法，或三棱针刺出血；昏迷脱证，灸神阙、关元、足三里、三阴交。

转归预后　昏迷为危重之证，若不积极救治，常危及生命。尤其是脱证出现，病死率很高。有些患者即使化险为夷，也可留有痴呆、偏瘫等后遗症。

预防调护　此病患者常需专人守护。平卧体位，头偏一侧，保持呼吸道通畅，必要时给氧、吸痰，口腔常用盐开水或金银花、甘草煎水清洗，除去义齿；吞咽障碍者，忌从口腔喂食，应予鼻饲进流质饮食及中药。长期昏迷者，按时翻身、按摩，骨突之处用气圈或棉垫衬托，避免褥疮和肢体挛缩。密切观察病情，随时注意生命体征的变化，发现危候，及时抢救。

（张军平）

bǎihébìng

百合病（lily disease）　心肺阴虚所致，以神志恍惚、精神不定为主要表现的疾病。西医学神经官能症、强迫症属于此病范畴。

首见于《金匮要略·百合狐惑阴阳毒病脉证治》："百合病者，百脉一宗，悉致其病也。意欲食复不能食，常默默，欲卧不能卧，欲行不能行，饮食或有美时，或有不用闻食臭时，如寒无寒，如热无热，口苦，小便赤，诸药不能治，得药则剧吐利，如有神灵

表　昏迷的分证论治

证型	临床表现	治法	主方	常用药
热入心包证	昏迷较深，持续较久，同时可见身热夜甚，心烦不寐。某些外感热病及中风、痫证、咳喘等可兼见痰火迷心，表现为神乱狂妄，痰壅气粗。舌绛，脉细数	清心开窍	安宫牛黄丸或紫雪丹、至宝丹	水牛角、牛黄、麝香、石膏、冰片、生地黄、牡丹皮、石菖蒲、连翘
痰热闭阻证	表情淡漠，神识迟钝，时昏时醒，昏则谵语，醒则呆痴，呼之能应，缠绵不解。舌苔黄腻，脉濡数	辛温芳香化痰开窍	菖蒲郁金汤、涤痰汤合苏合香丸	石菖蒲、胆南星、浙贝母、半夏、郁金、麝香、木香、荜茇、檀香
热结胃肠证	昏迷谵语、高热、烦躁、大便秘结。舌苔黄燥起刺，或焦黑燥裂，脉沉实	峻下热结	大承气汤	大黄、芒硝、厚朴、枳实、甘草
热盛动风证	昏迷与抽搐并见。突然昏倒，不省人事，两目直视，肢体强直，口噤项强，两手握固，面红目赤。舌红或绛，苔黄或燥，脉弦数有力	凉肝息风	清营汤、犀角地黄汤合紫雪丹	生地黄、金银花、竹茹、牡丹皮
湿热上蒸证	初起神志虽清而梦寐不安，继而神识模糊或躁扰不安，神志昏沉，兼见嗜卧懒动，渴不多饮。舌红不绛，苔腻或黄或白，脉濡数	清热化湿	王氏连朴饮	茵陈、黄连、山栀子、大黄、厚朴

者，身形如和，其脉微数。”唐·孙思邈《备急千金要方》提出分三焦辨治百合病：“因伤寒病虚劳大病以后不平复，变成斯疾，其状恶寒而呕者，病在上焦也……病在下焦也，三十三日当愈，各随其症以治之。”清·俞震《古今医案按·百合病》对此病的病机阐释为“此本平时思虑伤脾，脾阴受困而厥阳之火，尽归于心，扰其百脉致病，病名百合”。

病因病机 多发生于外感热病后期余邪未尽、余热内扰，复阴血不足，心神失养所致，或七情内伤、五志化火、灼伤心肺，神不守舍等引起，皆以心神病变为核心。病位主在心、肺。心主血脉，肺主治节而朝百脉，如心肺阴虚，则百脉俱受其累，症状百出。病理性质以虚为主，多见阴虚、气虚，亦有兼夹痰热等标实。

诊断 根据临床表现结合病史作出诊断。①默默不欲言，欲卧不能卧，欲行不能行，欲食不能食，如寒无寒，如热无热，诸药不效。②自觉症状较多，全身是病，苦恼万状，但从形体上观察，并没有显著的病态。③口苦，小便赤，脉微数，常伴见头昏头痛，心悸胸闷。④多发生于热病之后或其他疾病之后，性格多疑善虑。

辨证论治 应辨虚实主次。治当养阴清热。

辨证要点 应辨阴虚、气虚和痰热。

治疗原则 以养心肺之阴、清气分之热为治疗原则，不可妄用汗、吐、下等法，以免更伤阴液。

分证论治 见表。

中成药治疗 在辨证的基础上选择适用的中成药。①补中益气丸：健脾益气，用于肺脾气虚。②知柏地黄丸：滋阴清热，适用于阴虚火旺之心神不安、盗汗发热。

转归预后 在正确合理地辨证论治和情绪疏导下可以痊愈，预后较好。

预防调护 服药过程中配合心理治疗，嘱其移情易性，使其心胸舒畅。

（张军平）

zhūrú

侏儒（dwarfism） 下丘脑-垂体病变引起生长激素分泌不足或对生长激素不敏感所致的生长发育障碍。分为原发性和继发性两类。属中医学虚劳、重子痨范畴。

病因病机 病因分为先天因素和后天因素。先天因素多为父母精血亏虚而影响胎儿的生长发育，多数与遗传有关，一般智力发育正常。后天因素包括饮食不调，罹患温热疾病，或为高热灼伤津液，耗伤气血、精髓致使脉络失养，影响生长发育；或久病致脾肾亏虚，气血不足，不能滋养脑髓所致。发病与脾肾亏损、气血不足、水湿内聚、阴阳俱虚有关。先天不足则肾精亏虚，生长发育停滞；兼脾胃受损，气血亏虚，肝失所养，筋骨痿软，以致身材矮小，发为侏儒。

辨证论治 以虚证多见，辨证时首当明确亏损之脏腑，再辨精气阴阳之不足。分证论治见表。

中成药治疗 在辨证的基础上选择适用的中成药。①补中益气丸：健脾益气，用于脾气亏虚之面色萎黄、形体消瘦、纳食不振。②金水宝胶囊：补益肺肾、益髓填精，用于肾精不足所致的多寐、神疲乏力、眩晕耳鸣。

转归预后 长期给予相应激素补充替代和中药治疗，对促进生长发育和缓解相关症状具有一定作用，但尚无根本上治愈此病的有效方法。

预防调护 此病患者应重视后天营养成分的补充以及药物的合理干预。防止出生缺陷是防治关键，孕妇应尽可能避免各种危害因素，在妊娠期产前保健的过程中需要进行系统的出生缺陷筛查，防止患有严重遗传病和先天畸形胎儿的出生。

（张军平）

jìngbìng

痉病（convulsive disease） 多种因素导致筋脉肌肉失却濡养所引起的以项背强急，四肢抽搐，甚至口噤，角弓反张为主要表现的疾病。古称瘛疭。西医学中枢神经系统病变，如各种脑炎、脑血管病、脑脓肿、脑瘤属于此病

表 百合病的分证论治

证型	临床表现	治法	主方	常用药
阴虚内热证	心神不安，不欲饮食，时觉内热，口苦，小便赤。舌红瘦少苔，脉微数	养心润肺益阴清热	百合地黄汤	百合、生地黄、生龙骨、牡蛎、沙参、浙贝母、太子参、滑石、夜交藤、枣仁
痰热内扰证	心神不宁，纳食欠香，头痛而胀，心中烦闷，面红。舌红苔黄腻，脉滑数	清热化痰	黄连温胆汤	黄连、竹茹、枳实、半夏、陈皮、茯苓、甘草
心肺气虚证	心神不安，不欲饮食，头昏神疲，气短乏力。舌淡边有齿痕，脉细弱	补肺养心	甘麦大枣汤	浮小麦、大枣、党参、麦冬、五味子、百合、茯神、酸枣仁、龙齿、甘草

表 侏儒的分证论治

证型	临床表现	治法	主方	常用药
肾精亏虚证	禀赋虚弱，先天不足，身材矮小，形体消瘦，囟门迟闭，发育迟缓，筋骨痿软。舌红少苔，脉细数	滋肾填精养血壮骨	补肾地黄汤	熟地黄、山药、枸杞子、杜仲、紫河车、鹿角胶、山茱萸、当归、牛膝、龟板、牡丹皮、茯苓、泽泻、甘草
肾阳不振证	面色苍白，面容呆滞，表情淡漠，身材矮小，骨骼脆弱，筋骨痿软，畏寒肢冷，面目四肢浮肿。舌胖淡苔黄腻或白腻，脉沉细	温补肾阳益气利水	右归饮	熟地黄、山药、枸杞子、杜仲、菟丝子、紫河车、鹿角胶、附子、肉桂、山茱萸、黄芪、泽泻、甘草、当归、龟甲
肺肾两虚证	形体消瘦，喘咳不休，体虚气短，汗多怕冷，身材矮小。舌淡少苔，脉沉细无力	益肺补肾健脾壮骨	补肺汤合河车大造丸	太子参、天冬、麦冬、黄芪、枸杞子、熟地黄、五味子、山药、山茱萸、杜仲、紫河车、白术、甘草、茯苓、陈皮
脾胃虚弱证	面色萎黄，形体消瘦，纳食不振，身材矮小，囟门迟闭，筋骨痿软，毛发稀疏。舌淡苔腻，脉细弱	益气健脾补肾壮骨	异功散合大造丸	党参、白术、茯苓、山药、薏苡仁、陈皮、甘草、鸡内金、龟甲、牡蛎、当归、紫河车
肝肾阴虚证	头晕目眩，面色不华，筋脉拘急，肢体麻木，身材矮小，女子月经不潮，或闭经不孕，男子遗精，潮热盗汗，咽燥口干。舌红少苔，脉细数	柔肝滋肾益气生津	大补阴丸	熟地黄、枸杞子、龟甲、白芍、知母、黄柏、苍术、牡蛎、当归、黄芪、紫河车、甘草、陈皮

范畴。

《素问·至真要大论》提出“诸痉项强，皆属于湿”。东汉·张仲景《金匮要略·痉湿暍病脉证并治》根据有无汗出将痉病分为刚痉、柔痉：“太阳病，发热无汗，反恶寒者，名曰刚痉”“太阳病，发热汗出，而不恶寒者，名曰柔痉”。明·张景岳强调阴虚精血亏虚致痉，《景岳全书·痉证》认为病位在血液：“痉之为病，强直反张病也。其病在筋脉，筋脉拘急，所以反张。其病在血液，血液枯燥，所以伤筋。”清·吴鞠通《温病条辨·痉有寒热虚实四大纲论》指出痉病分虚实：“六淫致痉，实证也；产妇亡血，病久致痉，风家误下，温病误汗，疮家发汗者，虚痉也。风寒、风湿致痉者，寒证也；风温、风热、风暑、燥火致痉者，热痉也。”

病因病机 病因有感受风寒湿邪、久病过劳、误治或失治。病位在筋脉，与心、肝、脾、肾等脏腑关系密切。病理性质有虚实两方面，虚者为脏腑虚损，阴阳、气血、津液不足；实者为风、寒、湿、热之邪，壅滞于经脉。热盛伤津，经脉失养，瘀血痰浊，阻滞经脉，则多为正虚邪实，虚实夹杂。

诊断 根据临床表现结合病史作出诊断。

诊断要点 ①突然起病，项背强直，四肢抽搐，甚至角弓反张。②部分危重患者可有神昏谵语等意识障碍。③发病前多有外感或内伤等病史。

鉴别诊断 应与痫证、厥证鉴别。痫证病发时多突然仆倒，昏不知人，双目上视，四肢抽搐，口中吐涎沫，喉间发出如猪羊叫声，大多发作片刻，不经治疗可自行缓解，醒后如常人。厥证以突然昏倒，不省人事，四肢逆冷为特征。多有内伤七情病史及四肢逆冷，而无项背强直的表现，为其鉴别要点。

辨证论治 当分虚实辨治。

辨证要点 颈项强直，角弓反张，四肢抽搐频繁有力而幅度大者，多属实；手足蠕动时而瘛疭，神疲倦怠者，多属虚。

治疗原则 急则舒筋解痉以治其标，缓则扶正益损以治其本。治实宜祛风、散寒、除湿、清热；治虚当滋阴养血。虚实错杂者，当标本并治，用泻热存阴、益气化瘀等法治疗。

分证论治 见表。

中成药治疗 在辨证的基础上选择适用的中成药。①安宫牛黄丸：清热解毒开窍，用于温热毒邪入里，逆传心包引起的高热、惊厥等。②紫雪散：清热开窍，用于邪热不解，传入心包所致神昏谵语、狂躁不安、颈项强直、急热惊风。

转归预后 痉病多起病急，变化较快。如果是外感发痉，属邪实正盛，若能迅速驱散外邪，痉病得以控制，则预后较好。如果是内伤发痉，多虚中夹实，治疗较为困难，应细查病机，审慎调治。若见有口张目瞪、昏昧无知，或见有戴眼反折、遗尿，或见有汗出如油如珠等，均属预后不良的征象。

预防调护 应密切观察患者的体征、瞳孔、二便等变化，去除假牙、眼镜等，保护舌头，保持呼吸道通畅，避免摔跌、骨折等。因高热而痉者，应加强降温措施，如颈部头部冷敷，酒精擦浴等。饮食以流质，且清淡新鲜为宜。

（王拥军）

表　痉病的分证论治

证型	临床表现	治法	主方	常用药
邪壅经络证	头痛，项背强直，恶寒发热，无汗或有汗，肢体酸重，甚至口噤不语，四肢抽搐。舌苔白，脉浮紧	祛风散寒燥湿和营	羌活胜湿汤	羌活、独活、藁本、防风、甘草、川芎、蔓荆子、生姜
热甚发痉证	发热胸闷，心烦急躁，口噤齘齿，项背强急，甚则角弓反张，手足挛急，腹胀便秘。舌苔黄腻，脉弦数	泄热存阴增液柔筋	增液承气汤	玄参、麦冬、生地黄、大黄、芒硝
温热致痉证	壮热头痛，呕吐，自汗，口噤，抽搐，角弓反张，甚则神昏，谵语，口渴喜饮。舌红绛苔黄燥，脉弦数或洪数	清热透络镇痉止抽	羚麻白虎汤	知母、石膏、甘草、粳米、羚羊角、天麻、瓜蒌仁、川贝母
瘀血内阻证	头痛如刺，项背强直，形瘦神疲，四肢抽搐。舌紫暗边有瘀斑，脉沉细而涩	益气化瘀活络止痉	通窍活血汤	赤芍、川芎、桃仁、红枣、红花、鲜姜、麝香
气血亏虚证	项背强急，四肢抽搐，头晕目眩，自汗，神疲，气短。舌淡红苔薄而少津，脉沉细	益气补血缓急止痉	圣愈汤	生地黄、熟地黄、川芎、人参、白芍、当归身、黄芪、川芎、党参

nǎozhènshāng

脑震伤（brain concussion）　头部受暴力伤害，大脑功能发生一过性障碍而产生以头晕、头痛或昏迷为主要表现的疾病。

唯一病因是外力伤害，脑髓受震。清·沈金鳌《杂病源流犀烛》中云："震则激，激则壅。"壅者脑气壅聚，九窍闭塞，气机逆乱，血凝为瘀，阻遏于上，清气不升，浊阴不降，神明被扰。气血既瘀滞又耗损，难以上注养髓荣脑，导致脑失所养。脑为神明之府，脑伤则髓虚，神不守舍，心无所主。血瘀气滞，津液水湿亦停滞，聚而为痰，上蒙清窍而致神昏。脑髓受损，气血瘀闭，当以开窍通闭为先，方用苏合香丸或通窍活血汤随症加减。昏愦渐醒，窍机已开而瘀血阻滞，当活血化瘀，升清降浊为主，方用柴胡细辛汤随症加减。后期则以补虚培脑，祛瘀化痰为主。

（王拥军）

nǎozhèndàng hòuyízhèng

脑震荡后遗症（sequelae of cerebral concussion）　头部受暴力伤害，大脑功能发生一过性障碍而产生的以头痛、眩晕，各种有碍于安静的因素可使之加重为主要表现的临床综合征。约半数病例有恶心或注意力不集中、记忆减退、心悸、纳呆、对声光敏感、疲乏、情绪不稳及失眠等。属中医学头痛、眩晕范畴。

基本病机为气血凝滞，阻遏于上。治疗当分缓急。脑髓损伤，气血瘀滞于上，神窍闭阻，当以开窍通闭为先，方用苏合香丸或通窍活血汤加减。昏愦已醒，窍机已开而瘀血阻滞，当活血化瘀，升清降浊，方用柴胡细辛汤。恢复期瘀阻脑络，头痛不已，病处固定，或轻或重，舌暗，脉弦涩，治宜活血通络，用柴胡细辛汤加黄芪、石菖蒲。髓海不足，头晕头痛，耳鸣，咽干舌燥，舌红，脉细数，治宜补肾生髓，用杞菊地黄丸。肝阳上亢，头晕头痛，烦躁难寐，耳鸣泛恶，舌多偏红，苔黄，脉弦滑数，治以平肝潜阳，用天麻钩藤饮。痰浊中阻，头痛重着，头晕，心烦多梦，迟钝健忘，胸脘痞闷，苔白或黄腻，脉濡滑，治以化痰健运，用半夏白术天麻汤。心神失养，怔忡惊悸，急躁易怒，失眠多梦，舌淡红，脉细弱，治以养心安神，用养心汤、天王补心丹。

应注意防范各种可能导致脑震伤的因素，伤后宜居安静环境，加强心理护理，适当活动，劳逸结合有助恢复。

（王拥军）

xīnxì jíbìng

心系疾病（disease of cardic system）　禀赋不足、情志所伤、年老体虚、久病失养等导致心脏受损，气血阴阳亏虚，气滞、痰阻、血瘀，心脉运行障碍所引起的疾病。

疾病范围　主要包括胸痹、真心痛、心悸、心衰、心厥、风眩、心痹等病证，与西医学心血管系统疾病，如冠状动脉粥样硬化性心脏病、风湿性心脏病、心律失常、心力衰竭、心肌炎、高血压病等关系密切。

心为君主之官，五脏六腑之大主，主血脉，藏神明；脉为血府，是血液运行的通路。心系疾病主要表现为心脉运行障碍、心功能受损和情志思维活动异常，还可引起其他脏腑功能失调及经络病变。同时其他脏腑病变也可影响心的功能，临床常相兼为病。

病因病机　病因主要有外邪侵袭、饮食不节、情志失调、劳倦太过、年老体虚。病机为心脏气血阴阳亏虚，痰邪、瘀血阻滞，心脉不畅。病理变化有虚有实。虚证为气血阴阳亏虚，实证为痰、饮、火、瘀等邪阻滞。虚实之间常相互转化，互为因果，以致病理中多见虚实夹杂之证。如病属心肾阳衰，可见心阳欲脱之危候。

治疗特点 心系疾病实证的治疗，宜损其有余。寒凝心脉多兼见心脾肾阳虚，宜温阳通络；心血闭阻者，宜化瘀活血；气滞血瘀者，宜理气通络；痰浊闭阻者，治当通阳豁痰；肝火亢盛者，宜平肝潜阳。虚证当补其不足。分别采取补益心气、温通心阳、补养心血、滋养心阴之法，心阳暴脱者回阳救逆。心阳虚当加补益心气之药；心阴虚亦加养心血药；心气虚可酌情加少许温心阳药，取少火生气之意；心血虚可加补气之药，益气生血。另外，心系病证多有心神不宁，故常在辨证基础上配入宁心安神之品。

预防护理 心系疾病患者应注意休息，生活规律，保证睡眠充足，可选择合适运动方式进行适当身体锻炼，避免过劳和剧烈运动。做好情志护理，保持愉快心情，以利气血畅行。

研究现状 随着饮食习惯及生活方式的改变，心系疾病的发病率呈上升趋势。中医在以往研究的基础上，对心系部分疾病的证候分类进行了归纳、总结；创制的中成药经随机、双盲、多中心的临床试验，证明疗效确切，安全性好。在疾病的预防方面，中医药作用平和，综合干预，体现了中医治未病的特色。

冠心病证候研究进展 对20世纪70年代以来相关文献的分析显示，冠心病中医证候多属本虚标实，本虚以气虚、阴虚为主，标实以血瘀、痰浊、气滞多见，血瘀、痰浊等标实证候要素及相关证候类型所占比例在不断增加。冠心病证候分布在中国存在一定的地域性特点，东北地区多见气虚血瘀证，华北地区多见痰瘀互结证，华东地区多见痰阻心脉证和气虚血瘀证，华中地区多见气虚血瘀及气阴两虚证，华南、西南和西北地区多见痰阻心脉证。

心绞痛治疗研究进展 有关复方丹参制剂治疗冠心病心绞痛的临床研究报告较多，系统评价结果提示，与硝酸酯类（消心痛）相比，复方丹参方能有效缓解心绞痛症状，改善缺血性心电图及血液流变学指标，调节血脂，缓解伴发症状；安全性方面，复方丹参方组出现不良事件较少。复方丹参滴丸于2010年顺利通过美国FDA Ⅱ期临床试验。

经皮冠状动脉介入术（PCI）术后再狭窄的研究进展 中医药可作用于再狭窄的多个病理环节，对PCI后再狭窄的防治具有一定疗效优势。陈可冀院士认为“血瘀证与再狭窄密切相关”，采用血府逐瘀汤制剂进行再狭窄干预研究，结果证实该药可减少冠心病患者PCI术后心绞痛复发，对预防PCI术后再狭窄有一定作用。在此基础上研制出芎芍胶囊，可明显减少PCI术后再狭窄发生，减少心绞痛复发，并可改善患者的血瘀状态。

再灌注后无复流的研究进展 冠状动脉微循环的完整性和充分的组织灌注是再灌注成功的保证，再灌注治疗后并发的无复流现象已成为新的临床难题。复方丹参滴丸对缺血再灌注引起的大鼠心脏微循环障碍和心肌损伤的预防和恢复作用的研究结果，提示复方丹参滴丸多次预给药可以预防缺血再灌注引起的大鼠心脏微循环障碍和心肌损伤，再灌注发生后复方丹参滴丸的后给药不但可以减轻大鼠心脏微循环障碍和心肌损伤，还可抑制心肌纤维化的发生。通心络对急性心肌梗死PCI术后心肌无复流防治临床研究显示，通心络明显提高PCI术后24小时心电图ST段回落幅度和完全回落率，明显增加心肌血流灌注，改善了心脏功能。

心律失常的研究进展 抗心律失常西药存在致心律失常及安全性等诸多问题，多项临床研究证实中药可通过多靶点、多途径、多离子通道阻滞和非离子通道调节的整合机制，发挥调节心律失常作用。参松养心胶囊可显著减少室性早搏发生频率，并能改善临床症状，显著提高窦性心动过缓、病态窦房结综合征、传导阻滞、慢快综合征等缓慢性心律失常的心室率。稳心颗粒临床循证试验结果显示，该药能有效改善心悸、胸闷、失眠、乏力等症，且无明显不良反应，安全性好。

心力衰竭的研究进展 心力衰竭是冠心病等心血管疾病的共同转归，5年生存率与恶性肿瘤相当。芪苈强心胶囊治疗慢性心力衰竭（心衰）患者有效性与安全性的多中心临床试验结果显示，芪苈强心胶囊能显著降低慢性心衰患者血清中氨基末端B型利钠肽前体水平，改善心脏功能，提高左室射血分数，增加6分钟步行距离，降低复合终点事件（死亡、心衰加重再住院等）发生率，明显改善心慌、气短、下肢浮肿、乏力、疲劳等症状，提高生活质量，在逆转心衰进程、抑制心肌重构、改善疾病预后等方面均具有良好的治疗作用。由冠心病中医临床研究联盟及中国中西医结合学会心血管病专业委员会、中华中医药学会心病分会、中国医师协会中西医结合医师分会心血管病学专家委员会专家共同发布的《慢性心力衰竭中医诊疗专家共识》，将心衰中医证候概括为气虚血瘀、气阴两虚血瘀、阳气亏虚血瘀，或兼见痰、饮的基本证

型，为中医药辨治慢性心力衰竭临床和研究提供了参考规范。

心肌梗死二级预防的研究进展　心肌梗死急性期后血管再次狭窄阻塞、心功能不全和心律失常等情况，使冠心病患者再梗死的远期发生率以及病死率仍然较高。发挥中医药作用平和，综合干预，适合长期干预的优势，在心肌梗死二级预防中的作用及评价意义重大。中国冠心病二级预防研究显示长期服用血脂康可以有效减少中国冠心病患者再发冠心病事件，其中急性心肌梗死危险降低56%，非致死性急性心肌梗死危险降低60.8%，PCI或冠状动脉旁路移植术（CABG）需求减少33%，总死亡率降低33%，冠心病死亡率降低31%。芪参益气滴丸对心肌梗死二级预防的临床研究结果，提示芪参益气滴丸对于心肌梗死二级预防的疗效与肠溶阿司匹林相当，且无出血等明显副作用，具有良好的应用前景。

（毛静远）

xiōngbì

胸痹（chest discomfort）　多种病因导致心脉闭阻所引起的以胸部闷痛，甚则胸痛彻背、短气、喘息不能平卧为主要表现的疾病。又称心痛。西医学冠状动脉粥样硬化性心脏病、急性冠脉综合征、心脏X综合征、心包炎、心包积液、病毒性心肌炎、胆心综合征及心脏神经官能症属于此病范畴。

相关的临床表现记载最早见于《黄帝内经》。《素问·藏气法时论》："心病者，胸中痛，胁支满，胁下痛，膺背肩胛间痛，两臂内痛。"《灵枢经·五邪》："邪在心，则病心痛。"东汉·张仲景《金匮要略》正式提出"胸痹"病名："胸痹，心中痞气，气结在胸，胸满，胁下逆抢心，枳实薤白桂枝汤主之；人参汤亦主之。"唐·孙思邈《备急千金要方·心腹痛》认为"寒气卒客于五脏六腑，则发卒心痛胸痹"，治法多以温通散寒为主。唐·王焘《外台秘要》详细描述了胸痹的临床表现："寒气客于五脏六腑，因虚而发。上冲胸间则胸痹，胸痹之候……甚者心里强痞急痛，肌肉苦痹，绞急如刺，不得俯仰。胸前皮皆痛，手不能犯，胸满短气，咳唾引痛，烦闷自汗出。或彻背膂，其脉浮而微者是也。"宋代《太平圣惠方》提倡芳香通络与益气养血、补益阴阳配伍治疗，丰富了胸痹的治疗内容。元·危亦林《世医得效方》提出用苏合香丸治疗"卒暴心痛"。清·林佩琴《类证治裁·胸痹》认为病机为胸阳不展："胸痹胸中阳微不运，久则阴乘阳位而为痹结也，其症胸满喘息，短气不利，痛引心背，由胸中阳气不舒，浊阴得以上逆……阳微阴弦，阳微知在上焦，阴弦则为心痛。"

病因病机　病因包括寒邪内侵，饮食不当，情志内伤，劳倦内伤，年迈体虚。素体阳衰，胸阳不足，阴寒侵袭，闭阻胸阳；饮食不节，以致脾胃损伤，运化失健，聚湿成痰，痰阻脉络，胸阳失展；忧思伤脾，脾虚气结，聚而为痰，或郁怒伤肝，肝郁气滞，甚则气郁化火，灼津成痰，可使血行失畅，脉络不利，胸阳不运，心脉闭阻；劳倦伤脾，气血生化乏源，血脉失养或积劳伤阳，心阳失展，血行涩滞，而发胸痹；年过半百，肾气渐衰，心阴亏虚，心阳不振，气血运行失畅。主要病机为心脉闭阻，病位在心，涉及肝、脾、肺、肾。病理因素有气滞、痰浊、瘀血、阴寒，病理性质为本虚标实，发作期以标实为主，痰瘀互结最为突出；缓解期为气血阴阳亏虚，而以心气虚最为常见。如心肾阳衰，寒、痰、瘀闭塞心脉，可见心胸猝然剧痛之真心痛危候。

诊断　结合临床表现及病史作出诊断。心电图、运动平板试验、心脏超声、冠状动脉CT、放射性核素以及冠状动脉造影有助于本病的诊断与鉴别诊断，尤其冠状动脉造影是诊断此病的金标准。

诊断要点　①膻中或心前区阵发性憋闷疼痛，可放射至左肩、左前臂内侧达无名指与小指，持续数分钟至十余分钟，重者汗出、面色苍白。②多见于40岁以上中年人，常由劳累过度、抑郁恼怒或多饮暴食、感受寒冷而诱发。③去除诱因、休息后可缓解，部分患者含服药物后可迅速缓解。

鉴别诊断　应与悬饮、胃脘痛、真心痛鉴别。①悬饮多胸胁胀痛，持续不解，且伴有咳唾，转侧、呼吸时疼痛加重，肋间饱满，并有咳嗽、咯痰等肺系证候；胸痹为胸闷痛，并可引及左侧肩背或左臂内侧，常于劳累、饱餐、受寒、情绪激动后突然发作，历时短暂，休息或用药后得以缓解。②胃脘痛的疼痛部位在上腹部，局部可有压痛，以胀痛、灼痛为主，持续时间长，多伴有泛酸嗳气、恶心呕吐等症状；胸痹之不典型者亦可表现为胃脘部疼痛，但多伴有心悸、怔忡、气短、乏力等症状。③真心痛胸痛剧烈，甚至疼痛持续不解，休息或服药缓解不明显，常伴有汗出、面色苍白、手足青至节、脉微欲绝等危重症状，而胸痹之胸痛较轻，持续时间短暂，休息或服药后可缓解。

辨证论治 辨证应分清标本虚实，治疗注重通补兼施，调补气血阴阳的同时注重化瘀、豁痰、理气。

辨证要点 辨证首当掌握虚实，分清标本。标实应区别阴寒、痰浊、血瘀，本虚又有阴阳气血亏虚的不同。此外，临床上可根据疼痛部位、疼痛性质以及持续时间分辨胸痹的虚实轻重。

治疗原则 治疗原则应先治其标，后顾其本；先祛邪，后扶正，必要时标本兼顾同治。祛邪治标常以活血化瘀、泄浊化痰、辛温通阳、疏肝理气为主，扶正固本常用温阳补气、益气养阴、滋阴益肾为法。

分证论治 见表。

中成药治疗 在辨证的基础上选择适用的中成药。

口服中成药 ①通心络：益气活血、通络止痛，用于胸痹气虚血瘀证。②复方丹参滴丸：活血化瘀、理气止痛，用于胸痹气滞血瘀证。③麝香保心丸：芳香温通、益气强心，用于胸痹气滞血瘀证。④速效救心丸：活血化瘀、行气止痛，用于胸痹气滞血瘀证。⑤冠心舒通胶囊：活血化瘀、通经活络、行气止痛，用于胸痹心血瘀阻型。⑥通脉养心丸：益气养阴、通脉止痛，用于胸痹气阴两虚证。⑦参芍胶囊：活血化瘀、益气止痛，用于胸痹气虚血瘀证。

中药注射剂 ①生脉注射液：益气养阴、复脉固脱，用于胸痹气阴两虚证。②参附注射液：益气固脱、回阳救逆，用于胸痹心肾阳虚证。③丹红注射液：活血化瘀、通脉舒络，用于胸痹瘀血闭阻证。

其他疗法 在内科治疗的基础上配合其他疗法。

针刺 取穴心俞、巨阙、内关、厥阴俞、神门等。以标实为主者行泻法，以本虚为主者行补法，并可酌情加灸法。

耳针 取穴心、肾、小肠、交感、神门、皮质下、肾上腺等。

穴位注射 多选用背俞穴，如心俞、厥阴俞、肾俞，或以阳性反应点为注射穴位。

通心膏 贴敷心俞，厥阴俞或膻中，10天为1个疗程。

转归预后 治疗及时得当，可使病情稳定并延缓疾病进展。如反复发作，则病情较为顽固。若失治误治或调理失宜，病情进一步发展，可见猝然心痛欲死，甚则可“旦发夕死，夕发旦死”，预后不良。

预防调护 改善生活习惯，戒烟限酒，调整饮食结构，多食蔬菜水果，避免辛辣厚味等刺激食物，保持大便通畅。安心静养，保持心气平和，避免情绪波动。防止过度劳累，病情稳定或发作周期较长者可适当运动。短期内发作频繁，心痛彻背，喘息难以平卧者，应卧床休息，及时就诊。

（毛静远）

guānzhuàngdòngmài zhōuyàngyìnghuàxìng xīnzàngbìng

冠状动脉粥样硬化性心脏病

表 胸痹的分证论治

证型	临床表现	治法	主方	常用药
气虚血瘀证	心痛时轻时重，遇劳则发，乏力气短，心悸，懒言自汗。舌暗淡，胖有齿痕，脉弱无力	益气活血止痛	补阳还五汤	黄芪、当归、赤芍、川芎、红花、桃仁、地龙
气滞血瘀证	左胸刺痛，固定不移，入夜尤甚，两胁胀痛，胸闷不舒，时而烦躁欲哭，心悸不宁。舌紫暗或有瘀斑，脉沉涩，或弦涩	理气活血化瘀	柴胡疏肝散	柴胡、陈皮、川芎、香附、枳壳、芍药、炙甘草
寒凝心脉证	心痛常猝然发作，形寒不温，每于天气寒冷或迎风受寒则心痛易发或加剧，甚则手足不温，心悸气短，头身冷汗。舌淡苔白，脉弦紧	宣痹通阳散寒止痛	瓜蒌薤白白酒汤合当归四逆汤	桂枝、细辛、薤白、瓜蒌、白芍、当归、甘草、通草、大枣
痰浊闭阻证	胸闷脘痞，心痛时作，恶心纳呆，眩晕，便软。舌苔白腻，脉弦滑	通阳泄浊豁痰开结	瓜蒌薤白半夏汤合涤痰汤	瓜蒌、薤白、胆南星、竹茹、半夏、人参、茯苓、甘草、石菖蒲、陈皮、枳实
心肾阴虚证	心胸疼痛时作，或灼痛，心烦不寐，头晕心悸，或面红颧赤。舌红少津，少苔或剥苔，脉细数或结代	滋阴清火养心通络	天王补心丹	酸枣仁、柏子仁、当归、天冬、麦冬、生地黄、人参、丹参、玄参、茯苓、五味子、远志、桔梗
气阴两虚证	心胸阵痛，胸闷气短，倦怠乏力，心悸不适，倦怠乏力。舌质淡红，苔薄白少津，脉细无力或结代	益气养阴活血通脉	生脉散合人参养荣汤	人参、黄芪、炙甘草、肉桂、麦冬、玉竹、五味子、丹参、当归
心肾阳虚证	心中悸动不安，胸闷气短，动则喘，神倦畏寒，四肢欠温，下肢水肿，劳累或遇寒则心痛发作。舌淡胖苔白或腻，脉虚细迟或结代	温补阳气振奋心阳	参附汤合右归饮	人参、附子、肉桂、炙甘草、熟地黄、山茱萸、淫羊藿、补骨脂

（coronary atherosclerotic heart disease） 冠状动脉粥样硬化致使血管腔狭窄或阻塞，或（和）冠状动脉功能性改变（痉挛）引起心肌缺血缺氧或坏死的心脏病。简称冠心病。分为急性冠脉综合征和稳定性冠心病两大类。属中医学胸痹范畴。

病因病机 病因有年迈体虚、外感寒邪、内伤情志、饮食失调、劳倦损伤。年迈体虚，肾气亏虚，致心之气血阴阳不足，气血运行失畅，心脉失养；素体阳衰，胸阳不足，阴寒侵袭，闭阻胸阳，心脉闭阻，甚至阳气虚脱或阴阳俱脱而致阴阳离决；忧思伤脾，郁怒伤肝，肝郁气滞，气郁化火，脉络不利，胸阳不运，心脉不畅；饮食不当，脾胃损伤，运化失健，聚湿成痰，痰阻脉络，胸阳失展；劳倦伤脾，积劳伤阳，心阳失展，阴寒内侵，血行涩滞，发为胸痹。主要病机为心脉闭阻，病位以心为主，涉及脾、肾。病理变化为本虚标实，虚实夹杂。本虚有气、血、阴、阳虚，其中以气虚最为常见；标实为气滞、寒凝、痰浊、血瘀，其中以血瘀最为常见。

辨证论治 应分标本虚实之主次。治疗大法为温阳泄浊，祛瘀化痰。分证论治见表。

中成药治疗 在辨证的基础上选择适用的中成药。

口服中成药 ①麝香保心丸：芳香温通、益气强心，用于冠心病气滞血瘀证。②冠心苏合胶囊：理气宽胸止痛，用于冠心病寒凝心脉证。③地奥心血康胶囊：行气化瘀、活血止痛，用于冠心病心血瘀阻证。④通心络胶囊：益气活血、通络止痛，用于冠心病气虚血瘀证。⑤血府逐瘀胶囊：活血祛瘀、行气止痛，用于冠心病气滞血瘀证。

中药注射剂 ①丹参注射液：行气活血、通脉止痛，用于冠心病气滞血瘀证。②川芎嗪注射液：活血行气、通脉止痛，用于冠心病心血瘀阻证。③血塞通注射液：活血化瘀、通脉活络，用于冠心病心血瘀阻证。④参麦注射液：益气固脱、养阴生脉，用于冠心病气阴两虚证。⑤参附注射液：益气温阳固脱，用于冠心病心肾阳虚或正虚阳脱证。

其他疗法 在内科治疗的基础上配合其他疗法。

针刺 取穴膻中、内关、心俞。气滞血瘀者，加太冲、阴郄；痰浊闭阻者，加中脘、丰隆；寒凝者，加关元、太溪。

耳针 取心俞、神门、交感。

贴敷 取心俞、膻中、虚里。

转归预后 缓作者，始则偶感心胸不舒，经过正确的诊疗后，疼痛可逐渐缓解或消失，或长时间不发作，预后尚可。若心痛频作，甚则心胸后背牵引作痛，或急进者，素无不适之感，或许久不变，因感寒、劳倦、七情所伤等诱发心肌梗死或猝然心痛欲死，甚则可“旦发夕死，夕发旦死”，预后不良。

预防调护 积极有效地控制高血压、糖尿病、高脂血症及纤维蛋白原增高等危险因素，控制体重，戒烟限酒，节制饮食，调整膳食结构，积极参加体育锻炼。

表 冠状动脉粥样硬化性心脏病的分证论治

证型	临床表现	治法	主方	常用药
气虚血瘀证	心痛时轻时重，遇劳则发，乏力气短，心悸，懒言自汗。舌暗淡，胖有齿痕，脉弱无力	益气活血止痛	补阳还五汤	生黄芪、当归、赤芍、川芎、红花、桃仁、地龙
寒凝心脉证	心痛甚，痛如锥刺或如刀割，遇寒加重，畏寒、肢冷。苔白腻或薄腻，脉沉迟无力	宣痹通阳散寒化饮	瓜蒌薤白白酒汤合当归四逆汤	瓜蒌、薤白、白芍、桂枝、细辛、当归、甘草、枳实、厚朴、通草
气滞血瘀证	左胸刺痛，固定不移，入夜尤甚，两胁胀痛，胸闷不舒，时而烦躁欲哭，心悸不宁。舌紫暗或有瘀斑，脉沉涩，或弦涩	理气活血化瘀	柴胡疏肝散	柴胡、陈皮、川芎、香附、枳壳、芍药、炙甘草
痰浊闭阻证	胸闷痛，脘腹胀满不适，食欲欠佳，重则恶心呕吐，体型肥胖。舌暗红苔厚腻，脉滑数	化痰清热宣痹通脉	瓜蒌薤白半夏汤合温胆汤	瓜蒌、薤白、半夏、竹茹、枳实、陈皮、茯苓、甘草、生姜
心肾阳虚证	心闷痛，心悸气短，动则喘促，形寒肢冷。舌淡苔白，脉沉细迟	益气温阳活络止痛	参附汤合右归饮	人参、附子、熟地黄、山药、山茱萸、枸杞、甘草、杜仲、肉桂
气阴两虚证	胸闷隐痛，心悸气短，动则加剧，倦怠懒言，颧红盗汗。舌红苔薄，脉细数	益气养阴通脉止痛	生脉散合炙甘草汤	人参、麦冬、五味子、炙甘草、桂枝、人参、生地黄、阿胶、麦冬、麻仁、生姜、大枣
正虚阳脱证	心胸绞痛，面色苍白，大汗淋漓，烦躁不安或表情淡漠，重则神识昏迷，四肢厥冷。舌淡，脉疾数无力或脉微欲绝	回阳救逆益气固脱	四逆加人参汤	红参、附子、干姜、甘草

（毛静远）

zhēnxīntòng

真心痛（real heart pain；angina pectoris） 多种因素导致心肾阳衰，阴寒、痰浊、瘀血闭塞，心脉不通所引起的以剧烈而持久的胸骨后疼痛，伴心悸、水肿、肢冷、喘促、汗出、面色苍白为主要表现的疾病。是胸痹的极危重症。西医学急性冠脉综合征属于此病范畴。

真心痛之名首见于《黄帝内经》。《灵枢经·厥病》谓："真心痛，手足青至节，心痛甚，旦发夕死，夕发旦死。"东汉·张仲景《金匮要略·胸痹心痛短气病脉证并治》曰："心痛彻背，背痛彻心，乌头赤石脂丸主之。"明·虞抟《医学正传》指出真心痛与"污血冲心"有关。此后，明·王肯堂《证治准绳》、清·陈修园《时方歌括》、清·王清任《医林改错》均使用活血化瘀方药治疗真心痛。清·陈士铎《辨证录》认为病因有寒邪与火邪："夫真心痛，原有两症，一寒邪犯心，一火邪犯心也。寒犯心者，乃直中阴经之病，猝不及防，一时感之，立刻身死。死后必有手足尽紫黑者，甚则遍身俱青，多非药食能救，以至急而不遑救也。"

病因病机 病因主要有久病体衰、七情失调、饮食劳倦、寒邪内侵。基本病机是心肾阳衰，阴寒、痰浊、瘀血闭塞，心脉不通。病位在心、肾。病理性质为本虚标实，急性期则以标实为主。若心气不足，运血无力，心脉瘀阻，心血亏虚，可见心动悸、脉结代。心肾阳虚，水邪泛滥，水饮凌心犯肺，可见心悸、水肿、喘促；或亡阴、阴阳厥脱，甚则阴阳离决。

诊断 根据临床表现结合病史可作诊断。生化标志物、心电图以及冠脉造影等检查可明确诊断。①以膻中及左胸臂疼痛，突然发作为特点，疼痛有闷痛、隐痛、刺痛、灼痛等不同，有的可牵及咽、肩、臂、心窝等部位。②发作时间超过20分钟或持续不缓解。③有胸痹、心痛、心悸等病史。

辨证论治 辨证注重正虚和邪实。

辨证要点 心胸痛如绞，遇寒而作，得冷则剧，多属寒凝心脉。心胸刺痛，固定不移，气短乏力，舌紫暗，多为气虚血瘀。心胸剧痛，面色苍白，喘促，四肢厥冷，舌淡胖，苔薄白，多由正虚阳脱所致。

治疗原则 以温阳通脉固脱为治疗原则。气虚血瘀者当益气活血，痰浊闭阻者当化痰散结，寒凝心脉者当温补心阳。

分证论治 见表。

中成药治疗 在辨证的基础上选择适用的中成药。

口服中成药 ①通心络：益气活血、通络止痛，用于真心痛气虚血瘀证。②速效救心丸：活血化瘀、行气止痛，用于真心痛气滞、血瘀。

中药注射剂 参附注射液：益气固脱、回阳救逆，用于真心痛正虚阳脱证。

转归预后 真心痛来势迅猛，变化多端，病情危重，预后不良，甚至"旦发夕死，夕发旦死"。若能及时抢救，开通闭塞脉道，可转危为安。对于心阳暴脱、水饮凌心射肺等危重症候，关键在于防厥、防脱。

预防调护 控制危险因素，避免过喜、过怒及忧思悲恐等不良精神刺激。保持心情舒畅，做到起居有节，劳逸结合，注意避免寒冷刺激。饮食清淡，切忌膏粱厚味，预防便秘。

（毛静远）

jíxìng guānmài zōnghézhēng

急性冠脉综合征（acute coronary syndrome） 严重心肌缺血、坏死所引起的，以发作性剧烈胸痛为主要表现的综合征。多在冠状动脉粥样硬化基础上，由冠脉内斑块破裂或并发血栓形成，冠脉管腔突发狭窄或阻塞，血流量

表 真心痛的分证论治

证型	临床表现	治法	主方	常用药
气虚血瘀证	心胸刺痛，胸部闷窒，动则加重。舌苔薄白，脉弦细无力	益气活血 通脉止痛	保元汤合血府逐瘀汤	人参、黄芪、川芎、桃仁、赤芍、红花、丹参、三七、柴胡、桔梗、枳壳、牛膝、当归、生地
痰浊闭阻证	胸闷脘痞，心痛时作，恶心纳呆，眩晕，便软。舌苔白腻，脉弦滑	通阳泄浊 豁痰开结	瓜蒌薤白半夏汤合涤痰汤	瓜蒌、薤白、胆南星、竹茹、半夏、人参、茯苓、甘草、石菖蒲、陈皮、枳实
寒凝心脉证	胸痛彻背，形寒不温，心悸气短，心痛彻背，背痛彻心。舌淡暗苔白腻，脉沉无力，迟缓或结代	温补心阳 散寒通脉	当归四逆汤	桂枝、细辛、白芍、当归、甘草、枳实、厚朴、通草
正虚阳脱证	心胸绞痛，胸中憋闷或有窒息感，喘促不宁，大汗淋漓。舌淡胖苔白或腻，脉疾数无力或脉微欲绝	回阳救逆 益气固脱	四逆加人参汤	人参、附子、肉桂、炙甘草、干姜

在短时间内急剧减少所致。是冠心病常见的类型之一，包括ST段抬高性心肌梗死、非ST段抬高性心肌梗死和不稳定型心绞痛。此病属中医学胸痹、真心痛、卒心痛范畴。

病因病机 病因有年老体虚、外感寒邪、饮食失调、劳倦损伤。年高阳衰，胸阳不足，阴寒侵袭，闭阻胸阳，心脉闭阻，甚至阳气虚脱或阴阳俱脱而致阴阳离决；饮食不当，脾胃损伤，运化失健，聚湿成痰，痰阻脉络，胸阳失展；劳倦伤脾，积劳伤阳，心阳失展，阴寒内侵，血行涩滞。瘀血、寒邪、痰浊闭阻，心脉不展。主要病机为心脉闭阻，病位以心为主，涉及脾、肾。病理变化为本虚标实，虚实夹杂。本虚为心阳虚；标实为寒凝、痰浊、血瘀，其中以血瘀最为常见。

辨证论治 应分标本虚实之主次。治疗大法为温阳泄浊，祛瘀化痰。分证论治见表。

中成药治疗 在辨证的基础上选择适用的中成药。

口服中成药 ①地奥心血康胶囊：行气化瘀、活血止痛，适用于急性冠脉综合征心血瘀阻证。②血府逐瘀胶囊：活血祛瘀，行气止痛，用于急性冠脉综合征气滞血瘀证。

中药注射剂 ①川芎嗪注射液：活血行气、通脉止痛，适用于急性冠脉综合征心血瘀阻证。②血塞通注射液：活血化瘀、通脉活络，用于急性冠脉综合征瘀血阻络证。③参附注射液：益气温阳固脱，用于急性冠脉综合征阳气暴脱证。

其他疗法 在内科治疗的基础上配合其他疗法。

针刺 取穴膻中、内关、心俞。气滞血瘀者，加太冲、阴郄；痰浊闭阻者加中脘、丰隆；寒凝者加关元、太溪。

耳针 取心俞、神门、交感。

贴敷 取穴心俞、膻中、虚里。

转归预后 本病来势凶猛，变化多端，病情危重。非ST段抬高型心肌梗死和不稳定型心绞痛患者应及时治疗，避免进展为ST段抬高型心梗或死亡。ST段抬高型心梗患者应尽快开通闭塞冠脉，挽救濒死心肌，保护心功能。若症状反复发作，或失治或失于调理，预后较差。

预防调护 调摄精神，避免情绪激动。生活起居有时，寒温适宜。饮食有节。劳逸结合，坚持适当活动。加强护理及监护。

（毛静远）

jíxìngxīnjī gěngsǐ

急性心肌梗死（acute myocardial infarction）

部分心肌严重持久性缺血，发生局部坏死后，出现的以剧烈而持久的胸骨后疼痛为主要临床表现的疾病。由冠状动脉严重狭窄，冠脉闭塞，血流中断所致。可见发热，白细胞增多，血沉加快，心肌坏死标记物增高及进行性心电图特征性改变，常可伴心律失常、休克或心力衰竭。此病属中医学真心痛、厥心痛、卒心痛范畴。

（毛静远）

bùwěndìngxíng xīnjiǎotòng

不稳定型心绞痛（unstable angina）

在冠脉粥样硬化的基础上，冠脉内膜下出血、斑块破裂、血栓形成或冠脉痉挛、远端小血管栓塞引起的急性心肌缺血缺氧所致的疾病。是介于稳定型心绞痛和急性心肌梗死之间的临床状态，包括初发劳力型心绞痛、恶化劳力型心绞痛、静息型心绞痛、梗死后心绞痛、变异型心绞痛。此病属中医学胸痹范畴。

（毛静远）

zúxīntòng

卒心痛（sudden precordial pain）

脏腑虚弱，邪阻于心，心脉不通所引起的以突然发作的胸骨后或左胸前区憋闷、疼痛，向左肩背或左前臂内侧放射为主要表现的心脏急症。西医学急性冠脉综合征属于此病范畴。病因主要有七情失调、年老久病、寒邪内侵。五志过极，气机逆乱，心脉不畅；年老久病，脾虚生痰，肾不主水，痰饮盘踞，阻滞心脉；或寒邪侵袭，胸阳失展。基本病机是邪阻

表 急性冠脉综合征的分证论治

证型	临床表现	治法	主方	常用药
气虚血瘀证	心痛时轻时重，遇劳则发，乏力气短，心悸，懒言自汗。舌暗淡，胖有齿痕，脉弱无力	活血止痛	血府逐瘀汤	生黄芪、当归、赤芍、川芎、红花、桃仁、地龙
寒凝心脉证	心痛甚，痛如锥刺或如刀割，常因遇寒发作。舌苔白腻或薄腻，脉沉迟无力	温阳通脉	瓜蒌薤白白酒汤	瓜蒌、薤白、白芍、桂枝、细辛、当归、甘草、枳实、厚朴、通草
痰浊闭阻证	胸痛剧烈，恶心呕吐，体型肥胖。舌暗红苔厚腻，脉滑数	化痰通络	瓜蒌薤白半夏汤	瓜蒌、薤白、半夏、竹茹、枳实、陈皮、茯苓、甘草、生姜
阳气暴脱证	心胸绞痛剧烈，面色苍白，大汗淋漓，重则神识昏迷，四肢厥冷。舌淡，脉疾数无力或脉微欲绝	回阳救逆 益气固脱	四逆加人参汤	红参、附子、甘草、干姜

于心，心脉不通。病位在心，与肝、脾、肾相关。病理性质为本虚标实，心脉亏虚为本，气郁、痰浊、寒邪为标。肝郁气闭证可见猝然胸痛，有情志不畅史，胁下疼痛，当疏肝解郁，用四磨饮子；痰浊闭阻证可见胸闷脘痞，心痛时作，恶心纳呆，眩晕，当化痰散结，通阳泄浊，用瓜蒌薤白半夏汤；寒凝心脉证可见四肢不温，胸部冷痛，头身冷汗，当温经散寒，用当归四逆汤。平素当调畅情志，避风寒，适量运动。戒烟酒，控制体重。

（毛静远）

juéxīntòng

厥心痛（precordial pain with cold limbs） 邪犯心包或他脏之邪冲逆于心，气血不畅所致的以心痛伴四肢逆冷为主要表现的疾病。此病可见于西医学急性冠脉综合征、胆心综合征。《难经·六十难》："其五脏气相干，名厥心痛；其痛甚，但在心，手足青者，即名真心痛。其真心痛者，旦发夕死，夕发旦死。"宋《圣济总录·厥心痛》认为"心为阳中之阳，诸阳之所会合，若诸阳气虚，少阴之经气逆，则阳虚而阴厥，致令心痛，是为厥心痛"，并记载了多个证治方药"治厥心痛，面色青黑，眼目直视，心腹连季胁引痛满胀，高良姜散方""治厥逆心痛，呕逆气闷绝，吴茱萸丸方"。病因在于年老体弱、情志所伤、饮食失调和外邪侵袭。病位在心。基本病机是阴气上逆，邪犯心包，心脉闭阻。病理性质为本虚标实之证。治疗急则从标，以理气活血、化痰通络为法；缓则从本，调整脏腑气血阴阳为要。临床多标本兼治。瘀阻心脉证可见心胸刺痛，胸部闷窒，动则加重，舌体胖大，边有齿痕，舌质暗淡，当活血祛瘀通络，用血府逐瘀汤；痰浊闭阻证可见胸闷脘痞，心痛时作，恶心纳呆，当化痰行瘀，用瓜蒌薤白半夏汤。

（毛静远）

xīnjì

心悸（palpitation） 因心脏气机紊乱，出现心中悸动，惊惕不安，甚则不能自主等临床表现的疾病。常分为惊悸、怔忡。因惊而悸谓之惊悸，时作时止，病情较轻；无所触动而悸谓之怔忡，发作无时，病情较重。此病常见于西医学肺源性心脏病、风湿性心脏病、心律失常、心功能不全、心肌炎、胆心综合征及部分心脏神经官能症。

《黄帝内经》已认识到宗气外泄、心脉不通、突受惊恐、复感外邪可致心中悸动。《素问·平人气象论》："……左乳之下，其动应衣，宗气泄也。"《素问·举痛论》："惊则心无所依，神无所归，虑无所定，故气乱也。"心悸病名首见于东汉·张仲景《伤寒杂病论》，称之为"心动悸""心下悸""心中悸"及"惊悸"，认为其主要病因有惊扰、水饮、虚劳及汗后受邪，并记载了心悸时表现的结、代、促脉及其区别，提出了以炙甘草汤等为治疗心悸的常用方剂。金·成无己《伤寒明理论·悸》曰："心悸之由，不越二种，一者气虚也，二者停饮也。"元·朱丹溪《丹溪心法》认为心悸的发病应责之虚与痰。宋·陈言提出"五饮停蓄，闭于中脘，使人惊悸"，认为水停于心下可致心悸。清·王清任《医林改错·血府逐瘀汤》曰："心跳心忙，用归脾、安神等方不效，用此方百发百中"，认为瘀血可导致心悸。

病因病机 病因主要有体虚劳倦、七情所伤、感受外邪以及药食不当。素体虚弱，或久病伤正，劳倦伤脾，气血生化不足，致心神失养；平素心虚胆怯，突遇惊恐，心神动摇，不能自主；外受风、寒、湿三气，合而为痹，内舍于心，闭阻心脉；风寒湿热之邪，耗伤心气心阴，亦可引起心悸；药食不当，嗜食醇酒厚味，蕴热生痰，痰火扰神则为悸。基本病机为气血阴阳亏虚，心失所养；或邪扰心神，心神不宁。病位在心，与肝、脾、肺、肾密切相关。病理性质为虚实夹杂，虚者为气、血、阴、阳亏虚，心失滋养；实证多由痰火扰心，水饮上凌或心血瘀阻，气血运行不畅所致。实证日久，病邪伤正，可分别兼见气、血、阴、阳之亏损，而虚证也可因虚致实，兼见实证表现。

诊断 根据临床表现结合病史可作诊断。心电图、动态心电图、运动平板试验以及心脏电生理检查有助于鉴别诊断。

诊断要点 ①自觉心搏异常，或快速，或缓慢，或跳动过重，或忽跳忽止，呈阵发性或持续不解。②伴有胸闷不舒，易激动，心烦寐差，颤抖乏力，头晕等症。③常由情志刺激、劳倦、饮酒及饱食等诱发。

鉴别诊断 当与卑惵鉴别。卑惵是一种以神志异常为主的疾病，可伴胸中不适，心慌，一般无促、结、代、疾、迟等脉象出现，心悸一般则无神志异常。

辨证论治 辨证注意分清标本虚实，在补益气血阴阳的同时注重活血、清热、化痰等方面的治疗。治疗须权衡标本缓急，或治标为先，或治本为主，或标本兼顾，同时兼顾脏腑间相互影响，方可奏效。

辨证要点 应分虚实标本，脏腑气血阴阳亏虚为本，痰饮、瘀血、水饮、火邪上扰为标。

治疗原则 虚证当补气、养血、滋阴、温阳。实证当活血化瘀，祛痰清火。虚实夹杂则宜标本兼顾，攻补兼施。同时应适当配伍宁心安神药物。

分证论治 见表。

中成药治疗 在辨证的基础上选择适用的中成药。①柏子养心丸：补气养血安神，用于心悸心血不足证。②天王补心丸：滋阴养血、补心安神，用于心悸阴虚火旺证。③归脾丸：益气健脾、养血安神，用于心悸心血不足证。④地奥心血康胶囊：活血化瘀、行气止痛，用于心悸心血瘀阻证。

其他疗法 在内科治疗的基础上配合其他疗法。

针刺 取穴内关、足三里、合谷、神门、心俞等。

耳针 选心、皮质下、内分泌、交感、神门等。

转归预后 初期多在外界刺激下发病，此时若能及早治疗以宁心安神，避免外界影响，症状可消失。如脏腑亏虚较重，兼见痰饮、瘀血等标实之象，虚实夹杂，治疗较难。若心阳暴脱，脉微欲绝，则预后不良。

预防调护 调畅情志。节饮食，忌过饱过饥、烟酒浓茶，宜低盐低脂饮食。生活规律，避免外邪侵袭。注意劳逸结合，轻症患者适当活动，重症患者应卧床休息，症状消失后也应循序渐进地增加活动量。

（毛静远）

jīngjì

惊悸（palpitation due to alarm）

受惊后心中悸动不安，甚则不能自主的疾病。每因外界刺激后情绪波动而诱发。常见于西医学心律失常及部分神经官能症。明·龚廷贤《寿世保元·惊悸》曰："寸口脉动而弱，动为惊，弱为悸，心中惊悸，脉必大结。饮食之悸，沉伏动滑，夫惊悸即动悸也。动之为病，惕然而惊，悸之为病，心下怯怯，如恐人捕，皆心虚胆怯之所致也"，认为主要病机为心虚胆怯。清·唐荣川《血证论·惊悸》曰："悸者，惧怯之谓。心为君火，君火宣明，则不忧不惧，何悸之有。心火不足，则气虚而悸，血不养心"，认为主要病机为血虚。病因主要有体虚劳倦、七情所伤。素体虚弱，或久病伤正，劳倦伤脾，气血生化不足，或肾虚水不济火，致心神失养；平素心虚胆怯，突遇惊恐，心神动摇，不能自主。基本病机为气血阴阳亏虚，心失所养。病位在心，与肝、脾、肾密切相关。心血亏虚证可见惊悸、失眠多梦，面色无华、头晕目眩、食少纳呆，当养血补心，用补心汤；心肾不交证可见惊悸，腰膝酸软，潮热盗汗，当交通心肾，用交泰丸；心气亏虚证可见惊悸，善惊易恐，坐卧不安，当镇静安神，用安神镇静丸。

（毛静远）

zhēngchōng

怔忡（severe palpitation）

无明显外因而自觉心中终日悸动不安，不能自控，稍劳则甚的疾病。多由久病体虚，心脏受惊所致，受惊可加重，无精神刺激亦可发生。常见于西医学心律失常、风湿性

表 心悸的分证论治

证型	临床表现	治法	主方	常用药
心虚胆怯证	心悸，善惊易恐，坐卧不安，如恐人将捕之，多梦易醒，恶闻声响，食少纳呆。苔薄白，脉细略数或细弦	镇惊定志养心安神	安神定志丸	远志、石菖蒲、茯苓、朱砂、龙齿、党参
心血不足证	心悸气短、失眠多梦，面色无华、头晕目眩、纳呆食少，倦怠乏力。舌淡红，脉细弱	补血养心益气安神	归脾汤	白术、当归、茯苓、黄芪、龙眼肉、远志、酸枣仁、木香、甘草、人参
气阴两虚证	心悸易惊，乏力倦怠，心烦失眠，头晕目眩。舌淡红苔白，脉细数	益气养阴养心安神	炙甘草汤	炙甘草、生姜、桂枝、人参、生地黄、阿胶、麦冬、麻仁、大枣
心阳不振证	心悸不安，胸闷气短，动则尤甚，形寒肢冷，面色苍白。舌淡苔白，脉虚弱或沉细无力	温补心阳安神定悸	桂枝甘草汤	桂枝、甘草
水饮凌心证	心悸，眩晕，胸闷痞满，恶心呕吐，流涎，渴不欲饮，小便短少，下肢浮肿，形寒肢冷。舌淡胖苔白滑，脉弦滑或沉细而滑	振奋心阳化气行水	苓桂术甘汤	茯苓、桂枝、甘草、白术
痰火扰心证	心悸时作时止，受惊易作，烦躁不安，失眠多梦，痰多、胸闷、食少、泛恶，口干口苦，大便秘结，舌红苔黄腻，脉弦滑	清热化痰宁心安神	黄连温胆汤	黄连、竹茹、枳实、半夏、橘红、甘草、生姜、茯苓
心血瘀阻证	心悸不安，胸闷不舒，心痛时作，或见唇甲青紫或有瘀斑。舌紫暗或有瘀斑，脉涩或结或代	活血化瘀理气通络	桃仁红花煎	桃仁、红花、丹参、赤芍、川芎、延胡索、香附、青皮、生地黄、当归

心脏病。明·龚廷贤《寿世保元》认为主要病因为血虚："夫怔忡者，心中不安，惕惕然如人将捕是也，属血虚。有虑便动，属虚。时作时止者，痰因火动，瘦人多是血少，肥人属痰，怔忡者。心胸躁动。谓之怔忡，此心血不足也。"清·唐荣川《血证论》认为胃火上攻可致怔忡："胃火强梁，上攻于心，而跳跃者，其心下如筑墙然，听之有声，以手按其心下，复有气来抵拒。此为心下有动气，治宜大泻心胃之火，火平则气平也。"基本病机为气血亏虚，心失所养；或痰火扰心，心神不宁。病位在心，与肝、脾密切相关。气血两虚证可见气短、失眠多梦，面色无华、头晕目眩、纳呆食少，倦怠乏力，当益气补血，用归脾汤；痰火扰心证可见烦躁不安，失眠多梦，痰多，胸闷，当清热化痰，用黄连温胆汤。

（毛静远）

xīnzàng shénjīng guānnéngzhēng

心脏神经官能症（cardiac neurosis）

以气短伴叹息性呼吸、心悸、心前区隐痛为主要临床症状的特殊类型的神经官能症。多在劳累或精神紧张后发生或加重。女性多见，好发于20～40岁之间。属中医学心悸、胸痹范畴。

病因病机 因郁怒、思虑、悲哀、忧愁等情志刺激，导致肝失疏泄，脾失健运，心肾亏虚、心神失养，阴阳气血失调，经脉失畅，脏腑功能紊乱而发病。往往因过度劳累、情绪波动等诱发或加重。病位在心，与肝、脾、肾功能失调关系密切。

辨证论治 此病虚多实少，临床表现多有变化，应辨脏腑病位、气血阴阳盛衰，表里虚实辨证施治。虽有神经症的表现，但阳性体征较少，查无器质性心脏病变。治疗以疏肝健脾，滋阴补肾，养心安神，和中缓急为主。分证论治见表。

中成药治疗 在辨证的基础上选择适用的中成药。①天王补心丹：滋阴降火，用于阴虚火旺者。②生脉饮口服液：益气养阴，用于气阴两虚者。③酸枣仁合剂：养心安神，用于心烦不得眠者。

其他疗法 可配合心理疏导治疗。

转归预后 此病为非器质性心脏病，经长期观察预后良好，不影响寿命。但易反复发作。

预防调护 坚持治疗，取得疗效后不宜立即停止治疗，一般应维持治疗2～3个月。

（张丽萍）

xīnlǜ shīcháng

心律失常（cardiac arrhythmia）

各种原因导致心脏激动的起源部位、频率、节律以及传导速度和顺序的异常所引起的疾病。按心率快慢分为快速性心律失常和缓慢性心律失常。属中医学惊悸、怔忡、厥证范畴。

病因病机 病因主要有情志失调、感受外邪、饮食失调、先天不足、劳倦内伤。七情失宜，肝气郁结、气郁化火或惊恐太过、气机逆乱等导致气血运行异常；六淫外邪，常耗伤气阴，伤及脉络；饥饱失宜，损伤脾胃，水谷精微不能化生气血，停聚为痰饮为病；禀赋不足，或久病伤正，心之气血阴阳亏虚，心失所养；劳倦过度，伤及心脾，气血亏虚，心失所养则为心悸。该病基本病机为气血阴阳亏虚，心失所养，或邪扰心神，心神不宁。病位在心，与肝、脾、肺、肾密切相关。病理性质有虚实之分。

辨证论治 分证论治见表。

表 心脏神经官能症的分证论治

证型	临床表现	治法	主方	常用药
肝气郁滞证	发病时心悸、心前区疼痛、胸闷、气短、失眠多梦、疲乏无力，常因过劳、情志刺激加重。舌红苔黄，脉弦数	疏肝解郁养心安神	柴胡疏肝散	人参、黄芪、白术、炙甘草、当归、龙眼肉、酸枣仁、茯神、远志、木香
心脾两虚证	心悸气短，头晕，面色不华，倦怠乏力，食少懒言，或便溏。舌淡，脉细弱	益气养血补心安神	归脾汤	桂枝、炙甘草、生龙骨、生牡蛎、党参、白术、黄芪、酸枣仁、干姜
心阳气虚证	心中空虚，惕惕而动，倦怠乏力，胸闷气短，甚则身寒肢冷，面色晄白。舌淡苔白，脉沉弱少力	温阳益气安神定悸	桂枝甘草龙骨牡蛎汤	生地黄、元参、麦冬、当归、白芍、牡丹皮、茯苓、远志、酸枣仁、五味子
阴虚火旺证	心悸不宁，虚烦少寐，头晕目眩，手足心热，耳鸣腰酸，盗汗遗精。舌红，脉细数	滋阴降火养心安神	天王补心丹	制半夏、竹茹、枳实、陈皮、茯苓、胆南星、远志、黄芩、甘草
痰浊壅盛型	心悸不安，时发时止，胸闷痰多，腹胀纳少，食后胀甚，肢体倦怠，神疲乏力，少气懒言，失眠多梦，或兼烦躁。口干口苦，舌红，苔白或黄腻，脉弦滑数	理气化痰宁心安神	导痰汤	桃仁、红花、当归、柴胡、郁金、枳壳、川芎、生地黄、白芍、炙甘草
气滞血瘀型	心悸不安，心前区或胸骨后刺痛，时发时止，胸闷欲叹息。舌暗或有瘀斑，脉沉涩	活血化瘀行气止痛	血府逐瘀汤	人参、黄芪、白术、炙甘草、当归、龙眼肉、酸枣仁、茯神、远志、木香

表　心律失常的分证论治

证型	临床表现	治法	主方	常用药
心血不足证	心悸气短、失眠多梦，或兼面色无华，头晕目眩，倦怠乏力。舌淡红，脉细弱	补血养心益气安神	归脾汤	白术、当归、茯苓、黄芪，龙眼肉、远志、酸枣仁、木香、甘草、人参
气阴两虚证	心悸易惊，气短乏力，神疲头晕，失眠多梦。舌红少苔，脉弱而数	滋阴降火养心安神	炙甘草汤	炙甘草、生姜、桂枝、人参、地黄、阿胶、麦冬、麻仁、大枣
心阳不振证	心悸不安，胸闷气短，动则尤甚，形寒肢冷，面色苍白。舌淡苔白，脉虚弱或沉细无力	温补心阳安神定悸	桂枝甘草汤	桂枝、甘草、白术、黄芪、茯苓、龙眼肉
心阳欲脱证	心悸喘息，汗出如珠，呼吸气微，四肢厥冷，或神志昏厥。舌淡，脉结代或微欲绝	回阳固脱	参附龙桂汤	人参、黄芪、附片、炙甘草、山茱萸、龙骨、肉桂
痰火扰心证	心悸时作时止，受惊易作，烦躁不安，失眠多梦，痰多，大便秘结。舌红苔黄腻，脉弦滑	清热化痰宁心安神	黄连温胆汤	黄连、竹茹、枳实、半夏、陈皮、甘草、生姜、茯苓
心脉瘀阻证	心悸不安，胸闷不舒，心痛时作。舌紫暗或有瘀点，脉涩或结代	活血化瘀通络止痛	桃红四物汤	熟地黄、白芍、桃仁、川芎、红花、当归

中成药治疗　在辨证的基础上选择适用的中成药。

口服中成药　①养血安神片：滋阴养血、宁心安神，用于心律失常心血不足证。②心宝丸：温阳益气活血，用于心律失常心阳不振证。③通脉养心丸：养心补血、通脉止痛，用于心律失常心血不足证。④稳心颗粒：益气养阴、宁心复脉，用于心律失常气阴两虚证。⑤参松养心胶囊：益气养阴、活血通络，用于心律失常气阴两虚证。

中药注射剂　①参麦注射液：益气固脱、养阴生津、生脉，用于心律失常气阴两虚证。②参附注射液：回阳救逆、益气固脱，用于心律失常心阳不振证和元阳欲脱证。

其他疗法　在内科治疗的基础上配合其他疗法。

针刺　缓慢性心律失常：取双侧内关、太渊、神门、大陵，配穴心俞、完骨、膈俞、神堂、志室、膻中，平补平泻。快速性心律失常：取双侧内关、合谷，必要时加人中，均施捻转泻法。

穴位注射　取内关、心俞、厥阴俞、督俞、足三里注射丹参注射液。缓慢性心律失常配间使，快速性心律失常配通里。

转归预后　心律失常发作时间短暂，脉象变化不明显，病程短者，往往病轻易治，多能缓解；若发作频繁，持续时间较长，脉象乍疏乍数，脉象变化明显或有变证者，则病情危重，预后不良。

预防调护　调摄情志，避免情绪波动。饮食有节，改变不良生活方式。注意识别高危患者，一旦出现晕厥，需及时进行干预治疗，防止病情进一步发展与恶化。

（毛静远）

kuàisùxìng xīnlǜ shīcháng

快速性心律失常（tachyarrhythmia）

因心脏异位起搏点异常兴奋和（或）异常传导通路导致以心率高于100次/分为主要特征的心律失常。包括房性、室性期前收缩，室上性、室性心动过速，房性、室性扑动和颤动，预激综合征以及加速的自主心律等。临床表现为突感心中急剧跳动，脉来急数，甚则喘促难卧，四肢厥冷。属中医学心悸、眩晕、厥证范畴。

病因病机　病因有体质虚弱、情志失调、饮食劳倦、外邪侵袭。病位在心，与脾、肾、肺、肝有关。病理性质为虚实夹杂，以虚证居多。基本病机为热扰心神。但有虚实之分。虚证多为气阴亏虚、阴虚火旺、虚热内扰；实证则见痰火扰心。

辨证论治　辨证当分虚实。虚证当滋阴降火宁神；实证当清热化痰宁心。分证论治见表。

中成药治疗　在辨证的基础上选择适用的中成药。①稳心颗粒：益气养阴、定悸复脉，用于气阴两虚证。②参松养心胶囊：益气养阴、活血通络，用于气阴两虚证。③天王补心丸：滋阴养血、补心安神，用于阴虚火旺证。

其他疗法　在内科治疗的基础上配合针刺疗法。取穴内关、合谷，必要时加人中，均施捻转泻法。

转归预后　积极治疗原发病，预防再次发作。尽早发现危急重症的先兆症状，果断采用西医药治疗措施，控制心律，以防发生猝死。

预防调护　治疗原发病，消除诱发因素，是减少本病发作的关键。预防外感，生活规律，起居有常，劳逸结合，严禁烟酒，避免精神紧张和疲劳。

（毛静远）

huǎnmànxìng xīnlǜ shīcháng

缓慢性心律失常（bradycardiac arrhythmia）

心脏起搏功能障碍和（或）传导功能减退而引起以

表　快速性心律失常的分证论治

证型	临床表现	治法	主方	常用药
阴虚火旺证	心悸易惊，心烦失眠，头晕目眩，潮热盗汗。舌淡红苔白，脉细数	益气养阴养心安神	炙甘草汤	炙甘草、生姜、桂枝、人参、生地黄、阿胶、麦冬、麻仁、大枣
气阴两虚证	心悸怔忡，虚烦多梦，气短乏力，汗多口渴。舌淡苔薄白，脉虚数	益气养阴	生脉散合人参养荣汤	人参、黄芪、白术、茯苓、甘草、麦冬、地黄、当归、白芍、远志、五味子
气血不足证	心悸短气、活动尤甚，眩晕乏力，面色无华。舌淡苔薄白，脉细弱	补血养心益气安神	归脾汤	当归、龙眼肉、黄芪、人参、白术、炙甘草、茯神、远志、酸枣仁、生姜、大枣、木香
痰火扰心证	心悸时发时止，胸闷烦躁，失眠多梦，口干口黏，大便秘结，小便黄赤。舌苔黄腻，脉弦滑	清热化痰宁心安神	黄连温胆汤	黄连、半夏、橘皮、生姜、竹茹、枳实、甘草、大枣

心率低于60次/分为特征的心律失常。包括窦性心动过缓、病态窦房结综合征、各种心脏传导阻滞。属于中医学迟脉证、心悸、头晕等病证范畴。

病因病机　病因主要与外感病邪、饮食失节或年老体虚有关。病机多为正气衰微，鼓动无力，或有痰瘀内阻而致心脉不畅，总属阳虚阴盛。病位在心，与肾、脾相关。有虚实之分。虚证多为阳气不足，推动无力。实证多为瘀阻脉络，气血不畅。临证以本虚标实多见。日久正虚明显，可见心阳欲脱。

辨证论治　辨证当辨虚实。治疗原则为温阳益气行瘀。分证论治见表。

中成药治疗　在辨证的基础上选择适用的中成药。①心宝丸：温补心肾、益气助阳，用于缓慢性心律失常心肾阳虚证，病态窦房结综合征病情严重者。②宁心宝胶囊：益气活血，用于缓慢性心律失常心肾阳虚证。③地奥心血康胶囊：活血化瘀、行气止痛，用于缓慢性心律失常心血瘀阻证。

其他疗法　在内科治疗的基础上配合其他疗法。

针刺　主穴双侧内关、太渊、神门、大陵，配穴心俞、完骨、膈俞、神堂、志室、膻中，平补平泻。

耳针　选穴内分泌、心、神门、交感、胃、皮质下等。

验方　鲜景天三七与猪心（保留内部血液），同炖，去药渣，食猪心。

转归预后　初期气血阴阳虚损程度较轻，治疗及时，脉象变化不显著者，病证多能好转。反之，脉象过迟、乍数乍疏，预后较差，甚至可出现猝死。

预防调护　积极防治原发病，及时控制、消除原发病因和诱因。若心率过慢，心排血量不足以维持一般体力劳动的需要时，要考虑安置人工心脏起搏器，以防止心脑综合征的发生。

（毛静远）

xīnjué

心厥（heart syncope）　多种因素导致心肾阳微，或阴液耗竭，或痰浊闭阻，阴阳之气不相顺接所引起的以晕厥或神昏、心悸、胸痛、四肢厥冷为重要特征的疾病。常见于西医学心源性休克及心源性昏厥。

《素问·厥论篇》曰："手心主少阴厥逆，心痛引喉，身热，死不可治"，已寓心厥之义。关于厥证形成的病因病机，《素问·厥论篇》指出"阳气衰于下，则为寒厥；阴气衰于下，则为热厥"，提出阴阳虚衰是致厥的基础。

病因病机　病因有久病损心、体虚劳倦、亡阳失津、痰浊闭阻。久病伤正，耗损心阳，或劳倦太过伤脾，气血阴阳亏乏，或房劳

表　缓慢性心律失常的分证论治

证型	临床表现	治法	主方	常用药
心脉瘀阻证	心悸气短，胸闷憋气，或刺痛阵作，牵引肩背，唇甲青紫。舌紫暗或有瘀点，脉涩或结代	活血化瘀	桃红四物汤	熟地黄、白芍、桃仁、川芎、红花、当归
心阳不振证	心悸气短，动则加剧，或突然昏仆，汗出倦怠，面色晄白。舌淡苔白，脉沉弱或沉迟	温补心阳	桂枝甘草汤	桂枝、甘草、党参、白术、红花、丹参
气阴两虚证	心悸气短，乏力，自汗盗汗，口干，五心烦热。舌红少津，脉虚细或结代	益气养阴	生脉散合炙甘草汤	炙甘草、麦冬、五味子、桂枝、人参、生地黄、阿胶、麻仁、生姜、大枣
心肾阳虚证	心悸气短，动则加剧，面色晄白，形寒肢冷，小便清长。舌淡苔白，脉迟结代	温补心肾	桂枝甘草汤合右归丸	桂枝、熟地黄、制附子、肉桂、山药、山茱萸、菟丝子、鹿角胶、枸杞子、当归、杜仲、甘草
心阳欲脱证	汗出如珠，呼吸气微，四肢厥冷。舌淡，脉结代或微欲绝	回阳固脱	参附龙桂汤	人参、黄芪、制附子、炙甘草、山茱萸、龙骨、肉桂

伤肾，损及肾阳，可致阳气外脱而厥。大汗吐下，或创伤出血，或失血过多，可致气随血脱，神明失主而厥。久病脾虚不运，痰浊内阻，蒙蔽神机。其基本病机为心肾阳微，或阴液耗竭，或痰浊闭阻，阴阳之气不相顺接。其病位在心，病本在肾，与脾、胃密切相关。病理性质有虚实两端。虚者为心阳虚脱、阴竭阳脱，实者为痰浊蒙蔽心神。心阳虚衰，阴液失摄，可致阴阳俱脱；阴液耗竭，可致阳随阴消，阴竭阳脱。

诊断 根据临床表现，结合病史、心电图、超声心动图、胸部X线片及血清酶学检查等均有助于诊断和鉴别诊断。

诊断要点 ①临床以晕厥，心悸，心痛，四肢厥逆为主症。②常伴有面色苍白或紫暗，呼吸微弱，口唇青紫，大汗淋漓，小便少或无，舌淡，苔白或无苔，脉微欲绝或结、代、促，甚或无脉。③多有严重心系疾病史，久病体虚。

鉴别诊断 心厥应与气厥、风厥、血厥、痰厥、饥厥等相鉴别。气厥、风厥、血厥、痰厥、饥厥等虽可有晕厥或神昏，肢厥脉微的症状，但一般无厥心痛、胸痹、心衰、心痹等心系疾病史。

辨证论治 心厥辨证分心阳虚脱和阴竭阳脱，治疗分别为回阳固脱醒神、敛阴回阳醒神。

辨证要点 辨证应以阴阳为纲。心阳虚脱表现为冷汗淋漓，肢厥，呼吸微弱，心悸怔忡，面白，脉微欲绝，晕厥或神昏。阴竭阳脱临床表现为身热汗冷，汗出如油，或大汗淋漓，躁扰不安，气喘息微，皮肤干涩，脉微而数或结或促。痰蒙心神临床表现为神识昏迷，形体肥胖，胸闷重而心痛，痰多气短，纳呆便溏，口黏，恶心，苔白腻或白滑，脉滑。

治疗原则 回阳救逆，固脱、醒神。心阳虚脱者宜益气回阳固脱，阴竭阳脱者宜敛阴回阳固脱，痰蒙心神者宜祛痰开窍固脱。

分证论治 见表。

中成药治疗 在辨证的基础上选择适用的中成药。

口服中成药 ①速效救心丸：芳香活血，用于心厥各证型心胸痹痛者。②麝香保心丸：芳香温通、益气强心，用于心厥心阳虚脱者。

中药注射剂 ①参附注射液：回阳救逆固脱，适用于心厥各证型。②生脉注射液：益气生津复脉，适用于心厥阴竭阳脱者。

其他疗法 在内治法的基础上配合其他疗法。

针刺 取穴人中、太冲、内关、涌泉、足三里、三阴交等，补法。

耳针 取穴肾上腺、升压点、皮质下、交感等，采用毫针刺激或用王不留行籽按压。

转归预后 心厥的病理转归有二：一是阴阳相失，进而阴阳离决，发展为一厥不复之死证；二是正气来复，则气复返而生。预后主要取决于正气的强弱，病情的轻重，以及抢救治疗是否及时、得当。

预防调护 卧床休息，低流量给氧，保持情绪稳定，保证大便通畅，预防心厥的发生。对已发生厥证者，要加强护理。密切观察病情的变化，采取相应措施救治。

（郭伟星）

xīnyuánxìng xiūkè

心源性休克（cardiogenic shock）

各种原因致心脏泵血功能障碍，急性周围循环衰竭的综合征。临床除原有心脏病的表现外，尚伴有血压下降，收缩压降低至90mmHg以下，脉压小于20mmHg，面色苍白，四肢湿冷和肢端发绀，脉搏细弱，全身无力，尿量减少，烦躁不安，反应迟钝，神志模糊，神志昏迷等。属中医学心厥、脱证范畴。

病因病机 病因主要有久病体虚、暴病伤阳、亡血失津等。久病体虚，脏腑虚损，心肾阳衰，或暴病伤阳，阳气衰微，脏腑失于温煦而致厥；亡血失津，气随血脱，神明失主而致厥；痰浊蒙蔽，神机失用而致厥；久病不愈，

表 心厥的分证论治

证型	临床表现	治法	主方	常用药
心阳虚脱证	晕厥或神昏，心悸，心痛，四肢厥逆。常兼面色苍白，冷汗淋漓，口唇青紫，气息微弱。舌淡苔白，脉微欲绝	益气回阳固脱	参附汤	人参、附子、桂枝、甘草
阴竭阳脱证	晕厥或神昏，心悸，心痛，身热肢冷。常兼大汗淋漓，汗出如油，躁扰不安，气喘息微。舌淡少苔或无苔，脉微而数或结或代	敛阴回阳固脱	生脉散合参附汤	人参、麦冬、五味子、附子
痰蒙心神证	神识昏迷，形体肥胖，发作前可有胸闷重而心痛，痰多气短，遇阴雨天而易发作或加重。伴有倦怠乏力，纳呆便溏，口黏，恶心。苔白腻或白滑，脉滑	化痰开窍固脱	苏合香丸	苏合香、安息香、冰片、水牛角、檀香、沉香、丁香、香附、木香、乳香、荜茇、白术、诃子肉、朱砂

脉络瘀阻，阻滞气机，气血逆乱而致厥。基本病机为脏腑虚损，气机逆乱，阴阳气不相顺接而致厥。其病位在心，其本在肾，与脾胃密切相关。病理性质有虚实之分，尤以虚证居多。

辨证论治 应分虚实论治，以回阳救逆为治疗原则。实者为寒凝血脉、瘀阻络脉、痰蒙心神，当温经散寒、活血祛瘀、化痰开窍。虚者为阳气亏虚、阴津耗竭，当补气回阳、养阴固脱。分证论治见表。

中成药治疗 在辨证的基础上选择适用的中成药。

口服中成药 苏合香丸：芳香开窍、行气止痛，用于心源性休克寒凝血脉证，心胃气痛者。

中药注射剂 ①参附注射液：回阳救逆固脱，用于心源性休克阳气衰微证。②丹参注射液：活血化瘀通络，适用于心源性休克瘀阻络脉证。

其他疗法 在内科治疗的基础上配合针灸疗法。取穴素髎、内关。疼痛呕吐者加足三里、阴隙；大汗淋漓者加复溜；四肢厥逆者加合谷、太冲，甚则十宣、人中，还可选用少冲、少泽、中冲、涌泉等穴。中强度刺激，留针，持续捻转。尿少或闭者，灸关元。

转归预后 本病病情严重，预后较差。如不及时有效救治，常可迅速导致病危。

预防调护 积极治疗原发病，卧床休息，低流量给氧，保持情绪稳定，大便通畅等预防心源性休克的发生。对已发者，要加强护理，建立特别医护记录，密切观察病情的发展变化，及时采取相应措施救治。

（郭伟星）

xīnyuánxìng hūnjué

心源性昏厥（cardiac syncope）

心排血量突然减少，导致急性脑缺血所出现的昏厥。又称阿斯综合征。常见于严重心律失常、急性心脏排血受阻及心肌本身病变等，是内科最危重的急症之一。临床上多以昏厥、面白、脉微或弦、血压降低为特征。属中医学心厥、厥证范畴。

病因病机 病因主要有情志失节、劳倦内伤、久病体虚等。七情刺激中尤以恼怒、悲恐致厥为多；劳倦内伤，脾胃受损，可致气虚下陷，清阳不升，或脾胃运化失司，以致聚湿成痰，壅阻清阳，皆可发为昏厥；心血瘀阻，血行不畅，心神、脑络失养，发为昏厥；久病体虚，命门火衰，则水寒之气沿冲脉上逆，亦发为昏厥。其基本病机为逆乱之气挟痰浊、水饮上扰清窍而致厥，或气阴两虚、心肾阳虚，甚至阴随阳脱，清窍失养而致厥。本病病位在脑窍，其本在心，与肝、脾、肾密切相关。病理性质有虚实之分，肝气上逆、痰浊上扰所致昏厥属实证；气阴两虚、心肾阳虚、阴随阳脱所致昏厥为虚证，虚实病证之间可相互转化或相兼为病。

辨证论治 心源性昏厥辨证须辨清虚实；治疗原则为补虚泻实，醒神回厥；实者当开窍顺气解郁，或行气豁痰；虚者当益气养阴，或温阳降逆，或回阳固阴。分证论治见表。

中成药治疗 在辨证的基础上选择适用的中成药。

口服中成药 苏合香丸：芳香开窍、行气止痛，用于心源性休克寒凝血脉证，心胃气痛者。

中药注射剂 ①参附注射液：回阳救逆固脱，用于心源性休克阳气衰微证。②丹参注射液：活血化瘀通络，适用于心源性休克瘀阻络脉证。

其他疗法 在内科治疗的基

表 心源性休克的分证论治

证型	临床表现	治法	主方	常用药
寒凝血脉证	面色苍白，手足厥寒，口不渴。或兼胸、腰、股、腿、足疼痛。舌淡苔白，脉沉细或细而欲绝	温经散寒通脉	当归四逆汤	当归、桂枝、芍药、甘草、细辛、通草、大枣
瘀阻络脉证	面青气冷，厥逆自汗，唇甲紫绀。或兼卒然心痛，肌肤甲错。舌紫暗或瘀斑、瘀点，脉细涩	活血化瘀通络	补阳还五汤	黄芪、当归尾、赤芍、地龙、川芎、红花、桃仁
痰蒙心神证	神识昏迷，形体肥胖，发作前可有胸闷重而心痛，痰多气短，遇阴雨天而易发作或加重。伴有倦怠乏力，纳呆便溏，口黏，恶心。苔白腻或白滑，脉滑	化痰开窍	苏合香丸	苏合香、安息香、冰片、水牛角、檀香、沉香、丁香、香附、木香、乳香、荜茇、白术、诃子肉、朱砂
阳气衰微证	面色苍白，四肢厥冷，大汗淋漓，精神萎靡或昏迷，反应迟钝，口淡不渴。或兼心悸胸闷，呼吸急促。舌淡苔白，脉微欲绝	回阳救逆	四味回阳饮	人参、制附子、炮姜、炙甘草
阴血耗竭证	面色无华，身热肢厥，汗出如油，烦躁不安。或兼唇燥咽干，形瘦肉脱，毛发枯槁，尿少或无尿。舌红或淡少津，脉细数无力	益气固脱养血育阴	独参汤合人参养营汤	人参、熟地黄、当归、白芍、白术、茯苓、炙甘草、黄芪、陈皮、五味子、肉桂、炙远志

表 心源性昏厥的分证论治

证型	临床表现	治法	主方	常用药
痰蒙神窍证	神昏，四肢厥逆，喉有痰声。或兼呕吐痰涎，呼吸气促。舌苔白腻，脉沉弦	行气豁痰	导痰汤	半夏、茯苓、陈皮、甘草、枳实、天南星、生姜
瘀阻络脉证	面青气冷，厥逆自汗，唇甲紫绀。或兼卒然心痛，肌肤甲错。舌紫暗或瘀斑、瘀点，脉细涩	活血化瘀通络	补阳还五汤	黄芪、当归尾、赤芍、地龙、川芎、红花、桃仁
气阴两虚证	神昏，身热肢厥，呼吸气促，倦怠无力，精神萎靡，盗汗自汗。或兼心烦不寐，口渴唇焦。舌淡，脉细数或细弱	益气养阴	生脉散	人参、麦冬、五味子
心肾阳虚证	神昏，四肢厥逆，面部虚浮，面色晦暗，腰以下浮肿。或兼心悸气短，动则尤甚。舌淡胖，脉迟	温阳降逆	桂枝加桂汤	桂枝、芍药、甘草、生姜、大枣
阳气衰脱证	神昏，畏寒肢厥，大汗淋漓。或兼面白息微，口唇青紫。舌淡而润，脉微欲绝	回阳固阴	独参汤或参附汤	人参、附子、干姜、炙甘草、山茱萸

础上配合针灸疗法。取穴手十二井穴、百会、水沟、涌泉、承浆、神阙、关元、四神聪。亡阳昏厥者，重灸神阙，温针关元，用烧山火针涌泉、足三里、丰隆；痰蒙神窍者，以泻法加刺天突、丰隆；阴阳俱亡者，灸神阙，凉泻法针涌泉，其余诸穴平补平泻。

转归预后 心源性昏厥在仰卧或任何体位均可发作，前驱症状多不明显或很短暂。症状可轻至头晕，重至眩晕或意识丧失，常并发抽搐。如发作短暂，可自然恢复，否则即进入持续昏迷状态，随后呼吸停止，瞳孔扩大，可造成死亡。如发作持续过久，即使抢救成功亦遗留不同程度的神经系统损伤和精神障碍。

预防调护 锻炼身体，加强营养，增强抗寒能力和机体的抵抗力。防止过量的脑力劳动和体力劳动，保持心情愉悦。积极治疗心律失常、肺栓塞、肺动脉高压等原发病。

（郭伟星）

fēngxuàn

风眩（dizziness due to wind）

肝肾阴亏阳亢，风阳上扰，气血逆乱所致的以眩晕、头痛、血压增高、脉弦为主要表现的疾病。又称风头眩。常见于西医学高血压病。

风眩首载于隋·巢元方《诸病源候论·风头眩候》，其云："风头眩者，由血气虚，风邪入脑，而引目系故也……诊其脉，洪大而长者，风眩。"唐·孙思邈《备急千金药方》曰："夫风眩之病起于心气不定，胸上蓄实，故有高风面热之所为也。痰热相感而动风，风火相乱则闷瞀，故谓之风眩"，提出心气不宁，复感风热之邪可致此病。明·张景岳《景岳全书》："所谓风气甚而头目眩运者，由风木旺，必是金衰不能制木，而木复生火，风火皆属阳，阳主乎动，两动相搏，则为之旋转；故火本动也，焰得风则自然旋转也"，对风邪致眩的理论进行了阐述。

病因病机 病因主要有情志失调、久病年老、劳倦内伤及先天禀赋不足等。基本病机为阴虚阳亢，风阳升动，气血逆乱，上扰清窍。其病位在血脉，涉及心、肝、肾、脑等脏腑。病理性质有阴阳之分，初期多为肝肾阴虚证，继则可致阴虚阳亢证，日久可阴损及阳，转化为阴阳两虚证。

诊断 根据临床表现，结合病史可作出诊断。动态血压监测有助于本病的诊断和鉴别诊断。

诊断要点 ①临床以眩晕，头痛，血压增高，脉弦为主症。②常伴失眠，健忘，烦躁易怒等。③患者以中老年发病居多，起病一般较缓慢，可有家族史。

鉴别诊断 风眩应与虚眩、耳眩晕相鉴别。虚眩以眩晕，疲乏，脉弱等为主症，血压不高反低；耳眩晕多为突发剧烈眩晕，有恶心，呕吐，耳鸣，水平性眼球震颤，血压多在正常范围。

辨证论治 辨证分肝肾阴虚、肝阳上亢和阴阳两虚，治疗分别为滋补肝肾、平肝潜阳、滋阴补阳。

辨证要点 辨证应以阴阳为纲。有阴虚、阳亢、阴阳两虚之别。

治疗原则 调理阴阳。可根据机体阴阳的偏颇，或滋补肝肾，或平肝潜阳，或阴阳双补。

分证论治 见表。

中成药治疗 在辨证的基础上选择适用的中成药。①天麻钩藤胶囊：平肝息风、清热安神，用于肝阳上亢所致眩晕、头痛、烦躁不安。②松龄血脉康胶囊：平肝潜阳、镇心安神，用于阴阳两虚所致眩晕、头痛、心悸失眠、五心烦热。

其他疗法 在内科治疗的基础上配合其他疗法。

针刺 取穴风池、曲池、足三里、太冲。肝火亢盛者，加行间、太阳；阴虚阳亢者，加太溪、三阴交、神门；阴阳两虚者，加气海、关元。

表　风眩的分证论治

证型	临床表现	治法	主方	常用药
风阳上扰证	眩晕，头痛而胀，发热恶风，面红目赤，口渴喜饮，大便干结，小便黄赤。舌红苔黄，脉浮数	疏风清热	芎芷石膏汤	川芎、白芷、石膏、藁本、羌活、菊花、蔓荆子、细辛
风痰阻滞证	眩晕，头痛，头重如裹，胸闷，呕吐痰涎。或兼恶寒、发热，鼻塞流涕。舌胖苔白腻，脉滑	祛风化痰	真方白丸子	半夏、白附子、天麻、川乌、全蝎、木香、枳壳
肝肾阴虚证	头晕目眩，耳鸣健忘，肢体麻木，腰膝酸软，失眠多梦，五心烦热，盗汗颧红。或兼口燥咽干，胁痛，男子遗精，女子月经量少。舌红少苔，脉弦细数	滋补肝肾	一贯煎	沙参、麦冬、当归、生地黄、枸杞、川楝子
肝阳上亢证	眩晕耳鸣，头目胀痛，面红目赤，急躁易怒，腰膝酸软，头重脚轻。或兼失眠多梦，口苦。舌红苔黄，脉弦数	平肝潜阳	天麻钩藤饮	天麻、钩藤、杜仲、石决明、黄芩、川牛膝、栀子、益母草、桑寄生、夜交藤、朱茯神
阴阳两虚证	眩晕，耳鸣，体瘦，神疲，畏寒肢冷，五心烦热，腰膝酸软。舌淡少津，脉弱而数	滋阴补阳	地黄饮子	熟地黄、巴戟天、山茱萸、石斛、肉苁蓉、附子、五味子、官桂、白茯苓、麦冬、石菖蒲、远志、生姜、大枣、薄荷

耳针　取穴皮质下、神门、心、交感、降压沟。或用王不留行籽按压；血压过高者还可在降压沟、耳尖点刺放血。

穴位注射　①足三里、内关；②合谷、三阴交；③太冲、曲池。以上三组穴位可以交替使用。

皮肤针　选脊柱两侧，以腰骶椎为重点叩刺部位，并兼叩颈椎、前额、后脑及眼区、四肢末端。

转归预后　风眩日久不愈，可影响及心，并可致中风，病情危重。

预防调护　进行适当的体育活动。调畅情志，避风寒，避免过度情绪波动。坚持低盐、低脂、清淡饮食。

（郭伟星）

gāoxuèyābìng

高血压病（hypertension）　以动脉血压升高为主要临床表现而病因尚未明确的疾病。又称原发性高血压。占所有高血压患者的90%以上。是最常见的心血管疾病之一，也是多种心、脑血管疾病的重要病因和危险因素，可影响心、脑、肾等重要脏器的结构与功能，最终导致这些器官的功能衰竭，迄今为止仍是心血管疾病死亡的主要原因之一。临床上多以患者眩晕，头痛时作时止或头昏沉，心悸，耳鸣为特征。属中医学眩晕、头痛、风眩范畴。

病因病机　病因主要有情志失调、饮食不节、久病过劳及先天禀赋不足等。忧郁恼怒太过或精神紧张，致肝失条达，肝气郁结，气郁化火伤阴，肝阴耗伤，风阳易动，气血逆乱，上扰头目，发为本病；嗜酒无度，恣食肥甘，损伤脾胃，脾失健运，致水液代谢失调，痰湿壅盛，阻滞气血循行，发为本病；久病体虚，损伤肾精肾气，或房劳过度，阴精亏虚，均可致髓海空虚，发为本病；先天禀赋不足或年老肾精亏虚，可致髓海失充，发为本病。基本病机，不外虚实两端，实者为风、火、痰、瘀扰乱气血运行，上扰清窍；虚者为阴阳两虚、髓海不足，血脉失充，脑窍失养。本病的发生多比较缓慢，病程亦较长，但少数患者可发病急骤，血压显著升高，临床表现亦急重；其病位在血脉，涉及心、肝、脾、肾、脑；病理性质为本虚标实，初期多为实证，日久可转化为虚证或虚实夹杂之证。

辨证论治　辨证首先分清标本虚实。其次，还应辨清病情轻重缓急。治疗原则为补虚泻实，调整阴阳。实者当清肝泻火，平肝潜阳，或化痰祛瘀；虚者当滋养肝肾，育阴助阳，或益精填髓。分证论治见表。

表　高血压病的分证论治

证型	临床表现	治法	主方	常用药
肝火亢盛证	眩晕，头痛，急躁易怒。或兼失眠，耳鸣，面红目赤，口干口苦，便秘，小便黄赤。舌红苔黄，脉弦或弦数	清肝泻火	龙胆泻肝汤	龙胆草、黄芩、栀子、泽泻、车前子、生地黄、当归、柴胡、甘草
痰湿壅盛证	眩晕，头痛，头重如裹，胸闷，呕吐痰涎。或兼心悸，失眠，口淡，食少。舌胖苔白腻，脉滑或弦滑	燥湿化痰佐以平肝	半夏白术天麻汤	半夏、橘红、天麻、白术、茯苓、甘草、生姜、大枣
瘀阻血脉证	眩晕，头痛经久不愈，固定不移。或兼偏身麻木，心痛胸痹，面唇发绀。舌紫暗，脉弦涩	活血祛瘀	血府逐瘀汤	桃仁、红花、川芎、当归、赤药、川牛膝、柴胡、桔梗、生地黄、枳壳、甘草

续 表

证型	临床表现	治法	主方	常用药
阴虚阳亢证	眩晕，头痛，腰膝酸软，五心烦热。或兼耳鸣，心悸，失眠，健忘。舌红少苔，脉弦细而数	滋阴潜阳	天麻钩藤饮	天麻、钩藤、石决明、牛膝、黄芩、栀子、桑寄生、杜仲、夜交藤、朱茯神、益母草
肾精不足证	眩晕日久不愈，头痛，腰膝酸软，少寐多梦，健忘，两目干涩，视力减退。或兼遗精滑泻，耳鸣齿摇；或兼颧红咽干，五心烦热。或兼面色苍白，形寒肢冷。舌红或淡嫩，苔少或无苔，脉弦细或细弱	益精填髓	左归丸	熟地黄、茱萸、山药、枸杞子、鹿角胶、龟板胶、川牛膝、菟丝子
阴阳两虚证	眩晕，头痛，腰膝酸软，畏寒肢冷。或兼耳鸣，心悸，气短，夜尿频。舌淡苔白，脉沉细弱或沉弦	育阴助阳	金匮肾气丸	干地黄、山药、山茱萸、泽泻、茯苓、牡丹皮、桂枝、附子

中成药治疗 在辨证基础上选择适用的中成药。①牛黄降压丸：清心化痰、平肝泻火，用于高血压病肝火亢盛证，症见眩晕、头痛、烦躁不安、口干口苦、便秘、小便溲赤。②松龄血脉康胶囊：平肝潜阳、镇心安神，用于高血压病阴虚阳亢证，症见眩晕、头痛、心悸失眠、五心烦热。

其他疗法 在内科治疗的基础上选择其他疗法。

针刺 取风池、曲池、足三里、太冲。肝火亢盛者加行间、太阳；阴虚阳亢者加太溪、三阴交、神门；痰湿壅盛者加丰隆、内关；瘀阻血脉者加血海、膈俞；阴阳两虚者加气海、关元，肾精不足者加太溪、肾俞。

耳针 取皮质下、神门、心、交感、降压沟。或用王不留行籽按压；血压过高者还可在降压沟、耳尖点刺放血。

穴位注射 可取足三里、内关；合谷、三阴交；太冲、曲池。以上三组穴位可以交替使用。

皮肤针 脊柱两侧，腰骶椎为重点叩刺部位，兼叩颈椎、前额、后脑及眼区、四肢末端。

转归预后 早期一般病情相对较轻，如能及时治疗，多可向愈，预后较好。若病程迁延不愈，可损及肝肾之阴，而成阴虚阳亢之证，甚则化火、动风，可致手足震颤、肢体麻木，若能及时救治，大多预后尚好；部分患者，由于风火相煽，气血并逆，肝阳暴张，内风旋动，挟痰挟火，横窜经脉，蒙蔽神窍，出现中风昏厥、抽搐之危象，预后多不良。日久不愈者，可出现肾精不足，则病情迁延难愈，进而导致阴阳两虚，出现心悸、气短、腰膝酸软、畏寒肢冷等症，预后亦多不良。极少数患者，起病急骤，血压暴升并持续不降，很快出现卒中及心、肾功能的衰竭，病情危笃。

预防调护 预防方面，宜保持心情舒畅，情绪稳定，防止七情内伤；坚持低盐、低脂、清淡饮食，多进食水果、蔬菜；注意劳逸结合，避免体力和脑力的过度劳累；坚持适当的体育锻炼，增强体质；戒烟戒酒。调护方面，消除焦虑紧张情绪，避免暴怒，以防加重病情，出现意外；定期测量血压及观察病情，如血压突然升高，剧烈头痛，眩晕，视物模糊，恶心呕吐，脉弦数，多为高血压脑病的先兆，应及时采取抢救措施。

（郭伟星）

xūxuàn

虚眩（dizziness caused by deficiency） 气弱血亏，脏腑、清窍失养所导致的以眩晕、疲乏、脉弱等为主要临床表现的疾病。本病常见于西医学体质性低血压。

《灵枢·卫气篇》首先提出了“虚眩”的概念：“上虚则眩”。明·张景岳《景岳全书·眩晕》在上虚致眩的基础上对下虚致眩做了详尽论述：“头眩虽属上虚，然不能无涉于下。盖上虚者，阳中之阳虚也；下虚者，阴中之阳虚也。阳中之阳虚者，宜治其气，如四君子汤、……归脾汤、补中益气汤，……。阴中之阳虚者，宜补其精……然伐下者必枯其上，滋苗者必灌其根。所以凡治上虚者，犹当以兼补气血为最，如大补元煎、十全大补汤诸补阴补阳等剂，俱当酌宜用之。”明·龚廷贤《寿世保元·眩晕》集前贤之大成，对因虚致眩分证论治，如半夏白术汤证（痰涎致眩）、补中益气汤证（劳役致眩）、清离滋饮汤证（虚火致眩）、十全大补汤证（气血两虚致眩），具有较高的临床借鉴价值。

病因病机 病因主要有先天禀赋不足、久病年老、后天失养及劳倦内伤等。基本病机为气血亏虚，清阳不升，髓海失充，脑窍失养。病位在血脉，涉及心、脾、肾、脑等脏腑。病理性质属虚，有气虚、血虚、阳虚、阴虚、精亏之别。

诊断 根据临床表现结合病

史可作出诊断。动态血压监测有助于本病的诊断和鉴别诊断。

诊断要点 ①临床以眩晕，疲乏，脉弱为主症。②常伴视物昏花，心悸气短，神疲乏力，失眠多梦，面色淡白等症。③多见于体质瘦弱的女性，可有家族遗传史，病情缓慢而迁延。

鉴别诊断 虚眩应与风眩相鉴别。风眩多见于中老年，血压增高，脉象多弦。

辨证论治 辨证应分清相关脏腑，虚则补之为其治疗大法。

辨证要点 辨证应分清相关脏腑，区别病在心、脾、肾之不同。

治疗原则 治疗以补益为主。可根据机体气血阴阳的偏颇，或补气，或养血，或温阳，或填精。

分证论治 见表。

中成药治疗 在辨证基础上选择适用的中成药。补中益气丸：补中益气、升阳举陷，用于脾胃虚弱、中气下陷所致的虚眩。

其他疗法 在内科治疗的基础上配合针刺疗法。取内关、足三里、中脘、印堂、风池、百会等，补法。

转归预后 本病转归预后主要与个人体质的强弱有关。

预防调护 适当锻炼身体，增强体质，合理搭配膳食。保证充足的睡眠，注意劳逸结合。保持心情愉快，避免长期或过度情志刺激。发作时应卧床休息，闭目养神，少作或不作旋转、弯腰等动作，以免诱发或加重病情。

（郭伟星）

xīnbì

心痹（heart bi） 风寒湿热诸邪侵及形体，内舍于心，心脉闭阻，出现以心悸、胸闷、气短、心脏严重杂音、颧颊紫红等为主要表现的疾病。本病常见于西医学风湿性心脏病。

首载于《素问·痹论》："心痹者，脉不通，烦则心下鼓，暴上气而喘，嗌干善噫，厥气上则恐""赤脉之至也，喘而坚，诊曰有积气在中，时害于食，名曰心痹。得之外疾，思虑而心虚，故邪从之。"隋·巢元方《诸病源候论》论心痹云："思虑烦多则损心，心虚故邪乘之。邪积而不去，则时害饮食，心里愊愊如满，蕴蕴而痛，是谓之心痹"，认为情志因素可导致心痹。

病因病机 病因主要有外邪侵袭、劳欲过度及久病体虚等。其中，正虚卫外不固是本病发生的内在基础，感受外邪是其发生的外在条件。基本病机为正虚邪侵，风、寒、湿、热、水、瘀等闭阻心脉。病位在心，涉及肺、脾、肾等脏腑。病理性质为本虚标实，初期以风寒湿热等外邪之证为主，久之可损及心之气血阴阳，心阳不足，水停为饮，寒水上犯，则出现水气凌心；心气亏虚，运血无力，则瘀阻心肺。

诊断 根据临床表现结合病史可作出诊断。X线检查、心电图、超声心动图检查及血沉、抗"O"抗体检测有助于本病的诊断和鉴别诊断。

诊断要点 ①心悸、胸闷、气短、心脏严重杂音、口唇发绀、颧颊紫红为本病的重要特征。②常兼咳嗽，咯血，胸痛，下肢浮肿等。③多发于20～40岁的青壮年，女性多于男性；既往多有关节或肌肉游走性酸楚、疼痛等痹证病史，亦约有1/3的患者无痹证病史。

鉴别诊断 心痹应与胸痹、肺胀相鉴别。胸痹多见于中年以上，以反复发作性胸部憋闷疼痛，甚则胸痛彻背，喘息不得卧为主要表现。肺胀多见于老年人，有慢性肺系疾患病史，以反复发作性咳嗽气喘、心悸、水肿为主要表现。

辨证论治 辨证当分虚实，

表 虚眩的分证论治

证型	临床表现	治法	主方	常用药
脾虚气陷证	眩晕，气短，脘腹重坠，神疲乏力。常伴纳呆，面色萎黄。舌淡苔薄白，脉缓弱	补气升提	补中益气汤	黄芪、人参、白术、当归、橘皮、升麻、柴胡、甘草
气血两虚证	头晕，面色苍白或萎黄，多梦健忘，神疲乏力。常伴纳呆，腹胀，便溏。舌淡苔薄白，脉弱	补益气血	归脾汤	人参、黄芪、白术、当归、茯神、龙眼肉、酸枣仁、木香、炙甘草、远志、生姜、大枣
心肾阳虚证	头晕，心悸气短，畏寒肢冷，腰膝酸软，小便清长，余沥不尽，性欲减退。舌淡苔白滑，脉沉迟无力	温补心肾	保元汤合金匮肾气丸	干地黄、山药、山茱萸、泽泻、牡丹皮、茯苓、附子、桂枝、黄芪、人参、炙甘草、生姜
肾精亏虚证	头晕，脑转耳鸣，腰膝酸软，乏力，消瘦。或兼遗精滑泄，发脱齿摇，多梦健忘。舌淡苔白，脉弱尺甚	补肾填精	大补元煎	山茱萸、炙甘草、山药、杜仲、当归、枸杞子、熟地黄、人参
阴虚阳亢证	眩晕，头痛，腰膝酸软，五心烦热。或兼耳鸣，心悸，失眠，健忘。舌红少苔，脉弦细而数	滋阴潜阳	天麻钩藤饮	天麻、钩藤、石决明、牛膝、黄芩、栀子、桑寄生、杜仲、夜交藤、朱茯神、益母草

治疗应扶正祛邪。

辨证要点　首辨邪气的偏盛，再辨别寒、热、虚、实。

治疗原则　扶正祛邪，宣痹通络为本病的治疗原则。可根据标本虚实的不同，实证宜清热化湿，散寒除湿，活血化瘀，温阳利水；虚证宜益气养阴，益气养血，温补心肾。

分证论治　见表。

中成药治疗　在辨证基础上选择适用的中成药。①血府逐瘀胶囊：活血祛瘀、行气止痛，用于瘀阻心肺所致的心痹。②天王补心丹：益气养阴、宁心安神，用于心痹气阴两虚证。③归脾丸：益气健脾、养血安神，用于心痹气血两虚证。

其他疗法　在内科治疗的基础上配合其他疗法。

体针　取内关、心俞、通里、厥阴俞、足三里；瘀血内阻，加膈俞、阴郄；心气不足，加阴郄、太溪、三阴交；心阳不振，加命门；心气郁结，加太冲；湿热壅盛，加中脘、丰隆；阳气暴脱，加关元、气海。每次4～5穴，轮流使用。

耳针　取心、小肠、交感、皮质下、肾、肝。每次3～7穴，心区可刺2针。

转归预后　疾病初起，如积极治疗，病情尚可控制，预后较好；如患者体质较弱，或治疗不当，疾病可进一步损及关节及心脏，或迁延日久，反复发作；甚至导致心阳虚脱，生命垂危。

预防调护　注意治疗原发痹证；防止复发；平时加强锻炼，增强体质；避免受寒、久处阴湿之地及过度劳累；出现心衰时应限制钠盐摄入。

（郭伟星）

fēngshīxìng xīnzàngbìng

风湿性心脏病（rheumatic heart disease）

风湿热活动累及心脏瓣膜，造成以心脏瓣膜损害为主的心脏病。临床以心悸、喘息、水肿、咯血、发绀为特征。本病属于中医学心痹、心悸、怔忡、水肿、喘证等病证范畴。

病因病机　病因主要有外邪侵袭、劳逸不当及体质虚弱等。风、寒、湿、热、毒之邪乘虚而入，侵袭皮肤、经络、关节，久留不去或反复侵袭，犯及血脉，伤及于心则发为本病。劳欲过度，将息失宜，耗伤正气累及于心。基本病机为正虚邪侵，风、寒、湿、热、毒、水、瘀等侵袭心脉。病位在心，涉及肺、脾、肾等脏。病理性质为本虚标实，心、肺、脾、肾虚为本，外邪、瘀血、水饮为标。初期多为实证，日久可转化为虚证或虚实夹杂之证。

辨证论治　本病辨证应辨清标本虚实。治疗原则为补虚泻实。风邪外袭、热毒攻心属实，治疗以祛邪为主，用疏风、清热、解

表　心痹的分证论治

证型	临床表现	治法	主方	常用药
风湿热痹证	心悸，胸闷，发热，汗出，烦渴。常兼关节红肿疼痛。舌红苔黄腻，脉滑数	清热化湿宣痹通络	白虎加桂枝汤合宣痹汤	石膏、知母、甘草、粳米、桂枝、防己、杏仁、连翘、滑石、薏苡仁、半夏、蚕砂、赤小豆皮、栀子
风寒湿痹证	心悸，胸闷，时有心痛，恶寒，微热，自汗。常兼骨节酸痛。舌淡白，脉弦紧	祛风散寒除湿通络	防己黄芪汤合蠲痹汤	防己、黄芪、白术、甘草、生姜、大枣、羌活、独活、桂心、秦艽、当归、川芎、炙甘草、海风藤、桑枝、乳香、木香
瘀阻心肺证	心悸怔忡，胸部刺痛，气喘咳嗽，甚则咯血，唇甲青紫，两颧紫红。常兼头痛眩晕，失眠健忘。舌青紫或有瘀斑，脉细涩	活血化瘀通络	血府逐瘀汤	当归、生地黄、桃仁、红花、枳壳、赤芍、柴胡、甘草、桔梗、川芎、牛膝
水气凌心证	心悸怔忡，心胸憋闷，咳吐清稀痰涎，喘咳不能平卧。常兼唇紫，肢冷，下肢浮肿，小便短少。舌淡紫苔白滑，脉弱而数或结或代	温补心肾化饮宁心	苓桂术甘汤合真武汤	茯苓、桂枝、白术、甘草、炮附子、芍药、生姜
气阴两虚证	心悸心烦，失眠多梦，自汗盗汗，乏力。常兼午后低热或颧红，口干，尿短黄。舌红少津，脉细	益气养阴	炙甘草汤合天王补心丹	人参、玄参、丹参、茯苓、天冬、麦冬、生地黄、酸枣仁、远志、五味子、当归、桔梗、柏子仁、朱砂、阿胶、麻子仁、生姜、大枣、炙甘草
气血两虚证	心悸，动则尤甚，面色苍白或萎黄，气短汗出。舌淡胖，脉细或濡弱	益气养血	归脾汤	白术、茯神、人参、黄芪、酸枣仁、龙眼肉、木香、甘草、当归、远志、生姜、大枣
心肾阳虚证	心悸气短，心胸憋闷，咳喘，畏寒肢冷。常兼面色淡白，口唇青紫，下肢浮肿。舌淡苔白滑，脉结代或沉细	温补心肾	保元汤合金匮肾气丸	黄芪、人参、甘草、肉桂、生姜、山茱萸、山药、熟地黄、茯苓、牡丹皮、泽泻、附子、桂枝

毒、凉血法；日久气阴耗伤，阳气亏损，属虚或虚实夹杂，当在补益的基础上辅以祛邪，用益气、养血、温阳法，配合利水、活血法。分证论治见表。

中成药治疗 在辨证基础上选择适用的中成药。①五苓散：温阳化气、利湿行水，用于风湿性心脏瓣膜病阳虚水泛证。②血府逐瘀胶囊：活血祛瘀、行气止痛，用于瘀阻心脉所致的风湿性心瓣膜病。

其他疗法 在内科治疗的基础上配合其他疗法。

体针 取内关、心俞、通里、厥阴俞、足三里；瘀血内阻，加膈俞、阴郄；心气不足加阴郄、太溪、三阴交；心阳不振，加命门；心气郁结加太冲；湿热壅盛，加中脘、丰隆；阳气暴脱，加关元、气海。每次4～5穴，轮流使用。

耳针 取穴：心、神门、内分泌、皮质下、肾上腺、小肠、风湿线、交感。每次2～3穴。

转归预后 本病早期，如积极治疗，病情尚可控制，预后较好；若治疗不及时，病情渐重，除影响心肺功能外，尚可累及脾肾，预后较差；久治不愈，可致心阳欲脱，病情危重。

预防调护 在风湿活动阶段，应适当卧床休息，避免劳累；平时加强锻炼，增强体质，避免感受外邪，禁烟限酒。

（郭伟星）

xīnshuāi

心衰（heart failure） 多种因素导致心脏气血阴阳衰竭，心失所养，心血不足，血脉闭阻所引起的以心悸、气喘、肢体水肿为主要临床表现的疾病。多发生在胸痹、心悸、心痹、喘证等疾病后期，是各种心系疾病的最终归宿，亦见于其他脏腑疾病的危重阶段。本病常见于西医学心力衰竭。

对心衰症状的相关描述最早见于《黄帝内经》。如《素问·痹论篇》说："心痹者，脉不通，烦则心下鼓，暴上气而喘。"《灵枢·胀论篇》说："夫心胀者烦心短气，卧不安。"东汉·张仲景《金匮要略·水气病脉证并治》说："心水者，其人身重而少气，不得卧，烦而躁，其人阴肿。"这些论述与心衰水肿的表现相近。

病因病机 病因有外邪入侵、饮食偏嗜、先天不足、年老体衰等。基本病机为心脏气血阴阳衰竭，心失所养，心血不足，血脉闭阻。以气虚、阳虚为本，血瘀、水停、痰阻为标。病位在心，涉及肺、脾、肝、肾。

诊断 根据临床表现结合病史可作诊断。实验室检查、心电图、胸部X线、超声心动图等检查有助明确诊断。

诊断要点 ①原有心脏疾患，因过劳而复发或加重。②心悸、气短，活动后加重，乏力，喘咳不能平卧，尿少，浮肿，下肢肿甚，腹胀纳呆，面色晦暗或颧紫、口唇青黑、颈静脉怒张、胁下癥块。③急重者咳吐粉红色泡沫痰，面色苍白，大汗淋漓，四肢厥冷，甚者昏厥，脉细微欲绝。

鉴别诊断 心衰应与哮病、肾性水肿鉴别。哮病是一种发作性的痰鸣气喘疾患，发作时喉中有哮鸣声，呼吸气促困难。发作与接触致敏物质或进食致敏食物有关。平时如常人。肾性水肿既往有肾病病史，轻者仅见眼睑或足胫浮肿，重者全身皆肿，有小

表 风湿性心脏病的分证论治

证型	临床表现	治法	主方	常用药
风热侵袭证	发热，咽痛，鼻塞流黄涕，咳嗽，咯黄痰，口干，口渴。舌边尖红苔薄黄，脉浮数	疏风清热解毒利咽	银翘散	金银花、连翘、竹叶、荆芥、牛蒡子、淡豆豉、薄荷、生甘草、桔梗、芦根
风湿犯心证	心悸，胸闷，气短乏力，恶寒，微热，自汗。常兼骨节酸痛。舌淡白，脉弦紧	祛风除湿通络	防己黄芪汤合蠲痹汤	防己、黄芪、白术、生姜、大枣、羌活、独活、桂心、秦艽、当归、川芎、炙甘草、海风藤、桑枝、乳香、木香
热毒攻心证	心悸气短，烦躁不安，高热不退，夜间尤甚，甚则神昏谵语，肌衄鼻衄。舌红绛苔黄干，脉虚数	清营泻热解毒凉血	清营汤合五味消毒饮	水牛角、生地黄、玄参、金银花、连翘、黄连、丹参、麦冬、竹叶、野菊花、紫花地丁、天葵子、蒲公英
瘀阻心脉证	心悸怔忡，胸部刺痛，咳嗽喘促，甚则咯血，唇甲青紫，两颧紫红。舌青紫或有瘀斑，脉促涩或结代	活血通脉	桃红饮	当归、桃仁、红花、川芎、威灵仙
气虚血亏证	心悸心烦，夜寐不宁，自汗，乏力气短。常兼头晕目眩，面色无华。舌淡少苔，脉细弱或结代	益气养心补血复脉	炙甘草汤	阿胶、麻子仁、生姜、大枣、炙甘草、桂枝、生地黄、麦冬、人参
阳虚水泛证	心悸怔忡，喘咳倚息，咳吐清稀痰涎，动则加剧，畏寒肢冷。常兼面色淡白，面唇青紫，下肢浮肿。舌淡苔白滑，脉结代或沉细	温阳利水	真武汤合五苓散	炮附子、芍药、生姜、茯苓、桂枝、白术、泽泻、猪苓

便不利，腹大脐突，恶心头痛等症，尿常规、肾功能、24 小时尿蛋白定量、肾穿刺活检等有助于诊断。

辨证论治 心衰辨证应分慢性稳定期和急性加重期，稳定期以补虚治本为主，急性加重期以攻邪为主，兼补正虚。

辨证要点 心衰以正虚为主，有气（阳）虚、阴虚之别；以邪实为标，有血瘀、水饮、痰浊之异，大多为虚实夹杂证。

治疗原则 补虚泻实，权衡缓急；顾护阳气，平衡阴阳；以心为本，兼治他脏；消除病因，防治结合。急性期当利水、祛痰、温阳、固脱；稳定期宜补气、养阴、补肾、助阳。

分证论治 见表。

中成药治疗 在辨证基础上选择适用的中成药。①芪参益气滴丸：益气通脉、活血止痛，用于气虚血瘀之心衰。②芪苈强心胶囊：益气温阳、活血通络、利水消肿，用于阳气虚乏、络瘀水停之心衰。③补益强心片：益气养阴、活血利水，用于气阴两虚兼血瘀水停之心衰。④心宝丸：益气温阳、强心通脉，适用于心肾阳虚之心衰。⑤生脉饮：益气养阴生津，用于气阴两虚之心衰。⑥补心气口服液：补益心气、理气止痛，用于气虚明显之心衰。

其他疗法 在内科治疗的基础上配合其他疗法。

体针 内关、间使、通里、少府、心俞、神门、足三里。

耳针 取穴心、肺、肾、神门、交感、定喘、内分泌，每次3~4 穴，埋针或用王不留行籽贴压。

灸法 取穴心俞、百会、神阙、关元、人中、内关、足三里。每次 3 ~ 5 穴，灸至皮肤潮红为度。

转归预后 心衰早期，多为心肺气虚，心血瘀阻，及时治疗，预后尚好；如病程迁延日久，肝脾肾多脏受损，形成心脾肾阳虚衰，阳气欲脱之势，病情危重，则预后不良；心衰患者亦可突然猝死。

预防调护 注意防寒保暖，避免过度活动、劳累。心衰较重，睡眠应高枕或半卧位，限制水和盐的摄入，饮食以低热量、清淡易消化为主，少食多餐。忌辛辣、

表 心衰的分证论治

	证型	临床表现	治法	主方	常用药
慢性稳定期	心肺气虚证	胸闷气喘，心悸，活动加重，神疲乏力，咳嗽，咯白痰，面色苍白，或有紫绀。舌淡或边有齿痕，或紫暗有瘀点、瘀斑，脉沉细、虚数或结代	补益心肺活血利水	保元汤合桃红四物汤	人参、黄芪、茯苓、白术、桂枝、桃仁、红花、当归、川芎、赤芍、葶苈子、甘草、大枣
	气阴两虚证	胸闷气喘，心悸，动则加重，乏力自汗，两颧泛红，口燥咽干，五心烦热，失眠多梦，或有紫绀。舌红少苔，或紫暗有瘀点、瘀斑，脉细数或结代	益气养阴活血化瘀	生脉散合血府逐瘀汤	人参、麦冬、五味子、生地黄、黄精、玉竹、桃仁、红花、柴胡、当归、川芎、赤芍、车前子、冬瓜皮
	阳气亏虚证	胸闷气喘、心悸、咳嗽、咯稀白痰，肢冷、畏寒，尿少浮肿，自汗，汗出湿冷。舌暗淡或紫苔白腻，脉沉细或结代	温阳益气化瘀利水	参附汤合丹参饮、苓桂术甘汤	人参、制附子、茯苓、白术、桂枝、丹参、檀香、赤芍、益母草、葶苈子、砂仁、大腹皮、大枣
	肾精亏损证	心悸，动辄气短，时尿少肢肿，或夜不能平卧。腰膝酸软，头晕耳鸣，四肢不温，步履无力，或口干咽燥。舌淡胖苔少，或舌红胖苔薄白乏津，脉沉细无力或数，或结代	补肾填精阴阳双补	右归丸合生脉散	熟地黄、山药、山茱萸、枸杞子、菟丝子、鹿角片、附子、肉桂、山药、猪苓、茯苓、泽泻、人参、麦冬、五味子
急性加重期	阳虚水泛证	喘促气急，痰涎上涌，咳嗽，甚者咯粉红色泡沫样痰，口唇青紫，汗出肢冷，烦躁不安。舌暗红苔白腻，脉细促	温阳利水泻肺平喘	真武汤合葶苈大枣泻肺汤	附子、人参、茯苓、白芍、丹参、赤芍、益母草、葶苈子、砂仁、大腹皮、车前子、泽泻、猪苓、白术、大枣、生姜
	阳虚喘脱证	面色苍白，喘悸不休，烦躁不安，或额汗如油，四肢厥冷，尿少肢肿。舌淡苔白，脉微细欲绝或疾数无力	回阳固脱	参附龙牡汤	人参、附子、龙骨、牡蛎、肉桂、山茱萸、生姜、大枣
	痰浊壅肺证	咳喘痰多，或发热形寒，喘息不得平卧，心悸气短，胸闷，动则尤甚，尿少肢肿，或颈静脉显露。舌淡或略青苔白腻滑，脉沉或弦滑	宣肺化痰蠲饮平喘	三子养亲汤合真武汤	附子、茯苓、芍药、白术、生姜、紫苏子、白芥子、莱菔子、炙麻黄、炙杏仁、半夏、细辛、五味子、炙甘草

酒精、咖啡之品。调畅情志：保持心态平和，避免紧张、恐惧、激动、过度思虑等。

（朱明军）

jíxìng xīnlì shuāijié

急性心力衰竭（acute heart failure） 心脏急性病变引起心排血量显著、急剧的降低，导致组织器官灌注不足和急性瘀血的综合征。临床上以急性左心衰竭最为常见，表现为急性肺水肿，重者伴心源性休克。本病属中医学心衰、水肿、喘证、心悸范畴。

病因病机 病因有内外之分。外因为感受风寒湿热疫毒之邪，内因为长期情志失调、饮食不节、劳逸失度、久病体虚等。心气或心阳素虚，外感病邪，或内伤七情，饮食劳倦，导致肺脾肾俱虚，心阳衰惫，鼓动气血无力，血行瘀滞，心无所主，肾不纳气而发急性心衰，甚至出现正虚喘脱、亡阴亡阳等危重局面。病位主要在心，涉及肺、脾、肾诸脏。病理性质多本虚标实，本虚为气虚、阳虚，标实为瘀血、痰浊、水饮。

辨证论治 本病以气虚、阳虚为本，以水饮、痰浊、瘀血为标。治应标本兼治，温阳益气，活血利水。分证论治见表。

中成药治疗 在辨证的基础上选择适用的中成药。①真武丸：温阳利水，适用于阳虚水泛证。②通脉养心丸：养心补血、通脉止痛，适用于瘀阻心脉证。

其他疗法 在内科治疗的基础上配合其他疗法。

体针 取内关、间使、通里、少府、心俞、神门、足三里。

耳针 取心、肺、肾、神门、交感、定喘、内分泌，每次3～4穴，埋针或用王不留行籽贴压。

灸法 取穴心俞、百会、神阙、关元、人中、内关、足三里。每次选用3～5穴，灸至皮肤潮红为度。

转归预后 急性心力衰竭的预后与基础疾病、抢救是否及时等因素相关。急性心肌梗死造成的急性心衰，预后差，死亡率较高。心脏瓣膜病、心肌疾病出现急性左心衰后大多逐渐发展为顽固心衰，预后较差。某些因素如输液过多及过快、严重高血压，快速心律失常、甲状腺功能亢进等原因造成的急性左心衰较易控制，预后相对较好。

预防调护 原有心脏病者要注意自我保护，避免各种心力衰竭的诱发因素，避免过度劳累、兴奋激动。合理膳食，以低盐、低脂肪、低胆固醇、低热量、多纤维素为宜，适度锻炼，注意休息。一旦突然发生气急憋闷不适，应从速送附近医院急救，不能延误。如在医院发生应立即呼救，取坐位，双下肢下垂，尽量保持镇静，消除恐惧心理。

（朱明军）

mànxìng xīnlì shuāijié

慢性心力衰竭（chronic heart failure） 以组织血液灌注不足以及肺循环和（或）体循环瘀血为主要特征的一组综合征。由心肌损伤和（或）心脏负荷过重，心肌结构和功能发生变化，心室泵血和（或）充盈功能低下所致，是大多数心血管疾病的最终归宿和最主要的死亡原因。本病属中医学心衰、喘证、心悸、心痹、心水、水肿范畴。

病因病机 病因主要有外邪侵入、饮食失宜、七情所伤、先天不足、年老和病久体虚。基本病机为心气、心阳衰弱，气血不行，阳虚水泛，瘀水互结。病理性质属本虚标实。气虚、阳虚为本，亦兼有阴虚者；瘀血、水饮、痰浊为标。病位主要在心，涉及肾、脾、肺、肝。后期可见心肾阳衰，阳气欲脱之危象。

辨证论治 临床应辨本虚标实之主次。本虚以气、阳虚为主，兼有阴虚；标实主要是痰、瘀、水。治疗以益气活血为原则。分证论治见表。

表 急性心力衰竭的分证论治

证型	临床表现	治法	主方	常用药
阳虚水泛证	喘促气急，痰涎上涌，咳嗽，甚者咯粉红色泡沫样痰，口唇青紫，汗出肢冷，烦躁不安。舌暗红苔白腻，脉细促	温阳利水 泻肺平喘	真武汤合葶苈大枣泻肺汤	附子、人参、茯苓、白芍、丹参、赤芍、益母草、葶苈子、砂仁、大腹皮、车前子、泽泻、猪苓、白术、大枣、生姜
阳虚喘脱证	面色苍白，喘悸不休，烦躁不安，或额汗如油，四肢厥冷，尿少肢肿。舌淡苔白，脉微细欲绝或疾数无力	回阳固脱	参附龙牡汤	人参、附子、龙骨、牡蛎、肉桂、山茱萸、生姜、大枣
痰浊壅肺证	咳喘痰多，或发热形寒，喘息不得平卧，心悸气短，胸闷，动则尤甚，尿少肢肿，或颈脉显露。舌淡或略青，苔白腻滑，脉沉或弦滑	宣肺化痰 蠲饮平喘	三子养亲汤合真武汤	附子、茯苓、芍药、白术、生姜、紫苏子、白芥子、莱菔子、炙麻黄、炙杏仁、半夏、细辛、五味子、炙甘草
瘀阻心脉证	猝然心痛，喘急，心悸，烦躁不安，口唇青紫。舌暗红苔有瘀斑，脉涩	活血祛瘀 通经复脉	血府逐瘀汤	生地黄、红花、当归、甘草、赤芍、桃仁、桔梗、枳壳、柴胡、川芎、牛膝

表　慢性心力衰竭的分证论治

证型	临床表现	治法	主方	常用药
心肺气虚证	胸闷气喘，心悸，活动后加重，神疲乏力，咳嗽，咯白痰，面色苍白，或发绀。舌淡或边有齿痕，或紫暗有瘀点、瘀斑，脉沉细、虚数或结代	补益心肺活血利水	保元汤合桃红四物汤、葶苈大枣泻肺汤	人参、黄芪、茯苓、白术、桂枝、桃仁、红花、当归、川芎、白芍、葶苈子、甘草、大枣
气阴两虚证	胸闷气喘，心悸，动则加重，乏力自汗，两颧泛红，口燥咽干，五心烦热，失眠多梦，或发绀。舌红少苔，或紫暗，有瘀点、瘀斑，脉沉细、虚数或涩、结代	益气养阴活血化瘀	生脉散合血府逐瘀汤	人参、麦冬、五味子、生地黄、黄精、玉竹、桃仁、红花、柴胡、当归、川芎、赤芍、车前子、冬瓜皮
阳虚水停证	胸闷气喘、心悸、咳嗽、咯稀白痰，肢冷、畏寒，尿少浮肿，自汗，汗出湿冷。舌质暗淡或绛紫，苔白腻，脉沉细或涩、结	温阳益气化瘀利水	真武汤	制附子、茯苓、白术、桂枝、白芍、丹参、炒葶苈子、大腹皮、生姜、大枣
肾精亏损证	心悸，动辄气短，时尿少肢肿，或夜卧高。腰膝酸软，头晕耳鸣，四肢不温，步履无力，或口干咽燥。舌淡红质胖苔少，或舌红胖苔薄白乏津，脉沉细无力或数，或结代	补肾填精阴阳双补	右归丸合生脉散	熟地黄、山药、山茱萸、枸杞子、菟丝子、鹿角片、制附子、肉桂、山药、猪苓、茯苓、泽泻、生晒参、麦冬、五味子

中成药治疗　见心衰。

其他疗法　见心衰。

转归预后　慢性心力衰竭是各种心脏疾病的终末阶段，5 年存活率较低。心功能尚可、经治疗病情未进展者，预后较好。发展成顽固性心衰者，预后较差。

预防调护　合理休息，适当减少活动。对于重度心衰，严格限制下床活动，体位以半卧位为宜。其他轻中度患者可进行适当的康复运动训练，以增强体质，提高心脏代偿能力，改善生活质量。避免情绪激动，注意心理卫生，避免不良刺激。饮食以清淡、低盐、低脂肪、低胆固醇、低热量、多纤维素为宜。

（朱明军）

xīndān

心瘅（heart dan）　外感温热病邪，温毒之邪乘虚侵入，内舍于心，损伤心之肌肉、内膜，以发热、心悸、胸闷为主要临床表现的疾病。本病常见于西医学病毒性心肌炎、感染性心内膜炎。

本病相关论述可见于《伤寒论·辨太阳病脉证并治》："伤寒脉结代，心动悸，炙甘草汤主之。"明·李梴《医学入门·杂病分类》："怔忡因惊悸久而成，痰在下，心在上故也。"

病因病机　病因有外感湿热毒邪、禀赋不足。病位在心，涉及肺、脾、肾。多因禀赋不足，感受温热病邪，耗气伤阴，而致心气虚弱，心脉瘀阻。病理性质多属本虚标实。以心肾气阴亏虚为本，热毒痰瘀为标。后期可有阳虚阴衰之变。

诊断　根据临床表现结合病史可作诊断。血常规、病毒抗体检测、心电图、超声心动图、胸部正位片、心肌活检、心肌酶谱等检查有助诊断。

诊断要点　①起病前 1～3 周有发热、咽痛或腹泻病史；或原有心痹、先天性心脏病史，复患感冒或因手术等发病。②胸闷，心悸，乏力，发热等，急性重者可猝死。查体可有心脏扩大，杂音或见皮肤黏膜瘀点等。③心电图有心律失常、ST-T 改变；超声心动图有心脏扩大或发现心脏赘生物等。

鉴别诊断　应与胸痹、心痹等相鉴别。胸痹为发作性心胸疼痛，历时短暂，休息或用药后得以缓解。心痹为素体虚弱之人感受风湿热邪，早期多有关节游走性疼痛，临床表现有心悸，气促，水肿等。

辨证论治　该病应辨虚实之主次，以养阴清热为治疗大法。

辨证要点　根据疾病分期及表现辨虚实主次：①发病初期，正邪相争于卫表，常见发热恶寒，脉浮等表证；或身壮热，伴汗出、口渴为气分热盛之证。②中期身热夜甚，烦躁不安，斑疹为热入营血之象，均属实证。③后期反复低热，少气懒言，口干盗汗，或畏冷肢凉，属虚证。

治疗原则　治疗以益气养阴，清热解毒活血为主。

分证论治　见表。

中成药治疗　在辨证的基础上选择适用的中成药。

口服中成药　①荣心丸：益气养阴、活血化瘀、清热解毒，用于气阴两虚或兼心脉瘀阻之心瘅。②抗病毒口服液：清热祛湿、凉血解毒，用于热毒侵心之心瘅。

中药注射剂　参附注射液：回阳救逆固脱，用于心阳衰微。

其他疗法　在内科治疗的基础上配合其他疗法。

体针　取厥阴俞、心俞、内

表 心瘅的分证论治

证型	临床表现	治法	主方	常用药
风热外袭证	发热恶风，胸闷心悸，或咳嗽，汗出微渴。舌红苔薄黄，脉浮数或结代	解表清热	银翘散	金银花、连翘、桔梗、薄荷、牛蒡子、竹叶、荆芥、甘草、芦根
气分热盛证	身壮热，口渴欲饮，汗多，心悸心烦，面赤。舌红苔黄，脉洪数	清热除烦	白虎汤	知母、石膏、甘草、粳米
热入心营证	身热夜甚，心烦不寐甚或神识模糊，渴不多饮，斑疹隐隐，或见出血，尿黄便结。舌绛无苔，脉细数	清营解毒	清营汤	水牛角、生地黄、玄参、麦冬、丹参、黄连、金银花、连翘
心肾阳虚证	心悸怔忡，神疲乏力，畏寒肢冷，面色苍白，头晕多汗，甚则肢体浮肿，呼吸急促。舌淡胖或淡紫，脉细无力或结代	温补肾阳 宁心安神	真武汤	附子、茯苓、芍药、白术、生姜、炙麻黄、炙杏仁、半夏、细辛、五味子、炙甘草
正虚邪恋证	余热尚存，神疲乏力，气短懒言，咽干口燥，尿少便结。舌瘦而红，苔少或有裂纹，脉细弱而数	益气养阴 清泄余热	竹叶石膏汤	竹叶、石膏、麦冬、人参、半夏、甘草
气阴两虚证	心悸不宁，活动尤甚，少气懒言，神疲倦怠，头晕目眩，口干咽燥，心烦失眠。舌淡红或少津，脉细数或促或结代	益气养阴 宁心安神	炙甘草汤合生脉散	甘草、人参、桂枝、生姜、阿胶、生地黄、麦冬、火麻仁、五味子、大枣

关、太冲等。

耳针 取心、交感、神门、内分泌，王不留行籽贴压。

转归预后 多数预后良好，少数重症发病数小时或数日内死于恶性心律失常、心力衰竭或心源性休克等。部分转为慢性，遗留心律失常、心力衰竭等。

预防调护 预防感染，锻炼身体，住室通风。发病后注意休息，避免过劳，忌烟酒。

（朱明军）

bìngdúxìng xīnjīyán

病毒性心肌炎（viral myocarditis） 人体感染嗜心肌病毒，引起心肌局限性或弥漫性炎性病变。病毒性心肌炎以柯萨奇B组病毒引起的最多，多发生于秋冬季，40岁以下患者为多，占75%～80%，男性多于女性。本病属中医学温病的风温证以及心悸、胸痹、喘证、水肿、心瘅范畴。

病因病机 病因有体虚正亏，感受时邪或湿热毒邪。病位在心，与肺、脾、肾相关。正气不足，外邪乘袭侵心是发病关键。病理性质为本虚标实与虚实夹杂。以气血阴阳亏虚为本，热毒湿阻、瘀血、痰浊为标。初起以邪实为主，表现为湿热瘀毒未尽而心脉瘀阻。热邪可耗气伤阴，出现气阴两虚夹血瘀，甚则邪毒耗伤气阴至极。可复生阳虚阴衰之重症。

辨证论治 本病辨证应分虚实之主次。偏实者多为热毒侵心；偏虚者有阳虚，气阴两虚和阴阳两虚。治疗原则为益气养阴，清热解毒。分证论治见表。

中成药治疗 在辨证基础上选择适用的中成药。①清热解毒口服液：清热解毒，用于热毒侵心证。②生脉胶囊：益气复脉、养阴生津，用于阳虚气脱证。

其他疗法 在内科治疗的基础上配合其他疗法。

验方 淫羊藿水煎服，用于病毒性心肌炎；穿心莲水煎服，用于病毒性心肌炎急性期；玉竹水煎服，用于病毒性心肌炎气阴两虚证；黄芪、丹参、降香，水煎服，用于病毒性心肌炎气虚血

表 病毒性心肌炎的分证论治

证型	临床表现	治法	主方	常用药
热毒侵心证	发热恶风，鼻塞流涕，咽痒喉痛，咳嗽咯痰或腹痛泄泻，肌痛肢楚，继之心悸惕动，胸闷气短。舌红苔薄黄或腻，脉细数或结代	清心解毒	银翘散	金银花、连翘、大青叶、太子参、麦冬、生地黄、炙甘草
阳虚气脱证	起病急骤，喘息心悸，倚息不得卧，口唇青紫，烦躁不安，自汗不止，四肢厥冷。舌淡白，脉微欲绝	回阳救逆 益气固脱	参附龙牡汤	人参、附子、牡蛎、丹参、茯苓、炙甘草
肺气不足证	气短乏力，胸闷隐痛，自汗恶风，咳嗽，反复感冒。舌淡红苔薄白，脉细无力	益气清肺 固护卫气	参苏饮	太子参、紫苏叶、半夏、葛根、木香、陈皮、茯苓、枳壳、前胡、桔梗、甘草
痰湿内阻证	胸闷憋气，头重目眩，脘痞纳呆，口黏恶心，咯吐痰涎。苔白腻或白滑，脉滑	祛湿化痰 温通心阳	瓜蒌薤白半夏汤	瓜蒌、薤白、胆南星、竹茹、半夏、人参、茯苓、甘草、石菖蒲、陈皮、枳实

续 表

证型	临床表现	治法	主方	常用药
气滞血瘀证	心区刺痛，痛有定处，胸闷胁胀，心烦易怒，唇色紫暗。舌暗红或有瘀斑、瘀点，脉弦涩	疏肝理气活血化瘀	柴胡疏肝散加血府逐瘀汤	柴胡、枳壳、茯苓、陈皮、红花、当归、生地黄、川芎、赤芍、川楝子、延胡索
阴虚火旺证	心悸不宁，五心烦热，潮热盗汗，失眠多梦，颧红口干。舌红少苔，脉细数	滋阴降火养心安神	天王补心丹	生地黄、丹参、玄参、炒酸枣仁、柏子仁、麦冬、北沙参、茯苓、五味子、远志
心脾两虚证	心悸怔忡，肢体倦怠，自汗短气，面色无华。舌淡苔薄，脉细数	健脾益气养心安神	归脾汤	党参、白术、黄芪、龙眼肉、茯苓、酸枣仁、远志、木香、甘草
阴阳两虚证	心悸怔忡，面色㿠白，四肢厥冷，大便溏薄，腰酸乏力。舌淡胖，脉沉细无力或结代	温阳益气滋阴通脉	参附养营汤	人参、附子、桂枝、干姜、五味子、生地黄、当归、白芍、麦冬、北沙参、黄芪、山茱萸

瘀证。

耳针　取穴心、皮质下、交感、小肠，毫针轻刺激。

推拿　先按揉内关、神门、心俞、膈俞、脾俞、胃俞，反复数次，再推拿内关、神门穴，对心悸、怔忡有效。

转归预后　本病大多预后良好，少数重症者可发生心衰，心源性休克甚至猝死。部分患者经过数周或数月后病情趋于稳定，无明显后遗症，但也有患者有一定程度的心脏扩大、心律失常或心电图变化等。

预防调护　对少数病毒感染，如麻疹、脊髓炎等可通过预防接种达到预防目的。预防感冒，外感后服用疏邪解表、清热解毒中药。平时进行体育锻炼，增强体质仍是基本的预防措施。患病期间，避免剧烈活动，急性期卧床休息，加强营养。

（朱明军）

zhīyǐn
支饮（thoracic fluid retention）

因饮邪支撑胸肺，出现胸闷短气，咳逆倚息不得卧，外形如钟的疾病。东汉·张仲景《金匮要略·痰饮咳嗽病脉证并治》曰："咳逆倚息，气短不得卧，其形如肿，谓之支饮。"隋·巢元方《诸病源候论》曰："支饮谓饮水过多，停积于胸膈之间，支乘于心，古云支饮。其病令人咳逆喘息，身体如肿之状。"本病常见于西医学渗出性心包炎、心包积液、慢性心力衰竭等。

病因病机　多因受寒饮冷，饮邪留伏；或因久咳久喘，迁延反复伤肺，肺气不能布津，阳虚不运，饮邪留伏，支撑胸肺，上逆迫肺。病理因素以水饮为主。病位主要在胸膈，与肺、脾、心关系密切。基本病机为阳虚饮停，凌心犯肺。病理性质多属本虚标实，本虚为肺脾肾阳气虚弱，标实为水饮停聚。

诊断　根据临床表现结合病史作出诊断。心脏超声、胸部X线、胸部CT、心包穿刺等均有助于诊断。

诊断要点　①常有肺痨、水肿等病史。②咳嗽气喘，胸闷脘胀，痰多清稀，面部或四肢浮肿。③伴呼吸困难，烦躁不安，乏力，胸痛，心悸，发热，面色苍白，唇甲紫暗，出汗，腹水等症状。

鉴别诊断　应与肺胀鉴别。肺胀为多种慢性肺系疾患反复发作，迁延不愈，导致肺气胀满，不能敛降。主症为咳逆上气，痰多，胸中憋闷如塞，胸部膨满，喘息，动则加剧，甚则鼻煽气促，张口抬肩，目胀如脱，烦躁不安。

辨证论治　支饮应辨标本虚实。治疗应温阳利水。

辨证要点　本虚为肺、脾、肾阳气虚。标实为水饮停聚。

治疗原则　温补阳气，利水化饮。本虚当补肺肾、健脾温阳，标实应攻逐水饮。

分证论治　见表。

中成药治疗　在辨证的基础上选择适用的中成药。金匮肾气丸：温补肾阳、行气化水，用于

表　支饮的分证论治

证型	临床表现	治法	主方	常用药
寒饮伏肺证	咳逆喘满不得卧，吐白沫痰，量多，甚则面浮跗肿。或遇寒即发，发则寒热，背痛，腰痛，目泣自出，身体振振瞤动。舌苔白滑或白腻，脉弦紧	温肺化饮	小青龙汤	麻黄、细辛、芍药、干姜、甘草、桂枝、五味子、半夏
脾肾阳虚证	喘促动则为甚，心悸，气短，或咳而气怯，痰多，食少，胸闷，怯寒肢冷，神疲，少腹拘急不仁，脐下悸动，小便不利，足跗浮肿，或吐涎沫而头目昏眩。舌体胖大，质淡，苔白润或腻，脉沉细而滑	温补脾肾以化水饮	金匮肾气丸合苓桂术甘汤	熟地黄、茯苓、山药、山茱萸、牡丹皮、泽泻、桂枝、附子、茯苓、白术、甘草

脾肾阳虚之支饮。

转归预后 支饮急性期患者经治疗后多可稳定，部分患者病程缠绵，如常反复发作，导致颈静脉怒张、肝脾肿大、下肢浮肿、腹胀如鼓则预后不良。

预防调护 注意保暖；饮食清淡，忌肥甘生冷之物；戒烟酒；劳逸适度。

（朱明军）

xīnshuǐ

心水（heart edema） 因心阳虚水饮凌心，而出现的以短气、喘促、下肢或全身浮肿、不能平卧、烦躁为主要临床表现的疾病。属于五脏水肿病之一。常见于西医学慢性心力衰竭。东汉·张仲景《金匮要略》有关于心水病名、症状、治疗的记载，《金匮要略·水气病脉证并治》："心水者，其身重而少气，不得卧，烦而躁，其人阴肿。"晋·王叔和《脉经》指出："心胀者，烦心，短气，卧不安。心水者，其人身体重，而少气，不得卧，烦而躁，其阴大肿。肾乘心，必癃。"心水多属心肾阳虚，水饮凌心。临床表现为喘息心悸，胸闷气短不能平卧，咳吐痰涎，水肿少尿纳呆，神疲乏力，畏寒肢冷，面色苍白或青紫，舌淡胖大、苔白，脉沉迟。治当温通心阳，活血利水。方用真武汤合苓桂术甘汤。

（朱明军）

xīnbāo jīyè

心包积液（hydropericardium; pericardial effusion） 多种病因引起心包脏层和壁层炎症反应，导致心包腔中液体增加，出现以心前区疼痛、呼吸困难、肢体浮肿为主要表现的疾病。本病属中医学支饮、心痛、胸痹范畴。

病因病机 病因分内因、外因，虚实两方面，内因为正气不足，外因以痨虫、风、湿、热、毒为常见。因体虚而感染痨虫，痨虫由肺侵及心包，或痨虫直接侵袭心包；或感受风热、湿热、温热之邪，先伤肺，再传至心包；或肾衰水毒上泛，上凌心包；或心包络脉受损，血运受阻，瘀滞水停。病机属本虚标实。本虚为心肺气阴虚，标实为水饮、血瘀。

辨证论治 分证论治见表。

中成药治疗 在辨证基础上选择适用的中成药。①芪苈强心胶囊：益气温阳、活血通络、利水消肿，用于心阳亏虚证。②补益强心片：益气养阴、活血利水，用于血瘀水停证。③心宝丸：益气温阳、强心通脉，适用于心阳亏虚证。

其他疗法 在内科治疗的基础上配合其他疗法。

验方 三七粉冲服。

推拿 按心俞、内关、膻中、鱼际等。

转归预后 心包积液的病程和预后主要取决于原发病因。多数急性心包积液经过一段时间或经原发病治疗后会逐渐吸收、减少并且消失。病毒性心包积液、特发性心包积液、心肌梗死后心包积液或心包切开后综合征通常为短暂的、自限性的。慢性心包积液可持续长时间不发生心脏压塞。如为结核性或化脓性心包积液等，及时有效地治疗包括必要的心包穿刺抽液或反复心包腔内冲洗、注入抗菌药物可望获得治愈。部分患者可发展成缩窄性心包炎。恶性心包积液则预后不良。

预防调护 起居有节，避免风寒，调畅情志，低盐饮食，忌食辛辣肥甘之品，戒烟酒；急性期卧床休息，呼吸困难者宜采取半卧位。

（朱明军）

shènchūxìng xīnbāoyán

渗出性心包炎（effusive pericarditis） 多种病因引起心包脏层和壁层炎症反应，出现的以较为严重的呼吸困难，上腹部胀痛，烦躁，心悸为主要表现的疾病。本病属中医学支饮、心痛、胸痹范畴。

病因病机 病因有外感痨虫或温热、湿热邪毒，病后续发，正气虚弱。因体虚而感染痨虫，

表 心包积液的分证论治

证型	临床表现	治法	主方	常用药
饮停心包证	心悸喘满，心下痞坚，烦渴，面色黧黑。舌淡苔黄而腻，脉沉紧	行水散结补虚清热	木防己汤	石膏、桂枝、防己、杏仁、香附、甘草、苍术
血瘀水停证	心悸，胸痛，呼吸困难，肢体浮肿，小便不利，唇暗，颈脉怒张。舌紫有斑点，脉细	化瘀利水	血府逐瘀汤合五苓散	当归、生地黄、桃仁、红花、枳壳、赤芍、柴胡、甘草、桔梗、川芎、牛膝、猪苓、泽泻、白术、茯苓、桂枝
心肺气虚证	心悸气短，神疲乏力，心烦，失眠多梦，汗出，胸闷或有胸痛。舌淡红，少苔，脉细数无力或结代	补益心肺滋补心阴	生脉散	人参、麦冬、五味子、黄芪、茯苓、白术、炙杏仁、桔梗
心阳亏虚证	胸闷气喘、心悸、咳嗽、咯稀白痰，肢冷、畏寒，尿少浮肿，自汗，汗出湿冷，舌质暗淡或紫。苔白腻，脉沉细或结代	温阳益气化瘀利水	参附汤合苓桂术甘汤	人参、制附子、茯苓、白术、桂枝、丹参、檀香、赤芍、益母草、葶苈子、砂仁、大腹皮、大枣

痨虫由肺侵及心包；或感受风热、湿热、温热之邪，先伤及肺，再传心包；或肾衰水毒上泛，上凌心包；或心包络脉受损，血运受阻，瘀滞水停。基本病机为心肺两虚，痰饮瘀血阻于心脉。病位在心、肺，与脾肾相关。病理性质多属本虚标实。本虚为心肺气阴虚，标实为热毒、水饮、血瘀。

辨证论治 本病当辨虚实之主次。痰饮、瘀血、热毒所致者以标实为主。心肺气阴两虚则以正虚为主。虚实之间常可兼夹。治当分标本。治标可用化饮、祛瘀、清热解毒等法；扶正则以益气养阴为主。分证论治见表。

中成药治疗 在辨证基础上选择适用的中成药。①大补阴丸：滋阴降火，用于痨虫引起本病者。②复方丹参片：活血化瘀、理气止痛，用于血瘀水停证。

转归预后 渗出性心包炎多数经过一段时间或经原发病治疗后逐渐吸收、减少、消失。并发于恶性肿瘤、系统性红斑狼疮、尿毒症等预后差，部分患者遗留心肌损害或发展为缩窄性心包炎。

预防调护 起居有节，避免风寒，调畅情志，低盐饮食，忌食辛辣肥甘之品，戒烟酒；急性期卧床休息，呼吸困难者宜采取半卧位。

（朱明军）

fèixì jíbìng

肺系疾病（disease of pulmonary system）

六淫外邪或内伤诸因导致肺气宣发肃降失常，通调水道失职，或肺不主气引起的疾病。

疾病范围 本系统疾病包括咳嗽、哮病、喘证、肺痈、肺痨、肺胀、肺痿、肺积等。相关的西医学疾病有支气管炎、慢性阻塞性肺疾病、支气管哮喘、咳嗽变异性哮喘、支气管扩张、特发性肺纤维化、肺脓肿、肺结核、结核性胸膜炎、呼吸衰竭等。

发病特点 肺居胸中，上连气道、喉咙，开窍于鼻，合称肺系。主要生理功能为主气、司呼吸，吐故纳新，生成宗气，辅心行血；主肃降，宣发卫气，调节腠理，布散精微；主通调水道，调节水液输布、代谢。

肺系疾病可由外感或内伤导致。清·叶天士在《临证指南医案》中指出："肺位最高，邪必先伤。"风、寒、暑、湿、燥、热等六淫外邪和"痨虫"由口鼻、皮毛而入者，首先犯肺，影响宣降。同时，肺居胸中，覆盖诸脏之上，其气贯百脉而通他脏，故他脏有病亦可影响到肺。心气不足，心阳不振，血行瘀阻，肺失宣降。脾虚不运，土不生金，肺气虚弱；或脾失健运，水湿内停，聚生痰饮，宣降失职。肝郁化火，气火上逆，木火刑金，灼伤肺阴。肾阳不足，蒸化失司，水饮内停，上犯于肺；亦可元阴亏虚，肺阴失充。肠热内结，腑气不通，肺失肃降。因此，肺系疾病病位主要在肺，可涉及心、脾、肝、肾、大肠等脏腑。病机总属邪犯于肺，肺失宣降，水液失司和气失所主。主要病理因素为痰，可夹风、寒、热、燥、瘀。病理变化有虚实两个方面，实者由于邪阻于肺，肺失宣降；虚者由于肺脏气阴不足，肺不主气而升降无权。

治疗特点 肺系疾病的治疗，应在辨别虚实的基础上，把握外感与内伤、肺脏生变与他脏及肺的关系。邪实者应祛邪，正虚者当补虚，虚实夹杂者根据虚实之主次，权衡偏重，攻补兼施。外感者多属实证，首当解表达邪，根据六淫病邪之不同，辅以疏风、清热、散寒、解暑、化湿、润燥之法。内伤者往往虚实夹杂，五志过极、饮食不节、年老久病均可影响肺脏宣发肃降，日久肺虚生痰、化瘀，痰瘀阻滞于肺，进一步壅遏肺气，导致肺气不生，宣降失常。治疗时当以化痰湿、利肺气为要，或健脾益气，或清肝泻火，或补肺益肾。

表 渗出性心包炎的分证论治

证型	临床表现	治法	主方	常用药
饮停心包证	心悸喘满，心下痞坚，烦渴，面色黧黑。苔黄而腻，脉沉弦	行水散结 补虚清热	木防己汤	石膏、桂枝、防己、杏仁、香附、炙甘草、白术
热毒蕴结证	发热不退，烦躁不安，口渴引饮，汗多，大便秘结，小便短黄。舌红苔黄，脉数	清热解毒	黄连解毒汤	黄连、黄芩、黄柏、栀子、金银花、板蓝根
血瘀水停证	心悸或痛，呼吸困难，胸闷胸痛，肢体浮肿，小便不利，唇暗，颈脉怒张。舌紫有斑点，脉弦涩	化瘀利水	血府逐瘀汤合五苓散	当归、生地黄、桃仁、红花、枳壳、赤芍、柴胡、甘草、桔梗、川芎、牛膝、猪苓、泽泻、白术、茯苓、桂枝
气阴两虚证	心悸气短，神疲乏力，心烦，失眠多梦，汗出，胸闷或有心痛，尿黄便结。舌红少苔，脉细数无力或结代	益气养阴	生脉散	人参、麦冬、五味子、丹参、川芎、玉竹、黄精
水毒上泛证	气喘胸痛，面色少华，腰膝酸软，畏寒肢冷，下肢浮肿，口有尿味，少尿或无尿。舌质淡胖，脉沉细。	温肾利水	真武汤合吴茱萸汤	制附子、吴茱萸、茯苓、白术、牛膝、杜仲、生姜

肺脏生变累及他脏与他脏及肺同属内伤范畴，治疗时也应以化痰、顺气为主要原则，常见有心肺同病、肺脾同病、肺肾同病。心肺同居上焦，心主血而肺主气。心肺同病者多因心血瘀阻，导致肺气不通，或肺气壅滞，心脉闭阻。血得温则行，血行则气畅。当温通心阳，活血祛瘀。肺为贮痰之器，脾为生痰之源，肺脾同病者治脾为先，或健脾益气，或运脾化湿，或芳香醒脾，溯本求源，痰无所生，标本兼治。肺主气，肾纳气，肺肾两调，金水相生。肺肾同病者可温暖下元，补肾纳气，气有统摄，肺可主气；或滋补肾水，肺阴得充。

同时也应兼顾肺脏喜润恶燥、喜温恶寒的生理特点，重视“治上焦如羽，非轻不举”的用药特性。遣方时，注意濡养肺金，轻灵上浮。

预防护理 预防的重点在于提高机体的卫外功能，增强皮毛腠理御寒抗病能力，同时应该避免接触邪气，积极治疗已发疾病，控制疾病进展，防止疾病进一步恶化。对于体质虚弱者，平时应注意调护正气，提高抗病能力，可以口服健脾益肺药物；对已病者，应当辨证调护。

研究进展 肺系疾病的发病率呈上升趋势，中医在肺系疾病的病证结合、证候分类、临床治疗、实验研究等方面均取得了许多成果，尤其在临床治疗方法上有了很大的进展。

支气管哮喘的研究进展 近年来在病因学研究方面除传统的痰饮病邪外，有医家提出瘀血、痰瘀等亦为哮喘伏邪。风邪致病受到医家重视，晁恩祥提出“风盛挛急”为主要病机特点的风哮证型被确立，“疏风解痉”治法的有效性在临床应用中得到验证。此外，哮病被认为与情志相关，由此进行了肝肺相关的理论研究。支气管哮喘常见证型有痰浊阻肺、肺肾气虚、痰热蕴肺等 23 个证型；运用结构方程模型方法对流行病学调查所得四诊信息资料进行统计分析，得出支气管哮喘的核心病机为肺实肾虚，兼见寒痰阻肺证、痰热郁肺证、风痰阻肺证、痰瘀阻肺证及肺肾两虚证 5 种证候分类。2012 年中华中医药学会肺系病分会发布了《支气管哮喘中医诊疗专家共识》，给出 3 期 10 个证候的辨证分型方案辨治哮喘，即急性发作期的外寒内饮证、痰浊阻肺证、痰热壅肺证、阳气暴脱证；慢性持续期为阳虚饮伏证、气虚痰阻证、气阴虚痰热证；临床缓解期的肺脾气虚证、肺肾气虚证、脾肾阳虚证。

慢性阻塞性肺疾病的研究进展 文献统计分析可见，该病中医证候并不统一，本虚标实为其基本病理特征。中华中医药学会内科分会肺系病专业委员会给出的《慢性阻塞性肺疾病中医诊疗指南（2011 版）》中，将本病急性期分为风寒袭肺、外寒内饮、痰热壅肺、痰蒙神窍等证，稳定期为肺气虚、肺脾气虚、肺肾气虚、肺肾气阴两虚等证，而血瘀作为兼证出现于其他证候中。治疗遵“急则治其标”“缓则治其本”原则，急性加重期以清热、涤痰、活血、宣肺降气、开窍而立法，兼顾气阴；稳定期以益气（阳）、养阴为主，兼祛痰活血；辅以针灸、穴位贴敷等综合治疗。

肺癌的研究进展 对肺癌病因病机的认识主要从气阴两虚、阳虚、痰瘀论、癌毒论、伏气学说、络病学等方面入手。认为本病的病理本质为本虚标实、虚实错杂；病变部位在肺，与肾、脾、肝、心相关；病理因素主要为气滞、痰浊、瘀血、热毒等。肺癌的辨证分型尚未统一，现代医家在总结个人经验之外进一步探索肺癌证型与病理分型、肿瘤标志物、免疫学指标等的相关性，得出的证型不外虚、痰、毒、瘀四种，并以健脾化痰、养阴润肺、清热解毒抗癌等为治疗大法。中国南方，医家多重视热毒和瘀血；而在中国北方，医家用药更注重气阴双补。

肺系疾病的现代医学实验研究多集中在自拟方剂、古方、中成药的应用研究上，中医病因学方面的研究亦有进展，但在动物模型、证候学研究等方面仍有不足。

（申春悌）

késou

咳嗽（cough） 肺失宣降，肺气上逆引起的以咳嗽作声、咳吐痰液为主要临床表现的疾病。分别言之，有声无痰为咳，有痰无声为嗽，一般多为痰声并见，难以截然分开，故以咳嗽并称。本病常见于西医学支气管炎、支气管扩张、咽炎、肺嗜酸性粒细胞增多症等。

咳嗽病名首见于《黄帝内经》，《素问·宣明五气论》曰：“五气所病……肺为咳”，指出咳嗽病位在肺。《素问·咳论》：“五脏六腑，皆令人咳，非独肺也。”咳嗽的分类，《素问·咳嗽篇》以脏腑命名，分为五脏咳和六腑咳，如肺咳、肝咳、脾咳等，并且描述了各类证候的特征。隋·巢元方《诸病源候论·咳嗽候》有十咳之称，除五脏咳外，尚有风咳、寒咳、胆咳、厥阴咳等。明·张景岳《景岳全书·咳嗽》分外感内伤：“咳嗽之要，止为二证，何为二证？一曰外感，一曰内伤，而尽之矣。”王纶《明医杂著·论咳嗽证治》归纳了咳嗽的治法：“治法须分新久虚实。新病风寒则散之，火热则清之，湿热则泻之。久病便属虚、属郁，气虚则补气，血虚则补血，兼郁则开郁，滋之、润之、敛之，则治虚之法也。”清·喻昌《医门法律》论述了燥邪伤肺而致咳嗽的证治，创立温润、凉润治咳之法。陈士铎《医学心悟·咳嗽》提示诸多原因皆可致咳：“肺体属金，譬若钟然，钟非叩不鸣，风寒暑湿燥火六淫之邪，自外击之则鸣，劳欲情志，饮食炙煿之火自内攻之则亦鸣。”

病因病机 病因有外感、内伤。外感咳嗽为六淫外邪袭肺。因肺的卫外功能减退或失调，六淫外邪或从口鼻而入，或从皮毛而受，邪客于肺。风为六淫之首，所以外感咳嗽常以风为先导，可夹寒、热、燥邪。内伤咳嗽总由脏腑功能失调，内邪干肺。情志刺激，肝失调达，气郁化火，气火循经上逆犯肺；或饮食不当，过食肥甘辛辣，脾失健运，痰浊内生，上干于肺。或因多种疾病迁延不愈，肺脏虚弱，阴伤气耗，肺主气的功能失调，肃降无权，而致气逆为咳。

病变主脏在肺，与肝、脾有关，久则及肾。主要病机为邪犯于肺，肺气上逆。外感咳嗽属于邪实，为六淫外邪犯肺，肺气壅遏不畅，有风寒、风热和风燥。内伤咳嗽，病理性质属于邪实与正虚并见，病理因素主要为“痰”与“火”。但痰有寒热之别，火有虚实之分。肝火犯肺每见气火耗伤肺津，炼液为痰，日久气火可耗伤阴津；痰湿蕴肺者，多因脾失健运，痰浊内生，上犯于肺，日久痰湿耗气，可见肺脾两虚，故云“脾为生痰之源，肺为贮痰之器”；甚则病延及肾，由咳至喘。久病肺虚，气阴亏损，亦可生痰，此多因虚致实。外感咳嗽久延不愈，可转为内伤咳嗽；内伤咳嗽，肺卫不固，易感外邪而兼有标实之象。

诊断 根据临床表现及病史可作诊断。血常规、胸部X线、CT检查有助于诊断。诊断要点：①以咳嗽、咳痰为主要表现。②外感咳嗽，起病急，病程短，常伴肺卫表证。③内伤咳嗽，常反复发作，病程长，多伴他脏兼证。

辨证论治 咳嗽辨证分外感和内伤，外感咳嗽当祛邪利肺，内伤咳嗽当扶正祛邪。

辨证要点 首辨外感内伤。起病急，病程短，伴恶寒、发热、头痛等表证，为外感咳嗽。咳嗽反复发作，病程长，伴他脏见证，为内伤咳嗽。次辨证候虚实。外感咳嗽以风寒、风热、风燥为主，一般属邪实。而内伤咳嗽多为虚实夹杂，本虚标实，其中痰湿、痰热、肝火多为邪实正虚；肺阴亏耗则属正虚，或虚中夹实。

治疗原则 治疗应分清邪正虚实。外感咳嗽多为实证，应祛邪利肺，分风寒、风热、风燥论治。内伤咳嗽，多属邪实正虚。标实为主者，治以祛邪止咳；本虚为主者，治以扶正补虚。除直接治肺外，还应注意治脾、治肝、治肾。

分证论治 见表。

中成药治疗 在辨证基础上

表 咳嗽的分证论治

证型	临床表现	治法	主方	常用药
风寒袭肺证	咳嗽声重，气急，咽痒，咳痰稀薄色白，鼻塞，流清涕，头痛，肢体酸楚，恶寒发热。舌苔薄白，脉浮或浮紧	疏风散寒宣肺止咳	三拗汤合止嗽散	麻黄、杏仁、桔梗、甘草、陈皮、前胡、百部、紫菀、白前、荆芥
风热犯肺证	咳嗽频剧，气粗或咳声嘶哑，喉燥咽痛，咳痰不爽，痰黏稠或黄，咳时汗出，鼻流黄涕，口渴，头痛，身楚，恶风，身热。舌苔薄黄，脉滑	疏风清热宣肺止咳	桑菊饮	桑叶、菊花、桔梗、杏仁、连翘、芦根、甘草、薄荷
燥邪伤肺证	干咳，连声作呛，喉痒，咽喉干痛，唇鼻干燥，无痰或痰少而粘连成丝，不易咳出，或痰中带有血丝，口干，或伴鼻塞，头痛，微寒，身热。舌红而干少，苔薄白或薄黄脉浮数	疏风清肺润燥止咳	桑杏汤	桑叶、杏仁、浙贝母、沙参、淡豆豉、栀子、梨皮
风盛挛急证	咳嗽，干咳无痰或少痰，咽痒，一痒即咳，或呛咳阵作，气急，遇外界寒热变化、异味等突发或加重，夜卧晨起咳剧，呈反复性发作。舌苔薄白，脉弦	疏风宣肺解痉止咳	苏黄止咳汤	炙麻黄、蝉蜕、紫苏叶、紫苏子、前胡、五味子、牛蒡子、枇杷叶、地龙
痰湿蕴肺证	咳嗽反复发作，咳声重浊，痰多，因痰而嗽，痰出咳平，痰黏腻或稠厚成块，色白或带灰色，每于早晨或食后则咳甚痰多，进甘甜油腻食物加重，胸闷，脘痞，呕恶，食少，体倦，大便溏薄。舌苔白腻，脉濡滑	燥湿化痰理气止咳	二陈平胃散合三子养亲汤	陈皮、半夏、茯苓、生姜、苍术、厚朴、甘草、苏子、莱菔子、白芥子

续 表

证型	临床表现	治法	主方	常用药
痰热郁肺证	咳嗽，气息粗促，或喉中有痰声，痰多质黏厚或稠黄，咳吐不爽，或有热腥味，或咳血痰，胸胁胀满，咳时引痛，面赤或有身热，口干欲饮，口中黏腻。舌红苔薄黄腻，脉滑数	清热肃肺豁痰止咳	清金化痰汤	黄芩、栀子、桔梗、甘草、浙贝母、知母、麦冬、桑白皮、瓜蒌仁、橘红、茯苓
胃气上逆证	阵发性呛咳、气急，咳甚时呕吐酸苦水，平卧或饱食后症状加重，平素上腹部不适。常伴嗳腐吞酸、嘈杂或灼痛。舌红苔白腻，脉弦	降浊化痰和胃止咳	旋覆代赭汤合半夏泻心汤	旋覆花、代赭石、生姜、半夏、人参、甘草、黄芩、黄连、干姜、大枣
肝火犯肺证	上气咳逆阵作，咳时面赤，咽干口苦，常感痰滞咽喉而咳之难出，量少质黏，或成絮条，胸胁胀痛，咳时引痛，症状可随情绪波动而增减。舌红或舌边红，苔薄黄少津，脉弦数	清肺泻肝顺火降气	黛蛤散合加减泻白散	青黛、海蛤壳、桑白皮、地骨皮、粳米、甘草、知母、黄芩、桔梗、青皮、陈皮
肺阴亏耗证	干咳，咳声短促，痰少黏白，或痰中带血丝，或声音逐渐嘶哑，口干咽燥，或午后潮热，颧红，盗汗，日渐消瘦，神疲。舌红少苔，脉细数	滋阴润肺化痰止咳	沙参麦冬汤	沙参、麦冬、玉竹、天花粉、扁豆、甘草、桑白皮

选择适用的中成药。①通宣理肺丸：解表散寒、宣肺止咳，用于风寒束表，肺气不宣所致的咳嗽。②桑菊感冒片：疏风散热、宣肺止咳，用于风热犯肺证。③川贝清肺糖浆：清肺润燥、止咳化痰，用于风燥伤肺证。④杏苏二陈丸：疏风解表、化痰止咳、理气舒郁，用于凉燥型咳嗽。⑤三拗片：宣肺止咳、祛痰平喘，用于风寒袭肺证。

转归预后 外感咳嗽病位较浅，及时治疗多能迅速向愈。夹湿邪、燥邪者病多缠绵。内伤咳嗽正虚邪实并见，多呈慢性反复发作过程，其病深，难以速效。部分患者可因病久肺肾两虚，转为咳喘。甚则病情逐渐加重，累及于心，最终导致肺、心、脾、肾诸脏皆虚，痰浊、瘀血、水饮互结，甚至演变成为肺胀。

预防调护 加强锻炼，增强抗病能力。注意气候变化，以防外感。若有感冒及时诊治。注意保持室内空气流通，避免煤气、尘烟等刺激。既病应适当休息，多饮水，饮食宜清淡，避免腥、辣、油腻之品。注意劳逸结合。缓解期应坚持“缓则治本”的原则，补虚固本以图根治。

（申春悌）

fēngké
风咳（cough due to wind） 风邪乘肺所致，以咳嗽、鼻痒、喉痒为主要临床表现的疾病。本病常见于西医学咳嗽变异性哮喘、感冒后咳嗽。

风咳病名出自隋·巢元方《诸病源候论·咳嗽病诸候》：“风咳，语因咳言不得竟是也”，并将风咳列于十种咳的首位。明·秦景明《症因脉治》中亦有“伤风咳嗽，即咳嗽的一种，又称风嗽。”

病因病机 起居寒温不调，触冒风邪，接触某些过敏物质，吸入特殊气体，花粉、油烟、冷热空气刺激等，导致肺失宣肃，气道挛急，肺气上逆。病位在肺，病理性质有虚实两端。初起风邪犯肺，属实；若恋肺不解，日久入络，可致肺气虚耗，或气阴两虚。

诊断 根据临床表现结合病史可作诊断。血常规、肺功能检查、过敏原检查、胸部X线等检查有助诊断。

诊断要点 ①刺激性干咳，反复发作。②无痰或少痰，咽痒。③与环境或气候变化有关。

鉴别诊断 应与外感咳嗽相鉴别。外感咳嗽发病短，伴有发热、恶寒等表卫症状。风咳虽有外感咳嗽的特征，但寒热之象及表证不明显，以急迫、挛急、突发顿咳、干咳为主，伴有咽痒，异味可诱发，反复发作，迁延难愈。

辨证论治 本病病因、病机以及表现系以“风”为特点，决定了“从风论治”的治疗思路。

辨证要点 当辨虚实。病程短，咳嗽剧烈者属实；咳嗽日久，咳声无力者属气虚，伴口干咽燥，舌红，苔干者为气阴两虚。

治疗原则 宣肺止咳。实者疏风解痉，虚者补益肺气或益气养阴。

分证论治 根据风咳的病机特点，本病辨证为风盛挛急证，临床针对风邪进行治疗。实者疏风宣肺止咳，虚者补肺养阴。见表。

中成药治疗 在辨证基础上选择适用的中成药。①苏黄止咳胶囊：疏风宣肺、止咳利咽，用于风盛挛急证。②生脉胶囊：补肺益气养阴，用于气阴两虚证。

其他疗法 在内科治疗的基础上配合其他疗法。可用疏风宣肺、止咳化痰药敷贴胸背部腧穴，取穴天突、大椎、肺俞、中府。

转归预后 本病若能正确诊断，及时治疗，多能控制症状，

表　风咳的分证论治

证型	临床表现	治法	主方	常用药
风盛挛急证	咳嗽，干咳无痰或少痰，咽痒，一痒即咳，或呛咳阵作，气急，遇外界寒热变化、异味等突发或加重，夜卧晨起咳剧，呈反复性发作。舌苔薄白，脉弦	疏风宣肺解痉止咳	苏黄止咳汤	炙麻黄、蝉蜕、紫苏、前胡、五味子、牛蒡子、枇杷叶、地龙
肺气虚耗证	咳嗽不已，咳声无力，痰少稀薄，气短乏力，畏冷，易感。舌淡苔薄白，脉弱	补肺固表	补肺汤	人参、黄芪、茯苓、紫石英、厚朴、桑白皮、紫菀、陈皮、五味子、远志、麦门冬、干姜、大枣
气阴两虚证	咳嗽日久，咳声低微，少痰，口干欲饮，声音嘶哑，神疲乏力。舌红苔少，脉细数	益气养阴	生脉散	人参、黄芪、白术、麦冬、五味子、玉竹、南沙参、蛤蚧

避免迁延不愈。

预防调护　避免接触某些过敏物质、吸入异味和冷热空气刺激，注意气候变化，做好防寒保暖，避免受凉，尤其在气候反常之时更要注意调摄。选择适当的体育锻炼方法，以增强体质。

（申春悌）

késou biànyìxìng xiàochuǎn

咳嗽变异性哮喘（cough variant asthma）

以慢性咳嗽为主要或唯一临床表现的一种特殊类型的哮喘。又称咳嗽型哮喘。主要表现为反复发作的刺激性干咳，通常咳嗽比较剧烈，以夜间为主。感冒、冷空气、灰尘、油烟等刺激容易诱发或加重咳嗽。本病属中医学风咳范畴。本病主要由风邪引起，风邪具有“善行数变”“风性挛急”“风盛则动”的发病特点。主要病机是风邪犯肺，邪客肺络，气道挛急，肺失宣降。见风咳。

（申春悌）

zàoké

燥咳（cough due to dryness）

燥邪伤肺出现的以干咳无痰或痰少黏稠、咯吐不畅、鼻咽干燥为主要临床表现的疾病。又称燥乘肺咳。本病多发于秋季，常见于西医学变应性咳嗽、急性气管－支气管炎、急慢性咽炎。

病名首见于金·张从正《儒门事亲》。清·张璐《张氏医通》亦有：“千金五味子汤，治伤燥，咳唾中有血，引胸胁痛，皮肤干枯。”清·黄元御《四圣心源·咳嗽根源》：“其燥热为嗽者，金燥而火炎也。手阳明以燥金主令，燥气旺则手太阴化气于庚金而不化气于湿土，一当胃逆胆升，刑以相火，则壅嗽生焉。然上虽燥热，而下则依旧湿寒也……上热则下寒，以其火升而不降也”，认为肺胃逆升，相火浮动，上热下寒是主要病机。

病因病机　主要病因是秋燥伤肺，肺失润降，肺气上逆。有温燥、凉燥之分。温燥为燥夹风热，发于秋初，易伤肺胃阴虚之体；凉燥为燥夹风寒伤肺，发于秋深冬初；燥咳也可因风温不解，邪从燥化，损伤肺津，肺失清肃所致。

诊断　根据临床表现结合病史可作诊断。①干咳，连声作呛，无痰或少痰，咽痒，咽痛。②多发于秋季。

辨证论治　燥咳当注意凉燥和温燥的不同。治当祛邪润燥。

辨证要点　当辨外感寒热。燥邪兼风热表证为温燥，兼风寒表证为凉燥。

治疗原则　以润燥止咳为原则。

分证论治　见表。

中成药治疗　选用清肺养阴润燥的中成药。川贝清热糖浆：清燥润肺、止咳化痰，用于干咳，咽干，咽痛。

其他疗法　在内科治疗的基础上配合其他疗法。雪蛤、川贝粉、冰糖，炖服。

转归预后　本病通过正确的辨证及采用润燥止咳，一般预后较好。

预防调护　注意气候变化，避免受凉；进行适当的体育锻炼，增强体质；饮食清淡而富含营养，避免辛辣油腻。阴虚津伤之体宜予清补，可用沙参、百合等。

（申春悌）

wǔzàngké

五脏咳（five zang-viscera cou-

表　燥咳的分证论治

证型	临床表现	治法	主方	常用药
温燥证	干咳无痰或痰少而黏，或痰中夹有血丝，喉痒，咽干鼻燥，口渴，兼有微寒。舌红苔薄白而干，脉浮数	疏风清肺润肺止咳	桑杏汤	桑叶、苦杏仁、沙参、浙贝母、淡豆豉、栀子、梨皮
凉燥证	干咳，少痰，咽痒干燥，兼有恶寒发热无汗，头微痛。舌苔薄白而干，脉浮紧	宣肺达表化痰润燥	杏苏散	紫苏叶、半夏、茯苓、前胡、桔梗、枳壳、甘草、生姜、大枣、苦杏仁、陈皮

gh） 五脏功能失常，病传及肺，肺失宣降所致的咳嗽。包括肺咳、心咳、肝咳、脾咳、肾咳。《素问·咳论》：“五脏六腑皆令人咳，非独肺也”，指出五脏病变皆可导致咳嗽，并详细描述了五脏咳各自特点：“心咳之状，咳则心痛，喉中介介如哽状，甚则咽肿喉痹；肝咳之状，咳则两胁下痛，甚则不可以转，转则两胁下满；脾咳之状，咳则右胁下痛引肩背，阴阴引肩背，甚则不可以动，动则咳剧；肺咳之状，咳而喘息有音，甚则唾血；肾咳之状，咳则腰背相引而痛，甚则咳涎沫。”

病因病机 六淫湿邪侵袭，或情志过极导致五脏功能失调，病累及肺，肺失宣降。心咳因喜伤心气，或夏令心先受邪，病传肺经所致。肝咳因怒伤肝气，或春令肝先受邪，病传肺经。脾咳因思伤脾气，或长夏令脾先受邪，病传肺经所致。肺咳因悲忧伤肺，或寒冷饮食入胃注肺，内伤复感外邪所致。肾咳因恐伤肾气，或冬令肾先受邪，病传肺经所致。

辨证论治 本病应辨心、肝、脾、肺、肾之咳的不同，临床以调治五脏为主，兼以治肺。心咳治宜清心泻火化痰，用导赤散合泻白散。肝咳治宜疏肝解郁，理气化痰，用黛蛤散合小柴胡汤。脾咳治宜健脾燥湿化痰，用二陈汤。肺咳治宜清热肃肺，豁痰止咳，用清金化痰汤。肾咳治宜温肾行水，用真武汤。

转归预后 一般在肺为轻，在脾较重，在肾尤重。故病在肺脾，治疗尚易，及至于肾，则治疗棘手，预后较差。

预防调护 应注意气候变化，防寒保暖。注意调畅情志，参加适当的体育锻炼，增强体质。

（申春悌）

fèiké

肺咳（lung cough） 邪犯于肺，肺气上逆或肺虚气逆所引起的以咳喘喘息有声，咳剧则咯血为主要临床表现的疾病。咳嗽的一种类型，属五脏咳之一。本病常见于西医学气管－支气管炎。《素问·咳论》：“肺咳之状，咳而喘息有声，甚则咯血。”张景岳云：“咳嗽虽多，无非肺病。”病位在肺。病机为邪犯于肺，肺气上逆，或肺虚气逆。

本病当分虚实论治。风寒、风热、燥邪、疫毒袭肺属实，当疏风宣肺、解毒；气虚、阴虚属虚，当以补益为主，兼止咳化痰。风寒犯肺证可见咳嗽声重，咳痰稀薄色白，鼻塞，流清涕，头痛，肢体酸楚，恶寒发热，当疏风散寒止咳，用三拗汤；风热犯肺证可见咳嗽频剧，痰黏稠或黄，恶风，身热，当疏风清热止咳，用桑菊饮；燥邪犯肺证可见干咳，连声作呛，喉痒，咽喉干痛，唇鼻干燥，当润燥止咳，用桑杏汤；疫毒袭肺证可见高热，咳嗽剧烈，咽喉肿痛，甚则咯血，当疏风清热解毒，用香苏散合普济消毒饮；肺气虚弱证可见咳嗽声低，神疲乏力，体虚易感，当补肺益气，用人参蛤蚧散；肺阴亏耗证可见干咳，痰少黏白，或痰中带血丝，口干咽燥，当滋阴补肺，用沙参麦冬汤。

肺咳者实证易愈，疫毒犯肺经及时清解可获稳定。虚证患者多病情缠绵，易于复发。平时加强锻炼，增强抗病能力。多饮水，饮食宜清淡，避免腥、辣、油腻之品。

（申春悌）

xīnké

心咳（heart cough） 七情失调、过劳伤心或心经先受外邪，传至于肺，肺失宣降所引起的以咳嗽则胸痛，咽喉有梗阻感或肺胀为主要表现的疾病。咳嗽的一种类型，属五脏咳之一。本病常见于西医学气管－支气管炎、慢性咽喉炎。《素问·咳论》说：“心咳之状，咳则心痛，喉中介介如梗状，甚则咽喉咽肿喉痹。”

本病多因七情失调，过劳伤心；或心经先受外邪，传至于肺，肺失宣降而致。病位在心、肺。病理性质以实证为主，有外感风寒、邪郁咽膈、心经郁火和风温袭肺。日久可因实致虚，出现心气、心阴亏耗。心咳的辨治，应以治心为主，兼以调肺。寒客咽膈证可见恶寒发热，咽喉疼痛，当散寒宣肺利咽，用桂枝汤；心经郁火证可见情绪抑郁，咽部梗阻感，当清心解郁，用导赤散；风温犯肺证可见咽喉肿痛，心烦不寐，当清热解毒肃肺，用心咳汤。平时应慎起居，适寒温，调情志。

（申春悌）

gānké

肝咳（liver cough） 肝火犯肺、肺失素降或邪郁少阳，肝肺气机不利所引起的以咳则胁疼痛，甚则不可以转动为主要临床表现的疾病。咳嗽的一种类型，属五脏咳之一。《素问·咳论》：“肝咳之状，咳则两胁下痛，甚则不可以转，转则两胁下满。”本病常见于西医学急慢性支气管炎、慢性咽喉炎。多因郁思伤肝，肝郁化火，循经犯肺；或春令肝经受邪，传至于肺。病位在肝、肺，基本病机为肝火犯肺，肺失肃降及邪郁少阳，肝肺气机不利。病理性质属实证。临证当辨病位。邪郁少阳证可见咳嗽，胸胁苦满，不欲饮食，心烦喜呕，当疏利少阳，宣肺止咳，用小柴胡汤；肝火犯肺证可见咳逆阵作，咳时面赤，咽干口苦，胁痛，当清肝泻肺止咳，用黛蛤散合泻白散。肝咳一般预后较好。平时应慎起居，适寒温，调情志。

（申春悌）

píké

脾咳（spleen cough） 脾胃湿热，上熏于肺或脾气虚弱，土不生津，肺脾两虚，痰湿内盛所引起的以咳则右胁下牵及肩背痛，动则咳剧为主要临床表现的疾病。咳嗽的一种类型，属五脏咳之一。《素问·咳论》："脾咳之状，咳则右胁下痛，阴阳引肩背，甚则不可以动，动则咳剧。"本病常见于西医学慢性支气管炎、阻塞性肺疾病。多因饮食劳倦，思虑伤脾，脾虚生痰，痰湿阻肺；或夏暑季节，湿热犯脾，由脾及肺。病位在脾、肺，基本病机为脾胃湿热，上熏于肺；或脾气虚弱，土不生金，肺脾两虚，痰湿内盛。本病临床当分虚实。湿热犯肺证可见咳则恶心，身重肢倦，渴不喜饮，当清热化湿，健脾肃肺，用栀连二陈汤；脾虚痰湿证可见咳声重浊，脘腹痞满，纳呆，乏力，当健脾补肺，化痰止咳，用六君子汤。本病属慢性咳嗽，病多迁延，难于尽愈。日久发展为肺脾气虚之咳喘，预后欠佳。

（申春悌）

shènké

肾咳（kidney cough） 肾不纳气，肺气失司所引起的以咳引腰背疼痛，甚则咳吐涎沫为主要临床表现的疾病。咳嗽的一种类型，属五脏咳之一。《素问·咳论》云："肾咳之状，咳则腰背相引而痛，甚则咳痰涎。"本病常见于西医学慢性支气管炎、肺气肿、特发性肺纤维化。病因有禀赋不足、久病体虚。病位在肾、肺，基本病机为肾不纳气，肺气失司。病理性质属虚。肺肾亏虚证可见干咳，潮热盗汗，腰膝酸软，治当补肺纳肾，用平喘固本汤。真阴枯涸者，治当滋补元阴，用人参固本汤。肾阳虚衰证可见咳嗽，短气，畏冷肢凉，治当补肾阳，用金匮肾气丸合金水六君煎。肾咳病情较重，治疗棘手，很难治愈，预后较差。

（申春悌）

liùfǔké

六腑咳（six fu-viscera cough） 五脏咳经久不愈，累及其相应之六腑，使其功能失调，气机逆乱而引起的一类咳嗽。《素问·咳论》云："五脏之久咳，乃移于六腑。"本病属内伤咳嗽范畴，常见于体质虚弱或久病者，起病慢，咳嗽顽固，病程长，迁延难愈。本病常见于西医学慢性支气管炎、慢性阻塞性肺疾病。

六腑咳的成因以脏腑表里传变引发为主。《素问·咳论》："脾咳不已，则胃受之……肝咳不已，则胆受之……肺咳不已，则大肠受之……心咳不已，则小肠受之……肾咳不已，则膀胱受之。"本病的基本病机是六腑功能失调，气机逆乱。病位在胃、胆、大肠、小肠、膀胱、三焦，但与五脏相关。本病当辨胃咳、胆咳、大肠咳、小肠咳、膀胱咳、三焦咳，根据各腑的不同病变特点进行治疗。胃咳，当宣肺降逆，和胃止呕，异功散主之；胆咳，当清胆利咳，黄芩加半夏生姜汤主之；大肠咳证，当补益止咳，涩肠固脱，止嗽散合四神丸主之；小肠咳，当健脾益气止咳，芍药甘草汤主之；膀胱咳，当补肾益肺止咳，加味茯菟汤主之；三焦咳，当行气理滞止咳，通理汤主之。

（申春悌）

wàigǎn késou

外感咳嗽（exogenous cough） 感受外邪而引起的咳嗽。病因为感受外邪。病机属肺失宣肃，肺气上逆。明·张景岳《景岳全书·咳论》指出："夫外感之咳，必由皮毛而入，盖皮毛为肺之合，而凡外邪袭之，则必入于肺，久而不愈，则必自肺传于五脏也。"外感咳嗽，多为新病，起病急，病程短，常伴有恶寒、发热、头痛等肺卫表证，以邪实为主，治应祛邪利肺。临床可分为风寒袭肺、风热犯肺、风燥伤肺进行辨证论治。见暴咳。

（申春悌）

gǎnmàohòu késou

感冒后咳嗽（postinfectious cough） 感冒急性期症状消失后，仍然迁延不愈的咳嗽。又称感染后咳嗽。本病四季均可发生，冬春多见。本病属中医学咳嗽范畴。

病因病机 外邪犯肺，肺气失宣，虽感冒表证已解，但因脏腑功能失调，外邪久恋；或因感冒早期，过早使用滋腻之品，或滥用罂粟壳等镇咳之品，使外邪痰湿壅阻于肺内，导致咳嗽缠绵不愈。病机特点是外邪和正虚并存，实证和虚证俱现，临床上多有寒热虚实并见的情况。

辨证论治 感冒后咳嗽辨证分正虚和邪实，正虚者，应补益兼祛邪；邪实者，应祛邪为主，兼以补益。治疗以宣肺降气祛痰为总则。分证论治见咳嗽。

转归预后 感冒后咳嗽一般属轻浅之疾，只要及时而恰当地治疗，能够较快痊愈。年老体弱者，容易迁延不愈，形成慢性咳嗽，应积极治疗，加强防护。

中成药治疗、其他疗法、预防调护见咳嗽。

（申春悌）

nèishāng késou

内伤咳嗽（cough due to internal injury） 情志失调、饮食不节、久病肺虚，导致肺失肃降出现的咳嗽。情志刺激，肝失条达，气郁化火；或饮食不节，熏灼肺胃；或脾失健运，痰浊内生，上犯于肺；或久病肺虚，气阴两伤，宣肃失常。主要病机为脏腑功能失调，内邪干肺，肺失宣肃，肺气上逆。临床辨证多属正虚邪实，治法应扶正补虚，祛邪止咳。见久咳。

（申春悌）

bàoké

暴咳（sudden cough） 外邪袭肺，肺失宣降而引起的骤然发作的剧烈咳嗽。起病急，病程短，咳嗽剧烈。多发于冬春季节，儿童及青年患者多见。本病常见于西医学急性气管－支气管炎等。

病因病机 起居不慎，寒温失宜，或过度疲劳，肺的卫外功能减退或失调，以致在天气冷热失常，气候突变的情况下，外邪客肺导致咳嗽。基本病机为外邪犯肺，肺失宣降。病位主要在肺。病理性质属邪实，根据病邪的不同分风寒、风热、风燥。若外邪未能及时消散，还可发生演变转化，如风寒久郁化热，风热灼津化燥，肺热蒸液成痰等。

诊断 根据临床表现及病史可作诊断。血常规、胸部X线检查有助诊断。诊断要点：①多于冬春季节发病，尤以气候突变时多见。病程一般不超过3个月。②起病较急，以咳嗽为主症，并可伴咯痰、气喘、胸闷及恶寒、发热、鼻塞流涕等外感表证。

辨证论治 见咳嗽。

中成药治疗 在辨证基础上选择适用的中成药。①蛇胆川贝液：用于风热、燥热咳嗽。②银翘合剂：清热止咳，用于风热咳嗽。③川贝枇杷膏：润燥止咳，用于肺燥导致的暴咳。

转归预后 暴咳一般病位较浅，病情较轻，治疗及时得当，能够治愈。

预防调护 注意气候变化，好防寒保暖，避免受凉，尤其在气候反常之时更要注意调摄。适当的体育锻炼，增强体质，以提高肺的通气功能，增强抗病能力。药物预防，可根据患者体质，辨证用药。

（申春悌）

jíxìng zhīqìguǎnyán

急性支气管炎（acute bronchitis） 各种因素引起的，以咳嗽、咯痰、发热、畏寒或伴喘息为主要表现的急性支气管黏膜炎症性疾病。发病季节以冬春多见，可发生于任何年龄。本病属中医学外感咳嗽、喘证范畴。

病因为感受外邪，常因久病体虚、嗜食烟酒诱发。病机为六淫犯肺，肺失肃降。病理性质属实，有风寒、风热、风燥之别。治疗应祛邪利肺。风寒证当疏风散寒，宣肺止咳；风热证当疏风清热，肃肺止咳；风燥证当疏风清肺，润燥止咳。见咳嗽。

（申春悌）

jiǔké

久咳（chronic cough） 经久不愈的咳嗽。起病缓慢，病程长，以咳嗽反复发作，咯痰伴喘息为主要临床表现。本病常见于西医学慢性支气管炎、支气管扩张、慢性咽炎。

病因病机 本病由内伤引起，分其他脏腑病变涉及于肺和肺脏自病两方面。他脏及肺因过食肥甘辛辣炙煿，酿湿生痰；或因平素脾运不健，饮食精微不归正化，变生痰浊，肺脉连胃，痰邪上干；或因情志不畅，郁怒伤肝，肝失条达，气机不畅，日久气郁化火，气火循经犯肺，发为咳嗽。肺脏自病者，常因肺系疾病迁延不愈，阴伤气耗，肺的主气功能失常，以致肃降无权，肺气上逆作咳。本病的基本病机是内邪干肺，肺气上逆。病位在肺、脾、肝。久咳属本虚标实。由他脏有病而及肺者，多因实致虚；肺脏自病者，多因虚致实。久咳多呈慢性迁延，反复发作。

诊断 根据临床表现结合病史可作诊断。血常规、胸部X线检查有助明确诊断。

诊断要点 ①咳嗽、咯痰，反复发作，迁延日久。②有暴咳持续不愈，或多次发作的病史；或有饮食不节，情志失调，或慢性肺系疾病病史。

鉴别诊断 应与暴咳相鉴别，暴咳起病急，咳嗽剧烈，病程短，而久咳反复发作，病程迁延，日久难愈。

辨证论治 久咳辨证分虚实，他脏及肺者属因实致虚，肺脏自病者属因虚致实。治疗当补虚泻实。

辨证要点 本病当辨邪实正虚。痰湿、痰热、肝火多为邪实；肺阴亏耗则属于正虚，或虚中夹实。临床见咳嗽较剧烈，咳声重浊，或胸胁胀满疼痛者，为邪实；以干咳，咳声短促，痰少黏白，或痰中带血丝，口干咽燥，或午后潮热为主要表现者，属正虚。

治疗原则 久咳多为虚实夹杂，邪实正虚。标实为主者，治以祛邪止咳；本虚为主者，治以扶正补虚。

分证论治 根据久咳的病机特点，可分为痰湿蕴肺证、痰热郁肺证、肝火犯肺证、肺阴亏耗证，临床多根据以上分类进行治疗。见咳嗽。

转归预后 久咳常反复发作，很难取得速效。痰湿咳嗽之部分老年患者，反复病久，肺脾两伤，可出现痰从寒化为饮，病延及肾的转归，表现为“寒饮伏肺”或“肺气虚寒”证候，成为痰饮咳喘。肺阴亏虚患者，虽然初起轻微，但如延误失治，往往逐渐加重，成为劳损。部分患者病情逐渐加重，导致肺、脾、肾虚弱，甚则病及于心。痰浊、水饮、血瘀互结而演变为肺胀。

预防调护 注意劳逸结合，锻炼身体，增强体质，提高抗病能力。饮食调护，可选食梨、莱菔子、山药、百合、枇杷等。咳嗽不发时可采用补虚固本之法。

（申春悌）

mànxìng zhīqìguǎnyán

慢性支气管炎（chronic bronchitis）

由于感染和非感染等因素引起气管、支气管黏膜及其周围组织的慢性非特异性炎症性疾病。以咳嗽、咳痰或气喘为主要临床表现，每年发病持续 3 个月，连续 2 年或 2 年以上。早期症状轻微，多在冬季发作，春暖后缓解；晚期病情逐渐加重，常年发作。疾病可发生于任何年龄，但以老年患者多见。本病属中医学的久咳、咳嗽、痰证、饮证、喘证范畴。

病因病机 病因有六淫外邪侵袭、久病正虚。其发生和发展多因外邪犯肺，留恋不去，肺失宣降，日久导致肺脏气阴耗伤，不能主气。病位主要在肺，与脾、肾关系密切。病理性质属本虚标实。痰、饮、热、瘀为标；气虚、阴伤为本。临床多见虚实夹杂。初起以邪实为主，肺脾失调，痰饮郁热蕴肺，肺失宣降。日久病及于肾，肺不主气，肾不纳气，故咳喘持续。

辨证论治 急性发作期以邪实为主，当祛邪利肺；慢性迁延期多正虚邪实并见，当扶正补虚，祛邪止咳；缓解期以脏腑虚损为主，治以补虚扶正为要。分证论治见表。

中成药治疗 在辨证基础上选择适用的中成药。①二陈丸：燥湿化痰、理气和胃，用于痰湿蕴肺证。②百合固金丸：养阴润肺、化痰止咳，用于肺肾两虚证。③肺力咳胶囊（合剂）：止咳平喘、清热解毒、顺气祛痰，用于痰热犯肺证。④治咳川贝枇杷滴丸：宣肺降气、清热化痰，用于痰热郁肺证。⑤咳露口服液：清热、宣肺、平喘，化痰止咳，用于风热犯肺、内郁化火证。⑥华山参滴丸：定喘、止咳、祛痰，用于各种证型的慢性支气管炎。

其他疗法 在内科治疗的基础上配合针刺疗法。天突、内关、曲池、丰隆或肺俞、天泽、太白、太冲，两组交替使用，中等刺激，用于肺脾两虚证。

转归预后 本病发时祛邪扶正，平时补虚扶正，治疗得当，部分患者可控制，不影响工作和生活质量；若治疗不当，则会发展成阻塞性肺疾病，甚至肺心病，预后不良。

预防调护 戒烟，避免有害气体和其他有害颗粒的吸入；进行适当的体育锻炼及耐寒锻炼，增强体质，预防感冒；饮食清淡，忌生冷发物及辛辣油腻之品。

表　慢性支气管炎的分证论治

证型	临床表现	治法	主方	常用药
外寒内饮证	咳嗽气喘，痰白多泡沫，恶寒无汗，口干不欲饮，身体疼痛而沉重，甚至肢体浮肿。舌苔白滑，脉弦紧	解表温里宣肺化饮	小青龙汤	炙麻黄、桂枝、五味子、白芍、半夏、细辛、干姜、炙甘草、紫菀
外寒内热证	咳嗽音哑，痰稠难咯，恶寒鼻塞，口渴咽痛，或有身热，甚至气逆而喘。舌苔白腻或微黄，脉浮滑数	散寒清热	麻杏石甘汤	麻黄、杏仁、石膏、甘草、桑白皮、苦杏仁、浙贝母
痰热郁肺证	咳嗽，气息粗促，或喉中有痰声，痰多质黏厚或稠黄，咳吐不爽，或有热腥味，或咳血痰，胸胁胀满，咳时引痛，面赤或有身热，口干欲饮，口中黏腻。舌红苔薄黄腻，脉滑数	清热肃肺豁痰止咳	清金化痰汤	黄芩、栀子、桔梗、甘草、浙贝母、知母、麦冬、桑白皮、瓜蒌仁、橘红、茯苓
痰湿蕴肺证	咳嗽反复发作，咳声重浊，痰多，痰黏腻色白或带灰色，每于早晨或食后则咳甚痰多，进甘甜油腻食物加重，胸闷，脘痞，呕恶，食少，体倦，大便溏薄。舌苔白腻，脉象濡滑	燥湿化痰理气止咳	二陈平胃散合三子养亲汤	陈皮、半夏、茯苓、生姜、苍术、厚朴、甘草、苏子、莱菔子、白芥子
肺脾两虚证	自汗短气，纳差便溏，每遇风寒咳痰或喘加重。苔薄白，脉细弦	益气补脾	六君子汤	党参、白术、茯苓、陈皮、半夏、炙甘草
肺肾两虚证	咳喘久作，呼多吸少，动则益甚，痰稀色白，畏寒肢冷。苔白而滑，脉沉细无力	温肾摄纳	金匮肾气丸	制附片、桂枝、熟地黄、山药、山茱萸、茯苓、泽泻、牡丹皮

（申春悌）

bíyuān

鼻渊（nasitis） 因外邪侵袭或肝胆之热影响及脑所致的以鼻塞流浊涕，量多不止为主要特征的疾病。本病常见于西医学鼻窦炎。

鼻渊病名最早见于《黄帝内经》。《素问·气厥论》阐述了其病机和症状："胆移热于脑，则辛頞鼻渊。鼻渊者，浊涕下不止也。"历代医家对本病的论述较多。宋代《圣济总录》对内经的理论进行了阐释："夫脑为髓海，藏于至阴，故藏而不泻，今胆移邪热上入于脑，则阴气不固，而藏者泻矣，故脑液下渗于鼻，其证浊涕出不已。"明·陈实功《外科正宗》提出了脑漏的病名，并认为病机为风寒与太阳湿热交蒸："鼻渊又名脑漏，总由风寒凝入脑户，与太阳湿热交蒸而成。其患鼻流浊涕，或流黄水，点点滴滴，长湿无干，久则头眩虚晕不已，治以藿香汤主之。"清·陈士铎《辨证录·鼻渊门》也有相似观点："有无端鼻流清水者，久则流涕，又久则流黄浊之物，如脓如髓，腥臭不堪闻者，流至十年，而人死矣。此病得之饮酒太过，临风而卧，风入胆中，胆之酒毒，不能外泄，遂移其热于脑中。"

病因病机 病因有起居不慎，感受风热或风寒化热；或胆经素有郁热；或饮食肥甘辛热；或污水溢鼻及外伤等原因。病位在肺，与脾、胆、肾相关。病理性质有实虚两端，两者每易互相影响。本病多始于风邪外袭，肺经蓄热，或与胆热、脾湿相合，壅于鼻道，蒸灼津液，浊涕下流，形成鼻渊，属实证。若调治失宜，或正气不足，病情迁延，则可由实转虚，形成虚实夹杂之证。

诊断 根据临床表现结合病史可作诊断。必要时可作鼻部内镜、鼻窦CT检查。

诊断要点 ①鼻流浊涕，量多不止为主要特征。②伴头痛、鼻塞、嗅觉减退，鼻窦区疼痛，久则眩晕不已。

鉴别诊断 鼻渊需与鼻室鉴别，两者均有流涕及鼻塞症状，但鼻室以长期鼻塞为特征。

辨证论治 本病应辨虚实寒热论治。

辨证要点 ①分清虚实：暴起、初病、体质壮实者多属实证，应分清风、湿、热的偏重；久病、病情缠绵、体弱者多虚中夹实，纯虚者少，要注意气虚、阴虚、阳虚的不同，还须辨别与肺、胆、脾（胃）、肾（包括脑）的关系。②辨涕：清涕示风寒及卫气不固；黏黄涕示感受风热，或风寒化热；黄脓涕示热毒蕴结；黄稠量多示湿热内蕴；臭涕示热毒蕴藏；黏涕量多不止示脾肺俱虚；涕中夹血多为燥火上干，但须警惕癌变。

治疗原则 实证清热为主，根据病变脏腑不同或祛风通窍，或清胆利湿，或清脾除湿。虚证益气为主，或补肺祛风，或健脾利湿。

分证论治 见表。

中成药治疗 在辨证基础上选用适用的中成药。①千柏鼻炎片：清热解毒、活血祛风、宣肺通窍，用于风热犯肺证。②鼻渊舒口服液：疏风清热、祛湿通窍，用于风热犯肺及胆腑郁热证。

其他疗法 在内科治疗的基础上配合其他疗法。

针刺 主穴取迎香、攒竹、上星、印堂、阳白等。配穴取合谷、列缺、足三里、丰隆、三阴交等。每次选主、配穴各1~2穴。

艾灸 用于鼻渊虚证：取百

表 鼻渊的分证论治

证型	临床表现	治法	主方	常用药
肺经风热证	鼻塞，流涕量多色黄或白黏，嗅觉减退，头痛。可兼发热汗出，咳嗽，痰多。舌红苔微黄，脉浮数	疏风散邪宣肺通窍	银翘散	金银花、连翘、竹叶、芦根、桔梗、甘草、牛蒡子、荆芥、豆豉、薄荷、黄芩、苍耳子
胆经郁热证	脓涕量多，色黄或绿，或有腥臭味，嗅觉减退，头痛剧烈，烦躁易怒，口苦，咽干，目眩，小便黄赤。舌红苔黄，脉弦数	清胆泻热利湿通窍	龙胆泻肝汤	柴胡、龙胆草、黄芩、栀子、泽泻、车前子、生地黄、当归、甘草、苍耳子
脾经湿热证	鼻塞重而持续，鼻涕黄浊量多，嗅觉减退，头昏闷或头重，倦怠乏力，胸脘痞闷，食欲不振，小便黄赤。舌红苔黄腻，脉滑数	清热利湿化浊通窍	甘露消毒丹	藿香、石菖蒲、白豆蔻、薄荷、滑石、茵陈、黄芩、连翘、木通、川贝母、射干、苍耳子
肺气虚寒证	鼻塞时重时轻，鼻涕白黏，嗅觉减退，遇风寒等刺激鼻塞流涕加重，头昏头胀，自汗畏风，气短乏力，咳嗽痰多。舌淡苔薄白，脉缓弱	温补肺脏益气通窍	温肺止流丹	人参、荆芥、细辛、诃子、桔梗、鱼脑石、辛夷花、苍耳子、白芷
脾气虚弱证	鼻涕白黏稠或黄稠，量多，嗅觉减退，鼻塞较重，食少纳呆，腹胀便溏，肢困乏力，面色萎黄，头昏重，或闷胀。舌淡胖苔薄白，脉缓弱	健脾利湿益气通窍	参苓白术散	人参、白术、茯苓、甘草、山药、扁豆、薏苡仁、砂仁、桔梗、陈皮、半夏、苍耳子、辛夷花

会、迎香、上星，悬灸至局部有焮热感、皮肤潮红为度。

穴位按摩 取迎香、合谷自我按摩。或用大鱼际，沿两侧迎香穴上下按摩至发热。

药液熏洗 用麻黄、辛夷、甘草、茶叶水煎过滤后作药液熏洗，用于鼻渊实证。

转归预后 急性起病者，经及时恰当治疗，可获痊愈。病程较长者，迁延难愈，可伴头痛，头闷胀，记忆力差，嗅觉失灵。

预防调护 及时彻底治疗感冒鼻塞及鼻腔邻近器官疾病。禁食刺激辛辣食物，戒烟戒酒。适寒温，锻炼身体，增强体质。

（余小萍）

bídòuyán

鼻窦炎

鼻窦炎（sinusitis） 鼻窦黏膜化脓性炎症。累及的鼻窦包括上颌窦、筛窦、额窦和蝶窦。临床分为急性、慢性鼻窦炎两种，慢性者居多。最常见的病因为鼻腔感染后继发鼻窦化脓性炎症。此外，变态反应、机械性阻塞及气压改变等均易诱发；牙的感染可引起齿源性上颌窦炎。急性鼻窦炎的病程 <12 周，主要表现为持续较重的上呼吸道感染症状，包括鼻塞、脓涕、头痛等。慢性鼻窦炎的病程 >12 周。以多脓涕为主要表现，可伴有轻重不一的鼻塞、头痛及嗅觉障碍。本病属中医学鼻渊范畴。

病因病机 本病的发生，实证多因外邪侵袭，肺经蓄热，或与胆热、脾湿相合，壅于鼻道，蒸灼津液，浊涕下流，形成鼻渊。虚证多由肺脾气虚，邪气久稽，滞留鼻窍，致病情迁延不愈。

辨证论治 分证论治见表。

中成药治疗 见鼻渊。

其他疗法 在内科治疗的基础上配合针刺疗法。主穴取迎香、攒竹、上星、印堂、阳白等。配穴取合谷、列缺、足三里、丰隆、三阴交等。每次选主、配穴各 1 ~ 2 穴。

转归预后 急性起病者，经及时恰当治疗，可获痊愈。病程较长者，迁延难愈。

预防调护 可用冷水洗脸，以增强鼻腔黏膜的适应能力及抗病能力。禁食刺激辛辣食物，戒烟戒酒。适寒温，锻炼身体，增强体质，预防感冒。不宜长久使用麻黄碱等血管收缩剂。

（余小萍）

shīyīn

失音

失音（loss of voice） 感受外邪，肺气壅遏，声道失于宣畅，或精气耗损，肺肾亏虚，声道失于滋润所致的声音嘶哑，甚至不能发声的疾病。又称瘖、喑。本病常见于西医学急性喉炎、慢性喉炎、声带小结、声带息肉、声带麻痹、癔症性失音。

《黄帝内经》始以瘖作病名，并有暴瘖、卒瘖、子瘖等记载。宋代《圣济总录》提出风邪致病的观点："喉咙者气之所上下也，会厌者音声之门户，其气宣通，则声音无所阻碍，若风邪搏于会厌，则气道不宣，故令人失音，入脏则不能言语矣。"明·楼英《医学纲目》将失音分为喉瘖与舌瘖，并指出两者的不同。清·张璐《张氏医通·失音》认为寒邪客于会厌是致病的重要原因："乃寒气客于会厌。则厌不能发，发不能下，开阖不致，故无音也。若咽喉声音如故，而舌不能转运言语，则为舌喑。"同时提出："失音之证，大抵肺热气病，咽喉有痘也。若于七日前见者，毒气熏蒸，肺窍闭塞，内疮糜烂，呼吸俱废者，为难治。若七日后呛水失音，乃内疮先热而靥。"

病因病机 外邪犯肺，肺气壅塞不宣，声道不利；或素体虚弱，或久病失养，肝肾阴虚，热灼肺金，声道不利；或情志不舒，恼怒伤肝，肝气郁结，气机不利，碍于咽喉；或高歌疾呼，言语过多，耗伤气阴，发为失音。

诊断 根据临床表现结合病史可作诊断。必要时可做喉镜、胸部 X 线检查、神经科等检查。

诊断要点 ①声音嘶哑或声哑不出。②多有受凉感冒、过度用声或声音嘶哑反复发作史。

鉴别诊断 需与舌瘖鉴别。失音为喉中声嘶，或声哑不出，而舌本运转自如；舌瘖为舌本不能运转言语，而喉咽音声如故，

表 鼻窦炎的分证论治

证型	临床表现	治法	主方	常用药
肺气郁闭证	鼻塞，流脓涕，嗅觉减退，头痛。伴情志抑郁，胸闷。舌红苔微黄，脉弦	宣肺开窍	宣肺散	柴胡、黄芩、紫菀、白芍、茯苓、白芥子、甘草、款冬花、紫苏、辛夷花
风热上攻证	脓涕量多，色黄或绿，或有腥臭味，嗅觉减退，面红目赤，发热，口苦，小便黄赤。舌红苔黄，脉弦数	疏风清热	防风散	防风、川芎、黄芩、栀子、泽泻、车前子、生地黄、当归、甘草、苍耳子
肺气虚寒证	鼻塞时重时轻，鼻涕白黏，嗅觉减退，遇风寒等刺激鼻塞流涕加重，头昏头胀，自汗畏风，气短乏力，咳嗽痰多。舌淡苔薄白，脉缓弱	温补肺脏益气通窍	温肺止流丹	人参、荆芥、细辛、诃子、桔梗、鱼脑石、辛夷花、苍耳子、白芷

每有眩晕、肢麻病史，或同时伴有口眼㖞斜及偏瘫等症。

辨证论治 应辨别外感和内伤，实证或虚证，分而治之。

辨证要点 暴瘖为卒然起病，多因邪气壅遏，窍闭而失音，其病属实；久瘖系逐渐形成，多因肺肾阴虚，声道燥涩而失音，或兼肺脾气虚，鼓动无力所致，其病属虚。

治疗原则 实证宜散清疏；虚证清润滋养。在辨证基础上可配合利喉开音治法。

分证论治 见表。

中成药治疗 在辨证基础上选择适用的中成药。①黄氏响声丸：疏风清热、化痰散结、利咽开音，用于急、慢性喉炎。②铁笛丸：润肺利咽、生津止渴、开音化痰，用于肺热伤津所致的喉瘖、咽喉肿痛等症。③金嗓子喉宝：疏风清热、解毒消肿、利咽止痛，用于急性咽炎、急性喉炎。④金嗓散结丸：清热解毒、活血化瘀、利湿化痰，用于热毒蕴结、气滞血瘀所致的声音嘶哑、声带充血、肿胀。

其他疗法 在内科治疗的基础上配合针刺疗法。局部取穴：人迎、水突、廉泉、天鼎、扶突，每次选2～3穴。远端取穴：暴瘖者，取合谷、少商、商阳、尺泽，每次取1～2穴，用泻法。久瘖者，若脾胃气虚，可选足三里，若肺肾阴虚，可选三阴交，用补法。

转归预后 起病急骤者，经及时适当治疗，一般可以恢复。反复发作者，则缠绵难愈。

预防调护 积极防治感冒，避免用声过度，避免粉尘及有害化学气体刺激。少食辛辣厚味及冷饮，禁烟。

（余小萍）

xiàobìng

哮病（asthma） 内伏之痰，遇感触动，痰气交阻，气道挛急狭窄，通畅不利所致的反复发作呼吸急促，喉中痰鸣如水鸡声的疾病。发作时喉中哮鸣有声，胸闷气促，甚则喘息不能平卧为主要表现。本病常见于西医学支气管哮喘、喘息性支气管炎、肺嗜酸性粒细胞增多症。

《黄帝内经》中有“喘鸣”的记载。东汉·张仲景在《金匮要略·肺痿肺痈咳嗽上气病脉证治》中将本病称为“上气”，指出本病特点是“咳而上气，喉间水鸡声”，用射干麻黄汤治疗。以后又有“呷嗽”“哮吼”“齁”等病名。元·朱丹溪《丹溪心法·卷二》首创“哮喘”病名。明·虞抟《医学正传》对哮与喘作了明确的区别：“哮以声响名，喘以气息言。夫喘促喉中如水鸡声者谓之哮，气促而连续不能以息者谓之喘。”清·张璐《张氏医通》有较为详备的诊治：“哮证多属寒包热邪，所以遇寒即发，喉中水鸡声，有积痰在肺络中，必用吐法以提散之。不可纯用寒凉。常须兼带辛散……六脉细数，而面赤戴阳，用大剂六味地黄作汤。”清·李用粹在《证治汇补》中将本病的病因病机概括为：“哮即痰喘之久而常发者，因内有壅塞之气，外有非时之感，膈有胶固之痰，三者相合，闭拒气道，搏击有声，发为哮病。”林佩琴《类证治裁》将哮病分为虚实两类：“哮者，气为痰阻，呼吸有声，喉若拽锯，甚则喘咳，不能卧息……大率新病多实，久病多虚；喉如鼾声者虚，如水鸡者实；遇风寒而发者为冷哮，为实；伤暑热而发者为热哮，为虚。其盐哮、酒哮、糖哮，皆虚哮也。”后世医家鉴于哮必兼喘，故一般又通称为“哮喘”。

病因病机 宿痰内伏于肺，多因外感、饮食、情志、劳倦等诱因而发作。外感风寒或风热之邪，未能及时消散，或吸入花粉、

表 失音的分证论治

证型	临床表现	治法	主方	常用药
风寒束肺证	卒然声音不扬，甚则嘶哑，或见咽痒，咳嗽，恶寒发热，无汗，鼻塞清涕。舌淡苔薄白，脉浮紧	疏风散寒宣肺开音	三拗汤	麻黄、杏仁、甘草、半夏、僵蚕
痰热壅肺证	声音嘶哑，甚则失音，面赤，咽痛，咳嗽痰黄，口渴，大便干结。舌红苔黄腻，脉滑数	清泄肺热化痰利咽	清金化痰汤	黄芩、栀子、桔梗、麦冬、桑白皮、浙贝母、知母、瓜蒌仁、橘红、茯苓、甘草、木蝴蝶
燥热伤肺证	声嘶音哑，鼻干咽干，口渴喜冷饮，干咳无痰，或痰少黏稠，或带血丝，胸痛。舌红苔黄而干，脉细数	清热润燥	清燥救肺汤	桑叶、石膏、杏仁、甘草、麦冬、人参、阿胶、胡麻仁、枇杷叶、蝉蜕
肝郁气滞证	突然音哑，常由情志拂逆而诱发，兼见心烦易怒，或喜怒无常，胸闷不舒，喜太息。舌暗淡，脉弦	疏肝理气开郁利肺	柴胡清肝汤	柴胡、黄芩、栀子、连翘、桔梗、甘草、人参、川芎、百合、厚朴花
肺肾阴虚证	声音嘶哑日久，咽喉干涩微痛，喉痒，干咳少痰，口干，或颧红唇赤，头晕耳鸣，虚烦不寐，腰膝酸软。舌红苔少，脉细数	滋养肺肾降火利咽	百合固金汤	生地黄、熟地黄、麦冬、百合、浙贝母、当归、白芍、甘草、玄参、桔梗、蝉蜕

烟尘、异味气体等，邪蕴于肺，壅阻肺气，气不布津，聚液生痰；饮食不当，贪食生冷，或嗜食酸咸肥甘，或因进食鱼虾蟹等发物，而致脾失健运，痰浊内生；先天禀赋不强，肾气虚弱，或因幼年患麻疹、顿咳、反复感冒、咳嗽日久等病，以致肺气亏虚，气不化津，痰饮内生。病位主要在肺，涉及脾、肾。病理因素以“痰”为主。痰的产生与肺脾肾功能失调有关，藏伏于肺，成为本病的夙根。本病发作时的基本病机为内伏之痰，遇感触动，痰气交阻，气道挛急狭窄，通畅不利，以致哮鸣如吼，咳痰喘促。发作期以实证为主，由于病因不同，体质差异，病情有寒热虚实之分。哮因寒邪诱发，或素体阳虚，痰从寒化，则发为寒哮；若因热邪诱发，或素体阳盛，痰从热化，则发为热哮；或因痰热内郁，风寒外束，则为寒包热哮；或因风邪诱发，痰浊内盛，则发为风痰哮；若反复发作，正气耗伤则可从实转虚，发为虚哮。

若长期反复发作，寒痰损伤脾肾之阳，痰热耗灼肺肾之阴，缓解期则表现为肺脾气虚或肺肾两虚之证候。在平时也觉短气，疲乏，并有轻度喘哮，难以全部消失。一旦大发作持续不解，邪实与正虚并见。肺肾两虚而痰浊壅盛，因肺不能治理调节心血的运行，肾虚命门之火不能上济于心，则累及心阳，甚至发生喘脱危候。

诊断 根据临床表现结合病史可诊断。必要时可做血常规、痰培养、胸部X线片、肺部CT、肺功能、过敏原检测等检查。

诊断要点 ①发作时喉中哮鸣有声，呼吸困难，甚则张口抬肩，不能平卧，或口唇指甲紫绀。②呈反复发作性。常因气候突变、饮食不当、情志失调、劳累等因素诱发。发作前多有鼻痒、喷嚏、咳嗽、胸闷、情绪不宁等先兆。③多有过敏史或家族史。

鉴别诊断 ①哮病需与喘证鉴别。两者都有呼吸急促的表现，哮必兼喘，而喘未必兼哮。喘证以气息言，以呼吸急促困难为主要特征；哮病以声响言，以发作时喉中哮鸣有声为主要特征。哮病为一种反复发作的独立性疾病，喘证发生于多种急慢性疾病过程中。②哮病需与肺胀作鉴别。肺胀为多种慢性肺部疾病长期反复发作，致肺气胀满，肺不敛降而成，以喘促、咳嗽、咯痰、胸部膨满、憋闷如塞等为临床特征；哮病为诱因引触宿痰，痰阻气道，气道挛急，肺失肃降而成，痰鸣气喘呈发作性，有明显区别。但哮病长期反复发作，可向肺胀转化。

辨证论治 辨证分发作期和缓解期，发时治标为主，未发时扶正为主。

辨证要点 首辨虚实。发作时邪实为主，需分清寒、热、寒包热、风痰、虚哮等不同；缓解期正虚为主，应审阴阳之偏虚，区别脏腑之所主，肺、脾、肾之主次。

治疗原则 发时治标，平时治本是本病的基本治则。发作期攻邪治标，化痰利气，寒痰者温化宣肺，热痰者清化肃肺，寒热错杂者，当温清并用，虚实兼见者，当标本兼顾；缓解期扶正固本，分别采取补肺、健脾、益肾等法，以冀减轻、减少或控制其发作。

分证论治 见表。

中成药治疗 在辨证的基础上选择适用的中成药。

口服中成药 ①止嗽定喘口服液：辛凉宣泄、清肺平喘，用于表寒里热、身热口渴、咳嗽痰盛、喘促气逆、胸膈满闷者。②贝羚胶囊：清热化痰、止咳平喘，用于痰热阻肺、气喘咳嗽者。③蛤蚧定喘丸：滋阴清肺、止咳定喘，用于虚劳久咳、年老哮喘者。④固本咳喘片：益气固表、健脾补肾，用于脾虚痰盛、肾气不固所致的咳嗽、痰多、喘息气促、动则喘剧者。

中药注射剂 喘可治注射液：温阳补肾、平喘止咳，用于哮病属肾虚夹痰证。

其他疗法 在内科治疗的基础上配合其他疗法。

穴位贴敷 冬病夏治：常用白芥子、延胡索、甘遂、细辛、冰片等共研细末，用生姜汁调为膏状。在夏季三伏中，敷于肺俞（双）、膏肓（双）、百劳（双）。

针灸 实证针刺大椎、肺俞、定喘、丰隆、天突等穴；寒饮伏肺者加列缺、尺泽、风门；痰热者加合谷、丰隆、膻中，用泻法。虚证灸大椎、命门、肺俞、脾俞、肾俞、三阴交、足三里等。

转归预后 本病经常反复发作，病情顽固，迁延难愈，尤其中老年、体弱久病者，难以根除，可发展为肺胀。若哮喘大发作，持续不解，可转为喘脱或内闭外脱，预后较差，应及时中西医结合救治。

预防调护 查找发病诱因，尽力祛除或避免接触，应注意气候影响，做好防寒保暖，防止外邪诱发。注意居室空气流通，避免接触刺激性气体及易致过敏的灰尘、花粉、食物、药物和其他可疑异物。忌食生冷、肥甘、辛辣、海膻发物等，以免伤脾生痰。防止过度疲劳和情志刺激。根据

表 哮病的分证论治

分期	证型	临床表现	治法	主方	常用药
发作期	寒哮证	呼吸急促，喉中哮鸣有声，胸膈满闷如窒，咳不甚，痰少咳吐不爽，白色黏痰，口不渴，或渴喜热饮，天冷或遇寒而发，形寒怕冷，或有恶寒，喷嚏，流涕等表寒证。舌苔白滑，脉弦紧或浮紧	温肺散寒化痰平喘	射干麻黄汤	射干、麻黄、生姜、细辛、紫菀、款冬花、半夏、五味子、大枣
发作期	热哮证	气粗息涌，喉中痰鸣如吼，胸高胁胀，张口抬肩，咳呛阵作，咯痰色黄或白，黏浊稠厚，排吐不利，烦闷不安，汗出，面赤，口苦，口渴喜饮。舌红苔黄腻，脉弦数或滑数	清热宣肺化痰定喘	定喘汤	麻黄、黄芩、桑白皮、杏仁、半夏、款冬花、苏子、白果、甘草
发作期	寒包热哮证	喉中鸣息有声，胸膈烦闷，呼吸急促，喘咳气逆，咯痰不爽，痰黏色黄，或黄白相间，烦躁，发热，恶寒，无汗，身痛，口干欲饮，大便干。舌苔白腻罩黄，舌尖边红，脉弦紧	解表散寒清化痰热	小青龙加石膏汤	麻黄、石膏、桂枝、芍药、甘草、杏仁、细辛、半夏、生姜、厚朴
发作期	风痰哮证	喉中痰涎壅盛，声如拽锯，喘急胸满，但坐不得卧，咯痰黏腻难吐，或为白色泡沫痰，起病多急。发病前多有鼻、咽、眼、耳发痒，喷嚏、鼻塞、流涕，胸脘痞闷。舌苔厚浊，脉滑实	祛风涤痰降气平喘	三子养亲汤	紫苏子、白芥子、莱菔子、杏仁、厚朴、半夏、陈皮、麻黄、地龙
发作期	虚哮证	喉中哮鸣声低，气短息促，动则喘甚，反复发作，甚则持续哮喘，口唇爪甲青紫，咯痰无力。舌紫暗，脉沉细或细数	补肺纳肾降气化痰	平喘固本汤	党参、五味子、冬虫夏草、胡桃肉、沉香、灵磁石、脐带、紫苏子、款冬花、半夏、橘红
缓解期	肺脾气虚证	平素自汗畏风，气短声低，常易感冒，每因气候变化而诱发，或倦怠无力，食少便溏，每因饮食不当则引发。舌淡苔白，脉细弱	健脾化痰补肺固卫	玉屏风散合六君子汤	黄芪、党参、白术、防风、茯苓、陈皮、半夏、甘草
缓解期	肺肾两虚证	平素短气息促，动则尤甚，吸气不利，或喉中有轻度哮鸣，腰膝酸软，脑转耳鸣，劳累后易诱发哮病。或畏寒肢冷，面色苍白，舌淡苔白，质胖嫩，脉沉细。或颧红，烦热，汗出黏手。舌红苔少，脉细数	补肺益肾	生脉地黄汤合金水六君煎	党参、麦冬、五味子、地黄、山茱萸、怀山药、茯苓、泽泻、牡丹皮、陈皮、半夏、当归

个人身体情况，选择太极拳、内养功、八段锦、散步或慢跑、呼吸操等方法长期锻炼，增强体质，预防感冒。

（余小萍）

zhīqìguǎn xiàochuǎn

支气管哮喘（bronchial asthma）

由嗜酸粒细胞、肥大细胞、T淋巴细胞等细胞及细胞组分参与的气道慢性炎症性疾病。由于慢性炎症导致气道高反应性，通常会出现可逆性气流受限，并引起反复发作性的喘息、气急、胸闷或咳嗽等症状，常在夜间和（或）清晨发作、加剧，多数患者可自行缓解或经治疗缓解。本病属中医学哮病范畴。

病因病机 病因主要有感受外邪、饮食不节和久病肺虚等。病理因素以痰为主，成为发病潜在的夙根。常因各种诱因如气候变化、外邪侵袭、饮食不当、情志刺激、劳倦等诱发。发作时的基本病理变化为痰壅气道，肺管狭窄，通畅不利，肺气宣降失司。本病的病位在肺，涉及脾肾，病理性质有虚实之分。是一种反复发作，缠绵难愈的疾病。

辨证论治 该病当首辨发作期和缓解期。发作期分清寒哮、热哮。缓解期正虚为主，根据年龄、体质、发病诱因的不同，审阴阳之偏损，别肺、脾、肾之主次。治疗原则是发作期攻邪治标，化痰利气，有温化宣肺、清化肃肺等不同方法；缓解期应扶正固本，分别采取补肺固卫，健脾化痰，补肾摄纳等法，以冀减轻、减少或控制其发作。要坚持预防为主，注意平时治本。分证论治见表。

中成药治疗 在辨证的基础

表 支气管哮喘的分证论治

分期	证型	临床表现	治法	主方	常用药
发作期	寒哮证	呼吸急促，喉中哮鸣有声，胸闷，痰白黏，或清稀多泡，口不渴，或渴喜热饮，天冷或遇寒而发，形寒怕冷。舌苔白滑，脉弦紧或浮紧	温肺散寒化痰平喘	射干麻黄汤	射干、麻黄、生姜、细辛、紫菀、款冬花、五味子、甘草、大枣
发作期	热哮证	气粗息涌，喉中痰鸣如吼，胸高胁胀，咳呛阵作，咯痰色黄或白，黏浊稠厚，排吐不利，烦闷不安，汗出，面赤，口苦，口渴喜饮。舌红苔黄腻，脉弦数或滑数	清热宣肺化痰定喘	定喘汤	麻黄、桑白皮、黄芩、杏仁、白果、半夏、款冬花、苏子、甘草

续 表

	证型	临床表现	治法	主方	常用药
缓解期	肺虚证	平素自汗畏风，气短声低，常易感冒，每因气候变化而诱发。舌淡苔白，脉细弱	补肺固卫	玉屏风散	黄芪、白术、防风
	脾虚证	平素食少脘痞，大便不实，每因饮食不当则引发；倦怠无力。舌淡苔白腻，脉细软	健脾化痰	六君子汤	党参、白术、茯苓、甘草、陈皮、半夏
	肾虚证	平素气短息促，动则加剧，吸气不利，脑转耳鸣，腰膝酸软，劳累后易发。或畏寒肢冷，面色苍白，舌淡苔白，质胖嫩，脉沉细。或颧红，烦热，汗出黏手，舌红苔少，脉细数	补肾摄纳	偏阳虚，金匮肾气丸偏阴虚，七味都气丸	桂枝、附子、干地黄、山茱萸、山药、牡丹皮、泽泻、茯苓、五味子、干地黄、山茱萸、怀山药、泽泻、茯苓

上，选择适用的中成药。

口服中成药　①贝羚胶囊：清热化痰、止咳平喘，用于痰热阻肺，气喘咳嗽者。②蛤蚧定喘丸：滋阴清肺、止咳定喘，用于虚劳久咳、年老哮喘者。

中药注射剂　喘可治注射液：温阳补肾、平喘止咳，用于哮病属肾虚夹痰证。

其他疗法　在内科治疗的基础上配合其他疗法。

穴位贴敷　冬病夏治：常用白芥子、延胡索、甘遂、细辛、冰片等，共研细末，用生姜汁调为膏状。在夏季三伏中，敷于肺俞（双）、膏肓（双）、百劳（双）。

针灸　实证可针刺大椎、肺俞、定喘、丰隆、天突等穴；寒饮伏肺者加列缺、尺泽、风门；痰热者加合谷、丰隆、膻中，用泻法。虚证宜灸大椎、命门、肺俞、脾俞、肾俞、三阴交、足三里等。

转归预后　年轻、轻症患者经过规范治疗，大部分可得到有效控制。病情重、反复发作者不易控制。长期发作可并发慢性肺源性心脏病、慢性阻塞性肺疾病，预后欠佳。

预防调护　避免接触刺激性气体及易致过敏的灰尘、花粉、食物、药物和其他可疑异物。戒烟酒，忌食生冷、肥甘、辛辣、海膻发物等，以免伤脾生痰。防止过度疲劳和情志刺激。

（余小萍）

fèishìsuānxìng lìxìbāo zēngduōzhèng

肺嗜酸性粒细胞增多症（pulmonary eosinophilia）　伴有组织外周血中嗜酸粒细胞增多为特征的肺部浸润性病变。在这类疾病中造成肺组织损伤的炎症细胞除嗜酸性粒细胞外，还包括肺泡巨噬细胞、淋巴细胞和中性粒细胞。根据其临床特点可分为单纯性肺嗜酸粒细胞浸润症、急性嗜酸粒细胞性肺炎、慢性嗜酸粒细胞性肺炎、哮喘性嗜酸粒细胞浸润症、热带性嗜酸粒细胞浸润症、变态反应性支气管肺曲菌病和肺变应性肉芽肿与血管炎等六种类型。临床表现有胸闷、气急、乏力、咳嗽、低热、咳嗽和喘息症状，偶可因支气管、毛细支气管梗阻及心力衰竭而危及生命。属中医学哮病、咳嗽、喘证范畴。

病因病机　本病主要由外感六淫之邪，吸入花粉和真菌孢子等，以致肺失宣降，发为咳嗽、咯痰；或因饮食不节，恣食厚味生冷，或误食沾有虫卵的蔬菜、瓜果或其他食物，或服用药物（如对氨水杨酸、阿司匹林片、青霉素、硝基呋喃妥因、保泰松、氯磺丙脲、肼苯达嗪、美卡拉明、磺胺药和氨甲蝶呤等），损伤脾胃，健运失司，化生痰浊，壅塞肺气，发为咳嗽、哮喘；或因禀赋不足，肺肾功能失调，复加外邪侵袭或衣食不节等诱发，邪壅于肺，肺气上逆或肾不纳气，出现咳嗽、喘促；严重者，外邪入里化热，灼伤肺络而致咯血或出现喘脱危象。

辨证论治　分证论治见表。

中成药治疗　在辨证的基础上选择适用的中成药。①止嗽定喘口服液：辛凉宣泄、清肺平喘，用于风热犯肺证。②贝羚胶囊：清热化痰、止咳平喘，用于肺热壅盛证。③蛤蚧定喘丸：滋阴清肺、止咳定喘，用于肾虚不纳证。

转归预后　单纯性嗜酸粒细胞浸润症，症状较轻，预后较好；急性嗜酸粒细胞性肺炎症，治愈后一般不会复发；慢性嗜酸粒细胞性肺炎，可持续 2～6 个月，少数有复发，偶有发展为肺纤维化和蜂窝肺；哮喘性嗜酸粒细胞浸润症若未经有效的治疗，可导致支气管破坏、扩张、肺纤维化；热带性嗜酸性粒细胞浸润症，若未及时治疗，病程可延长数月或数年，在此期间可复发或反复发作。肺变应性血管炎与肉芽肿出现血管炎症状后若不予治疗，约半数患者只存活 3 个月。如给予激素治疗，其平均生存期可达 9 年。

预防调护　避免寄生虫感染和呼吸道感染。一旦发病，应查找和去除引起该病的原因，若药

表　肺嗜酸性粒细胞增多症的分证论治

证型	临床表现	治法	主方	常用药
风热犯肺证	低热，汗出，喉痒咽痛，胸闷气急，干咳痰黏难咯，入暮为甚。舌红苔黄，脉数	疏风宣肺清热化痰	定喘汤	麻黄、桑白皮、黄芩、杏仁、白果、半夏、防风、苏子、荆芥
风寒袭肺证	但寒无热，或恶寒重发热轻，咽痒，胸闷气急，咳嗽，痰少色白难咯。舌淡苔白，脉浮紧	疏风降逆温肺散寒	射干麻黄汤	射干、麻黄、生姜、细辛、紫菀、款冬花、五味子、白前、前胡
肺热壅盛证	高热汗出，咽痒，胸闷气急，咳喘，痰黄黏稠，或哮鸣如吼，便秘，口干口苦。舌红赤，脉滑数	清热化痰定喘	麻杏石甘汤	麻黄、杏仁、石膏、桑白皮、黄芩、苏子、前胡、蝉蜕、薄荷、枇杷叶、瓜蒌皮
肺虚痰阻证	平素自汗畏风，气短声低，痰多质黏，常易感冒，每因气候变化而诱发。舌淡苔白，脉细弱	补肺固卫	玉屏风散	黄芪、白术、党参、防风、白前、前胡、五味子、半夏、厚朴
肾虚不纳证	平素短气息促，腰膝酸软，脑转耳鸣，劳累后易诱发哮病。或畏寒肢冷，面色苍白。舌淡苔白，质胖嫩，脉沉细	补肺益肾	人参蛤蚧散合金水六君煎	人参、蛤蚧、麦冬、五味子、地黄、山茱萸、山药、茯苓、浙贝母、牡丹皮、陈皮、半夏、当归
气脱阳微证	咳喘剧烈，鼻翼煽动，不能平卧，稍动则喘剧欲绝，或有痰鸣，咳吐泡沫痰，面青唇紫，汗出如珠，肢冷。舌淡，脉虚细	补气固阳	参附汤	人参、附子、甘草、蛤蚧

物引起者应立即停药，驱虫、抗感染等，避免接触粉尘和真菌孢子。居室保持空气流通。饮食清淡，禁烟酒和辛辣食品。

（余小萍）

chuǎnzhèng

喘证（dyspnea）　外感或内伤导致气机升降出纳失常所引起的以呼吸困难，动则加重，甚则张口抬肩，鼻翼煽动，不能平卧为主要症状的疾病。严重者可发生喘脱。本病常见于西医学风湿性心脏病、急性呼吸窘迫综合征、慢性阻塞性肺疾病、肺源性心脏病、喘息性支气管炎、重症肺炎、肺气肿、急慢性心力衰竭。

《黄帝内经》记载了喘的名称和症状，如“喘满”“喘呼”“喘咳”“上气”等，认为外感与内伤多种原因可以致喘，以肺、肾为主要病变脏器。东汉・张仲景《金匮要略》用射干麻黄汤、葶苈大枣泻肺汤等治疗“上气”。元・朱丹溪《丹溪心法・喘》曰：“六淫七情之所感伤，饱食动作，脏气不和，呼吸之息，不得宣畅而为喘急。亦有脾肾俱虚，体弱之人，皆能发喘”，认识到了六淫、七情、饮食所伤及体弱均可致喘。明・张景岳把本病归纳成虚实两大类，并作为辨证纲领，《景岳全书・杂证谟・喘促》曰：“气喘之病，最为危候，治失其要，鲜不误人，欲辩之者，亦惟二证而已。所谓二证者，一曰实喘，一曰虚喘也……实喘者气长而有余，虚喘者气短而不续。实喘者胸胀气粗，声高息涌，膨膨然若不能容，惟呼出为快也；虚喘者慌张气怯，声低息短，惶惶然若气欲断，提之若不能升，吞之若不相及，劳动则甚，而惟急促似喘，但得引长一息为快也。”清・张锡纯《医学衷中参西录》认为痰阻于胃，上犯于肺亦可致喘：“有痰积胃中，更溢于膈上，浸入肺中，而作喘者。”

病因病机　喘证病因可归纳为外感和内伤。外感为六淫侵袭，其中以风寒、风热为主，邪蕴于肺，壅阻肺气，肺失宣降，上逆作喘。内伤有饮食、情志、劳欲、久病等诸因。饮食不当，脾失健运，痰浊内蕴，上阻肺气，肃降失常，发为喘促；情志失调，气失疏泄，肺气闭阻，或郁怒伤肝，肝气上逆于肺，肺气不得肃降，气逆而喘；肺系久病，咳伤肺气，或久病脾气虚弱，肺失充养，气阴不足，气失所主而喘促；若肾阳虚衰，肾不主水，水邪泛滥，凌心射肺，肺气上逆，心阳不振亦致喘促。病位在肺和肾，与肝、脾、心有关。基本病机是气机的升降出纳失常。病理性质有虚实之分。实喘在肺，为外邪、痰浊、肝郁气逆，肺壅邪气而宣降不利；虚喘当责之肺、肾两脏，因精气不足，气阴亏耗而致肺不主气，肾不纳气。本证的严重阶段，肺肾俱虚，心气、心阳衰惫，血行瘀滞，甚则出现亡阴亡阳之危笃病情。

诊断　根据临床表现结合病史可作出诊断。必要时作血常规、痰培养、胸部X线片、肺部CT、肺功能、心电图等检查。

诊断要点　①以喘促气逆，呼吸困难，甚至张口抬肩，鼻翼煽动，不能平卧，口唇发绀为特征。②多有慢性咳嗽、心悸等病史，每遇外感及劳累而诱发。

鉴别诊断　喘证应与气短、哮病、肺胀鉴别。①喘证与气短鉴别：两者同为呼吸异常，但喘证以呼吸困难，张口抬肩，甚至不能平卧为特征；气短亦即少气，表现为呼吸微弱而浅促，或短气不足以息，似喘而无声，亦不抬肩撷肚，不像喘证呼吸困难之甚。但气短进一步加重，可呈虚喘表现。②喘证与哮病鉴别：哮指声响言，为喉中有哮鸣音，是一种反复发作的疾病；喘指气息言，为呼吸气促困难，是多种急慢性疾病的一个症状。一般说来，哮必兼喘，喘未必兼哮。③喘证与肺胀鉴别：两者均可出现喘促、呼吸困难的表现。肺胀为多种慢性肺系疾病长期反复发作，迁延不愈发展而来，除喘促、呼吸困难外还可见胸部膨满、憋闷如塞等，喘只是肺胀的一个表现。喘证可出现于多种急慢性疾病过程中，但喘证日久可以发展为肺胀。

辨证论治 辨证首分虚实，实喘治肺，祛邪利气，虚喘治在肺肾，培补摄纳。

辨证要点 ①辨虚实：可以从呼吸、声音、脉象、病势等辨虚实。实喘者呼吸深长有余，呼出为快，气粗声高，伴有痰鸣咳嗽，脉象有力者；虚喘者呼吸短促难续，深吸为快，气怯声低，少有痰鸣咳嗽，脉象微弱者。②辨病位：凡外邪、痰浊、肝郁气逆所致喘证，病位在肺，为邪壅肺气；久病劳欲所致喘证，病位在肺肾；若自汗畏风，易感冒则属肺虚；若伴腰膝酸软，夜尿多则病位在肾。

治疗原则 按虚实论治。实喘治肺，治以祛邪利气。应区别寒、热、痰、气的不同，分别采用温宣、清肃、祛痰、降气等法，在表解之，在里清之；寒痰则温化宣肺，热痰则清化肃肺，湿痰则燥湿理气。虚喘治在肺肾，以肾为主，治以培补摄纳。针对脏腑病机，采用补肺、纳肾、温阳、益气、养阴、固脱等法。虚实夹杂，下虚上实者，当分清主次，权衡标本，祛邪与扶正并举。

分证论治 见表。

中成药治疗 在辨证的基础上选择适用的中成药。①桂龙咳喘宁胶囊：止咳化痰、降气平喘，用于外感风寒、痰湿阻肺引起的咳嗽、气喘、痰涎壅盛。②消咳喘糖浆：止咳祛痰平喘，用于寒痰阻肺所致的咳嗽气喘、咯痰色白，慢性支气管炎等上述症候者。③十味龙胆花颗粒：清热化痰、止咳平喘，用于痰热壅肺所致的

表 喘证的分证论治

	证型	临床表现	治法	主方	常用药
实喘	风寒闭肺证	喘息，呼吸气促，胸部胀闷，咳嗽，痰多稀薄色白，兼有头痛，鼻塞，无汗，恶寒，或伴发热，口不渴。舌苔薄白而滑，脉浮紧	散寒宣肺	麻黄汤	麻黄、桂枝、荆芥、防风、紫苏、杏仁、甘草
	表寒里热证	喘逆上气，胸胀或痛，息粗，鼻煽，咳而不爽，咯痰黏稠，形寒，身热，烦闷，身痛，有汗或无汗，口渴，溲黄，便干。舌红苔薄白或黄，脉浮数或滑	散寒泄热宣肺平喘	麻杏石甘汤	麻黄、杏仁、生石膏、甘草
	痰热壅肺证	喘咳气涌，胸部胀痛，痰多黏稠色黄，或夹血色，伴胸中烦热，面红身热，汗出口渴喜冷饮，咽干，尿赤，或大便秘结。舌红苔黄或腻，脉滑数	清泄痰热	桑白皮汤	桑白皮、黄芩、栀子、杏仁、浙贝母、射干、瓜蒌皮、紫苏子、前胡
	痰浊阻肺证	喘而胸满闷窒，甚则胸盈仰息，咳嗽痰多黏腻色白，咯吐不利，兼有呕恶纳呆，口黏不渴。舌红苔厚腻色白，脉滑	化痰降逆	二陈汤合三子养亲汤	陈皮、半夏、茯苓、紫苏子、白芥子、莱菔子、甘草
	水凌心肺证	喘咳气逆，倚息难以平卧，咯痰稀白，心悸，面目肢体浮肿，小便量少，怯寒肢冷，面唇青紫。舌淡胖苔白滑，脉沉细	温阳利水泻肺平喘	真武汤合葶苈大枣泻肺汤	附子、茯苓、白术、生姜、白芍、葶苈子、大枣
	肝气乘肺证	每遇情志刺激而诱发，发病突然，呼吸短促，息粗气憋，胸闷胸痛，咽中如窒，咳嗽痰鸣不著，喘后如常人，或失眠、心悸，平素常多忧思抑郁。苔薄，脉弦	开郁降气平喘	五磨饮子	沉香、槟榔、乌药、木香、枳实
虚喘	肺虚证	喘促短气，气怯声低，喉有鼾声，咳声低弱，痰吐稀薄，自汗畏风，极易感冒。舌淡红，脉软弱	益气补肺	补肺汤合玉屏风散	人参、黄芪、白术、茯苓、甘草、五味子、熟地黄、紫菀、桑白皮
	肾虚证	喘促日久，气息短促，呼多吸少，动则喘甚，气不得续，小便常因咳甚而失禁，或尿后余沥，形瘦神疲，面青肢冷，或有跗肿。舌淡苔薄，脉微细或沉弱	补肺益肾	金匮肾气丸合参蛤散	肉桂、附子、熟地黄、山茱萸、人参、蛤蚧、山药、茯苓、泽泻
	正虚喘脱证	喘逆甚剧，张口抬肩，鼻翼煽动，端坐不能平卧，稍动则喘剧欲绝，或有痰鸣，咳吐泡沫痰，心慌动悸，烦躁不安，面青唇紫，汗出如珠，肢冷。舌暗淡，脉微	扶阳固脱镇摄肾气	参附汤合黑锡丹	人参、制附子、紫石英、灵磁石、沉香、蛤蚧

咳嗽、喘鸣、痰黄，或兼发热、流涕、咽痛、口渴、尿黄、便干。④贝羚胶囊：清热化痰、止咳平喘，用于痰热阻肺、气喘咳嗽。⑤恒制咳喘胶囊：益气养阴、温阳化饮、止咳平喘，用于气阴两虚、阳虚痰阻所致的咳嗽痰喘，胸脘满闷，倦怠乏力。⑥参蛤平喘胶囊：滋补肺肾、纳气平喘，用于肺肾不足所致的气喘、咳嗽、痰多、腰膝酸软。

其他疗法 在内科治疗的基础上配合其他疗法。

敷脐法 将补骨脂研为细末，以生姜汁调为膏状，敷于脐窝，用纱布与胶布固定。适用于慢性支气管炎缓解期属肾阳不足的患者。

针刺 实喘取膻中、列缺、肺俞、尺泽。表寒里热证加尺泽、合谷、大椎；痰浊阻肺证加中脘、丰隆、脾俞、足三里；痰热壅肺证加尺泽、丰隆；风寒加风门，用泻法，可酌用灸法。虚喘取肺俞、膏肓俞、气俞、足三里、太渊、太溪，用补法。

转归预后 一般说来，实喘因邪气壅阻，经祛邪利气，一般易治愈；但若邪气极甚，高热，喘促不得卧，脉急数者，属病情重，预后较差。虚喘因根本不固，气衰失其摄纳，补之不能速效，故治疗难；又易复感外邪，若邪气较甚，则预后较差；若发展至喘脱，下虚上实，阴阳离决，孤阳浮越之时，病情极险，应积极抢救。

预防调护 适寒温，避风寒，保持室内空气新鲜，避免理化因素刺激；戒烟酒，饮食宜清淡，忌食辛辣刺激及甜黏肥腻之品；调畅情志，消除紧张情绪，因情志致喘者，尤需怡情悦志，避免不良刺激。加强体育锻炼，提高机体的抗病能力等有助于预防喘证的发生。喘证发生时，应卧床休息，或取半卧位休息，充分给氧。密切观察病情的变化。

（余小萍）

mímànxìng fànxìzhīqìguǎnyán

弥漫性泛细支气管炎（diffuse panbronchiolitis）

以两肺弥漫性呼吸性细支气管为中心的细支气管及其周围炎症为主要病理表现的特发性炎症性疾病。未经治疗常进展为支气管扩张、呼吸衰竭，最终导致患者死亡。本病的病因尚不清楚，目前认为是多遗传因子的成年人疾病。本病起病隐匿，进展缓慢，主要表现为持续性的咳嗽、咳痰及活动后气短。初发为白黏痰，随着反复感染，痰量增多且有黄脓痰。本病常合并鼻窦炎。患者胸部听诊持续性湿啰音，血清冷凝结（CHA）效价增高（1∶64以上）。胸部CT可见两肺弥漫性小叶中心性颗粒样结节状阴影，肺功能示严重阻塞性通气功能障碍，早期就发生低氧血症。长期、小剂量使用红霉素等大环内酯类药物是治疗本病的首选，还可以选择性应用糖皮质激素及祛痰药。本病易合并铜绿假单胞菌感染、呼吸衰竭，导致肺动脉高压和肺心病。本病属中医学喘证、肺痿、肺胀范畴。

病因病机 正气内虚基础上，外感六淫，内犯于肺，肺气上逆，脾失运化，痰浊内阻，发为咳嗽、痰多、气喘。久病痰郁化热，耗气伤阴，肺肾亏虚，肾不纳气，喘促短气日益加重。病位在肺，与脾肾密切，病理性质属本虚标实。

辨证论治 本病分虚实论治。实证当化痰、止咳、清热、理气。虚则益气、滋阴、养肺、补肾。分证论治见表。

中成药治疗 在辨证的基础上选择适用的中成药。

口服中成药 ①贝羚胶囊：清热化痰、止咳平喘，用于痰热阻肺、气喘咳嗽者。②蛤蚧定喘

表 弥漫性泛细支气管炎的分证论治

证型	临床表现	治法	主方	常用药
痰浊阻肺证	咳嗽反复发作，咳声重浊，痰多，胸闷，呕恶脘痞，纳呆，体倦，大便时溏。舌苔白腻，脉象濡滑	健脾化痰理气止咳	二陈平胃散合三子养亲汤	陈皮、半夏、茯苓、生姜、苍术、厚朴、甘草、紫苏子、莱菔子、白芥子
痰热郁肺证	咳嗽，喘息，痰多质黏厚或稠黄，咯吐不爽，胸胁胀满，口干口苦。舌红苔薄黄腻，脉滑数	清热化痰肃肺止咳	桑白皮汤	石膏、生姜、甘草、白术、大枣、桑白皮、半夏、紫苏子、杏仁、浙贝母、栀子、黄芩、黄连
肺气虚弱证	咳喘日久，声音低微，咳嗽无力，易感冒。舌淡苔薄，脉沉细无	补肺平喘	补肺阿胶汤	阿胶、牛蒡子、胡桃肉、灵磁石、沉香、紫河车、紫苏子、款冬花、半夏、陈皮
肺阴亏耗证	干咳，咳声低微，痰中带血丝，口干咽燥，潮热，盗汗，消瘦。舌红少苔，脉细数	滋阴润肺化痰止咳	沙参麦冬汤	沙参、麦冬、天花粉、玉竹、百合、甘草、浙贝母、杏仁、桑白皮、地骨皮
肾虚不纳证	喘逆甚剧，张口抬肩，鼻翼煽动，端坐不能平卧，动则喘甚，或有咯血，心慌动悸，烦躁不安，面青唇紫，畏冷肢凉。舌暗淡，脉微	补肾纳气	人参蛤蚧散	人参、紫石英、灵磁石、沉香、蛤蚧、浙贝母

丸：滋阴清肺、止咳定喘，用于虚劳久咳、年老哮喘者。

中药注射剂 喘可治注射液：温阳补肾、平喘止咳，用于哮病属肾虚夹痰证。

转归预后 本病是一种预后不良的难治性疾病，病情进展，反复肺部感染，易出现呼吸衰竭而死亡，5年生存率为42%。出现铜绿假单胞菌感染后，其5年生存率仅为8%，随着红霉素疗法的应用，5年生存率上升为9.4%。

预防调护 要注意保暖，预防感冒；戒烟，避免过食黏腻肥甘之品，以免助痰生湿；选择呼吸操、太极拳等锻炼方法，增强体质；缺氧者，给予家庭氧疗。

（余小萍）

chuǎntuō

喘脱（prolapse due to dyspnea）

因喘而致正气虚脱，喘脱并见的危重病证。因喘促持续不解，以致心肾之阳暴脱，出现喘逆剧甚，端坐不能平卧，烦躁不安，面青唇紫，心悸，汗出如珠，肢冷，脉浮大无根为主要表现的疾病。本病常见于西医学哮喘持续状态、急性呼吸窘迫综合征、急性左心衰、呼吸衰竭。

清代之前无"喘脱"之病名，多以喘证的"死""不治""危候""多亡"等词语来描述喘脱。清·张璐《张氏医通》曰："喘咳者，是水气并阳明也，不得卧，卧则喘者，是水气之客也。"清代之后，"喘脱"之词开始出现在众多医家著作中。

病因病机 重感温热病邪，热毒内攻，肺气郁闭，邪盛正衰，耗气伤阴；或内伤久咳、久喘、久哮、支饮、肺痨等病证迁延失治，六淫外邪反复乘袭，痰瘀伏肺，肺肾衰竭，气失所主，气不归根，累及心阳，阳气外脱，阴液外泄。

辨证论治 临床可分为心肾阳虚和气阴两竭，治疗原则为扶正固脱。本病发病急，病情危重，邪盛正衰，病情发展迅速，病死率高，所以除积极治疗原发病外，宜采用中西医结合方法积极救治。分证论治见表。

中成药治疗 在辨证的基础上选择适用的中成药。①参附注射液：回阳救逆；用于阳气暴脱的厥脱。②参麦注射液：益气固脱，养阴生津，生脉；用于气阴两虚证。

其他疗法 在内科治疗的基础上配合针灸疗法。针刺取百会穴；灸法取神阙、关元、命门、气海等穴。

转归预后 本证病情险恶，病死率高，预后往往与引起气喘的原发疾病及病情的轻重有关。一般来说，病程短者，若得到及时有效治疗，气喘逐渐转平，可获稳定。若慢性宿疾急性加重，脏腑功能衰竭，邪气壅盛，正气不支，则预后不良。

预防调护 本病预防的关键在于防治原发疾病。在治疗原发疾病的基础上，若患者痰涎壅盛，要经常翻身、拍背，及时吸痰，防止痰涎窒息，保持呼吸道通畅。喘甚者，注意观察其气息、神志、脉象的变化，病情恶化者及时积极抢救。

（余小萍）

fèiwěi

肺痿（atrophic lung disease）

肺之津气耗伤，肺失濡润，肺叶痿弱不用所引起的以咯吐浊唾涎沫、气短气促为主要临床表现的疾病。本病常见于西医学间质性肺疾病及其他肺部慢性疾病后期出现肺间质病变者。

东汉·张仲景《金匮要略·肺痿肺痈咳嗽上气病脉证治》中最早论述了肺痿的临床特点、病因病机和治疗，认为病因有久病损肺、汗吐太过、或为消渴转归、或因攻利过度等；在病机上有"热在上焦"和"肺中冷"，在治疗上立甘草干姜汤。唐以前医家将肺痿作为一个独立的疾病。唐·孙思邈《备急千金要方》详细描述了肺痿的病因及临床表现："病热在上焦，因咳为肺痿，或从汗出，或从呕吐，或从消渴小便利数，或从便难，数被驶药下，重亡津液，故得肺痿。又寸口脉不出而反发汗，阳脉早索阴脉不涩，三焦踟蹰，入而不出，阴脉不涩，身体反冷，其内反烦，多唾唇燥，小便反难，此为肺痿"，并概括其病机为"上虚不能制下"。唐以后医家则多将肺痿列入咳嗽门中，或与久嗽、劳嗽合论，认为是多种肺系疾病的慢性转归。宋代《圣济总录》曰："骨蒸肺

表 喘脱的分证论治

证型	临床表现	治法	主方	常用药
心肾阳虚证	喘逆甚剧，张口抬肩，鼻翼煽动，端坐不能平卧，稍动则喘剧欲绝，或有痰鸣，咳吐泡沫痰，心慌动悸，烦躁不安，面青唇紫，汗出如珠，肢冷。舌淡胖苔白，脉浮大无根，或见歇止	扶阳固脱 镇摄肾气	参附汤	人参、制附子、干姜、大枣、龙骨、牡蛎
气阴两竭证	喘促日久，呼多息少，动则喘息更甚，形瘦神惫，气不得续，烦躁内热，口干颧红，汗出黏手，肢冷面青。舌淡，脉沉细	益气救阴 定喘固脱	生脉散	人参、麦冬、五味子、龙骨、牡蛎、灵磁石

痿者，由营卫虚损，蕴热熏蒸上焦，传播肓膜，使人肺热叶焦，发为肺痿，其证咯唾脓血，胸满短气，咳嗽不止多痰，或如脓涕，或唾之不能出，时发寒热。肌体羸瘦，是其候也。”

病因病机 ①久病损肺：久嗽、肺痈、肺痨，肺津大伤，肺失濡养；或内伤久咳、冷哮、久喘等，肺气耗伤，肺中虚冷，发为肺痿。②误治津伤：消渴、热病之后，或误用汗吐下法，重亡津液，肺失濡养，发为肺痿。本病病位在肺，与脾、胃、肾密切相关。基本病机为肺之津气耗伤，肺失濡润，肺叶痿弱不用。以虚为本，也有本虚标实。病理性质有肺燥津伤（虚热）和肺气虚冷（虚寒），病理因素有痰浊和瘀血。肺阴不足可兼有心肾阴虚。肺气虚寒可兼脾气虚损，或上虚不能制下，可兼心肾阳虚。肺痿久病，阴损及阳，可见上热下寒之证。肺痿日久，心脉瘀阻，痰凝血瘀，属虚实夹杂之危重证候。

诊断 根据临床表现结合病史作出诊断。胸部X线片、肺部高分辨CT、肺功能、支气管肺泡灌洗、组织学检查等有助于诊断。

诊断要点 ①咳吐浊唾涎沫，或不咳，气短，或动则气喘。②有肺部慢性疾病史，如内伤久咳，肺痨、肺痈久延，冷哮久延等。

鉴别诊断 ①肺痿需与肺痈鉴别，两者均可见咳嗽咯痰，肺痈以发热，咳嗽胸痛，咳吐腥臭脓血痰为主症，发病急，病程短。而肺痿以咳吐浊唾涎沫为主，浊痰不臭，发病缓，病程长。肺痈失治久延，可以转为肺痿。②肺痿需与肺痨鉴别，肺痨因感染痨虫所致，以咳嗽、咳血、潮热、盗汗、消瘦等为主症，肺痨重症失治可以转为肺痿。

辨证论治 辨证首分寒热，治则以养阴、清热、益气、温阳为主。

辨证要点 应辨寒热。虚热肺痿是阴液不足，虚热内生，易火逆上气，见痰黏稠而难咯，或咯血，伴咳逆喘息；虚寒肺痿是阳气耗伤，肺中虚冷，上不制下，见吐涎沫，痰清稀量多，伴小便频数或遗尿；虚热肺痿日久，阴损及阳，复感外邪，上热下寒，见咳唾脓血，咽干而燥，伴泻利不止，肢凉，形寒气短。

治疗原则 治疗总以补肺生津为原则。虚热者当以生津清热，虚寒者当以温肺益气，上热下寒者，寒温并调。兼瘀血内阻者，配以活血化瘀之品。

分证论治 见表。

中成药治疗 在辨证的基础上选择适用的中成药。①蛤蚧定喘丸：滋阴清肺、止咳定喘，用于虚劳久咳、年老哮喘、气短发热、胸满郁闷、自汗盗汗、不思饮食。②利肺片：驱痨补肺、镇咳祛痰，用于肺痨咳嗽、咯痰咯血。

其他疗法 在内科治疗的基础上配合针灸疗法。①虚热肺痿：针刺取曲池、三阴交、阴陵泉。②虚寒肺痿：取肺俞、膏肓俞、膈俞，温和灸。

转归预后 本病属于难治之疾，虽经治疗，涎沫一时难止，肺中津液难复；若见张口抬肩，喉哑，声嘶，咯血，皮肤干枯，脉沉涩而急或细数无神者，属危重之证，预后多不良。

预防调护 由于肺痿是因肺部久病引起，积极治疗原发病，防止疾病反复发作，对预防肺痿有积极的意义。对肺痿患者，要注意保暖，预防感冒；戒烟，避

表 肺痿的分证论治

证型	临床表现	治法	主方	常用药
虚热证	咳吐浊唾涎沫，其质黏稠难咯，或痰中带有血丝，或咯血鲜红，或气急喘促。咽干而燥，渴喜冷饮，消瘦，皮毛干枯。或潮热盗汗，手足心热，腰膝酸软，心悸虚烦，失眠多梦。舌红而干，脉虚数	滋阴清热润肺生津	麦门冬汤合清燥救肺汤	麦门冬、人参、甘草、大枣、粳米、桑叶、石膏、阿胶、胡麻仁、杏仁、枇杷叶、半夏
虚寒证	咳吐涎沫，其质清稀量多，气短。头眩形寒，口不渴，神疲乏力，纳少便溏。或腰膝酸软，咳则遗溺，心悸气喘，动则加重，气不得续。舌淡润，脉象虚弱	健脾益气温中祛寒	甘草干姜汤	炙甘草、干姜、人参、大枣
上热下寒证	咯吐涎沫，或咳唾脓血，咽干而燥，或气急喘促。下利泄泻，肢凉，形寒气短。舌淡红，苔薄白，脉虚数	寒热平调温清并用	麻黄升麻汤	麻黄、升麻、石膏、知母、黄芩、玉竹、天门冬、白术、干姜、茯苓、桂枝、甘草、当归、白芍
肾虚血瘀证	咯吐涎沫，喘促短气，呼多吸少，动则尤甚。胸胁胀痛憋闷，唇青面紫。舌暗红或有瘀斑、瘀点，脉虚而涩	纳气定喘活血化瘀	七味都气丸合血府逐瘀汤	熟地黄、山茱萸、山药、茯苓、牡丹皮、泽泻、五味子、桃仁、红花、当归、川芎、赤芍、柴胡、枳壳、桔梗、牛膝

免过食黏腻肥甘之品，以免助痰生湿；选择呼吸操、太极拳等锻炼方法，增强体质；缺氧严重者，给予家庭氧疗。

（余小萍）

tèfāxìng fèixiānwéihuà

特发性肺纤维化（idiopathic pulmonary fibrosis）

原因不明的、进行性的、以两肺间质纤维化伴蜂窝状改变为特征的自身免疫性疾病。本病多于50岁以后发病，起病隐匿，主要临床表现为劳力性呼吸困难，进行性加重，干咳或咳少量黏痰。全身症状可见消瘦、乏力、食欲不振及关节酸痛、杵状指、发绀等。本病属中医学喘证、肺痿、肺胀范畴。

病因病机　病因为正气亏虚，加之反复外感，加重了疾病进展。病理产物为瘀血痰浊，病机复杂，本虚标实、痰瘀互结、肺络闭阻、肺叶萎弱不用为发病关键。早期以肺气亏虚为主，邪毒内犯，肺气壅遏不宣，肺气上逆；中期则气阴两虚，肺脾同病，痰凝血瘀，互结为患；晚期肾气亏耗，心脉瘀阻，气失摄纳，水湿内停。

辨证论治　本病初起症状较轻，邪实为主，病属“咳嗽”“喘证”。随着疾病的发展，渐致肺脾肾虚，气急加重，病属“肺痿”。根据病程及症状特点，临床有燥热伤肺、痰浊阻肺、气滞血瘀、肺阴亏损、肺气虚寒和肺肾两虚等的不同。故早期咳嗽、气喘阶段，治宜祛邪利气为主，兼顾扶正祛邪，予以清肺润燥，健脾燥湿，化痰止咳，理气活血；病情迁延，治以益气健脾补肾为主，施以养阴清热、润肺生津，益气温阳，补肺益肾、纳气定喘诸法。由于气血闭阻贯穿于疾病的始终，故无论早期、晚期，均宜加入活血通络之法。分证论治见表。

中成药治疗　在辨证基础上选择适用的中成药。①金水宝胶囊：补益肺肾、益髓填精，用于肺肾阴津亏虚所致的咳喘。②蛤蚧定喘丸：补肾益气、止咳定喘，用于肺肾气虚咳喘。

转归预后　该病预后不良，当呼吸困难出现后，中期存活时间为4～6年，5年存活率为30%～50%。

预防调护　加强锻炼，提高机体抗病能力，减少各种感染；戒烟；避免职业和环境暴露；居室保持空气流通；饮食清淡，忌食生冷、肥甘辛辣食品；保持身体和精神放松，避免情志刺激；忌乱用药物。患病后要注意休息，注意保暖，避免感冒。

（余小萍）

fèiyōng

肺痈（abscess of lung）

肺叶生疮，形成痈疡，以发热、咳嗽、胸痛、咯吐腥臭浊痰，甚则咯吐脓血痰为主要临床表现的疾病。本病常见于西医学肺脓肿、化脓性肺炎、肺坏疽以及支气管扩张、肺结核空洞等伴化脓性感染。

东汉·张仲景《金匮要略·肺痿肺痈咳嗽上气病脉证治》首载肺痈病名，认为“咳而胸满，振寒，脉数，咽干不渴，时出浊唾腥臭，久久吐脓如米粥者，为肺痈”。对未成脓者用葶苈大枣泻肺汤以泻肺，已成脓者以桔梗汤以排脓。隋·巢元方《诸病源候论·肺痈候》强调正虚是发病的重要原因，并认为风寒化热亦可为痈。唐·孙思邈《备急千金要方》创苇茎汤和黄昏汤治疗本病。明·陈实功《外科正宗·肺痈论》对肺痈初起、已成、溃后的临床表现作了详细的描述，根据病机演变提出了初起在表者宜散风清肺，已有里热者宜降火益阴，脓成则平肺排脓，脓溃正虚者宜补肺健脾的治疗原则。清·张璐《张氏医通》指出肺痈预后：“肺痈溃后，脓痰渐稀，气息渐减，忽然臭痰复甚，此余毒未尽，内气复发，必然之理，不可归咎于调理服食失宜也。但虽屡发而势

表　特发性肺纤维化的分证论治

证型	临床表现	治法	主方	常用药
燥热伤肺证	咳嗽咯痰，质黏稠难咯，或痰中带有血丝，或咯血鲜红，或气急喘促，咽干而燥。舌红而干，脉虚数	清热润肺养阴生津	清燥救肺汤	麦门冬、人参、玉竹、大枣、石斛、桑叶、石膏、阿胶、胡麻仁、杏仁、枇杷叶、半夏
气滞血瘀证	咯吐涎沫，短气乏力，动则尤甚。胸胁胀痛憋闷，唇青面紫。舌紫暗或有瘀斑，脉涩	活血化瘀纳气定喘	补肺汤合血府逐瘀汤	地黄、山茱萸、山药、茯苓、牡丹皮、泽泻、五味子、桃仁、红花、当归、川芎、赤芍、柴胡、枳壳、桔梗、牛膝
肺阴亏耗证	胸闷，干咳，或咯少量黏痰，或痰中带血丝或血点，血色鲜红，潮热盗汗，皮肤干灼，口干咽燥。舌边尖红苔薄，脉细或细数	滋阴润肺	沙参麦冬汤	北沙参、麦冬、玉竹、石斛、天花粉、白扁豆、紫菀、款冬花、百部
肺肾气虚证	喘息，气短，动则加重，神疲乏力，腰膝酸软，畏冷肢凉。舌体胖大、有齿痕，脉沉、弱	补肾纳气	人参补肺汤	人参、黄芪、枸杞子、山茱萸、五味子、淫羊藿、浙贝母、紫苏子、赤芍、地龙、陈皮、炙甘草

渐轻可，可许收功；若屡发而痰秽转甚，脉形转疾者，终成不起也。”清·喻昌《医门法律·肺痿肺痈门》认为病由“五脏蕴祟之火，与胃中停蓄之热，上乘于肺”，认识到他脏及肺的发病机理，治疗上主张以“清肺热，救肺气”为要点。

病因病机 病因有外和内两方面，外感风热之邪，或风寒郁而化热，邪热蕴肺；内因为饮食不节，酗酒或嗜食辛辣厚味，蕴湿蒸痰化热；或肺有宿疾，痰热素盛；复感内热，内外合邪。本病病位在肺，主要病机为邪热蕴肺，痰热壅阻肺络，痰热与血瘀互结，酝酿成痈；血败肉腐，肺络受损，痈脓内溃外破。本病演变，初起为风热袭表，成痈期为热壅血瘀，溃脓期为血败肉腐，恢复期为阴伤气耗或正虚邪恋。病理性质属实热，脓溃可表现气阴耗伤。

诊断 根据临床表现结合病史可诊断。必要时可做血常规、痰培养、胸部X线片、肺部CT等检查。

诊断要点 ①有外感或有肺部痰热宿疾病史。②起病急骤，突然寒战高热，咳嗽，胸痛，咯吐大量腥臭浊痰，甚则脓血痰。随着脓血的排出，身热下降，症状减轻，病情好转，经数周逐渐恢复。如脓毒不净，则持续咳嗽，咯吐脓血臭痰，低热，盗汗，形体消瘦，转入慢性过程。③血常规、胸部X线片检查有助于诊断。

鉴别诊断 肺痈需与风温、肺痿鉴别。风温初起以发热，咳嗽，烦渴或伴气急胸痛为特征，与肺痈初期颇难鉴别。但风温经及时正确治疗，一般邪在气分即解，多在1周内身热下降，病情向愈。若病经1周，身热不退或更盛，或退而复升，咯吐浊痰腥臭，胸痛不解，应考虑肺痈的可能。肺痿是以肺脏痿弱为主要病变的慢性衰弱性疾患，起病缓，病程长，形体虚，多继发于其他疾病，肺痿虽然有虚热及虚寒两种类型，但以虚热者为多。吐浊唾涎沫是一个重要症状，肺痿与肺痈，一虚一实，不难鉴别，但肺痈久延不愈由实转虚，也可转为肺痿。

辨证论治 辨病期、病势顺逆，治疗以祛邪为主。

辨证要点 ①辨病期：本病分为初期、成痈期、溃脓期和恢复期四个阶段。通过了解痰的量、色、质、味的变化及临床表现，辨热毒之轻重和病程之所属。②溃脓期是病情顺和逆的转折点，若溃后声音清朗，脓血减少，臭味转淡，身热渐退为顺证；若溃后声哑无力，脓血如败卤，气喘鼻煽，身热不退，指甲青紫为逆证。

治疗原则 治疗以清热祛邪为基本原则，脓未成应着重清肺消痈，脓已成应当注重排脓解毒。

分证论治 见表。

中成药治疗 在辨证的基础上选择适用的中成药。①金荞麦片：清热解毒、排脓祛瘀、止咳平喘，用于急性肺脓疡，症见咳吐腥臭脓血痰液或咳嗽痰多，喘息痰鸣。②裸花紫珠片：消炎、解毒、收敛、止血，用于细菌感染引起的炎症。③生脉胶囊：补肺益气养阴，用于肺痈后期气阴两虚证。④白及颗粒：收敛、止血、补肺，用于咯血吐血、肺络受损。

其他疗法 在内科治疗的基础上配合其他疗法。①鱼腥草水煎服，用于各期肺痈。②鲜薏苡仁根捣汁，蒸热服，用于肺痈溃脓期。③鲜芦根，冬瓜子，共煎取汁，代茶饮。

表 肺痈的分证论治

证型	临床表现	治法	主方	常用药
初期	恶寒发热，咳嗽胸痛，咳时尤甚，呼吸不利，咯黏液痰或黏液脓性痰，痰量由少渐多，口干鼻燥。舌苔薄黄或薄白，脉浮数而滑	清热散邪	银翘散	金银花、连翘、竹叶、芦根、桔梗、甘草、牛蒡子、荆芥、豆豉、薄荷
成痈期	身热转甚，胸满作痛，咳吐黄稠痰，或黄绿色痰，自觉喉间有腥味，咳嗽气急，口干咽燥，烦躁不安，汗出热不解。舌红苔黄腻，脉滑数	清热解毒化瘀消痈	千金苇茎汤合如金解毒散	芦根、冬瓜仁、薏苡仁、桃仁、桔梗、黄芩、黄连、黄柏、栀子、甘草
溃脓期	咯吐大量血痰，或痰如米粥，腥臭异常，身热面赤，烦渴喜饮，有时咯血，胸中烦满而痛，甚则气喘不能平卧。舌红苔黄腻，脉滑数	排脓解毒	加味桔梗汤	桔梗、金银花、生甘草、浙贝母、薏苡仁、橘红、葶苈子、白及
恢复期	身热渐退，咳嗽减轻，咯吐脓血渐少，臭味亦减，痰液转为清稀，精神渐振，食欲改善。或见胸胁隐痛，难以久卧，气短乏力，自汗，盗汗，低热，午后潮热，心烦，口干咽燥，面色不华，形瘦神疲。舌红或淡红苔薄，脉细或细数无力	益气养阴清肺	沙参清肺汤合竹叶石膏汤	黄芪、太子参、北沙参、麦冬、石膏、桔梗、薏苡仁、冬瓜仁、半夏、白及、合欢皮

转归预后 本病的转归与预后，与热毒的轻重，体质的强弱，脓液能否顺畅排出等因素有关。如能早期确诊，及时治疗，在初期即可截断病势的发展，使痈肿得到部分消散，则病情较轻，疗程较短。肺有宿疾，正气虚弱者，须防其病情迁延不愈。若溃脓后脓液转为腥臭，迁延日久不愈，为正虚邪恋，虚实夹杂，预后欠佳。

预防调护 平素体虚或原有其他慢性疾患者，易感外邪，当注意寒温适度，起居有节，以防受邪致病。肺痈患者宜饮食清淡，禁烟酒及辛辣炙煿食物，卧床休息，每天观察体温、脉象的变化，观察痰与脓的色、质、量、味的改变。保持大便通畅，避免劳作用力，以防大咯血。在溃脓期予以体位引流，如见大量咯血，应警惕血块阻塞气道。

（余小萍）

fèinóngzhǒng

肺脓肿（lung abscess）

多种病原菌感染引起的肺组织化脓性炎症，导致组织坏死、破坏、液化形成脓肿的疾病。以高热、咳嗽、咳大量脓臭痰为主要临床特征。属中医学肺痈范畴。

病因病机 因肺经痰热素盛，或在正气内虚基础上，外感风热毒邪，内外合邪所致。热盛血瘀成痈；血败肉腐化脓，肺络损伤，痈脓溃破。病位在肺，病理性质属实热证，脓溃后可见阴伤气耗或正虚邪恋。

辨证论治 初期痰热阻滞，当清肺化痰。中期热毒炽盛，当排脓解毒。后期多气阴两虚，当益气养阴。分证论治见表。

中成药治疗、其他疗法、转归预后、预防调护见肺痈。

（余小萍）

fèiláo

肺痨（pulmonary tuberculosis）

正气虚弱，感染痨虫所致的以咳嗽、咯血、潮热、盗汗及身体逐渐消瘦等症为主要临床表现的、具有传染性的慢性消耗性疾病。本病常见于西医学肺结核、结核性胸膜炎。

《黄帝内经》《难经》《金匮要略》等医籍中无肺痨病名，大多将本病归于“虚损”“虚劳”一类病证中，并描述了与肺痨主症相似的临床表现，如《灵枢·玉版》篇说：“咳，脱形，身热，脉小以疾。”晋·葛洪《肘后备急方》认识到本病具有传染性：“死后复传之旁人，乃至灭门”，并称本病为“尸注”“鬼注”。唐·孙思邈《备急千金要方》把“尸注”列入肺脏病篇，明确了其病位在肺，病因是“劳热生虫在肺”。唐·王焘《外台秘要》对本病的临床表现观察仔细，指出本病有骨蒸、烦躁、食无味、消瘦、盗汗、咳嗽、两颊如胭脂色等症状。由于本病具有传染性和诸多症状，故古籍中有很多名称，如尸疰、劳疰、虫疰、传尸、肺痿疾、劳嗽、骨蒸、伏连、急痨等。直到宋·陈言《三因极一病证方论》始以“痨瘵”定名。病因方面，在唐代关于肺虫说的基础上，创立了“痨虫”“瘵虫”之说；在治疗方面，宋·杨士瀛《仁斋直指方》提出“治瘵疾，杀瘵虫”的重要观点。元·葛可久《十药神书》为中国现存的第一部治疗肺痨的专著。元·朱丹溪《丹溪心法·痨瘵》倡“痨瘵主乎阴虚”之说，突出病理重点，确立了滋阴降火的治疗大法。明·李梴《医学入门·痨瘵》指出“潮、汗、咳嗽、见血、或遗精、便浊、或泄泻，轻者六症间作，重者六症兼作”，概要地提示了本病的六个主症。明·虞抟《医学正传·劳极》确立了杀虫与补虚的两大治疗原则，迄今仍然对肺痨病的治疗具有重要的指导意义。

病因病机 病因有两个方面，一为感染痨虫，一为正气虚弱，两者可以相互为因。痨虫传染是发病不可缺少的外因，可通过与患者密切接触或感受病气致病；正虚是发病的内因，禀赋薄弱，或嗜欲无度，忧思劳倦，大病久病失调等，使正气亏损，抗病力弱，则痨虫乘虚伤人，侵蚀肺叶，

表 肺脓肿的分证论治

证型	临床表现	治法	主方	常用药
痰热阻肺证	胸痛，发热，咳吐黄痰，胸闷气急，转侧不利，烦躁不安，汗出热不解。舌红苔黄腻，脉滑数	清肺化痰	清金化痰汤	黄芩、山栀子、知母、桑白皮、瓜蒌仁、浙贝母、麦门冬、橘红、茯苓、桔梗、甘草
热毒壅盛证	咳吐腥臭脓痰，胸部胀满，不能平卧，高热，口干口苦，大便秘结。舌红苔黄腻，脉滑数	排脓解毒	桔梗白散	桔梗、浙贝母、薏苡仁、白及
气阴两伤证	咯吐脓血渐少，臭味亦减，痰液转清，低热，盗汗，心烦，口干咽燥。舌红或淡红苔薄，脉细或细数无力	益气养阴 清肺化痰	沙参清肺汤合麦门冬汤	黄芪、太子参、北沙参、麦冬、石膏、桔梗、薏苡仁、冬瓜仁、半夏、白及、合欢皮

发为肺痨。正气虚弱不仅是发病的关键，也是肺痨传变转归的重要因素。病位在肺，涉及脾、肾、心、肝。病理性质以阴虚为主，一般说来，初起肺体受损，肺阴亏耗，肺失滋润；继则肺肾阴虚，兼及心肝，而致阴虚火旺，或因肺脾同病，气阴两伤；后期肺脾肾三脏交亏，阴损及阳，终至阴阳两虚。

诊断 根据临床表现结合病史可诊断。胸部X线检查、痰结核菌检查、结核菌素试验是本病诊断的必要手段。

诊断要点 ①初期仅感疲乏无力，干咳，食欲不振，形体逐渐消瘦。病重者可出现咯血，潮热，颧红，形体明显消瘦等症。②有与肺痨患者密切接触史。

鉴别诊断 ①肺痨需与虚劳鉴别：肺痨是一种慢性传染性疾病，病位在肺，以阴虚火旺为病理特点，以咳嗽、咯血、潮热、盗汗、消瘦为主要临床症状；虚劳缘由内伤亏损，是多种慢性虚损性疾病的总称，病位在五脏而以肾为主；以气血阴阳亏虚为病理特点。②肺痨需与肺癌作鉴别：两者都有咳嗽、咯血、胸痛、发热、消瘦等症状。肺痨可发生于各个年龄，有传染性，经抗痨治疗有效；肺癌则多发于40岁以上的患者，抗痨治疗无效。现代诊断技术有助于两者的鉴别。

辨证论治 根据症状特点，辨病理属性及病情轻重。治以培虚补元及抗痨杀虫为原则。

辨证要点 ①辨病理属性：根据临床表现辨病理性质及脏腑所在，早期肺阴亏损多见，病位在肺；进一步演变发展则表现为阴虚火旺，或气阴两伤，病位在肺、肾或肺、脾，可涉及心、肝；久延病重，阴损及阳，阴阳两虚，病在肺脾肾。②辨病情轻重：根据四大主症的情况辨病情轻重。若症状不典型或及时抗痨治疗的患者症状较轻，表现为微咳、低热、轻度盗汗、偶有痰中夹少量血丝；典型表现为咳呛气急，痰少质黏，咳引胸痛，或伴咯血、潮热盗汗、口干多饮，病情较重；若病重或治疗失当，可出现极度消瘦，喑哑气喘，面唇发紫，大便溏泄，肢体浮肿等危候。

治疗原则 补虚培元、抗痨杀虫为治疗肺痨的基本原则。补虚培元，重在补肺，兼顾脾肾，并注意脏腑整体关系。根据“阴虚”的病理特点，以滋阴为主，火旺者兼以降火；若合并气虚、阳虚，又当兼顾。杀虫是针对病因的治法，并可结合西医抗痨治疗。

分证论治 见表。

中成药治疗 在辨证的基础上选择适用的中成药。①养阴清肺丸：养阴清热利咽，适用于咽喉干燥疼痛、干咳少痰。②百合固金丸：润肺止咳、清心安神、补中益气，适用于肺痨久嗽、咳唾痰血。③利肺片：驱痨补肺、镇咳祛痰，适用于肺痨咳嗽、咯痰咯血。

其他疗法 在内科治疗的基础上配合其他疗法。

针灸 主穴取太渊、肺俞、膏肓俞、足三里、三阴交、太溪。肺阴虚者加照海；气阴两虚者加脾俞、胃俞、气海；潮热者加尺泽、鱼际；盗汗者加阴郄。针用平补平泻法。

穴位敷贴 五灵脂、白芥子、甘草，共研细末，大蒜泥捣匀，

表 肺痨的分证论治

证型	临床表现	治法	主方	常用药
肺阴亏虚证	干咳，咳声短促，或咯少量黏痰，或痰中带血丝或血点，血色鲜红，胸部隐隐闷痛，午后手足心热，皮肤干灼，口干咽燥，或有轻微盗汗。舌边尖红苔薄，脉细或细数	滋阴润肺杀虫止咳	月华丸	沙参、麦冬、生地黄、熟地黄、百部、川贝母、阿胶、三七、茯苓、山药、菊花、桑叶
阴虚火旺证	呛咳气急，痰少质黏，或吐稠黄痰，量多，时时咯血，血色鲜红，午后潮热，骨蒸，五心烦热，颧红，盗汗量多，口渴，心烦，失眠，性情急躁易怒，或胸胁掣痛，男子可见遗精，女子月经不调，形体日渐消瘦。舌红而干，苔薄黄或剥，脉细数	滋阴降火	百合固金汤合秦艽鳖甲散	百合、麦冬、玄参、生地黄、熟地黄、鳖甲、知母、秦艽、银柴胡、地骨皮、青蒿、川贝母、桔梗、甘草、当归、白芍
气阴耗伤证	咳嗽无力，气短声低，咯痰清稀色白，偶或痰中夹血，或咯血，血色淡红，午后潮热，伴有畏风，怕冷，自汗与盗汗并见，面色㿠白，颧红，纳少神疲，便溏。舌嫩红，或舌淡有齿印，苔薄，脉细弱而数	益气养阴	保真汤	太子参、白术、黄芪、茯苓、甘草、麦冬、天冬、生地黄、五味子、当归、白芍、熟地黄、地骨皮、黄柏、知母
阴阳两虚证	咳逆喘息少气，咯痰色白，或夹血丝，血色暗淡，潮热，自汗，盗汗，声嘶或失音，面浮肢肿，心慌，唇紫，肢冷，形寒，或见五更泄泻，口舌生糜，大肉尽脱，男子滑精、阳痿，女子经少、经闭。舌淡或光嫩少津，脉微细而数，或虚大无力	滋阴补阳	补天大造丸	黄芪、人参、山药、地黄、枸杞子、龟甲、鹿角、紫河车、当归、酸枣仁、远志、白芍

加醋少量，摊在纱布上，敷颈椎及腰椎夹脊旁开1.5寸，待皮肤有灼热感时去之。

转归预后 本病的转归决定于正气强弱及治疗情况，若正气比较旺盛，或得以及时正确的治疗，病情向痊愈方向转归。若邪盛正虚，病情可进行性加重，由肺虚渐损及脾肾心肝，由阴及气及阳，最后形成慢性迁延，向五脏虚损，阴阳俱虚转归，甚至趋向恶化。本病的预后也决定于体质强弱，病情轻重及治疗的早迟等。一般而言，早期发现，早期治疗，预后一般良好；若治疗不及时，迁延日久，身体羸弱者，预后较差。

预防调护 本病是一种传染性疾病，患者应做好隔离预防，不随地吐痰，少去公共场所，痰液等排泄物应消毒处理，坚持抗痨药物治疗及随访，平素应重视摄生，注意营养，以便早日康复，健康人应避免接触传染，保养正气，加强体育锻炼，提高抗御痨虫侵袭的能力。青少年应进行灭活卡介苗预防接种。对易感人群可进行普查，一旦发现要及时治疗。

（余小萍）

fèijiéhé

肺结核（pulmonary tuberculosis）

由结核分枝杆菌引起的肺部慢性传染病。排菌患者为主要的传染源。人体感染结核菌后不一定发病，当抵抗力降低或细胞介导的变态反应增高时，才可能引起临床发病。本病的基本病理特征为渗出、干酪样坏死及其他增殖性组织反应，可形成空洞。除少数起病急骤外，临床上多呈慢性过程，表现为低热、盗汗、消瘦、乏力等全身症状与咳嗽、咯血等呼吸系统表现，胸部X线片、痰结核菌检查、结核菌素试验是本病诊断的必要手段。本病属中医学肺痨范畴。

本病的病因有两个方面，一为感染痨虫，一为正气虚弱，如禀赋薄弱，或嗜欲无度，或忧思劳倦，或大病久病失调等，两者可以相互为因。痨虫传染是发病不可缺少的外因，可通过与患者密切接触或感受病气致病；正虚是发病的内因，抗病力弱，则痨虫乘虚伤人，侵蚀肺叶而发病。正气虚弱不仅是发病的关键，也是传变转归的重要因素。本病的病位在肺。病理性质以阴虚为主，一般说来，初期肺体受损，肺阴亏耗，肺失滋润；继则肺肾阴虚，兼及心肝，而致阴虚火旺，或因肺脾同病，气阴两伤；若病重或治疗失当，可发展为肺脾肾三脏交亏，阴损及阳，终致阴阳两虚。若痨虫蚀肺影响通调水道功能可致饮停胸胁。治疗当补虚培元、抗痨杀虫。见肺痨。

（余小萍）

jiéhéxìng xiōngmóyán

结核性胸膜炎（tuberculous pleurisy）

结核菌感染胸膜，或结核菌代谢产物导致胸膜变态反应所引起的病变。可分为干性和湿性胸膜炎两种。临床主要表现有发热、咳嗽、胸痛、胸膜摩擦音和胸腔积液。属中医学肺痨、胸痛、悬饮范畴。见肺结核。

（余小萍）

fèizhàng

肺胀（lung-distension）

多种慢性肺系疾患反复发作，迁延不愈，导致肺气胀满、气血失调而致胸部胀满、咳喘痰多、心悸、唇甲青紫，甚则脘腹胀满、肢体浮肿等为主要临床表现的疾病。本病常见于西医学肺源性心脏病、慢性支气管炎、肺气肿、特发性肺纤维化、呼吸衰竭。

《黄帝内经》最早记载肺胀病名，如《灵枢·胀论》提出：“肺胀者，虚满而喘咳”。隋·巢元方《诸病源候论·咳逆短气候》言：“肺虚为微寒所伤则咳嗽，嗽则气还于肺间则肺胀，肺胀则气逆，而肺本虚，气为不足，复为邪所乘，壅塞不能宣畅，故咳逆，短乏气也。”明·龚廷贤《寿世保元·痰喘》曰：“肺胀喘满，膈高气急，两胁煽动，陷下作坑，两鼻窍张，闷乱嗽渴，声嘎不鸣，痰涎壅塞。”将肺胀归于痰喘范畴，认为痰浊是主要病理因素。清·张璐《张氏医通·肺胀》认为肺胀当发汗：“肺胀而发其汗者，即内经开鬼门之法。一汗而令风邪外泄于肌表，水无风战，自顺趋而从下出也。”清·李用粹《证治汇补·咳嗽》归纳了肺胀的证治：“肺胀者，动则喘满，气急息重，或左或右，不得眠者是也。如痰夹瘀血碍气，宜养血以流动乎气，降火以清利其痰……风寒郁于肺中，不得发越，喘嗽胀闷者，宜发汗以祛邪，利肺以顺气。”

病因病机 病因为久病肺虚，屡感外邪。常因久病肺虚，痰浊潴留，致肺不敛降，气血阻肺间，肺气胀满，每因复感外邪使病情发作或加剧。病位在肺，继而影响脾肾，久病及心。病理因素为痰浊、水饮、瘀血，且可相互影响，兼见为患。病理性质为本虚标实，但有偏实偏虚之不同。外感诱发时偏于邪实，平时偏于正虚。痰浊壅盛或痰热内扰，闭阻气逆，蒙蔽神窍，可发生烦躁、嗜睡、震颤、抽搐、喘脱等变证。后期肺肾气虚，心阳衰竭，可出现喘剧、汗出、脉微等喘脱危象。

诊断 根据临床表现结合病史可作诊断。胸部X线、胸部

CT、实验室检查有助于诊断。

诊断要点 ①有慢性肺系疾患病史多年，反复发作。病程缠绵，时轻时重，经久难愈。多见于老年人。②常因外感、劳倦过度、情志刺激等诱发。③胸部膨满、憋闷如塞、喘息上气、咳嗽痰多、心悸、面色晦暗、或唇甲发绀、脘腹胀满、肢体浮肿，严重者可出现神昏、痉厥、出血、喘脱。

鉴别诊断 肺胀应与哮病、喘证相鉴别。哮病是一种发作性痰鸣气喘疾病，发作时喉中有哮鸣音，呼吸气促困难，甚至喘息不能平卧，不发作时如常人，支气管激发、舒张试验、峰值呼气流速等可明确诊断。喘证是多种急慢性疾病的一个症状，以呼吸困难，张口抬肩，鼻翼煽动，不能平卧为主要表现。

辨证论治 辨证总属标实本虚，但有偏实偏虚之不同，应分清其标本虚实的主次而论治。

辨证要点 偏实者须分清痰浊、水饮、血瘀的偏盛。偏虚者当区别气虚，阴虚及肺、心、肾、脾病变的主次。早期气虚为主，病在肺、脾、肾；后期气虚及阳，甚者可见阴阳两虚，病在肺、肾、心。

治疗原则 标本兼治，祛邪与扶正共施，根据标本缓急，有所侧重。标实者，根据病邪的性质，分别采取驱邪宣肺，降气化痰，温阳利水，甚或开窍，息风止血，活血化瘀等法。本虚者，当以补养心肺，益肾健脾为主，或气阴兼调，或阴阳两顾。正气欲脱时应扶正固脱，救阴回阳。

分证论治 见表。

中成药治疗 在辨证的基础上选择适用的中成药。①祛痰止咳胶囊：健脾燥湿、祛痰止咳，用于痰浊壅肺证。②化痰平喘片：清热化痰、止咳平喘，用于痰热蕴肺证。③固本咳喘胶囊：益气固表、健脾补肾，用于脾虚痰盛、肾气不固之肺胀。④至宝丹：清热解毒、化痰开窍，用于肺胀痰热神昏。⑤安宫牛黄丸：清热开窍，用于热入心包。

其他疗法 在内科治疗的基础上配合其他疗法。

针刺 取肺俞、列缺、心俞、内关、气海、足三里。痰多不易咯出者，加足三里、丰隆、天突；痰热者加鱼际、三阴交、太溪；阳虚者加大椎、肾俞。针用平补平泻法。证候偏实者，泻多于补，偏虚者则补多于泻。

灸法 平时宜常艾灸大椎、肺俞、肾俞、命门、足三里、三阴交。适用于外寒内饮及阳虚水泛之症。

耳针 取心、肺、神门、平喘、大肠、肾。每次3~4穴，留针或用王不留行籽压贴一侧耳穴，嘱患者不时用手按压所贴穴位以加强刺激。

电针 取合谷、肺俞、风门、大椎。喘者加孔最、定喘、鱼际、内关；咳剧加丰隆、肺热穴、呼吸点。

转归预后 本病多积渐而成，病程缠绵，经常反复发作，难以根治。尤其老年患者，感邪发病后，常易影响心肺功能，预后较差。如见咳血，神昏，抽搐，喘剧不能平卧，汗出脉微，则属危候。肺胀是多种慢性肺系疾病后期转归而成，早期给予正确适当的诊断治疗，阻断病情进展，预后尚可。失去治疗时机，预后

表 肺胀的分证论治

证型	临床表现	治法	主方	常用药
痰浊壅肺证	胸闷，气短，喘息，膨膨胀满，气逆不得平卧，倦怠乏力。苔白薄，脉小滑	化痰降气健脾益肺	苏子降气汤合三子养亲汤	紫苏子、半夏、前胡、厚朴、陈皮、甘草、当归、肉桂、白芥子、莱菔子、生姜、大枣
痰热蕴肺证	外感风热或外感风寒化热，发热不恶寒，气急胀满，咳喘烦躁，痰黄稠不易咯出，面红，目如脱状，口干但饮水少。舌红苔黄腻，脉浮数	清热化痰平喘	越婢加半夏汤	麻黄、石膏、生姜、白术、大枣、桑白皮、半夏、苏子、杏仁、浙贝母、栀子、黄芩、黄连、甘草
痰蒙神窍证	神志恍惚，表情淡漠，谵妄，烦躁不安，咳喘气促，动则加重。舌暗红痰白腻，脉细滑数	祛痰开窍息风	涤痰汤	制南星、半夏、枳实、茯苓、橘红、石菖蒲、人参、竹茹、甘草
痰瘀阻肺证	咳嗽痰多，喉间痰鸣，喘息不能平卧，胸部膨满，憋闷如塞，面色灰白而暗，唇甲发绀。舌暗或紫，舌下瘀筋增粗，苔腻，脉弦滑	涤痰祛瘀泻肺平喘	葶苈大枣泻肺汤合桂枝茯苓丸	葶苈子、桂枝、茯苓、牡丹皮、赤芍、紫苏子、莱菔子、白芥子、红花、丹参、大黄、厚朴
肺肾气虚证	咳喘日久，声低气怯，甚者张口抬肩，腰膝酸软，小便清长。舌淡，苔薄，脉沉细无力	补肺纳肾降气平喘	平喘固本汤合补肺汤	党参、五味子、冬虫夏草、胡桃肉、灵磁石、沉香、坎脐、紫苏子、款冬花、半夏、橘红
阳虚水泛证	面浮肢肿，腹满，心悸，喘咳，面唇青紫，尿少。舌暗红苔薄白或黄，脉细或微	温肾健脾化饮利水	真武汤合五苓散	附子、桂枝、茯苓、芍药、白术、生姜、泽泻

较差。

预防调护 重视原发病的治疗。既病之后，更应注意保暖，秋冬季节，气候变化之际，尤需避免感受外邪。一经发病，立即治疗，以免加重。平时常服扶正固本方药增强正气，适当体育锻炼，提高抗病能力，禁忌烟酒及恣食辛辣、生冷、咸、甜之品。有水肿者应进低盐或无盐饮食。

（朱明军）

mànxìng zǔsèxìng fèijíbìng

慢性阻塞性肺疾病

慢性阻塞性肺疾病（chronic obstructive pulmonary disease） 具有气流受限特征的慢性气道炎症性疾病。临床以慢性咳嗽、咳痰、气短、呼吸困难为主要表现。病情呈进行性发展，但可预防和治疗。属中医学肺胀、喘证范畴。

病因病机 病因有外邪侵袭、七情失调、久病肺虚。病位在肺，可累及脾、肾，后期及心。基本病机为肺肾虚弱，痰阻血瘀。病理因素有痰浊、瘀血、水饮，且可兼夹为患。病理性质属本虚标实，但有偏实偏虚之不同。感邪发病时，多见痰饮、痰热阻肺；平时多见肺肾亏虚。日久肺肾亏虚，病及于心，心阳虚衰，可出现喘脱。

辨证论治 辨证当辨本虚标实之主次。治标多理气化痰，利水行瘀。治本当补肺益肾，益气养阴。分证论治见表。

中成药治疗 在辨证的基础上选择适用的中成药。①祛痰止咳胶囊：健脾燥湿、祛痰止咳，用于痰浊壅肺证。②化痰平喘片：清热化痰、止咳平喘，用于痰热蕴肺证。③固本咳喘胶囊：益气固表、健脾补肾，用于脾虚痰盛、肾气不固之肺胀。④金水宝胶囊：补益肺肾、益髓填精，用于肺肾气阴两虚证。

其他疗法 在内科治疗的基础上配合针灸疗法。取肺俞、列缺、内关、气海、足三里。痰多不易咯出者，加足三里、丰隆、天突；痰热者加鱼际、三阴交、太溪；阳虚者加大椎、肾俞。针用平补平泻法。证候偏实者，泻多于补，偏虚者则补多于泻。平时宜常艾灸大椎、肺俞、肾俞、命门、足三里、三阴交。适用于外寒内饮及阳虚水泛之症。

转归预后 轻度气道阻塞患者经有效治疗后，症状可控制。严重的气道阻塞患者，常并发慢性肺源性心脏病、呼吸衰竭、气胸，预后欠佳。

表 慢性阻塞性肺疾病的分证论治

证型	临床表现	治法	主方	常用药
风寒袭肺证	咳嗽，喘息，恶寒，痰白，清稀，伴发热，无汗，鼻塞，流清涕，肢体酸痛。舌苔薄白，脉浮	宣肺散寒止咳平喘	三拗汤合止嗽散	麻黄、杏仁、甘草、桔梗、白前、橘红、百部、紫菀
外寒内饮证	咳嗽，喘息气急，痰多，痰白稀薄，胸闷，不能平卧。可见喉中痰鸣，无汗，肢体酸痛，鼻塞，流清涕。舌苔白滑，脉弦紧	疏风散寒温肺化饮	小青龙汤合半夏厚朴汤	麻黄、芍药、细辛、干姜、甘草、桂枝、五味子、半夏、厚朴、茯苓、生姜、苏叶
痰热壅肺证	咳嗽，喘息，胸闷，痰多，痰黄，发热，口渴喜冷饮，痰白黏干，咯痰不爽。舌红苔黄腻，脉滑数	清肺化痰降逆平喘	清气化痰丸合贝母瓜蒌散	陈皮、黄芩、杏仁、枳实、茯苓、胆南星、制半夏、浙贝母、瓜蒌、花粉、桔梗
痰湿阻肺证	咳嗽，喘息，气短，痰多，易咳出，胸闷，胃脘痞满，口黏腻。舌苔白腻，脉滑。	燥湿化痰宣降肺气	半夏厚朴汤合三子养亲汤	半夏、厚朴、茯苓、生姜、紫苏叶、紫苏子、白芥子、莱菔子
痰蒙神窍证	喘息气促，神志恍惚，喉中痰鸣，嗜睡，昏迷或谵妄，瘛疭甚则抽搐。舌苔白腻，脉滑数	豁痰开窍	涤痰汤	茯苓、人参、甘草、橘红、胆南星、半夏、竹茹、枳实、石菖蒲
肺气虚弱证	咳嗽，乏力，易感冒，喘息，气短，动则加重，神疲，自汗，恶风。舌淡苔白，脉细弱	补益肺气	补肺汤	党参、黄芪、白术、核桃仁、百部、川贝母、杏仁、厚朴、紫苏子、地龙、陈皮、桔梗、炙甘草
肺脾气虚证	咳嗽，喘息，气短，动则加重，神疲，食少，脘腹胀满，便溏，自汗，恶风，纳呆，乏力，易感冒。舌体胖大，苔白，脉细缓	健脾益气	六君子汤合黄芪补中汤	党参、黄芪、白术、茯苓、杏仁、川贝母、地龙、厚朴、紫菀、紫苏子、淫羊藿、陈皮、炙甘草
肺肾气虚证	喘息，气短，动则加重，神疲，乏力，易感冒，腰膝酸软，面目浮肿，胸闷，耳鸣。舌淡苔白，脉细	补肾纳气	人参补肺饮	人参、黄芪、枸杞子、山茱萸、五味子、淫羊藿、浙贝母、紫苏子、赤芍、地龙、陈皮、炙甘草
肺肾气阴两虚证	咳嗽，喘息，气短，动则加重，乏力，自汗，盗汗，腰膝酸软，易感冒，口干，咽干，干咳，痰少，咯痰不爽，手足心热，耳鸣，头昏，头晕。舌淡红苔少，脉沉弦	益气养阴	保元汤合人参补肺汤	人参、黄芪、黄精、熟地黄、枸杞子、麦冬、五味子、肉桂、紫苏子、浙贝母、牡丹皮、地龙、百部、陈皮、炙甘草

预防调护 戒烟是重要措施，控制职业和环境污染，积极防治婴幼儿和儿童期的呼吸系统感染，加强体育锻炼，增强体质，提高机体免疫力，高危人群，定期进行肺功能监测，早期发现和早期干预。

（朱明军）

fèiqìzhǒng

肺气肿（pulmonary emphysema）

终末细支气管远端（呼吸细支气管、肺泡管、肺泡囊和肺泡）的气道弹性减退，过度膨胀、充气和肺容积增大或同时伴有气道壁破坏的病理状态。属中医学肺胀范畴。见慢性阻塞性肺疾病。

（朱明军）

fèiyuánxìng xīnzàngbìng

肺源性心脏病（cor pulmonale）

由支气管－肺组织或肺动脉血管病变所致肺动脉高压引起的心脏病。简称肺心病。临床主要表现为肺原发性疾病的症状、肺气肿和右心功能不全的体征及肺性脑病等。本病属中医学喘证、痰饮、心悸、水肿、肺胀范畴。

病因病机 病因是风寒之邪侵袭人体，首先犯肺，肺伤气弱，痰饮留滞，气道不畅。病机为机体正气不足，邪气侵袭，肺气宣降失司，发为喘咳。《丹溪朱氏脉因证治》认为“肺伤日久必及于心”。心气虚无以推动血行，则致心血瘀阻而见心悸、胸闷、憋喘、发绀。脾主运化，脾失健运，水谷不化，痰湿内生，上涌犯肺，而见咯痰量多。肾主水，肾虚无以制水，水气凌心，则加重心悸、气短。又肾主纳气，若肾气虚不能摄纳肺气，则发为虚喘。因此，肺心病的发生，在于肺、心、脾、肾四脏功能失调。如病至后期，痰浊蒙闭心窍，可引起神昏谵语、烦躁不安；痰热互结，热极引动肝风则见惊厥、抽搐；病势严重，阴绝阳脱，则出现大汗淋漓、四肢厥冷、脉微欲绝之危重之候。

辨证论治 根据慢性肺源性心脏病的病机特点，分为缓解期和急性期。分证论治见表。

中成药治疗 在辨证的基础上选择适用的中成药。①祛痰止咳胶囊：健脾燥湿、祛痰止咳，用于肺脾气虚所致咳嗽、咳痰。②济生肾气丸：温肾化气、利水消肿，用于阳虚水泛证。③固本咳喘胶囊：益气固表、健脾补肾，用于肺肾气虚证。④至宝丹：清热解毒、化痰开窍，用于痰蒙神窍，神识昏迷。

其他疗法 在内科治疗的基础上配合其他疗法。

针灸 喘息难以控制，取穴肺俞、列缺、心俞、内关、气海、足三里；痰多不易咯出者，取穴足三里、丰隆、天突。针用平补平泻法。平时宜常艾灸大椎、肺俞、肾俞、命门、足三里、三阴交。适用于外寒内饮及阳虚水泛之症。

验方 ①紫河车，焙干研末，适用于肺肾气虚证。②葶苈子粉，食后服，用于咳喘痰涌。

转归预后 慢性肺源性心脏病常反复发作，急性加重，随肺

表 肺源性心脏病的分证论治

	证型	临床表现	治法	主方	常用药
缓解期	肺脾气虚证	气短声低，自汗怕风，常易感冒，倦怠乏力，食少便溏。舌淡苔白，脉细弱	健脾益气培土生金	六君子汤合玉屏风散	黄芪、人参、白术、防风、甘草
	肺肾气虚证	呼吸短促难续，动则喘甚，腰酸耳鸣，下肢足跗浮肿。或兼见五心烦热，口干，舌红少苔，脉细数；或兼见畏寒肢冷，面色苍白。舌淡，脉细弱	补肺益肾	生脉地黄汤	熟地黄、山茱萸、山药、泽泻、牡丹皮、茯苓、红参、麦冬、五味子
	心肺气虚血瘀证	咳喘多年，平日里胸闷气短，咳逆倚息，胸呈桶状，指端粗大，或兼心痛。舌淡或紫暗，脉弱	补益心肺活血化瘀	玉屏风散合桃红四物汤	人参、麦冬、五味子、黄芪、白术、防风、桃仁、红花、丹参、川芎、当归、赤芍、生地黄
急性期	痰浊壅肺证	咳喘痰多，喉中痰鸣，咳痰困难，胸膺满闷甚则不得平卧。舌苔浊腻，脉滑	祛痰平喘通膈利气	豁痰丸	桔梗、射干、白前、云茯苓、杏仁、枳壳、瓜蒌、鲜竹沥汁、葶苈子、南星
	痰热郁肺证	发热汗出，咳喘气逆，痰多色黄，胸闷，口干咽燥。舌红苔黄，脉滑数	清热解毒宣肺化痰	桑白皮汤	浙贝母、金银花、鱼腥草、黄芩
	阳虚水泛证	咳喘痰多，发热形寒，倚息心悸，面部、下肢浮肿，脘痞纳差，怕冷，尿少，面唇青紫。苔白滑，脉沉细	温肾健脾化饮利水	真武汤合五苓散	茯苓、芍药、附子、桂枝、茯苓、白术、猪苓、泽泻、生姜、葶苈子
	痰蒙神窍证	咳逆喘促，咯痰不爽，嗜睡，烦躁，甚则昏迷；热动肝风者可出现震颤、抽搐。舌质暗，苔白腻或黄腻，脉细滑数	涤痰开窍息风	涤痰汤合安宫牛黄丸	茯苓、人参、甘草、橘红、胆星、半夏、竹茹、枳实、石菖蒲

功能的损害病情逐渐加重，常并发肺性脑病、心律失常，多数预后不良，病死率约在10%~15%，经积极治疗可以延长寿命，提高患者生活质量。

预防调护 平时生活要有规律，起居有常。早睡早起，注意保暖。饮食宜清淡，以易消化的高蛋白、高热量、高维生素食物为主。要加强锻炼，提高自身防御疾病的能力。主要是防治足以引起本病的支气管、肺和肺血管疾病。

（朱明军）

fèijué

肺厥（lung syncope）

久病肺气衰竭，不能吸清呼浊，以致脑窍失养，出现以神志障碍、喘咳、肢冷为主要临床表现的疾病。本病常见于西医学肺性脑病。

本病相关论述可见于明·张景岳《景岳全书·厥逆》："气厥之证有二，以气盛气虚皆能厥也。气虚卒倒者，必其形气索然，色清白，身微冷，脉微弱，此气脱证也。"

病因病机 多因肺胀、哮病、尘肺等肺脏慢性疾患，导致肺主气、司呼吸功能严重受损，肺气壅塞或废而不用，呼吸不畅，使肺气衰竭。清气不能纳入而匮乏，浊气不得宣发而内蓄，以致脑神失养，浊气弥散，痰浊停聚，蒙闭清窍，从而表现为呼吸微弱、神识昏蒙等症。病位在肺、脑，与心、脾、肾关系密切。病理性质为本虚标实。本虚为肺、脾、肾衰竭，标实为痰浊、水饮、瘀血壅阻，蒙蔽神窍。

诊断 根据临床表现结合病史可诊断。①长期慢性咳喘及反复发作病史。②常因外感而诱发，其次是过劳、七情等也可诱发本病。③临床上有意识、精神障碍，兼见胸部膨满，胀闷如塞，喘咳上气，痰多及烦躁、心悸、水肿等，严重者可出现动风或出血等危重证候。

辨证论治 肺厥辨证应分虚实，治疗宜标本兼顾。

辨证要点 发作期以标实为主，为痰浊、水饮、血瘀交阻。缓解期以本虚为主，以肺、脾、肾虚，阳气闭塞，蒙蔽神窍，夹有痰浊、瘀血。

治疗原则 发作期当以豁痰开窍、调畅气机；缓解期以补肺、健脾、益肾为主，化痰祛瘀。

分证论治 见表。

中成药治疗 在辨证的基础上选择适用的中成药。

口服中成药 ①安宫牛黄丸：清热解毒、镇惊开窍，用于痰热扰神。②真武丸：温阳利水、用于肾阳亏虚、水凌心肺证。

中药注射剂 ①参附注射液：回阳救逆固脱，用于阳气衰微，神志昏迷。②清开灵注射液：清热解毒、醒神开窍，用于热入心包，神志昏迷。

转归预后 若能预防肺部感染，维持呼吸功能，可控制症状。但常因外感、他病犯肺导致肺功能不断下降，最终导致肺衰、心衰而亡。

预防调护 应当积极治疗原发病，适寒温，畅情志。密切观察重症患者的病情变化，以便早期诊治。

（孙增涛）

fèixìng nǎobìng

肺性脑病（pulmonary encephalopathy）

呼吸衰竭发展到严重阶段，发生低氧血症和高碳酸血症，出现以各种精神、神经障碍为主要临床表现的综合征。原发疾病有慢性阻塞性肺部疾病、哮喘、胸廓畸形等。临床表现主要为头痛、头晕、兴奋，多语或少语，意识障碍与精神异常，部分患者可

表　肺厥的分证论治

证型	临床表现	治法	主方	常用药
痰浊内闭证	神识昏蒙，呼之不应，呼吸急促，喉间痰鸣息涌，痰白色稠。舌淡苔厚腻，脉滑数	豁痰开窍	涤痰汤合三子养亲汤	茯苓、人参、甘草、橘红、胆星、半夏、竹茹、枳实、石菖蒲、紫苏子、白芥子、莱菔子
痰热扰神证	神识昏蒙，烦躁不安，咳嗽痰黄，咯之不爽，喉间痰鸣，面红气粗。舌红苔黄腻，脉滑数	清心、豁痰、开窍	清心涤痰汤	半夏、陈皮、茯苓、竹茹、枳实、甘草、生姜、大枣、胆南星、石菖蒲、人参、麦冬、酸枣仁、黄连
痰蒙神窍证	意识朦胧，神昏不语，牙关紧闭，呼吸气促，喉间痰鸣息涌。舌紫暗苔白腻，脉滑	涤痰开窍	菖蒲郁金汤合苏合香丸	石菖蒲、郁金、牡丹皮、栀子、连翘、竹沥、竹叶、灯心草、木通
水饮凌心证	神识昏蒙，喘咳气急，心悸唇紫，咯痰清稀，肢体浮肿，尿少。舌淡边有齿痕，苔白滑，脉滑或结代	温通心阳化气行水	真武汤合五苓散	茯苓、芍药、白术、生姜、炮附子、猪苓、泽泻、桂枝
阴竭阳亡证	呼吸微弱，神识昏蒙，四肢不温，二便自遗，肢体浮肿。舌淡苔白滑，脉微细	滋阴回阳固脱	四味回阳饮	人参、制附子、炙甘草、炮干姜

有呕吐、视神经乳头水肿。本病属中医学昏迷、肺胀、肺厥范畴。

病因病机 肺性脑病形成多因慢性肺部疾病日久积累，肺、脾、肾三脏俱虚，痰浊潴留，瘀血阻滞，加之六淫之邪乘袭而诱发本病。病初由肺气郁滞、脾失健运，津液不归正化而成；渐至肺虚不能化津、脾虚不能转输、肾虚不能蒸化，痰浊潴留。痰涎壅盛，阻塞气道，蒙蔽神窍，则发生头痛、头晕、烦躁、嗜睡、昏迷等。若痰瘀化热，热极生风，或阴液耗损，虚风内动，可见肉瞤、震颤甚至抽搐。本病正虚为本，痰、瘀、风为标，正虚以肺、脾、肾为主，并涉及心、肝。病初在肺、脾，久则入心、脑、肾，每因外感六淫，饮食劳倦、情志所伤而诱发。

辨证论治 本病为本虚标实，虚实错杂之症，应以扶正祛邪，开窍醒神为其治疗大法。急性发作期，一般以标实为多，以祛邪为主，根据痰、火、瘀的不同，选用化痰、清热、行瘀等法，配以醒脑开窍。缓解期，以正虚为主，故以扶正为本。分证论治见表。

中成药治疗 见肺厥。

转归预后 本病预后不良，最终导致肺衰、心衰而亡。

预防调护 积极治疗原发病。绝对卧床休息，呼吸困难者应半坐卧位，有精神症状、嗜睡、烦躁或昏迷者要注意安全，必要时由专人护理或加床挡，防止坠床。进食有营养易消化吸收的食物，昏迷者可鼻饲或静脉补充营养制剂。密切观察重症患者病情变化，以便早期诊治。

（孙增涛）

fèishuāi

肺衰（lung failure） 多种原因造成肺气衰竭，出现以气逆喘促，张口抬肩，或气息低微，昏厥痰壅，唇甲紫绀为主要临床表现的疾病。本病常见于西医学呼吸衰竭。

本病相关论述常见于喘证、肺胀等疾病。《灵枢·胀论》提出："肺胀者，虚满而喘咳。"清·李用粹《证治汇补·咳嗽》归纳了证治："肺胀者，动则喘满，气急息重，或左或右，不得眠者是也。如痰夹瘀血碍气，宜养血以流动乎气，降火以清利其痰……风寒郁于肺中，不得发越，喘嗽胀闷者，宜发汗以祛邪，利肺以顺气。"

病因病机 外邪犯肺、创伤及肺、久病伤肺等导致肺脏损伤，肺络闭阻，肺气衰败，百脉不畅，肺气竭绝。本病病位在肺，与脾、肾、心三脏关系密切。病理性质属本虚标实，以虚为主，标实为痰浊、瘀血、毒邪交互为患，本虚为肺、脾、肾三脏亏损。

诊断 根据临床表现结合病史可诊断。①有长期肺病史，或有溺水、电击、药物中毒等暴邪伤肺史。②以喘促、张口抬肩，或气促而息微等为主要表现。③有原发病的症状、体征。

辨证论治 肺衰辨证应分虚实，治疗宜标本兼治。

辨证要点 急属邪实，可见气息喘促，张口抬肩，口唇青紫，烦躁不安，甚则神昏谵语等；缓为本虚，可见喘促气短，动则尤甚，甚或气息低微，颜面晦暗等。

治疗原则 治疗当分虚实，标本兼治。实证宜化痰降逆，泻肺平喘。虚证宜温肾纳气，益气固脱。

分证论治 见表。

中成药治疗 在辨证的基础上选择适用的中成药。金水宝胶囊：补益肺肾、益髓填精，用于肺肾亏虚所致的喘促短气、神疲乏力。

转归预后 本病是肺系病之危重症，病死率高，预后除与抢救措施是否得当有关外，亦与诱

表 肺性脑病的分证论治

证型	临床表现	治法	主方	常用药
痰热扰心证	意识朦胧，神昏不语，咳嗽痰黄，咯之不爽，喉间痰鸣，面红气粗。舌紫暗苔白腻，脉滑	涤痰开窍	菖蒲郁金汤	石菖蒲、郁金、牡丹皮、栀子、连翘、竹沥、竹叶、灯心草、木通
痰瘀阻肺证	神志昏迷，喉中痰鸣，面色灰白而暗，唇甲发绀。舌暗或紫，舌下瘀筋增粗，苔腻，脉弦滑	涤痰祛瘀泻肺平喘	葶苈大枣泻肺汤合桂枝茯苓丸	葶苈子、桂枝、茯苓、牡丹皮、赤芍、紫苏子、莱菔子、白芥子、红花、丹参、大黄、厚朴
水饮凌心证	神识昏蒙，喘咳气急，心悸唇紫，咯痰清稀，肢体浮肿，尿少。舌淡边有齿痕，苔白滑，脉滑或结代	温通心阳化气行水	真武汤合五苓散	茯苓、芍药、白术、生姜、炮附子、猪苓、泽泻、桂枝
气虚喘脱证	咳喘日久，甚者张口抬肩，神志昏迷，腰膝酸软，小便清长。舌淡苔薄，脉沉细无力	补肺纳肾降气平喘	平喘固本汤合补肺汤	党参、五味子、冬虫夏草、胡桃肉、灵磁石、沉香、坎脐、紫苏子、款冬花、半夏、橘红
阴竭阳亡证	呼吸微弱，神识昏蒙，四肢不温，二便自遗，肢体浮肿。舌淡苔白滑，微细	滋阴回阳固脱	四味回阳饮	人参、制附子、炙甘草、炮干姜

表 肺衰的分证论治

证型	临床表现	治法	主方	常用药
痰浊壅阻证	气息喘促，张口抬肩，口唇青紫，甚则神昏。舌紫暗苔厚腻，脉滑或数	化痰降逆泻肺平喘	苏子降气汤合涤痰汤	紫苏子、半夏、前胡、厚朴、陈皮、甘草、当归、生姜、大枣、肉桂、茯苓、人参、橘红、胆星、竹茹、枳实、石菖蒲
肺肾气衰证	喘促气短，气息低微，颜面晦暗，口唇青紫。舌淡胖或紫暗，苔白滑腻，脉沉涩无力	温肾纳气益气固脱	七味都气丸合参附龙牡汤	人参、附子、生姜、大枣、龙骨、牡蛎、熟地黄、山茱萸、干山药、泽泻、牡丹皮、茯苓、五味子

发肺衰的基础疾患能否得到良好控制有密切关系。

预防调护 积极治疗原发病，密切观察重症患者病情变化，以便早期诊治。

（孙增涛）

hūxī shuāijié

呼吸衰竭（respiratory failure）

各种原因引起的肺通气和（或）换气功能严重障碍，产生的一系列生理功能和代谢紊乱的临床综合征。临床表现为呼吸困难、发绀等。明确诊断有赖于动脉血气分析，在海平面正常大气压、静息状态、呼吸室内空气条件下，并排除心内解剖分流和原发于心排血量降低等情况后，动脉血氧分压低于8.0kPa（60mmHg），或伴有二氧化碳分压高于6.65kPa（50mmHg），即为呼吸衰竭。可按临床有无二氧化碳潴留分为Ⅰ型呼吸衰竭和Ⅱ型呼吸衰竭。根据病程可分为急性和慢性呼吸衰竭。本病属中医学肺胀、喘证、肺衰、喘脱范畴。

病因病机 急性呼吸衰竭是先天禀赋不足，外感温热病毒，或伤损、产后瘀血留滞，或电击、溺水、烧伤、烫伤，疮毒内攻及水湿犯肺等导致肺气郁闭，宣降失常所致。邪热壅肺，则肺气郁闭，宣降失常；热传阳明，则热结肠胃，腑气不通，浊气上逆；热入营阴，则肾阴受伤，元气耗损，肾不纳气，呼多吸少。伤损、产后瘀血留滞均阻遏气机，以致肺气升降失常；烧烫伤，疮毒内攻，致邪热壅肺，水湿犯肺，肺气失于宣发与肃降，亦致喘促。

慢性呼吸衰竭则是由外感六淫，内伤七情，饮食劳倦，嗜烟，工作环境不良，导致久咳、多喘、肺痿、肺胀等多种慢性肺系疾病。久病上损及下，肺虚及肾。肺肾心脾俱虚，水湿、瘀血、痰浊、热毒内生，痰、瘀、热互结于内，阻遏气机，郁闭肺气，凌侮心火，壅塞水道，甚至上扰清空，蒙蔽神明，而发为喘促，甚则喘脱。本病虽在肺脏，但与心肝脾肾密切相关，以肺脾肾虚损为本，以热毒、痰浊、瘀血为标，系本虚标实，虚实相兼的病证，病势缠绵危重。

辨证论治 临床当辨虚实。虚证：呼吸微弱，喘声低微，时断时续，面色萎黄，纳呆便溏，神疲乏力，自汗，四肢微凉，舌淡苔白，脉微欲绝。实证：喘促，鼻翼煽动，甚则张口抬肩，气粗声高，喉间痰鸣，大便秘结，小便短赤，舌紫暗，苔白或舌绛，苔黄厚，脉滑数。急性呼吸衰竭当化痰肃肺；虚证当益气养阴固脱；慢性呼吸衰竭发作期当化痰开窍，清热息风。缓解期当补肺温阳，祛痰化饮。分证论治见表。

中成药治疗 在辨证的基础上选择适用的中成药。

口服中成药 ①银翘解毒片：清热解毒，用于初期邪在肺卫者。②安宫牛黄丸：清热解毒、镇惊开窍，用于热陷心包、神昏谵语。③牛黄解毒片：清热解毒通便，用于热毒壅盛便秘者。④金水宝胶囊：补益肺肾、益髓填精，用于肾精不足所致的多寐、神疲乏力、眩晕耳鸣。

表 呼吸衰竭的分证论治

	证型	临床表现	治法	主方	常用药
急性呼吸衰竭	痰热壅盛证	喘促气急，喉间痰鸣，痰黏且黄，发热口渴，烦躁不安，甚或神昏谵语，口干，溲赤。舌红苔黄厚，脉滑数	清热化痰宣肺平喘	清肺化痰汤合麻杏石甘汤	栀子、黄芩、知母、浙贝母、麦冬、桑皮、桔梗、茯苓、橘红、瓜蒌仁、甘草、麻黄、杏仁、石膏
	肺热腑实证	喘促憋气，腹胀满痛，大便秘结，小便短赤，发热不恶寒。舌苔黄燥，脉洪数	宣肺泻下	宣白承气汤	生石膏、生大黄、杏仁、瓜蒌皮
	气阴两竭证	呼吸微弱，间断不续，或叹气样呼吸，时时抽搐，神志昏沉，精神萎靡，汗出如油。舌红无苔，脉虚细数	益气养阴固脱	参附龙牡汤	人参、附子、生姜、大枣、龙骨、牡蛎

续 表

		证型	临床表现	治法	主方	常用药
慢性呼吸衰竭	缓解期	肺虚痰阻证	咳喘短气，动则加甚，痰白清稀，面色晦暗。舌体胖，舌质紫暗，苔薄白，脉濡软无力	补益肺气化痰平喘	玉屏风散合二陈汤	黄芪、白术、防风、半夏、陈皮、茯苓、炙甘草
		阴虚痰热证	咳喘气促，痰稠，神疲乏力，或低热盗汗。舌红少苔，脉虚数无力	益气养阴清肺化痰	生脉散合千金苇茎汤	麦冬、西洋参、五味子、苇茎、冬瓜子、薏苡仁、桃仁
		阳虚饮停证	咳喘气促，动则尤甚，面色黧黑，咯吐清稀泡沫痰，畏寒肢冷。舌体胖，质紫暗，脉沉细或结代	健脾补肾温阳化饮	苓桂术甘汤合真武汤	白术、桂枝、附子、甘草、茯苓、芍药、生姜
	发作期	痰浊蒙窍证	咳喘痰鸣，痰多色白，嗜睡或神识昏蒙。舌紫暗苔腻	涤痰开窍	涤痰汤	桃仁、川芎、南星、半夏、橘红、枳壳、远志、石菖蒲、郁金
		痰火扰心证	咳喘气促，痰黄稠厚，烦躁，或神昏谵语。舌紫绛苔黄厚，脉滑数	涤痰开窍清心泻火	温胆汤	半夏、生地黄、黄连、竹茹、竹叶心、黄芩、麦冬、芦根、玄参、郁金、胆南星、石膏
		痰热动风证	咳喘气促，鼻翼煽动，甚则张口抬肩，不能平卧，四肢抽搐或颤抖。舌紫红苔黄，脉弦滑数	清热化痰平肝息风解痉	清金化痰汤合天麻钩藤饮	栀子、黄芩、麦冬、桑白皮、瓜蒌仁、橘红、茯苓、羚羊角、钩藤、芍药、天麻、生决明、栀子

中药注射剂　①生脉注射液：益气生津，用于气阴不足。②清开灵注射液：清热解毒、醒神开窍，用于热入心营证。

转归预后　本病病情严重，病死率高，预后除与抢救措施是否得当有关外，与诱发呼吸衰竭的基础疾患能否得到良好控制有密切关系。

预防调护　有严重创伤、感染休克等患者应警惕本病的发生，积极治疗原发病，密切观察重症患者病情变化，以便早期诊治。

（孙增涛）

jíxìng hūxī jiǒngpò zōnghézhēng

急性呼吸窘迫综合征（acute respiratory distress syndrome）严重感染、创伤、休克等肺内和肺外的严重疾病引起的以肺毛细血管损伤为主要临床表现的综合征。临床表现均为急性呼吸窘迫，难治性低氧血症。是急性肺损伤发展到后期的典型表现。本病属中医学喘证、喘脱范畴。

病因病机　病因为感受六淫或疫毒、创伤、内伤久病。肺主气司呼吸，外邪六淫或疫毒从口鼻、皮毛犯肺，肺失宣肃，纳气减少，甚则喘促。外伤或产后，瘀血滞留，浊毒内停，遏阻肺气，气机升降失常，亦作喘促。温热病毒侵袭，或疮毒内陷，卫气营血功能失衡，肺为气血之腑，肺气郁闭，宣降失常，加之内传阳明，腑气不通，浊气上迫，肺失肃降之权，壅遏肺气而作喘。肺为气血之脏，本病迁延时日，耗伤正气，则肺不主气。病位在肺、肾，重者及心。基本病机是热毒、瘀血闭阻肺气，或久病肺肾气衰，不能主气、纳气。病理性质总属本虚标实，虚实夹杂。病情恶化，可因肺气欲绝，气阴两竭，正气衰脱而亡。

辨证论治　临床当辨虚实主次。偏实者当清热解毒，祛瘀化饮。偏虚者当益肾补肺。正气虚脱则当固脱。分证论治见表。

表　急性呼吸窘迫综合征的分证论治

	证型	临床表现	治法	主方	常用药
实证	热毒壅肺证	喘促气逆，呼吸困难，甚或张口抬肩，不能平卧，咳嗽，咯吐黄痰，胸膈满闷，腹胀，便秘，溲赤。舌红苔黄腻，脉弦数	清热宣肺化痰平喘	麻杏石甘汤合小陷胸汤	麻黄、杏仁、石膏、甘草、黄连、半夏、瓜蒌
	水湿犯肺证	喘而胸满闷窒，甚则胸盈仰息，咳痰色白，口渴不黏，恶心。舌苔白滑，脉弦滑	泻肺行水泻肺平喘	葶苈大枣泻肺汤合苓桂术甘汤	葶苈子、大枣、茯苓、桂枝、白术、甘草
	瘀血阻肺证	微咳或不咳，甚则可见低热，呼吸喘促。舌紫暗或有瘀斑，脉细涩	活血化瘀宣肺平喘	血府逐瘀汤合椒目瓜蒌汤	当归、生地黄、桃仁、红花、枳壳、赤芍、柴胡、甘草、桔梗、川芎、牛膝、椒目、瓜蒌、桑皮、葶苈子、橘红、半夏、茯苓、紫苏子
虚证	肺肾两虚证	口唇发绀，面色苍白而青，甚则冷汗淋漓。舌暗紫，脉微弱欲绝	补肺益肾	生脉散合人参胡桃汤	人参、麦冬、胡桃肉、五味子

转归预后 本病是多种疾病继发的一种严重并发症，病死率高，预后除与抢救措施是否得当有关外，还与诱发本病的基础疾患能否得到良好控制有密切关系。

预防调护 有严重创伤、感染休克等患者应警惕本病的发生，积极治疗原发病，密切观察重症患者病情变化，以便早期诊治。

（孙增涛）

fèiluòzhāng

肺络张（dilatation of lung collateral） 邪气犯肺，痰浊蕴结，肺络扩张导致的以慢性咳嗽，咳吐大量黏痰或脓痰，间断咯血为主要临床表现的疾病。本病常见于西医学支气管扩张。

隋·巢元方《诸病源候论·上气鸣息候》曰：“肺主于气，邪乘于肺则肺胀，胀则肺管不利，不利则气道涩，故上气喘逆鸣息不通。”明·皇甫中《明医指掌》认为肺气受损是主要病机：“肺气有所受伤，呼吸之息不得宣通，则喘病生焉。气喘者，呼吸急促而无痰声；痰喘者，动作便有痰声。”清·李用粹《证治汇补·咳嗽》记载了多个证治方药“肺胀者，动则喘满，气急息重，或左或右，不得眠者是也。如痰夹瘀血碍气，宜养血以流动乎气，降火以清利其痰……风寒郁于肺中，不得发越，喘嗽胀闷者，宜发汗以祛邪，利肺以顺气。”

病因病机 禀赋不足，肺气素虚或患肺热病、百日咳、麻疹等，肺气闭阻，失于宣降，久之痰浊内蕴，郁而化火，损伤肺络而使之变形扩张，痰浊阻肺则咳吐大量黏痰或脓痰，络损血溢或热迫血行、气不摄血则见咯血。病位在肺，涉及肝脾。病理性质初起多属实证，有外邪、肝火、痰热之分；病久邪伤正气，可见阴虚肺灼或肺脾气虚。

诊断 根据临床表现结合病史可诊断。①长期反复咳嗽，咳大量脓性痰，间断咯血。②体检局部可听到湿性啰音，部分患者有杵状指（趾）。

辨证论治 应分痰、热、虚、实辨治。

辨证要点 因外邪、痰热、肝火所致者属实；因阴亏、气虚所致者属虚。

治疗原则 实证当疏风、清肺、化痰、清肝；虚证当养阴、益气。

分证论治 见表。

中成药治疗 在辨证的基础上选择适用的中成药。

口服中成药 ①云南白药胶囊：化瘀止血，用于久病络瘀出血者。②化痰平喘片：清热化痰、止咳平喘，用于痰热蕴肺证。③固本咳喘胶囊：益气固表、健脾补肾，用于脾虚痰盛、肾气不固所致的咳嗽、咳痰。

中药注射剂 生脉注射液：益气生津，用于正虚邪恋、气阴不足者。

其他疗法 在内科治疗的基础上配合其他疗法。

针灸 取肺俞、列缺、心俞、内关、气海、足三里。痰多不易咯出者，加足三里、丰隆、天突；痰热者加鱼际、太溪；阴虚者加三阴交、肾俞。针用平补平泻法。证候偏实者，泻多于补，偏虚者则补多于泻。平时宜常艾灸大椎、肺俞、肾俞、命门、足三里、三阴交。适用于外寒内饮及阳虚水泛之证。

耳针 取心、肺、神门、平喘、大肠、肾，每次3～4穴。或用王不留行籽压贴一侧耳穴，嘱患者不时用手按压所贴穴位以加强刺激。

电针 取合谷、肺俞、风门、大椎。喘者加孔最、定喘、鱼际、

表 肺络张的分证论治

证型	临床表现	治法	主方	常用药
风热袭肺证	咳嗽，咯痰，发热，咽痛口渴，尿黄。舌红苔薄黄，脉浮数	清解肺热	麻杏石甘汤合银翘散	麻黄、杏仁、石膏、甘草、金银花、连翘、薄荷、竹叶、荆芥穗、淡豆豉、牛蒡子
痰热壅肺证	咳嗽，痰黄稠，或痰中带血，口苦口干，胸胁隐痛。舌红苔黄腻，脉滑数	清肺化痰	苇茎汤合小陷胸汤	芦根、薏苡仁、桃仁、瓜瓣、黄连、半夏、瓜蒌
热伤血络证	咳嗽，痰中带血或咯血，重则咯血不止，胸闷，或有发热。舌红苔黄，脉滑数	清热化痰凉血止血	清金化痰汤	黄芩、栀子、桑白皮、麦冬、白及、仙鹤草、桔梗、橘红、甘草
肝火犯肺证	咳嗽，痰中带血，或咯血色鲜红，胸胁疼痛，烦躁口苦。舌红苔黄，脉弦数	清肝泻肺	黛蛤散合泻白散	青黛、蛤粉、桑白皮、地骨皮、甘草、粳米
阴虚肺燥证	咳嗽少痰，痰中带血或反复咯血，口干咽燥，五心烦热。舌红少苔，脉细数	滋阴润燥	百合固金汤	生地黄、麦冬、熟地黄、浙贝母、百合、当归、芍药、甘草、玄参、桔梗
肺脾亏虚证	咳嗽反复发作，咳声重浊，咯痰色白，量多，以晨起为重，身体沉重，纳呆，脘腹胀满，大便时溏。舌体胖大，苔白腻，脉濡滑	培土生金补益肺脾	六君子汤合三子养亲汤	党参、茯苓、白术、半夏、陈皮、甘草、紫苏子、白芥子、莱菔子

内关；咳剧加丰隆、肺热穴、呼吸点。

转归预后 本病为慢性过程，若能及早治疗，可控制病情发展。若迁延日久，肺功能损害，预后不良。大咯血可严重影响预后，甚至窒息死亡。

预防调护 注意保暖，避免受凉感冒。戒烟，避免接触烟雾及刺激性气体。咯血时应轻轻将血咳出，切忌屏住咳嗽而窒息。保持呼吸道通畅，平时有痰尽量将痰液咳出，以减少感染。急性期应注意休息，缓解期可做呼吸操和适当体育锻炼，以增强机体抵抗力和免疫力。若发现咳嗽加剧，痰量明显增多，或痰量虽不多，但出现全身中毒症状，如发热、乏力、精神不振等，提示病情加重，应及时就诊。

（孙增涛）

zhīqìguǎn kuòzhāng

支气管扩张（bronchiectasis）

支气管及其周围肺组织慢性炎症，损坏管壁，导致支气管管腔扩张和变形，出现以慢性咳嗽，咳脓痰和反复咯血为主要表现的疾病。本病属中医学肺络张、咯血范畴。

病因病机 先天肺气不足或幼时肺部受邪侵袭，以致痰浊留伏，日久反复发作，积累而成。初期肺气虚，气不布津，聚液成痰；继则子盗母气，脾气受累，不能运化而成痰浊；痰浊内蕴，再遇外感侵袭，或木火刑金，或嗜食辛辣厚味之品，导致痰郁化热，而致咳嗽，咯吐脓痰，或热迫血络，血溢脉外而致咯血。脾肾之气受累，阳虚不能蒸化，气虚失于摄纳，致使疾病日趋严重，出现气喘，活动后加重等症。本病病位在肺，累及脾肾，终致心阳受累，为本虚标实之证。肺脾肾虚为本，各有轻重，痰浊血热为标，或化热成痰，或迫血妄行，反复发作。

辨证论治 宜采取急则治标，缓则治本原则。急性期痰热内蕴，热伤血络为主，宜清热化痰，凉血止血，或清肝降逆；缓解期根据肺脾肾各脏虚损的不同，分别采取补益肺气、健脾化痰、温肾纳气等法。治疗中应注意区分标本缓急，标本兼治。根据支气管扩张的病机特点，可分为风热袭肺证、痰热壅肺证、热伤血络证、肝火犯肺证、阴虚肺燥证，临床多根据以上分类进行治疗。见肺络张。

（孙增涛）

fèi chénai chénzhuóbìng

肺尘埃沉着病（pneumoconiosis）

长期吸入某种粉尘引起的以肺实质弥漫性纤维化病变为主的疾病。又称尘肺。如硅沉着病（矽肺）、石棉肺等皆属尘肺范畴。本病中西医病名相同。

病因病机 人体长期暴露于尘埃环境之中，粉尘沉积于肺所致。浊毒阻塞肺络，耗伤肺气，以致肺主气、司呼吸功能逐渐减弱，日久累及脾肾，形成气阴亏虚，痰瘀阻滞等基本病理变化，病位在肺，可累及心、脾、肾等脏。病理性质多属本虚标实，以肺肾亏虚为本。痰浊、瘀血为标。

诊断 根据临床表现结合病史可诊断。①有长期从事采矿、隧道和粉尘作业史。②以咳嗽、胸闷、胸痛、气喘，动则加重，咯痰或痰中带血，唇甲发绀为常见症状。③胸部X线或CT检查以结节和（或）弥漫间质纤维样阴影为主，病变部位主要位于近肺门的中内侧带；肺功能呈限制为主的通气功能障碍。

辨证论治 分虚实辨治。

辨证要点 偏实者有痰浊、瘀血阻肺；偏虚者为肺肾气阴两虚。

治疗原则 祛瘀化痰和补虚培元。标实宜活血化瘀；本虚宜兼顾滋阴、益气、健脾。

分证论治 见表。

中成药治疗 在辨证的基础上选择适用的中成药。

表 肺尘埃沉着病的分证论治

证型	临床表现	治法	主方	常用药
肺燥津亏证	咳嗽，痰中带血，稍劳即呼吸困难，咽干鼻燥，疲乏消瘦，便结。舌红少津，脉浮	清燥润肺	清燥救肺汤	桑叶、石膏、杏仁、人参、甘草，麻仁、阿胶、麦冬、枳壳、枇杷叶
燥痰伤肺证	咳嗽气急，咽喉燥痛，痰中带血，咯痰不爽，胸闷胸痛。舌红苔干，脉细数	润肺化痰	蒌贝养荣汤	浙贝母、瓜蒌、陈皮、紫苏子、天花粉、当归、白芍、知母
痰瘀阻肺证	胸痛如刺，胸闷，咳嗽有痰。舌暗苔腻，脉弦涩或弦滑	祛痰化瘀宣肺	导痰汤合桃红四物汤	制半夏、陈皮、枳实、茯苓、甘草、制南星、桃仁、红花、当归、赤芍、川芎、熟地黄
肺脾气虚证	咳嗽无力，气短声低，咳痰稀白，神疲，面色㿠白。舌淡苔白滑，脉弱无力	益气健脾	四君子汤	党参、白术、陈皮、茯苓、甘草
气阴两虚证	咳嗽无力，气短声低，咳痰质黏，偶或夹血，午后潮热，神疲，面色潮红。舌红少津，脉细数	益气养阴	沙参麦冬汤合都气丸	北沙参、玉竹、麦冬、天花粉、扁豆、桑叶、生甘草、熟地黄、山茱萸、干山药、泽泻、牡丹皮、茯苓、五味子

口服中成药 ①蜜炼川贝枇杷膏：润燥止咳，用于肺燥咳嗽。②化痰平喘片：清热化痰、止咳平喘，用于痰热蕴肺证。③参苓白术丸：补肺健脾益气，用于肺脾气亏虚之多寐。

中药注射剂 生脉注射液：益气生津，用于正虚邪恋、气阴不足者。

其他疗法 在内科治疗的基础上配合其他疗法。

针灸 取肺俞、列缺、心俞、内关、气海、足三里。痰多不易咯出者，加足三里、丰隆、天突；痰热者加鱼际、太溪；阴虚者加三阴交、肾俞。针用平补平泻法。证候偏实者，泻多于补，偏虚者则补多于泻。平时宜常艾灸大椎、肺俞、肾俞、命门、足三里、三阴交。适用于外寒内饮及阳虚水泛之证。

耳针 取心、肺、神门、平喘、大肠、肾，每次3~4穴，留针或用王不留行籽压贴一侧耳穴，嘱患者不时用手按压所贴穴位以加强刺激。

转归预后 尘肺是一种进行性疾病，预后欠佳，重症患者因肺广泛纤维化并发呼吸衰竭死亡。

预防调护 接尘工人定期健康检查，脱离粉尘作业时还应做脱尘作业检查。佩戴防尘护具。

（孙增涛）

guī chénzhuóbìng

硅沉着病（silicosis） 长期吸入二氧化硅（SiO_2）粉尘所引起的职业病。俗称矽肺。肺尘埃沉着病的一个类型。为肺实质内发生结节和广泛纤维化，影响肺功能，严重者丧失劳动能力。矽肺是尘肺中进展最快，危害最严重的一种，多并发肺源性心脏病等致右心衰竭而死亡。本病属中医学石痨、肺痿范畴。

病因病机 石尘属于金石，其性燥烈，蕴积于肺，耗阴伤气，阻塞肺络，气血失和，运行阻滞，导致气滞血瘀，肺失肃降，而见气短干咳，胸闷而痛。石尘蕴积不解，气血凝聚，痰瘀互结，病程日久，正气虚弱，气阴两亏，脏腑亏损，变化发生多种疾病。

辨证论治 分证论治见肺尘埃沉着病。

转归预后 矽肺是一种进行性疾病，一经发生，即使调离矽作业，仍可继续发展。矽肺患者易并发肺结核、类风湿关节炎，重症患者因肺广泛纤维化并发肺源性心脏病，导致右心衰竭死亡。

预防调护 见肺尘埃沉着病。

（孙增涛）

xuányǐn

悬饮（suspending fluid） 人体内水液运化失常，饮邪停聚胸胁，出现以胸胁饱满，咳唾引痛，喘促不能平卧为主要临床表现的疾病。本病常见于西医学胸腔积液。

《金匮要略·痰饮咳嗽病脉证并治》曰："饮后水流在胁下，咳唾引痛，谓之悬饮。"隋·巢元方《诸病源候论·痰饮诸病候》曰："此由饮水多，水气停聚两胁之间，遇寒气相搏，则结聚而成块，谓之癖饮。在胁下弦亙起，按之则作水声。"

病因病机 素体不强，肺有宿疾，时邪外侵。多在肺卫虚弱的基础上，六淫外邪乘虚侵袭胸肺，使肺失宣降，不能布散津液、通调水道，以致饮邪内停，流于胸胁。病位在肺，与三焦、肝、脾、肾有关。基本病机为邪袭于肺，肺失宣降，水饮停积，留于胸胁。病理性质以实证为主，初起可见邪犯胸肺，病在少阳；进一步则表现饮停胸胁，或痰热结于胸膈。后期可因饮邪化热伤阴而见阴虚内热。

诊断 根据临床表现结合病史可诊断。①肺部及胸部的疾病史，如肺痨、肺积等，或有全身水肿、臌胀病史。②胸胁胀闷，可单侧或双侧，咳引胸胁痛，常伴气喘等症。③胸廓饱满，呼吸活动度、呼吸音减弱，叩诊呈浊音或实音。④X线、超声检查显示有胸腔积液。

辨证论治 应辨病期及标本虚实。

辨证要点 邪袭胸肺、饮停胸胁，痰热结胸属实；后期阴虚内热属虚或虚实夹杂。

治疗原则 实证治应祛邪化饮。虚证应健脾助运、温补肾阳，化气行饮。

分证论治 见表。

中成药治疗 在辨证的基础上选择适用的中成药。①化痰平喘片：清热化痰、止咳平喘，用于痰热蕴肺证。②生脉胶囊：益气养阴，用于气阴两虚证。

转归预后 该病若能早期发现，及时治疗，多能治愈；若延

表 悬饮的分证论治

证型	临床表现	治法	主方	常用药
邪犯胸肺证	胸胁刺痛，咳嗽加剧，咳嗽痰少，伴恶寒发热，口苦咽干。舌苔薄，脉弦数	清肺祛邪	柴枳半夏汤	柴胡、黄芩、半夏、瓜蒌仁、枳壳、桔梗、杏仁、青皮、甘草
热扰胸膈证	胸胁胀满刺痛，咳唾痛甚，寒热往来，咳吐黄稠痰，口苦咽干，气喘。舌红苔薄黄，脉弦数	清泻膈热	凉膈散	大黄、芒硝、甘草、栀子、薄荷、黄芩、连翘、竹叶

续 表

证型	临床表现	治法	主方	常用药
饮停胸胁证	咳唾引痛，呼吸困难，咳逆喘促不能平卧，或仅能偏卧于停饮的一侧，患侧肋间饱满，甚则可见胸廓隆起。舌苔白腻，脉沉弦或弦滑	泻肺逐饮	十枣汤合葶苈大枣泻肺汤	甘遂、大戟、芫花、大枣、甘草、葶苈子
痰热结胸证	发热，胸胁痞痛，按之痛甚，咳痰黄稠，呕恶不食，口苦而干。舌苔黄腻，脉滑数	清热化痰宽胸散结	柴胡陷胸汤合葶苈大枣泻肺汤	柴胡、黄芩、黄连、制半夏、全瓜蒌、枳壳、桔梗、生姜、葶苈子、大枣
阴虚内热证	干咳少痰，胸胁闷痛，口干咽燥，或午后潮热，颧红，心烦，手足心热，盗汗少寐，病久不复，形体消瘦。舌偏红少苔，脉细数	养阴清热	沙参麦冬汤	沙参、麦冬、玉竹、桑叶、甘草、天花粉、生扁豆

误治疗，迁延日久，每多演变恶化，兼有多种合并症，预后多不良。若为恶性悬饮则预后不良。

预防调护 积极防治原发病，注意生活调摄，戒烟酒，补充蛋白质。避风寒，慎起居，调畅情志。

（孙增涛）

xiōngqiāng jīyè

胸腔积液（hydrothorax） 脏层和壁层胸膜之间胸膜腔体液的异常积聚。临床上以胸痛、咳嗽、气喘为主要表现。以结核性渗出性胸膜炎最为常见。其他如结缔组织病、充血性心力衰竭、恶性肿瘤等也可引起胸腔积液。本病属中医学悬饮范畴。

本病多因气虚易感，卫外不固，外邪侵袭，肺失宣降，饮停胸胁；或原有其他慢性疾病，正气虚弱，肺气虚不能宣发，脾气虚不能转输，肾气虚不能蒸腾，三焦失于气化，以致水液不运，停滞胸胁而致。病理性质以实为主，后期可见虚实夹杂。疾病初起，水饮偏盛，邪实为主；如失治误治，化热伤阴，则见虚实夹杂。

本病治疗当辨疾病的寒热、虚实，并结合脏腑功能进行辨治。根据病机特点可分为邪犯胸肺证、热扰胸膈证、饮停胸胁证、痰热结胸证、阴虚内热证，临床多根据以上分类进行治疗。

（孙增涛）

gānxìng xiōngmóyán

干性胸膜炎（dry pleurisy） 胸膜局部渗出少量纤维蛋白而无胸腔积液的疾病。又称纤维蛋白性胸膜炎。大多由肺部炎症侵及胸膜所致，细菌性肺炎或肺结核均可并发此症。临床以咳嗽、胸痛、发热、胸膜摩擦音为主要特征。本病属中医学悬饮范畴。

病因病机 本病发生有内、外两因。外因为寒饮袭肺，饮流胸胁，悬结不散；或寒湿浸渍，由表及里，困遏脾胃运化功能，水湿聚而成饮。内因为饮食失节，伤及脾胃；或素体中虚，食少饮多，水停不消，阻遏阳气，中州失运，湿聚成饮。内外因相互影响，致使肺脾肾功能失调，三焦不利，气道闭塞，津液停聚胸胁化为悬饮。本病病位在肺，与脾、肾、三焦相关。

辨证论治 该病当分虚实论治。如为实者需要和解、理气、化痰；如为虚者则养阴、补气。分证论治见表。

转归预后 本病若能早期发现，及时治疗，多能治愈；若延误治疗，迁延日久，每多演变恶

表 干性胸膜炎的分证论治

证型	临床表现	治法	主方	常用药
邪犯胸胁证	胸胁刺痛，呼吸转侧疼痛加剧，伴寒热往来，汗出，干咳少痰，气急，口苦咽干。舌苔薄白或黄，脉弦数	和解宣利	柴枳半夏汤	柴胡、黄芩、瓜蒌、半夏、枳壳、桔梗、赤芍、青皮、甘草
络气不和证	胸胁疼痛，胸闷不舒，呼吸不畅，或有闷咳，甚则经久不愈。舌暗苔薄脉弦	理气通络	香附旋覆花汤	香附、旋覆花、紫苏子、薏苡仁、半夏、茯苓、陈皮、杏仁
痰瘀互结证	胸胁疼痛，胀闷不舒，呼吸欠畅，甚至经久不愈，胸廓变形下陷。舌暗苔滑，脉弦	理气化痰和络	膈下逐瘀汤	五灵脂、当归、川芎、桃仁、牡丹皮、赤芍、乌药、延胡索、甘草、香附、红花、枳壳
阴虚内热证	胸胁疼痛，干咳少痰，口渴欲饮，午后及夜间潮热，心烦盗汗。舌红少苔，脉细数	滋阴清热止咳化痰	百合固金汤合泻白散	熟地黄、生地黄、当归、白芍、甘草、桔梗、玄参、浙贝母、麦冬、百合、地骨皮、桑白皮、甘草、粳米
气虚不足证	气短乏力，咳嗽，体倦神疲，食欲不振。舌胖嫩苔少，脉沉细数	补中益气	补中益气汤	黄芪、炙甘草、人参、当归、陈皮、升麻、柴胡、白术

化，影响预后。

预防调护 谨防劳累，提高机体免疫力和抗病能力。注意个人卫生及居室条件的干燥和整洁，保持通风。

（孙增涛）

fèijī

肺积（pulmonary lung accumulation） 肺脏功能失调，痰气瘀毒胶结所引起的以喘闷，上气不足以息，喘促痰鸣为主要表现的疾病。又称息贲。古病名，五积之一。《难经·五十六难》指出："肺之积，名曰息贲，在右胁下，覆大如杯，久不已，令人洒淅寒热，喘咳发肺壅。"本病常见于西医学肺癌、肺部良性肿瘤。

西晋·王叔和《脉经·平五脏积聚脉证》："诊得肺积，脉浮而毛，按之辟易，胁下气逆，背相引痛，少气，善忘，目瞑，皮肤寒，秋差夏剧，主皮中时痛，如虱喙之状，甚者如针刺，时痒，其色白。"宋代《圣济总录》："肺积息贲气胀满咳嗽，涕唾脓血。"

病因病机 正气内虚，阴阳失调，六淫之邪乘虚入肺，邪滞于肺，导致肺脏功能失调，肺气阻郁，宣降失司，气机不利，血行受阻，津液失布，津聚为痰，痰凝气滞，瘀阻络脉，痰气瘀毒胶结，日久形成肺部积块。总属"正虚邪实"。

诊断 根据临床表现结合病史可作诊断。①近期发生的咳嗽，或原因不明的咳嗽反复发作，可伴消瘦、咯血、发热。②年龄40岁以上，有长期吸烟史。

辨证论治 应分虚实论治。治疗原则为扶正祛邪，攻补兼施。

辨证要点 初者病邪初起，正气尚强，邪气尚浅，则任受攻；中者受病渐久，邪气较深，正气较弱，任受且攻且补；末者病魔经久，邪气侵凌，正气消残，则任受补。

分证论治 见表。

中成药治疗 在辨证的基础上选择适用的中成药。①西黄丸：清热解毒、散结消肿，用于痰热内盛证。②大黄䗪虫丸：活血破瘀、通经消癥，用于瘀血内阻证。

转归预后 生长缓慢，分化程度好与周围组织边界清楚的良性肿瘤经治疗预后较好。生长迅速，分化程度低与周围组织边界不清的恶性肿瘤预后较差。

预防调护 劳逸结合，养成良好生活、饮食习惯，戒烟。防止空气污染，尤其致癌物质的污染。改善工作环境，远离电离辐射，保持室内通风。

（贾英杰）

fèi'ái

肺癌（lung cancer） 起源于支气管黏膜上皮、支气管腺体和肺泡上皮的癌瘤。又称原发性支气管肺癌。按解剖部位分为中央型肺癌和周围型肺癌两类。按组织病理学分为非小细胞肺癌和小细胞肺癌，非小细胞肺癌包括鳞癌、腺癌、大细胞癌等。早期表现为呛咳、顽固性干咳，或反复咳痰带血，或不明原因的胸痛气急、发热，伴有消瘦、乏力等。发病率居全部肿瘤的第一或第二位，发病年龄多在40岁以上，男性高于女性。本病属中医学肺积、肺积、咳嗽、咯血范畴。

中医文献中有不少类似对肺癌临床表现、病因病机的记载。《难经·五十六难》曰："肺之积，名曰息贲，在右胁下，覆大如杯，久不已，令人洒淅寒热，喘咳，发肺壅。"唐·王焘《外台秘要·咳嗽门》引许仁则论："肺气嗽经久将成肺痿，其状不限四时冷热，昼夜嗽常不断，唾白如雪，细沫稠黏，喘息气上，乍寒乍热，发作有时，唇、口、喉、舌干焦，也有时唾血者，渐觉瘦悴，小便赤，颜色清白，毛耸，此亦成蒸。"

表 肺积的分证论治

证型	临床表现	治法	主方	常用药
寒痰阻肺证	咳嗽，咳痰，痰白质稀，神疲乏力，声音重浊，畏冷肢凉。舌淡苔白，脉迟	温肺止咳化痰散结	苓甘五味姜辛汤	茯苓、甘草、干姜、细辛、五味子、紫菀、款冬花、桔梗
痰热壅盛证	胸满作痛，发热，咳吐黄稠痰，咳嗽气急，口干咽燥，烦躁不安。舌红苔黄腻，脉滑数	清热解毒化瘀散结	如金解毒散	芦根、冬瓜仁、薏苡仁、桃仁、桔梗、黄芩、黄连、黄柏、栀子、甘草
痰瘀阻肺证	咳嗽，咳痰，痰黏夹血。胸闷胸痛，痛有定处，呼吸困难。舌紫苔有瘀斑，脉涩	化痰行瘀	血府逐瘀汤	桃仁、红花、生地黄、牛膝、桔梗、枳壳、当归、赤芍、川芎
水凌心肺证	胸闷，咳嗽，咳痰，颜面青紫水肿，声音嘶哑，头痛眩晕，呼吸困难，甚则昏迷。舌淡苔白，脉细数无力	温阳利水	真武汤	附子、干姜、茯苓、白术、泽泻、薏苡仁、白芍、黄芪、白术、玉米须
阴虚火旺证	胸部隐痛，气短乏力，自汗，盗汗，低热，午后潮热，心烦，口干咽燥，面色不华。舌红苔少，脉细或细数无力	养阴清肺	沙参清肺汤	黄芪、太子参、北沙参、麦冬、石膏、桔梗、薏苡仁、冬瓜仁、半夏、白及
气阴两虚证	咳嗽无力，痰少，声音低微，气短乏力，纳食欠香，自汗或盗汗。舌红，脉细弱	益气养阴	生脉饮合百合固金汤	麦冬、五味子、生地黄、玄参、百部、杏仁、浙贝母、桔梗、甘草

病因病机 外因六淫邪毒，内在情志怫郁，饮食失调，宿有旧疾或久病伤正、年老体衰所致。病理性质总属本虚标实，基本病理变化为“正气内虚，毒瘀并存”。病理性质为虚实夹杂，虚以阴虚、气阴两虚为主，实则多为气滞、血瘀、痰浊毒聚。正气内虚，脏腑阴阳气血失调，肺的气机升降不利，痰浊、瘀毒相互胶结肺络，日久而成。病位在肺，与肝、脾、肾关系密切。

辨证论治 应辨其虚实之主次。本病早期以邪实为主，多见瘀阻肺络、痰热壅肺，当先攻之，治当理气活血、化瘀止痛、祛痰散结、清热解毒、化痰止咳；中期虚实夹杂，多见气虚痰湿、阴虚毒热，治宜攻补兼施，采用健脾燥湿、理气化痰、养阴清热、解毒散结；晚期多见阴虚、气阴两虚，多不耐攻伐，当以补为主，扶正培本以抗邪。肺癌病情险恶变化多端，当辨病辨证相结合，时时注意顾护胃气，尤其配合手术、放疗、化疗，应该权衡扶正与祛邪的利弊，合理遣方用药。分证论治见表。

中成药治疗 在辨证的基础上选择适用的中成药。①紫龙金片：益气养血、清热解毒，用于气血两虚兼瘀热型肺癌。②参一胶囊：培元固本、补益气血，用于气虚型肺癌，可作为化疗的辅助用药。③西黄丸：清热解毒、和营消肿，用于毒瘀内盛型肺癌。④复方红豆杉胶囊：祛邪散结，用于气虚痰瘀型中晚期肺癌，可作为化疗的辅助用药。

其他疗法 在内科治疗的基础上配合其他疗法。

穴位贴敷 西洋参、黄芪、鹿角胶、急性子、水蛭、山慈菇、白花蛇舌草、蚤休、冰片、雄黄等制成抗癌膏，贴于肺俞穴及肺部肿瘤对应之体表部位。

针刺 主穴：肺俞、中府、太渊、风门、尺泽、膻中等；配穴：列缺、内关、足三里等。

转归预后 影响肺癌预后的因素很多，并相互关联。一般TNM分期越晚，免疫功能低下，合并症越多，预后越差；另外，治疗方法选择是否得当，手术及引流淋巴结是否彻底也是影响预后的关键。肺癌总体5年生存率约为8%~13%。

预防调护 肺癌发病原因尚不完全清楚，但正气内虚加外邪入侵是主要致病因素。因此，顾护精气，劳逸结合，养成良好生活、饮食习惯，戒烟非常重要；防止空气污染，尤其致癌物质的污染；改善工作环境，远离电离辐射，保持室内通风是重要的防护措施；对有职业性接触致病因素和有家族史者进行筛查，做到早发现、早诊断、早治疗。多食含维生素A、β胡萝卜素丰富的蔬菜水果，防止过食辛燥之品伤及肺阴；调畅情志，避免长期或过度情志刺激，保持乐观的心态，树立战胜疾病的信心，积极配合治疗。

（贾英杰）

表 肺癌的分证论治

证型	临床表现	治法	主方	常用药
瘀阻肺络证	咳嗽不畅，胸胁胀痛，胸痛如锥刺，痛有定处，或胸闷气急，或痰血暗红，大便干结，唇甲紫暗，口唇紫暗。舌暗有瘀斑、瘀点，苔薄，脉细涩或弦细	理气活血散瘀消结	血府逐瘀汤	当归、生地黄、桃仁、红花、枳壳、赤芍、柴胡、甘草、桔梗、牛膝、天花粉、川芎
痰热壅肺证	咳嗽，痰多，痰黄黏稠，咯吐不爽，或痰中带血，或喉中痰鸣，或胸闷憋气，或面赤，或身热，口干欲饮，小便或赤，大便或秘。舌红苔黄腻，脉弦滑或滑数	清热肃肺化痰散结	千金苇茎汤合小陷胸汤	瓜蒌、冬瓜子、半夏、陈皮、黄芩、栀子、桑白皮、胆南星、天竺黄、浙贝母、枳壳
水凌心肺证	胸闷，咳嗽，咳痰，颜面青紫水肿，声音嘶哑，头痛眩晕，呼吸困难，甚则昏迷。舌淡胖，苔白滑，脉弦滑或沉细而滑	温阳利水	真武汤	附子、干姜、茯苓、白术、泽泻、薏苡仁、白芍、黄芪、白术、玉米须
气虚痰湿证	咳嗽、咯痰，痰白，憋气，胸闷，神疲乏力，倦怠懒言，纳呆便溏。舌体胖有齿痕，舌淡苔白腻，脉濡滑或濡缓	健脾燥湿理气祛痰	香砂六君子汤	党参、白术、茯苓、陈皮、半夏、木香、砂仁、浙贝母、薏苡仁、山药、鸡内金、款冬花、半枝莲、瓜蒌
阴虚毒热证	咳嗽，无痰或痰少而黏，或痰中带血，或咯血量多不止，伴胸闷气急、心烦少寐，低热盗汗，或壮热不退，口燥咽干，大便干结。舌红苔黄或光剥无苔或光绛无苔，脉细数或数大	养阴清热解毒散结	沙参麦冬汤合五味消毒饮	沙参、麦冬、玉竹、生甘草、瓜蒌、浙贝母、天花粉、石斛、野菊花、蒲公英、生地黄、赤芍、半边莲、半枝莲
气阴两虚证	咳嗽少痰，或痰稀黏稠，咳声低弱，气短喘促，形瘦恶风，神疲乏力，自汗或盗汗，口干少饮，食欲不振，或腹胀，或便溏。舌红或淡红，脉细弱	益气养阴甘润生津	生脉散合百合固金汤	黄芪、党参、太子参、麦冬、五味子、玉竹、石斛、生地黄

pí-wèixì jíbìng

脾胃系疾病（disease of splenic-gastral system） 感受外邪、饮食内伤、情志不遂、脏腑失调、病后体虚导致脾胃受纳、运化、升降、统摄等功能异常而出现的一类疾病。

疾病范围 包括胃痛、痞满、反胃、呕吐、呃逆、嘈杂、噎膈、吐酸、胃缓、口疮、食管痺、食管痹、胃癌、泄泻、便秘、肠癌等。相关的西医学疾病有消化性溃疡、急性胃炎、慢性胃炎、幽门梗阻、功能性呕吐、周期性呕吐、膈肌痉挛、食管癌、胃食管反流、食管憩室、原发性胃癌、感染性腹泻、功能性腹泻、功能性便秘、结肠癌、直肠癌等。

发病特点 脾、胃、大肠、小肠是人体消化、吸收的主要脏器。脾主运化，主升清，主统血，主肌肉，胃与脾同属中焦，主受纳、腐熟水谷，主通降，与脾相表里，共有“后天之本”之称，五脏六腑，四肢百骸皆赖以所养。足太阴脾经与足阳明胃经相互络属于脾与胃，相为表里。大肠居腹中，主传化糟粕，主津，手阳明大肠经与手太阴肺经相互络属于大肠与肺，相为表里。小肠位于腹中，主受盛化物，主泌别清浊，手太阳小肠经与手少阴心经相互络属于小肠与心，相为表里。大、小肠的功能亦由脾胃所主。

人体的消化吸收，主要依赖于胃的受纳、腐熟水谷，脾的运化水谷精微，小肠的受盛化物、泌别清浊，大肠的传化糟粕等生理功能互相密切配合，从而将饮食中的营养成分加以吸收、输布，化生气血，充养脏腑、四肢百骸，维持生命活动正常进行。同时促使饮食中的废物（糟粕和尿液）下行，排出体外。若这一正常生理功能失常，则出现胃的腐熟、受纳异常与气失和降，小肠泌别失职，大肠传导异常等出现的相应病变。

本系统疾病的病因主要有饮食失宜、情志所伤、劳役太过、六淫侵袭、素体脾胃虚弱和他脏病变累及脾胃。病机为脾胃、肠道受纳、运化、升降、统摄等功能异常，导致气机阻滞，升降失常，痰湿食滞，瘀血内阻，并可引起脾胃虚弱。

脾的病变，为脾气虚（脾运不健、气血亏虚、中气下陷、脾不统血）、脾阳虚（中焦虚寒、水湿潴留）、湿邪困脾。胃功能失调，主要为胃热内盛、寒邪犯胃、食滞中阻、胃气虚、胃阴虚。小肠受盛失司，在上表现为呕吐，在下为泄泻；化物无权则粪便中常见不消化食物，甚则完谷不化；泌别清浊失司则有腹痛、泄泻之疾。大肠传导太快，津液来不及吸收，则为腹泻；传导太慢，津液吸收过多，则为便秘。

治疗特点 脾胃系疾病的最显著的临床特点是食欲不振，脘腹疼痛，大便异常。一般病变发展较缓慢，病程长，病情易反复发作，时好时坏。但也有急性胃脘痛、急性腹痛、急性泄泻等，起病急骤，传变迅速，病程较短。

脾胃病证，首先要辨虚实。其次要辨寒热、气血及所在脏腑。治疗原则主要有健脾和胃、理气活血、消食导滞、祛湿化痰、补益脾胃。

预防护理 应着重饮食调理、生活调摄和精神调护，其中，饮食调理具有首要作用。根据患者平素的体质和病情不同来选择饮食，若平素脾胃虚寒或寒证的患者，宜多食性味辛热的葱、姜、韭、蒜、胡椒等；若脾胃虚弱的患者，宜以红枣、山药、扁豆、芡实、莲子肉等为辅助食品；若胃热素盛的患者，宜食梨、藕、甘蔗、蜂蜜等甘寒生津之品；若气机阻滞的患者，宜多食萝卜、佛手、金橘等。饮食应适量有节，忌暴饮暴食；要清洁卫生，忌吃变质馊腐食物；要五味无偏，忌偏食异食；宜冷热相宜，忌寒温不调；进餐时间有规律，勿吃零食；饮食宜细嚼慢咽。生活调摄应顺应四时，起居有常，适当锻炼，劳逸结合，食后轻微活动，不宜剧烈活动或马上从事脑力劳动。精神调护主要指调畅情志，保持心情舒畅，少思虑，少恼怒。

研究进展 脾胃病的研究在许多方面都取得了很大进展。

功能性消化不良的研究进展 功能性消化不良（FD）在人群中发病率为20%~40%，其病机为本虚标实，虚实夹杂。以脾虚为本，气滞、血瘀、食滞、痰湿等实邪为标，而脾胃升降失调为基本病机。FD临床证型尚无统一标准，辨证范围离散较大，虽有权威文献指导，但同证异名相当普遍。通过中国期刊全文数据库检得FD辨证文章，经归纳整理，剔除重复，总计20证。依次为肝胃不和、饮食停滞、胃阴不足、脾胃虚寒、脾胃虚弱、肝胃郁热、脾胃湿热、寒热错杂、肝郁脾虚、痰湿中阻、脾虚痰湿、瘀阻胃络、寒湿困脾、湿阻气滞、寒中胃脘、气滞血瘀，另有脾肾阳虚、肝郁阴虚、脾虚胃热、肝胃虚寒。中华中医药学会脾胃病分会将FD辨证主要归纳为以下几个证型：脾虚气滞证、肝胃不和证、脾胃湿热证、脾胃虚寒证、寒热错杂证。选方遣药应紧扣病机，依病情轻重缓急的不同灵活用药。主要以调理中焦为主，辅以疏肝理气、消食导滞、燥湿化痰等。

慢性萎缩性胃炎的研究进展　慢性萎缩性胃炎（CAG）是消化系统的常见病、慢性病、难治病，是胃癌前疾病之一。中医药以其辨证论治、个体化、方药随证加减、多靶点干预、毒副作用小等特点，成为治疗萎缩性胃炎及其癌前病变的重要手段，具有一定的优势。各医家对CAG的病因病机各有认识，但基本认为本虚标实是CAG的主要病机。既有脾气虚弱、脾胃虚寒、气阴两虚、胃阴不足等“虚”的一面，又有气滞、湿热、血瘀等“实”的一面。以中医药为主诊治慢性萎缩性胃炎的文献总结显示：122篇文献中慢性萎缩性胃炎病机以脾胃虚弱所占比例最大，其次分别为肝郁、湿热、阴虚与血瘀等；主要症状有胃脘隐痛、大便稀或溏、胃脘胀满、胃脘灼痛等，胃脘胀痛、胸胁胀痛、食欲减退、胃脘刺痛、泛酸、恶心呕吐、神疲乏力；常见证候为脾胃虚弱、肝胃不和、脾胃湿热、胃阴不足、胃络瘀血等。强调整体辨证，强调临床宏观辨证与胃镜下黏膜表现、病理组织学病变微观辨证结合，强调全面考虑患者自身症状及体质特点进行辨证外，还应兼顾地域、气候等因素，认为北方气候干燥，以肝胃不和、脾胃湿热为主，而胃阴不足证并不多见。兼顾患者不同年龄段特点，中青年多气滞、湿热，老年人多脾胃虚弱、易兼瘀血之候。另有研究报道发现，CAG伴肠化、异型增生、癌变的发生、发展总不离气虚血瘀，故益气活血是本病主要治疗方法之一。治疗应扶正祛邪，标本兼顾，分清虚实主次。以本虚为主者，或健脾助运，或益气养阴，或益气温阳；以标实为主者，治予活血化瘀、利水化湿、清化湿热。力求将益气健脾、活血化瘀有机结合，气血同调，健运相济，生化无穷。通过中医药对CAG癌前病变进行干预来预防胃癌发生，这一理念在消化道肿瘤防治中得到较高重视。

消化性溃疡的研究进展　消化性溃疡是消化系统的一种常见多发性疾病。胃气郁滞，胃失和降，胃之气血瘀滞不通，“不通则痛”为其主要病机。根据中华中医药学会脾胃病分会制定的《消化性溃疡中医诊疗共识意见》，将消化性溃疡大致分为：肝胃不和证、脾胃湿热证、胃阴不足证、脾胃虚弱（寒）证、胃络瘀阻证。经多年研究发现，幽门螺杆菌（Hp）与消化性溃疡的发生密切相关，自然复发率较高，经成功Hp根治后，复发率可降为3%~7%，如Hp根治失败，则溃疡的复发率可达到60%~95%。有研究显示：消化性溃疡脾胃湿热证有利于Hp的侵入、定居、繁殖，同时Hp感染又促进了脾胃湿热证的形成。中医治疗Hp感染，优势在于中药对机体的整体调节，提高机体自身免疫力，达到阴平阳秘，并且部分中药对Hp有直接的抑杀作用，在辨证施治的原则指导下，合理配伍达到清除Hp的作用。消化性溃疡的发生亦与胃黏膜防御机制的失衡和攻击因子的作用有关，而中药具有抗胃黏膜损伤的作用。

（顾　勤）

wèitòng

胃痛（stomachache）　胃气虚弱或胃气阻滞，胃失和降所引起的以上腹胃脘部近心窝处疼痛为主要表现的疾病。又称胃脘痛。本病常见于西医学急性胃炎、慢性胃炎、胃溃疡、十二指肠溃疡、胃癌、功能性消化不良、胃痉挛、胃食管反流、肠系膜上动脉综合征、急性胃扩张、胃黏膜脱垂、胃神经官能症。

本病首载于《黄帝内经》一书。《素问·六元正气大论》：“木郁之发，民病胃脘当心而痛。”然唐宋以前多与心痛相混而称，故历代医书载有的“心痛”“食心痛”“心下坚”等并非全为心痛，部分指胃痛。唐·孙思邈《备急千金要方·心腹痛》载：“九痛丸，治九种心痛，一虫心痛，二注心痛，三风心痛，四悸心痛，五食心痛，六饮心痛，七冷心痛，八热心痛，九来去心痛。”这里的心痛，实际包括了胃痛。直至金元时代，《兰室秘藏》首立“胃脘痛”一门，将胃脘痛的证候、病因病机和治法明确区别于心痛，使胃脘痛成为独立的病证，此后，胃脘痛之病名沿用至今。明清时代提出了胃痛的治疗大法，丰富了胃痛内容。《医学正传·胃脘痛》曰：“气在上者涌之，清气在下者提之，寒者温之，热者寒之，虚者培之，实者泻之，结者散之，留者行之。”《医学真传·心腹痛》从辨证理解和运用“通则不痛”之法，为后世辨治胃痛奠定了基础。

病因病机　病因有外邪犯胃、饮食伤胃、情志不畅、脾胃虚弱等。外感寒、热、湿之邪可致胃脘气机阻滞，不通则痛，尤以寒邪为甚；饮食不节，暴饮暴食、饥饱无常，损伤脾胃，胃气壅滞，失于和降，导致胃痛；忧思恼怒，情绪不畅，肝郁气滞，疏泄失司，横逆犯胃，气血壅滞不通而成胃痛；若素体脾胃虚弱、劳倦内伤、久病不愈或用药不当，皆可损伤脾胃，络脉失养，不荣则痛。胃气阻滞，胃失和降，不通则痛为基本病机，病位在胃，与肝、脾等密切相关。病理因素主要有气滞、寒凝、热郁、湿阻、血瘀。胃痛早期由外邪、饮食、情志所伤者，多为实证；后期常为脾胃虚弱，多为虚证或虚实夹杂。

诊断 根据临床表现结合病史可作诊断。

诊断要点 ①上腹近心窝处胃脘部疼痛，表现为胀痛、刺痛、隐痛、剧痛等。②常伴食欲不振，恶心呕吐，嘈杂泛酸，嗳气吞腐等。③以中青年居多，有反复发作病史，发病前一般有明显的诱因，如天气变化、恼怒、劳累、暴饮暴食、饥饿，进食生冷干硬，辛辣、烟酒刺激，或服用有损脾胃的药物等。

鉴别诊断 应与真心痛、胁痛、腹痛相鉴别。真心痛是心经病变所引起的心痛证，多见于老年人，病情危重，当胸而痛，绞痛如割，痛引肩背，伴有胸闷汗出、心悸气短，甚则出现面色苍白、四肢厥冷、唇甲手足青紫、大汗淋漓，患者常有濒死感，预后较差。胁痛是指一侧或两侧胁肋部疼痛为主的病证，与肝胆胰等疾患有关，多因油腻饮食诱发或加重，可伴发热恶寒、口苦心烦、胸闷纳呆或目黄肤黄等症。腹痛是以胃脘部以下，耻骨毛际以上整个腹部发生疼痛为特征，疼痛范围较广。

辨证论治 辨证分缓急、虚实、寒热、气血。

辨证要点 ①辨缓急：急者多起病突然，胃痛暴作；缓者多起病缓慢，胃痛渐发。②辨虚实：实者多痛剧，位置固定不移，拒按，脉盛；虚者多痛势徐缓，痛处不定，喜按，脉虚。胃痛遇寒痛甚，得温痛减，为寒证；胃脘灼痛，痛势急迫，遇热痛甚，得寒痛减，为热证。③辨气血：一般初病在气，久病在血。在气者多见胀痛，或痛连两胁，嗳气频频，多与情志因素相关。在血者，疼痛部位固定不移，痛如针刺，舌质紫暗，脉涩。

治疗原则 以理气和胃止痛为大法，邪盛以祛邪为主，正虚以扶正为先，虚实夹杂者，当祛邪扶正并举。“通则不痛”，根据不同病机采取相应治法，善用“通”法。胃寒者，散寒即通；热郁者，泄热即通；食滞者，消食即通；气滞者，理气即通；血瘀者，化瘀即通；阴虚者，养阴即通；阳虚者，温阳即通。

分证论治 见表。

中成药治疗 在辨证的基础上选择适用的中成药。①保和丸：消食和胃，用于食滞胃脘之胃痛。②胃苏冲剂或气滞胃痛冲剂：理气和胃，用于气机阻滞之胃痛。③养胃舒胶囊：滋阴养胃，用于慢性胃炎，胃脘灼热、隐隐作痛。④温胃舒胶囊：温胃止痛，用于慢性胃炎，胃脘凉痛、饮食生冷、受寒痛甚。⑤香砂养胃丸：温中和胃，用于不思饮食、胃脘满闷或泛吐酸水之胃痛。

其他疗法 在内科治疗的基础上配合其他疗法。

针刺 主穴内关、中脘、足三里、公孙，适用于各种胃痛。寒邪犯胃者，加神阙、梁丘；饮食停滞者，加下脘、梁门；肝气犯胃者，加太冲、期门；气滞血瘀者，加膈俞、血海；胃阴亏虚者，加三阴交、胃俞、太溪；脾胃虚寒者，加气海、神阙、脾俞、胃俞。暴痛实证用泻法，久痛虚证用补法或平补平泻。

艾灸 取穴中脘、足三里、神阙，适用于虚寒性胃痛。

表 胃痛的分证论治

证型	临床表现	治法	主方	常用药
寒邪客胃证	胃痛暴作，恶寒喜暖，遇寒痛增，得温痛减，口淡不渴，喜热饮。舌淡苔白，脉弦紧	温胃散寒理气止痛	香苏散合良附丸	香附、苏叶、陈皮、高良姜、甘草
湿热蕴胃证	胃脘灼痛，胸脘痞满，口干口苦，口渴而不欲饮，身重纳呆，烦闷嘈杂，小便色黄，大便不畅。舌红苔黄腻，脉滑数	清中化湿理气和胃	清中汤	黄连、栀子、半夏、陈皮、茯苓、草豆蔻
饮食伤胃证	胃脘疼痛，胀满拒按，嗳腐吞酸，或吐不消化食物，吐后痛减，不思饮食，或大便不爽，矢气、便后稍舒。舌苔厚腻，脉滑	消食导滞理气和胃	保和丸	神曲、山楂、莱菔子、半夏、陈皮、茯苓、连翘
肝气犯胃证	胃脘胀痛，攻撑作痛，痛连两胁，每因情志因素而痛作，嗳气、矢气得舒，大便不畅。舌苔薄白，脉弦	疏肝解郁理气止痛	柴胡疏肝散	柴胡、芍药、川芎、香附、枳壳、陈皮、甘草
胃络瘀阻证	胃脘疼痛，痛有定处而拒按，如针刺刀割，食后加重，入夜尤甚，或见吐血黑便。舌紫暗，脉涩	活瘀通络理气和胃	失笑散合丹参饮	蒲黄、五灵脂、丹参、檀香、砂仁
胃阴不足证	胃脘隐隐灼痛，似饥而不欲食，口燥咽干，五心烦热，消瘦乏力，大便干结。舌红少津，脉细数	养阴生津益胃止痛	一贯煎合芍药甘草汤	沙参、麦冬、生地黄、枸杞子、当归、川楝子、芍药、甘草
脾胃虚寒证	胃痛隐隐，喜温喜按，空腹痛甚，得食痛缓，劳累、受凉后加重，泛吐清水，神疲纳呆，手足不温，大便溏薄。舌淡苔白，脉虚弱或迟缓	益气健脾温胃止痛	黄芪建中汤	黄芪、芍药、桂枝、生姜、大枣、饴糖

转归预后 发生胃痛的病因较多，病机演变亦较复杂，胃痛初期，病变脏腑单一，久则累及多个脏腑。胃痛实证易于治疗；正虚邪实或虚实夹杂者，治疗则颇为棘手，常反复发作，胃痛日久可发生吐血、便血、呕吐、反胃、噎膈等变证。胃出血是最严重的并发症，如胃痛剧烈拒按，大汗淋漓，四肢厥冷，脉微欲绝，则为虚脱危证，如不急加救治，则危殆立至。

预防调护 胃痛初起，多与情志不遂、饮食不节有关。因此，在预防上要重视精神与饮食调摄。避免进食生冷不洁或暴饮暴食。胃痛持续不已者，应在一定时间内进流质或半流质饮食，少食多餐，以清淡易消化食物为宜。慎用损伤脾胃的药物。避免过度劳累与情绪紧张也是预防本病复发的关键。

（顾　勤）

xiāohuàxìng kuìyáng

消化性溃疡（peptic ulcer）

发生于胃和十二指肠的慢性溃疡。分别称之为胃溃疡和十二指肠溃疡。临床特点为慢性、周期性、节律性的上腹部疼痛，伴反酸、嗳气或局限性压痛，以秋季和冬春之交多发。溃疡的形成由多种因素导致，其中酸性胃液对黏膜的消化作用是溃疡形成的基本因素，因此得名。此病是全球性多发病，总发病率为10%～12%。可发生于任何年龄，胃溃疡以中老年多见，十二指肠溃疡以青壮年多见。此病属中医学胃痛、嘈杂范畴。

病因病机 禀赋不足、六淫伤中、饮食失调、情志所伤、劳累过度、久病不愈或药物损伤等引起。病位在胃，涉及肝、脾。基本病机为胃气郁滞，胃失和降，不通则痛。病理性质有虚实之分。气滞、湿热、瘀血阻滞所致者属实；气虚、阴虚所致者属虚。胃溃疡偏于实证；十二指肠溃疡偏于虚证。病理变化较复杂，可以衍生变证，如便血、呕血、厥证等。

辨证论治 辨证当分虚实、寒热、气血。如肝气犯胃、脾胃湿热、胃络瘀阻等属实证；胃阴不足、脾胃虚寒等属虚证；若久病因虚而致气滞血瘀者，属本虚标实。治疗原则为理气和胃止痛。实者当行气、清化、活血；正虚者当益气养阴；虚实夹杂者，则当祛邪扶正并举。分证论治见胃痛。

中成药治疗 在辨证基础上选择适用的中成药。①胃痛定：活血化瘀止痛，用于血瘀阻络证。②气滞胃痛颗粒：理气和胃止痛，用于肝胃不和之胃痛。③胃苏冲剂：理气和胃，用于气机阻滞之胃痛。

其他疗法 在内科治疗的基础上配合针刺疗法。针刺中脘、上脘、梁门、内关、合谷、胃俞、章门，适用于实证；针刺足三里、脾俞、三阴交、公孙，适用于虚证。

转归预后 消化性溃疡是一种具有反复发作倾向的慢性病，病程长者可达几十年，但随着抗溃疡药物的不断发展，幽门螺杆菌的根除率不断提高，内科治疗消化性溃疡已取得良好的疗效。患者死亡的主要原因是大出血和急性穿孔等并发症，部分胃溃疡患者可进展为胃癌。

预防调护 注意精神和饮食调护，避免情绪紧张及过度劳累，保证足够的休息，生活规律，劳逸结合。按时进餐，少食油炸、辛辣、粗糙多渣食物，尽量避免非甾体抗炎药的应用，减少对胃黏膜的刺激。坚持合理用药，清除幽门螺杆菌，巩固疗效，减少复发。

（顾　勤）

wèijìngluán

胃痉挛（gastrospasm）

多种因素引起的胃迷走神经高度兴奋，致胃平滑肌强烈收缩所出现的上腹部痉挛性疼痛。胃痉挛本身是一种症状，不是疾病，多由神经功能性异常而致，亦可因胃器质性疾病而引起。临床特点以上腹胃脘部阵发性剧烈绞痛为主，常伴有恶心、脘闷、呕吐等症。本病可发生于任何年龄，多有明显诱因，如寒冷、情绪紧张、过累、进食过急等。本病属中医学胃痛范畴。

病因病机 病因有寒邪客胃、食积胃脘、情志不调、劳倦过度、药物所伤等。基本病机为胃气阻滞，胃失和降，不通则痛。病位在胃，涉及肝、脾。

辨证论治 辨证应分虚实、寒热。遇寒痛甚，得温痛减，为寒证；胃脘灼痛，痛势急迫，遇热痛甚，得寒痛减，为热证。治疗原则为理气和胃，缓急止痛。如寒邪客胃，治用散寒止痛法，用香苏散合良附丸；肝胃郁热，治可疏肝泄热、和胃止痛，用化肝煎；饮食停滞、肝气犯胃、瘀血停胃、胃阴不足、脾胃虚寒等证，分证论治见胃痛。

中成药治疗 见消化性溃疡。

其他疗法 在内科治疗的基础上配合针刺疗法。针刺足三里、梁丘，可有效缓解胃痉挛。

转归预后 一般预后良好。排除器质性病变后，可使用止痛药物控制症状。有基础疾病者，严重时可伴随脸色苍白、四肢厥冷，病情较重。

预防调护 及时祛除诱发因

素，积极治疗原发病。避免情绪紧张及过度劳累，保证足够的休息，劳逸结合。按时进餐，少食油腻、辛辣刺激性食物，禁烟酒，养成良好的生活习惯。

（顾　勤）

pǐmǎn

痞满（distention and fullness）　中气不足，升降失司，胃气壅塞所引起的以自觉心下痞塞，胸膈满闷，触之无形，按之不痛为主要临床表现的疾病。又称心下痞、胃痞。本病常见于西医学慢性胃炎、功能性消化不良、胃下垂、肠系膜上动脉综合征、急性胃扩张、胃神经官能症。

本病在《黄帝内经》中称“否”“满”“否塞”“否隔”。《素问·五常政大论》有“备化之纪……其病否”，以及“卑监之纪……其病留满痞塞”的论述。《素问·异法方宜论》曰：“脏寒生满病。”东汉·张仲景《伤寒论·卷四辨太阳病脉证并治法第七》曰：“但满而不痛者，此为痞”，其所创诸泻心汤至今仍在使用。元·朱丹溪《丹溪心法·痞》认为“痞者与否同，不通泰也”，并论述了痞满与胀满的区别：“胀满内胀而外亦有形，痞则内觉痞闷，而外无胀急之形”。李东垣所创辛开苦降，消补兼施的消痞丸、枳实消痞丸为后世治痞的名方。

病因病机　病因主要包括误下伤中、内伤饮食、情志失调、素体脾虚。外邪侵袭肌表，滥施攻里泻下，脾胃受损，胃气壅塞。若饮食不节，损伤脾胃，脾失健运，胃气壅塞。多思则气结，暴怒则气逆，悲忧则气郁，惊恐则气乱等情志失调造成气机逆乱，升降失职。素体脾胃虚弱，中气不足，升降失司，胃气壅塞是痞满的病机关键。病位在胃，与肝、脾密切相关。病理性质不外虚实两端，痞满初期多为实证，实痞日久，可由实转虚，或素体脾胃虚弱致中焦运化无力形成虚痞；临床多见本虚标实，虚实夹杂。

诊断　根据临床表现结合病史可作诊断。胃镜及病理组织活检、X线钡餐检查、胃肠动力检测、胃液分析等检查有助于诊断与鉴别诊断。

诊断要点　①以胃脘痞塞，满闷不舒为主要临床表现。②常伴有胸膈满闷，饮食减少，得食则胀，嗳气则舒，大便不调，消瘦等症。③全腹无压痛、反跳痛。④发病和加重常因饮食、情志、起居、寒温等诱发。⑤多为慢性起病，时轻时重，反复发作，缠绵难愈。

鉴别诊断　应与胃痛、臌胀、结胸作鉴别。胃痛部位虽在胃脘部，但以疼痛为主，病势较急。臌胀以腹部胀满为主症，病位在大腹，甚者腹部胀大如鼓，皮色苍黄，脉络显露，按之腹皮绷急，常有胁痛、黄疸、积聚等病史，B超和胃镜等检查有助于鉴别。结胸以心下至小腹硬满而痛，拒按为特征。

辨证论治　应分虚实、寒热辨治。

辨证要点　首辨虚实。痞满时减复如故，喜揉喜按，食少不化，大便溏薄，久病体虚者，多属虚；痞满持续不减，按之满甚或硬，能食便秘，新病邪滞者，多属实。次辨寒热。痞满绵绵，得热则舒，遇寒则甚，口淡不渴，多为寒；痞满势急，胃脘灼热，得凉则舒，口苦便秘，口渴喜冷饮，多为热。

治疗原则　总以调理脾胃，理气消痞为基本法则。实者分别施以消食导滞、燥湿化痰、清热化湿、理气解郁，虚者则重在补益脾胃，健脾益气或养阴益胃。治疗中应注意理气不可过用香燥，以免耗津伤液。

分证论治　见表。

表　痞满的分证论治

证型	临床表现	治法	主方	常用药
饮食积滞证	胃脘痞满，进食尤甚，嗳腐吞酸，恶心呕吐，或能食而大便不通，臭如败卵，矢气频作。舌苔厚腻，脉弦滑	消食导滞行气消痞	保和丸	神曲、山楂、莱菔子、半夏、陈皮、茯苓、连翘
痰湿内阻证	脘腹痞满，闷塞不舒，胸膈满闷，头重如裹，身重倦怠，恶心呕吐，不思饮食，或咳嗽。舌苔浊腻，脉滑	燥湿化痰理气宽中	二陈平胃汤	苍术、半夏、藿香、厚朴、陈皮、茯苓、炙甘草
湿热阻胃证	胃脘痞闷，或嘈杂不舒，恶心呕吐，口中黏腻，口苦，纳少。舌红苔黄腻，脉滑数	清热化湿和胃消痞	泻心汤合连朴饮	大黄、黄连、黄芩、厚朴、石菖蒲、半夏、芦根、栀子、淡豆豉
肝郁气滞证	胃脘痞满闷塞，脘腹不舒，胸膈胀满，心烦易怒，喜太息，嗳气，大便不畅，常因情志因素而加重。舌淡红苔薄白，脉弦	疏肝解郁理气消痞	越鞠丸合枳术丸	香附、川芎、苍术、神曲、栀子、枳实、白术、荷叶
脾胃虚弱证	胃脘痞闷，胀满时减，喜温喜按，食少不饥，身倦乏力，少气懒言，大便溏薄。舌淡苔薄白，脉沉弱或虚大无力	健脾益气升清降浊	补中益气汤	人参、黄芪、白术、炙甘草、升麻、柴胡、当归、陈皮、
胃阴不足证	脘腹痞闷，嘈杂，饥不欲食，伴恶心嗳气，口燥咽干，大便秘结。舌红少苔，脉细数	养阴益胃调中消痞	益胃汤	生地黄、麦冬、沙参、玉竹、香橼

中成药治疗 在辨证基础上选择适用的中成药。①保和丸：健胃消食，用于湿滞食积、脾失健运证。②香砂养胃丸：燥湿健脾、行气消胀，用于湿邪阻滞脾胃之痞满。③三九胃泰颗粒：清热祛湿、行气止痛，用于湿热阻滞之痞满。④胃苏颗粒：疏肝行气和胃，用于气滞之痞满。

其他疗法 在内科治疗的基础上配合其他疗法。

针刺 取中脘、内关、足三里、胃俞。肝郁气滞加肝俞、太冲、行间；饮食停滞、湿热阻胃加下脘、天枢、内庭；胃阴不足加三阴交、太溪；脾胃虚弱加脾俞、气海、三阴交。脾胃虚弱、胃阴不足者用补法；其余证型用平补平泻法。

灸法 取中脘、天枢、气海、内关、足三里、神阙，配脾俞、胃俞、肝俞、肾俞、上脘、关元、公孙。按艾卷温和灸法操作，每次选3~5个穴位。

转归预后 痞满一般预后良好，若保持心情舒畅，饮食有节，并坚持治疗，多能治愈。但胃痞多为慢性过程，常反复发作，经久不愈，所以贵在坚持治疗。若久病失治，或治疗不当，常使病程迁延，或产生变证。

预防调护 痞满患者，要重视饮食与精神方面。饮食以少食多餐，清淡易消化为原则，不宜饮酒及过食生冷、辛辣食物，忌粗硬饮食，暴饮暴食，或饥饱无常；保持精神愉快，避免忧思恼怒及情绪紧张；注意劳逸结合，避免劳累，病情较重时，需适当休息。

（顾　勤）

mànxìng wèiyán

慢性胃炎（chronic gastritis） 不同病因引起的胃黏膜慢性炎症或萎缩性病变，出现以上腹隐痛、食欲减退、餐后饱胀、反酸、恶心为主要临床表现的疾病。根据病理组织学改变分为非萎缩性胃炎、萎缩性胃炎和特殊类型胃炎三大类。该病可发生于各年龄段，约占接受胃镜检查患者的80%~90%，男性多于女性，随年龄增长发病率逐渐增高。本病属中医学痞满、胃痛范畴。

病因病机 病因有饮食不调、情志失和、感受邪气、药物损伤和禀赋不足。病位在胃，与肝、脾密切相关。基本病机为脾胃功能失调，升降失司，胃气阻滞。病理性质初起以湿热阻滞、气郁不畅为主；久则可见脾气虚弱或胃阴不足。进一步发展可因气不行血，或阴虚血滞导致胃络血瘀，出现吐血、黑粪，亦可变生癥积、噎膈、胃癌。

辨证论治 辨证应分虚实、寒热。偏于实证有肝郁气滞证、肝胃郁热证、脾胃湿热证；偏于虚证有脾胃虚寒证、胃阴不足证。治疗原则以调理脾胃，理气消痞为主，实者分别施以疏肝理气、清肝泻热、清热化湿，虚者则重在补益脾胃，温中健脾或养阴益胃。虚实并见宜攻补兼施。分证论治见表。

中成药治疗 在辨证的基础上选择适用的中成药。①荆花胃康胶丸：理气散寒、清热化瘀，适用于肝胃不和，寒热错杂与胃络瘀阻证。②三九胃泰：清热燥湿、行气活血、柔肝止痛，用于

表　慢性胃炎的分证论治

证型	临床表现	治法	主方	常用药
肝郁气滞证	胃脘胀痛或痛窜两胁，每因情志因素而痛作，嗳气频繁，胸闷喜太息，不思饮食，精神抑郁。舌淡红苔薄白，脉弦	疏肝理气和胃降逆	柴胡疏肝散	柴胡、白芍、枳壳、川芎、香附、陈皮、佛手、苏梗、炙甘草
肝胃郁热证	胃脘灼痛，痛势急迫，嗳气频繁，嘈杂泛酸，烦躁易怒，口干口苦，渴喜凉饮。舌红苔黄，脉弦滑数	清肝泻热和胃止痛	化肝煎合左金丸	牡丹皮、栀子、青皮、陈皮、泽泻、浙贝母、白芍、黄连、吴茱萸、川楝子、延胡索、甘草
脾胃湿热证	胃脘痞胀或疼痛、灼热，口苦口臭，恶心呕吐，大便黏滞。舌红苔黄腻或黄厚，脉滑数或濡数	清热化湿和中醒脾	连朴饮	黄连、厚朴、石菖蒲、半夏、芦根、栀子、淡豆豉、甘草、茯苓、陈皮、薏苡仁
胃络瘀阻证	胃脘痛日久不愈，痛有定处，拒按，大便色黑，面色晦暗。舌暗红或紫暗，有瘀点瘀斑，脉弦涩	理气活血化瘀止痛	失笑散合丹参饮	五灵脂、蒲黄、丹参、檀香、砂仁、枳壳、川芎
脾胃虚寒证	胃脘隐痛，喜按喜暖，食后胀满，纳呆少食，神疲乏力，大便稀溏。舌淡有齿痕，苔薄白，脉沉细	温中健脾和胃止痛	黄芪建中汤	生黄芪、桂枝、白芍、茯苓、陈皮、半夏、木香、砂仁、生姜、大枣、炙甘草、饴糖
胃阴不足证	胃脘隐痛或灼痛，嘈杂似饥，饥不欲食，口干舌燥，大便干结。舌红少津无苔或剥苔或有裂纹，脉细数或弦细	养阴健脾益胃止痛	一贯煎合芍药甘草汤	北沙参、麦冬、生地黄、枸杞子、当归、川楝子、白芍、香橼、佛手、鸡内金、甘草

湿热气滞证。③气滞胃痛颗粒：疏肝理气、和胃止痛，用于肝胃不和或脾虚气滞证。④温胃舒胶囊：温中养胃、行气止痛，适用于脾胃虚寒证。⑤养胃舒胶囊：滋阴养胃，适用于气阴两虚证。

其他疗法 在内科治疗的基础上配合其他疗法。

针灸 取中脘、内关、足三里、公孙。实证用泻法，虚证用补法，寒邪客胃和脾胃虚寒者加灸法。

耳针 取神门、胃、交感、十二指肠、肝、脾，每次选3～5穴，用毫针轻中度刺激，也可用王不留行籽贴压。

推拿 取腹、背部俞穴、内关、足三里、公孙、太冲及手足脏腑代表区。

温熨法 用适量的青盐和小茴香炒热，以布包好置于腹部，温中散寒止痛，注意温度以防烫伤。

转归预后 慢性胃炎一般预后良好，保持心情舒畅，饮食有节，并坚持治疗，多能治愈。感染幽门螺杆菌后少有自发清除，因此慢性胃炎常长期持续存在，少部分慢性非萎缩性胃炎可发展为慢性萎缩性胃炎。部分慢性萎缩性胃炎经长期演变可发展为胃癌。

预防调护 积极预防幽门螺杆菌感染很重要。同时要养成良好的饮食习惯，以少食多餐，营养丰富，清淡易消化为原则，不宜过食生冷、辛辣食物，切忌粗硬饮食，暴饮暴食，或饥饱无常。戒烟忌酒，忌服浓茶、咖啡等刺激性饮料，慎用、忌用对胃黏膜有损伤的药物。生活起居有规律，保持精神愉快，避免忧思恼怒及情绪紧张。注意劳逸结合，避免劳累，病情较重时，需适当休息。

（顾　勤）

mànxìng wěisuōxìng wèiyán

慢性萎缩性胃炎（chronic atrophic gastritis） 胃黏膜上皮遭受反复损害导致固有腺体的减少，伴或不伴纤维替代、肠腺化生和假幽门腺化生的慢性胃部疾病，是慢性胃炎的一种类型。大多数患者常无症状或有程度不等的消化不良症状如上腹隐痛、食欲减退、餐后饱胀、反酸、恶心等，严重者可有贫血、消瘦、舌炎、腹泻等。本病属中医学痞满、胃痞、虚痞、胃痛、嘈杂范畴。

病因病机 该病的发生主要与情志失和、饮食不调、外邪犯胃（包括幽门螺杆菌感染）、药物所伤和脾胃素虚等有关。上述病因损伤脾胃，致使脾失健运，胃失和降，中焦枢机不利，气机升降失调，从而产生气滞、食停、湿（痰）阻、寒凝、火郁、血瘀等病理产物，进一步妨碍脾胃气机之升降；由于脾胃运化功能受损，气血生化乏源而致胃络失养。病位在胃，与肝、脾密切相关。基本病机为脾虚气滞，湿阻血瘀，脾胃纳运失司。病性往往表现为本虚标实、虚实夹杂之证，本虚主要指脾气虚和胃阴虚，标实主要是气滞、湿热、血瘀。

辨证论治 临证应辨明虚实、寒热。偏于实证有肝胃气滞、肝胃郁热、脾胃湿热；偏于虚证有脾胃虚弱、胃阴不足。治疗原则为调理脾胃，理气消痞，实者分别施以疏肝理气、清肝泻热、清热化湿，虚者则重在补益脾胃，健脾益气或养阴益胃。虚实并见宜攻补兼施。治疗中应注意理气不可过用香燥，以免耗津伤液，对于虚证，尤当慎重。分证论治见表。

中成药治疗 见胃痛。

其他疗法 见胃痛。

转归预后 本病为慢性病，一般预后尚好。极少数慢性多灶萎缩性胃炎可发展为胃癌，出现肠上皮化生、异型增生者胃癌的发生率较高。

表　慢性萎缩性胃炎的分证论治

证型	临床表现	治法	主方	常用药
肝胃气滞证	胃脘胀满或胀痛，胁肋胀痛，因情绪因素诱发或加重，嗳气频作，胸闷不舒。舌淡红苔薄白，脉弦	疏肝解郁理气和胃	柴胡疏肝散	柴胡、白芍、枳壳、川芎、香附、陈皮、炙甘草
肝胃郁热证	胃脘饥嘈不适或灼痛，嘈杂反酸，心烦易怒，口干口苦，大便干燥。舌红苔黄，脉弦或弦数	疏肝和胃解郁清热	化肝煎合左金丸	赤芍、牡丹皮、栀子、青皮、陈皮、浙贝母、黄连、吴茱萸、泽泻
脾胃湿热证	胃脘痞胀或疼痛、灼热，口苦口臭，恶心或呕吐，大便黏滞或稀溏。舌红苔黄厚或腻，脉滑数	清热化湿宽中醒脾	黄连温胆汤	黄连、半夏、陈皮、茯苓、枳实、苍术、竹茹、生姜、甘草
脾胃虚弱证	胃脘胀满或隐痛，喜按或喜暖，食后脘闷，食少纳呆，倦怠乏力，气短懒言，大便稀溏。舌淡苔薄白，脉细弱	健脾益气运中和胃	六君子汤	党参、炒白术、茯苓、半夏、陈皮、炙甘草
胃阴不足证	胃脘痞闷不适或灼痛，饥不欲食或嘈杂，口干，大便干燥，形瘦食少。舌红少津苔少，脉细	养阴生津益胃和中	沙参麦冬汤	沙参、麦冬、玉竹、桑叶、天花粉、扁豆、生甘草
胃络瘀阻证	胃脘痞满或痛有定处，拒按，大便色黑，面色暗滞。舌暗红或有瘀点、瘀斑，脉弦涩	活血通络理气化瘀	丹参饮合失笑散	丹参、檀香、砂仁、五灵脂、蒲黄

预防调护 积极治疗慢性浅表性胃炎，控制慢性浅表性胃炎发展为慢性萎缩性胃炎。慢性萎缩性胃炎伴不完全肠上皮化生和异型增生的患者，要定期复查胃镜及病理组织学检查。饮食以少食多餐，营养丰富，清淡易消化为原则，不宜过食生冷、辛辣食物，切忌粗硬饮食，暴饮暴食，或饥饱无常；戒烟忌酒；忌服浓茶、咖啡等刺激性饮料；慎用、忌用对胃黏膜有损伤的药物；生活起居有规律，保持精神愉快，避免忧思恼怒及情绪紧张；注意劳逸结合，避免劳累，病情较重时，需适当休息。

（顾　勤）

mànxìng qiǎnbiǎoxìng wèiyán

慢性浅表性胃炎（chronic superficial gastritis） 胃黏膜在各种致病因素作用下所发生的非萎缩性慢性炎症性疾病，是慢性胃炎的一种类型。大多数患者常无症状或有程度不等的消化不良症状如上腹隐痛、食欲减退、餐后饱胀、反酸、恶心等。属中医学痞满、胃痛范畴。

病因病机 发病主要与饮食、情志因素、感受邪气、禀赋不足等有关。饮食不节，损伤脾胃，胃失和降致痞满、胃痛、呕吐。恼怒伤肝，肝木横逆犯胃，或忧思伤脾，脾失健运，胃失和降，胃痞、胃痛乃作。饮食不洁，邪随口入，侵犯脾胃，运化失职，纳降受碍致痞满、疼痛、呕吐。脾胃禀赋虚弱，运化失司，致气滞、湿阻、血瘀，胃失和降，故作痞满、疼痛。病位在胃，与肝、脾关系密切。基本病机为胃膜受伤，胃失和降。病理性质不外虚实两端，初期多为实证，日久可由实转虚或见虚实夹杂。

辨证论治 辨证须辨虚实、寒热和所属脏腑。治疗原则以调理脾胃，理气消痞为主，实者分别施以疏肝和胃、清热除湿；虚者则重在补益脾胃，健脾益气、温中健脾或养阴益胃。虚实并见宜攻补兼施，补消并用。如偏于实者的肝胃不和证，治宜疏肝和胃、理气止痛，用柴胡疏肝散；脾胃湿热证，治宜清热除湿，理气和中，用连朴饮；偏于虚者的脾胃气虚证，治宜益气健脾、和胃除痞，用香砂六君子汤；脾胃虚寒证，治宜温中健脾、和胃止痛，用黄芪建中汤合理中汤；胃阴不足证，治宜养阴益胃、和中止痛，用益胃汤。分证论治见慢性胃炎。

中成药治疗 见胃痛。

其他疗法 见胃痛。

转归预后 慢性浅表性胃炎大多数预后良好，通过生活及饮食习惯的调整以及适当药物的运用，可以好转或痊愈。少部分可发展为慢性多灶萎缩性胃炎，极少数慢性多灶萎缩性胃炎经长期演变可发展为胃癌。由幽门螺杆菌引起的慢性浅表性胃炎部分可以进展为胃溃疡和十二指肠溃疡。

预防调护 积极预防幽门螺杆菌感染很重要。同时要养成良好的饮食习惯；慎用、忌用对胃黏膜有损伤的药物；生活起居有规律，保持精神愉快，避免忧思恼怒及情绪紧张；注意劳逸结合，避免劳累，病情较重时，需适当休息。

（顾　勤）

gōngnéngxìng xiāohuàbùliáng

功能性消化不良（functional dyspepsia） 具有上腹痛、上腹胀、早饱、嗳气、食欲不振、恶心呕吐等症状，经检查排除可引起这些症状的器质性、全身性或代谢性疾病的临床综合征。本病属中医学痞满、胃痛范畴。

病因病机 本病多由禀赋不足、脾胃虚弱；饮食不节、食滞胃脘；情志不畅、肝气郁结；内伤外感、湿热中阻；日久失治、寒热错杂或虚火内盛、胃阴不足等所致。诸多因素皆可致脾胃损伤，脾气虚弱，运化失司，形成食积、湿热、痰瘀等病理产物，阻于中焦，胃中气机阻滞，升降失常，导致胃肠运动功能紊乱；土虚木乘，肝气横逆犯胃，胃失和降而出现脘腹胀满、疼痛、嘈杂、嗳气。病位在胃，涉及肝、脾二脏。基本病机为脾虚气滞，脾胃升降失司，胃气壅塞。病理性质不外虚实两端，临证多见虚实夹杂，本虚标实。

辨证论治 辨证须辨虚实、寒热。偏于实者有肝胃不和、脾胃湿热，偏于虚者有脾胃虚寒，临证往往虚实夹杂或寒热错杂。治疗原则以调理脾胃，理气消痞为主，实者分别施以理气解郁、清热化湿；虚者补益脾胃，温中散寒。虚实夹杂宜攻补兼施，寒热错杂者温清并用，辛开苦降。分证论治见表。

中成药治疗 见痞满。

其他疗法 在内科治疗的基础上配合针刺疗法。针刺实证采用泻法，常取足三里、天枢、中脘、内关、期门、阳陵泉等。虚证采用补法，常取脾俞、胃俞、中脘、内关、足三里、气海等。

转归预后 功能性消化不良病情反复，但一般预后良好。经过调整生活方式和适当的治疗，症状能够得到较明显的缓解和控制；若诱因不能去除，可能会反复发作。

预防调护 重视生活调摄，尤其是饮食与精神方面的调摄。慎用、忌用对胃黏膜有损伤的药

表　功能性消化不良的分证论治

证型	临床表现	治法	主方	常用药
脾虚气滞证	胃脘痞闷或胀痛，食少纳呆，泛恶，嗳气呃逆，疲乏无力。舌淡苔薄白，脉细弦	健脾和胃理气消胀	四君子汤合香砂枳术丸	党参、炒白术、茯苓、炙甘草、枳实、木香、砂仁
肝胃不和证	胃部胀痛，痞塞不舒，两胁胀满，每因情志不畅而发作或加重，心烦易怒，善太息。舌淡红苔薄白，脉弦	理气解郁和胃降逆	柴胡疏肝散	柴胡、枳壳、川芎、制香附、白芍、生甘草
脾胃湿热证	脘腹痞满或疼痛，身重困倦，恶心呕吐，口干口苦，食少纳呆，小便短黄。舌苔黄厚腻，脉滑	清热化湿理气和中	连朴饮	黄连、姜厚朴、石菖蒲、半夏、黄芩、陈皮、芦根、栀子、淡豆豉
脾胃虚寒证	胃寒隐痛或痞满，喜温喜按，泛吐清水，食少纳呆，神疲倦怠，手足不温，大便溏薄。舌淡苔白，脉细弱	健脾和胃温中散寒	理中丸	党参、炒白术、干姜、炙甘草
寒热错杂证	胃脘痞满或疼痛，遇冷加重，嗳气纳呆，嘈杂泛酸，肢冷便溏。舌淡苔黄，脉弦细滑	辛开苦降和胃开痞	半夏泻心汤	清半夏、黄芩、黄连、干姜、党参、生甘草、大枣

物；保持精神愉快，避免忧思恼怒及情绪紧张；注意劳逸结合，避免劳累，病情较重时，需适当休息。

（顾　勤）

fǎnwèi

反胃（regurgitation）　脾胃虚弱，中阳不振，不能腐熟水谷，宿食停胃，胃气上逆所引起的饮食入胃，宿谷不化，经过良久复出或隔夜吐出的疾病。又称胃反。常见于西医学幽门梗阻、食管癌、肠系膜上动脉综合征。

明·张景岳《景岳全书》认为胃虚为主要病机：“反胃一证，本属火虚，盖食入于胃，使果胃暖脾强，则食无不化，何至复出？今诸家之论，有谓其有痰者，有谓其有热者，不知痰饮之留，正因胃虚而完谷复出，岂犹有热？”清·张璐《张氏医通》认为营卫不和可致反胃：“上焦营卫不逮，亦致反胃之证……营卫非谷不充，谷非营卫不化，所以胸中冷者，亦必致胃不纳谷也。”清·郑寿全《医法圆通》认为阳虚或阴虚均可导致反胃：“因阳虚者，盖以阳衰则不能镇纳僭上之阴，阴邪过盛，势必与阳相拒……因阴虚者，盖以阴衰不能制火，火拒于中，气机有升无降，故饮食下喉一刻，仍然吐出。”

病因病机　本病多因饮食不当，饥饱无常，或嗜食生冷，损及脾阳；或忧思伤脾，中焦阳气不振，以致脾胃虚寒，不能消化水谷，故饮食入胃停滞不化，逆而上出，终至尽吐而出。若反复呕吐，可致津气并虚，日久不愈，则脾虚及肾，导致肾阳亦虚，命门火衰，犹如釜底无薪，不能腐熟水谷，病情更为严重。病位在胃，涉及脾、肾。基本病机为脾胃虚寒，中阳不振，不能腐熟水谷。

诊断　根据临床表现结合病史可作诊断。

诊断要点　①食后腹满，朝食暮吐，暮食朝吐，宿谷不化。②有脾胃素虚，饮食不节病史。

鉴别诊断　反胃应与呕吐及噎膈相鉴别。呕吐为胃气上逆，或食入即吐，或呕吐与进食时间无关；反胃系脾胃虚寒，胃中无火，或真阳亏虚，难于腐熟食入之谷物，朝食暮吐，暮食朝吐，吐后转舒。噎膈以吞咽梗噎不顺，饮食不下，或食入即吐为主要表现；反胃为食入经久吐出，但无吞咽困难。

辨证论治　本病多属虚寒，当辨在脾、在肾或辨其主次。治疗应以顾护胃气为主。

辨证要点　脾胃虚寒者可见宿谷不化，脘腹冷痛；肾阳亏虚者可见腰膝酸冷，小便清长；气阴两虚者可见气短乏力，自汗或盗汗。

治疗原则　疾病初期多由脾胃虚寒引起，治当温中健脾为主；病久不愈、久吐累及肾阳者，当温运脾阳，气阴两虚者当益气养阴。

分证论治　见表。

中成药治疗　在辨证的基础

表　反胃的分证论治

证型	临床表现	治法	主方	常用药
脾胃虚寒证	食后脘腹胀满，朝食暮吐，暮食朝吐，宿谷不化，伴有神疲乏力，面色少华。舌淡苔薄，脉象细缓无力	温中健脾降气和胃	丁香透膈散	丁香、人参、白术、木香、香附、砂仁、神曲、麦芽、炙甘草
肾阳亏虚证	朝食暮吐，面色㿠白，腰膝酸冷，小便清长，四肢不温。舌淡，苔薄白，脉沉细	温补脾肾	桂附理中汤	炮附子、肉桂、人参、白术、干姜、杜仲、山茱萸、菟丝子、炙甘草
气阴两虚证	朝食暮吐，唇干口燥，气短乏力，自汗或盗汗，大便不行。舌红，脉细	益气生津降逆止呕	大半夏汤	半夏、人参、白蜜、白术、生姜、玉竹、石斛、南沙参

上选择适用的中成药。①理中丸：温中祛寒、补气健脾，用于脾胃虚寒所致的反胃、腹部冷痛。②附桂八味丸：益气温阳，用于肾阳亏虚证。③生脉胶囊：益气养阴，用于久病不愈气阴两虚证。

其他疗法 在内科治疗的基础上配合针刺疗法。取中脘、内关、足三里、公孙，用补法。

转归预后 反胃之人，面色从容，脉来和缓，大便通畅，为有胃气之兆，预后尚佳；反之，面呈恶色，脉虚弦大，大便闭塞，则为无胃气之象，预后较差。

预防调护 注意调节饮食，戒烟酒刺激之品，保持心情舒畅。若反胃不止，口渴欲饮，当多次少量予温汤频频咽之；或予以温米汤或淡盐汤。饮食当以流质为主，频吐不食者，可先予以生姜少许口嚼。

（慕永平）

yōumén gěngzǔ

幽门梗阻（pyloric obstruction） 因幽门括约肌反射性痉挛、水肿、瘢痕形成等，影响幽门管的通畅而致胃容物排入肠道的通路被梗阻而引起异常的胃潴留。以上腹部胀满，食后加重，恶心呕吐，呕吐物量多，为酸臭宿食为主要临床表现。属中医学呕吐、反胃范畴。

病因病机 病因为饮食不节，脾胃受损，湿、热、痰浊内生，胃失通降；或郁怒伤肝，肝胃失和，疏泄不及，通降失司；或因久病入络，络伤血瘀，郁久化热伤阴，亦可炼液成痰，痰瘀凝滞，胃气通降失职，宿食随气逆反出。

辨证论治 幽门梗阻主要辨寒、热、痰、瘀。治疗以和胃降逆通瘀为原则。分证论治见表。

中成药治疗 在辨证的基础上选择适用的中成药。①补中益气丸：健脾益气，用于脾胃气虚证。②保和丸：消食化积，用于脾胃虚弱、饮食积滞、肠胃不适。③胃苏冲剂：理气消胀、和胃止痛，用于慢性胃炎及消化性溃疡。④理中丸：温中祛寒、补气健脾，用于中焦虚寒，呕吐腹痛者。

转归预后 内科治疗无效者，经手术解除梗阻后，大多可获得痊愈。若为恶性梗阻，则预后不良。

预防调护 有效治疗溃疡病，防止出现痉挛性、水肿性和瘢痕性幽门狭窄而引起的梗阻；进流质饮食，忌生冷、刺激、难消化食物。

（慕永平）

ǒutù

呕吐（vomiting） 胃失和降，气逆于上，迫使胃中之物从口中吐出的疾病。前人以有物有声谓之呕，有物无声谓之吐，无物有声谓之干呕。本病常见于西医学神经性呕吐、急性胃炎、幽门梗阻、肠梗阻、急性胰腺炎、急性胆囊炎、急性胃扩张、肠系膜上动脉综合征。

《黄帝内经》对呕吐的病因论述颇详。如《素问·举痛论》曰：“寒气客于胃肠，厥逆上出，故痛而呕也。”《素问·六元正纪大论》曰：“火郁之发……疡痱呕逆。”《素问·至真要大论》曰：“诸呕吐酸，暴注下迫，皆属于

表 幽门梗阻的分证论治

证型	临床表现	治法	主方	常用药
脾胃气虚证	饮食欠香，食后脘腹胀满，可出宿食不化及清稀水液，大便溏泄，倦怠乏力，面色苍白。舌淡苔薄白，脉细	益气健脾	参苓白术散	白扁豆、白术、茯苓、甘草、桔梗、莲子、人参、黄芪、砂仁、山药、薏苡仁
脾胃虚寒证	食后脘腹胀满，朝食暮吐，暮食朝吐、吐出宿食不化及清稀水液，吐后始觉舒适，不思饮食，大便溏泄，倦怠乏力，四肢不温，少气懒言，面色苍白。舌淡苔薄，脉细缓无力	温中健脾和胃降逆	丁香透膈散	丁香、木香、香附、砂仁、白蔻仁、人参、白术、麦芽、炙甘草、神曲
胃阴亏耗证	胃脘胀满，隐隐灼痛，干呕，口燥咽干，大便干结。舌红少津，脉弦细	养阴降逆	益胃汤	麦冬、玉竹、北沙参、石斛、党参、甘草、竹茹、半夏、陈皮、砂仁
胃中积热证	食后脘腹胀满，经久而出，吐出宿食及混浊酸臭之液，心烦口渴，小便短赤，大便干结，面红。舌红欠润，苔黄厚腻，脉滑数	清泻胃热和胃降逆	橘皮竹茹汤	半夏、陈皮、竹茹、枇杷叶、山栀子、生姜、大枣、甘草
痰浊阻胃证	经常脘腹胀满，食后尤甚，上腹或有积块，朝食暮吐，暮食朝吐，吐出不消化食物，并有痰涎水饮，或吐白沫，眩晕，心下悸。舌苔白滑，脉弦滑，或舌红苔黄浊，脉滑数	涤痰化浊和胃降逆	导痰汤	半夏、陈皮、茯苓、枳实、胆南星、甘草
瘀血积结证	脘腹胀满，稍食尤甚，脘腹或有痞块，朝食暮吐，吐出宿食，或黄褐色浊液，或呕血、便血，甚至上腹胀满刺痛而拒按，上腹积块坚硬，推之不移。舌紫暗或兼有瘀点，脉弦涩	祛瘀活血和胃降逆	膈下逐瘀汤	五灵脂、桃仁、红花、玄胡、川芎、当归、赤芍、牡丹皮、乌药、香附、枳壳、甘草

热。”创定小半夏汤、半夏泻心汤等治吐名方，并提出不能见呕止呕。《金匮要略·呕吐哕下利病脉证治》说：“夫呕家有痈脓，不可治呕，脓尽则愈。”金·刘完素《素问病机气宜保命集》认为呕吐当分三焦辨治：“吐有三，气、积、寒也，皆从三焦论之……是故上焦吐者，皆从于气，气者天之阳也，其脉浮而洪，其证食已即吐，渴欲饮水，大便燥结，气上冲而胸发痛，其治也当降气和中。中焦吐者，皆从于积，有阴有阳，食与气相假为积而痛，其脉浮而弱，其证或先痛而后吐，或先吐而后痛，治法当以毒药去其积，槟榔木香行其气。下焦吐者，皆从于寒。”明·张景岳《景岳全书·呕吐》认为呕吐一证，最当详辨虚实：“实者有邪，去其邪则愈；虚者无邪，则全由胃气之虚也。所谓邪者，或暴伤寒凉，或暴伤饮食，或因胃火上冲，或因肝气内逆……或遇微寒，或遇微劳，或遇饮食少有不调，或肝气微逆，即为呕吐者，总胃虚也。凡呕家虚实，皆以胃气为言。”

病因病机 呕吐的病因有外邪犯胃，饮食不节，情志失调及病后体虚。基本病机为胃失和降，胃气上逆。病位在胃，与肝、脾密切相关。病理性质有虚实两端。实证因外邪、食滞、痰饮、时气等邪气犯胃，以致胃气痞塞，升降失常，胃气上逆；虚证为脾胃气阴亏虚，运化失常，不能和降。本病初期属实，若呕吐日久，损伤脾胃则由实转虚。亦有脾胃素虚，多因饮食所伤，而出现虚实夹杂之证。

诊断 根据临床表现结合病史可作诊断。胃镜、血生化检查有助于诊断。

诊断要点 ①呕吐食物、痰涎、水液，或干呕无物，常兼有胃脘不适、恶心、纳呆、泛酸、嘈杂等。②起病或急或缓，常先有恶心欲吐之感，多由气味、饮食、情志、冷热等因素而诱发。

鉴别诊断 呕吐需与反胃、噎膈、霍乱相鉴别。反胃特点是食停胃中，经久复出，吐后好转，古人称“朝食暮吐，暮食朝吐”。而呕吐或食入即吐，或与进食无明确的时间关系。噎膈以进食梗阻不畅，或食不得入，或食入即吐为主要表现，多伴胸膈疼痛，病情较重，预后多不良；呕吐病位在胃，进食顺利，可伴胃脘疼痛。霍乱发病急骤，来势凶险，上吐下泻，患者在短时间内即可出现形容憔悴，目眶内陷，筋脉挛急，手足厥冷。而呕吐则只吐不泻，无顷刻之变。

辨证论治 辨证分虚实，实证以祛邪化湿为主，虚证以补虚降逆为主。

辨证要点 ①辨实呕与虚呕：实证发病急骤，病程较短，呕吐物多酸腐臭秽，脉实有力。虚证起病缓慢，病程较长，呕而无力，时作时止，常伴精神萎靡，倦怠乏力，脉弱无力。②辨呕吐物：酸腐难闻，多为食积内腐；黄水味苦，多为胆热犯胃；酸水绿水，多为肝气犯胃；痰浊涎沫，多为痰饮中阻；泛吐清水，多属胃中虚寒，或有虫积；黏沫量少，多属胃阴不足。

治疗原则 治疗大法为和胃降逆。实证重在祛邪，分别施以解表、消食、化痰、理气之法，辅以和胃降逆之品，以收邪去胃安呕止之效。虚证重在扶正，分别施以益气、温阳、养阴之法。若属胃有痈脓、痰饮、食滞、毒物等不可见呕止呕。当因势利导，祛除病邪。

分证论治 见表。

中成药治疗 在辨证的基础上选择适用的中成药。①保和丸：消食化积，用于消化不良、肠胃不适之呕吐。②藿香正气水：疏风解表、理气化浊，用于外感风寒、内伤湿滞所致呕吐。③胃苏冲剂：理气消胀、和胃止痛，用于慢性胃炎及消化性溃疡。④理中丸：温中祛寒、补气健脾，用于中焦虚寒、呕吐腹痛。

其他疗法 在内科治疗的基础上配合针灸疗法。①针刺、指压内关：以每次呕吐前施用为宜，一次10分钟。②选关元、中脘、上脘、下脘、中极、神阙、足三里、手三里等穴，针刺、温灸等。

表 呕吐的分证论治

证型	临床表现	治法	主方	常用药
外邪犯胃证	突然呕吐，起病较急，伴风寒、风热、暑湿表证。呕吐食物，吐出有力，突然发生，起病较急，常伴有恶寒发热，胸脘满闷，不思饮食。舌苔白，脉濡缓	解表疏邪芳香化浊	藿香正气散	藿香、大腹皮、白芷、紫苏、茯苓、半夏曲、白术、陈皮、厚朴、苦梗、甘草
饮食停滞证	呕吐酸腐，脘腹胀满，嗳气厌食，或有腹痛，得食欲甚，吐后反快，大便或溏或结，气味臭秽。舌苔厚腻，脉滑实	消食化滞和胃降逆	保和丸	炒山楂、炒神曲、炒莱菔子、半夏、茯苓、陈皮、连翘
痰饮内停证	呕吐多为清水痰涎，胸脘痞闷，不思饮食，头晕心悸，或呕而肠鸣有声。舌苔白腻，脉滑	温化痰饮和胃降逆	小半夏汤合苓桂术甘汤	半夏、茯苓、陈皮、生姜、桂枝、白术、甘草

续 表

证型	临床表现	治法	主方	常用药
肝气犯胃证	呕吐吞酸，嗳气频作，胸胁胀满，烦闷不舒，每因情志不遂而呕吐更甚。舌边红，苔薄腻，脉弦	疏肝理气和胃止呕	半夏厚朴汤合左金丸	半夏、厚朴、茯苓、生姜、苏叶、黄连、吴茱萸
浊毒阻胃证	饮食不节，或误服药毒，呕吐不止，脘腹疼痛剧烈。伴发热，汗出，腹泻。舌苔薄白，脉数	催吐解毒	盐汤探吐方	食盐（炒）
脾胃虚寒证	饮食稍有不慎，即易呕吐，时作时止，胃纳不佳，食入难化，脘腹痞闷，口淡不渴，面白少华，倦怠乏力，大便溏薄。舌淡苔薄白，脉濡弱	温中健脾和胃降逆	香砂六君子汤	党参、白术、茯苓、半夏、陈皮、藿香、砂仁、甘草
胃阴不足证	呕吐反复发作，但呕吐量不多，或仅唾涎沫，时作干呕，口燥咽干，胃中嘈杂，似饥而不欲食。舌红少津，脉细数	滋养胃阴降逆止呕	麦门冬汤	麦冬、党参、半夏、粳米、大枣、甘草

③按摩胃脘部或足三里。

转归预后 经及时治疗多能痊愈。若失治误治，实证可转为虚证，或见虚实夹杂。预后与病程的久渐有关，初病呕吐，正气未虚，若能正确治疗，大多预后良好；若呕吐日久，反复不愈，耗伤气阴，致脾胃虚弱，则病情缠绵难复。若呕吐而饮食难进，形体消瘦，脾胃衰败者，化源不足，易生变证。

预防调护 注意饮食卫生；避免六淫及秽浊之气的侵袭；调情志，避免精神刺激。一旦发生呕吐，应当适当休息，寒温适宜，食物要易于消化、清淡，少食多餐；服用止呕中药，宜少量频服，不宜过多过快，若少量服食仍呕吐时，可于药物汤中放入姜汁少许。若呕吐剧烈，粥汤入胃即呕出之危重病者，系胃气衰败，可用人参煮粥食之，以救胃气。

（慕永平）

gōngnéngxìng ǒutù

功能性呕吐（functional vomiting） 原因不明的非周期性慢性呕吐。每周至少发作一次以上。胃动力紊乱与感觉高敏在功能性呕吐发病中有重要地位。基本病机为脾胃虚弱或肝胃不和，胃失和降，胃气上逆。本病属中医学呕吐范畴。病位在脾、胃，与肝相关。当分虚实辨治。治疗原则为降逆和胃，实者清肝泻火，虚者当益气健脾或温中和胃。脾胃气虚可见饮食欠香，食后脘腹胀满，大便溏泄，倦怠乏力，面色苍白，当益气健脾，用参苓白术散；脾胃虚寒证可见脘腹冷痛，四肢不温，不思饮食，大便溏泄，面色苍白，当温中健脾，用理中丸；肝火犯胃证可见呕吐吞酸，嗳气频作，胸胁胀满，烦闷不舒，面红目赤，当清肝宁胃，用左金丸。

（慕永平）

zhōuqīxìng ǒutù

周期性呕吐（cyclic vomiting） 以反复发作、顽固性恶心呕吐，每次发作持续数小时至数日，间歇期无症状，可持续数周至数月为临床特征的疾病。又称再发性呕吐综合征。本病的发病年龄较早，平均5岁左右，发作时呈现一种“开－关”的刻板形式，就如有开关控制突发突止。《金匮要略》有“卒呕吐，心下痞，膈间有水，眩悸者，小半夏加茯苓汤主之”的记载。本病属中医学呕吐范畴。基本病机为胃虚气逆。初起，脾胃虚弱，运化失职；久病胃液亏损可致脾胃阴虚，或生化乏源导致气血两虚。脾胃虚弱证可见呕吐无力，大便溏泄，倦怠乏力，面色苍白，当补气健脾，用补中益气汤；胃阴亏耗可见干呕，胃脘胀满，隐隐灼痛，口燥咽干，大便干结，当益胃养阴，用益胃汤；气血两虚证可见呕吐清涎，面色苍白，夜寐欠安，纳食不香，当益气养血，用归脾汤。平时当饮食清淡，保持心情舒畅。

（慕永平）

jíxìng wèiyán

急性胃炎（acute gastritis） 由多种病因引起的急性胃黏膜炎症。以上腹部疼痛、嗳气、恶心、呕吐、急性消化道出血等为主要表现。本病常急性发病，可有明显的上腹部症状。胃镜检查可见胃黏膜充血、水肿、出血、糜烂、浅表溃疡等一过性的急性病变。本病属中医学胃痛、呕吐、血证范畴。

病因病机 病因有外邪侵袭、饮食不节。外邪犯胃者，多因暑湿、寒湿及秽浊之邪侵犯脾胃，使胃失和降，水谷之气上逆；饮食伤胃者多因暴饮暴食或恣食生冷油腻、不洁之物，食滞不化，胃气不能下行而上逆。本病多属实证，若吐泻频作，津气耗损，可见正虚阳脱。

辨证论治 本病当辨虚实。实证当清利、温化、消导；正虚阳脱则当温阳固脱。分证论治见表。

中成药治疗 在辨证的基础上选择适用的中成药。①三九胃

表 急性胃炎的分证论治

证型	临床表现	治法	主方	常用药
湿热内盛证	呕吐，脘腹胀闷，心烦口渴，腹痛即泻，肛门灼热，大便臭秽，小便短赤，或身热。舌苔黄腻，脉濡数或滑数	清热利湿	葛根芩连汤	葛根、黄芩、黄连、甘草、制厚朴、石菖蒲、制半夏、香豉、焦山栀、芦根
寒湿中阻证	呕吐，泄泻清稀，腹痛肠鸣，食少，或兼寒热头痛，鼻塞，肢体酸痛。舌苔白腻，脉濡缓	散寒解表 芳香化浊	藿香正气散	藿香、砂仁、厚朴、茯苓、紫苏、陈皮、白术、制半夏、桔梗、白芷、炙甘草
饮食停滞证	呕吐，嗳腐吞酸，脘腹痞满，食欲不振，腹痛肠鸣泻下，粪便如臭鸡蛋味，泻后痛减。舌苔垢腻，脉滑	消食导滞	保和丸	炒山楂、炒神曲、炒莱菔子、半夏、茯苓、陈皮、连翘
正虚阳脱证	吐泻频繁，面色苍白，四肢厥冷，腹痛，冷汗。舌苔白，脉沉微细	温中救逆	附子理中汤	人参、白术、干姜、炮附子、炙甘草

泰颗粒：清热燥湿、行气止痛，用于湿热内蕴所致的胃脘疼痛、饱胀反酸、恶心呕吐。②保和丸：消食化积，用于饮食积滞、肠胃不适。③理中丸：温中祛寒、补气健脾，用于中焦虚寒、呕吐腹痛。

其他疗法 在内科治疗的基础上配合其他疗法。

针刺 主穴取足三里、内关、上巨虚、中脘、天枢。寒湿者加阴陵泉、公孙；饮食停滞者加梁门、下脘；湿热者加合谷、内庭。每次选 2～4 对穴位，以泻法为主。寒证加灸。

穴位注射 取足三里、内关。用生理盐水联合阿托品注射液。

转归预后 本病病程较短，系自限性疾病，数天内可恢复。但病情严重者，如合并脱水、酸中毒、休克及消化道出血者，必须积极处理。

预防调护 注意饮食卫生，勿食腐败变质或不洁食物，勿过食生冷或肥甘厚腻、辛辣或饮酒过度，忌暴饮暴食。起居有常，生活有节，避免风寒暑湿秽浊之邪入侵。患病期间进食清淡流食，必要时禁食；注意休息，防寒保暖，注意观察病情变化，因过度呕吐导致脱水者应及时补充水和电解质，急性消化道出血者按照血证辨证论治。

（慕永平）

ènì

呃逆（hiccup）

胃气上逆动膈，气逆上冲，以喉间呃呃连声，声短而频，难以自制为主要临床表现的疾病。古称哕，又称哕逆。常见于西医学膈肌痉挛、胃肠神经官能症、胃炎、胃扩张。

《黄帝内经》首先提出病位在胃，并认识到与中上二焦及寒气有关，《素问·宣明五气篇》谓："胃为气逆为哕"。《金匮要略·呕吐哕下利病脉证治》将其分为属寒、属虚热、属实三证辨治，为后世寒热虚实分类奠定了基础。明·张景岳《景岳全书·呃逆》指出其与咳嗽、呕吐等区别："哕者呃逆也，非咳逆也，咳逆者咳嗽之甚者也，非呃逆也；干呕者无物之吐即呕也，非哕也；噫者饱食之息即嗳气也，非咳逆也。后人但以此为鉴，则异说之疑可尽释矣。"清·李用粹《证治汇补·呃逆》提出了火、寒、痰、虚、瘀致病的特点："火呃，呃声大响，乍发乍止，燥渴便难，脉数有力；寒呃，朝宽暮急，连续不已，手足清冷，脉迟无力；痰呃，呼吸不利，呃有痰声，脉滑有力；虚呃，气不接续，呃气转大，脉虚无力；瘀呃，心胸刺痛，水下即呃，脉芤沉涩。"

病因病机 病因可概括为饮食不节、情志不遂和正气亏虚。病位在膈，主脏在胃，与肝、脾、肾相关。基本病机是胃失和降，膈间气机不利，胃气上逆动膈。病理性质有虚实之分。实证为寒凝、火郁、气滞、痰阻，胃失和降；虚证为脾胃阳虚，胃阴不足，正虚气逆。亦有虚实并见者。

诊断 根据临床表现结合病史可作诊断。胃肠钡剂 X 线透视及内镜检查有助于诊断。

诊断要点 ①逆气上冲，喉间呃呃连声，声短而频，不能自制，常伴有胸脘膈间不舒，嘈杂灼热，腹胀嗳气。②起病多较急，常有受凉、饮食、情志等诱发因素。

鉴别诊断 呃逆需与干呕、嗳气相鉴别。干呕属有声无物的呕吐，乃胃气上逆，冲咽而出，发出呕吐之声，其声长短不一，其势一般较急，呈不规则性发作。呃逆则气从膈间上逆，气冲喉间，呃呃连声，声短而频，不能自止。嗳气乃胃气阻郁中焦，气逆于上，冲咽而出，发出沉缓的嗳气声，多伴酸腐气味，食后多发。

辨证论治 临证当分虚实寒热。

辨证要点 ①呃逆初起，呃声响亮，气冲有力，连续发作，脉弦滑者，多属实证；呃声时断时续，声音低长，气出无力，脉虚弱者，多属虚证；呃声沉缓有力，胃脘不适，得热则减，遇寒则甚，面青肢冷，舌苔白滑，多为寒证；呃声响亮，声高短促，胃脘灼热，口臭烦渴，面色红赤，便秘溲赤，舌苔黄厚，多为热证。②老年正虚，重症后期，呃逆断续，呃声低微，气不得续，饮食难进，脉细沉伏，是元气衰败，胃气将绝之危候。

治疗原则　此病治疗当理气和胃，降逆平呃。寒呃当温散，热呃当清降。气滞宜疏肝解郁；痰阻宜化痰降浊。兼食积者可消之，腑实者则下之。阳气虚弱宜温补脾阳，阴津不足当养胃生津。至于危重患者出现呃逆，当以扶正为原则，以顾护元气，补益脾肾为大法。

分证论治　见表。

中成药治疗　在辨证的基础上选择适用的中成药。①加味清胃散：清胃疏肝，用于肝火犯胃、胃气上攻证。②理中丸：温中祛寒、补气健脾，用于中焦虚寒、呕吐腹痛。③生脉胶囊：益气养阴，用于久病气阴两虚证。

其他疗法　在内科治疗的基础上配合其他疗法。对于轻症呃逆，可用取嚏法、压内关及合谷等，较重者可针刺内关、膈俞穴等。

转归预后　如为一过性呃逆，大多轻浅，可不药而愈。如为持续或反复发作性呃逆，则服药后多可平呃。若慢性虚衰病证后期出现呃逆者，多为胃气将绝之危象，多预后不良。

预防调护　应保持精神舒畅，避免过喜、暴怒等情志刺激；避免外邪侵袭；饮食宜清淡，忌食生冷、辛辣；避免饥饱失常，发作时应进食易消化食物。

（慕永平）

géjī jìngluán

膈肌痉挛（diaphragmatic spasm）

吸气时膈肌突然发生痉挛，同时声门闭合产生的一种呃声。按痉挛的轻重可称呃逆、膈肌痉挛和膈肌扑动。属中医学呃逆范畴。主要病机为痰浊、气机壅塞，膈肌不利。当辨病邪性质的偏重论治疗。痰气阻膈可见呃逆连声，脘胁胀满，痰多，嗳气，呕恶，饮食不下，头晕目眩，当化痰降逆止呃，用旋覆代赭汤；气机瘀滞证可见呃逆连声，常因情志不畅而诱发或加重，胸胁满闷，脘腹胀满，嗳气纳减，肠鸣矢气，当解郁降逆止呃，用五磨饮子。

（慕永平）

cáozá

嘈杂（gastric discomfort）

胃热、胃虚或血虚导致胃中空虚，似饥非饥，似辣非辣，似痛非痛，莫可名状，时作时止的疾病。俗称饥嘈、心嘈。临床可单独出现，也可与胃痛、吐酸兼见。常见于西医学功能性胃灼热、胃食管反流、慢性胃炎。

明·虞抟《医学正传》详细描述了其临床特点："夫嘈杂之为证也，似饥不饥，似痛不痛，而有懊侬不自宁之状者是也。其证或兼嗳气，或兼痞满，或兼恶心，渐至胃脘作痛，实痰火之为患也。"明·张景岳《景岳全书》提出当顾护脾胃："总之嘈杂一证，多由脾气不和，或受伤脾虚而然，所以治此者，不可不先顾脾气。然古人于此，悉以痰火论治。予恐专用寒凉，则胃气虚寒不健者反以日甚，而渐至恶心嗳气，反胃噎膈之类，将由此而起矣。"康椿《原病集》认为痰火是主要病机："嘈杂，乃心中似饥，烦杂不安，懒于饮食，谓之心嘈。此乃痰因火动，或酒过湿滞，或肥人痰热，皆使然也。"

病因病机　嘈杂的病机论述

表　呃逆的分证论治

证型	临床表现	治法	主方	常用药
胃中积冷证	呃声沉缓有力，膈间及胃脘不舒，得热则减，得寒愈甚，食欲减少，口中和而不渴。舌苔白润，脉象迟缓	温中散寒降逆止呃	丁香散	丁香、柿蒂、高良姜、甘草
胃火上逆证	呃声洪亮，冲逆而出，口臭烦渴，喜冷饮，小便短赤，大便秘结。舌苔黄，脉象滑数	清热和胃降逆止呃	竹叶石膏汤	竹叶、生石膏、人参、麦冬、半夏、粳米、甘草
气机郁滞证	呃逆连声，常因情志不畅而诱发或加重，胸胁满闷，脘腹胀满，嗳气纳减，肠鸣矢气。苔薄白，脉弦	顺气解郁降逆止呃	五磨饮子	木香、乌药、枳壳、沉香、槟榔
痰气阻膈证	呃逆连声，呼吸不利，脘胁胀满，抑郁恼怒则发作，情志舒则稍缓，嗳气、呕恶，饮食不下，头晕目眩。苔薄腻，脉弦滑	理气化痰降逆止呃	旋覆代赭石汤	旋覆花、代赭石、半夏、人参、甘草、生姜、大枣
脾胃阳虚证	呃声低长无力，气不得续，泛吐清水，脘腹不舒，喜温喜按，面色㿠白，手足不温，食少乏力，大便溏薄。舌淡苔薄白，脉细弱	温补脾胃和中降逆	理中丸	人参、白术、干姜、小茴香、吴茱萸、甘草
胃阴不足证	呃声短促而不得续，口干咽燥，不思饮食，或食后饱胀，大便干结。舌红苔少而干，脉细数	益气养阴和胃止呃	益胃汤	沙参、麦冬、玉竹、石斛、生地黄、黄精、丁香

始见于《丹溪心法·嘈杂》，认为是“食郁有热”，提出胃热是其主要病机之一。嘈杂的发生还与胃虚、血虚有关。如饮食不节，过食辛辣香燥，醇酒肥甘或黏滑难消之食物，积滞中焦，或痰湿内聚，郁而化热，痰热内扰；或因脾胃素虚，或病后胃气未复，阴分受损，或过食寒凉生冷，损伤脾阳，以致胃虚气逆，扰乱中宫；或因素体脾虚，或思虑过度，劳伤心脾，或因失血过多，皆可造成营血不足，使胃失濡养。

诊断 根据临床表现结合病史可作诊断。上消化道X线及内镜检查有助于诊断。诊断要点：①胃中空虚，似饥非饥，似辣非辣，似痛非痛，胸膈懊侬，莫可名状。②常伴吐酸、胃痛。

辨证论治 辨证应以虚、实为要，虚证多责之于胃虚、血虚；实证多责之于胃热。

辨证要点 辨胃热、胃虚、血虚：胃热多见舌红、苔黄、脉滑数。胃虚可有胃气虚及胃阴虚之不同。血虚嘈杂兼见气血两亏之表现。

治疗原则 治疗总以补虚泻实、调和胃气为基本原则。

分证论治 见表。

中成药治疗 在辨证的基础上选择适用的中成药。①加味清胃散：清胃疏肝，用于胃火证。②理中丸：温中祛寒、补气健脾，用于中焦虚寒、呕吐腹痛。③归脾丸：益气健脾养血，用于血虚证。

其他疗法 在内科治疗的基础上配合其他疗法。取中脘、内关、足三里进行针灸。备用穴：阴陵泉、三阴交、肝俞、脾俞、胃俞。也可选用耳针疗法，可取胃、交感、皮质下区、腹部等穴位。

转归预后 嘈杂若单独发病，经正确辨证治疗，多能转愈。但本病若随其他疾病而发，其转归预后又常与他病的进退关系密切。

预防调护 忌辛辣油腻之品；治疗上用药不可过猛、过峻；注意保暖防寒；调畅情志，性情宜平和怡静。

（慕永平）

gōngnéngxìng wèizhuórè

功能性胃灼热（functional heartburn） 无病理性胃食管反流或病理基础的食管动力或结构异常的情况下，以反复发作的胸骨后烧灼感为主要表现的疾病。常伴有嗳气、反胃、腹胀、上腹不适。属中医学嘈杂范畴。本病的发生与饮酒过度、内伤七情、过食热物等有关。本病应辨虚实。实证为湿热阻胃，可见胸骨后灼痛，吞酸吐苦，痰多，心烦急躁，当清热化湿，可用越鞠丸合左金丸；虚证为阴虚内热，可见胸骨后隐隐作痛，口燥咽干，低热，盗汗，宜滋养胃阴、酸甘敛阴，方选芍药甘草汤。本病一般预后良好。发作期间，卧时宜将头部抬高并服用抑酸剂。平时忌食辛辣油腻之品，睡前2小时避免进食。

（慕永平）

yēgé

噎膈（dysphagia） 脾胃肝肾功能失调，津枯血燥，气郁、痰阻、血瘀互结导致食管干涩，食管、贲门狭窄所引起的以吞咽食物哽噎不顺，饮食难下，或食入即吐为主要临床表现的疾病。噎即哽噎，指食物梗塞，难以下咽；膈即格拒，指食管阻塞，食物不能下咽到胃，食入即吐。噎属噎膈之轻证，可以单独出现，亦可为膈的前驱表现，故临床统称为噎膈。本病常见于西医学食管癌、贲门癌，以及食管炎、贲门失弛缓症、食管憩室、弥漫性食管痉挛。

噎膈之名首见于《黄帝内经》。《素问·通评虚实论篇》说：“膈塞闭绝，上下不通，则暴忧之病也。”《灵枢·四时气》说：“食饮不下，膈塞不通，邪在胃脘。”

表 嘈杂的分证论治

证型	临床表现	治法	主方	常用药
胃热证	嘈杂而见恶心吐酸，口渴喜冷，口臭心烦，胸闷痰多，多食易饥，或似饥非饥。舌质红，苔黄干，脉滑数	清胃降火和中化痰	温胆汤	半夏、茯苓、枳实、竹茹、陈皮、生姜、大枣、甘草
胃寒证	嘈杂口泛清水而酸，或伴胃痛，遇寒冷或进冷食则加重，得热则减，脘腹痞满，或食欲不振，体乏肢困，少气面白。舌淡，脉细	健脾温中和胃	香砂六君子汤	人参、茯苓、白术、半夏、陈皮、木香、砂仁、甘草
痰火证	嘈杂，吞酸吐苦，胸闷脘痞，痰多，胸闷痰多，心烦急躁。舌质红，苔黄腻，脉滑数	清热化痰	化痰清火汤	半夏、陈皮、黄连、黄芩、栀子、知母、石膏、苍术、白术、白芍、甘草
血虚证	嘈杂而兼面白唇淡，心悸头晕，失眠多梦。舌质淡，脉细弱	益气养血补益心脾	归脾汤	人参、白术、茯苓、黄芪、当归、远志、龙眼肉、酸枣仁、木香、甘草、生姜、大枣

隋·巢元方将噎膈分为气、忧、食、劳、思五噎和忧、恚、气、寒、热五膈。宋代《太平圣惠方》认为本病的发生与寒温失宜、饮食不节、情志失调有关。元·朱丹溪认为本病的发生在于“血液俱耗”，并提出了“润养津血，降火散结”的治疗法则。赵献可《医贯·噎膈》指出噎膈与反胃、关格区别：“噎膈、反胃、关格三者，名各不同，病源迥异，治宜区别，不可不辨也。噎膈者，饥欲得食，但噎塞迎逆于咽喉之间，在胃口之上，未曾入胃，即带痰涎而出……关者下不得出也，格者上不得入也，惟女子多此症。”明·张景岳《景岳全书》则提出本病当补脾肾：“凡治噎膈，大法当以脾肾为主。盖脾主运化，而脾之大络布于胸膈，肾主津液，而肾之气化主乎二阴，故上焦之噎膈，其责在脾；下焦之闭结，其责在肾。治脾者，宜从温养，治肾者，宜从滋润，舍此二法，他无快捷方式矣。”至清代，程国彭《医学心悟·噎膈》则认为“凡噎膈症，不出胃脘干槁四字”。叶天士《临证指南医案·噎膈反胃》提出：“气滞痰聚日壅，清阳莫展，脘管窄隘，不能食物，噎膈斯至矣。”

病因病机 噎膈的发生主要因七情内伤、饮食不节、感受外邪、房劳过度、年老精衰等致食管阻隔，窄隘不通，吞咽受阻，甚至食入即吐。病机可概括为虚实两端。实证主要表现为痰气瘀阻。病初多见痰气交阻，日久气病及血，则见痰气瘀互结。虚证包括津亏血燥和阴损及阳。本病病位在食管，属胃气所主，与肝脾肾也有密切关系。基本病机是脾胃肝肾功能失调，导致津枯血燥，气郁、痰阻、血瘀互结，而致食管干涩，食管、贲门狭窄。病理因素主要为痰瘀与气结。病理性质为本虚标实，本虚主要为阴津损伤，渐致阴津干涸，严重者为气虚阳微。标实乃气滞、痰火、血瘀阻塞食管，食管狭窄。初起以痰气交阻为主，随着病情发展，气、痰、瘀交互搏结，久则化火伤津，终则阴损及阳，气虚阳微，肾之精气并耗，脾之化源告竭，病势危殆。

诊断 根据临床表现结合病史可作诊断。食管、胃部X线检查、内镜及病理组织学检查、食管脱落细胞检查以及CT检查等有助于早期诊断。

诊断要点 ①咽下饮食梗塞不顺，食物在食管内有停滞感，甚则不能下咽到胃，或食入即吐。②常伴有胃脘不适，胸膈疼痛，甚则形体消瘦，肌肤甲错，精神衰惫等症。③起病缓慢，常表现为由噎至膈的病变过程，常由饮食、情志等因素诱发，多发于中老年男性。

鉴别诊断 本病需与反胃、梅核气相鉴别。反胃多系阳虚有寒，饮食能顺利下咽入胃，食停胃中，经久复出，朝食暮吐，暮食朝吐，宿谷不化；噎膈是饮食咽下过程中梗塞不顺，初起并无呕吐，后期格拒时出现呕吐，系饮食不下或食入即吐，吐出量较小，多伴胸膈疼痛。梅核气有咽中梗塞感，进食顺利而无梗塞感，多发于年轻女性；噎膈的梗塞部位在食管，梗塞出现在进食过程中，多呈进行性加重，甚则饮食不下或食入即吐，多发于老年男性。

辨证论治 辨证分虚实，噎膈初起多为实证，继则转实为虚，尤以虚实夹杂之候多见。应权衡标本虚实论治。

辨证要点 因忧思恼怒，饮食所伤，寒温失宜，引起气滞、痰结、血瘀阻于食管，食管狭窄所致者为实；津枯血燥，气虚阳微，食管干涩所致者为虚。胸膈胀痛、刺痛，痛处不移，胸膈满闷，泛吐痰涎者多实；形体消瘦，皮肤干枯，舌红少津，或面色苍白，形寒气短，面浮足肿者多虚。新病多实，或实多虚少；久病多虚，或虚实并重。邪实为标，正虚为本。

分证论治 见表。

中成药治疗 在辨证的基础上选择适用的中成药。

口服中成药 ①平消胶囊：活血化瘀、止痛散结，用于痰气

表 噎膈的分证论治

证型	临床表现	治法	主方	常用药
痰气交阻证	进食梗阻，脘膈痞满，甚则疼痛，情志舒畅则减轻，精神抑郁则加重，嗳气，呃逆，呕吐痰涎，口干咽燥，大便艰涩。舌红苔薄腻，脉弦细而滑	开郁化痰 润燥畅膈	启膈散	丹参、郁金、砂仁、沙参、浙贝母、茯苓、荷叶蒂、杵头糠
津亏热结证	进食时梗涩而痛，水饮可下，食物难进，食后复出，胸背灼痛，形体消瘦，肌肤枯燥，口燥咽干，渴欲饮冷，脘中灼热，五心烦热，或潮热盗汗，大便干结。舌红而干，或有裂纹，脉弦细数	养阴生津 泻热散结	沙参麦冬汤	沙参、麦冬、玉竹、桑叶、天花粉、扁豆、甘草

续 表

证型	临床表现	治法	主方	常用药
痰瘀内结证	进食梗阻，胸膈疼痛，食不得下，甚则滴水难进，食入即吐，面色暗黑，肌肤枯燥，形体消瘦，大便坚如羊屎，或吐下物如赤豆汁，或便血。舌紫暗，或舌红少津，脉细涩	破结行瘀滋阴养血	通幽汤	桃仁、红花、当归、生地黄、熟地黄、槟榔、升麻
气虚阳微证	进食梗阻不断加重，饮食不下，面色㿠白，精神衰惫，形寒气短，面浮足肿，泛吐清涎，腹胀便溏。舌淡苔白，脉细弱	温补脾肾益气回阳	补气运脾汤合右归丸	人参、黄芪、白术、茯苓、甘草、砂仁、陈皮、半夏、附子、肉桂、鹿角胶、杜仲、菟丝子、熟地黄、山茱萸、山药、枸杞子、当归

瘀结证。②冬凌草片：清热消肿，用于热毒蕴结之噎膈。③斑蝥素片：祛痰解毒，用于痰瘀内结证。

中药注射剂　①消癌平注射液：清热解毒、化痰软坚，用于痰瘀内结证。②华蟾素针剂：解毒消肿，用于痰瘀内结、肿块明显者。

其他疗法　在内科治疗的基础上配合其他疗法。吞咽困难者，可针刺天鼎、巨阙、中脘为主穴，配足三里、内关、风门、阙阴俞、督俞（右）、膈俞、肝俞（左）、脾俞（右）胆俞、渊腋等穴。

转归预后　噎证病情较轻而偏实，预后尚好。若由噎至膈，则病情较重，预后不良，甚则脾肾衰败，危及生命。

预防调护　养成良好的饮食习惯，保持愉快的心情，为预防之要。如进食不宜过快，不吃过烫、辛辣、变质、发霉食物，忌饮烈性酒；多吃新鲜蔬菜、水果。噎膈初起宜进食营养丰富的食物，后期可进食牛奶、羊奶、肉汁、蜂蜜、藕汁、梨汁等流质饮食。

（慕永平）

shíguǎn'ái

食管癌（cancer of the esophagus）

由食管鳞状上皮或腺上皮的异常增生所形成的恶性肿瘤。以进行性咽下困难、胸骨后疼痛等为主要临床表现。属中医学噎膈、反胃范畴。

病因病机　病因有饮食不节，情志失调，久病体虚。尤其与进食腌制、粗糙、霉变、辛辣油炸食物相关。本病的基本病理改变为食管狭窄，发病机制与胃、脾、肝、肾等关系密切。病机关键为痰气瘀阻于食管、胃，食管狭窄。

辨证论治　当分虚实论治。实者当疏肝、化痰、清热、散结、化瘀；虚则益气养血。分证论治见表。

中成药治疗　见噎膈。

转归预后　本病预后较差，早发现、早治疗是提高食管癌生存率的重要途径。

预防调护　忌烟酒，少吃腌制食物及高能量食物，特别是高糖、高脂肪、低纤维的食物，少喝烫茶，多吃水果和蔬菜，多运动。调护应少食多餐，以软食或半流质、流质为主；多食蛋白质、维生素含量丰富、质地新鲜的食品。调畅情志。

（慕永平）

bēnmén'ái

贲门癌（carcinoma of gastric cardia）

发生在胃贲门部的腺癌。以进行性吞咽困难，上腹部疼痛，乏力，消瘦为主要表现，属中医学噎膈、胃痛范畴。当分虚实辨治。实者为血瘀、痰浊阻滞；虚者为气阴两虚。瘀血阻滞证可见进食梗阻，胸膈疼痛，面色暗黑，肌肤枯燥，形体消瘦，当破血行瘀，用通幽汤；脾虚痰湿证可见吞咽困难，痰涎壅盛，胸胁胀满，浊气上逆，时有呕恶，消瘦无力，当健脾化痰，用四君子汤合旋覆代赭汤；气阴两虚证可见进食时梗涩而痛，形体消瘦，肌肤枯燥，口燥咽干，神疲乏力，

表　食管癌的分证论治

证型	临床表现	治法	主方	常用药
肝郁痰阻证	进食梗阻疼痛，常吐黏液样痰，精神抑郁时加重，嗳气，呃逆，胸闷脘痞。舌红苔薄腻，脉滑	疏肝解郁化痰散结	逍遥散合导痰汤	柴胡、当归、郁金、白芍、沙参、浙贝母、茯苓、白术、半夏、厚朴
热毒蕴结证	口干咽燥，进食梗阻，胸背灼痛，五心烦热或潮热盗汗，大便干结，小便短赤。舌红少津、苔薄黄或光剥，脉弦细数	泻热散结	沙参麦冬汤	沙参、麦冬、玉竹、黄精、桑叶、天花粉、扁豆、甘草
气滞血瘀证	吞咽困难，胸背刺痛，水饮难下，食后即吐，形体消瘦，肌肤甲错。舌暗红少津或有瘀斑瘀点，苔微黄，脉细涩或细滑	行气活血	血府逐瘀汤	桃仁、红花、当归、生地黄、桔梗、川芎、升麻
气血两虚证	形体羸瘦，面色无华，饮水难下，肢倦乏力，心悸气短，而面浮肿。舌淡苔白，脉细无力	益气养血	八珍汤	党参、白术、黄芪、茯苓、当归、熟地黄、鸡血藤、紫河车、白花蛇舌草、半枝莲

当益气养阴，用生脉散。平时宜进食牛奶、羊奶、肉汁、蜂蜜、藕汁、梨汁等流质饮食。保持心情舒畅。

（慕永平）

bēnmén shīchíhuǎnzhèng

贲门失弛缓症（achalasia of cardia） 由食管神经肌肉功能障碍所致的食管运动障碍性疾病。临床以吞咽困难，食物反流，胸痛为主要表现。属中医学噎膈、反胃范畴。

病因病机 病因以忧思郁怒和饮食所伤为主。忧思伤脾，脾伤则气结，水湿失运，滋生痰浊，痰气相搏，阻于食管；或恼怒伤肝，气郁血停，瘀血阻滞食管，气滞、痰阻、血瘀互结食管，饮食噎塞难下。若因嗜酒无度，饮食肥甘，恣食辛辣，或助湿生热，酿成痰浊，阻滞食管，或津伤血燥，失于濡养，食管干涩，均可引起咽下噎塞不畅。病机主要在于肝脾气结，痰气交阻；或脾胃受伤，气化乏源，胃津亏乏，食管涩滞。病位胃，与肝、脾密切相关。病理性质有虚实之分。实证为气郁、痰阻、血瘀；虚则多见脾胃气虚、阴虚。

辨证论治 本病当分虚实。实证当行气、化痰、祛瘀；虚证当益气养阴。分证论治见表。

中成药治疗 在辨证的基础上选择适用的中成药。①补中益气丸：健脾益气，用于脾胃气虚证。②理中丸：温中祛寒、补气健脾，用于中焦虚寒、呕吐腹痛。③生脉胶囊：益气养阴，用于久病气阴两虚证。

其他疗法 在内科治疗的基础上配合其他疗法。针刺：取中脘、内关、足三里、公孙，用补法。

转归预后 一般而言，初期病轻者，经过系统综合治疗可以痊愈。如病情迁延加重，则预后较差，导致营养不良，体质下降，以致影响正常生活和工作。

预防调护 保持心情舒畅，精神愉悦，调节饮食习惯。患者应戒除烟酒，忌食辛辣刺激食物；加强营养，进食流质或半流质饮食。

（慕永平）

shíguǎnyán

食管炎（esophagitis） 食管黏膜充血、水肿，甚至糜烂等炎性改变而引起的以胸骨后或剑突下烧灼感或烧灼样疼痛、反胃、吐酸、恶心、呕吐、吞咽障碍，甚至吐血等为主要表现的疾病。属中医学吐酸、吞酸、胸痛、噎膈范畴。

病因病机 病因有饮食不节、情志失调、脾胃素虚。基本病机为肝胃不和，痰气交阻，胃失和降。病位在食管，与胃、脾关系密切。病理性质初起多属邪实，有郁热、气滞、痰阻、血瘀；日久病邪伤正，可见气阴两虚，或表现为痰瘀阻滞、精血亏损之虚实夹杂证。如痰瘀互结日久，阻于食管，食管狭窄，可有噎膈之变。

辨证论治 本病当辨虚实。郁热、痰阻、血瘀所致属实；气阴亏损属虚。治疗原则为疏肝清热，理气和胃。分证论治见表。

中成药治疗 在辨证的基础上选择适用的中成药。①理中丸：温中祛寒、补气健脾，用于脾胃虚寒所致的反胃，腹部冷痛。②加味清胃散：清胃疏肝，用于胃火证。③生脉胶囊：益气养阴，用于久病不愈气阴两虚证。

其他疗法 在内科治疗的基础上配合其他疗法。

针刺 取肺俞、膈俞、内关、公孙、颈4～6夹脊、丰隆。胸部穴位平补平泻。四肢穴位可用泻法。亦可加电针，加强刺激。

灸法 取膻中、膈俞、大椎。穴位上敷以凡士林，以蚕豆大艾炙置其上灸之。

耳针 取胃、神门、食道、膈、脾。每次4穴，毫针刺，或加电针，以增强刺激。两耳穴位交替使用。

穴位注射 取足三里、内关。针刺后，行针得气，每穴注入生

表 贲门失弛缓症的分证论治

证型	临床表现	治法	主方	常用药
气郁痰阻证	进食哽咽不顺，吞咽困难，胸膈痞满，急躁易怒，善太息，情志舒畅时诸症减轻，反则加剧。舌苔腻，脉弦涩	理气开郁化痰散结	半夏厚朴汤	半夏、厚朴、丹参、茯苓、紫苏、郁金、枳壳、莲子心、黄芩
气滞血瘀证	吞咽困难，吞咽时胸部不适或疼痛，时有反胃，每于冷饮后加重。舌紫暗有瘀斑，脉细涩	行气化瘀和胃降逆	丹参饮	丹参、檀香、砂仁、制半夏、木香、厚朴
寒热错杂证	吞咽梗阻，食入反出，面色㿠白，畏寒怕冷，大便不爽。舌红苔黄腻，脉弦涩	苦辛通降理气化痰	半夏泻心汤	半夏、黄芩、川黄连、干姜、人参、炙甘草、大枣
脾胃气虚证	吞咽困难，食入即吐，形体消瘦，面色不华，神疲乏力。舌淡苔薄白，脉细弱	健脾益气降逆止呕	四君子汤合大半夏汤	党参、白术、茯苓、半夏、甘草
胃阴亏耗证	胃脘胀满，隐隐灼痛，干呕，口燥咽干，大便干结。舌红少津，脉弦细	养阴降逆	益胃汤	麦冬、玉竹、北沙参、石斛、党参、甘草、竹茹、半夏、陈皮、砂仁

表 食管炎的分证论治

证型	临床表现	治法	主方	常用药
痰气交阻证	胸骨后窒痛，胸脘胁肋胀闷，呕吐痰涎，吐后症状减轻，时有吞咽不利。舌淡苔白腻，脉弦滑	理气化痰和胃降逆	半夏厚朴汤合柴胡疏肝散	半夏、厚朴、茯苓、紫苏叶、生姜、大枣、柴胡、枳壳、白芍、甘草
肝郁化热证	胸骨后或剑突下时有烧灼感或烧灼样疼痛，烦闷不舒，吞酸呕逆，嗳气频繁。舌红苔黄腻，脉弦数	疏肝理气清热和胃	左金丸合旋覆代赭汤	黄连、吴茱萸、旋覆花、代赭石、党参、半夏、甘草、生姜、大枣
气滞血瘀证	胸骨后疼痛显著，常入暮及夜间加重，甚则痛不可寐，口干不欲饮，吞咽困难，有时可呕吐暗红色血块。舌紫暗，或有瘀点瘀斑，苔薄白，脉弦或细涩	行气活血化瘀散结	血府逐瘀汤	桃仁、红花、当归、川芎、生地黄、柴胡、枳壳、白芍、桔梗、牛膝、甘草
气阴两虚证	胸膈或胃脘隐隐灼痛，或干涩疼痛，吞咽干物有滞涩感，倦怠乏力，形体消瘦，气短懒言，口干咽燥。舌暗淡，脉濡弱或细涩	益气养阴活血化瘀	生脉散合启膈散	太子参、麦冬、五味子、沙参、丹参、茯苓、川贝母、郁金、砂仁壳、荷叶蒂、杵头糠

理盐水。

转归预后 食管炎预后良好，经及时诊断治疗，药证相合，多能获愈。若失治或治疗不当，或年老体弱，病程漫长，或合并症多者预后较差。若因饮食减少而引起营养不良及贫血者，需外科手术治疗。

预防调护 肥胖患者需要减轻体重，因肥胖后腹内压力明显增大，特别在仰卧时尤甚。避免增加腹内压力的活动，如大便时过度用力。将床头抬高10～20cm，以减少夜间食物反流。戒烟，因吸烟可降低食管下端括约肌的张力。

（慕永平）

tǔsuān

吐酸（acid regurgitation） 肝气郁结，胃失和降所引起的以泛吐酸水为主症的疾病。又称泛酸。酸水由胃中上泛，若随即咽下者称为吞酸；若随即吐出称为吐酸。本病常见于西医学胃溃疡、十二指肠溃疡、慢性胃炎、胃食管反流和消化不良。

吐酸之名首见于《素问·至真要大论》：“诸呕吐酸，暴注下迫，皆属于热。”宋·陈言《三因极一病证方论》认为主要病因为胃有宿食：“夫中脘有饮则嘈，有宿食则酸，食后噫醋吞酸，皆宿食证，俗谓之咽酸是也。”明·龚廷贤《寿世保元·吞酸》说：“夫酸者肝木之味也，由火盛制金，不能平木，则肝木自甚，故为酸也”，认为本病与肝气盛有关。张景岳《景岳全书》认为本病主要病机为胃阳虚：“人之饮食在胃，惟速化为贵。若胃中阳气不衰而健运如常，何酸之有。使火力不到，则其化必迟，食化既迟，则停积不行而为酸为腐，此酸即败之渐也。故凡病吞酸者，多见饮食不诀，自食有不快，必渐至中满痞膈泄泻等证，岂非脾气不强、胃脘阳虚之病，而犹认为火，能无误乎。”方隅《医林绳墨》：“吞酸者，胃口酸水攻激于上，以致咽嗌之间，不及吐出而咽下，酸味刺心，有若吞酸之状也。吐酸者，吐出酸苦之水。皆由胃气不行，脾气不运，饮食痰涎津液俱化为水，郁而少久以成酸也”，对吞酸、吐酸进行了鉴别，并认为皆由脾胃虚弱所致。

病因病机 病因主要有饮食不节、情志不调、感受寒邪及素体脾虚。若饮食不节，过食肥甘厚味或醇酒煎炸食物，损伤脾胃，湿热内生，食不消化，胃气不和，则致吐酸；暴受风寒，寒邪犯胃，胃阳被遏，湿浊内停，郁而成酸；郁怒伤肝，肝气郁结，逆乘脾胃而致吐酸；思虑伤脾，脾胃受损，中阳不足，痰浊内聚，酿而成酸；禀赋不足，脾胃虚弱，食少运迟，形成吐酸。基本病机为肝气郁结，胃失和降。病理性质有偏寒、偏热之不同。属热者，多有肝郁化热或食积生热所致；属寒者可因寒邪客胃或素体脾胃虚寒而成。

诊断 根据临床表现结合病史可作诊断。上消化道X线及内镜检查有助于诊断。诊断要点：①酸水由胃中上泛，随即咽下，或由口中吐出。②兼胃痛、嗳气。

辨证论治 临证当辨寒热虚实。

辨证要点 热证吐酸，多见舌质红，苔黄厚，脉弦数；寒证吐酸，多见舌质淡，苔薄白，脉沉迟。

治疗原则 应以泄肝和胃，苦辛通降；或温中散寒，和胃制酸为基本原则。

分证论治 见表。

中成药治疗 在辨证的基础上选择适用的中成药。①左金丸：清胃泻肝，适用于肝胃郁热证。②逍遥丸：疏肝和胃，适用于肝气犯胃证。

其他疗法 在内科治疗的基础上配合其他疗法。①煅牡蛎、煅鸡蛋壳等分，共研末，治胃酸过多。②海螵蛸、砂仁，共研末，

表 吐酸的分证论治

证型	临床表现	治法	主方	常用药
食滞内停证	吞酸，嗳腐，其气酸臭，胃脘饱闷胀痛，不思饮食，大便不爽，矢气臭秽。舌苔浊腻，脉滑	消食化积和胃制酸	保和丸	焦山楂、焦神曲、炒莱菔子、制半夏、陈皮、茯苓、连翘
肝气犯胃证	吞酸时作，嗳气频频，胸膈痞满，心烦易怒，食少恶心。舌淡红苔薄，脉弦细	疏肝解郁和胃降逆	越鞠丸合逍遥散	香附、川芎、苍术、栀子、柴胡、当归、白芍、白术、茯苓、炙甘草
肝胃郁热证	吐酸时作，胃脘痞闷，口苦咽干，或心烦易怒，两胁胀痛。舌红苔黄，脉弦数	泻肝和胃辛苦通降	左金丸和丹栀逍遥丸	黄连、吴茱萸、牡丹皮、栀子、柴胡、当归、白芍、白术、茯苓、炙甘草
脾胃虚寒证	吐酸时作，胸脘胀闷，喜吐涎沫，饮食喜热，四肢不温，大便溏泄。舌淡苔白，脉沉迟	健脾益气温中散寒	香砂六君子汤合黄芪建中汤	党参、茯苓、白术、半夏、陈皮、木香、砂仁、甘草、饴糖、桂枝、芍药、大枣、黄芪

治胃寒吐酸。

转归预后 吐酸若单独发病，多能向愈。若随其他疾病而发，则转归及预后又常与他病的进退关系密切。

预防调护 注意饮食有节，情志调达。对于频频吐酸而饮食减少者，应少量多次进食饭汤米粥，以养胃气。避免睡前进食，白天进餐后亦不宜立即卧床。禁甜食、浓茶。

（慕永平）

tūnsuān

吞酸（acid regurgitation） 肝气郁结，胃失和降所引起的胃内酸水上泛口腔、咽溢，不及吐出而下咽的疾病。常见于西医学胃溃疡、十二指肠溃疡、慢性胃炎和消化不良。分证论治见吐酸。

（慕永平）

wèi-shíguǎn fǎnliú

胃食管反流（gastro esophageal reflux） 胃内容物反流入食管引发的以烧心、泛酸、胸痛为主要表现的疾病。部分患者可伴有食管外症状，如咽喉炎、非心源性胸痛、慢性咳嗽等。属中医学嘈杂、吐酸、胃痛、胸痛、食管瘅范畴。

病因病机 多由饮食不节、情志不畅、劳累过度等引起胃的升降失调所致。情志不畅，肝失疏泄，横逆犯胃，肝胃不和，气机升降失调；或饮食不节，损伤脾胃，湿热蕴结于中；或劳倦过度，伤及脾胃；或脾胃素虚、久病伤脾，气虚及阳。以上诸因素均可导致脾不升清，胃失和降，脾胃升降失调，胃气上逆。病位在食管，属胃所主。肝气犯胃，胃失和降，胃气上逆是其基本病机。病理因素有气滞、郁热、痰浊、瘀血。初病多实，久病多虚或见虚实夹杂。

辨证论治 当辨寒热虚实。治疗应疏肝理气，降逆和胃。分证论治见表。

中成药治疗 在辨证基础上选择适用的中成药。①左金丸：清胃泻肝，适用于肝胃郁热证。②逍遥丸：疏肝和胃，用于肝气犯胃证。③补中益气丸：健脾益气，用于脾气亏虚证。

其他疗法 在内科治疗的基础上配合针刺疗法。主穴取足三里、内关、中脘、天枢。

转归预后 胃食管反流病具有慢行复发倾向，停药后半年复发率高达 70% ~ 80%。早发现、早治疗是影响本病预后的关键。

表 胃食管反流病的分证论治

证型	临床表现	治法	主方	常用药
肝胃不和证	烧心，反酸，胸骨后或胃脘部疼痛，每因情志因素而发作，胃脘胀闷，连及两胁，善太息，嗳气频频，大便不畅。舌淡红苔薄白，脉弦	疏肝解郁和胃降逆	柴胡疏肝散合香苏散	柴胡、枳壳、白芍、香附、紫苏叶、陈皮、甘草
肝胃郁热证	烧心、反酸不止，胸骨后或胃脘部疼痛，痛如烧灼，口干口苦，心烦易怒，嘈杂不适，大便不爽或便秘。舌红苔黄，脉弦数	清肝泄热和胃降逆	化肝煎合左金丸	青皮、陈皮、白芍、牡丹皮、泽泻、浙贝母、栀子、黄连、吴茱萸
气血瘀阻证	胸骨后或胃脘部刺痛，偶有烧心反酸，脘腹胀满，或有吐血黑便，嗳气不舒，形体瘦弱，吞咽不利。舌紫暗或有瘀斑，脉涩或弦	理气活血和胃降逆	丹参饮合失笑散	丹参、檀香、砂仁、蒲黄、五灵脂
痰气郁阻证	咽喉不适，如有物梗阻，吞之不下，甚则咽痛，每因情志不畅而加重，时有烧心反酸，嘈杂不适，或咽痒咳嗽，声音嘶哑。舌淡苔白或白腻，脉弦滑	开郁化痰和胃降逆	半夏厚朴汤	清半夏、厚朴、茯苓、紫苏叶、生姜

续　表

证型	临床表现	治法	主方	常用药
中虚气逆证	反酸，泛吐清水，胃脘冷痛、胀满，食欲不振，嗳气，神疲乏力，大便溏薄。舌淡苔薄白，脉细弱	补中健脾和胃降逆	香砂六君子汤	党参、白术、茯苓、半夏、陈皮、木香、砂仁、甘草
胃阴亏虚证	嘈杂烧心，胸骨后或胃脘部隐痛，口干咽燥，渴不欲饮，五心烦热，乏力，或体瘦，大便干。舌红少津，苔少或无苔，脉细或数	养阴益胃和中降逆	益胃汤合芍药甘草汤	沙参、麦冬、玉竹、生地黄、白芍、甘草
寒热错杂证	胃脘痞塞、疼痛，烧心反酸，嗳气频频，呕吐泄泻，口苦、口干、口臭，大便干燥，胃部怕冷。舌苔白黄相间而腻，脉濡数或沉缓或沉弦	辛开苦降和胃降逆	半夏泻心汤	半夏、黄芩、黄连、干姜、人参、炙甘草、大枣

日久不愈，可发生胃食管黏膜异形增生，甚至导致恶性病变。

预防调护　定时定量进食，减少脂肪摄入，戒烟酒，少食酸性饮料和甜食，忌辛辣、刺激、生冷和难消化食物，增加蛋白质摄入。

（慕永平）

wèihuǎn

胃缓（ventroptosis）　脾胃虚弱，中气下陷，出现以脘腹痞满，嗳气不舒，胃脘疼痛，少腹时有坠胀感为主要表现的疾病。常见于西医学胃下垂、慢性胃炎、胃神经官能症。

相关的论述见可见于宋代《圣济总录》：“脾虚，脏腑秘泄不常，腰重头昏，舌干眼涩，食后多胀，肢体疼倦，和顺三焦，消化痰饮，七气汤方”“脾胃久冷，心腹胀满，宿食不消，时作呕逆，日渐羸瘦，兼癖瘕气块等疾，京三棱鳖甲丸方”“治脾气虚弱，宿寒留滞，胃受水谷，不能磨化，心腹胀满，橘红散方”。明·张景岳《景岳全书》提出：“虚寒之痞，凡过于忧思，或过于劳倦，或饥饱失时，或病后脾气未醒，或脾胃素弱之人，而妄用寒凉克伐之剂，以致重伤脾气者，皆能有之，其证则无胀无闷，但不知饥，亦不欲食。”清·李用粹《证治汇补》认为主要病机为脾虚湿困：“大抵心下痞闷，必是脾胃受亏，浊气挟痰，不能运化为患。”

病因病机　病因有饮食不节、内伤七情、劳倦过度。病机为脾胃素虚，运化失职，常有气机阻滞；病久入络，又可导致瘀血内停。最终形成虚实夹杂、正虚邪实或本虚标实的病证。

诊断　根据临床表现结合病史可作诊断。X 线胃肠钡餐造影有助诊断。

诊断要点　①形体消瘦，尤其呈瘦长体型。②脘腹胀坠疼痛，食后尤甚，平卧或用手上托胃部则症减，站立时常可见下腹膨出的典型表现。③常伴有嗳气，恶呕，食欲不振，倦怠乏力。并有便秘，腹泻，或两者交替发生。

鉴别诊断　应与痞满及胃脘痛相鉴别。①胃缓之脘腹痞满多见于饭后，同时兼有胀急疼痛，或脘腹部常有形可见。②胃缓之胃脘痛主要为坠痛，平卧后疼痛即可减轻或消失，站立或活动时加重。

辨证论治　本证总由脾虚胃弱所致，治疗应以健脾养胃为法。

辨证要点　首先应辨虚实，脾虚气陷为本，但临床上尚可兼夹气滞、血瘀、痰热等标实的证候；其次应辨寒热，脾虚气陷多伴有寒象，胃阴不足则虚热内生。

治疗原则　补中益气升提，胃阴亏虚者治当濡养胃阴，酌情配以行气、化湿、降逆等法。

分证论治　见表。

中成药治疗　在辨证的基础上选择适用的中成药。①补中益气丸：益气健脾，用于中气下陷证。②香砂六君子丸：益气健脾、和胃理滞，用于胃气郁滞者。

其他疗法　在内科治疗的基础上配合其他疗法。①针灸：可针刺足三里、中脘、关元、中极、梁门、解溪、脾俞、胃俞等穴。亦可灸足三里、天枢、气海、关元等穴。②枳实煎剂：100% 枳实煎剂，每餐前服。

表　胃缓的分证论治

证型	临床表现	治法	主方	常用药
脾虚气陷证	面色萎黄，精神倦怠，不思饮食，食后脘腹痞满，嗳气不舒，或腹胀而坠，或呕吐清水痰涎，肌肉瘦弱。舌淡，苔白，脉缓弱	补气升陷	补中益气汤合枳术丸	黄芪、党参、白术、炙甘草、陈皮、当归、升麻、柴胡、枳实
胃阴不足证	食后脘腹胀满，唇红而燥，口苦口臭，烦渴喜饮，嗳气频繁，或恶心呕吐，烦闷不舒，大便干结。舌红少津，脉细数	濡养胃阴	益胃汤合一贯煎	沙参、麦冬、玉竹、生地黄、枸杞子、当归、川楝子、石斛

转归预后 预后一般良好，若久延失治，易反复。

预防调护 宜适当进行体育锻炼，增强肌力，气功对胃缓有显著疗效；食物要富有营养，易消化，少食多餐；进餐后平卧，可减轻胃缓的症状。

（慕永平）

wèixiàchuí

胃下垂（gastroptosis） 站立时胃下缘达盆腔，胃小弯弧线最低点降至髂嵴连线以下的疾病。本病多见于体型瘦长、腹壁松弛、腹肌瘦薄者，也可见于经产妇、慢性消耗性疾病以及多次腹部手术有切口疝者和长期卧床者。属中医学胃缓范畴。

病因病机 因饮食失节，脾胃失和，脾虚运化失常，中气匮乏，升举无力，气机下陷；或因七情内伤，气机阻滞，湿滞胃脘，积湿为痰为饮；或过食辛热，灼伤胃阴，络脉失养；或素体阳虚，脾胃阳气虚弱，气虚下陷等，最终均可导致胃下垂。本病总属虚证，以中气下陷为本，但因运化失职，常有气滞、痰阻、食滞，病久入络，又可表现为瘀血内停，其他如夹湿、夹饮也可同时存在，故本病多呈现虚实夹杂，正虚邪实或本虚标实之证。

辨证论治 分证论治见表。

中成药治疗 在辨证的基础上选择适用的中成药。①补中益气丸：补中益气、升阳举陷，用于中气下陷者。②香砂六君子丸：益气健脾和胃，用于胃气郁滞者。

其他疗法 在内科治疗的基础上配合其他疗法。

针刺 取足三里、中脘、关元、气海、梁门，中强度刺激。

耳针 可选胃、脾、交感、神门、皮质下，取2～3穴，或埋针，或用王不留行籽贴压上述穴位。

灸法 取百会、足三里、关元、脾俞、胃俞、中脘。每次取3穴。百会可用艾条悬灸，以局部皮肤发红并有灼热感为度。

转归预后 胃下垂一般预后良好。但也可因体质、慢性疾病、治疗等因素影响，发生慢性胃扩张、胃扭转、直立性晕厥、心悸、低血压等。

预防调护 体瘦虚弱、腹壁松弛者适当进行体育锻炼。平素宜进食富有营养易消化，富含蛋白质及一定脂肪含量的食物。避免过度劳累。

（慕永平）

kǒuchuāng

口疮（oral ulcer） 多种病因导致心肺脾肝胃积热上蒸或气血阴阳不足，虚火上炎所引起的口舌出现淡黄色或灰白色小溃疡，局部灼热疼痛的疾病。又称口疡、口疳。常易反复发作。常见于西医学复发性口腔溃疡。

宋代《圣济总录》认为主要病机为心脾积热："口疮者，由心脾有热，气冲上焦，熏发口舌，故作疮也，又有胃气弱，谷气少，虚阳上发而为口疮者，不可执一而论，当求所受之本也。"清·顾世澄《疡医大全》认为口疮当分上、中、下焦辨治："口疮者，上焦实热，中焦虚寒，下焦阴火，各经传变所致，当分别治之。如发热、作渴、饮冷，实火也。轻则用补中益气，重则用六君子汤。饮食少思，大便不实，中气虚也，用人参理中汤。手足逆冷，肚腹作痛，中气虚寒，用附子理中汤。"

病因病机 多因外感热邪、肺胃邪热上蒸；饮食不节，积湿内蕴化热；忧思郁怒，肝郁化火，导致心、肺、脾、肝、胃积热上蒸。劳倦内伤，思虑过度，脾胃虚弱，气血亏虚，导致口疮反复发作。素体阴虚、热病伤阴或劳

表 胃下垂的分证论治

证型	临床表现	治法	主方	常用药
脾虚气陷证	形体消瘦，面色萎黄，精神倦怠，不思饮食，食后脘腹痞满，嗳气不舒，或腹胀而坠，或呕吐清水痰涎。舌淡苔白，脉缓弱	健脾益气升阳举陷	补中益气汤	黄芪、党参、白术、炙甘草、陈皮、当归、升麻、柴胡
肝胃不和证	胃脘胀满，两胁胀闷不适，情绪波动或食后加重，纳食呆滞，嗳气频作或吞酸嘈杂，精神抑郁烦躁，善太息。舌淡苔薄白，脉弦	疏肝理气健脾和胃	四逆散	柴胡、枳实、白芍、紫苏、大腹皮、甘草
胃肠停饮证	胃脘痞闷，有振水声或肠间辘辘有声，恶心，呕吐清水痰涎。或头晕目眩，心悸气短。舌淡胖苔白腻或微黄，脉弦滑	逐饮祛痰健脾和胃	小半夏汤合苓桂术甘汤	茯苓、桂枝、白术、炙甘草、姜半夏、生姜
胃阴不足证	形瘦面黄，唇红而燥，口干思饮，食后腹胀脘痞，嗳气频繁，烦闷不适，或有恶心呕吐，大便干燥。舌红少津，脉细数	滋养胃阴和胃降逆	一贯煎	生地黄、沙参、枸杞子、当归、麦冬、川楝子
胃络瘀滞证	胸膈痞满，脘腹坠胀，脐上刺痛，按之濡软，形体消瘦，面色晦暗。舌暗淡苔薄白，脉沉细或涩	活血化瘀疏通胃络	血府逐瘀汤合香砂六君子汤	桃仁、红花、当归、川芎、生地黄、柴胡、枳壳、白芍、桔梗、牛膝、甘草、党参、白术、茯苓、半夏、陈皮、木香、砂仁

倦过度，亏耗真阴，虚热内生，虚火上炎；过食寒凉，或脾肾阳虚，无根之火上浮亦可发为口疮。病理性质不外乎虚实两端，实证多因心、肝、脾、胃积热引起，虚证多由气血阴阳不足所致。

诊断 根据临床表现结合病史可作诊断。

诊断要点 ①有饮食不节，过食炙煿厚味，或有外感发热的病史。②齿龈、舌体、两颊、上腭等黏膜处出现黄白色溃疡点，大小不等，甚则满口糜腐，疼痛流涎。

鉴别诊断 此病应与口糜、舌岩、狐惑相鉴别。①口糜以口腔黏膜糜烂成片，口气臭秽等为主要表现。而口疮是指口舌出现点状溃烂。②舌岩多发于舌两侧边缘或舌尖的下面，初期肿物如豆，渐大如菌，触之易出血，有恶臭。后期舌本缩短，痛不可忍，出血难止，常累及颈、颔部，类似于舌癌。③狐惑以咽喉、口腔、眼及外阴溃烂为主证，类似于西医贝赫切特综合征。而口疮的病位仅在口腔，无眼部及外阴溃烂病变。

辨证论治 临证需辨明脏腑虚实，标本兼顾。

辨证要点 实证起病急，病程短，局部外观大小不等，表面多黄白分泌物，基底红赤，疮周红肿明显，灼热剧痛，伴全身实热症状；虚证则起病缓慢，反复发作，经久不愈，创面较小，表面少量灰白色分泌物，基底淡红或淡白，疮周红肿不明显，疼痛较轻，伴有脏腑虚损证候。其次应辨局部病变：①斑块：疮周见红色斑块多属热证，见浅红色或淡白斑块多属虚寒，红而带紫为热盛，红斑压之不褪色多为血热或血瘀。②水疱：疮周有水疱多属风热夹湿。③肿：疮周红肿多属热，肿而不红为湿盛。④疮痂：黄色脓痂为热毒，色黄而黏腻为湿热，黑色血痂为血热。⑤深浅：疮浅者病轻，深者病重，深陷如穴如坑者更重。

治疗原则 当分虚实。实证应清泄肺胃之热；虚证以滋阴清热为主。

分证论治 见表。

中成药治疗 在辨证的基础上选择适用的中成药。①牛黄解毒片：清热解毒，用于心火炽盛证。②一清胶囊：清热泻火，用于火毒炽盛者。

其他疗法 锡类散、冰硼散外涂。

转归预后 预后尚好，实证易治，虚证多病程较长或易反复发作。溃疡较小者多7～14日而愈，较大的溃疡少见，有时需数周或数月治愈，且残留瘢痕。疱疹性溃疡，则需1个月治愈。

预防调护 平时注意口腔卫生，加强锻炼，体质低下者应予以适当药物调理。多吃富含维生素、蛋白质、纤维素类的新鲜食物，注意劳逸结合，去除诱发因素以减少复发。

（慕永平）

kǒumí

口糜（aphtha） 口腔黏膜糜烂成糜粥样，并有特殊气味的疾病。小儿患此证，口内黏膜白屑满布，状似鹅口，故又称鹅口疮或雪口，是口腔白色念珠菌感染的一种表现。分证论治见口疮。

（慕永平）

表 口疮的分证论治

证型	临床表现	治法	主方	常用药
风热乘脾证	口腔溃疡，周围焮红疼痛拒食，烦躁不安，口臭，涎多，小便短黄，大便秘结，或伴发热，咽红。舌红，苔薄黄，脉浮数	疏风清热解毒	凉膈散	黄芩、金银花、连翘、栀子、竹叶、薄荷、牛蒡子、桔梗、杏仁、前胡、大黄、石膏、玄参、赤茯苓
心火炽盛证	疮面可见黄白色分泌物，疮周鲜红，灼热疼痛，心烦急躁，失眠，口干，小便淋漓刺痛。舌红，脉数	清心泻火	导赤散	生地黄、木通、竹叶、甘草梢、莲子心、麦冬、五味子、黄芩
胃火偏旺证	口疮鲜红，灼热疼痛，口干口臭，消谷善饥，大便干结。舌质红，脉数	清胃泻火	清胃散	石膏、黄连、牡丹皮、升麻、生地黄、玉竹、石斛
胆腑郁热证	口疮色红，灼热疼痛，口干口苦，两胁下疼痛，情志不疏，急躁易怒，大便干结。舌质红，脉数	疏肝泻火	龙胆泻肝汤	龙胆草、栀子、黄芩、生地黄、柴胡、枳壳、泽泻、木香、郁金
阴虚火旺证	口疮反复发作，灼热疼痛，疮面日久起鳞屑或龟裂，伴有口燥咽干，头晕耳鸣，失眠多梦心悸健忘，腰膝酸软，手足心热。舌红少津，脉细数	滋阴降火	知柏地黄丸	知母、黄柏、熟地黄、山茱萸、山药、泽泻、茯苓、牡丹皮
阳虚浮火证	口疮反复，日久不愈，疮面少量灰白色分泌物，基底淡白，疼痛不著，伴有腹胀，便溏，头晕乏力，畏寒肢冷。舌质淡苔白，脉沉弱或浮大无力	温阳敛火	肾气丸	炮附子、肉桂、熟地黄、山茱萸、山药、泽泻、茯苓、牡丹皮
寒热夹杂证	口疮红肿疼痛，灼热烦渴，大便干结或正常，倦怠乏力，平素畏寒肢凉。舌淡红，苔薄，脉弦细	寒温并用攻补兼施	附子泻心汤	大黄、黄连、黄芩、附子

fùfāxìng kǒuqiāng kuìyáng

复发性口腔溃疡（recurrent ulcer） 以口腔黏膜各个部位出现圆形或椭圆形小溃疡为主要表现的疾病。又称复发性阿弗他溃疡。具有周期性发作的特点。属中医学口疳、口疡、口疮范畴。

病因病机 口疮的病变部位虽在口腔，但人体诸经皆会于口，口为脾窍，舌为心苗，肾脉连咽系于舌本，肝脉下颊环唇连舌本等。因外感风热、饮食不节、情志失调、素体或病久体虚。外感风热之邪或暴饮暴食，过食甘肥辛辣，煎炒炙煿，嗜酒等损伤脾胃，内蕴化热；或思虑过度，心脾伏热，郁久化火，循经上窜。素体阴虚或热病，大病后期，真阴亏乏；情志失调，肝失调达，气郁不畅，日久营阴暗耗，肾阴亏损，水不涵木，阴虚火升；或素体阳虚或劳倦过度，或因久服苦寒之药，戕伤中土，致元气不足，中阳不振，升降失司；房劳不节，命门火衰，蒸腾无力。病位在心，与脾、肝、肾相关。以脾肾亏虚为本，郁热为标。多见本虚标实夹杂。并可因实热或虚火灼液，脉道不畅而兼有瘀血之象。

辨证论治 本病当辨虚实。治疗当清热解毒化瘀；治本则用滋阴、温阳等法。分证论治见表。

中成药治疗 在辨证的基础上选择适用的中成药。①牛黄解毒片：清热解毒，用于心火亢盛、口舌生疮。②一清胶囊：清热泻火，用于火毒炽盛者。③冰硼散：清热解毒、消肿止痛，用于热毒蕴结所致的口舌生疮。

其他疗法 在内科治疗的基础上配合其他疗法。

针刺 主穴取承浆、地仓、阿是穴。配穴：合谷、曲池、足三里、三阴交；舌部口疮加金津、玉液；唇及两颊加迎香。

耳针 主穴取口、舌、神门、交感。配穴：肺、心、肝、脾、肾、肾上腺、大肠。

艾灸 神阙穴，灸1～2壮。

转归预后 本病大多预后良好，但某些损害如癌前病变则需注意。

预防调护 注意口腔卫生，经常漱口，饮食宜清淡，流质或半流质，避免辛辣、燥热、粗硬食物。注意休息，放松心情。

（慕永平）

shíguǎndān

食管瘅（esophagus dan） 因染受邪毒，或因刺激性饮食及长期胃气上逆等，使食管受损，脉络瘀滞，出现胸骨后灼热感与疼痛、嘈杂等症状的疾病。常见于西医学胃食管反流。

相关的描述可见于明·虞抟《医学正传》："夫嘈杂之为证也，似饥不饥，似痛不痛，而有懊侬不自宁之状者是也。其证或兼嗳气，或兼痞满，或兼恶心，渐至胃脘作痛，实痰火之为患也。"

病因病机 饮食不慎，进食污染邪毒之食物或毒物，或嗜食过热、辛辣、长期饮酒等刺激性饮食及酸性食品或药品，使脾胃受损，运化失司，痰湿内生，复因情志郁怒失节，气机郁滞，肝气犯胃，胃气上逆，损伤食管，脉络瘀滞而成食管瘅。久则气机郁滞、瘀滞化热、痰热互结，留结于胸，或热郁于胃，灼伤胃阴，耗气伤血。

诊断 根据临床表现结合病史可作诊断。食管镜检查有助于

表 复发性口腔溃疡的分证论治

证型	临床表现	治法	主方	常用药
心脾伏热证	口疮起病较急，数量大小不等，多分布于舌尖及舌腹部，灼痛明显，周围鲜红微肿，口疮表面多黄白分泌物，不进食刺激性食物及饮热水，口渴口臭，心烦失眠，小便黄赤，大便秘结。舌红苔黄，脉滑数	清热泻火 祛邪解毒	导赤散合清胃散	生地黄、通草、竹叶、当归、黄连、车前子、牡丹皮、升麻、甘草
阴虚火旺证	口疮数量少，分散，且大小不等，边缘清楚，反复发作，灼热疼痛，疮周红肿稍窄，微隆起，伴口咽干燥，头晕耳鸣，失眠多梦，心悸健忘，腰膝酸软，手足心热。舌红少苔，脉细数	滋阴清热 降火敛疮	知柏地黄丸	知母、黄柏、熟地黄、山茱萸、山药、泽泻、茯苓、牡丹皮
肝火旺盛证	口疮色红，面红目赤，口干口苦，两肋下疼痛，情志不疏，急躁易怒，大便干结。舌红，脉数	疏肝泻火	龙胆泻肝汤	龙胆草、栀子、黄芩、生地黄、柴胡、枳壳、泽泻、木香、郁金
脾肾阳虚证	口疮数目少，色淡而不红，大而深，表面灰白，日久难愈，疼痛时轻时重，面色㿠白，头晕乏力，腹胀纳少，大便溏薄；或腰酸膝软，四肢不温。舌淡苔白，脉沉弱或沉迟	温阳扶正 益气止痛	金匮肾气丸	炮附子、肉桂、熟地黄、山茱萸、山药、泽泻、茯苓、牡丹皮
瘀血阻络证	口疮数目不多，但发作频繁，痛处固定不移如锥刺，表面或见肉芽增生，面色黧黑，口唇青紫，女性经行失调，小腹疼痛，舌暗红，脉细涩	活血化瘀 消肿止痛	桃红四物汤	桃仁、红花、当归、川芎、赤芍、熟地黄

诊断。诊断要点：①食管后灼热疼痛。②有饮食不节病史。

辨证论证 当分虚实辨治。

辨证要点 肝气郁结证可见嗳气，呃逆，精神抑郁；热毒蕴结证可见高热，心烦急躁，大便干结；胃阴亏耗证可见干呕，口燥咽干；气血两虚证可见面色无华，神疲乏力。

治疗原则 实者当疏肝、清热、解毒；虚者当滋养胃阴、补益气血。

分证论治 见表。

转归预后 初起预后一般良好，经治疗症状可以缓解；若食管形成瘢痕或狭窄时，则较难奏效。

预防调护 就寝时床头整体宜抬高10～15cm。尽量减少增加腹内压的活动。肥胖者应该减轻体重。保持心情舒畅，增加适宜的体育锻炼。

（慕永平）

shíguǎnbì

食管痹（esophagus impediment）

饮食、情志等因素导致肝胃不和，胃气上逆所引起的以间歇性进食梗塞、呕吐为主要表现的疾病。常见于西医学贲门失弛缓症、食管憩室、食管神经症。

相关的文献见于噎膈、呕吐。《素问·通评虚实论篇》曰："膈塞闭绝，上下不通，则暴忧之病也"，认为本病与情志有关。《灵枢·四时气》曰："食饮不下，膈塞不通，邪在胃脘"，指出本病病位在胃。清·叶天士《临证指南医案·噎膈反胃》："气滞痰聚日壅，清阳莫展，脘管窄隘，不能食物，噎膈斯至矣。"

病因病机 多由饮食不慎，过食生冷、辛辣、醇酒、浓茶、咖啡等刺激性食物；或情志不调，郁怒失节，肝用过度，胃气失和；或服用药物、强酸、强碱，或机械刺激，损伤食管，久则形成瘢痕等因素，致使肝胃不和，脾胃虚弱，痰湿内生，气机阻滞，胃气上逆，引起食管挛急，失于弛缓，痰气、痰瘀阻膈。

诊断 根据临床表现结合病史可作诊断。食管镜有助于诊断。

诊断要点 ①无痛性咽下困难，进食物及冷水时尤著。②可伴食管、胸骨后疼痛。③多呈间歇性反复发作，病程较长。

鉴别诊断 本病应与食管癌、胸痹和食管瘅相鉴别。①食管癌：吞咽困难，消瘦呈进行性发展，X线吞钡及食管镜检可发现癌肿病灶。②胸痹：多无吞咽困难，以胸闷及发作性心胸疼痛为主要表现。③食管瘅：以胸骨后烧灼、疼痛、嘈杂等为主症。

辨证论治 应分虚实。

辨证要点 实证病程较短，吞咽困难间歇发作，胸骨后有梗塞疼痛感，苔腻，脉弦；虚证多病程较长，吞咽困难，胸膈痞满，伴有神疲乏力，少气懒言，形体消瘦，舌淡苔薄白，脉细弱。

治疗原则 以理气和胃为大法，可根据具体病机佐以疏肝、化痰、祛瘀、健脾等法。

分证论治 见表。

中成药治疗 在辨证的基础

表 食管瘅的分证论治

证型	临床表现	治法	主方	常用药
肝气郁结证	食管疼痛，精神抑郁时加重，嗳气，呃逆，胸闷脘痞。舌红苔薄腻，脉滑	疏肝解郁化痰散结	逍遥散	柴胡、丹参、郁金、当归、沙参、浙贝母、茯苓、厚朴、枳壳
热毒蕴结证	口干咽燥，食入即吐，高热，心烦急躁，大便干结，小便短赤。舌红少津，苔薄黄或光剥，脉弦细数	清热解毒散结	五味消毒饮	野菊花、金银花、连翘、蒲公英、白花蛇舌草、重楼、苦参
胃阴亏耗证	食管隐隐灼痛，干呕，口燥咽干，大便干结。舌红少津，脉弦细	养阴降逆	益胃汤	麦冬、玉竹、北沙参、石斛、党参、甘草、竹茹、半夏、陈皮、砂仁
气血两虚证	形体羸瘦，面色无华，饮水难下，肢倦乏力，心悸气短，纳食欠香。舌淡苔白，脉细无力	益气养血	八珍汤	党参、白术、黄芪、茯苓、当归、熟地黄、鸡血藤、紫河车、白花蛇舌草、半枝莲

表 食管痹的分证论治

证型	临床表现	治法	主方	常用药
肝胃不和证	吞咽困难间歇发作，胸骨后有梗塞疼痛感，每因情绪活动而诱发或加重，嗳气，呕吐，口干苦。舌红苔薄黄，脉弦	疏肝和胃	柴胡疏肝散	柴胡、枳壳、白芍、甘草、陈皮、香附、川芎
痰气交阻证	吞咽梗阻，进食迟缓，胸膈闷痛，呕吐痰涎黏液，嗳气。苔白腻，脉弦滑	祛痰理气宽膈	半夏厚朴汤	半夏、厚朴、丹参、郁金、砂仁、紫苏、浙贝母、茯苓
脾胃气虚证	吞咽困难，胸膈痞满，呕吐食物或痰涎，纳少便溏，神疲乏力，少气懒言，形体消瘦。舌淡苔薄白，脉细弱或沉缓	补气健胃	黄芪建中汤合六君子汤	饴糖、桂枝、芍药、生姜、大枣、黄芪、党参、白术、茯苓、半夏、陈皮、甘草

上选择适用的中成药。①平消胶囊：活血化瘀、止痛散结，用于痰气交阻证。②补中益气丸：健脾益气，用于脾气亏虚之吞咽困难、胸膈痞满、呕吐食物或痰涎。

其他疗法 在内科治疗的基础上配合针灸疗法。吞咽困难者，可针刺天鼎、巨阙、中脘为主穴，配足三里、内关、风门、阙阴俞、督俞（右）、膈俞、肝俞（左）、脾俞（右）、胆俞、渊腋等穴。呕吐者选关元、中脘、上脘、下脘、中极、神阙、足三里、手三里等穴，针刺、温灸等。

转归预后 初期预后一般良好，经治疗症状可以缓解；若食管形成瘢痕和狭窄时，则较难奏效。

预防调护 少食多餐，进流质或半流质饮食，心情舒畅，睡眠高枕卧位。

（慕永平）

shíguǎn qìshì

食管憩室（esophageal diverticula） 食管壁局限性离心外突，引起以吞咽困难和食物反流为主要表现的疾病。可以单发或多发于食管的任何部位。好发部位是在咽与食管的连接部、食管中段平气管分叉附近和食管的膈上部分。属中医学食管痹、噎膈、噎塞范畴。

病因病机 病因有饮食不节、忧思抑郁、素体胃弱。忧思伤脾，脾失健运，津液不得输布，聚而成痰，痰气交阻于食管；或抑郁伤脾，肝气郁结，不能鼓动血行，久积成瘀，与痰搏结，阻于食管；恣食肥甘，嗜酒无度，酿成湿热，日久结而成痰，阻碍气机，致瘀热内结，阻于食管而成本病。基本病机为痰、气、瘀交阻于食管，胃失和降。

辨证论治 本病以实证多见。应辨痰气瘀之不同。治疗原则为行气化痰祛瘀，和胃降逆。分证论治见表。

中成药治疗 在辨证的基础上选择适用的中成药。①平消胶囊：活血化瘀、止痛散结，用于痰气交结证。②斑蝥素片：祛痰解毒，用于痰瘀内结证。

其他疗法 在内科治疗的基础上配合针刺疗法。吞咽困难者，可针刺天鼎、巨阙、中脘为主穴，配足三里、内关、风门、阙阴俞、督俞（右）、膈俞、肝俞（左）、脾俞（右）、胆俞、渊腋等穴。

转归预后 一般预后良好。若病久不愈，影响进食，可转为虚证，较难取效。

预防调护 加强随访，了解疾病进退。养成良好的进食习惯，如进食不可太快，给予软食，避免进食过冷或刺激性食物。餐后应多俯卧和反复做吞咽、咳嗽动作，以助憩室内潴留食物回入食管。消除紧张情绪，树立战胜疾病的信心。

（慕永平）

shíjiǎ

食瘕（dyspeptic abdominal mass） 饮食不节，食滞内停，出现以脘部触及痞块，脘腹疼痛，呕吐等为主要临床表现的疾病。又名囊癖。本病常见于西医学肠系膜上动脉综合征、急性胃扩张。

中国古代较早即有关于食瘕的病名记载，隋·巢元方《诸病源候论·瘕病诸候》认为："瘕病者……积在腹内，结块瘕痛，随气移动是也。言其虚假不牢，故谓之瘕也。"南宋·张杲《医说·癥瘕》："食结在腹，其病寒，口中常有水出，四肢洒洒如疟，饮食不能，郁郁而痛，此食瘕也。"清·王泰林《退思集类方歌注》认为："咳唾引（胸胁）痛为悬饮，饮踞久必成囊癖。"与食瘕相关的描述亦见于明·张景岳《张氏医通》："或暴伤寒凉，或暴伤饮食，或因胃火上冲，或因肝气内逆，或以痰饮水气聚于胸中，或以表邪传里，聚于少阳阳明之间，皆有呕证，此皆呕之实邪也。所谓虚者，或其本无内伤，又无外感，而常为呕吐者，此既无邪，必胃虚也。"清·李用粹《证治汇补》提出："若挟食积痰血，内成窠囊癖块，外为痞满坚硬，又名食痰。"

病因病机 身体瘦弱、劳倦太过、久病重病，使脾虚失运，或因腹部手术之后、暴饮暴食、腹内肿块挤压等，使胃气阻滞，

表 食管憩室的分证论治

证型	临床表现	治法	主方	常用药
痰气交结证	咽食梗噎，有时口臭，吐痰，时有胸痛。舌淡红苔白腻，脉弦滑	理气化痰兼以清热	四七汤	半夏、茯苓、紫苏叶、厚朴、生姜
痰热内结证	咽下梗噎，胸痛较甚，口臭较重，咽干口苦，胃脘痞满。舌淡红苔黄腻，脉滑数	清热化痰降逆和胃	黄连温胆汤	半夏、陈皮、茯苓、甘草、枳实、竹茹、黄连、大枣
瘀热内结证	饮食难以咽下，胸骨后持续灼痛，进食辛辣食物加重，口干苦。舌红有瘀斑，苔黄腻，脉弦涩	活血化瘀清热燥湿	血府逐瘀汤合黄连解毒汤	当归、生地黄、桃仁、红花、枳壳、赤芍、柴胡、甘草、桔梗、川芎、牛膝、黄连、黄芩、黄柏、栀子

饮食停聚，胃气不降而成；或七情内伤，郁怒伤肝，忧思伤脾，脾虚气滞，气滞血瘀，湿痰中阻，痰、气、瘀凝结而发为本病。本病病位在脾胃，与肝密切相关。脾失健运，气滞食积内阻，病理性质以邪实为主。日久可见脾胃虚弱之证，病理因素主要有食积、气滞、痰凝、血瘀。

诊断 根据临床表现，结合病史可作诊断。必要时应作内镜及影像学检查。

诊断要点 ①间歇性反复发作性脘腹痞胀疼痛，嗳气，呕吐宿食及胆汁，常于进食2~3小时后或夜间发作，变换体位时症状缓解；②发作时脘腹部可见蠕动波，偶可扪及痞块，腹肌松弛无力，或可触及下垂的肾、肝、脾等内脏；③发病以成年女性、瘦长体型或长期卧床者多见或于腹部手术、暴饮暴食后发生。

鉴别诊断 应与反胃、胃疡、胃瘅鉴别。①反胃以朝食暮吐、暮食朝吐为特点，查体脘腹部叩诊呈鼓音，振水音明显，闻及漉漉水声，X线钡剂检查及胃镜等检查可资鉴别。②胃疡以胃脘部疼痛具有节律性和周期性为特点，与饮食关系密切，X线钡餐及胃镜检查可见溃疡征象。③胃瘅起病较急，多有感受邪毒，或饮食不节、不洁史，胃脘胀痛，厌食，嗳腐，恶心呕吐或伴腹泻等症。

辨证要点 实证为食积、气滞；虚证为脾胃虚弱。

治疗原则 治疗原则以理气和胃降逆为主，实证者重在祛邪，当消食，化痰，理气，消瘀；虚证者重在扶正，应益气、养胃、温阳；虚实夹杂者适当兼顾。

分证论治 见表。

中成药治疗 在辨证的基础上选择适用的中成药。①保和丸：消食导滞和胃，用于食积停滞，不思饮食。②香砂六君子丸：益气健脾、化痰和胃，用于脾虚气滞，消化不良。③健脾丸：健脾和胃、消食止泻，用于脾虚便溏。④柴胡疏肝散：调气疏肝、解郁散结，用于肝气郁滞、横逆犯胃。

其他疗法 在内科治疗的基础上配合针灸疗法。取中脘、足三里、内关、公孙等为主穴，脾胃虚弱者加脾俞、胃俞、章门，补法加灸；饮食积滞者加下脘、内庭；肝气犯胃者加阳陵泉、太冲，均用泻法。

转归预后 经一般内科治疗，症状多能缓解，预后较好。

预防调护 劳逸结合，适当参加锻炼，如太极拳，散步等，以增强体质；饮食有节，避免暴饮暴食；腹部大手术后应行胃肠减压，促进胃肠蠕动；严重创伤及长期卧床者，应注意变换体位；保持心情舒畅，避免情志刺激。

（刘志龙）

chángxìmó shàngdòngmài zōnghézhēng

肠系膜上动脉综合征（superior mesenteric artery syndrome） 任何原因阻碍食糜顺利通过十二指肠而引起食糜淤积及阻塞，导致肠管扩张，以上腹胀痛，恶心，呕吐等为临床表现的疾病。临床以肠系膜上动脉压迫十二指肠水平段为最常见，又称良性十二指肠淤滞症。病情轻重不一，多发生于40岁左右的瘦长体型者。本病属中医学食瘕、呕吐、胃痛、反胃、痞满、囊癖范畴。

病因病机 多由饮食不节或素体脾虚，劳倦过度，情志失调损伤脾胃，胃肠气机失于通降，腑气不得下行，浊气上逆，食积，痰饮壅阻不通，而发为本病。

辨证论治 本病应辨虚实。食积、气滞、血瘀者为实；脾胃虚寒、胃阴亏虚属虚。治疗以健脾理气消滞为原则，实者当消食、理气、祛瘀；虚者当养阴、温中。分证论治见表。

中成药治疗 在辨证的基础

表 食瘕的分证论治

证型	临床表现	治法	主方	常用药
脾胃虚寒证	脘腹痞胀冷痛，倦怠乏力畏寒喜暖，呕吐清涎，口干不欲饮，大便溏薄。舌淡苔白腻，脉濡弱	温中散寒和胃降逆	附子理中汤	附子、人参、白术、干姜、甘草、半夏、茯苓、桂枝
食滞胃肠证	脘腹胀满，疼痛拒按，嗳腐吞酸恶心欲呕，大便不调。舌红暗苔厚腻，脉弦滑	消食化滞健脾和胃	保和丸合大柴胡汤	神曲、莱菔子、半夏、茯苓、柴胡、黄芩、白芍、大黄、枳实、山楂、甘草
瘀血内阻证	脘部触及痞块，固定刺痛，入夜尤甚，夜寐欠安，饮食不香。舌紫苔厚腻，脉弦滑	活血祛瘀	少腹逐瘀汤	小茴香、干姜、延胡索、没药、当归、川芎、官桂、赤芍、蒲黄、五灵脂
肝气犯胃证	脘腹胀痛，痛及两胁，嗳气吞酸，呕吐苦水，心烦易怒，情志不舒。舌红苔薄黄，脉弦	疏肝解郁理气和胃	柴胡疏肝散合金铃子散	柴胡、枳壳、香附、白芍、甘草、陈皮、玄胡、川楝子、川芎
胃阴不足证	胃脘痞胀，隐隐灼痛，嘈杂似饥，口燥咽干，大便干结。舌红少津，脉弦细	养阴益胃降逆止呕	益胃汤	麦冬、玉竹、北沙参、石斛、党参、甘草、竹茹、半夏、陈皮、砂仁
脾胃阳虚证	上腹胀满、隐痛，喜温喜按，呕吐清涎，畏冷肢凉，神疲乏力。舌淡苔白腻，脉沉弱	温中和胃	理中丸	人参、干姜、白术、炙甘草、木香、砂仁、半夏、陈皮、茯苓

表 肠系膜上动脉综合征的分证论治

证型	临床表现	治法	主方	常用药
肝胃不和证	胸胁不舒，嗳气频作，恶心呕吐，泛酸，心烦易怒，纳食减少，情志不舒时加重。舌红苔薄白，脉弦	疏肝理气和胃降逆	柴胡疏肝散合平胃散	柴胡、白芍、炒枳实、炒青陈皮、香附、川芎、延胡索、半夏、苍术、甘草
饮食积滞证	胃脘疼痛，食后加甚，呕吐宿食，吐后痛减，呃逆频作，嗳腐吞酸，大便秽臭或便秘。舌暗红苔厚腻，脉滑数	消食导滞清热和胃	保和丸	半夏、茯苓、陈皮、山楂、神曲、甘草、莱菔子、连翘、黄连、大黄、枳实
气滞血瘀证	脘腹胀痛，夜间为甚，痛有定处拒按，牵及两胁腹部可扪及块物，发热。舌紫暗有瘀斑，脉细涩	行气活血化瘀止痛	丹参饮合失笑散	丹参、蒲黄、五灵脂、当归、檀香、延胡索、砂仁、半夏、茯苓、陈皮
脾胃虚寒证	上腹胀满、隐痛，喜温喜按，时吐清涎，面色㿠白畏寒喜暖，纳差，倦怠乏力。舌淡苔白腻，脉沉弱	温阳健脾益气和胃	理中丸合香砂六君子丸	人参、干姜、白术、炙甘草、木香、砂仁、半夏、陈皮、茯苓
胃阴亏耗证	胃脘胀满，隐隐灼痛，干呕，口燥咽干，大便干结。舌红少津，脉弦细	养阴降逆	益胃汤	麦冬、玉竹、北沙参、石斛、党参、甘草、竹茹、半夏、陈皮、砂仁
气阴两虚证	胃脘隐痛，低热盗汗，口燥咽干，神疲乏力，纳呆食少。舌红少津，脉弦细	益气养阴	生脉散	人参、白术、茯苓、鸡内金、麦冬、五味子、玉竹、石斛、黄精

上选择适用的中成药。①保和丸：消食导滞和胃，用于食积停滞、不思饮食。②香砂六君子丸：益气健脾、化痰和胃，用于脾虚气滞、消化不良。③健脾丸：健脾和胃、消食止泻，用于脾虚便溏。④生脉胶囊：益气养阴，用于后期气阴两虚证。

转归预后 本病轻症患者，一般预后较好。出现机械性肠梗阻等并发症患者，经及时内、外科治疗，大多能得到明显缓解。

预防调护 加强锻炼，增强体质；生活规律，劳逸适度；饮食清淡，定时定量，勿暴饮暴食。

（刘志龙）

jíxìng wèikuòzhāng

急性胃扩张（acute gastric dilatation） 非机械性梗阻原因引起短期内胃和十二指肠急性扩张，腔内大量气体和液体潴留不能排出，出现反复呕吐，导致电解质紊乱，血容量减少，周围循环衰竭的综合征。本病属中医学食瘕、呕吐、痞满、胃痛范畴。

病因病机 素体脾胃虚弱，劳倦太过，或手术、外伤损伤正气，气机升降失调。暴饮暴食，食积停滞于胃，中焦气机窒塞；情志不畅，肝气横逆犯胃，肝胃失和，气机失于通降；若呕吐太过，津液耗损，加之中焦气机为邪郁闭，可表现为邪闭阴竭阳脱之危重症。病位在胃，与脾、肝相关。病理性质以实为主。基本病机为邪食中阻，气机闭塞不通。

辨证论治 本病以实证为主。可见痰饮、食积、气滞。治疗以理气和胃、开郁消食为原则。若见阴竭阳脱，急当救阴固脱。分证论治见表。

中成药治疗 在辨证的基础上选择适用的中成药。参附注射液：回阳救逆固脱，用于阴竭阳脱证。

转归预后 本病症状较重，病情进展迅速，若治疗不及时，可危及生命。单纯性胃急性扩张若能及时诊断与治疗，大部分预后良好，伴有休克、胃穿孔等严重并发症者，预后较差。随着手术治疗前后方法的改进，病死率有所降低。

预防调护 加强卫生宣教，避免暴饮暴食，尤其在过度饥饿、劳累、情绪波动时；术前避免各种诱发因素，改善机体基础状况，术后注意变换体位，胃肠减压，促进胃肠功能恢复。

（刘志龙）

表 急性胃扩张的分证论治

证型	临床表现	治法	主方	常用药
痰饮内停证	胃脘饱胀疼痛，或可触及痞块，呕吐清水，胃中有振水音，食少乏力。舌淡苔白腻，脉沉缓	温中化饮降逆和胃	苓桂术甘汤	茯苓、桂枝、白术、半夏、枳实、干姜、吴茱萸、甘草
饮食停滞证	呕吐酸腐，脘腹胀满，疼痛拒按，嗳气厌食，大便溏薄，臭如败卵。舌红或暗苔厚腻，脉滑实	消食化滞和胃降逆	枳实导滞丸	大黄、枳实、神曲、茯苓、黄芩、黄连、白术、泽泻
肝气犯胃证	胃脘胀满，呕吐吞酸，嗳气频繁，胸胁满痛，痛连两胁，精神抑郁或易怒。舌边红，苔薄白，脉弦	疏肝和胃理气降逆	柴胡疏肝散和金铃子散	柴胡、枳壳、川楝子、香附、陈皮、川芎、延胡索、芍药、甘草
阴竭阳脱证	初始为汗出而黏，面色潮红，呼吸短促，烦躁不安，继之出现大汗淋漓，面色苍白，精神淡漠，手足厥冷，气息微弱。舌淡，脉微欲竭	回阳救逆护阴固阳	大补元煎	人参、当归、炙甘草、山药、熟地黄、山茱萸、枸杞、杜仲

shāngshí

伤食（impairment by overeating）

饮食损伤脾胃，食物不能消化所致，以恶心厌食，嗳腐吐馊，脘腹胀痛等为主要表现的疾病。又称食积，宿食病。本病常见于西医学消化不良。

《黄帝内经》有关伤食的论述："饮食自倍，肠胃乃伤""阴之所生，本在五味，阴之五宫，伤在五味。若妊子饮食不节，生冷毒物，恣性食啖，致伤脾胃，故娠伤食，最难得药。"明·李梴《医学入门》指出伤食的辨证："伤食恶食分上下，次审寒热行吐泻；胸满（有物）噎嗳心（口）腹疼，发热（胃有伏火，或似疟痢）皆因食不化。"《济阴纲目》总结了伤食的病因病机与证治方药："食倍而伤者，乃脾气虚而不化也，若投以峻剂，则脾胃复伤，而胎亦损矣，当审其所因，而调治之。若饮食停滞，或肚腹作痛，用平胃散，腹满泄泻，用六君子汤；若脾气下陷，用补中益气汤。凡嗳觉药气，且戒药饵，节饮食。"

病因病机 饮食不慎，暴饮暴食伤于胃肠，胃失和降，肠失化物，食滞不化或因中气素虚，脾胃虚弱，感受风寒，纳运失权，使食积胃肠，运化不及，气、血、精、津液生化无源，脏腑失荣，机体失养。基本病机为饮食积滞，脾失健运。病位在脾、胃、肠。病理性质以实为主，可因实致虚，实证多以食滞痰浊为患，虚证多以脾虚为主。

诊断 根据临床表现结合病史可作诊断。①脘腹胀满疼痛，恶心厌食，嗳腐或呕吐馊酸食物，腹痛肠鸣，大便臭秽如败卵，吐泻后脘腹胀痛减轻；②或伴头痛，恶寒发热，舌苔厚浊等；③常有饮食过饱或不慎史，起病较急，病程短。

辨证论治 辨证治疗须权衡虚实，根据病情的虚实缓急，因势利导，消补兼施。

辨证要点 临床应辨虚实。新伤饮食，多属实证；积滞日久，多属虚实夹杂。

治疗原则 以消食导滞，健脾和胃为基本治则。

分证论治 见表。

中成药治疗 在辨证的基础上选择适用的中成药。①枳术丸：健脾消食、行气化湿，用于脾虚气滞。②补中益气丸：健脾益气，用于脾气亏虚之胃脘痞闷、饮食不消。③柴胡疏肝散：调气疏肝、解郁散结，用于肝气郁滞、横逆犯胃。

其他疗法 在内科治疗的基础上配合其他疗法。

针灸 胃中虚寒：取中脘，配脾俞、胃俞；伤食呕吐：取下脘、足三里、内关。

食疗 ①山楂肉加水煮熟，连汤服之，治肉积不消；②陈皮微焙后研末，水煎代茶饮，治食积痰盛证；③鸡内金微焙后研细末，口服，健脾化食。

转归预后 经合理安排饮食，积极治疗，本病一般预后良好。

预防调护 建立健康生活方式，劳逸适度；规律饮食，以进食易消化，软食为主，忌辛辣，刺激，油腻之品；避免焦虑，紧张情绪。

（刘志龙）

xiāohuà bùliáng

消化不良（dyspepsia）

以上腹痛，上腹胀，早饱，嗳气，食欲不振，恶心，呕吐为主要临床表现的疾病。经检查排除胃肠道、肝胆及胰腺等器质性疾病者称为功能性消化不良。本病属中医学伤食、痞满、胃痛范畴。

病因病机 病因有禀赋不足、脾胃虚弱，饮食不节，情志不畅。基本病机为脾胃损伤，运化失司，气机阻滞中焦，升降失常，食积、湿热、痰瘀阻滞。病位在胃，涉及肝、脾。

辨证论治 辨证需分虚实。治疗原则为健脾疏肝和胃。分证论治见表。

中成药治疗 在辨证的基础上选择适用的中成药。①气滞胃痛颗粒：疏肝理气、和胃止痛，用于肝气犯胃。②香砂六君子丸：益气健脾、化痰和胃，用于脾胃

表 伤食的分证论治

证型	临床表现	治法	主方	常用药
食滞胃肠证	脘腹胀痛拒按，嗳腐吐馊，恶心厌食，腹痛肠鸣，大便臭秽如败卵。舌苔厚浊，脉弦滑	消食导滞	保和丸	山楂、神曲、半夏、茯苓、陈皮、连翘、莱菔子
脾虚食积证	胃脘痞闷或胀痛，恶心吐馊，大便稀溏，完谷不化，神疲倦怠，纳少泛恶。舌淡苔白腻，脉弦缓	健脾和胃理气消滞	四君子汤合香砂枳术丸	党参、炒白术、茯苓、炙甘草、枳实、姜厚朴、木香、砂仁、延胡索、半夏
肝胃不和证	胃部胀痛，两胁胀满，因情志不畅加重，痞塞不舒，心烦易怒，善太息。舌淡红苔薄白，脉弦	理气解郁和胃降逆	柴胡疏肝散	柴胡、枳壳、川芎、制香附、苏梗、白芍、陈皮、半夏、生甘草
脾胃虚寒证	胃寒隐痛，喜温喜按，泛吐清水，食少纳呆，神疲倦怠，手足不温，大便溏薄。舌淡苔白，脉细	健脾和胃温中散寒	理中丸	党参、炒白术、干姜、炙甘草、苏梗、姜厚朴、炒神曲、荜拨、制香附

表　消化不良的分证论治

证型	临床表现	治法	主方	常用药
脾虚气滞证	胃脘痞闷或胀痛，食少纳呆，纳少泛恶，嗳气呃逆，疲乏无力。舌淡苔薄白，脉细弦	健脾和胃理气消胀	四君子汤合香砂枳术丸	党参、炒白术、茯苓、炙甘草、枳实、姜厚朴、木香、砂仁、延胡索、半夏
肝胃不和证	胃部胀痛，两胁胀满，情志不畅诱发加重，痞闷不舒，心烦易怒，善太息。舌淡红苔薄白，脉弦	疏肝解郁和胃降逆	柴胡疏肝散	柴胡、白芍、枳壳、香附、川芎、陈皮、甘草、白芍、半夏、苏梗
脾胃虚寒证	胃寒隐痛，喜温喜按，泛吐清水，食少纳呆，神疲倦怠，手足不温，大便溏薄。舌淡苔白，脉细弱	健脾和胃温中散寒	理中丸	党参、炒白术、干姜、炙甘草、苏梗、厚朴、炒神曲、荜拨、制香附
胃阴不足证	胃脘痞胀，隐隐灼痛，食少纳呆，口燥咽干，大便干结。舌红少津，脉弦细	养阴益胃降逆止呕	益胃汤	麦冬、玉竹、北沙参、石斛、党参、甘草、竹茹、半夏、陈皮、砂仁
寒热错杂证	胃脘胀闷疼痛，遇冷加重，肢冷便溏，嗳气纳呆，嘈杂泛酸。舌淡苔黄，脉弦细滑	清开苦降和胃开痞	半夏泻心汤合连朴饮	半夏、黄芩、黄连、干姜、党参、厚朴、神曲、生甘草、大枣

虚弱。③补中益气丸：健脾益气，用于脾气亏虚之胃脘痞闷、饮食不消。④理中丸：温中散寒健胃，用于脾胃虚寒、消化不良、纳呆食少。

其他疗法　在内科治疗的基础上配合其他疗法。针灸对胃肠运动功能具有良好的双向调节作用。实证取足三里、天枢、中脘、内关、期门、阳陵泉等，毫针刺，泻法。虚证取脾俞、胃俞、中脘、内关、足三里、气海等，毫针刺，补法。

转归预后　本病经合理饮食，积极治疗，大多预后良好。少数伴有抑郁、焦虑精神心理障碍的患者，病情易反复发作。

预防调护　劳逸结合，起居有常，防止外邪侵袭；养成良好的饮食习惯，饮食宜清淡，易消化，勿食过冷，过热，刺激性食物；保持情绪乐观和稳定，防止过度精神刺激。

（刘志龙）

yànshí

厌食（anorexia）　多种病因导致的脾胃运化功能失司，气机升降失调所引起的较长时间内食欲不振，见食物或闻食味即厌恶的疾病。长期厌恶饮食，可见消瘦疲乏。本病常见于西医学神经性厌食。

《灵枢·脉度》：“脾气通于口，脾和则口能知五味矣”，指出食欲与脾胃功能密切相关。明·万全《幼科发挥·调理脾胃》认为厌食但补胃阳与脾阴：“儿有少食而易饱者，此胃不受、脾之不能消也。宜益胃之阳，养脾之阴。宜钱氏异功散合小建中汤主之。”孙一奎《赤水玄珠全集》提出痰滞中焦是厌食的重要原因：“不能食者，由脾胃馁弱，或病后而脾胃之气未复，或痰客中焦，以故不思食，非心下痞满而恶食也。治当补益以开豁之，丹溪导痰运脾之法皆是也。”清·张志聪《本草崇原·苍术》提倡用苍术、白术治疗本病：“凡欲补脾，则用白术；凡欲运脾，则用苍术；欲补运相兼，则相兼而用。如补多运少，则白术多而苍术少；运多补少，则苍术多而白术少。”

病因病机　小儿多因先天不足，喂养不当或长期偏食，饮食积滞，损伤脾胃；成人常因饥饱失宜、劳倦过度或久病体虚、情志不遂导致脾胃受纳运化失健，气机升降失常。基本病机为脾胃运化失司。病位在脾、胃，与肝关系密切；病性以脾胃虚弱为本，气郁、食积为标，且多虚实夹杂。

诊断　根据临床表现结合病史可作诊断。①儿童及青年女性为多见，起病缓慢，病程较长。②长期食欲不振，进食量少，甚至拒食，形体多瘦弱，面色少华，妇女可见闭经。③实验室及影像学检查一般无异常改变。

辨证论治　辨证应区分虚实寒热，采用健脾，消食，和胃等治法。

辨证要点　①辨虚实：不知饥饿，不思饮食，食则易饱，当责之于脾，多属虚证；饥不能食，口不知味，脘腹痞满当责之于胃，多属实证；②辨寒热：因食生冷者多寒，恣食辛辣厚味者多热；③辨顺逆：病后胃气渐开，纳食递增者为顺；若纳食续减，渐至水米不入者为逆。

治疗原则　以调理脾胃，复其纳运为原则。

分证论治　见表。

中成药治疗　在辨证的基础上选择适用的中成药。①曲麦枳术丸：健脾消食，用于脾虚停滞。②启脾丸：健脾和胃，用于脾胃虚弱。③补中益气丸：健脾益气，用于脾气亏虚之厌食。

其他疗法　在内科治疗的基础上配合其他疗法。

针灸　取章门、期门、中脘、足三里、三阴交等穴，平补平泻。用于脾胃气虚证。

皮肤针法　选夹脊穴、脾俞、

表　厌食的分证论治

证型	临床表现	治法	主方	常用药
肝郁脾虚证	食少纳呆，精神抑郁，胸胁胀闷，食后腹胀，疲乏无力，大便先干后稀。舌淡苔薄白，脉弦	疏肝健脾理气和胃	柴芍六君子汤	柴胡、白芍、人参、白术、茯苓、甘草、半夏、枳壳
脾胃气虚证	食欲不振，甚至拒食，少气懒言，精神倦怠，面色萎黄，食入难化，泛呕欲吐，大便溏薄。舌淡苔薄白，脉缓无力	健脾益气和胃	参苓白术散	人参、白术、茯苓、扁豆、陈皮、山药、甘草、莲子、桔梗、砂仁、薏苡仁
脾虚食积证	厌食厌油腻，纳少，食后脘腹胀满，嗳腐吞酸，腹大而胀，大便稀溏或臭秽。舌淡苔厚腻，脉弦缓	健脾消积和中导滞	健脾丸	党参、白术、陈皮、麦芽、山楂、神曲、砂仁、肉豆蔻、山药、茯苓、木香、黄连
胃阴不足证	饥不欲食，脘腹胀闷，口燥咽干，呃逆干呕，大便干结，小便短黄。舌红少津，苔光剥，脉细数	滋阴养胃	益胃汤	沙参、麦冬、生地黄、玉竹、冰糖

胃俞。从上而下轻轻叩刺。

穴位敷贴　选内关、神阙。用桃仁、杏仁加少许冰片研末，用鸡蛋清调匀敷于穴位上。

转归预后　本病经及时、正确的治疗，大多数患者预后良好。但若病情严重，治疗失当，病久不愈可导致严重的营养不良。

预防调护　生活饮食规律，纠正饮食偏嗜；积极治疗原发病。

（刘志龙）

shénjīngxìng yànshí

神经性厌食（anorexia nervosa）

以节食、严重的体重减轻为主要表现而无器质性病理基础的疾病。常见于青少年女性，大多与精神因素有关。本病属中医学厌食范畴。

病因病机　过分节制饮食，久则脾胃运化功能失调；或饮食起居无常，脾胃功能受损；或情志不遂或恐惧紧张，木郁克土，肝气犯脾，致使脾胃失运而成本病。

辨证论治　临床应辨标本虚实，以健脾助运为治疗原则。分证论治见表。

中成药治疗　在辨证的基础上选择适用的中成药。①曲麦枳术丸：健脾消食，用于脾虚停滞。②启脾丸：健脾和胃，用于脾胃虚弱。③补中益气丸：健脾益气，用于脾气亏虚之厌食。④逍遥丸：疏肝清热、健脾养血，适用于肝郁气滞导致的食欲不振、精神抑郁。

其他疗法　见厌食。

转归预后　本病经合理治疗，一般预后尚可。但亦有少数患者病程久延，易反复发作形成脾瘘、血劳、闭经，其预后欠佳。

预防调护　饮食应规律，纠正偏嗜，勿贪凉饮冷，倡导正确的健康观，避免暴怒郁愤，减轻焦虑；适当加强锻炼，增强体质。

（刘志龙）

shíyì

食亦（polyphagia with emaciation）

胃肠及胆腑燥热所致，以多食而形体消瘦为主要表现的疾病。常见于西医学神经性贪食、甲状腺功能亢进症、糖尿病。

食亦病名首见于《素问·气厥论篇》："大肠移热于胃，善食而瘦，谓之食亦……又胃移热于胆。"宋《圣济总录·食亦》进行了详细阐述："胃气冲和则食饮有节，气血盛而肤革充盈，若乃胃受邪热，消铄谷气，不能变精血，故善食而瘦也，病名食亦，言虽能食，亦若饥也，胃移热于胆，亦曰食亦，以胆为阳木，热气乘之，则铄土而消谷也。"并记载了多个治疗方剂："胃中结热，消谷善食，不生肌肉，参苓丸方""胃热善食而瘦，龙胆汤方""胃

表　神经性厌食的分证论治

证型	临床表现	治法	主方	常用药
肝郁脾虚证	食欲不振，厌恶进食，精神抑郁，月经不调，胸胁胀闷，失眠心烦，女子闭经。舌淡舌苔白，脉弦	疏肝解郁理气健脾	柴芍六君子汤	柴胡、白芍、人参、白术、茯苓、甘草、香附、陈皮、枳壳
心脾两虚证	食欲下降，乏力心悸，腹胀或便溏，忧思多虑，精神不振，失眠多梦，女子闭经。舌淡，边尖有齿痕，苔薄白，脉细弱	健脾益气养血宁心	归脾汤	人参、黄芪、白术、远志、木香、酸枣仁、当归、茯苓、龙眼、甘草
脾虚食积证	长期厌食，纳少，食后脘腹痞胀，恶心嗳腐，便溏不爽。舌淡红苔腐或腻，脉弦缓	健脾和胃消食导滞	健脾丸	党参、白术、陈皮、麦芽、山楂、神曲、砂仁、肉豆蔻、山药、茯苓、木香
脾胃阴虚证	纳少，厌食，胃脘嘈杂，口燥咽干，大便干结，小便短黄，女子闭经。舌红苔薄黄，脉细数	滋阴益胃	麦门冬汤	麦门冬、半夏、人参、甘草、粳米、大枣、沙参、生地黄

热善食，不生肌，甘露饮方”。

病因病机 过食甘肥辛燥，素体阴虚，肠胃燥热之气上行，消灼津液，热盛则消谷，水谷精微不能正常化生以充养肌肉。或因胆胃燥火两旺，胆受火热，精汁不布，故见善食而瘦。

诊断 根据临床表现结合病史可作诊断。①食欲旺盛，进食量多，食后无不适感，肠鸣矢气，大便量多；②身体消瘦，病程超过3个月。

辨证论治 本病属实证，应辨胃热炽盛与痰热内扰。

辨证要点 以口渴欲饮，大便干结，舌红苔黄，脉弦数为主症者，病位多在胃肠；以口干口苦，咯黏痰，恶心欲呕，舌红苔黄腻，脉弦滑数为主症者，病位多在胆腑。

治疗原则 应以清热化痰和胃为基本法则。

分证论治 见表。

中成药治疗 在辨证的基础上选择适用的中成药。①香砂六君子丸：益气健脾、化痰和胃，用于脾虚气滞、消化不良。②养阴清胃颗粒：养阴清胃、健脾和中，用于胃虚火旺、胃脘痞满或疼痛、胃中灼热。

其他疗法 在内科治疗的基础上配合其他疗法。主穴：脾俞、胃俞、足三里、中脘、天枢、丰隆等穴，用泻法。

转归预后 本病经合理调治，一般预后良好，但少数患者病情容易反复发作。

预防调护 平时应注意调畅情志，舒缓压力，建立健康生活方式。

（刘志龙）

shénjīngxìng tānshí

神经性贪食（bulimia nervosa） 以反复出现的难以自主的发作性贪食为特征的综合征。通常先有不可抗拒的摄食欲望，接着大量进食，进食之后又厌恶，常采取自我引吐、导泻、禁食或过度运动等方法来抵消体重增加。青春期和年轻女性多见，常有营养不良、代谢和内分泌紊乱。本病属中医学食亦范畴。

病因病机 病因有情志失调、饮食不节及禀赋异常。基本病机为胃、肠、胆腑郁热，燥火偏旺，脾失运化。病位主要在脾、胃，涉及肝、胆、大肠。病理性质有虚实之分。实证有胆胃郁热、胃肠热结，虚则为脾阳虚弱。

辨证论治 临床应辨虚实。治疗原则为郁热燥火当清，胃肠热结当泻；脾阳虚弱宜温。分证论治见表。

中成药治疗 在辨证的基础上选择适用的中成药。枳实导滞丸：消积导滞、清利湿热，用于饮食积滞、湿热内阻所致的脘腹胀痛，大便秘结。

转归预后 本病积极合理治疗，纠正引起贪食的心理、行为障碍，一般预后尚可。但亦有少数患者治疗效果欠佳，容易出现电解质紊乱或营养不良等。

预防调护 消除致病的情绪因素，合理安排生活；改善营养状况，减少饥饿摄食冲动，消除恐惧心理；适度参加锻炼，转移摄食意念。

（刘志龙）

wèi'ái

胃癌（gastric cancer） 起源于胃

表 食亦的分证论治

证型	临床表现	治法	主方	常用药
胃热炽盛证	食欲旺盛，消谷善饥，身体反瘦，口渴欲饮，大便干结。舌红苔黄，脉弦数	清胃泄热	清胃散	升麻、生地黄、当归、川黄连、牡丹皮、石膏、知母、甘草，粳米
痰热内扰证	消谷善饥，胸胁满闷，口干口苦，咯黏痰，恶心欲呕。舌红苔黄腻，脉弦滑数	清热化痰理气和胃	黄连温胆汤	黄连、制半夏、陈皮、茯苓、甘草、生姜、竹茹、枳实
胃虚火旺证	胃脘灼痛，消谷善饥，口燥咽干，可有低热，盗汗。舌红少津，脉弦细	滋阴清胃	益胃汤	麦冬、玉竹、北沙参、石斛、党参、甘草、竹茹、半夏、陈皮、砂仁

表 神经性贪食的分证论治

证型	临床表现	治法	主方	常用药
脾阳虚弱证	多食善饥，食后胃脘不适，呕吐清涎，疲乏无力，畏寒，大便量多，便溏不爽，小便清长。舌淡暗苔白滑，脉沉细无力	温运脾阳疏肝和胃	附子理中汤合香砂六君丸	附子、党参、白术、干姜、木香、砂仁、茯苓、炙甘草、陈皮、半夏、大枣
胆胃郁热证	食欲旺盛，进食量多，嗳气泛酸，喜冷饮，形体消瘦，大便燥结，肠鸣矢气，小便短黄。舌红少苔或无苔，脉滑或弦数	清解郁热畅通腑气	半夏厚朴汤合左金丸	半夏、厚朴、茯苓、生姜、苏叶、黄连、吴茱萸
肠胃热结证	进食量多，脘腹胀满，嗳气泛酸，大便燥结，口渴喜饮。舌红少苔或无苔，脉滑或弦数	通腑泄热	调胃承气汤	大黄、芒硝、甘草、枳壳

黏膜上皮细胞的恶性肿瘤。发病部位包括贲门、胃体和幽门。早期临床常无症状，中晚期（进展期）可出现上腹部不适或疼痛、食欲减退、消瘦、痞块、恶心、呕吐、呕血或黑便、腹泻、便秘、发热等症状。本病常见于西医学原发性胃癌。

胃癌相关的描述首见于《素问·腹中论》："病有少腹盛，上下左右皆有根……病名曰伏梁……居肠胃之外，不可治，治之每切按之致死。"《素问·至真要大论篇》："胃脘当心而痛，上支两胁，膈咽不通，饮食不下。"东汉·张仲景《金匮要略》称之为"反胃"，表现为"朝食暮吐，暮食朝吐，宿食不化"。元·朱丹溪《丹溪心法》曰："翻胃，大约有四：血虚、气虚、有热、有痰。"清·叶天士《临证指南医案》："夫反胃乃胃中无阳，不能容受食物，命门火衰，不能熏蒸脾土，以致饮食入胃，不能运化，而为朝时暮吐，暮时朝吐。"

病因病机 胃癌的发病与饮食不节、情志内伤、感受外邪、脾胃虚弱有关。①饮食不节：饮食无规律，过饥或过饱，过食生冷，酗酒，或经常进食腌制、熏制、油炸或是霉变的食品等，致使脾胃受损，运化失职，气机不畅，升降失司，胃不能腐熟水谷，壅滞中焦，痰湿内生，久则郁而化热，湿热蕴结，气血瘀阻，聚而成形，发为本病。②情志内伤：忧思伤脾，郁怒伤肝，肝脾失和，致气机不畅，血行瘀滞，水湿不化，湿聚成痰，痰瘀互阻，结而成块，亦发为本病。③感受外邪：外邪内侵，伤于脏腑，导致气机阻滞，瘀血痰浊内生，终发为肿块。④脾胃虚弱：患者久病致正气亏虚或因年老体虚，致脾胃虚弱，复感外邪、内伤饮食、情志失调，脾胃运化失职、痰瘀互结，聚而成形，而致本病。病位在胃，与脾、肝、肾密切相关。病性属本虚标实，以脾胃虚弱为本，食积、气滞、湿聚、热蕴、痰凝、血瘀为标。初起以单纯的标实或本虚为主，中期虚实夹杂，晚期则以本虚为主。虚实之间可以相互转化。

诊断 根据临床表现，结合病史可作诊断。胃肠钡餐X线、胃镜和病理组织检查等有助于诊断。

诊断要点 ①上腹部疼痛呈进行性加重、食欲减退、恶心呕吐、呕血、黑便、上腹部肿块、消瘦乏力。②有慢性胃炎，消化性溃疡等病史，或有相关家族史。③血液学检查和粪便隐血检查可作为胃癌筛检的方法，钡餐X线检查、CT、B超有助于胃癌早期诊断，纤维胃镜及组织学或细胞学检查有助确诊。

鉴别诊断 胃癌应与胃溃疡、胃息肉相鉴别。①胃溃疡多见于青壮年，症状多与饮食有关，可因进食、饮水、服用制酸药物而缓解。②胃息肉为良性肿瘤。小的息肉可无任何临床表现，较大息肉可引起上腹饱胀、恶心、隐痛等症状，表面黏膜糜烂溃破还可引起黑便，类似胃癌临床表现。可通过病理学检查予以鉴别。

辨证论治 本病应辨虚实而论治。

辨证要点 胃癌早期，以邪实为主，多见痰气交阻、瘀毒凝结之证；中晚期则以虚实夹杂为主，多见胃阴亏虚、脾胃虚寒、气血两虚等。

治疗原则 早期多为标实，治疗当以祛邪抗癌为主，扶正固本为辅；癌肿日久，正气衰弱，正不抗邪，虚实夹杂，治疗应当分清标本虚实，扶正培本为主，祛邪抗癌治标为次。

分证论治 见表。

中成药治疗 在辨证的基础上选择适用的中成药。

口服中成药 ①平消胶囊：活血化瘀、止痛散结、扶正祛邪，用于胃癌放疗期间，具有增敏作用。②安替可胶囊：软坚散结、解毒定痛、养血活血，用于中晚

表 胃癌的分证论治

证型	临床表现	治法	主方	常用药
肝胃不和证	胃脘、胁肋部胀痛不舒，嗳气则缓，随喜怒而消长，烦躁不食，口干口苦，呕吐吞酸，腹胀便溏。舌淡苔薄白或薄黄，脉弦	疏肝健脾和胃降逆	逍遥散合参赭培气汤	当归、柴胡、茯苓、白术、党参、天冬、代赭石、清半夏、白芍、知母
瘀毒互结证	胃脘刺痛，心下痞硬，腹胀满不欲食，呕吐宿食或如赤豆汁，便血，面色晦暗无华，肌肤甲错。舌暗紫，脉沉细涩	理气活血化瘀解毒	膈下逐瘀汤合失笑散	五灵脂、当归、川芎、枳壳、延胡索、香附、蒲黄、牡丹皮、连翘
痰湿凝结证	胸闷脘痞，腹胀膈满，面黄虚胖，头身困重，呕吐痰涎，腹胀便溏，口淡纳呆。舌淡红苔腻，脉弦滑	健脾燥湿化痰和胃	导痰汤合四君子汤	陈皮、半夏、茯苓、甘草、香附、川芎、青皮、槟榔、木香、砂仁、党参、白术

续 表

证型	临床表现	治法	主方	常用药
胃热伤阴证	胃脘嘈杂、灼痛，饥不欲食，口干欲饮，五心烦热，大便干燥。舌红少苔或苔黄少津，脉细数	清热养阴润燥和胃	沙参麦冬汤	沙参、玉竹、甘草、桑叶、麦冬、扁豆、天花粉
脾胃虚寒证	胃脘冷痛，喜按喜温，遇寒加剧，得温痛减，呕吐宿谷不化或泛吐清水，面色㿠白，肢冷神疲，便溏。舌淡苔白滑，脉沉细无力	温中散寒健脾和胃	附子理中汤	党参、白术、干姜、熟附子、炙甘草、香附、半夏、陈皮、丁香
气血双亏证	周身乏力，形体消瘦，面色无华，头晕目眩，动则汗出，虚烦不寐，吞咽不顺，或食入即吐。舌淡苔白或舌体胖嫩，脉沉细无力或虚大无力	健脾益气补血养血	十全大补汤	当归、川芎、熟地黄、白芍、党参、白术、茯苓、甘草、黄芪、肉桂

期胃癌（瘀毒证）的化疗辅助治疗。③复方斑蝥胶囊：解毒散结，用于中晚期胃癌（瘀毒证）的化疗辅助治疗。④养正合剂：益气健脾、滋养肝肾，用于化疗后引起的气阴两虚。

中药注射剂　①复方苦参注射液：清热利湿、凉血解毒、散结止痛，用于胃癌化疗期间，具有减毒增效，增强免疫功能，减轻化疗毒性的作用。②艾迪注射液：清热解毒、消瘀散结，配合胃癌放、化疗治疗。

其他疗法　在内科治疗的基础上配合其他疗法。

贴敷疗法　消痞膏或阿魏化坚膏外敷胃脘部或鲜独角莲，捣烂外敷胃脘患处，每日一换。

针灸　多选择脾俞、胃俞、公孙、丰隆、照海、足三里，内关、列缺、上脘、中脘、下脘、三阴交、阴陵泉、血海、气海、关元、章门。根据病情选取穴位，提插补泻，也可配合电针加强刺激增强疗效。

耳穴埋籽　适用于缓解恶心呕吐症状，取穴主要为神门、交感、胃俞。

转归预后　胃癌的预后比较复杂。胃体部预后较好，胃底和胃窦部较差；胃壁内扩散好于突破浆膜扩散到腹腔；浸润程度越深生存期越短；进展期胃癌中局限性溃疡预后较好，弥漫浸润型预后最差；分化较好的乳头状腺癌及管状腺癌预后较好；未分化癌、黏液细胞癌预后较差；青年患者预后较老年患者差。

预防调护　控制饮食因素对胃癌预防十分重要。按时进食，避免暴饮暴食；食物不能过烫，进食不宜过快；进食情绪愉快；平时应养成细嚼慢咽的良好饮食习惯。避免高盐食物，提倡冷冻保鲜。腌制的含有高浓度食盐的食品如咸肉、咸鱼等为胃癌发生的重要诱因。应尽量减少盐腌食品的摄取，少吃烟熏、油炸和烘烤的食物。多吃具有防癌作用的食品，如新鲜蔬菜、水果、豆制品、牛奶、大蒜、绿茶等为预防胃癌的理想食品。

早期发现、早期诊断、早期治疗，降低胃癌死亡率、争取早期治疗机会。对于年龄在40岁以上，有反复上消化道症状，诊断不明者；患有胃癌前疾病：如萎缩性胃炎、经久不愈的胃溃疡、胃息肉、手术后残胃、恶性贫血；胃镜检查发现胃黏膜上皮出现胃癌前病变者应高度警惕；有胃癌家族史者等胃癌高危人群，要加强普查。

对于胃癌患者要采取积极措施改善患者的生活质量，促进患者康复，提高患者生存率。患者本人要调畅情志，保持乐观心态。

（贾英杰）

yuánfāxìng wèi'ái

原发性胃癌

原发性胃癌（primary gastric cancer）　起源于胃黏膜上皮细胞的恶性肿瘤。按发生部位依次包括胃窦、贲门、胃体。本病属中医学*胃癌*、*胃痛*、*反胃*、*膈症*范畴。

病因病机　多因饮食失调、外感六淫、内伤七情、正气不足所导致。早期主要以痰瘀之邪实为主，病变较轻，病势缓慢；中期表现为本虚标实之证，正虚邪盛，正不胜邪，影响脾胃运化功能，导致脾胃虚弱，或过用苦寒之品损伤脾胃阳气，亦或是气郁、痰凝日久化火，热毒伤阴，导致阴亏津枯；晚期则表现为阴阳虚衰。

辨证论治　应分虚实论治。热毒、瘀血、痰湿凝结于胃，属实，当清热、解毒、活血、化痰；阴虚、阳虚属虚，当滋阴、温阳。分证论治见表。

中成药治疗　见胃癌。

其他疗法　见胃癌。

转归预后　胃癌的预后与诊断时的分期密切相关，早期发现，尽早手术是胃癌的最佳治疗手段。大部分胃癌在确诊时已处于中晚期，预后欠佳。

预防调护　控制饮食因素对胃癌预防十分重要。多吃新鲜蔬菜，少吃腌制、高盐、烟熏、油炸和烘烤的食物。积极治疗幽门

表　原发性胃癌的分证论治

证型	临床表现	治法	主方	常用药
热毒蕴结证	胃脘疼痛剧烈，腹胀满不欲食，恶心呕吐，发热，心烦急躁。舌暗紫，脉沉细涩	清胃解毒	加味清胃散	黄连、生地黄、牡丹皮、当归、升麻、水牛角、连翘、甘草
瘀血阻胃证	胃脘疼痛，痛如针刺，痛有定处，按之痛甚，入夜尤甚，或见吐血、黑便。舌紫暗或有瘀斑，脉涩	活血祛瘀	膈下逐瘀汤合失笑散	五灵脂、当归、川芎、枳壳、延胡索、香附、蒲黄、牡丹皮、连翘
痰湿中阻证	胸闷脘痞，腹胀膈满，头身困重，呕吐痰涎，腹胀便溏，口淡纳呆。舌淡红苔腻，脉弦滑	健脾燥湿化痰和胃	二陈汤合香砂六君子汤	陈皮、半夏、茯苓、甘草、苍术、香附、川芎、青皮、槟榔、木香、砂仁、党参、白术
胃阴亏耗证	胃脘嘈杂，灼痛，饥不欲食，口干欲饮，五心烦热，大便干燥。舌红少苔或苔黄少津，脉细数	清热养阴润燥和胃	益胃汤	南沙参、玉竹、石斛、甘草、桑叶、麦冬、扁豆、天花粉
脾胃虚寒证	胃脘冷痛，喜按喜温，遇寒加剧，得温痛减，呕吐宿谷不化或泛吐清水，四肢不温，便溏。舌淡苔白滑，脉沉细无力	温中散寒健脾和胃	黄芪建中汤	黄芪、党参、白术、桂枝、大枣、炙甘草、白芍、饴糖

螺杆菌感染。

（贾英杰）

xièxiè

泄泻（diarrhea）　多种病因导致脾胃运化失常，脾虚湿盛所引起的以排便次数增多，粪质稀溏或完谷不化，甚如水样为主要临床表现的疾病。大便溏薄而势缓者称为泄，大便清稀如水而势急者称为泻，一般统称泄泻。本病常见于西医学急性肠炎、慢性结肠炎、炎症性肠病、肠息肉、肠易激综合征、吸收不良综合征、肠结核、肠道肿瘤疾病。

本病首载于《黄帝内经》，书中载有“鹜溏”“飧泄”“注下”等病名，《素问·至真要大论》曰：“暴注下迫，皆属于热。”《素问·阴阳应象大论》有：“湿盛则濡泄”。东汉·张仲景《伤寒杂病论》中载有不同下利的证治方药，如葛根黄芩黄连汤、理中汤、乌梅丸等。明·李中梓《医宗必读·泄泻》详论渗利、升提、清凉、疏利、甘缓、酸收、燥脾、温肾、固涩之治泻九法，为后世所尊崇。

病因病机　病因有外感、内伤两类。外感寒、湿、暑、热之邪，损伤脾胃，致运化失常，所谓“湿盛则濡泄”。内伤饮食失调，如误食不洁之物、暴饮暴食、恣食肥甘生冷，使脾运失职，升降失调，清浊不分，发生泄泻；或忧郁恼怒，情志不畅，致肝气郁结，横逆犯脾，脾失健运；或禀赋不足，久病失治，脾肾受损，受纳运化失常，可致泄泻。脾虚湿盛是泄泻的病机关键。病位在脾，与肝、肾、大小肠等密切相关。病理因素以湿为主，可夹寒、夹热、夹滞。急性暴泻多因湿盛而困脾，病理性质多属实证；慢性久泻多因脾虚而生湿，多属虚证，或见虚实夹杂。

诊断　根据临床表现结合病史可作诊断。

诊断要点　①大便粪质溏稀，或完谷不化，或粪如水样，或大便次数增多，每日三、五次以至十数次以上。②常兼有腹胀腹痛、腹鸣、纳呆。③起病或急或缓，暴泻者多有暴饮暴食或误食不洁之物的病史。④迁延日久，时发时止者，常由外邪、饮食、情志等因素诱发。

鉴别诊断　应与痢疾、霍乱作鉴别。痢疾以腹痛，里急后重，便下赤白脓血为特征。霍乱是一种上吐下泻同时并作的病症，来势急骤，变化迅速，病情凶险。

辨证论治　应分暴泻、久泻辨治。

辨证要点　凡病势急骤，脘腹胀满，腹痛拒按，泻后痛减，小便不利者，为暴泻，多属实证；凡病程较长，腹痛不甚且喜按，小便利，口不渴，为久泻，多属虚证。

治疗原则　暴泻重在化湿，佐以分利。再据寒、热，采用温化寒湿与清化湿热之法。兼表邪者，佐以疏解；兼伤食者，佐以消导。久泻多以健脾益气、调肝扶脾、温肾健脾、升阳举陷为法，久泄不止者宜固涩。暴泻不可骤用补涩，以免关门留寇；久泻不可分利太过，以防劫其阴液。

分证论治　见表。

中成药治疗　在辨证的基础上选择适用的中成药。①藿香正气水：解表化湿、理气和中，用于外感风寒、内伤湿滞之泄泻。②葛根芩连微丸：清热燥湿、解表散邪，用于泄下急迫如注、泄而不爽、大便色黄而臭。③保和丸：消食和胃，用于食滞胃脘之泄泻。④参苓白术丸：补脾胃、益肺气，用于脾胃虚弱之泄泻。⑤胃肠安丸：理气止痛、健胃导滞，用于食积乳积所致泄泻。

其他疗法　在内科治疗的基础上配合其他疗法。灸法用于虚

表　泄泻的分证论治

证型	临床表现	治法	主方	常用药
寒湿困阻证	便下清稀，甚则如水，脘闷食少，腹痛肠鸣，舌质淡，苔白腻，脉濡缓。或兼恶寒发热头痛，肢体酸痛。苔薄白，脉浮	散寒化湿	藿香正气散	藿香、半夏、陈皮、厚朴、大腹皮、紫苏、白芷、桔梗、白术、茯苓、甘草
湿热蕴肠证	腹痛，泻下急迫，或泻而不爽，粪色黄褐，气味臭秽，肛门灼热，烦热口渴，小便短黄。舌红苔黄腻，脉滑数或濡数	清热利湿	葛根芩连汤	葛根、黄芩、黄连、甘草、车前草、茯苓、木香
食滞肠胃证	腹痛肠鸣，泻下粪便，臭如败卵，泻后痛减，脘腹胀满，嗳腐酸臭，不思饮食。舌苔垢浊或厚腻，脉滑	消食导滞	保和丸	神曲、山楂、莱菔子、半夏、陈皮、茯苓、连翘、谷芽、麦芽
肝气乘脾证	胸胁胀闷，嗳气食少，每因抑郁恼怒，或情绪紧张之时，发生腹痛泄泻，腹中雷鸣，攻窜作痛，矢气频作。舌淡红，脉弦	抑肝扶脾	痛泻要方	柴胡、白芍、茯苓、白术、陈皮、防风、枳壳
脾胃虚弱证	大便时溏时泻，迁延反复，食少，食后脘闷不舒，稍进油腻食物，则大便次数明显增加，面色萎黄，神疲倦怠。舌淡苔白，脉细弱	健脾益气化湿止泻	参苓白术散	人参、白术、茯苓、甘草、砂仁、陈皮、桔梗、扁豆、山药、莲子肉、薏苡仁
肾阳虚衰证	黎明之前脐腹作痛，肠鸣即泻，泻下完谷，泻后则安，形寒肢冷，腰膝酸软。舌淡苔白，脉沉细	温肾健脾固涩止泻	四神丸	补骨脂、肉豆蔻、吴茱萸、五味子、杜仲、石榴皮

证泄泻，可选天枢、中脘、足三里、胃俞，脾胃虚弱者加脾俞、气海；命门火衰者加命门、肾俞、关元、神阙；肝木乘脾者加脾俞、期门、阳陵泉、太冲。每日施灸1次，或隔姜灸。

转归预后　急性泄泻若治疗得当，大多可愈，少数暴泻不止者，津伤气耗可致痉、厥、闭、脱等危症，若失治、误治，迁延日久，由实转虚，转为慢性泄泻，日久脾肾同病，虚实夹杂，迁延反复。

预防调护　起居有常，调畅情志，慎防风寒湿邪侵袭。饮食有节，避免进食生冷不洁、肥甘油腻，或暴饮暴食。脾虚素虚者，可选食山楂、山药、莲子、扁豆、芡实等。急性泄泻患者予食流质或半流质饮食，宜清淡、易消化，若泄泻而耗伤胃气，可给予淡盐汤、饭汤、米粥以养胃气。泻下剧烈，精神萎靡，口渴、皮肤少弹性者宜综合救治。

（顾　勤）

bàoxiè

暴泻（fulminant diarrhea）　多种病因导致胃肠失职，水谷清浊不分所引起的以突发腹泻，暴注下迫如水、肠鸣腹痛，甚或抽搐、厥脱为主要临床表现的泄泻。又称洞泄、注下。泄泻的一种类型。本病常见于西医学感染性腹泻。

《素问·气交变大论篇》曰："暴注下迫，皆属于热"，指出引起暴泻的病因为热邪。东汉·张仲景《伤寒论·辨霍乱病脉证并治》所言霍乱、下利，多指暴泻，以五苓散、理中丸、四逆汤等方主之。金·刘完素在《素问玄机原病式·火类》指出胃肠热甚是导致暴泻的主要原因："暴注，卒暴注泄液，胃肠热甚而传化失常，火性迅速，故如是也"。明·张景岳在《景岳全书·泄泻》提出泄泻之病利水是上策，但分利之法"惟暴注新病可利…若久病者不可利""若病久者不可利，阴不足者不可利，脉证多寒者不可利，形气虚弱者不可利，口干非渴而不喜冷者不可利"。务须"察其所病之本"，否则"愈利愈虚"。明·李中梓《医宗必读·泄泻》治泻九法中，渗利、清凉、燥脾、固涩等法，常用于暴泻。

病因病机　病因分为外感、内伤两类。外感多为暑湿、寒湿秽浊之气，其中暑湿最为常见，最易导致肠道热甚，传化失调，或寒湿伤脾，运化失司，清浊不分；内伤多为饮食失调，或食不洁之物、暴饮暴食、恣食肥腻、生冷，所致胃肠失职，水谷清浊不分。病位主要位于脾、胃、大肠、小肠。本病多急性起病，病理性质以实为主。

诊断　根据临床表现结合病史可作诊断。

诊断要点　①本病起病急骤，腹痛、腹泻，或伴发热、呕吐。腹痛呈阵发性绞痛，常位于脐周或回盲部；腹泻每日3～10次不等，严重者可达10次以上；大便呈黄水样。②本病一年四季均可发病，但多发于夏秋季节。起病突然，病程较短，病情较急。

鉴别诊断　应与痢疾、霍乱进行鉴别，具体见泄泻。

辨证论治　应分寒湿、暑湿、伤食辨治。

辨证要点　寒湿暴泻，粪质清稀或如水样，肠鸣腹痛，恶寒身楚。湿热暴泻，泻下急迫如注，粪质黄褐臭秽，腹痛，肛门灼热，烦热口渴，小便短赤。若夹食滞，则见泻下臭秽黏腻，腹部胀痛拒按，嗳腐食臭，舌苔厚腻。

治疗原则　暴泻根据病性寒热之不同以温中、清热、燥湿、分利为法，或兼消导。

分证论治　见表。

中成药治疗　在辨证的基础上选择适用的中成药。①藿香正气丸：散寒化湿，用于四时外感寒湿而致急性泄泻。②保济丸：解表祛湿和中，用于四时感冒、发热头痛、腹痛腹泻、恶心呕吐、消化不良。③葛根芩连微丸：清热燥湿、解表散邪，用于泻下急迫如注，泻而不爽，大便色黄而臭。

其他疗法　在内科治疗的基础上配合其他疗法。①陈艾、生姜，水煎服。治疗暴泻不止。②车前子（炒），研为细末，米汤调服。治疗暴泻不止，小便不通。③针刺：上巨虚（双）、天枢（双）、足三里（双）。适用于暴泻，急性泄泻。

预后转归　暴泻的转归有三：一是治愈；二是暴泻无度，伤阴耗气，很快造成亡阴亡阳之变；三是初起暴泻或因失治，或治不对证，迁延日久，由实转虚，变为久泻，久泻日久脾胃虚损，日久及肾，最后导致泄泻无度，病情趋向重笃。一般若能正确治疗，多能获愈，预后良好。

预防调护　①加强饮食卫生的宣传工作，如误食病死牲畜的肉及内脏。②切断传染源，妥善处理患者及动物的排泄物，保护水源，带菌者应立即隔离。③注意饮食卫生，忌暴饮暴食，以免寒湿、湿热之邪胃肠，或是食滞肠胃，引起再次暴泻。

（顾　勤）

gǎnrǎnxìng fùxiè

感染性腹泻（infectious diarrhea）　广义指各种病原体肠道感染引起的腹泻。狭义指除霍乱、痢疾、伤寒、副伤寒以外的感染性腹泻，为《中华人民共和国传染病防治法》中规定的丙类传染病。病原主要有沙门菌、致泻性大肠杆菌、致泻性弧菌、金黄色葡萄球菌、空肠弯曲菌、轮状病毒、腺病毒、蓝氏贾第鞭毛虫等。一年四季均可发病，一般夏秋季节多发。有不洁饮食（水）史和（或）与腹泻患者、腹泻动物、带菌动物接触史。如为食物源性则常为集体发病及有共进可疑食物史。本病属中医学暴泻范畴。

病因病机　多因饮食不洁，外感病邪，致肠道传化失调，水谷清浊不分。病位涉及脾、胃、大肠、小肠。基本病机为湿邪困阻，脾胃运化失司。病理性质多属实证。病理因素以湿为主，但有寒湿、湿热之分。

辨证论治　本病属实证，应辨寒湿、湿热之分。治疗原则为运脾化湿。分证论治见暴泻。

中成药治疗　见暴泻。

其他疗法　在内科治疗的基础上配合其他疗法。针刺中脘、天枢、足三里、阴陵泉、上巨虚。根据虚实，施用补泻手法。偏寒者可留针，并用艾条或隔姜灸。

预后转归　本病若治疗及时、得当，一般预后良好。幼儿、老人及免疫功能低下者，可因继发严重并发症，预后不良。

预防调护　急性期应卧床休息，饮食以清淡、易消化的流质或半流质食物为主，鼓励患者多饮水或盐水，以补充液体。忌油腻荤腥、煎炸辛辣、生冷瓜果等刺激性或难以消化的食物。要做好饮食的清洁和消毒工作，特别是夏秋季节，严把"病从口入"关，起居作息规律有节，调摄情志，以提高抗病能力。

（顾　勤）

jiǔxiè

久泻（chronic diarrhea）　迁延不愈，或时作时休的泄泻。又称久泄。本病常见于西医学慢性结肠炎、溃疡性结肠炎、腹泻型肠易激综合征、胆囊术后综合征、肠结核及肠道肿瘤。

本病首载于《黄帝内经》，载

表　暴泻的分证论治

证型	临床表现	治法	主方	常用药
寒湿伤脾证	泄泻清稀，或如水样，腹痛肠鸣，脘闷少食，或伴发热恶寒，头痛身痛，体倦身困，小便短少。舌淡红苔白腻，脉濡	散寒化湿运脾止泻	藿香正气散	藿香、紫苏、桔梗、陈皮、半夏、茯苓、大腹皮、厚朴、苍术、白术、炙甘草、生姜、大枣
湿热下注证	大便急迫如水注，利下臭秽，肛门灼热，身热口干而渴，小便短赤。舌红舌苔黄，脉数	表里两解清热止利	葛根芩连汤	葛根、黄芩、黄连、炙甘草
外感疫毒证	有进食不洁饮食或饮水史，发病急骤，腹泻频频，腹痛较剧，大便急迫、臭秽、高热、肛门坠胀。舌苔黄腻或灰黑，脉洪数或细涩	清热化湿解毒止泻	白头翁汤合芍药汤	白头翁、黄芩、黄连、秦皮、白芍、甘草
食积滞中证	泻下臭秽黏腻，夹杂不消化食物残渣，腹部胀痛拒按，泻后痛减，嗳腐食臭、不思饮食。舌苔黄腻，脉滑数	消食导滞调和脾胃	保和丸	神曲、山楂、莱菔子、半夏、陈皮、茯苓、连翘、谷芽、麦芽

有“飧泄”“濡泄”“洞泄”等病名，《素问·脏气法时论》曰：“脾病者……虚则腹满肠鸣，飧泄食不化。”《素问·阴阳应象大论》：“春伤于风，夏生飧泄”。“湿胜则濡泄”。《素问·生气通天论》：“春伤于风，邪气留连，乃为洞泄”。东汉·张仲景在《伤寒论》及《金匮要略》中详论多种下利日久之候，立理中汤、生姜泻心汤、四逆汤、真武汤、乌梅丸、赤石脂禹余粮丸等治疗方剂。《类证治裁》论久泄辨证：“一曰飧泄，完谷不化，脉弦肠鸣，湿兼风也；二曰溏泄，肠垢污积，溺涩脉数，湿兼热也；三曰鹜泄，大便澄清如鸭屎，脉迟尿白，湿兼寒也；四曰濡泄，身重肠鸣，所下多水，脉缓，腹不痛者，湿自甚也；五曰滑泄，润下不禁，脉微气脱，湿兼虚也。”李中梓在《医宗必读》中提出“治泻九法”，其升提、甘缓、酸收、燥脾、温肾、固涩等法为久泻常用治法。

病因病机 病因包括情志失调、饮食不节、素体或久病正虚。忧郁恼怒，精神紧张，致肝气郁结，横逆乘脾；或思虑过度，脾气受伤，土虚木乘，均可致脾胃气机升降失常，清浊不分，发生久泻；素体脾胃虚弱或久病失治，饮食失调，劳倦内伤导致脾胃虚弱，水谷不化，清浊不分，发生久泻；禀赋不足，年老体弱，久病伤肾或暴泻经久不愈，导致肾阳虚衰，脾失温煦，水谷不化，可致久泻。脾虚湿盛是久泻的病机关键，病位在脾，与肝、肾、大小肠等密切相关。病理因素有水湿、气郁等，病理性质偏虚或见虚实夹杂。

诊断 根据临床表现结合病史可作诊断。

诊断要点 ①大便粪质稀溏，或完谷不化，或粪如水样，或大便次数增多，每日三、五次甚至十数次以上。②常伴腹胀腹痛、腹鸣、纳呆、倦怠乏力。③起病缓慢，病程长反复发作，时轻时重。④经久反复，因情绪因素、饮食不当、劳倦过度复发。

鉴别诊断 应与暴泻、久痢作鉴别。①暴泻者突然起病，次频量多，泻下多水，泄下如注。②久痢以腹痛，里急后重，便下赤白脓血为特征。

辨证论治 应辨脏腑主次。

辨证要点 久泻迁延不愈，倦怠无力，稍有饮食不当，或劳倦过度即复发，多为脾胃虚弱；泄泻时作时休，遇紧张郁怒易发，腹痛欲便，泻后痛减，多为肝气乘脾；年老体弱或大病之后，久泻不愈，或下利清谷，完谷不化，或五更泄泻，或滑脱不禁，畏寒肢冷，面色萎白，神倦欲寐，脉微细，多为肾阳虚衰。

治疗原则 久泻以脾虚为主者，当健脾祛湿；因肝气乘脾者，宜抑肝扶脾；因肾阳虚衰者，宜温肾健脾；中气下陷者，宜升提；久泻不止，宜固涩；寒热错杂或虚实并见者，当温清并用，虚实兼顾，随证施治。久泻不可分利太过，以防劫伤阴液。

分证论治 见表。

中成药治疗 在辨证的基础上选择适用的中成药。①健脾丸：健脾开胃，用于脾胃虚弱、脘腹胀满、食少便溏。②参苓白术丸：

表 久泻的分证论治

证型	临床表现	治法	主方	常用药
肝气乘脾证	胸胁胀闷，嗳气食少，每因抑郁恼怒，或情绪紧张之时，发生腹痛泄泻，腹中雷鸣，攻窜作痛，矢气频作。舌淡红，脉弦	抑肝扶脾	痛泻要方	白芍、白术、陈皮、防风、柴胡、木香、郁金、香附
脾胃虚弱证	大便时溏时泻，迁延反复，食少，食后脘闷不舒，稍进油腻食物，则大便次数明显增加，面色萎黄，神疲倦怠。舌淡苔白，脉细弱	健脾益气化湿止泻	参苓白术散	人参、白术、茯苓、甘草、砂仁、陈皮、桔梗、扁豆、山药、莲子肉、薏苡仁
清阳不升证	大便稀溏或次多日久，形体瘦削，面色少华，头昏无力，纳少神疲，多食则胀，小腹坠胀或易脱肛。舌淡或边有齿痕，脉细弱无力	补气升清	补中益气汤	黄芪、党参、白术、炙甘草、当归、陈皮、升麻、柴胡、生姜、大枣
脾阳不足证	久泻，大便溏薄，畏寒肢冷，受寒或饮食生冷则发作或加重。舌淡胖边有齿印，脉沉细	温中健脾	附子理中汤	人参、白术、干姜、附子（炮）、炙甘草
肾阳虚衰证	黎明之前脐腹作痛，肠鸣即泻，泻下完谷，泻后则安，形寒肢冷，腰膝酸软。舌淡苔白，脉沉细	温肾健脾固涩止泻	理中汤合四神丸	制附子、炮姜、人参、白术、补骨脂、肉豆蔻、吴茱萸、五味子
寒热错杂证	久泻不止或五更泄泻，泻下物时有臭味，或大便夹有黏冻，或先硬后溏，心烦嘈杂，腹部时痛，四肢不温。舌苔薄黄，脉象沉弱等	辛开苦降寒热并调	乌梅丸	乌梅肉、花椒、细辛、黄连、黄柏、干姜、附子、桂枝、人参、当归

表　功能性腹泻的分证论治

证型	临床表现	治法	主方	常用药
寒湿困脾证	大便清稀或如水样，肠鸣时作，脘腹闷胀，食少纳差，身困肢冷。舌淡红，苔薄白或白腻，脉濡缓	化湿运脾	胃苓汤	苍术、厚朴、陈皮、甘草、生姜、大枣
肝郁脾虚证	大便稀溏，平素多有胸胁胀满不适，时有嗳气，纳食较少，每因抑郁恼怒或精神紧张时大便次数增加。舌嫩红苔薄，脉弦细	疏肝健脾	四逆散	柴胡、芍药、枳实、甘草
脾胃虚弱证	大便时溏时泻，迁延反复，完谷不化，食后腹胀，稍进油腻食物或劳累时，大便次数明显增加，面色萎黄不华，神疲乏力。舌淡胖苔薄，脉细弱	益气健脾	参苓白术散	人参、白术、茯苓、甘草、砂仁、陈皮、桔梗、扁豆、山药、莲子肉、薏苡仁
脾肾阳虚证	黎明之前脐腹作痛，肠鸣即泻，泻下完谷，泻后则安，形寒肢冷，腰膝酸软。舌淡胖苔白滑，脉沉细	温养脾肾	四神丸合理中丸	补骨脂、肉豆蔻、吴茱萸、五味子、党参、干姜、白术、甘草

健脾益气，用于体倦乏力、食少便溏。③附子理中丸：温中健脾，用于脾胃虚寒、脘腹冷痛、呕吐泄泻、手足不温。④补中益气丸：补气升清，用于中气下陷之泄泻。

其他疗法　在内科治疗的基础上配合其他疗法。①灸法：用于虚证久泻，可选天枢、中脘、足三里、胃俞。脾胃虚弱者加脾俞、气海、关元俞；命门火衰者加命门、肾俞、关元、神阙；肝木乘脾者加脾俞、期门、阳陵泉、太冲。每日施灸1次，或隔姜灸。②拔火罐：用于大便溏薄次多，或为清冷之灰白色稀便，或为完谷不化。用口径6cm中型火罐，于肚脐处（相当于神阙穴，包括天枢穴）拔1罐。

转归预后　久泻患者经治疗大多能获稳定。少数患者由于反复泄泻，致脾胃益虚，脾病日久及肾，脾肾同病。脾肾两虚不能固涩，脏腑衰竭，津液耗亡，泄利不止则病情危重，预后不佳。

预防调护　起居有常，饮食有节，调畅情志，防寒保暖，注意个人卫生。泻下剧烈，精神萎靡，口渴、皮肤少弹性者应及时补充体液，综合救治。

（顾　勤）

wǔgēngxiè

五更泻（diarrhea before dawn）

清晨五更之时即连次而泻，或伴当脐作痛，痛连腰背，腹冷膝冷的泄泻。又称肾泻、鸡鸣泻。元·朱丹溪《丹溪心法·泄泻》曰："有每日五更初洞泄，服止泻药并无效……虽省节饮食忌口，但得日间、上半夜无事，近五更其泻复作，此病在肾，俗乎为脾肾泄。"明·张景岳《景岳全书·泄泻》云："令肾中之阳气不足，则命门火衰，而阴寒极盛之时，则令人洞泄不止也。"明·秦景明《症因脉治·卷四附五更泄泻》曰："五更泄泻，多属肾虚，然亦有酒积、寒积、食积、肝火之不同，病机既多，变化用药，尤贵圆通。"本病常见于西医学慢性结肠炎、炎症性肠病、肠易激综合征、吸收不良综合征、肠结核。参见久泻。

（顾　勤）

gōngnéngxìng fùxiè

功能性腹泻（functional diarrhea）

以持续或反复发作、不伴有腹痛或不适的稀便或水样便为主要特征的疾病。本病属中医学泄泻、飧泄等范畴。

病因病机　病因与外感六淫、脾胃素虚、情志失调、饮食不节有关。基本病机为脾胃健运失司，升降失调，湿邪内生，清浊不分，大肠传导失司。病位在脾，涉及肝、肾、大小肠。病机关键为脾失健运。病理性质多为本虚标实，脾虚、肾虚为本，湿盛、肝郁为标。

辨证论治　本病应辨虚实。偏于实证有寒湿困脾、肝郁脾虚，偏于虚证有脾胃虚弱、脾肾阳虚。治疗法则为疏肝化湿运脾、益气健脾、温养脾肾。分证论治见表。

中成药治疗　在辨证的基础上选择适用的中成药。①逍遥丸：疏肝健脾，用于肝气不舒、胸胁胀痛、头晕目眩及肝气郁滞引起的泄泻。②人参健脾丸：健脾益气，用于脾胃虚弱、消化不良、食欲减退、体倦乏力、脘腹胀痛、肠鸣腹泻。③香砂六君子丸：健脾化滞，用于脾虚气滞、消化不良、嗳气食少、脘痛胀满、大便溏泻。④参苓白术丸：补脾胃、益肺气，用于脾胃虚弱之泄泻。

其他疗法　在内科治疗的基础上配合其他疗法。

针刺　取足三里、天枢、三阴交，实证用泻法，虚证用补法。脾胃虚弱加脾俞、章门；脾肾阳虚加肾俞、命门、关元，也可用灸法；肝郁加肝俞、行间；肝木乘脾者加脾俞、期门、阳陵泉、太冲。

拔火罐　用口径6cm中型火罐，于肚脐处（相当于神阙穴，包括天枢穴）拔1罐。

外治疗法　蛇床子、吴茱萸，研末敷脐，用于久泻。或食盐炒热，装在布袋内熨肚脐周围，用于虚寒性腹泻。

转归预后 功能性腹泻呈良性过程，症状可反复或间歇发作，影响生活质量，一般不会严重影响全身情况。大多数患者经健康教育、合理用药可致症状缓解。

预防调护 养成良好的饮食及生活习惯，避免精神紧张，保持心情舒畅。注意劳逸结合，保证睡眠，提高心理应对能力。合理用药，特别是合理应用抗生素。

（顾 勤）

fùxièxíng chángyìjī zōnghézhēng

腹泻型肠易激综合征（diarrheal irritable bowel syndrome） 以腹痛或腹部不适、大便溏泄、缺乏器质性疾病证据的肠道疾病。常呈慢性间歇发作或在一定时间内持续发作。本病属中医学腹痛、泄泻范畴。

病因病机 多因情志失调、思虑劳倦、饮食失调引起。忧愁恼怒过度，肝气不疏，甚则气滞血瘀，脉络不通而腹痛，肝气横逆乘脾犯胃，致脾失健运，清浊不分而泄泻；思虑劳倦、饮食失调，易伤脾胃，脾胃虚弱，运化失常而发生泄泻；日久及肾，命门火衰，脾失温煦，运化无权，水谷不化而致泄泻。病位主要在肝、脾、肾。病机主要为肝、脾、肾脏腑功能失常，运化失职，传导失司。病久及肾，脾肾阳虚，脏腑失于温养，病情迁延难愈。病理性质有虚有实，多见虚实夹杂。

辨证论治 临床应辨虚实、寒热、兼夹的主次及相互关系。本病早期多属肝郁气滞，若夹寒、夹热、伤阴可形成寒热错杂、虚实夹杂；后期多累及于肾，表现为脾肾阳虚；气滞日久可导致血瘀。治疗原则为疏肝理气，健脾温肾。实者当疏肝理气，虚者当益气健脾、温肾固涩，虚实夹杂者当攻补兼施。分证论治见表。

中成药治疗 见泄泻。

其他疗法 见泄泻。

转归预后 本病呈良性过程，症状可反复或间歇发作，影响生活质量，一般不会严重影响全身情况。大多数患者经健康教育、合理用药症情可得到缓解，但易反复。

预防调护 起居有常，饮食有节，调畅情志，防寒保暖，注意个人卫生。泻下剧烈，精神萎靡，口渴、皮肤少弹性者应及时补充体液，综合救治。

（顾 勤）

dàjiǎxiè

大瘕泄（dysenteric diarrhea） 湿邪滞留蕴结大肠，气血凝滞，变而化脓，腑气传导逆乱所引起的以大便次数增多、黏液脓血便、腹痛和里急后重为主要临床症状的疾病。本病常见于西医学痢疾、溃疡性结肠炎。

本病首载于《难经·五十七难》：“大瘕泄者，里急后重，数至圊而不能便，茎中痛。”陈瑞孙《难经辨疑》指出：“大瘕泄，即肠澼也。”早在《黄帝内经》就认识到本病与饮食不节有关。如《素问·太阴阳明病》曰：“饮食不节，起居不时者，阴受之，……下为飧泄，久为肠澼。”东汉·张仲景《金匮要略·呕吐哕下利病脉证治》认为“以有热故也”，并指出“热利下重者，白头翁汤主之”，同时认识到下利复发者为余邪未清，如“下利已差，至其年、月、日，时复发者，以病不尽故也”。宋《仁斋直指方》指出：“痢出于积滞。积，物积也；滞，气滞也。物积欲出，气滞而不与之出，故下坠里急，乍起乍出，日夜凡百余度，……以无积不成痢也”，突出了积滞在痢疾发病中的地位，倡导无积不成痢，为后世治痢疾加用消导及通下之品提供了理论基础。

病因病机 病因有外感湿热、饮食不节。饮食肥甘厚味，损伤脾胃；或素有湿热内蕴，复因饮食生冷或感受暑湿等外邪损伤脾胃，致使脾失健运，湿浊内生，均可导致湿邪滞留蕴结大肠，气血凝滞，变而化脓，腑气传导逆乱，可致大瘕泄。病程迁延日久并反复发作，可致脾胃虚弱，或脾病及肾，导致脾肾阳虚。病位

表 腹泻型肠易激综合征的分证论治

证型	临床表现	治法	主方	常用药
肝气乘脾证	素有胸胁胀闷，烦躁易怒，嗳气食少，每因抑郁恼怒，或情绪紧张之时，发生腹痛泄泻，腹中雷鸣，攻窜作痛，泻后痛减，矢气频作。舌淡红苔薄，脉弦	抑肝扶脾	痛泻要方	白芍、白术、陈皮、防风
脾胃虚弱证	大便稀烂，进食生冷肥腻等食物易发生腹泻，或餐后即便，神疲倦怠，纳谷欠佳，腹痛喜按，面色萎黄。舌淡苔白，脉细弱	益气健脾理气化湿	参苓白术散	人参、白术、茯苓、甘草、砂仁、陈皮、桔梗、扁豆、山药、莲子肉、薏苡仁、大枣
脾肾阳虚证	黎明之前脐腹作痛，肠鸣即泻，泻下完谷，泻后则安，形寒肢冷，腰膝酸软。舌淡胖苔白滑，脉沉细	温肾健脾固涩止泻	四神丸合理中丸	补骨脂、肉豆蔻、吴茱萸、五味子、党参、干姜、白术、甘草

主要在大肠、脾、胃、肾，亦可涉及肝，其病机与虚、瘀、湿、热密切相关。多为寒热错杂、虚实相兼、本虚标实之证，本虚以脾虚或脾肾阳虚为主，肝郁、湿热、瘀血、寒湿多为标证。

诊断 根据临床表现结合病史可作诊断。血常规、便常规、便培养、纤维肠镜检查、X线腹平片、CT、肠道钡剂检查等有助诊断与鉴别诊断。

诊断要点 ①大便次数增多、腹痛、里急后重、黏液脓血便等。②起病或缓或急，病程长，呈反复发作性或持续性。③经久反复，常因感受外邪、情绪因素、饮食不当等因素诱发。

鉴别诊断 大瘕泄需与泄泻作鉴别。大瘕泄以大便次数增多、黏液脓血便、腹痛和里急后重为特征。*泄泻*以大便次多，粪质稀溏或稀水样为特征。

辨证论治、中成药治疗、其他疗法、转归预后、预防调护见痢疾。

（顾　勤）

kuìyángxìng jiéchángyán

溃疡性结肠炎（ulcerative colitis）

原因不明的累及结肠黏膜和黏膜下层的慢性非特异性炎症性肠炎。主要表现为腹痛、里急后重、腹泻、黏液脓血。常有中毒性巨结肠、肠穿孔、结肠息肉、结肠癌等并发症。全身并发症有皮肤黏膜损害、眼损害、肝病、血液系统、肾脏病变等。本病属中医学*痢疾*、*泄泻*、*大瘕泄*范畴。

中医古籍中的“赤沃”“下利”“便血”“赤白痢”“肠澼”“大瘕泄”“脏毒”等均与本病相似。如《素问·至真要大论》曰：“少阴之胜……腹满痛，溏泄，传为赤沃。”《素问·太阴阳明病》曰：“饮食不节，起居不时，则阴受之，……阴受之则，……入五脏则满闭塞，下为飧泄，久为肠澼。”《素问·气厥论》：“肾移热于脾，传为虚，肠澼，死不治。”《伤寒杂病论》中泻痢并论，统称为下利，所载之白头翁汤、乌梅丸等沿用至今。隋·巢元方《诸病源候论》提出：“凡痢皆由荣卫不足，肠胃虚弱，冷热之气乘虚入客于肠间，虚则泄，故为痢也。”宋·朱肱强调“湿毒气盛”是发病的关键，陈无择认为“脏气郁结，随其所发”。

病因病机 本病多由先天禀赋不足，脾胃功能失健的基础上感受湿热之邪，或是恣食肥甘厚味，酿生湿热，或寒湿热客于肠腑，气机不畅，通降不利，血行瘀滞，肉腐血败，脂络受伤而成内疡。病位在大肠，但病之根本在脾，并与肝、肾、肺三脏密切相关，总属本虚标实、寒热虚实夹杂之证。

辨证论治 辨证必须根据病史长短，邪正盛衰，以及伴随症状、辨其虚实之主次。活动期为湿热内蕴肠腑，气滞血瘀，肉腐血败。缓解期为脾肾两虚，肺气失调，大肠不固，湿热留恋。活动期偏于邪实，治以清肠化湿，调气活血，敛疡生肌，配合局部灌肠，内外合治；缓解期多为虚实夹杂证，正虚邪恋，运化失健，治以健脾助运，佐以清肠化湿，同时补肾调肺，敛疡生肌等综合治疗。分证论治见表。

中成药治疗 见痢疾。

转归预后 本病病程长，病情轻重不一，严重者可出现中毒性巨结肠、大出血、穿孔、癌变等并发症，需及时综合救治。

预防调护 建立好良好的饮食习惯，生活规律，使机体功能维持在良好的状态。注意饮食卫生，避免肠道感染。注意保暖，避免受凉后加重腹泻症状。

（顾　勤）

表　溃疡性结肠炎的分证论治

证型	临床表现	治法	主方	常用药
大肠湿热证	腹痛，腹泻，便下黏液脓血，肛门灼热，里急后重，身热，小便短赤，口干口苦，口臭。舌红苔黄腻，脉滑数	清热化湿 调气行血	芍药汤	芍药、大黄、当归、黄连、黄芩、肉桂、槟榔、木香、仙鹤草、生地榆、白蔹、甘草
脾虚湿蕴证	大便溏薄，黏液白多赤少，或为白冻，腹痛隐隐，脘腹胀满，食少纳差，肢体倦怠，神疲懒言，舌淡红，边有齿痕，苔白腻，脉细弱，或细滑	健脾益气 化湿助运	参苓白术散	党参、白术、茯苓、白扁豆、陈皮、桔梗、大枣、木香、黄连、地榆、炙甘草
寒热错杂证	下痢稀薄，夹有黏冻，反复发作，腹痛绵绵，四肢不温，腹部有灼热感，烦渴。舌红淡红，苔薄黄，脉弦或脉细弦	温中补虚 清热化湿	乌梅丸	乌梅肉、花椒、细辛、黄连、黄柏、干姜、附子、桂枝、党参、当归
肝郁脾虚证	腹痛即泻，泻后痛减，常因情志或饮食因素诱发大便次数增多，大便稀溏，或黏液便，情绪抑郁或焦虑不安，嗳气不爽，食少腹胀。舌淡红苔薄白，脉弦或脉细弦	疏肝解郁 健脾益气	痛泻要方合四逆散。	陈皮、白术、防风、芍药、柴胡、枳实、党参、茯苓、甘草

Kèluó'ēnbìng

克罗恩病（Crohn disease）

原因不明的慢性透壁性炎症性肠道疾病。可侵及全胃肠道的任何部位，典型的病变部位在回肠，结

续 表

证型	临床表现	治法	主方	常用药
脾肾阳虚证	久泻不止，夹有白冻，甚则完谷不化，滑脱不禁，形寒肢冷，腹痛喜温喜按，腹胀，食少纳差，腰膝酸软，舌质淡胖，或有齿痕。苔薄白润，脉沉细	健脾补肾温阳止泻	理中汤合四神丸	党参、白术、炙甘草、干姜、木香、附子、补骨脂、吴茱萸、肉豆蔻、五味子、大枣
阴血亏虚证	排便困难，粪夹少量黏液脓血，腹中隐隐灼痛，午后低热，盗汗，口燥咽干，头晕目眩，心烦不安。舌红少津，少苔或无苔，脉细数	滋阴清肠养血宁络	驻车丸	黄连、干姜、当归、阿胶、白芍、地榆炭、枳壳、党参、麦冬、五味子、芡实、白及、三七、槐花、甘草
热毒炽盛证	发病急骤，暴下脓血或血便，腹痛拒按，发热。舌红绛苔黄腻	清热解毒凉血止痢	白头翁汤	白头翁、黄连、黄柏、秦皮

肠和（或）肛周部位，并可侵及肠道以外。本病以腹痛、腹泻为主要临床症状，可有肠梗阻，肠道瘘管形成等并发症。本病属中医学泄泻、腹痛、积聚、便血等病范畴。

病因病机 本病多由感受外邪、饮食不节、情志失调、脏腑亏虚等，导致脾胃受损，健运失常，湿阻气郁，痰气瘀结。病位涉及脾、胃、肝、肾多脏。病理性质多为虚实夹杂。

辨证论治 当分寒热虚实辨治。分证论治见表。

中成药治疗 见泄泻。

转归预后 由于克罗恩病发病机制尚未明确，目前尚无特效疗法，治疗主要为控制病情活动、维持缓解及防治并发症。

（顾 勤）

biànmì

便秘（constipation） 热结、气滞、寒凝、气血阴阳亏虚导致肠道传导失司所引起的以排便周期延长或周期不长，但粪质干结，或粪质不硬，虽有便意，但便而不畅为主要表现的疾病。本病常见于西医学功能性便秘、便秘型肠易激综合征、药物性便秘。

《黄帝内经》已认识到便秘与脾胃受寒、肠中有热等有关，如《素问·厥论》曰："太阴之厥，则腹满䐜胀，后不利。"《素问·举痛论》有"热气留于小肠，肠中痛，瘅热焦渴，则坚干不得出，故痛而闭不通"的记载。张仲景对便秘有较全面的认识，提出了寒、热、虚、实不同的发病机制，设立承气汤的苦寒泻下，大黄附子汤的温里泻下、麻子仁丸的养阴润下、厚朴三物汤的理气通下以及蜜煎导滞法，为后世医家认识和治疗本病确立了基本原则。张景岳主张将便秘分为"阴结"、"阳结"两类，认为有火的是阳结，无火的是阴结。

病因病机 病因有饮食不节，情志失调，感受外邪，禀赋不足等。病机主要是热结、气滞、寒凝、气血阴阳亏虚引起肠道传导失司。病位在大肠，与肺、脾、胃、肝、肾等脏腑功能失调有关。病理性质可概括为寒、热、虚、实四方面，如燥热内结于肠胃者，属热秘；气机郁滞者，属实秘；气血阴阳亏虚者，为虚秘；阴寒积滞者，为寒秘。寒热虚实又常互兼或相互转换，如热秘日久，耗液伤津，可致阴虚秘；气机郁滞，郁而化火，气滞与热结可

表 克罗恩病的分证论治

证型	临床表现	治法	主方	常用药
湿热蕴结证	大便泻下臭秽，或夹有鲜血。腹痛，肠鸣，肛门灼热，口苦口黏。舌红苔黄腻，脉濡数	清化湿热调气行血	白头翁汤	白头翁、黄连、秦皮、黄柏、马齿苋、芍药、木香、陈皮、焦山楂
寒湿困脾证	腹泻，大便清稀如水样，腹痛，喜温喜按，不思饮食，口淡无味，头身困重。舌淡苔白腻，脉濡或缓	除湿散寒理气温中	胃苓汤	苍术、厚朴、陈皮、泽泻、甘草、茯苓、猪苓、桂枝、白豆蔻、生姜、大枣
肝郁脾虚证	右少腹或脐周胀痛，腹痛即泻，泻后痛减，肠鸣矢气，少腹拘急疼痛，胸胁胀满窜痛，急躁易怒，大便溏薄。舌红苔薄白，脉弦	疏肝解郁健脾益气	痛泻要方合参苓白术散	陈皮、白术、防风、党参、茯苓、枳壳、白扁豆、木瓜、薏苡仁、莲子肉
气滞血瘀证	腹部积块，固定不移，腹部胀痛或刺痛，大便溏或为黑便，面色晦暗，形体消瘦。舌紫暗或有瘀斑，苔薄白，脉弦	理气活血通络消积	膈下逐瘀汤	五灵脂、当归、川芎、桃仁、赤芍、乌药、延胡索、甘草、香附、红花、枳壳
脾胃虚寒证	腹部隐痛，喜温喜按，久泻不愈，肠鸣腹胀，头晕目眩，面色萎黄，四肢畏寒，神疲乏力，舌淡苔薄白，脉沉迟	健脾化湿温中散寒	参苓白术散合附子理中丸	党参、白术、茯苓、甘草、白扁豆、陈皮、桔梗、莲子肉、薏苡仁、砂仁、陈皮、附子、炮姜、大枣

并存。

诊断 根据临床表现结合病史可作诊断。

诊断要点 ①排便间隔时间超过自己的习惯1天以上，或两次排便时间间隔3天以上。②大便粪质干结，排除艰难，或欲大便而艰涩不畅。③常伴腹胀、腹痛、口臭、纳差及神疲乏力、头晕心悸等症。④常有饮食不节、情志内伤、劳倦过度等病史。

鉴别诊断 便秘需与肠结相鉴别。肠结多为急性病，因大肠通降受阻所致，表现为腹部疼痛拒按，大便完全不通，无矢气及肠鸣音。便秘多为慢性久病，因大肠传导失常所致，表现为腹部胀满，大便干结难行，有肠鸣音及矢气、或伴有恶心欲吐，纳食减少等症状。

辨证论治 应分虚实辨治。

辨证要点 实证有燥热内结、气机郁滞、阴寒积滞；虚证有气血阴阳的差异。

治疗原则 实秘者重在祛邪，给予泄热、温散、通导之法。虚秘者当以扶正为先，给予益气温阳、滋阴养血之法。

分证论治 见表。

中成药治疗 在辨证基础上选择适用的中成药。①麻子仁丸：清热润肠，用于大便干结、腹胀腹痛、口干口臭之热秘。②四磨汤口服液：行气宽中、消积止痛，用于因忧愁思虑过度，或久坐少动之人所致之气秘。③补中益气丸：补气健脾，用于排便困难、便后乏力、面白神疲之气虚秘。④苁蓉通便口服液：滋阴补肾、润肠通便，用于心烦少眠、潮热盗汗、腰膝酸软之阴虚秘。

其他疗法 在内科治疗的基础上配合其他疗法。① 验方：蜂蜜凉开水冲服。草决明子炒研粉，开水冲服。②体针：多选用大肠俞、天枢、支沟等穴，实秘用泻法；虚秘用补法。肠道实热可加针刺合谷、曲池；肠道气滞可加刺中脘、行间；脾气虚弱加针脾俞、胃俞；脾肾阳虚可艾灸神阙、气海。③耳针：常用胃、大肠、小肠、直肠、交感、皮质下、三焦等穴位，中等刺激，双耳交替进行。

转归预后 不同病因引起的慢性便秘有不同的预后，在消除或缓解相关病因基础及规范综合治疗后症状多可以改善。便秘日久不治可以引起痔疮、肛裂，以致便血，严重时可引起死亡率高的粪性结肠穿孔。便秘患者排便过度用力努挣，可诱发疝气，甚至可导致伴有急性心肌梗死、脑血管意外等疾病者死亡。

预防调护 养成良好的饮食及清晨定时排便的习惯。保持心情舒畅。多食含膳食纤维较丰富的食物及每日保证足够的饮水量。每天坚持半小时以上的轻到中等强度的运动。

（顾 勤）

píyuē

脾约（splenic constipation） 脾虚津耗、肠液枯燥所致大便艰涩的便秘。属于便秘中的热秘。出自《伤寒论·辨阳明病脉证并治》。约，有约束之意；脾约是指胃热过盛，脾的功能被胃热所约束，不能为胃行津液，以致肠燥便秘。成无己《注解伤寒论·辨阳明病脉证并治》注："胃强脾弱，约束津液，不得四布，但输膀胱，致小便数、大便难，与脾约丸。"《杂病源流犀烛·大便秘结源流》："脾约，液枯证也。仲景论阳明伤寒，自汗出，小便数，则津液内竭，大便必难，其脾为

表 便秘的分证论治

	证型	临床表现	治法	主方	常用药
实秘	热秘	大便干结，腹胀腹痛，口干口臭，面红心烦，或有身热，小便短赤。舌红苔黄燥，脉滑数	泄热导滞 润肠通便	麻子仁丸	麻子仁、杏仁、大黄、枳实、厚朴
	气秘	欲便不得出，或便而不爽，肠鸣矢气，腹中胀痛，纳食减少，胸胁痞满。舌苔薄腻，脉弦	顺气导滞	六磨汤	木香、乌药、沉香、大黄、槟榔、枳实
	冷秘	排便艰涩，腹痛拘急，胀满拒按，胁下偏痛，手足不温，呃逆呕吐。舌苔薄腻，脉弦紧	温里散寒 通便止痛	温脾汤合半硫丸	附子、干姜、大黄、党参、当归、肉苁蓉、乌药
虚秘	气虚秘	大便不干硬，但排便困难，用力排便则汗出短气，便后乏力，面白神疲，肢倦懒言。舌淡苔白，脉弱	益气润肠	黄芪汤	黄芪、白术、麻仁、陈皮
	血虚秘	大便干结，面色无华，头晕目眩，心悸气短，健忘，口唇色淡。舌淡，脉细	养血润燥	润肠丸	当归、生地黄、桃仁、麻仁、枳壳
	阴虚秘	大便干结，如羊屎状，形体消瘦，头晕耳鸣，两颧红赤，心烦少眠，潮热盗汗，腰膝酸软。舌红少苔，脉细数	滋阴通便	增液汤	生地黄、玄参、麦冬、石斛、沙参、当归
	阳虚秘	排便困难，小便清长，面色㿠白，四肢不温，腹中冷痛，或腰膝酸冷。舌淡苔白，脉沉迟	温阳通便	济川煎	附子、牛膝、肉苁蓉、升麻、枳壳

约，脾约丸主之。盖液者，肺金所布，肺受火烁，则津液自竭，而不能行清化之令，以输于脾，是肺先失传送之职，脾亦因爽转输之权。”本病属于实证、热证，治当泄热导滞，润肠通便。可用麻子仁丸。

（顾　勤）

gōngnéngxìng biànmì

功能性便秘（functional constipation）　缺乏器质性病因，没有结构异常或代谢障碍，又除外肠易激综合征的慢性便秘。主要表现为粪便坚硬、排便困难、便不尽感和便次减少等。本病属中医学脾约、便秘范畴。

病因病机　多因饮食不节、情志失调、外邪犯胃、禀赋不足，导致肝气郁滞、湿热内蕴、津液亏虚、肺脾气虚、脾肾阳虚，大肠传导失常。病位在大肠，与肺、脾、胃、肝、胆、肾等脏腑有关，病理因素有气滞、湿热、火热、寒凝，病理性质有虚有实。

辨证论治　临证当分虚实两端。实秘有肠道实热、肠道气滞。虚秘有肺脾气虚、脾肾阳虚、津亏血少。治疗原则实秘者重在祛邪为主，虚秘者当以扶正为先。分证论治见表。

中成药治疗　见便秘。

其他疗法　在内科治疗的基础上配合其他疗法。①针灸：交替针刺关元、足三里、支沟、天枢、上巨虚、大横、腹结、气海和肾俞、大肠俞、八髎、四神聪这两组穴。②推拿：点、按、揉、滚等脾俞、胃俞、大肠俞等背俞穴，沿顺时针方向揉、推、按腹部。③食疗：核桃仁、黑芝麻，共捣烂，同蜂蜜、牛奶调和，早晨空腹冲服。

转归预后　本病大多预后良好，若失于治疗或治疗不当，日久可以引起痔疮、肛裂，以致便血，还可导致乳腺疾病的发生和盆底结构的改变，甚至可诱发急性心肌梗死、肝性脑病等。

预防调护　保持心情舒畅，避风寒，养成良好的饮食及清晨定时排便的习惯。多食含膳食纤维较丰富的食物及每日保证足够的饮水量。适当运动。

（顾　勤）

biànmìxíng chángyìjī zōnghézhēng

便秘型肠易激综合征（constipated irritable bowel syndrome）以腹痛或腹部不适、便秘为主要症状，缺乏器质性疾病证据的肠道疾病。常呈慢性间歇性发作或在一定时间内持续发作。本病属中医学腹痛、便秘、脾约范畴。

病因病机　病因有感受外邪、饮食所伤、情志失调、劳损体衰等。病机主要为肝失条达，肝脾失和；思虑过劳，脾气亏虚；劳损久病，累及脾肾；肠腑失司，气化失常；痰浊血瘀，久病难愈。肝失疏泄、肝脾不调是本病的基本病机，其中肝气郁结为致病之根本，阴亏是发病之关键。

辨证论治　应分虚实。治疗原则为疏肝理气，通腑导滞。并应根据虚实采用不同方法。分证论治见表。

中成药治疗　在辨证的基础上选择适用的中成药。①木香顺气丸：行气化湿、健脾和胃，用于气滞便秘。②麻子仁丸：清热润肠，用于热结便秘。③苁蓉通便口服液：滋阴补肾、润肠通便，用于阴虚便秘。

其他疗法　在内科治疗的基础上配合其他疗法。①耳针：选交感、神门、皮质下、小肠、大肠，刺激以能耐受为度。②体针：刺双侧天枢穴治疗，得气后针柄接电针治疗仪，以患者自觉腹部肌肉轻度震颤为度。

预防调护　保持心情舒畅。养成良好的饮食及清晨定时排便的习惯。多食含膳食纤维较丰富的食物，避免进食产气的食物，如大豆、乳制品等，每日保证足够的饮水量。鼓励多运动。

（顾　勤）

表　功能性便秘的分证论治

证型	临床表现	治法	主方	常用药
肠道实热证	大便干结，腹中胀满或痛，口干口臭，心烦不寐，小便短赤。舌红苔黄燥，脉滑数	清热润肠	麻子仁丸	麻子仁、杏仁、大黄、枳实、厚朴
肠道气滞证	欲便不得出，或便而不爽，大便干结或不干，腹满胀痛，肠鸣矢气，嗳气频作，烦躁易怒或郁郁寡欢，纳食减少。舌苔薄腻，脉弦	顺气导滞	六磨汤	木香、乌药、沉香、大黄、槟榔、枳实
肺脾气虚证	大便并不干硬，虽有便意，但排便困难，用力努挣则汗出短气，便后乏力，神疲懒言。舌淡苔白，脉弱	益气润肠	黄芪汤	黄芪、白术、麻仁、陈皮
脾肾阳虚证	大便干或不干，排出困难，腹中冷痛，得热则减，小便清长，四肢不温，面色㿠白。舌淡苔白，脉沉迟	温润通便	济川煎	附子、牛膝、肉苁蓉、升麻、枳壳
津亏血少证	大便干结，便如羊粪，口干少津，眩晕耳鸣，腰膝酸软，心悸怔忡。舌红少苔或舌淡苔白，脉弱	滋阴养血润燥通便	润肠丸	当归、生地黄、桃仁、麻仁、枳壳

表　便秘型肠易激综合征的分证论治

证型	临床表现	治法	主方	常用药
肠道实热证	大便干结，腹中胀满或痛，口干口臭，心烦不寐，小便短赤。舌红苔黄燥，脉滑数	清热润肠	麻子仁丸	麻子仁、杏仁、大黄、枳实、厚朴
肝郁气滞证	排便费力或大便秘结，肛门下坠，或排便艰涩不畅，时有便意，腹部胀痛。苔薄，脉弦	疏肝理气	柴胡疏肝散合六磨汤	陈皮、柴胡、芍药、木香、乌药、香附、大黄、槟榔、枳实
脾肾阳虚证	大便干或不干，排出困难，腹中冷痛，得热则减，小便清长，四肢不温，面色苍白。舌淡苔白，脉沉迟	温润通便	济川煎	附子、牛膝、肉苁蓉、升麻、枳壳
肠道津亏证	大便干结如羊粪，3~4 日 1 行，腹胀腹痛，便前少腹可触及条状包块，头晕目眩，口干目涩。舌干少津，脉细或兼数	养阴增液润肠通便	一贯煎	沙参、麦冬、当归、生地黄、川楝子、白芍、枸杞子

jījué

饥厥（syncope due to hunger）

因饥饿等致营气不足，清阳不升，脑神失养，出现以突发心慌、软弱、冷汗、面白，甚至晕厥等为主要临床表现的疾病。属于虚证气厥。本病常见于西医学低血糖症、倾倒综合征。

病因病机　病因主要有饮食劳倦、元气素虚。过度饥饿，劳累过度，或素来元气虚弱、病后虚弱，加之饥饿或受寒等因素诱发，气血生化之源不足，营气不足，清阳不升，脑神失养而致饥厥。脾胃气血亏虚，清阳不升为饥厥的病机关键，病位在脾、脑，与心、肝、肾等密切相关。病理性质都属虚证，或虚实夹杂。

诊断　根据临床表现结合病史可作诊断。①多为成年发病，常在饥饿或运动后骤然发生，亦可于清晨空腹时或下半夜、午餐前出现。部分患者近期内常有胃切除与胃肠吻合手术史，其发作多在术后 1~3 周，于餐后 30 分钟内，或餐后 2~3 小时出现。②突感胃脘不适，饥饿，软弱，心悸，出冷汗，恶心呕吐，头晕目眩，面色苍白，肢体颤抖，脉细数。严重者可见烦躁不安，语言不清，神识模糊，步履不稳，思睡，甚至晕厥、抽搐等。血压可正常、或偏高、或降低。一般发作 15~20 分钟后可自行缓解，或于进食、饮服糖水，或静脉注射葡萄糖后缓解。

辨证论治　饥厥应分亡阳、气虚辨治。

辨证要点　本病为正气亏虚，初起为脾气亏虚，气虚下陷，进一步可发展为阳气暴脱，出现汗出如油，声低息微等症。

治疗原则　初起当升阳举陷，后期当回阳固脱。

分证论治　见表。

中成药治疗　在辨证的基础上选择适用的中成药。补中益气丸：补气升清，用于中气下陷之饥厥。

其他疗法　在内科治疗的基础上配合其他疗法。①体针：取穴三阴交、足三里、脾俞滋阴补脾，太溪、人中等回阳开窍醒神；中脘、神阙，脾胃虚弱者加脾俞、足三里、气海；命门火衰者加命门、肾俞、关元、神阙。②耳针：取穴内分泌、神门、三焦、肾等以调节阴阳，醒神固脱。③灸法：以艾条悬灸关元、太溪、肾俞等以回阳固脱。④适量饮入糖开水。

转归预后　饥厥转归与预后主要取决于正气的强弱，病情的轻重，以及抢救治疗是否及时、得当。发病之后，若呼吸比较平稳，脉象有根，表示正气尚强，预后良好。若气息微弱，或见昏聩不语，或手冷过肘，足冷过膝，或脉象沉伏如线，多属危侯，预后不良。

预防调护　起居有常，饮食有节，避免饥饿过度，或过度劳累，久病体虚者宜调养扶正。反复发作者，外出时可随身携带适量食物、饮料。

（顾　勤）

表　饥厥的分证论治

证型	临床表现	治法	主方	常用药
暴脱亡阳证	突然心悸大汗不止，汗出如油，声短息微，面皖神疲，四肢厥冷，或不省人事。舌淡少津，脉虚大无力或微细欲绝	益气回阳敛阴固脱	参附龙牡汤合生脉散	人参、附子、龙骨、牡蛎、麦冬、五味子、生姜、大枣
脾虚气陷证	饥饿，胃脘不适，恶心欲呕，头晕目眩，心悸，神疲气短，面色苍白，冷汗淋漓，肛门坠垂，或小便失禁。舌淡苔薄白，脉沉微	补气升提	补中益气汤	人参、黄芪、白术、甘草、当归、陈皮、升麻、柴胡

dīxuètángzhèng

低血糖症（hypoglycemia）

由多种病因引起的以血中葡萄糖浓度过低为特点的综合征。一般以血浆葡萄糖浓度低于 2.8mmol/L（50mg/dl）作为低血糖的标准。可表现为多汗、饥饿感和感觉异常、震颤、心悸、焦虑、心率加快、收缩压增高，大脑皮层受抑制时，可表现为意识朦胧、定向力与识别力丧失、嗜睡、肌张力低下、震颤、精神失常，皮质下受抑制时表现为骚动不安、痛觉过敏、可有阵挛性及舞蹈样动作、瞳孔散大、强直性惊厥、锥体束征阳性。严重者进入昏迷阶段，各种反射消失、瞳孔缩小、肌张力降低、呼吸减弱、血压下降等。本病属中医学饥厥范畴。多因饮食不节，素体或病后元气亏虚，清阳不升，脑窍失养所致。

（顾　勤）

chángxīròu

肠息肉（intestinal polyposis）自肠黏膜表面突向腔内异常生长的组织。因生长位置而有直肠息肉、结肠息肉之分。大部分肠息肉患者没有任何自觉症状，少部分会有间断便血，腹部时痛，黏液便或便秘，男性多于女性。结肠息肉与结肠癌发病关系密切，因此也有把结肠息肉称为癌前病变。本病属中医学肠癖、肠覃、泄泻、便血范畴。

病因病机　多因饮食不节、情志内伤、外感六淫、先天禀赋不足或久病致脾阳受损、脾胃运化失权，湿热痰浊内生，气血瘀滞，以致气、湿、痰、瘀相互结聚于肠壁，日久而成息肉。病性属本虚标实，以脾胃虚弱为本，痰瘀互结为标，病理因素主要为痰与瘀，可兼气滞、湿盛。病变部位在胃与肠，涉及肝、脾。

辨证论治　辨证首当明辨虚实、标本之主次。早期见实证以肠道湿热证为主，治疗应以清热利湿，理气止血。中期以虚实交错出现如脾虚瘀结证，治以温中健脾，理气散瘀。晚期多虚中夹实以寒凝结滞证为多见，治以温阳散寒，理气利湿。分证论治见表。

中成药治疗　在辨证的基础上选择适用的中成药。①气滞胃痛冲剂：理气和胃通肠，用于气机阻滞证。②复方黄连素片：清热燥湿、行气止痛，用于湿热壅滞胃肠。

其他疗法　在内科治疗的基础上配合其他疗法。①中药灌肠法：白及、三七、苦参、大黄，加藕粉混匀，再用温开水调成稀糊状，冷后灌肠。②针灸治疗：实证多取手足阳明经穴为主，针用泻法，处方：天枢、合谷、上巨虚、足三里、丰隆；虚证者，多取俞募穴及任脉经穴为主，多用补法。处方：脾俞、肾俞、章门、关元。

转归预后　胃肠道息肉有明显的遗传倾向，如家族性胃肠道息肉病、黑斑－胃肠道息肉综合征等。许多患者久治不愈或久拖不治，致使肠息肉迁延难愈，可能增加癌变趋势。

预防调护　调摄饮食，忌暴饮暴食，忌食生冷、不洁之物，少食辛辣、油腻食物，进食易消化、富营养的食物，饭后不宜立即参加体育活动。应解除患者思想顾虑、调节情志。未病先防，定期体检，早发现，早治疗。对于家族直系亲属中有大肠癌或肠息肉的人群，要定期到医院做肠镜检查。

（贯英杰）

chángláo

肠痨（intestinal tuberculosis；enterophthisis）因痨虫侵及肠道，络脉受损，浊瘀壅滞，耗伤营气所致，以腹痛、腹泻或便秘与腹泻交替、低热、盗汗为主要临床表现的疾病。本病常见于西医学肠结核。

明·虞抟《医学正传·劳极》确立了杀虫与补虚的两大治疗原则，对肠痨的治疗具有重要的指导意义。

病因病机　由于禀赋不足、酒色劳倦、病后失调、营养不良

表　肠息肉的分证论治

证型	临床表现	治法	主方	常用药
肠道湿热证	大便黏浊带血，肛门灼热不适，腹胀下坠伴腹痛、腹泻，息肉表面黏着脓性物，糜烂，可有肿物脱出肛外，指诊有时可触及肿物。舌红，苔黄或黄白相兼而腻，脉弦滑细	清热利湿理气止血	黄连解毒汤	黄连、黄芩、黄柏、栀子、茯苓、地榆炭、大小蓟、枳壳
寒湿内盛证	大便清稀，甚则如水样，脘腹冷痛肠鸣，形寒肢冷。苔白腻，脉濡缓	散寒化湿	藿香正气散	藿香、紫苏、厚朴、茯苓、陈皮、白芷、半夏、桔梗、大腹皮、白术、甘草
气机壅滞证	脘腹胀痛，疼痛拒按，嗳腐吞酸，厌食，痛而欲泻，泻后痛减，粪便奇臭，或大便秘结。舌苔厚腻，脉滑	行气导滞	枳实导滞丸	大黄、黄芩、黄连、神曲、枳实、茯苓、白术、泽泻、青皮、木香
脾虚血瘀证	腹泻史较长，时有肿物脱出肛外，腹部隐痛，便血时多时少，倦怠懒言。舌淡苔白，脉细弱无力	温中健脾理气散瘀	参苓白术散和良附丸	高良姜、制香附、制黄芪、炒枳实、赤石脂、血余炭
阳虚寒凝证	腹胀痛喜暖，四肢冷而无力，腰膝酸痛，大便清冷，伴面部或下肢浮肿，小便少或清长。舌淡暗苔白，脉沉无力	温阳散寒理气利湿	金匮肾气丸	熟地黄、生地黄、山药、泽泻、茯苓、桂枝、制附片、山茱萸、木香

等因素导致机体正气亏虚不能抗邪，而致感受痨虫，侵蚀肺脏，迁延日久，痨虫由肺传于大肠，或痨虫直接从口腹而入，内舍于大肠，损伤肠道络脉，气血瘀结，瘀浊壅滞，耗伤营气而成肠痨。基本病机为正气亏虚，痨虫侵袭，浊瘀壅滞肠络，耗伤气阴。病位在肠，涉及脾、肾。病理性质初期多以实证为主，日久耗伤阴液，致阴虚火旺，继则阴伤及气，甚则阴损及阳，导致气阴两虚及阴阳两虚。

诊断 根据临床表现结合病史可作出诊断。血常规、血沉、结核菌素试验、纤维结肠镜检查等均有助于本病的诊断和鉴别诊断。

诊断要点 ①临床以腹痛、腹泻或便秘与腹泻交替、低热、盗汗为主症。②常伴有腹胀、消瘦、神疲乏力、纳呆等症。③以青壮年多见，多有痨病史。

鉴别诊断 肠痨应与肠癌相鉴别。肠癌多见于中年以后，常无痨病证据，病情恶化迅速，X线钡灌肠见局限性充盈缺损，内镜及活检见肠癌病变。

辨证论治 肠痨辨证应分清虚实进行辨治。

辨证要点 肠痨的辨证，应辨清标本虚实。标实主要指本病初期瘀浊壅滞肠络；本虚有阴虚火旺、气阴两虚及阴阳两虚等。

治疗原则 补虚培元和抗痨杀虫。

分证论治 见表。

中成药治疗 在辨证的基础上选择适用的中成药。①补脾益肠丸：补中益气、健脾和胃，用于肠痨脾胃虚弱者。②固本益肠片：健脾温肾、涩肠止泻，用于肠痨脾肾阳虚者。

其他疗法 在内科治疗的基础上配合其他疗法。

针刺 取梁丘、天枢、阴陵泉、关元、天枢。腹痛者加神阙、梁门、关门，并温灸；阴虚火旺者可商阳点刺放血；食欲不振者加上廉、下廉、中脘；气阴两虚者加脾俞、胃俞、公孙。操作：每次选5～10穴，急性加重期可用提插捻转泻法；慢性缓解期可行提插捻转补法或烧山火法。

灸法 取天枢、关元、神阙。操作：直接灸法，以桐籽大艾柱，每穴灸5壮。天枢和关元可交替使用，或在针刺后加灸亦可。

耳针 取小肠、大肠、胃、脾、肝、肾、交感。亦可在耳穴用王不留行籽贴压。

转归预后 本病若能早期发现，及时治疗，多能治愈；若延误治疗，每多演变恶化，预后多不良。

预防调护 应注意防重于治，避免接触痨虫。同时要重视摄生，禁烟戒酒，慎房室，怡情志，节饮食，劳逸结合。

（郭伟星）

chángjiéhé

肠结核（enterophthisis） 结核分枝杆菌侵犯肠道而引起肠道的慢性特异性感染疾病。本病大多继发于肺结核，特别是开放性肺结核，是最常见的肺外结核病之一。临床上多以腹痛、便秘与腹泻交替、右下腹肿块、发热、盗汗为特征，该病属中医学肠痨、泄泻范畴。

病因病机 先天禀赋不强，后天嗜欲无度、忧思劳倦，或大病久病失于调治，均可导致正气亏虚，从而成为该病发病的基础。肺痨患者经常吞咽含有瘵虫的痰液，或与肺痨患者接触，或由其他途径导致瘵虫入侵肠道，成为发病的条件。基本病机为正气亏虚，瘵虫侵袭，正邪相争，瘀阻肠道。病位在肠，涉及脾、肾。病理性质以脾肾亏虚为本，气滞血瘀为标。

辨证论治 本病辨证应辨清

表 肠痨的分证论治

证型	临床表现	治法	主方	常用药
肠道瘀滞证	腹痛以右下腹为主，刺痛或胀痛，低热。或可触及包块，消瘦，纳差，便秘或腹泻，大便或带脓血。舌紫暗或有瘀斑，脉弦涩	活血化瘀理气散结	少腹逐瘀汤	小茴香、干姜、延胡索、没药、川芎、官桂、赤芍、五灵脂、蒲黄、当归
阴虚火旺证	腹胀痛，潮热盗汗，颧红，五心烦热，口干咽燥，神疲乏力，便秘或腹泻。舌红苔少，脉细数	滋阴降火	清肠饮	当归、地榆、薏苡仁、黄芩、金银花、生甘草、玄参、麦冬
气阴亏虚证	腹胀痛，神疲乏力，消瘦纳差，口燥咽干，不欲多饮，手足心热，面色㿠白，颧红，自汗，盗汗，大便溏薄或秘结。舌红少苔，脉细数无力	益气养阴	五阴煎	熟地黄、芍药、炒山药、炒白扁豆、白术、茯苓、人参、五味子、炙甘草
阴阳两虚证	腹胀痛，神疲乏力，畏寒肢冷，面浮肢肿。常伴头晕，耳鸣，纳差，呕恶，五更泄泻，小便清长。舌淡苔白滑，脉沉细无力	滋阴补阳	补天大造丸	人参、白术、当归、黄芪、酸枣仁、远志、芍药、山药、茯苓、枸杞、熟地黄、紫河车、龟甲、鹿角胶

标本虚实；标实为气滞血瘀，可见右下腹痛，固定不移，有癥块；本虚为脾肾虚弱，可见腹痛阵作，大便稀溏，面色萎黄，神疲乏力，腰膝酸软；此外，气滞血瘀和脾肾虚弱还可兼见，表现为虚实夹杂之证。治疗原则为补虚培元，抗痨杀虫；健脾益肾可增强人体正气，提高抗邪能力；抗痨杀虫是针对病因进行治疗。分证论治见表。

中成药治疗 见肠痨。

其他疗法 在内科治疗的基础上配合其他疗法。

针刺 取梁丘、天枢、阴陵泉、关元、天枢。阳虚者加神阙、梁门、关门，并温灸；阴虚火旺者可商阳点刺放血；食欲不振者加上廉、下廉、中脘；气阴两虚者加脾俞、胃俞、公孙。操作：每次选5～10穴，急性加重期可用提插捻转泻法；慢性缓解期可行提插捻转补法或烧山火法。

灸法 取天枢、关元、神阙。操作：直接灸法，以桐籽大艾柱，每穴灸5壮。天枢和关元可交替使用，或在针刺后加灸亦可。

转归预后 本病患者的转归预后与感染瘵虫的轻重及正气的强弱密切相关。早期病情较轻，治疗及时可获痊愈；若治疗不及时，迁延日久，病情加重，甚则转化为走哺重证，预后不良。

预防调护 预防肠外结核，重视休息疗养。给予高热量、高蛋白、高维生素且易于消化的食物。对于腹泻明显的患者，为避免加快肠蠕动，减少食用乳制品、富含脂肪和粗纤维的食物。腹痛患者采用按摩、针灸等方法缓解疼痛。肠梗阻所致疼痛时，行胃肠减压，并严格禁食。

（郭伟星）

xiǎochángdān

小肠瘅（small intestine dan）

本有湿热内蕴，邪毒内结，气血瘀滞，肠络受损，复为饮食不洁等所诱发，以骤发腹痛、腹泻、便血、发热为主症的疾病。本病常见于西医学急性出血性坏死性肠炎。

《素问·举痛论》曰：“热气留于小肠，肠中痛，瘅热焦渴，则便坚不得出矣”，认为小肠瘅的病因与热结于肠相关。

病因病机 本病病因主要有饮食不节或不洁、外感邪毒等。因饮食偏嗜，水谷精微匮乏，正气虚弱，感受邪毒，内舍小肠，分清泌浊失司，致湿热内蕴，气血瘀滞，肠络受损，再加饮食不洁而诱发本病。基本病机为湿热毒邪蕴结肠络，损伤气血。病位在肠，涉及脾、胃、心、肝。病理性质以湿热、毒邪所致的实证为主，日久伤及正气，可致脾气下陷。

诊断 根据临床表现结合病史可作出诊断。血常规、大便隐血、尿淀粉酶、心电图、腹部X线透视或平片检查等均有助于本病的诊断和鉴别诊断。

诊断要点 ①以骤发腹痛，腹泻，便血，发热为主症。②常伴呕恶、腹胀，或突起腹痛后迅速出现高热、疲乏、嗜睡、谵妄，面白肢冷，脉微细数等温毒厥脱的表现。③以儿童和青少年为常见。

鉴别诊断 小肠瘅应与痢疾相鉴别。痢疾疼痛位于左下腹，常有里急后重及脓血便，大便培养有痢疾杆菌。

辨证论治 辨证应分虚实，治疗当补虚泻实。

辨证要点 辨证应辨清虚实。

治疗原则 实证宜清热利湿，或行气化瘀；虚证宜补益中气。

分证论治 见表。

中成药治疗 在辨证的基础

表 肠结核的分证论治

证型	临床表现	治法	主方	常用药
气滞血瘀证	右下腹刺痛拒按，腹内结块，推之固定不移，可有便秘。舌紫暗或有瘀斑，脉弦细或细涩	化瘀消积行气化滞	四逆散合少腹逐瘀汤	枳实、炙甘草、柴胡、蒲黄、小茴香、官桂、延胡索、干姜、五灵脂、没药、川芎、当归、赤芍
脾肾虚弱证	腹痛隐隐，阵发性加剧，大便稀薄。或五更泄泻，乏力倦怠，纳差食少，腰酸膝软。舌淡苔薄白，脉细弱无力	健脾益肾	参苓白术散合四神丸	莲子肉、薏苡仁、砂仁、桔梗、白扁豆、茯苓、人参、甘草、白术、山药、肉豆蔻、补骨脂、五味子、吴茱萸
阴虚火旺证	腹胀痛，潮热盗汗，颧红，五心烦热，口干咽燥，神疲乏力，便秘或腹泻。舌红苔少，脉细数	滋阴降火	清肠饮	当归、地榆、薏苡仁、黄芩、金银花、生甘草、玄参、麦冬、知母、黄柏
虚实夹杂证	右下腹痛，腹有肿块，面色萎黄，乏力倦怠，潮热盗汗，神疲乏力，纳差食少，大便时溏时秘。舌红苔薄，脉细弱或细数	扶正祛邪	秦艽鳖甲散合保真散	秦艽、鳖甲、柴胡、当归、地骨皮、青蒿、知母、乌梅、人参、黄芪、白术、茯苓、大枣、天冬、麦冬、生地黄、熟地黄、五味子、芍药、莲须、地骨皮、柴胡、陈皮

表　小肠瘅的分证论治

证型	临床表现	治法	主方	常用药
肠道湿热证	腹痛阵发剧烈，呕吐频繁，大便水泻，恶臭，发热面赤。或高热谵语，烦躁，抽搐。舌红苔黄腻，脉弦数或滑数	清热利湿	葛根芩连汤合槐花散	葛根、黄芩、黄连、甘草、槐花、侧柏叶、荆芥穗、枳壳
肠道瘀滞证	腹胀，腹痛阵作较剧，呕吐频繁，便血。舌紫暗或有斑点，苔黄腻，脉弦涩	行气化瘀和络止血	少腹逐瘀汤	小茴香、干姜、延胡索、没药、川芎、官桂、赤芍、五灵脂、蒲黄、当归
脾气下陷证	腹胀痛，食欲不振，恶心呕吐，神疲倦怠，少气懒言，面色萎黄，大便稀溏带黏液，或为血便。舌淡红苔薄白，脉沉弱	补益中气	补中益气汤	黄芪、人参、白术、当归、橘皮、升麻、柴胡、甘草
脾阴亏虚证	腹胀痛，纳食欠香，口干，盗汗，神疲乏力。舌红苔干，脉细数	益气养阴	益胃汤	沙参、麦冬、冰糖、石斛、生地黄、玉竹

上选择适用的中成药。生脉注射液：益气生津复脉，用于气阴两虚证。

其他疗法　在内科治疗的基础上配合其他疗法。

针刺　取穴：梁丘、小肠俞、阴陵泉、上巨虚、天枢。腹痛者加神阙、梁门、关门，并温灸；阴虚者可商阳点刺放血；气虚者加脾俞、胃俞、公孙。每次选穴5～10穴，用提插捻转泻法。

灸法　取天枢、关元、神阙。操作：直接灸法，以桐籽大艾柱，每穴灸5壮。天枢和关元可交替使用，或在针刺后加灸亦可。

耳针　取小肠、大肠、胃、脾、肝、肾、交感。亦可在耳穴用王不留行籽贴压。

转归预后　本病起病急骤，病势凶猛，全身中毒症状出现较早，合并症较多，易并发温毒厥脱、肠痹、脂膜瘅、络血凝等严重病变，预后险恶，常危及患者生命。

预防调护　患病早期宜禁食，卧床休息，腹胀者可胃肠减压，病情好转后宜先予流质、半流质饮食，逐渐恢复正常饮食。饮食宜清淡，避免饮食不洁及暴饮暴食。

（郭伟星）

jíxìng chūxuèxìng huàisǐxìng chángyán

急性出血性坏死性肠炎（acute hemorrhagic necrotizing enteritis）

以小肠的广泛出血、坏死为特征的肠道急性化脓性感染性疾病。临床上多以突发性腹痛、便血、发热、呕吐、腹胀等症状为特征。本病属中医学小肠瘅、腹痛、便血范畴。

病因病机　饮食不洁，饥饱无常，复感时邪，使湿热毒邪蕴结肠腑，灼伤肠络，导致血溢肠道而发为本病。其病位在肠，涉及脾、胃、心、肝。基本病机为湿热毒邪蕴结肠腑，灼伤肠络，血溢肠道。病理性质主要为以湿热、热毒所致的实证为主，亦可出现虚实夹杂或虚证。

辨证论治　本病应从大便或便血的量、色、质、味及腹痛的部位、性质等入手进行辨证，分清虚实；治疗实证宜清热化湿，或清热凉血解毒；虚证宜益气生津，或益气固脱。分证论治见表。

中成药治疗、其他疗法、转归预后、预防调护见小肠瘅。

（郭伟星）

chángyōng

肠痈（acute appendicitis）

因湿热蕴结，瘀滞肠道，热毒内聚，变生痈脓所致的以右下腹疼痛、发热、呕吐为主症的肠道急性实

表　急性出血性坏死性肠炎的分证论治

证型	临床表现	治法	主方	常用药
湿热蕴结证	发热面赤，阵发腹痛，大便溏薄或为黄色水样，味腥臭。常伴呕吐，小便短赤。舌红苔黄腻，脉弦数或滑数	清热利湿解毒	葛根芩连汤	葛根、黄芩、黄连、茯苓、苦参、甘草
热毒炽盛证	壮热，腹痛剧烈，恶心呕吐，腹泻便血鲜红，次数多，味腥臭，口渴引饮，头痛烦躁，甚则神昏、谵语、抽搐。舌红绛苔黄燥，脉洪数	清热凉血解毒	犀角地黄汤合白头翁汤	水牛角、生地黄、赤芍、牡丹皮、黄连、黄柏、白头翁、秦皮
气阴两虚证	热退神疲，或有低热，腹痛隐隐，面色苍白或潮红、发绀、气短息微或气促，大便稀溏，或便血如注，口干唇燥。舌红或淡红，苔白或无苔少津，脉微细或细数	益气生津	参苓白术散	人参、茯苓、白术、莲子、甘草、芍药、白扁豆、桔梗、砂仁、薏苡仁
气随血脱证	在原有症状的基础上病情骤然加重，高热，腹痛剧烈，腹泻，便血，呕吐频频，继则面白肢厥，大汗淋漓，气短息浅，精神萎靡，或神昏。舌淡无苔，脉微细或微细欲绝	益气固脱	参附汤合生脉散	人参、附子、麦冬、五味子

热性内痈类疾病。本病常见于西医学急、慢性阑尾炎及阑尾周围脓肿。

本病首载于《素问·厥论》，其云："少阳厥逆，机关不利……发肠痈不可治，惊者死。"东汉·张仲景《金匮要略·疮痈肠痈浸淫病脉证并治》："肠痈之为病，其身甲错，腹皮急，按之濡如肿状，腹无积聚，身无热，脉数，此为肠内有痈脓等症"，并用大黄牡丹汤治疗。清·张璐《张氏医通》："腹中痛，其始发热恶寒。欲验其证，必小腹满痛。小便淋涩。反侧不便，即为肠痈之确候"，对成痈的确切症状进行了表述。

病因病机 病因主要有外邪侵袭、饮食不节、劳伤过度及情志所伤等。其基本病机为热壅血瘀，阻滞肠道，蕴酿成痈，血败肉腐化脓。病位在肠，涉及脾、肝等。病理性质多属实证、热证，以湿热、瘀毒蕴肠为主，始则病气，继则病血，日久化火成毒。

诊断 根据临床表现结合病史可作出诊断，血常规、腹部B超及CT检查等均有助于诊断和鉴别诊断。

诊断要点 ①临床以右下腹疼痛、发热、呕吐为主症。②常伴有恶寒，头痛，纳差，便秘，小便黄等症。③患者以中青年居多，多发病较急。

鉴别诊断 肠痈应与*石淋*相鉴别。*石淋*以腰痛，尿血，或尿出砂石为主症，X线腹部平片及B超检查可以确诊。

辨证论治 辨证应区分脓成及脓溃与否，治疗分别采用清热利湿、温阳散结、清热解毒祛瘀。

辨证要点 肠痈的辨证应首先应根据其临床症状，判断痈已否成脓，或脓已否溃破等各种不同情况。

治疗原则 泻实为肠痈的治疗原则。根据疾病发展阶段的不同，宜清热利湿，或清热解毒祛瘀。

分证论治 见表。

中成药治疗 在辨证的基础上选择适用的中成药。清热消炎宁胶囊：清热解毒，用于肠痈初起痈未成脓者。

其他疗法 在内科治疗的基础上配合其他疗法。

针刺 取梁丘、阴陵泉、上巨虚、天枢。恶心、呕吐者加内关、中脘；腹胀者配大肠俞；腹痛者加神阙、梁门、关门，并温灸；热毒者可商阳点刺放血。每次选5～10穴，用提插捻转泻法。

耳针 取小肠、大肠、胃、脾、肝、肾、交感。亦可在耳穴用王不留行籽贴压。

转归预后 本病若能早期发现，积极治疗，预后良好，若误诊失治，则可并发诸多急危重症，预后不良。

预防调护 急性发作者，宜禁食，注意休息；病情缓解后，应适当活动。饮食宜清淡，忌暴饮暴食；保持精神舒畅，积极锻炼身体；预防外邪侵袭。

（郭伟星）

lánwěiyán

阑尾炎（appendicitis） 阑尾由于多种因素而形成的炎性改变。临床以转移性右下腹疼痛、体温升高、呕吐为特征。本病属中医学*肠痈*、*腹痛*范畴。

病因病机 病因主要有饮食不节、劳累过度、情志不舒、积垢瘀凝、外感六淫等。以上诸因素均可导致肠道湿热瘀滞，毒热炽盛，侵入营血而发病。基本病机为热壅血瘀，壅聚肠道，血败肉腐成痈脓。病位在肠，涉及脾、肝。病理性质多属实热证，可分为湿热、瘀滞、毒热等证候，早期以湿热证为主，此为痈未成脓；如失治误治，则可瘀滞肠络，甚则久郁化火成毒，则转为瘀毒热炽证，此为痈脓已成。

辨证论治 根据病邪不同采取清热、散寒、化痰、祛瘀。分证论治见表。

中成药治疗、其他疗法、转归预后、预防调护见肠痈。

（郭伟星）

fùtòng

腹痛（abdominal pain） 多种病

表 肠痈的分证论治

证型	临床表现	治法	主方	常用药
湿热内蕴证	右下腹疼痛，偏热者，高热，口渴，便秘，尿黄；偏湿者，身热不扬，口渴不欲饮，呕吐，脘腹痞闷，便溏，黏腻不爽。舌苔黄腻，脉滑数	清热利湿	阑尾清化汤	金银花、蒲公英、牡丹皮、大黄、川楝子、赤芍、桃仁、生甘草
寒痰阻滞证	右下腹痛，无热，四肢不温，肌肤甲错，腹皮急，如肿状，按之软。舌淡胖，苔白腻，脉滑	温阳散寒化痰散结	薏苡附子败酱散	薏苡仁、附子、败酱草、连翘、蒲公英、桔梗
瘀毒热炽证	腹痛甚剧，弥漫至全腹，心下满硬，壮热口干，面红目赤，便秘或热结旁流，小便赤涩。舌红绛苔黄燥，有瘀斑，脉弦数	清热解毒行气活血通里攻下	阑尾清解汤合大黄牡丹汤	金银花、蒲公英、大黄、冬瓜仁、牡丹皮、木香、川楝子、生甘草、桃仁、芒硝

表 阑尾炎的分证论治

证型	临床表现	治法	主方	常用药
热毒炽盛证	右下腹疼痛，偏热者，高热，口渴，便秘，尿黄；偏湿者，身热不扬，口渴不欲饮，呕吐，脘腹痞闷，便溏，黏腻不爽。舌苔黄腻，脉滑数	清热利湿	阑尾清化汤	金银花、蒲公英、牡丹皮、大黄、川楝子、赤芍、桃仁、生甘草
寒痰阻滞证	右下腹痛，无热，四肢不温，肌肤甲错，腹皮急，如肿状，按之软。舌淡胖苔白腻，脉滑	温阳散寒化痰散结	薏苡附子败酱散	薏苡仁、附子、败酱草、连翘、蒲公英、桔梗
瘀血内阻证	右下腹刺痛，痛势隐隐，间歇发作，口干苦。舌紫暗或有瘀斑，脉细涩	活血祛瘀	膈下逐瘀汤	五灵脂、当归、川芎、桃仁、牡丹皮、赤芍、乌药、玄胡索、甘草、香附、红花、枳壳

因导致脏腑气机阻滞、经脉闭阻或脏腑经脉失养所引起的胃脘以下、耻骨毛际以上部位发生疼痛为主症的疾病。本病常见于西医学肠痉挛、神经官能性腹痛、消化不良性腹痛、急性肠系膜淋巴结炎、结核性腹膜炎、肠梗阻、肠粘连、克罗恩病、急性出血性坏死性肠炎、阑尾炎、泌尿系结石、急慢性胰腺炎及肠道寄生虫病。

本病首载于《素问·举痛论》："寒气客于肠胃之间。膜原之下，血不得散，小络急引故痛""热气留于小肠，肠中痛，瘅热焦渴，则干不得出，故痛而闭不通矣"。东汉·张仲景在《金匮要略·腹满寒疝宿食病证治》中对腹痛的辨证论治作了较为全面论述："病者腹满，按之不痛为虚，痛者为实，可下之。舌黄未下者，下之黄自去。"金元·李东垣在《医学发明·泄可去闭葶苈大黄之属》中强调"痛则不通"的学术观点，并在治疗原则上提出："痛随利减，当通其经络，则疼痛去矣"。明·龚廷贤《寿世保元·腹痛》对腹痛的治则提供了参考："治之皆当辨其寒热虚实，随其所得之证施治。若外邪者散之，内积者逐之，寒者温之，热者清之，虚者补之，实者泻之，泄则调之，闭则通之，血则消之，气则顺之，虫则迫之，积则消之，加以健理脾胃，调养气血，斯治之要也。"清·高世栻《医学真传》在此基础上提出了通法的治疗原则："夫通则不痛，理也。但通之之法，各有不同，调气以和血，调血以和气，通也；下逆者使之上行，中结者使之旁达，亦通也；虚者助之使通，寒者温之使通，无非通之之法也。若必以下泄为通，则妄矣。"

病因病机 病因主要有外感六淫、饮食不节、劳倦内伤、情志失调、阳气素虚及跌仆创伤等。外感风、寒、暑、热、湿邪，侵入腹中，阻滞络脉，不通则痛；暴饮暴食，饮食停滞，纳运无力，或过食肥甘厚腻之品，酿生湿热，结于胃肠，或过食生冷，中阳受戕，均可损伤脾胃，气机升降失常，不通则痛；劳欲过度，耗伤阴精，络脉失养，不荣则痛；七情过极，脏腑气机逆乱，气机阻滞而痛作；素体阳亏，寒从内生，脏腑失其温煦而痛；跌仆创伤可致脏腑经络受损，气血瘀滞不通而痛。基本病机为脏腑气机阻滞，经脉闭阻，不通则痛；或脏腑经脉失养，不荣则痛。病位涉及脾、胃、肝、胆。病理性质不外寒、热、虚、实四端，四者往往相互错杂，或寒热交错，或虚实夹杂，或为虚寒，或为实热，亦可互为因果，互相转化。

诊断 根据临床表现结合病史可作出诊断。血常规、尿常规、大便常规、腹部B超、消化道钡餐、胃镜、肠镜、腹腔镜、腹腔穿刺及腹部CT检查等均有助于本病的诊断和鉴别诊断。

诊断要点 ①临床上凡以胃脘以下，耻骨毛际以上部位疼痛者即为腹痛。②注意与腹痛相关病因，脏腑经络相关的症状，如涉及肠胃，可伴腹泻或便秘；膀胱湿热者可见小便淋沥，尿道灼痛；蛔虫作痛多伴嘈杂吐涎，时作时止等。③根据性别、年龄、婚况，与饮食、情志、受凉等关系，起病经过，其他伴发症状，以资鉴别何脏腑受病，明确病理性质。

鉴别诊断 腹痛应与胃痛、其他内科疾病所致腹痛相鉴别。胃痛部位在心下胃脘之处，常伴有恶心、嗳气等胃病见症，腹痛部位在胃脘以下，上述症状在腹痛中较少见。其他内科疾病如积聚之腹痛，伴有腹部包块；痢疾之腹痛，伴有里急后重，大便次数增多并夹有赤白脓血。

辨证论治 腹痛应根据疼痛性质的不同确立相应的治法。

辨证要点 辨证应辨清疼痛的性质。寒痛多见腹痛拘急，雷鸣切痛，寒实兼气逆呕吐，坚满急痛；虚寒则痛势绵绵。热痛多痛在脐腹，痛处热感。气滞痛多时轻时重，痛处不定，攻冲作痛，常伴嗳气，腹胀等症。湿热痛多灼痛，痞满拒按，大便溏泄。血瘀痛多痛处固定不移，刺痛，拒按，夜间重，面色暗。伤食痛可见腹胀，嗳腐吞酸，痛甚欲便，得便则减。暴痛多实，伴腹胀，呕逆，拒按等。久痛多虚，痛势绵绵，喜揉喜按。

治疗原则　治疗本病当以“通”字立法。根据辨证的虚实寒热，在气在血，可分别予以补虚、泻实、散寒、清热、化湿、理气、活血之法。

分证论治　见表。

中成药治疗　在辨证的基础上选择适用的中成药。①良附丸：温中理气，用于寒凝气滞所致的腹痛。②元胡止痛片：理气活血止痛，用于气滞血瘀所致的腹痛。

其他疗法　在内科治疗的基础上配合其他疗法。

体针　寒痛、虚痛，可针刺天枢、气海、足三里，脾胃虚寒，加关元、中府；气滞痛，可针刺期门、肝俞、足三里；热痛、食积痛可针刺合谷、中脘、足三里；瘀痛，可针刺气海、天枢、曲泉、三阴交、归来。

灸法　脐中痛、大便溏，可灸神阙。

耳针　取交感、神门、胃、脾、大肠、小肠、皮质下。

推拿　取丹田、气海、归来、八骸等穴，用按、摩、点、擦手法。

转归预后　本病病情复杂，如治不及时常可产生多种变证。如急性暴痛，若治不得当，易气血逆乱，可致厥脱之证，一旦抢救不及则危殆立至；若湿热蕴结肠胃，蛔虫内扰，或术后气滞血瘀，可造成腹气不通，日久则变生积聚。体质好、病情短、正气尚足者预后良好；体质较差、病程长、正气不足者预后较差。

预防调护　适寒温，避免外邪入侵；慎饮食，防止暴饮暴食，少食辛辣、油腻之品；调节情志，保持心情愉快，避免忧思恼怒等不良精神刺激。

（郭伟星）

gōngnéngxìng fùtòng

功能性腹痛（functional abdominal pain）　持续或频繁发作的下腹痛，病程超过半年，但与胃肠道器质性疾病无关或关系不大的功能性疾病。又称慢性特发性腹痛、慢性功能性腹痛。本病通常疼痛范围较广，持续多年，痛感强烈。本病属中医学腹痛范畴。

病因病机　病因主要有劳倦内伤、情志失调、阳气素虚，导致气机阻滞，不通则痛。

辨证论治　应分虚实辨治。虚者宜补气、温阳；实者当疏肝解郁。分证论治见表。

中成药治疗　在辨证的基础上选择适用的中成药。①理中丸：温中理气，用于脾胃虚寒所致的腹痛。②元胡止痛片：理气活血止痛，用于气滞所致的腹痛。

其他疗法　同腹痛。

转归预后　本病虽病情较轻，但常反复发作，缠绵难愈。

预防调护　适寒温，避风寒，

表　腹痛的分证论治

证型	临床表现	治法	主方	常用药
寒凝腹痛证	腹痛拘急，雷鸣切痛，遇寒痛甚，得温痛减，口淡不渴，形寒肢冷，小便清长，大便清稀或秘结。舌淡苔白腻，脉沉紧或弦紧	温里散寒理气止痛	良附丸合正气天香散	高良姜、附子、乌药、陈皮、香附、苏叶、干姜
热结腹痛证	腹痛拒按，脘腹胀满，大便干燥，小便黄赤，烦渴引饮，大便滞下不爽，潮热自汗。舌红苔黄燥或黄腻，脉滑数	泄热通腑行气导滞	大承气汤	大黄、芒硝、枳实、厚朴
气滞腹痛证	脘腹胀闷，疼痛拒按，时轻时重，走窜攻冲，痛无定处，得嗳气或矢气则疼痛减轻，痛引两胁，遇忧思恼怒则剧。舌红苔薄白，脉弦	疏肝解郁理气止痛	柴胡疏肝散	柴胡、枳实、甘草、芍药、陈皮、香附、川芎
湿热壅滞证	腹部灼痛，痞满拒按，胸闷不舒，烦渴喜冷饮，大便秘结，或溏滞不爽，身热自汗，小便短赤。苔黄燥或黄腻，脉滑数	清热化湿通腑导滞	大承气汤	枳实、大黄、泽泻、芒硝
血瘀腹痛证	腹痛较剧，痛如针刺，拒按，固定不移，经久不愈，夜间重，面色暗，肌肤甲错，小腹积块。舌紫暗或有瘀斑，脉沉细或涩	活血化瘀和络止痛	少腹逐瘀汤	蒲黄、小茴香、官桂、川芎、当归、赤芍、五灵脂、没药、延胡索、干姜
食积腹痛证	脘腹胀痛，疼痛拒按，嗳腐吞酸，厌食泛呕，痛而欲泻，泻后痛减，或大便秘结或便下稀软，完谷不化。舌红或淡白，舌苔厚腻，脉滑而有力	消食导滞理气止痛	枳实导滞丸	枳实、神曲、泽泻、茯苓、黄芩、黄连、大黄、白术
虚寒腹痛证	腹痛绵绵，时作时止，喜温喜按，按之痛减。常伴形寒肢冷，身疲乏力，气短懒言，胃纳不佳，面色无华，大便稀薄。舌淡苔薄白，脉沉细无力	温中补虚缓急止痛	小建中汤	芍药、桂枝、炙甘草、生姜、大枣、饴糖

表　功能性腹痛的分证论治

证型	临床表现	治法	主方	常用药
中气亏虚证	脘腹疼痛隐隐，食少纳呆，便溏，气短乏力，时有脏腑坠胀感。舌淡苔薄白，脉细	补中益气	补中益气汤	黄芪、白术、升麻、陈皮、茯苓、甘草、鸡内金
肝郁气滞证	脘腹胀闷，走窜攻冲，痛无定处，情志抑郁，得嗳气或矢气则疼痛减轻，痛引两胁。舌红苔薄白，脉弦	疏肝解郁理气止痛	柴胡疏肝散	柴胡、枳实、甘草、芍药、陈皮、香附、川芎
脾胃虚寒证	腹痛绵绵，时作时止，喜温喜按，按之痛减。常伴形寒肢冷，身疲乏力，大便稀薄。舌淡苔薄白，脉沉细无力	温中补虚缓急止痛	黄芪建中汤	黄芪、芍药、桂枝、炙甘草、生姜、大枣、饴糖

节饮食，畅情志，劳逸结合。

（郭伟星）

chángbì

肠痹（intestinal painful impediment） 以腹胀如鼓，腹痛，呕吐，便秘，无肠鸣、矢气为主要表现的疾病。此病常见于西医学麻痹性肠梗阻、功能性肠梗阻。

病名最早见于《黄帝内经》："肠痹者，数饮而出不得，中气喘争，时发飧泄。"宋代《圣济总录》认为主要病机为邪气闭阻："风寒湿三气乘虚客于肠间，则邪留而和气闭矣。故其证数饮而出不得，中气喘争，时发飧泄，大小肠气痹，水道不通，故虽多饮而不得溲便；并气于大肠，使糟粕不化，故中气喘争，时发飧泄也"。从上述文献看，肠痹更接近现代医学的炎性肠病，与肠梗阻的表现相距稍远。但清·《临证指南医案》有"食进脘中难下，大便气塞不爽，肠中收痛，此为肠痹"的论述，并将"肠痹"单列一门，发展和丰富了肠痹的内容。从临床特点看，与现代医学的肠梗阻相近。全国科学技术名词审定委员会审定的《中医药学名词》和国家标准的《中医临床诊疗术语》均认为肠痹"以腹胀如鼓，腹痛，呕吐，便秘，无肠鸣、矢气为主要表现"。

病因病机 病因有感受寒邪、热郁食滞、气滞血瘀、虫团内阻等。病位在大或小肠，属本虚标实。本虚指脾胃虚弱，标实指食积、寒凝、瘀血、燥热、蛔虫阻扰肠道等。

诊断 以临床表现结合病史作出诊断。结合腹部超声、腹部平片、腹部CT、胃肠造影等可明确诊断。

诊断要点 ①胀、闭、痛、呕四大症。②腹部膨隆，叩之如鼓，肠鸣音减弱或消失。

鉴别诊断 本病与肠结相鉴别。肠结腹部阵发性绞痛，肠鸣音亢进，可见肠型及闻及气过水声。腹部X线检查有助诊断。

辨证论治 分清虚实，以"通"为法。

辨证要点 辨证主要在于辨别腹痛、呕吐等情况。

治疗原则 以通利为原则。

分证论治 见表。

中成药治疗 在辨证的基础上选择适用的中成药。①四磨汤口服液：顺气降逆、消积止痛，用于气滞食积之肠痹。②莫家清宁丸：清理胃肠、泻热润便，用于腑实热结之肠痹。

其他疗法 在内科治疗的基础上配合其他疗法。

针刺 气海，足三里，中脘，天枢。

灸法 取足三里、天枢、下巨虚为主穴，呕吐加内关；便秘加大肠俞、支沟；阵发性腹痛加三阴交、气海；肠鸣腹胀加太白。

食疗 鲜萝卜、芒硝，水煎服，适用于虫积阻结证。

推拿 患者仰卧，用拇指点按内关、天枢、足三里至疼痛缓解后，再行其他手法。患者慢慢翻向侧卧位，先在背部两侧脾俞、大肠俞、小肠俞等穴位处有拇指按揉，以酸胀得气为合适。

转归预后 一般预后良好。

表　肠痹的分证论治

证型	临床表现	治法	主方	常用药
腑实热结证	腹痛剧烈而拒按，肠鸣有声，呕吐食物，大便干结。苔黄腻，脉洪大或数滑	泄热通腑荡涤积滞	大承气汤	生大黄、芒硝、枳实、厚朴
寒邪直中证	腹中绞痛，可触及包块，疼痛拒按，恶寒，面色青冷。舌淡暗苔白腻，脉沉紧	温中散寒解凝止痛	大黄附子汤	大黄、附子、细辛
虫积阻结证	腹痛时作时止，面黄肌瘦，或面部有白色虫斑，突发腹中剧痛，痛在脐周，按之有块。苔白，脉弦	驱虫消积	追虫丸	黑牵牛、槟榔、雷丸、木香
血瘀气滞证	腹痛持续，胀气较甚，或痛处固定不移，痛而拒按。舌紫暗苔白或黄，脉弦细	理气活血	少腹逐瘀汤	小茴香、干姜、延胡索、没药、当归、川芎、肉桂、赤芍、蒲黄、五灵脂

有些需外科治疗。阳气虚脱者，治疗不利则预后不良。

预防调护 发病时禁食，补液及营养；平时饮食宜清淡易消化。

（朱明军）

mábìxìng chánggěngzǔ

麻痹性肠梗阻（paralytic intestinal obstruction）

因各种原因使肠管扩张，蠕动消失，不能将肠内容物推进的疾病。本病属中医学肠痹、腹痛范畴。

病因病机 病因有感受寒邪、热郁食滞、气滞血瘀、虫团内阻等。病机为饮食积滞，致胃肠热盛，或寒邪直中，使气血凝结，或虫多成团，阻碍肠间，或异物压迫，血行不畅，不通则痛而发病。病位在大、小肠，病理性质属本虚标实。本虚指脾胃虚弱，标实指食积、寒凝、瘀血、燥热、蛔虫阻扰肠道等。

辨证论治 分证论治见表。

中成药治疗 在辨证的基础上选择适用的中成药。枳术丸：健脾消食行气，用于脾虚气机阻滞。

其他疗法 在内科治疗的基础上配合其他疗法。

保留灌肠 大承气汤保留灌肠，6小时后可重复。

体针 气海，足三里，中脘，天枢。

推拿 患者仰卧位，医者在其腹部环脐用手掌摩抚，宜顺时针方向操作，也可配合大鱼际或掌根揉法。用拇指轻缓按揉腹部天枢、气海、中脘穴，而后按揉双侧足三里。

食疗 橘花、红茶、建曲，白开水冲泡代茶饮。

转归预后 预后良好，一般非手术治疗即可，如治疗期间症状体征加重，通常应手术治疗。

预防调护 饮食卫生，防止蛔虫症。有腹部外伤及手术史者，应注意腹部锻炼和及时治疗，防止肠粘连。老年体弱者，经常保持大便通畅，常服通腑与泄热剂，润肠剂，如麻仁丸，番泻叶等。加强体育锻炼，增强体质。

（朱明军）

gōngnéngxìng chánggěngzǔ

功能性肠梗阻（functional intestinal obstruction）

由腹部手术后，或因肠道、腹部的病变，或是全身疾患、瘫痪等的影响，使肠体麻痹，气机不通所致的疾病。老年人多见，本病属中医学肠痹、腹痛范畴。

病因病机 病因有手术创伤、感受寒邪、热郁食滞、气滞血瘀等。病位在大、小肠，病理性质属本虚标实。本虚指脾胃虚弱，标实指食积、寒凝、瘀血、燥热等。

辨证论治 本病当分虚实论治。实者当行气、散寒、祛瘀、化痰。虚者当补气健脾。分证论治见表。

其他疗法 在内科治疗的基础上配合其他疗法。

保留灌肠 大承气汤保留灌肠，6小时后可重复。

体针 气海，足三里，中脘，天枢。

灸法 取足三里、天枢、下巨虚为主穴，呕吐加内关；便秘

表 麻痹性肠梗阻的分证论治

证型	临床表现	治法	主方	常用药
气机阻滞证	腹痛持续，胀气较甚，胃脘胀满，不思饮食，痛而拒按。舌紫暗苔白或黄，脉弦细	行气导滞	枳实导滞丸	枳实、木香、大黄、黄连、黄芩、六神曲、白术、茯苓、泽泻
腑实热结证	腹部胀痛不适，伴发热，呼吸困难，大便干结，小便黄。舌红苔黄腻，脉数	通腑泻热	大承气汤	大黄、厚朴 枳实、芒硝

表 功能性肠梗阻的分证论治

证型	临床表现	治法	主方	常用药
肠道气滞证	腹胀如鼓，腹痛，嗳气，恶心呕吐，便秘，无矢气。舌红苔黄，脉弦	行气宽肠 泻结行滞	厚朴三物汤合六磨汤	厚朴、大黄、枳实、槟榔、沉香、木香、乌药、大黄、枳壳
寒滞胃肠证	腹胀痛，恶心呕吐，大便秘结，恶寒肢冷，面色淡白。舌苔白，脉沉弦有力	温中散寒 泻结行滞	正气天香散	乌药、陈皮、苏叶、香附、干姜
瘀滞胃肠证	腹胀痛或刺痛，痛处固定，大便秘结。舌紫暗或有斑点，脉弦涩	攻下逐瘀	少腹逐瘀汤	水蛭、虻虫、桃仁、大黄
脾虚气滞证	脘腹痞满胀痛，嗳气，呕吐、食欲不振，神疲乏力，面黄无华，大便不通。舌淡苔白，脉弦缓	补脾益气 泻结行滞	香砂六君子汤合厚朴三物汤	木香、砂仁、陈皮、半夏、白术、茯苓、党参、甘草、厚朴、枳实、大黄
痰饮中阻证	腹部胀满疼痛，呕吐水液，肠鸣漉漉，口舌干燥，大便秘结。苔白腻或滑，脉沉弦或伏	攻逐水饮	甘遂半夏汤合己椒苈黄丸	甘遂、半夏、芍药、甘草、防己、椒目、葶苈子、大黄

加大肠俞、支沟；阵发性腹痛加三阴交、气海；肠鸣腹胀加太白。

推拿　患者仰卧，用拇指点按内关、天枢、足三里至疼痛缓解后，再行其他手法。患者慢慢翻向侧卧位，先在背部两侧脾俞、大肠俞、小肠俞等穴位处有拇指按揉，以酸胀得气为合适。

转归预后　通常预后良好，一般不出现水电解质紊乱、酸碱平衡失调、感染中毒、休克或器官功能障碍等，但症状往往长期存在。

预防调护　保持心情愉悦，情绪稳定。适当进行体育锻炼，恢复肠道功能。有腹部外伤及手术史者，应注意腹部锻炼和及时治疗，防止肠粘连。

（朱明军）

chángjié

肠结（obstruction of intestines）

多因腹部手术损伤，或实邪内结，使肠体活动异常而搏结不通，气机阻塞所致的以腹痛、呕吐、腹胀、便秘为主要表现的内脏痹病类疾病。本病常见于西医学肠梗阻、肠粘连。

本病相关论述可见于便秘、腹胀等疾病。《伤寒论·辨脉法》："问曰：脉有阳结阴结者，何以别之？答曰：其脉浮而数，能食不大便者，此为实，名曰阳结也，期十七日当剧；其脉沉而迟，不能食，身体重，大便反硬，名曰阴结也，期十四日当剧。"宋代《圣济总录》认为冷气内结可致本病："久腹胀者，冷气结于腹内，与脏气相搏，积久而不散也，盖腹为至阴之所居。脾胃为仓廪之官。今寒气在内，与脏气相搏，停积不散，故为久胀，脾胃既虚，则难以腐熟水谷。"明·龚廷贤《万病回春·大便闭》提出了热结肠腑的观点："身热烦渴，大便不通者，是热闭也；久病人虚，大便不通者，是虚闭也；因汗出多大便不通者，精液枯竭而闭也；风证大便不通者，是风闭也；老人大便不通者，是血气枯燥而闭也……实热也。"

病因病机　病因为腹部手术损伤、实邪内结等。病位在大小肠，其病机在于气结瘀闭，通降失调，肠道气结瘀闭，不通则痛。

诊断　以临床表现结合病史作出诊断。结合腹部 MRI、腹部平片、腹部 CT、胃肠造影等可明确诊断。

诊断要点　阵发性剧烈绞痛；间断呕吐；腹胀，严重者可有休克。

鉴别诊断　本病与气腹痛相鉴别。气腹痛突起腹部阵发性剧痛，可经治或自然缓解，缓解后无明显症状，腹部一般喜按，无包块，无肛门停止排便、排气现象，X 线及胃肠检查无器质性病变发现。

辨证论治　分清虚实。

辨证要点　根据疼痛的性质，轻重，及粘连部位进行辨证。

治疗原则　理气化瘀，攻下通腑，

分证论治　见表。

中成药治疗　在辨证的基础上选择适用的中成药。①四磨汤口服液：顺气降逆、消积止痛，用于气滞食积之肠梗阻。②莫家清宁丸：清理胃肠、泻热润便，用于腑实热结之肠梗阻。

其他疗法　在内科治疗的基础上配合其他疗法。

针灸　针刺气海，足三里，中脘，天枢。

艾灸　取足三里、天枢、下巨虚为主穴，呕吐加内关；便秘加大肠俞、支沟；阵发性腹痛加三阴交、气海；肠鸣腹胀加太白。

食疗　橘花、红茶、建曲，白开水冲泡代茶饮。

推拿　患者仰卧，用拇指点按内关、天枢、足三里至疼痛缓解后，再行其他手法。患者慢慢翻向侧卧位，先在背部两侧脾俞、大肠俞、小肠俞等穴位处有拇指按揉，以酸胀得气为合适。

转归预后　单纯性肠梗阻预后好。手术后期发生的粘连，多需外科手术治疗，预后稍差。

预防调护　忌食生冷，腹部锻炼，保持大便通畅，保持心情愉快。

表　肠结的分证论治

证型	临床表现	治法	主方	常用药
气机壅滞证	腹胀如鼓，腹中转气，腹痛时作时止，痛无定处，恶心，呕吐，矢气，便闭。舌淡苔薄白，脉弦紧	行气导滞理气通便	厚朴三物汤	厚朴、大黄、枳实
实热内结证	腹胀，腹痛拒按，口干口臭，大便秘结，或有身热，烦渴引饮，小便短赤。舌红舌苔黄腻或燥，脉滑数	泄热导泻通里攻下	大承气汤	大黄、厚朴、枳实、芒硝
脉络瘀阻证	发病突然，腹痛拒按，痛无休止，病位不移，腹胀如鼓，腹中转气停止，无矢气，便闭。舌红有瘀斑，苔黄，脉弦涩	活血化瘀行气通便	桃仁承气汤	桃仁、甘草、芒硝、大黄
气阴两虚证	腹部胀满，疼痛，忽急忽缓，喜温喜按，恶心呕吐，大便不通，乏力，面白无华，或有潮热盗汗。舌淡或红苔白，脉细弱或细数	益气养阴润肠通便	新加黄龙汤	生地黄、甘草、人参、大黄、芒硝、玄参、麦冬、当归、海参、姜汁

（朱明军）

jīxièxìng chánggěngzǔ

机械性肠梗阻（mechanical intestinal obstruction） 由机械性阻塞导致肠内容物通过完全受阻或严重障碍的疾病。本病属中医学肠痹、肠结、腹痛范畴。

病因病机 病因为饮食不节，寒邪凝滞，热邪郁闭，气血瘀阻，燥屎内结等。病位在大、小肠，以实证、热证为主，后期可发展为本虚标实。

辨证论治 本病当辨寒结、热结、血瘀。热结者可见疼痛剧烈而拒按，大便干结，苔黄腻等热象，当邪热通腑。寒结者可见可触及包块，疼痛拒按，恶寒，面色青冷等寒象，当温中散寒；血瘀者可见痛处固定不移，痛而拒按，舌质紫暗，当活血祛瘀。分证论治见表。

中成药治疗 莫家清宁丸：清理胃肠、泻热润便，用于腑实热结证。

其他疗法 在内科治疗的基础上配合其他疗法。

保留灌肠 大承气汤保留灌肠，6 小时后可重复。

针刺 足三里、内关。

按摩 患者仰卧，用拇指点按内关、天枢、足三里至疼痛缓解后，再行其他手法。患者慢慢翻向侧卧位，先在背部两侧脾俞、大肠俞、小肠俞等穴位处有拇指按揉，以酸胀得气为合适。

转归预后 单纯性肠梗阻预后良好，各种类型的绞窄性肠梗阻预后稍差，一般需要通过手术治疗，肿瘤所致的如有转移，预后差。

预防调护 心理护理：由于患者发病突然，极度痛苦，产生焦虑、恐惧的心理，亲戚朋友应多关心体贴患者，耐心做好解释安慰工作。饮食护理：暂禁食、禁水，待排气、排便、腹胀消失后可进流质饮食，忌食易产气的豆类、甜食、牛奶等。饮食应循序渐进。体位护理：生命体征平稳者可给予半坐卧位，以减轻腹胀。

（朱明军）

chángzhānlián

肠粘连（ankylenteron） 各种原因引起的肠管与肠管之间、肠管与腹膜之间、肠管与腹腔内脏器之间发生的不正常黏附，以腹痛、腹胀、矢气不畅、嗳气、大便干燥为主要表现的疾病。本病属中医学肠结、腹痛范畴。

病因病机 病因有手术外伤、饮食失节。病机为肠道气结瘀闭，通降失调，病位在大、小肠，与胃脾肝密切相关，初为里实证，后期为本虚标实或正虚邪阻。

辨证论治 本病应分虚实。实证当行气化瘀、通腑泄热；虚则以益气养阴为主。分证论治见表。

中成药治疗 在辨证的基础上选择适用的中成药。①生脉胶囊：益气养阴，用于气阴两虚证。②莫家清宁丸：清理胃肠、泻热润便，用于腑实热结之肠梗阻。

其他疗法 在内科治疗的基

表 机械性肠梗阻的分证论治

证型	临床表现	治法	主方	常用药
腑实热结证	以腹痛复发，疼痛剧烈而拒按，肠鸣有声，呕吐食物，大便干结。苔黄腻，脉洪大或数滑	泄热通腑 荡涤积滞	大承气汤	大黄、厚朴、枳实、芒硝
寒邪直中证	突发腹中绞痛，可触及包块，疼痛拒按，恶寒，面色青冷。舌淡暗苔白腻，脉沉紧	温中散寒 解凝止痛	大黄附子汤	大黄、附子、细辛
血瘀气滞证	腹部持续疼痛，胀气较甚，或痛处固定不移，痛而拒按。舌紫暗苔白或黄，脉弦细	活血化瘀 理气止痛	少腹逐瘀汤	茴香、干姜、延胡索、没药、当归、川芎、肉桂、赤芍、蒲黄、五灵脂

表 肠粘连的分证论治

证型	临床表现	治法	主方	常用药
气机壅滞证	腹胀如鼓，腹中转气，腹痛时作时止，痛无定处，恶心，呕吐，便闭。舌淡苔薄白，脉弦紧	行气导滞 理气通便	厚朴三物汤	厚朴、大黄、枳实、乌药、延胡索、枳壳
实热内结证	腹胀，腹痛拒按，口干口臭，大便秘结，或有身热，烦渴引饮，小便短赤。舌红舌苔黄腻或燥，脉滑数	泄热导泻 通里攻下	大承气汤	大黄、厚朴、枳实、芒硝、延胡索
瘀血内阻证	发病突然，腹痛拒按，痛无休止，病位不移，腹胀如鼓，腹中转气停止，无矢气，便闭。舌红有瘀斑，苔黄，脉弦涩	活血化瘀 行气通便	桃仁承气汤	桃仁、甘草、芒硝、大黄、当归、枳实
气阴两虚证	腹部胀满，疼痛，忽急忽缓，喜温喜按，恶心呕吐，大便不通，乏力，面白无华，或有潮热盗汗。舌淡或红苔白，脉细弱或细数	益气养阴 润肠通便	新加黄龙汤	生地黄、甘草、人参、大黄、芒硝、玄参、麦冬、当归、海参、姜汁

础上配合其他疗法。

针灸　针刺气海，足三里，中脘，天枢。

艾灸　取足三里、天枢、下巨虚为主穴，呕吐加内关；便秘加大肠俞、支沟；阵发性腹痛加三阴交、气海；肠鸣腹胀加太白。

食疗　橘花、红茶、建曲，白开水冲泡代茶饮。

转归预后　单纯性肠粘连预后较好。如手术后晚期发生的粘连，多病情复杂，需外科手术治疗，预后较差。

预防调护　注意饮食卫生，进食清淡、易消化食物，避免过多食用生冷之品。有腹部外伤及腹部手术史者，应注意腹部锻炼和及时治疗，以防肠粘连的发生。保持大便通畅。加强体育锻炼，增强体质。急性期应禁食水，密切观察排气、排便次数，维持水电解质平衡，待排气、排便、腹胀消失后可进流质饮食，忌食易产气的豆类、甜食、牛奶等，生命体征平稳者可给予半坐卧位，以减轻腹胀。

（朱明军）

cháng'ái

肠癌（intestinal cancer）　发生在盲肠、全部结肠和直肠黏膜的恶性肿瘤。早期常无明显的临床症状，中后期以排便形状、习惯改变，血便或黏液、脓血便，伴腹痛、腹胀、腹部结块、消瘦为特征表现，发病年龄为45岁左右，无明显性别之差。发病部位多为低位，半数以上位于直肠，其余依次为乙状结肠、盲肠、升结肠、降结肠。有11%～20%的肠癌发生于小于30岁的青年人，称为年轻人肠癌，恶性程度较高，预后较差。大肠癌的死亡率在恶性肿瘤中位居第四位。

中医古籍中无肠癌之病名，根据肠癌的症状、体征特点，属中医学肠覃、肠风、脏毒、癥瘕、便血、锁肛痔、积聚、下痢范畴。《灵枢·水胀》记述“肠覃”是“恶气乃起，息肉乃生”。

病因病机　因素体虚弱，脾肾不足，饮食不节，起居失常，忧思抑郁，感受外邪所致。脾胃运化失司，湿热蕴毒下注；肺经遗热，传于大肠；肾经阴虚，不能润肠；肝经郁热，渗注入肠。病位在大肠、小肠，与肺、脾、肝、肾三脏有关。病理因素总以湿浊、毒热为多。基本病机为邪毒乘虚入于肠腑，毒聚不散，气、瘀、湿毒留滞大肠，蓄而成积，大肠传导失司。病属本虚标实，早期以标实为主，中期虚实并见，病程日久，则脾肾阳虚，肝肾阴虚，气血两虚及虚实夹杂。

诊断　根据临床表现结合病史作出诊断。直肠指诊、粪便隐血实验、内镜检查、结肠X线、CT检查、超声波检查、血清癌胚抗原（CEA）检查等有助于诊断和鉴别诊断。

诊断要点　①结肠癌主要表现有腹痛，呈间歇性隐痛，转为持续性疼痛。肠梗阻时则产生绞痛，便溏带脓血，便次增多，尤其以左侧结肠癌病变为多，伴有消瘦乏力和贫血，营养状态渐差；②直肠癌早期无明显自觉症状，但常有便血，肿瘤表面溃疡和感染时，则出现大便频，黏液脓血便，腹泻，里急后重，肠管狭窄时大便量少，次数多，便形扁平或变细，或夹脓血黏液便；③肛管癌症状类似痔疮，有肛内不适感及疼痛，或有出血；④视诊有腹部膨隆、肠型，触诊腹部有结块。

鉴别诊断　应与泄泻鉴别。泄泻以腹痛腹泻，粪质清稀，可伴有未消化的食物残渣为特征。本病是以腹部肿块，腹痛，腹胀，便脓血样便或大便变形为主。

辨证论治　辨证主要辨虚实。

辨证要点　早期多以邪实为主，中期虚实并见，随着疾病发展，晚期伤及气阴，损及肝肾。

治疗原则　理气健脾，益肾温阳治其本，以清热解毒，清利湿热，活血化瘀治其标。早期以清热利湿、解毒祛瘀为主；中期常虚实夹杂，治疗以扶正祛邪兼顾；晚期重在扶正，分别采用温补脾肾、滋补肝肾、补益气血之法。

分证论治　见表。

中成药治疗　在辨证的基础上选择适用的中成药。

口服中成药　①牛黄解毒片：清热解毒通便，用于大肠癌之便秘者。②地榆槐角丸：清脏腑湿热，用于大肠火盛、肠风便血、湿热便秘、肛门肿痛。③香连化滞丸：清利湿热、散结消肿，用于肠癌腹痛下痢。④平消胶囊：活血化瘀、止痛散结、扶正祛邪，用于中晚期肠癌。

中药注射剂　复方苦参注射液：扶正抗癌、止痛止血，用于大肠癌。

其他疗法　在内科治疗的基础上可以配合其他疗法。①灌肠法：黄柏、黄芩、紫草、丹参、虎杖、藤梨根、乌梅，水煎剂灌肠。②外用栓剂：硇砂、鸦胆子、乌梅肉、冰片，制成栓子，塞入肛门内。

转归预后　本病起病较为隐匿，早期症状不明显，就诊时大部分已属中晚期，经中西医结合治疗，若用药得当，正气得复，患者尚可长期生存；若正气不复，邪气渐盛，正虚邪实，预后不良。其预后与病变的范围、深度、治

表　肠癌的分证论治

证型	临床表现	治法	主方	常用药
湿热下注证	腹胀腹痛拒按，便稀或溏，或里急后重，便下脓血，肛门灼热。或有发热，恶心呕吐，脘腹胀满。苔黄腻，脉滑数	清热利湿化瘀解毒	槐角丸合白头翁汤	白头翁、黄连、黄柏、秦皮、苍白术、地榆、侧柏叶、荆芥、防风、枳壳
瘀毒内阻证	腹痛，便脓血，紫暗量多，里急后重，烦热口渴。舌紫或有瘀点，脉涩滞而细数	清热解毒化瘀散结	膈下逐瘀汤	当归、川芎、桃仁、牡丹皮、赤芍、乌药、玄胡索、灵脂、甘草、香附、红花、枳壳
脾虚气滞证	腹胀，腹鸣窜痛，大便溏薄，倦怠乏力，嗳气纳呆，胸闷，面色萎黄，足踝肿胀。舌淡苔薄白，脉细濡	健脾补中理气行滞	香砂六君子汤	人参、白术、茯苓、甘草、陈皮、半夏、砂仁、木香、生姜
脾肾两虚证	久泻久痢，肠鸣而泻，泻后稍安，腹痛喜热，甚则肢凉怕冷，面色苍白，喜睡懒动。苔白，脉沉细尺弱	温肾健脾祛寒胜湿	参苓白术散合四神丸	莲子肉、薏苡仁、砂仁、桔梗、白扁豆、茯苓、人参、甘草、白术、山药、补骨脂、吴茱萸、肉豆蔻、五味子、生姜、大枣
肝肾阴虚证	腹痛隐隐，大便秘结或大便扁细，或黏液脓血；形体消瘦，五心烦热。头晕耳鸣，腰膝酸软，盗汗，头晕目眩，口苦咽干，遗精。舌红少苔，脉弦细	滋阴益肾降火生津	知柏地黄丸	知母、黄柏、熟地黄、山茱萸、牡丹皮、茯苓、泽泻、山药
气血两虚证	腹痛绵绵，或腹内结块，肛门重坠，大便带血，泄泻，面色不华，气短乏力，头晕眼花，心悸。舌淡，脉细	益气养血健脾补肾	八珍汤	当归、川芎、熟地黄、白芍药、人参、白术、茯苓、甘草

疗时转移情况、并发症的出现与否及处理结果均有关。

预防调护　合理饮食，以低脂肪多纤维饮食为宜，避免长期进食高脂食谱。积极防治癌前病变，如大肠腺瘤、慢性结肠炎等。近期有进行性消瘦以及大便习惯改变者，应及早行有关检查，以期早期发现。对早期肠癌手术后或放疗后的患者，应定期复查。

（贾英杰）

jiéchángʼái

结肠癌（carcinoma of colon）

发生在结肠的恶性肿瘤。早期有腹胀，腹部不适，腹痛的症状，而后出现排便习惯改变，便次增多，腹泻或便秘，黏液便或脓血便，晚期有黄疸、臌胀等临床表现。该病属中医学肠覃、积聚、痢疾、脏毒范畴。

中医文献有类似对结肠癌的记载。《灵枢·水胀》记述“肠覃”：“肠覃……寒气客于肠外，与卫气相搏，气不得荣，因有所系，癖而内著，恶气乃起，息肉乃生。”宋代《圣济总录·积聚门》提到：“脾胃虚弱，饮食累伤，积久不去，结在肠内，与正气交争则心腹硬痛，妨害饮食，肢体消瘦；以手按之，积块有形，谓之食癥。”清·王清任《医林改错·膈下逐瘀汤所治之症目》指出气血不调、感受寒热可致本病：“无论何处，皆有气血，……气无形不能结块，结块者必有形之血也。血受寒则凝结成块，血受热则煎熬成块。”

病因病机　正气内虚，复加饮食失调，恣食肥甘醇酒；或情志怫郁，劳累过度；寒温失节，使正气虚损。病理性质总属本虚标实，基本病机为气血不足，瘀毒痰湿互结肠中，气滞血瘀，聚而成积。正气不足为本，湿热、火毒、痰瘀为标，二者互为因果，由虚致积，因积致虚。

辨证论治　结肠癌应根据病程长短，邪正盛衰，辨其虚实。治疗原则当以理气通腑为先，初期多以湿热，瘀阻表现为主，重在祛邪，以清热利湿、解毒祛瘀；中期常虚实夹杂，治疗则以扶正祛邪兼顾；晚期重在扶正，采用温补脾肾之法。分证论治见表。

其他疗法　见肠癌。

转归预后　早期诊断经中西医结合治疗，正气得复，患者尚可长期生存；若正气不复，邪气渐盛，正虚邪实，预后不良。其预后与病变的范围、深度、治疗时转移情况、并发症的出现与否及处理结果均有关。

预防调护　世界卫生组织提出了预防结肠癌的十六字方针，即“合理膳食、适量运动、戒烟限酒、心理平衡”。积极防治，定期检查，警惕大便习惯改变，腹泻、便秘交替，大便带血或黑便，大便形状变扁变细的症状；调摄饮食，合理安排搭配每日饮食；适当锻炼，增强体质，密切观察病情变化。

（贾英杰）

zhíchángʼái

直肠癌（carcinoma of the rectum）

发生于齿状线至乙状结肠、直肠交界处之间的恶性肿瘤。在肠癌发病群体中，直肠癌占56% ~ 70%。早期常无明显症状，以排便习惯改变、便血，便频、排便不尽感为主要表现。本病属中医学积聚、脏毒、锁肛痔、肠风范畴。

中医古籍中有对本病的相关

表　结肠癌的分证论治

证型	临床表现	治法	方药	常用药
湿热壅盛证	腹胀腹痛拒按，或里急后重，便下脓血，肛门灼热。发热，恶心呕吐，脘腹胀满。苔黄腻，脉滑数	清热利湿化瘀解毒	葛根黄芩黄连汤合白头翁汤	葛根、黄芩、白头翁、黄连、黄柏、秦皮、苍白术、地榆、侧柏叶、荆芥、防风、枳壳
瘀毒内阻证	腹痛，便脓血，紫暗量多，里急后重，烦热口渴。舌紫或有瘀点，脉涩滞而细数	清热解毒化瘀散结	膈下逐瘀汤	当归、川芎、桃仁、牡丹皮、赤芍、乌药、玄胡索、灵脂、甘草、香附、红花、枳壳
脾虚气滞证	腹胀，腹鸣窜痛，大便溏薄，倦怠乏力，嗳气纳呆，胸闷，面色萎黄，足踝肿胀。舌淡苔薄白，脉细濡	健脾补中理气行滞	香砂六君子汤	人参、白术、茯苓、甘草、陈皮、半夏、砂仁、木香、生姜
脾肾两虚证	久泻久痢，肠鸣而泻，泻后稍安，腹痛喜热，甚则肢凉怕冷，面色苍白，喜睡懒动。苔白，脉沉细尺弱	温肾健脾祛寒胜湿	参苓白术散合四神丸	莲子肉、薏苡仁、砂仁、桔梗、白扁豆、茯苓、人参、甘草、白术、山药、补骨脂、吴茱萸、肉豆蔻、五味子、生姜、大枣

认识。《灵枢·五变》："人之善病肠中积聚者何以候之？少俞答曰：皮肤薄而不泽，肉不坚而淖泽，如此肠胃恶，恶则邪气留止，积聚乃伤。"明·皇甫中《明医指掌》阐述了肠风、脏毒的区别："人之肠胃不虚，则邪气无由而入。或坐卧风湿，醉饱房劳，生冷停寒，酒面积热，以致荣血失道，渗入于大肠之经……若挟寒而下血兼积久者，则血色凝浊而色黯，腹内微痛。故暴病则为肠风，盖肠风者，邪从外入，随感而随见是也；积久始发，浊者为脏毒，盖脏毒者，久积其毒而始发是也。有先血后便者，其血来也近；先便后血者，其血来也远。"清·祁坤《外科大成》曰："脏痈痔，肛门肿如馒头，两边合紧，外坚而内溃，脓水常流。此终身之疾，治之无益。"

病因病机　直肠癌形成多由于脾失健运，湿浊内蕴；或肾气亏虚，气化失司，湿浊内聚。湿浊蕴结体内，日久郁而化热，湿热毒邪蕴结下注，导致气血运行不畅，瘀滞凝结而成。基本病机为机体阴阳失调，脾虚，肾亏，湿热、火毒、瘀滞蕴结。病理性质为本虚标实。

辨证论治　本病当分湿热壅盛与瘀毒内阻分别论治。分证论治见表。

转归预后　直肠癌患者早期以实证为主，至中晚期并接受手术、放疗、化疗后，其证候大多向正虚邪衰的方向转化；若用药得当，正气得复，患者尚可长期生存；若正气不复，邪气渐盛，最终出现正不胜邪、正虚邪陷的结局，并由于气血耗伤，阴阳俱虚，可合并积聚、臌胀，或出现发热、黄疸、大量便血、昏迷等危重之症，预后不良。

预防调护　直肠癌患者要多食用一些粗纤维食物，多喝水，禁食对肠道刺激性强的食物（冷饮、生食或半熟的食物）、酒精类饮品、易产气（地瓜、豆类、萝卜）及难消化的食物（柿子、葡萄干、干果、核桃及油煎食物）等，保持大便通畅；适当地加强肛周锻炼，温水坐浴，以防便秘。控制体重，多运动，可适当地做些有氧运动，适当掌握活动强度，避免过度活动增加腹压而引起人工肛门黏膜脱出。

（贾英杰）

píwěi
脾痿（splenic flaccidity）　感受六淫或他脏传病于脾，引起脾气虚弱，精微匮乏，日久脾热胃伤肌肉失于充养，以食少、消瘦、腹胀、腹泻、肌肉不仁、萎弱乏力等为主要表现的疾病。又称肉痿。本病常见于西医学吸收不良综合征。

早在《素问·痿论》就有："脾主身之肌肉……脾气热，则胃干而渴，肌肉不仁，发为肉痿。"明·秦景明《症因脉治》曰："脾热痿弱之主，唇焦齿燥，口干作渴，肌肉不仁，身重不能转侧，纵缓不能举动"，提出了早期清热利湿的治法。

病因病机　湿邪直中脾土，或平素脾虚，或嗜食肥甘厚味无度，或不当减肥，湿热内生，困

表　直肠癌的分证论治

证型	临床表现	治法	主方	常用药
湿热壅盛证	腹泻，便下脓血，里急后重，肛门灼热。或有发热，恶心呕吐，脘腹胀满。苔黄腻，脉滑数	清热利湿化瘀解毒	大黄牡丹汤合白头翁汤	白头翁、黄连、黄柏、秦皮、苍白术、地榆、侧柏叶、荆芥、防风、枳壳
血瘀痰毒证	腹痛，便脓血，紫暗量多，里急后重，烦热口渴。舌紫或有瘀点，脉涩滞而细数	清热解毒化瘀散结	一煎散	当归、川芎、桃仁、牡丹皮、赤芍、乌药、玄胡索、灵脂、甘草、香附、红花、枳壳

遏脾阳，运化失常，气血生化乏源；亦可兼有肝郁、肾虚。基本病机为脾失健运，气血生化不足。病理因素以湿邪为主。病位主要在脾、胃，涉及肝、肾，病理性质为虚实夹杂。

诊断 根据临床表现结合实验室检查可作诊断。

诊断要点 ①起病及进展缓慢。以食少，消瘦，腹胀，腹泻，乏力等症状为主。②严重者有肢体肌肉不仁、痿软不举。③血常规可有不同程度贫血；血清白蛋白减低、低血钙、低血磷、血清碱性磷酶活性升高；血钾、胆固醇等降低；大便镜检可有脂肪滴或肌纤维等未消化食物；脂肪吸收试验及D-木糖吸收试验异常等。

鉴别诊断 本病应与消渴鉴别。消渴常见消瘦，但伴有多饮、多食、多尿的症状。血生化检查可资鉴别。

辨证论治 应辨邪正盛衰。本病的早期，以湿浊、湿热、肝郁等表现为主，多偏实证。后期以脾肾亏虚为主。

辨证要点 应辨虚实。实证有湿热、肝郁；虚证为脾肾阳虚。

治疗原则 早期清热利湿，后期以健脾为主，兼以疏肝、补肾、益气。

分证论治 见表。

转归预后 本病若早期及时辨证清热化湿或者疏肝健脾则往往预后较好，如不能及时施治，反复迁延或反剧者，病属难治，预后不良。

预防调护 平时应注意饮食，勿过嗜辛辣刺激食物。勤锻炼，节饮食，避风寒，调情志。

（贾英杰）

píxiāo

脾消（splenic flaccidity）

以多食易饥而形体反见消瘦为主症的病证，可伴大便秘结、小便频数、苔黄等。多因胃热炽盛，消耗水谷，耗伤津液所致。又称消中、脾瘅、脾痟、胃消。元·危亦林《世医得效方》：“脾痟之证，饮食入腹，如汤浇雪，随小便而出，落于溷僻沟渠中，皆旋结如白脂，肌肤日益消瘦，……精神恍惚，口舌焦干；或阳强兴盛，不交而泄。”治疗用玉女煎，亦可用六味地黄丸加黄芪、白术治疗。平时应合理控制饮食。本病常见于西医学吸收不良综合征、糖尿病。

（贾英杰）

xīshōubùliáng zōnghézhēng

吸收不良综合征（malabsorption syndrome）

各种原因引起的小肠吸收、消化功能障碍，以致营养物质不能被顺利吸收，从粪便中排出，引起营养缺乏的临床综合征群。由于频繁腹泻，加之脂质吸收障碍，稀薄的大便中多有油珠漂浮，故又称脂肪泻，本病属中医学泄泻、脾痿、脾消范畴。

病因病机 病因有酒食不节，七情内伤，劳倦损伤，外感寒湿。病位涉及脾胃肝肾。多由食滞胃肠，肝木克脾或寒湿、湿热克脾，脾阳被遏，运化无力而致泻下无度。病理性质属本虚标实。

辨证论治 临床当辨虚实主次。本病早期，多由食滞胃肠、肝木克脾及湿热壅盛引起；后期多累及脾肾之阳，而分为脾虚湿盛和脾肾阳虚。治疗以消积导滞、清热利湿治其标，以调补肝、脾、肾治其本。此外，泄泻日久，气血易损，治疗上始终要注意顾护正气，攻伐药物不可太过。分证论治见表。

转归预后 本病早期及时治疗预后较好，如不能及时施治，病属难治，预后不良。

预防调护 调畅情志，避风寒，节饮食。平时宜多食新鲜水果蔬菜和易消化的食物，饮食有度，少食肥甘厚味和辛辣刺激之物。

（贾英杰）

píshuǐ

脾水（edema due to dysfunction of spleen）

脾失健运，水湿内停引起的以腹大胀满，四肢肿甚为主要临床表现的疾病。《金匮要略·水气病脉证并治》：“脾水者，其腹大，四肢苦重，津液不生，但苦少气，小便难。”本病常见于西医学营养不良性水肿。

表 脾痿的分证论治

证型	临床表现	治法	主方	常用药
湿热浸淫证	口干，胸脘痞闷，纳差，小便赤涩热痛，大便腥臭而黏，次数多。舌红苔黄腻，脉濡数或滑数	清热利湿	栀连平胃散	栀子、黄连、苍术、厚朴、陈皮、甘草、葛根、竹茹
脾虚夹湿证	神疲肢倦，面色萎黄无华，少气懒言，纳呆便溏。舌淡苔薄白，脉弱	健脾祛湿	参苓白术散	莲子肉、薏苡仁、砂仁、桔梗、白扁豆、茯苓、人参、甘草、白术、山药
肝郁脾虚证	两胁胀满而痛，病情随情志变化，食欲不佳，大便稀，多恶臭，形体消瘦，神疲乏力。舌淡红苔薄，脉弦	疏肝健脾	柴芍六君子汤	人参、白术、茯苓、陈皮、半夏、甘草、柴胡、白芍、钩藤
脾肾阳虚证	晨起腹泻，迁延不愈，形寒肢冷，头晕耳鸣，神疲纳少，腰膝酸软。舌胖质淡苔滑，脉沉细	温补脾肾	四神丸	补骨脂、吴茱萸、肉豆蔻、五味子

表 吸收不良综合征的分证论治

证型	临床表现	治法	主方	常用药
食滞胃肠证	腹胀腹痛，日泻下数次，大便黏滞，伴有不消化之物，或夹有黄色脂油，臭如败卵，泻后痛减，嗳腐吞酸，不思饮食。舌红苔厚腻，脉滑	消食导滞行气畅中	保和散和枳实导滞散	神曲、莱菔子、山楂、谷芽、麦芽、大黄
湿热内盛证	腹泻急骤，日十余次。泻而不爽，粪便秽臭如蛋花汤状，其间夹有黄色脂块，腹部胀痛，烦热口渴，肛门灼热，小便短赤。舌红苔黄腻，脉弦滑或滑数	清热利湿分消止泻	葛根黄芩黄连汤	葛根、甘草、黄芩、黄连
肝木克脾证	多于情志不舒，恼怒后腹痛腹泻，胸胁胀满，嗳气、矢气频发。舌淡红苔白，脉弦	疏肝理气健脾止泻	痛泻要方	炒白术、炒芍药、炒陈皮、防风
脾虚湿盛证	腹泻缠绵不愈，稍进食不慎即水样泻，漂浮油珠，腹中隐痛不止，乏力。舌淡胖苔白，脉沉滑	健脾化湿	参苓白术散	莲子肉、薏苡仁、砂仁、桔梗、白扁豆、茯苓、人参、甘草、白术、山药
脾肾阳虚证	晨起腹中作痛，肠鸣而泻，完谷不化，腹泻日久，形寒肢冷，腰膝酸软。舌胖淡苔白滑，脉沉迟无力	温补脾肾涩肠止泻	四神丸	补骨脂、吴茱萸、肉豆蔻、五味子

病因病机 久居湿地，水湿内侵；饮食不节，过食肥甘；情志失调，忧思伤脾；禀赋不足，久病劳倦。病位主要在脾，累及肺与肾。基本病机为水湿内侵，饮食不节，脾阳被困，或劳倦、禀赋不足等致病因素所致的中土失养，脾气脾阳不足，运化失职，水湿内停外溢。病理性质以虚为主，可因虚致实，兼有水湿等实邪。

诊断 根据临床症状结合病史特点可作出诊断。该病应与臌胀相鉴别。

诊断要点 ①肢体浮肿，伴有腹部膨大，四肢重滞，气短，面色㿠白，神疲乏力，小便困难，大便稀溏。②起病缓慢，病势较缓，病程较长。有长期的脾胃功能障碍或脾胃系统疾病病史。

鉴别诊断 脾水与臌胀相鉴别：脾水多以四肢肿大为主，继及全身，无青筋暴露，有面色㿠白，少气小便难的表现；病位主要在脾，累及肺肾。臌胀腹胀多为单侧，腹胀如鼓，腹壁青筋显露，四肢多不肿，肤色苍黄，病位主要在肝，累及脾肾。

辨证论治 本病当辨气虚与阳虚，治以补益为主。

辨证要点 应虚证辨气虚和阳虚，并辨夹水夹饮。

治疗原则 健脾益气，温阳行水为基本治疗原则。酌情应用渗湿、逐水、化痰、逐瘀等法。

分证论治 见表。

中成药疗法 在辨证的基础上选择适用的中成药。①参苓白术散：益气健脾、渗湿止泻，用于脾气虚弱型脾水。②人参健脾片：补气健脾、开胃消食，用于脾虚湿困型脾水。

其他治疗 在内科治疗的基础上配合其他疗法。选用三阴交、地机、阴陵泉、足三里等穴位针刺治疗。

转归预后 若早期发现，治疗得当，预后较好。如不能及时治疗，病情日久，脾肾衰微，发生变证，病属难愈。

预防调护 生活环境宜安静、清洁，避免寒凉潮湿；忌食滋腻厚味，宜饮食有节，起居有常；调畅情志，心情舒畅；劳逸适度，加强锻炼，增强体质。

（贾英杰）

yíngyǎngbùliángxìng shuǐzhǒng

营养不良性水肿（nutritional edema） 因营养不足而引起全身性水肿的疾病。由于长时间的负氮平衡，以致血浆蛋白减少，胶体渗透压降低，出现全身性水肿。临床表现以下肢水肿最为显著，蔓延及全身，并常伴消瘦、体重减轻。本病属中医学阴水、脾水范畴。

病因病机 病因有饮食不节，脾肾素虚，久病劳倦，禀赋不足。基本病机为脾肾阳气不足，传输

表 脾水的分证论治

证型	临床表现	治法	主方	常用药
脾肾阳虚证	肢体浮肿，腹胀畏寒，腰膝酸软，头晕耳鸣，小便不利，大便稀溏。舌淡苔薄白，脉沉弱	健脾益气温阳行水	真武汤合五苓散	附子、茯苓、白芍、白术、猪苓、泽泻、白术、桂枝
脾气虚弱证	头面或四肢水肿，纳差乏力，少气懒言，面色㿠白无华，小便难，大便溏。舌淡苔少，脉弱	补益脾胃渗湿消肿	参苓白术散	莲子肉、薏苡仁、砂仁、桔梗、白扁豆、茯苓、人参、甘草、白术、山药
水湿浸渍证	水肿遍及全身，下肢明显，身体困重，纳差胸闷。舌淡苔白腻，脉沉缓	运脾化湿通阳利水	五皮饮合胃苓汤	大腹皮、桑白皮、茯苓皮、生姜皮、陈皮、苍术、厚朴、桂枝、白术、茯苓、猪苓、泽泻

运化失司，水湿泛滥。病位主要在脾肾，与肺脏相关。病性多属虚或虚实夹杂，虚证多由于脾肾阳虚；实证多为水湿泛溢或水饮内停。实证与虚证之间亦可互相转化。

辨证论治 本病以虚证为主，当分在脾在肾以及夹水夹饮。治以扶正为主，健脾温肾，同时配以利水、活血、祛瘀、养阴之法。分证论治见表。

其他疗法 在内科治疗的基础上配合其他疗法。①黄芪水煎服，利尿消肿，治疗营养不良性水肿。②脾俞、肾俞、阳陵泉、足三里、天枢、三阴交等穴位针刺治疗。

转归预后 本病病程较长，需要相对长时间积极治疗，病可向愈；若治疗不当，会导致正气受损，肺、脾、肾三脏功能严重受损，累及全身，出现变证，病属难愈。

预防调护 注意保暖，避免寒湿侵袭，宜饮食有节，起居有常，劳逸结合，调畅情志，加强锻炼，增强体魄。患病期间须卧床休息，水肿消失后，鼓励活动。

（贯英杰）

pǐqì

痞气（qi stagnation at abdominal） 多种病因导致脾虚气郁，痞塞不通，积气留结所致的胃脘部偏右有肿物突起，形似覆着的盘子，日久不愈会出现四肢倦乏无力，肌肉瘦削，面色萎黄的疾病。又称脾积。五积之一。本病首见于《难经·五十六难》：“脾之积，名曰痞气，在胃脘，覆大如盘。久不愈，令人四肢不收，发黄疸，饮食不为肌肤”。本病常见于西医学肝硬化、腹腔肿瘤。

病因病机 因情志失调，忧思郁怒；饮食不节，留蓄于中；寒邪侵袭，脾阳不运；禀赋不足，后天失养；病后体虚，中气亏败。痰、血、饮、食、气、水六者，停蓄不散，聚而成形，腹内结块，或痛或胀形成痞气。病位在肝脾，多因脾虚气郁，痞塞不通，积气留结所致。

诊断 根据临床表现结合病史可作诊断。

诊断要点 ①腹部积块坚硬，固定不移，饥时减小，饱后明显，四肢沉重，足底发冷，面黄消瘦，伴腹满、呕吐、泄泻、肠鸣等症。②有情志失调、饮食不节、感受外邪等病史。

鉴别诊断 痞气应与痞满相鉴别。痞气是腹部积块坚硬，可以触及且固定不移，伴自觉症状。痞满属自觉症状，患者自觉腹部胀满痞塞，而并没有可触及的肿块。

辨证论治 本病当辨邪实正虚，治以补虚泻实。

辨证要点 辨证应注意正虚与邪实的关系。

治疗原则 以祛瘀软坚，兼调脾胃为主。痞气初期属邪实，应消散；中期邪实正虚，宜消补兼施；后期以正虚为主，应养正消积。但要注意攻伐药物治疗应有度，正如《素问·六元正纪大论篇》提到“大积大聚，其可犯也，衰其大半而止，过则死”。

分证论治 见表。

转归预后 多由少渐积而致，日久形成，治疗疗程比较长，需长期治疗，使正气得复。若不积极治疗，预后不良。

预防调护 宜调畅情志，饮食有节；起居有时，避寒湿之邪；加强锻炼，增强体质；减少疾病的发生。

（贯英杰）

表 营养不良性水肿的分证论治

证型	临床表现	治法	主方	常用药
肾阳虚衰证	病程日久不愈，全身浮肿，腰膝酸软，畏寒肢冷。舌淡苔白，脉沉细无力	温阳利水消肿	真武汤	茯苓、芍药、生姜、白术、附子
脾阳虚衰证	身肿按之凹陷不易恢复，气短乏力，神倦肢冷，纳少便溏。舌淡苔白，脉沉缓	健脾行气利水	实脾饮	干姜、附子、白术、茯苓、炙甘草、厚朴、大腹皮、草果仁、木香、木瓜
气血两虚证	全身浮肿，心悸气短，语声低微，神疲肢倦，面色苍白，爪甲不华。舌淡少苔，脉细无力	补气养血健脾祛湿	归脾汤	白术、当归、白茯苓、黄芪、龙眼肉、远志、酸枣仁、木香、甘草、人参、生姜、大枣

表 痞气的分证论治

证型	临床表现	治法	主方	常用药
肝郁犯脾证	腹部的积块如覆盘，胃胀，腹鸣，便溏。舌淡暗苔白，脉弦滑	软坚消积调和肝脾	痞气丸	黄连、厚朴、砂仁、茵陈、茯苓、泽泻、干姜、桂枝、川乌、黄芩、川椒、吴茱萸、巴豆霜、白术、人参
正虚郁结证	病发日久，体质偏弱，腹部积块坚硬，固定不移，四肢沉重，纳少消瘦，面色晦暗。舌淡紫苔薄白，脉弦细数	补气养血活血化瘀	八珍汤合化积丸	人参、茯苓、当归、白芍、川芎、熟地黄、生姜、大枣、甘草、三棱、莪术、香附、槟榔

gāndǎnxì jíbìng

肝胆系疾病（disease of hepatobiliary system） 多种原因引起的以肝失疏泄、胆失通降为主要病机的一类疾病。

疾病范围 包括胁痛、黄疸、积聚、臌胀、肝痈、肝癖、胆胀、胰瘅等。相关西医学疾病有肝脓肿、脂肪肝、胆囊炎、胆心综合征、胰腺炎、肝胆肿瘤等。

发病特点 基本病机为肝失疏泄，胆失通降。情志不遂，郁怒恚怒伤肝，导致肝失疏泄，肝郁气滞，进而可病及于胆，肝胆疏泄不利。肝郁气滞，久郁化火，火热燔灼，气滞火灼于肝胆；素体阴液不足，或久病耗伤，或肾水不足，水不涵木，或肝郁化火，火盛伤阴，以致肝阴不足，肝失所养；久病体弱，或慢性失血，或思虑劳倦，脾伤失运，气血生化不足，以致肝血亏虚，肝络失养；湿热侵袭，注于肝胆，或恣食肥甘厚味，或偏嗜醇酒辛辣，生湿蕴热，湿热熏蒸，致使肝胆失于疏泄，胆液不循常道；肝病迁延，久病入络，或气郁日久，气滞血瘀，或跌仆闪挫，致使瘀血阻于肝胆。肝系病证在病机发展方面有上升、下注、横窜、侵脾、侮肺等不同。如肝阳偏亢可上窜清空而为头痛、眩晕；肝气、肝风可拱窜经络，出现肢体麻木、震颤；肝经湿热下注，可见带下淋浊；肝木克犯脾胃，而为腹痛、泄泻；肝火侮肺，发为咯痰、咯血。肝系疾病与多个脏腑相关。

治疗特点 ①肝病多实，多气滞，多郁火，多血瘀，所以治疗肝病宜疏肝理气，清肝泻火，活血化瘀，着重祛邪，祛邪即可保肝。应注意疏肝理气不可过用香燥，以防伤阴；清肝泻火不可过用苦寒，以防损伤脾胃；活血化瘀宜兼用疏肝理气，以增活血之力。②肝病之虚，一般分为阴虚和血虚。血虚宜补养气血，阴虚宜滋阴或兼降火。③胆病多实，多气郁，多胆郁，多结石，所以治疗胆病宜理气，利胆，排石。胆从肝治，治胆应合用疏肝之法。胆腑宜通，胆随胃降，其利胆排石可合用和降通腑之法。④肝胆同病多湿热，治宜清热利湿，疏肝利胆；若为疫毒夹湿热内侵，肝胆同病，治宜清热解毒，清热利湿，应适当配伍疏肝利胆，通腑化瘀之品。⑤肝胆与脾胃肾关系密切，在治疗肝胆病的同时，应兼顾相关脏腑。如肝郁脾虚，治宜疏肝调脾；肝肾阴虚，治宜滋养肝肾；肝胃不和，治宜疏肝和胃降逆等等。

预防护理 防治肝胆病证，应避免强烈的精神刺激，增强战胜疾病的信心，解除不必要的顾虑，安心静养；避免过食肥甘，尤其要避免饮酒过度，黄疸、膨胀患者更应禁酒；食盐有凝涩之弊，臌胀患者，应限制食盐的摄入，给予低盐饮食，尿量减少时，则给予无盐饮食。

研究进展 通过对病毒性肝炎、重型肝炎、非酒精性脂肪性肝病等病病例进行统计分析，总结了其基本证型；通过对慢性乙型病毒性肝炎、非酒精性脂肪性肝病治疗方法的评价，形成了一批有效的临床治疗方案。

病毒性肝炎的研究进展 相关研究认为，慢性乙型病毒性肝炎湿热疫毒为患，突出湿热与疫毒相互搏结，早期病在气分，脾胃壅塞，肝胆气滞，土壅木郁；随着病情进展，邪入营血，毒邪内结。主要证型为脾胃湿热、肝胆湿热、肝脾湿热、肝郁脾虚、肝郁化热、脾虚湿困、湿热夹肝肾阴虚及阳虚夹血瘀证。治疗上早期调理肝脾，包括疏肝健脾、理气运脾，后期重视清解邪毒，化瘀解毒、凉血解毒等法。慢性丙型病毒性肝炎多起病隐匿，邪正交争不著，邪毒深伏血分，日久络瘀，瘀毒互结，易成癥积。中医基础证型有肝肾阴虚证、脾气亏虚证、肝郁脾虚证、脾肾阳虚证，主要表现为阴虚、脾虚、肝郁。发现中老年人多表现为肝肾阴虚证及脾肾阳虚证，青年人多表现为脾气亏虚证。治法强调清化瘀毒的重要性，配合调和肝脾，使邪去正安。

重型肝炎、肝衰竭的研究进展 研究发现慢性乙型重型肝炎中医证型以气虚瘀黄证、阳虚瘀黄证、湿热发黄证、瘀热发黄证较为常见，阴虚瘀黄证发生率较低，并认为中医辨证与实验室指标和并发症之间具有一定的相关性，临床应该首重虚实辨证。中西医结合治疗方案有利于降低慢加急性（亚急性）肝衰竭患者的病死率。

非酒精性脂肪性肝病的研究进展 非酒精性脂肪肝作为代谢综合征组分之一，为全身性疾病，病理因素包括气滞、湿热、痰凝、湿阻、瘀结、脾气亏虚或脾为湿困、肝肾不足等。研究认为该病的基本中医证型为湿热内蕴证、脾虚湿痰证、肝郁脾虚证、痰瘀互结证、肝肾不足证。根据病机复合、病理因素兼夹的特点，确立疏肝健脾活血、理气活血化瘀、益气健脾化浊、化痰利湿健脾等治疗大法，处方可以柴胡疏肝散、逍遥散、小柴胡汤、二陈汤、温胆汤、小陷胸汤、茵陈五苓散、枳实消痞丸、血府逐瘀汤、六君子汤等为基本方加减。

药物性肝病的研究进展 药

物直接损伤肝脾，引起肝脾失调，湿热内生，胆汁疏泄失常，发为药物性肝病。湿热瘀毒是发作期的病机关键，气虚湿阻瘀血是病机转化的特点。证候学特点是以胁部不适、食欲不振、黄疸、腹胀不适、倦怠乏力等脾胃系统症状为主要临床表现。需要注意的是，中药富含生物碱类、苷类、毒蛋白类、萜类及内酯类、蒽醌衍生物类及重金属类等成分，其药物性肝损害的发生应引起重视。

原发性胆汁性肝硬化的研究进展　本病病因病机关键为肝脾受损、湿阻瘀滞、胆络失畅，基本治则为利胆和络，基本治法为疏、清、化、运、补五法。

原发性肝癌的研究进展　肝癌病理因素包括气滞、血瘀、痰凝、湿浊、湿热、火郁热毒错综夹杂，癌毒是肝癌致病的病理关键，是在恶性肿瘤发生发展过程中体内产生的一种特殊的毒邪。肝癌病理性质可概括为本虚标实、虚实夹杂。癌毒为标，气阴两虚、气血亏虚为本。癌毒与痰、瘀、湿等病理因素胶结存在、互为因果、兼夹转化、共同为病，构成肝癌的复合病机。据此确立的肝癌治疗大法消癌解毒、扶正祛邪，据癌毒与痰、瘀、湿等病理因素兼夹主次情况，配合化痰、祛瘀、利湿、清热等治法。

（薛博瑜）

xiétòng

胁痛（hypochondriac pain）　多种病因导致脉络痹阻或脉络失养所引起的以胁肋部疼痛为主要表现的疾病。胁，指侧胸部，为腋以下至第十二肋骨部位的统称。《医宗金鉴》明确指出："其两侧自腋而下，至肋骨之尽处，统名曰胁。"本病常见于西医学急慢性肝炎、肝硬化、脂肪肝、肝癌、急慢性胆囊炎、胆石症、慢性胰腺炎以及肋间神经痛。

《黄帝内经》明确指出胁痛的发生主要是肝胆的病变。如《素问·热论篇》曰："三日少阳受之，少阳主胆，其脉循胁络于耳，故胸胁痛而耳聋。"《素问·刺热论篇》谓："肝热病者，小便先黄，……胁满痛。"《灵枢·五邪》说："邪在肝，则两胁中痛。"《景岳全书·胁痛》将胁痛病因分为外感与内伤两大类，并提出以内伤为多见。清代《临证指南医案·胁痛》对胁痛之属久病入络者，善用辛香通络、甘缓补虚、辛泄祛瘀等法。

病因病机　病因有情志不遂，跌扑损伤，饮食所伤，外感湿热，劳欲久病等。基本病机为肝络失和，病理变化可归结为"不通则痛"与"不荣则痛"两类。病位在肝、胆，与脾、肾相关。病理性质有虚实之分，病理因素有气滞、血瘀、湿热。因肝郁气滞、瘀血停着、湿热蕴结所导致的胁痛多属实证，是为"不通则痛"；因阴血不足，肝络失养所致的胁痛为虚证，属"不荣则痛"。一般说来，胁痛初病在气，由肝郁气滞，气机不畅而致胁痛。气为血帅，气行则血行，故气滞日久，血行不畅，其病变由气滞转为血瘀，或气滞血瘀并见。气滞日久，易于化火伤阴；因饮食所伤，肝胆湿热，所致之胁痛，日久亦可耗伤阴津，皆可致肝阴耗伤，脉络失养，而转为虚证或虚实夹杂证。

诊断　根据临床表现结合病史可作诊断。血常规、肝功能、肝炎病毒指标、甲胎蛋白、胆囊造影、B 超等实验室检查，有助于诊断。

诊断要点　①胁肋部疼痛，可表现为胀痛、窜痛、刺痛、隐痛，多为拒按，间有喜按者，反复发作。②可伴胸闷、腹胀、急躁易怒、纳呆等症状。③常有饮食不节，情志内伤，劳欲久病等病史。

鉴别诊断　应与胃痛鉴别。胁痛部位在胁肋部，常伴恶心，口苦等肝胆病症状，胸痛部位在整个胸部，常伴有胸闷不舒，心悸短气，咳嗽喘息，痰多等心肺病证候。胃痛部位在上腹中部胃脘处，兼有恶心嗳气，吞酸；嘈杂等胃失和降的症状，胁痛部位在上腹两侧胁肋部，常伴恶心，口苦等肝胆病症状。

辨证论治　辨证分虚实、气血，治疗以疏肝和络止痛为基本原则。

辨证要点　①辨在气在血：气滞以胀痛为主，且游走不定，时轻时重，症状的轻重每与情绪变化有关；血瘀以刺痛为主，且痛处固定不移，疼痛持续不已，局部拒按，入夜尤甚，或胁下有积块。② 辨属虚属实：实证由肝郁气滞，瘀血阻络，外感湿热之邪所致，起病急，病程短，疼痛剧烈而拒按，脉实有力；虚证由肝阴不足，络脉失养所引起，常因劳累而诱发，起病缓，病程长，疼痛隐隐，绵绵不休而喜按，脉虚无力，并伴见全身阴血亏虚之证。

治疗原则　当根据"通则不痛"的原则辨证论治，以疏肝和络止痛为基本治则。实证宜理气、活血通络、清热祛湿；虚证宜滋阴养血柔肝。

分证论治　见表。

中成药治疗　在辨证的基础上选择适用的中成药。① 逍遥丸：疏肝健脾、养血调经，用于肝气不舒所致的胸胁疼痛。②元胡止痛胶囊：活血、止痛，用于

表　胁痛的分证论治

证型	临床表现	治法	主方	常用药
肝郁气滞证	胁肋胀痛，走窜不定，甚则连及胸背肩臂，每因情志变化而增减，胸闷腹胀，嗳气频作，得嗳气而胀痛稍舒，纳少口苦。舌苔薄白，脉弦	疏肝理气	柴胡疏肝散	柴胡、香附、枳壳、川楝子、陈皮、川芎、郁金、白芍、甘草
肝胆湿热证	胁肋胀痛或灼痛，口苦口黏，胸闷纳呆，恶心呕吐，小便黄赤，大便不爽，或兼有身热恶寒，身目发黄。舌苔黄腻，脉弦滑数	清热利湿	龙胆泻肝汤	龙胆草、栀子、黄芩、川楝子、枳壳、延胡索、泽泻、车前子
瘀血阻络证	胁肋刺痛，痛有定处，痛处拒按，入夜痛甚，胁肋下或见有癥块。舌紫暗，脉沉涩	祛瘀通络	血府逐瘀汤或复元活血汤	桃仁、红花、当归、川芎、柴胡、枳壳、制香附、川楝子、郁金、五灵脂、延胡索、三七粉
肝络失养证	胁肋隐痛，绵绵不已，遇劳加重，口干咽燥，两目干涩，心中烦热，头晕目眩。舌红少苔，脉弦细数	养阴柔肝	一贯煎	生地黄、枸杞、沙参、麦冬、黄精、当归、白芍、川楝子、延胡索、炙甘草

气滞血瘀的胃痛、胁痛、头痛及痛经。

针灸疗法　取至阳、肝俞、胆俞、期门、足三里、太冲、丘墟等穴，每次选3～5穴。肝脾肿大者加刺痞根、肝俞、脾俞，每次选1～2穴。

转归预后　胁痛调治得法，一般预后尚好。若治疗不当，转为积聚、臌胀者，治疗较为困难。

预防调护　精神愉快，情绪稳定，对预防有重要的作用。应注意休息，劳逸结合，多食蔬菜、水果、瘦肉等清淡而富有营养的食物，忌酒，忌辛辣肥甘之品，生冷不洁之品。

（薛博瑜）

gānzhuó

肝著（stagnancy of liver-qi and blood）

肝脏气血郁滞，着而不行，上逆于肺所引起的以胸胁疼痛喜按，常喜饮热为主症的疾病。《金匮要略·五脏风寒积聚病脉证》："其人常欲蹈其胸上，先未苦时，但欲饮热，旋覆花汤主之。"多因肝脏气血郁滞，着而不行，上逆于肺。治疗应行气散结，活血通络。可选旋覆花汤。亦有因虚致实者，《证治准绳·杂病》用补肝汤。本病与西医学慢性肝炎关系密切。《金匮要略心典》："肝脏气血郁滞，着而不行，故名肝着……旋覆花咸温，下气散结，新绛和其血，葱叶通其阳，结散阳通，血气以和，而肝着愈，肝愈而肺亦和矣。"

（薛博瑜）

mànxìng gānyán

慢性肝炎（chronic hepatitis）

由不同病因引起的、病程持续超过6个月以上的肝脏炎症。常见原因有感染肝炎病毒（乙肝病毒，丙肝病毒）、长期饮酒，服用肝毒性药物等。临床常见乏力、食欲不振、肝区隐痛、腹痛等症状。病程呈波动性或持续进行性，如不进行适当的治疗，部分患者可进展为肝硬化。本病属中医学肝著、黄疸、胁痛、臌胀、肝瘟范畴。

病因病机　病因与外感湿热疫毒，内伤饮食、劳倦，情志失调有关。正气不足是慢性肝炎发病的内在原因，而疫毒的强弱在发病中起主要作用。病理因素有湿、热、郁、瘀、毒，且可兼夹为患。病变脏腑主要在于脾、胃、肝、胆。病理性质有虚实之分。肝胆湿热、肝郁脾虚、肝血瘀阻属实；肝肾阴虚、脾肾阳虚属虚。虚实常有夹杂。

辨证论治　本病应分虚实。实证当疏肝清利活血；虚证当补益肝肾。分证论治见表。

中成药治疗　在辨证的基础上选择适用的中成药。

口服中成药　①板蓝根干糖浆：清热解毒，用于急慢性病毒性肝炎。②垂盆草冲剂：清热利

表　慢性肝炎的分证论治

证型	临床表现	治法	主方	常用药
肝胆湿热证	胁胀脘闷，恶心厌油，纳差，身目发黄，色泽鲜明，尿黄，口黏口苦，大便黏滞秽臭或先干后溏，口渴欲饮或饮而不多，肢体困重，怠倦无力。舌淡红或红，苔黄腻，脉弦数或滑数	清热利湿	龙胆泻肝汤	茵陈、泽泻、黑山栀、柴胡、黄芩、川楝子、茯苓、白茅根、牡丹皮、瓜蒌、虎杖、生薏苡仁、赤小豆、田基黄、苦参、草河车
正虚邪恋证	倦怠，乏力，纳谷欠香或见脘腹隐痛。舌苔薄，脉细濡	祛湿运脾佐以补虚	平胃散合四苓散	苍术、茯苓、猪苓、白术、升麻、葛根、佛手、香橼皮、焦三仙、炒莱菔子、香附、黄芪、党参

续 表

证型	临床表现	治法	主方	常用药
肝郁脾虚证	胁肋胀满疼痛，胸闷太息，精神抑郁，性情急躁，纳食减少，口淡乏味，脘痞纳差，少气懒言，四肢怠倦，大便溏泻或食谷不化。舌淡有齿痕，苔白，脉沉弦	疏肝健脾	柴芍六君子汤	太子参、党参、茯苓、白术、山药 香附、柴胡、枳壳、升麻、白芍、砂仁、扁豆、广木香、合欢皮
肝血瘀阻证	面色晦暗，或见赤丝血缕，两胁刺痛，肝脾肿大，质地较硬，蜘蛛痣，肝掌，女子行经腹痛，经水色暗有块。舌暗或有瘀斑，脉沉细涩	活血化瘀 清热解毒	鳖甲煎丸	鳖甲、牡丹皮、丹参、赤芍、桃仁、红花、五灵脂、蒲黄、王不留行、泽兰、三棱、莪术、鬼箭羽、土鳖虫、炮山甲、炙水蛭
肝肾阴虚证	右胁隐痛，腰膝酸软，四肢拘急，筋惕肉瞤，头晕目眩，耳鸣如蝉，两目干涩，口燥咽干，失眠多梦，潮热或五心烦热，男子遗精，女子经闭经少。舌体瘦，质红，少津，有裂纹，花剥苔或少苔，或光红无苔，脉细无力	滋阴潜阳 补益肝肾	一贯煎	生地黄、沙参、当归、枸杞、熟地黄、女贞子、旱墨莲、玄参、川石斛、地骨皮、白薇
脾肾阳虚证	畏寒喜暖，四肢不温，精神疲惫，面色不华，或晦暗，少腹腰膝冷痛，纳少脘痞，腹胀便溏，完谷不化，小便不利，下肢或全身浮肿。舌淡胖有齿痕，苔白腻或滑，脉细沉弱	健脾益气 温肾扶阳	附子理中汤合五苓散	熟附子、党参、白术、干姜、肉桂、泽泻、茯苓、车前子、大腹皮

湿解毒，用于病毒性肝炎谷丙转氨酶升高者。③肝康宁片：清热解毒、活血疏肝、健脾祛湿，用于急慢性肝炎，湿热疫毒蕴结、肝郁脾虚证。

中药注射剂　茵栀黄注射液：清热利湿退黄，用于黄疸。

转归预后　慢性乙肝、慢性丙肝通过抗病毒治疗，病毒的复制得到控制，可以控制病情进展。戒酒对酒精性肝病的发展至关重要。自身免疫性肝炎容易波动复发，远期预后较差。药物性肝病预后较好。

预防调护　定期检查肝肾功能。注意营养均衡，多食用新鲜蔬菜水果，少食用油炸食品，禁烟禁酒，保证睡眠时间，注意劳逸结合，心情平和。

（薛博瑜）

huángdǎn

黄疸（jaundice）　外感、内伤或病后续发导致湿邪困遏，脾胃运化失健，肝胆流泄失常，胆汁泛溢肌肤所引起的以目黄、身黄、小便黄为主要表现的疾病。其中目睛黄染为本病重要特征。该病涉及西医学急慢性肝炎、肝硬化、急慢性胆囊炎、胆石症、钩端螺旋体病及某些消化系统肿瘤。

《黄帝内经》有关于黄疸病名和主要症状的记载，《素问·平人气象论》说："溺黄赤，安卧者，黄疸……目黄者曰黄疸。"东汉·张仲景《伤寒杂病论》把黄疸分为黄疸、谷疸、酒疸、女劳疸、黑疸五种，并对各种黄疸的形成机理、症状特点进行探讨。其创制的茵陈蒿汤、大柴胡汤等至今仍在治疗黄疸中广泛使用。元·罗天益《卫生宝鉴》将黄疸分为阳黄与阴黄进行辨证施治，对临床具有较大指导意义。明·程钟龄《医学心悟》创制茵陈术附汤，为阴黄治疗的代表方剂。清·沈金鳌《沈氏尊生书·黄疸》有"天行疫疠，以致发黄者，俗称之瘟黄，杀人最急"的记载，对黄疸可有传染性及严重的预后转归有所认识。

病因病机　病因有外感、内伤及病后续发。外感湿热疫毒，由表入里，内蕴中焦，湿郁热蒸，不得泄越。内伤饮食不节，脾胃损伤，运化失职，湿浊内生，郁而化热，湿热熏蒸，胆汁泛溢；劳倦太过，脾阳受损，寒湿内生，困遏中焦，壅塞肝胆；胁痛、癥积或其他疾病之后，瘀血阻滞，湿热残留，湿遏瘀阻，胆汁泛溢，也可产生黄疸。病理因素以湿邪为主。病位主要在脾、胃、肝、胆，基本病机为湿邪困遏，脾胃运化失健，肝胆疏泄失常，胆汁泛溢肌肤。病理性质有阴阳之分。因湿热而致者为阳黄；如湿热疫毒炽盛，深入营血，可发为急黄；因寒湿所致者为阴黄。一般说来，阳黄病程较短，消退较易。急黄为阳黄的重症，病情重笃，常可危及生命。阴黄病程缠绵，收效较慢。若久病不愈，气血瘀滞，伤及肝脾，则有酿成癥积、臌胀之可能。

诊断　根据临床表现结合病史可作诊断。肝功能、肝炎病毒指标、B超、CT、胃肠钡餐检查、消化道纤维内镜、逆行胰胆管造影、肝穿刺活检均有助于诊断和鉴别诊断。

诊断要点　①目黄、肤黄、

小便黄，其中目睛黄染。②常伴食欲减退，恶心呕吐，胁痛腹胀。③有外感湿热疫毒，内伤酒食不节，或有胁痛、癥积等病史。

鉴别诊断　黄疸应与萎黄鉴别。萎黄之与饥饱劳倦、食滞虫积或病后失血有关，病机为脾胃虚弱，气血不足，肌肤失养；主症为肌肤萎黄不泽，目睛及小便不黄，常伴头昏倦怠，心悸少寐，纳少便溏等症状。

辨证论治　黄疸辨证分阳黄和阴黄，治疗应化湿、利尿。

辨证要点　辨证应以阴阳为纲。阳黄黄色鲜明，发病急，病程短，常伴身热，口干苦、舌苔黄腻、脉象弦数。急黄为阳黄之重症，病情急骤，疸色如金，兼见神昏、发斑、出血等危象。阴黄黄色晦暗，病程长、病势缓，常伴纳少、乏力、舌淡、脉沉迟或细缓。

治疗原则　治疗大法为化湿邪，利小便。阳黄当清热化湿利湿，必要时还应配合通利腑气；急黄当以清热解毒，凉营开窍为主。阴黄应予健脾温化，配合淡渗利湿。

分证论治　见表。

中成药治疗　在辨证的基础上选择适用的中成药。

口服中成药　①新癀片：清热解毒、利湿退黄，用于急黄疫毒较盛，发热明显者。②大黄䗪虫丸：破血消瘀、消癥散结，用于黄疸迁延日久，症见胁下癥块者。

中药注射剂　①清开灵注射剂：清热泻火、利湿退黄，用于突然发黄之阳黄湿热并重者。②茵栀黄注射液：清热解毒、利湿退黄，用于湿热黄疸之证。

转归预后　黄疸为常见病，阳黄病情较轻，治疗得当，消退较易，预后良好。其中湿重于热者，消退较缓，应防其迁延转为阴黄。如《金匮要略》云："黄疸之病，当以十八日为期，治之十日以上瘥；反剧者为难治。"阴黄病情缠绵，难起速效。若迁延日久，气血凝滞不化，可成积聚癥块。急黄病候因热毒炽盛，病情凶险，预后多不良。

预防调护　预防要针对不同病因。讲究饮食卫生，避免传染，注意起居有节，增强抗病能力。注意饮食节制，勿过嗜辛热甘肥食物，戒酒。对有传染性的患者，从发病之日起至少隔离30～45天，并注意餐具消毒，防止传染他人。

表　黄疸的分证论治

	证型	临床表现	治法	主方	常用药
阳黄	湿重于热证	身目俱黄，黄色鲜明，发热口渴，或见心中懊侬，腹部胀闷，口干而苦，恶心呕吐，小便短少黄赤，大便秘结。舌红苔黄腻，脉象弦数	清热通腑利湿退黄	茵陈蒿汤	茵陈蒿、栀子、大黄、黄柏、连翘、垂盆草、蒲公英、茯苓、滑石、车前草
	热重于湿证	身目俱黄，黄色不及前者鲜明，头重身困，胸脘痞满，食欲减退，恶心呕吐，腹胀或大便溏垢。舌红苔厚腻微黄，脉象濡数或濡缓	利湿化浊运脾，佐以清热	茵陈五苓散合甘露消毒丹	藿香、白蔻仁、陈皮、茵陈蒿、车前子、茯苓、薏苡仁、黄芩、连翘
	胆腑郁热证	身目发黄，黄色鲜明，上腹，右胁胀闷疼痛，牵引肩背，咽干，呕吐呃逆，尿黄赤，大便秘。舌红苔黄，脉弦滑数	疏肝泄热利胆退黄	大柴胡汤	柴胡、黄芩、半夏、大黄、枳实、郁金、佛手、茵陈、山栀、白芍、甘草
	疫毒炽盛证	发病急骤，黄疸迅速加深，其色如金，皮肤瘙痒，高热口渴，胁痛腹满，神昏谵语，烦躁抽搐，或见衄血、便血，或肌肤瘀斑。舌红绛，苔黄而燥，脉弦滑或数	清热解毒凉血开窍	千金犀角散	水牛角、黄连、栀子、大黄、板蓝根、生地黄、玄参、牡丹皮、茵陈、土茯苓
阴黄	寒湿阻遏证	身目俱黄，黄色晦暗，或如烟熏，脘腹痞胀，纳谷减少，大便不实，神疲畏寒，口淡不渴。舌淡苔腻，脉濡缓或沉迟	温中化湿健脾和胃	茵陈术附汤	附子、白术、干姜、茵陈、茯苓、泽泻、猪苓
	脾虚湿滞证	面目及肌肤淡黄，甚则晦暗不泽，肢软乏力，心悸气短，大便溏薄。舌淡苔薄，脉濡细	健脾养血利湿退黄	黄芪建中汤	黄芪、桂枝、生姜、白术、当归、白芍、甘草、大枣、茵陈、茯苓
黄疸消退后的调治	湿热留恋证	脘痞腹胀，胁肋隐痛，饮食减少，口中干苦，小便黄赤。舌红苔腻，脉濡数	清热利湿	茵陈四苓散	茵陈、黄芩、黄柏、茯苓、泽泻、车前草、苍术、苏梗、陈皮
	肝脾不调证	脘腹痞闷，肢倦乏力，胁肋隐痛不适，饮食欠香，大便不调。舌苔薄白，脉来细弦	调和肝脾理气助运	柴胡疏肝散或归芍六君子汤	当归、白芍、柴胡、枳壳、香附、郁金、党参、白术、茯苓、山药、陈皮、山楂、麦芽
	气滞血瘀证	胁下结块，隐痛、刺痛不适，胸胁胀闷，面颈部见有赤丝红纹。舌有紫斑或紫点，脉涩	疏肝理气活血化瘀	逍遥散合鳖甲煎丸	柴胡、枳壳、香附、当归、赤芍、丹参、桃仁、莪术

注射用具及手术器械宜严格消毒，避免血制品的污染，防止血液途径传染。注意起居有常。

发病初期应卧床休息，急黄患者须绝对卧床，恢复期和转为慢性久病患者，可适当参加体育活动。保持心情愉快舒畅，进食富于营养而易消化的饮食，禁食辛热、油腻、酒辣之品。密切观察脉证变化，若出现黄疸加深，或斑疹吐衄，神昏痉厥，属病情恶化之兆；如出现脉象微弱欲绝，或散乱无根，神志恍惚，烦躁不安，为正气欲脱之征象，均须及时救治。

（薛博瑜）

jíhuáng

急黄（fulminant jaundice） 湿热疫毒深重，侵犯营血，出现以突然面目、全身发黄、高热烦渴，甚则神昏谵语、吐衄、便血为主要表现的疾病。属黄疸中的危重症。本病常见于西医学重型肝炎。

隋·巢元方《诸病源候论·黄病诸侯》说："热毒所加，故骤然发黄，心满气急，病在顷刻，故云急黄也"，指出本病的发生与"热毒"有关，病情急骤险恶。宋代《圣济总录·急黄》认为主要病机为脾胃蓄热，感受热毒："有初得病即身体面目发黄者。有初不知是黄，死后变黄者。但先见其证。当急治之。此由脾胃有蓄热，谷气郁蒸。因热毒所加，故有斯病"，并记载了多个证治方药："治急黄，目如栀子色，小便赤，心烦闷，茵陈汤方""治急黄，面目如金色，渴欲饮水，龙胆汤方"。

病因病机 本病往往是受疫毒侵袭，侵入营血，损伤肝肾，内陷心包，蒙蔽神明而致。基本病机为湿热瘀毒炽盛，肝胆疏泄不利，胆汁外溢。热毒之邪又可侵入营血，而见神昏痉厥、动血等变证。

辨证论治 属于实、热证，有热毒炽盛在气、在营的不同。治疗原则为清热解毒，凉营开窍。分证论治见表。

中成药治疗 在辨证的基础上选择适用的中成药。安宫牛黄丸：清热解毒、凉营开窍，用于热陷心包。

转归预后 本病发病急剧，病势凶险，多预后不良。

预防调护 应避免醉酒、劳倦、忧怒、复感邪毒等内外因素进一步损伤肝胆。积极治疗相关原发病。

（郭 卉）

zhòngxíng gānyán

重型肝炎（severe hepatitis） 肝炎病毒引起以肝实质严重破坏，呈大块或亚大块坏死，肝功能衰竭为病理特点的传染病。又称暴发性肝衰竭。临床表现为高度乏力、严重消化道症状、深度黄疸以及肝性脑病，病死率较高。可分为急性、亚急性和慢性重型肝炎。本病属中医学瘟黄、急黄、天行发黄范畴；并与中医学血证、臌胀、肝厥等相关。

病因病机 病因一为外感湿热疫毒，内伤营血；二为饮食不节，嗜食肥甘，饮酒太过，湿热内生。亦有因黄疸延误日久，或复加药毒损肝所致者。基本病机为湿热疫毒蕴结，肝胆瘀热，内陷营血。病位主要在肝、脾、心、肾等脏腑。病理性质初起多为实证，可进一步出现虚实夹杂，后期则见气阴衰竭，阴阳离决。湿热疫毒蕴结中焦，肝脾疏泄运化失常，胆汁外泄，则见身热、黄疸色剧加深，其色如熏。疫毒瘀热伤络，络损血溢，则衄血、便血。疫毒深入营血，引动肝风，蒙蔽神窍，则见神昏谵语、抽搐。脾虚气滞，血瘀水停，则见腹大胀满如鼓。终至气阴两虚，阴损及阳，甚则出现气随血脱、阴竭阳脱等危重证候。

辨证论治 当属阳黄，治以清热利湿或行瘀通滞。急性肝衰竭和慢性肝衰竭急性加重，多属湿热疫毒深入营血，治以清热解毒，凉血开窍；后期病情趋于稳定者当据证予温阳化水，行气祛瘀；病情危重者，当化痰开窍，或益气回阳救逆。分证论治见表。

中成药治疗 在辨证的基础上选择适用的中成药。

口服中成药 ①安宫牛黄丸：清热解毒、凉营开窍，用于热陷心包。②济生肾气丸：温肾化气、利水消肿，用于阳虚水盛证。

中药注射剂 参附注射液：

表 急黄的分证论治

证型	临床表现	治法	主方	常用药
热毒炽盛证	黄疸急起，迅即加深，高热烦渴，呕吐频作，脘腹满胀，疼痛拒按，大便秘结。舌边尖红苔黄糙，脉弦数或洪大	清热解毒 泻火退黄	茵陈蒿汤、黄连解毒汤合五味消毒饮	茵陈、黄芩、黄连、黄柏、栀子、大黄、枳实、蒲公英、紫花地丁
内陷心营证	起病急骤，变化迅速，身黄如金，高热尿闭，衄血便血，皮下斑疹，或躁动抽搐，神情恍惚，神昏谵语。舌红绛苔秽浊，脉弦细而数	清热解毒 凉血救阴	千金犀角散	水牛角、黄连、栀子、升麻、生地黄、玄参、石斛、牡丹皮、赤芍

表 重型肝炎的分证论治

证型	临床表现	治法	主方	常用药
湿热蕴结证	身目俱黄，黄色鲜明，纳呆呕恶，头重身困，尿黄赤。热重于湿者，兼见发热，口苦口渴，大便秘结。舌红苔黄腻，脉弦滑数	清热通腑利湿退黄	茵陈蒿汤	茵陈、栀子、大黄、蒲公英、赤芍、郁金、萹蓄、茯苓、甘草
寒湿内阻证	身目俱黄，色淡不泽或如烟熏，神疲畏寒，口淡不渴，肢软乏力，心悸气短，脘痞腹胀，纳少便溏。舌淡苔白，脉濡缓或沉迟	散寒化湿健脾退黄	茵陈术附汤	茵陈、附子、白术、桂枝、党参、干姜、炙甘草、茯苓、泽泻、川芎
疫毒炽盛证	黄疸急起，加深如金，皮肤瘙痒，高热烦渴，胁痛腹满，疼痛拒按，呕吐频作，大便秘结，小便短黄。舌边尖红，苔黄糙，脉弦数或洪大	清热解毒泻火退黄	茵陈蒿汤、黄连解毒汤合五味消毒饮	茵陈、栀子、大黄、黄连、黄芩、黄柏、银花、野菊花、蒲公英、紫花地丁
内陷心营证	起病急骤，变化迅速，身黄如金，发热不退或入夜热甚，神志时清时昧，甚则神昏谵语，烦躁抽搐，或衄血、便血，肌肤瘀斑。舌红绛苔黄燥，脉弦滑或数	清热解毒凉血开窍	千金犀角散	水牛角、黄连、升麻、山栀、茵陈、生地黄、赤芍、牡丹皮
阳虚水盛证	腹大胀满，脘闷纳呆，面色苍黄或㿠白，甚则颜面微浮，下肢水肿，精神困倦，怯寒懒动，小便短少，大便溏。舌胖苔白腻，脉缓	温补脾肾化气利水	附子理苓汤或济生肾气丸	附子、干姜、甘草、人参、白术、茯苓、猪苓、泽泻、车前子、牡丹皮、牛膝、肉桂、山药、山茱萸、熟地黄
阴虚风动证	身目俱黄，面色晦暗，形体消瘦，两眼干涩，口干舌燥，两胁隐痛，腰膝酸软，纳差，虚烦少寐，或见筋挛肉瞤，手足蠕动。舌红苔腻，脉弦细数	滋补肝肾平肝息风	大定风珠	熟地黄、麦冬、阿胶、白芍、龟板、鳖甲、牡蛎、五味子
痰浊蒙窍证	黄疸深重，色泽晦暗，神志昏蒙，呕恶纳呆，喉中痰鸣，或昏不知人，狂躁妄动。舌苔厚腻垢浊，脉濡滑	化痰开窍醒神	涤痰汤	茯苓、人参、甘草、橘红、胆星、半夏、竹茹、枳实、石菖蒲
气滞血瘀证	面色黧黑，两胁胀痛，齿鼻衄，肌肤瘀斑或呕血便血，或见腹大坚满，腹壁脉络怒张，尿少，纳差。舌红有瘀斑，脉涩	行气活血祛瘀通络	血府逐瘀汤	桃仁、红花、赤芍、川芎、牛膝、生地黄、当归黄、桔梗、枳壳、柴胡
阴竭阳脱证	意识昏迷，气息短促，面垢颧红，汗多而黏，闻及肝臭，二便失禁，或齿鼻衄、呕血便血等出血不止，腹部胀满，腹壁青筋暴露。舌淡苔白，脉促而芤或微息欲绝	回阳救阴益气固脱	参附汤合生脉散	人参、附子、麦冬、五味子、黄芪、当归

回阳救逆固脱，用于阴竭阳脱、神志昏迷证。

转归预后 此病病情凶险，多预后不良，故在疾病早期应予高度重视，提前预防，阻止或减缓病情发展。因疾病表现变化迅速，临证应辨证及时准确，随时调整治法方药，避免失治误治。

预防调护 积极防治病毒性肝炎尤其是慢性乙型肝炎。调摄饮食，限制饮酒，避免服用损肝药物，避免接触毒物、放射物质。

（郭 卉）

jíxìng gānshuāijié

急性肝衰竭（acute hepatic failure）

患各种肝病后由于短期内肝细胞大量坏死或肝功能严重损害而引起的综合征。多于起病后6~8周内进入肝性脑病。其临床特点是黄疸迅速加深，进行性神志改变直到昏迷，并有出血倾向、肾功能衰竭、血清转氨酶升高、凝血酶原时间显著延长等。本病最多发生于重型肝炎，属中医学瘟黄、急黄范畴。

（郭 卉）

gǔdǎn

谷疸（dietary jaundice）

因饮食不节，湿热熏蒸，出现以食即头眩、烦闷、胃中不适、腹满、大便溏泄、小便不利、身面发黄为主要表现的疾病。出自《金匮要略》，黄疸类型之一。《金匮要略·黄疸病脉证并治》："谷疸之为病，寒热不食，食即头眩，心胸不安，久久发黄。"治宜清热化湿，方选茵陈蒿汤。

（薛博瑜）

jiǔdǎn

酒疸（jaundice due to drinking）

因饮酒过多，湿热郁蒸，胆热漏泄，出现以身目发黄、胸中烦闷而热、不能食、时欲吐、小便赤涩、脉沉弦而数为主要表现的疾病。语出自《金匮要略》，是黄疸类型之一。《景岳全书》曰："因酒后伤湿而得者，曰酒疸。"治疗当清热化湿，清解酒毒。若脉浮滑，欲吐，当先用探吐法。脉沉滑而腹满便秘者，当先下之，方如栀子大黄汤，葛根解醒汤。

此病涉及西医学酒精性肝炎。

（薛博瑜）

nǚláodǎn

女劳疸（jaundice due to sexual intemperance） 房劳伤肾，瘀血内阻所致的身黄，额上微黑，膀胱急，少腹满，小便通利，大便色黑，傍晚手足心发热而反觉恶寒为主要临床表现的疾病。多见于西医学肝硬化和肝硬化腹水等疾病。

出自汉·张仲景《金匮要略》，黄疸类型之一。此病得之于房劳过度，肾阴亏损，阴虚内热。也有认为此病因于脾胃湿热，再加女劳无度伤及肾；肾伤，湿热乘之而成。如《圣济总录·卷六十·黄胆门 女劳疸》曰："脾胃素有湿热，或缘大暑醉饱，房劳过度，引热归肾，湿气交攻，小水不利，少腹坚胀，湿毒流散于肌肉之中，则四肢身面发黄，故谓之女劳疸。"

病机特点为黄疸日久，湿热尚未清除，瘀血内阻，而肾气已亏，肾精不足，正虚邪实。后期湿热瘀阻，水停腹中，腹满腹胀，可转为臌胀，预后不良。故张仲景指出"腹如水状不治""腹满者难治"。治疗当以补肾化瘀祛湿为主，张仲景用硝石矾石散，适合于脾肾两虚，瘀阻水停。后世也有用肾气丸加减或四逆汤加茵陈蒿治疗。

（薛博瑜）

dǎndǎn

胆疸（gallbladder jaundice） 因胆石、蛔虫、肿瘤、手术等因素阻压或损伤胆道，使胆汁排泄受阻，溢于肌肤，以右胁部疼痛、黄疸为主要表现的黄疸类疾病。又称胆黄。常见于西医学胆汁淤积性黄疸。

宋代《圣济总录》："胆黄十七病患体上黄绿色，胸中气满、或硬。不下饮食。此是胆黄。"明·张景岳《景岳全书》认为："胆黄证，皆因伤胆而然，胆既受伤，则脏气之损败可知，使非修缉培补，则必至决裂。故凡遇此等证候，务宜大用甘温，速救元气。然必察其所因之本，或兼酸以收其散亡，或兼涩以固其虚脱，或兼重以镇其失守之神魂，或与开道利害以释其不解之疑畏。"

病因病机 病因有外感、胆石、蛔虫、肿瘤、手术等。基本病机为胆道受阻，胆汁排泄不畅，泛溢肌肤。病位在胆，与肝、脾有关。可因外感湿热毒邪，由表入里，郁而不达，内阻中焦，与脾胃内热蕴蒸于肝胆，使胆汁外溢于肌肤；或湿浊之邪入血，湿遏瘀阻，使胆汁不循常道，溢于肌肤；或湿热毒阻于肝胆，胆汁不能疏泄。病理因素有湿、热、毒、瘀。病理性质以实为主，日久湿热瘀毒伤正，可致脾虚血亏。

诊断 根据临床表现结合病史可作诊断。

诊断要点 ①存在导致胆汁排泄受阻的因素，如胆石、手术、肿瘤等。②皮肤黄染，瘙痒明显，尿如浓茶，粪便呈浅灰色或如陶土，常伴有厌食油腻、腹泻、右胁肋部或上腹部疼痛等症。③血清中结合胆红素明显增高，凡登白试验呈直接反应；血清总胆固醇、碱性磷酸酶明显增高；尿中胆红素强阳性，但尿胆原减少或缺如；粪中尿胆原减少或缺如。

鉴别诊断 应与蚕豆黄鉴别。蚕豆黄有导致溶血的原因，如食新鲜蚕豆史，肤色如柠檬色，无瘙痒，尿如酱油，大便正常，病重者可见皮肤苍白，血清非结合胆红素明显增高，凡登白试验呈间接反应。

辨证论治 本病以实证为主，当辨病理因素之偏重。

辨证要点 辨湿、热、瘀、毒之偏重。

治疗原则 清热解毒，活血化瘀。病久伤正，当补脾养血。

分证论治 见表。

中成药治疗 在辨证的基础上选择适用的中成药。①茵栀黄冲剂：祛湿退黄，用于湿热黄疸。②归脾丸：益气健脾养血，用于

表 胆疸的分证论治

证型	临床表现	治法	主方	常用药
热毒血瘀证	身目俱黄，黄色鲜明，发热口渴，皮肤瘙痒，小便短赤，大便秘结，腹部胀满。舌红苔黄厚，脉弦数	活血化瘀 清泄热毒	千金犀角散	水牛角、生地黄、赤芍、牡丹皮、黄芩、紫草、升麻
湿浊血瘀证	身目俱黄，黄如菜花，皮肤瘙痒，神疲身倦，胸脘痞满，食少纳呆，恶心呕吐。舌紫苔浊腻，脉弦滑	活血化瘀 利湿化浊	茵陈五苓散合膈下逐瘀汤	茵陈、猪苓、泽泻、白术、茯苓、五灵脂、当归、川芎、桃仁、牡丹皮、赤芍、延胡索、甘草、香附、红花、枳壳
湿热毒瘀证	全身发黄，黄如橘皮，皮肤瘙痒，肝脾肿大，小便深黄。舌红苔黄腻，脉滑数	活血化瘀 清热除湿	茵陈蒿汤合甘露消毒丹	滑石、黄芩、茵陈、藿香、连翘、石菖蒲、白蔻仁、薄荷、射干、川贝母、栀子、大黄
脾虚血亏证	面目及肌肤发黄，黄色较淡，面色不华，睑白唇淡，心悸气短，倦怠乏力。舌淡苔白，脉细	健脾养血 温阳利湿	黄芪建中汤	黄芪、党参、白术、桂枝、白芍、泽泻、茯苓、茵陈

脾虚血亏证。

转归预后 本病预后较差。因结石、手术所致者经积极治疗黄疸可消退，病情能稳定。因肿瘤压迫所致者预后不良。

预防调护 本病关键在于预防造成胆汁排泄不畅的基础原因，如结石、肿瘤、炎症等。

（郭　卉）

yuánfāxìng dǎnzhīxìng gānyìnghuà

原发性胆汁性肝硬化（primary biliary cirrhosis，PBC）

以肝内小胆管的进行性非化脓性炎症损害为特征的慢性胆汁淤积性肝病，伴随小胆管的破坏、纤维组织增生，最终形成肝硬化和肝衰竭。本病属中医学黄疸、胁痛、积聚、臌胀范畴。

PBC的病因尚未明确，认为是与多种因素的互相作用有关，主要包括环境、免疫、感染及遗传等因素。发病以中年妇女为多见。血清抗线粒体抗体（AMA）是诊断PBC的特异性指标，熊去氧胆酸（UDCA）是唯一经随机对照临床试验证实的治疗PBC安全有效的药物。PBC的病情呈进行性，最终导致肝硬化肝功能衰竭，肝移植是终末期PBC患者惟一有效的治疗方法。

疲劳和瘙痒是其最常见的症状，大约10%的患者出现无法解释的上腹不适。另外常见的临床表现包括：高脂血症、甲状腺功能减退、骨质疏松症和合并存在自身免疫性疾病（干燥综合征和硬皮病）。门脉高压通常出现在疾病过程的后期。少数患者出现腹水、肝昏迷、食管静脉曲张破裂出血。大约70%的患者发现肝脏肿大。黄疸是疾病后期的表现。

病因病机 病因有禀赋异常、情志失调、久病体虚、饮食不节。基本病机为肝胆疏泄不利，气血瘀滞。病位主要在肝、胆，与脾、胃相关，后期及肾。病理性质初起多属实证，有肝胆湿热、气滞血瘀；日久可见肝、脾、肾亏虚。甚则可因肝脾疏泄运化失司，肾失蒸化，出现臌胀、肢肿。

辨证论治 辨证当分虚实。实证应清利湿热，化瘀行水；虚证当补益肝脾，柔肝益肾。分证论治见表。

中成药治疗 在辨证基础上选择适用的中成药。

口服中成药 ①复方鳖甲软肝胶囊：软坚散结、化瘀解毒、益气养血，用于肝硬化瘀血阻络、气血亏虚兼热毒未尽证。②血府逐瘀胶囊：活血祛瘀、行气止痛，用于肝硬化瘀血较重者。

中药注射剂 茵栀黄注射剂：清热解毒、利湿退黄，用于肝胆湿热证。

预后转归 原发性胆汁性肝硬化的发展过程各不相同，可数年不影响患者的生活质量，无临床表现的患者在2～7年后可出现症状，病情缓慢进展提示患者可长期生存。血清胆红素增高，伴有自身免疫紊乱，组织学变化不断进展提示预后不良。血胆红素>100μmol/L（6mg/dl）生存时间<2年。当瘙痒消失，黄斑瘤萎缩，血清胆固醇下降，提示预后良好。原发性胆汁性肝硬化的最终表现与其他类型肝硬化相似，可见门脉高压和食管静脉曲张，腹水，肝、肾功能衰竭等。

预防调护 本病可能与自身免疫有关，还可能与药物反应、感染等因素有关，改善生活方式对疾病有一定帮助，禁食肝损害的食物及药物，禁酒，饮食应低盐、低脂肪、少糖、高蛋白，不吃辛辣、油腻、油炸、黏硬的食

表　原发性胆汁性肝硬化的分证论治

证型	临床表现	治法	主方	常用药
肝胆湿热证	胁肋胀痛或灼热疼痛，口苦口黏，胸闷纳呆，恶心呕吐，小便黄赤，大便不爽，或兼有身热恶寒，身目发黄。舌红苔黄腻，脉弦滑数	清热利湿	龙胆泻肝汤	龙胆草、山栀、黄芩、川楝子、枳壳、延胡索、茵陈、柴胡、泽泻
肝郁脾虚证	情绪抑郁或急躁易怒，善太息，脘腹或胁肋胀痛，食少纳呆，便溏不爽，恶心嗳气，大便干结或溏。舌苔白或腻，脉弦或弦缓或弦细	疏肝理气	柴胡疏肝散	柴胡、枳壳、香附、川楝子、白芍、甘草、川芎、郁金
脾虚湿困证	面目或肌肤淡黄，甚则晦暗不泽，体倦乏力，心悸气短，脘腹痞胀，食少纳呆，大便溏薄，小便少。舌质淡，舌体胖或有齿印，苔薄白或白腻，脉细弱	健脾养血利湿退黄	黄芪建中汤	黄芪、桂枝、生姜、白术、白芍、甘草、大枣、茵陈、茯苓
肝肾阴虚证	胁肋隐痛，腰膝酸软，手足心热，口干咽燥，两目干涩，低热，头昏目眩，失眠多梦。舌红苔少或无，脉弦细数	滋养肝肾	左归丸合地黄饮子	干地黄、首乌、枸杞、山茱萸、麦冬、石斛、当归、鸡血藤
阴虚水停证	腹大胀满，或青筋暴露，面色晦暗，唇紫，口干而燥，心烦失眠，时有鼻衄，牙龈出血，小便短少。舌红苔少或光剥，脉弦细数	滋肾柔肝养阴利水	六味地黄丸合一贯煎加减	沙参、麦冬、生地黄、山茱萸、山药、枸杞子、楮实子、猪苓、茯苓、玉米须

物，勿暴饮暴食，注意饮食卫生，保持运动的习惯及良好的心态。

（薛博瑜）

jījù

积聚（abdominal mass） 寒邪、湿热、痰浊、食滞或虫积导致气机阻滞，瘀血内结所引起的腹内结块，或痛或胀的疾病。分别言之，积属有形，结块固定不移，痛有定处，病在血分，是为脏病；聚属无形，包块聚散无常，痛无定处，病在气分，是为腑病。因积与聚关系密切．故两者往往一并论述。又称癥瘕、癖块、痃癖、痞块。本病常见于西医学肝脾肿大、增生型肠结核、腹腔肿瘤及胃肠功能紊乱、不完全性肠梗阻等原因所致的包块等。

《黄帝内经》首先提出积聚的病名，探讨了其形成和治疗原则。如《灵枢·五变》篇说："人之善病肠中积聚者，……如此则肠胃恶，恶则邪气留止，积聚乃伤；脾胃之间，寒温不次，邪气稍至，蓄积留止，大聚乃起。"《难经·五十五难》提出："积者五脏所生，聚者六腑所成。"东汉《金匮要略·五脏风寒积聚病脉证并治》篇进一步说明："积者，脏病也，终不移；聚者，腑病也，发作有时。"其所制鳖甲煎丸、大黄䗪虫丸至今仍为治疗积聚的常用方剂。清代《医宗必读·积聚》篇则提出了积聚分初、中、末三个阶段的治疗原则。

病因病机 病因有寒邪、湿热、痰浊、食滞、虫积。病机主要是气机阻滞，瘀血内结。聚证以气滞为主，积证以血瘀为主。病位主要在于肝、脾。肝主疏泄，司藏血；脾主运化，司统血。如肝气不畅肝脾失调，气血涩滞，壅塞不通，形成腹内结块，导致积聚。本病初起，气滞血瘀，邪气壅实，正气未虚，病理性质多属实；积聚日久，病势较深，正气耗伤，可转为虚实夹杂之证。病至后期，气血衰少，体质羸弱，则往往转以正虚为主。以上所谓虚实，积聚的形成，总与正气不强有关。故《素问·经脉别沦》说："勇者气行则已，怯者著而为病也。"

诊断 根据临床表现结合病史可作诊断。B超、CT、MRI、病理组织活检有助于诊断。

诊断要点 ①腹腔内有可扪及的包块。②可伴腹部胀闷或疼痛不适。③常有情志失调、饮食不节，感受寒邪或黄疸、胁痛、虫毒、久疟等病史。

鉴别诊断 积聚应与痞满鉴别。痞满是指脘腹部痞塞胀满，系自觉症状，而无块状物可扪及。积聚则是腹内结块，或痛或胀，不仅有自觉症状，而且有结块可扪及。

辨证论治 应辨虚实。治疗当根据虚实之主次采用补泻之法。应始终注意顾护正气，攻伐药物不可过用。

辨证要点 ①辨积与聚：积证腹部积块明显，固定不移，痛有定处，病程较长，多属血分，病情较重；聚证腹结块时聚时散，发有休止，痛无定处，病程较短，多属气分，一般病情较轻。③辨虚实：积证当分为初、中、末三期，初期正气未虚，邪气较实；中期正气渐衰而邪气渐甚；末期正气大虚而邪气实甚。

治疗原则 积证治疗宜分初、中、末三个阶段：积证初期应予以消散；中期予以消补兼施；后期应予以养正除积。

分证论治 见表。

中成药治疗 在辨证基础上

表 积聚的分证论治

	证型	临床表现	治法	主方	常用药
聚证	肝气郁结证	腹中结块柔软，时聚时散，攻窜胀痛，脘胁胀闷不适。舌淡苔薄，脉弦等	疏肝解郁行气散结	逍遥散合木香顺气散	柴胡、当归、白芍、甘草、生姜、薄荷、香附、青皮、枳壳、郁金、乌药
	食滞痰阻证	腹胀或痛，腹部时有条索状物聚起，按之胀痛更甚，便秘，纳呆。舌苔腻，脉弦滑等	理气化痰导滞散结	六磨汤	木香、乌药、沉香、大黄、槟榔、枳实
积证	气滞血阻证	腹部积块质软不坚，固定不移，胀痛不适。舌淡紫苔薄，脉弦	理气消积活血散瘀	柴胡疏肝散合失笑散	柴胡、青皮、川楝子、丹参、延胡索、蒲黄、五灵脂
	瘀血内结证	腹部积块明显，质地较硬，固定不移，隐痛或刺痛，形体消瘦，纳谷减少，面色晦暗黧黑，面颈胸臂或有血痣赤缕，女子可见月事不下。舌紫或有瘀斑瘀点，脉细涩	祛瘀软坚佐以扶正健脾	膈下逐瘀汤合六君子汤	当归、川芎、桃仁、三棱、莪术、石见穿、香附、乌药、陈皮、人参、白术、黄精、甘草
	正虚瘀结证	久病体弱，积块坚硬，隐痛或剧痛，饮食大减，肌肉瘦削，神倦乏力，面色萎黄或黧黑，甚则面肢浮肿。舌淡紫或光剥无苔，脉细数或弦细	补益气血活血化瘀	八珍汤合化积丸	人参、白术、茯苓、当归、白芍、地黄、川芎、三棱、莪术、阿魏、瓦楞子、五灵脂、香附、槟榔、甘草

选择适用的中成药。

口服中成药 ①鳖甲煎丸：活血化瘀、软坚散结，用于气血亏虚之积聚。②平消片：活血化瘀、软坚破积、清热解毒，用于痰瘀互结、热毒蕴结引起的肝癌、胃癌、肺癌等多种恶性肿瘤。

中药注射剂 得力生注射液：益气扶正、消症散结，用于中晚期原发性肝癌气虚瘀滞证。

其他疗法 在内科治疗的基础上配合其他疗法。大黄、皂角、生姜、生葱、大蒜，共捣烂，水煎取汁去渣，熬成膏，黑色为度，用时摊绢绵上，先刺患处，后贴膏药。用于积聚，肝脾肿大。

转归预后 聚证病程较短，一般预后良好。少数聚证日久不愈，可以由气入血转化成积证。癥积日久，可导致气虚、血虚。若正气愈亏，气虚血涩，则癥积愈加不易消散，甚则逐渐增大，预后较差。如病势进一步发展，还可出现一些严重变证，如出血、黄疸、臌胀。

预防调护 饮食有节，起居有时，注意冷暖，调畅情志。在血吸虫流行区域，要杀灭钉螺，整治疫水，做好防护工作，避免感受虫毒；积极治疗黄疸、疟疾等疾病；积聚患者，要避免饮食过量，忌食生冷油腻、辛辣酒热等食物；防止感寒受冷；保持心情舒畅。

（薛博瑜）

féiqì

肥气（liver amassment） 感受邪毒、饮食不当、情志失调或劳倦久病导致湿热瘀毒阻滞肝络所引起的以左胁下有块如覆杯，或可有头足，如龟鳖状，久不愈，咳嗽，呕逆，痎疟，脉弦细等为主要表现的疾病。又称肝积。五积病之一。

《灵枢·邪气藏府病形》："肝脉……微急为肥气，在胁下，若复杯。"《难经·五十六难》："肝之积，名曰肥气，在左胁下如覆杯，有头足，久不愈，令人发咳逆痎疟，连岁不已。"西晋·王叔和《脉经·平五脏积聚脉证》曰："诊得肝积，脉弦而细，两胁下痛……身无膏泽……爪甲枯黑。"明·周慎斋《周慎斋遗书》："痞块，肝积也，肝经湿热之气聚而成也。"

病因病机 病因有感受邪毒、饮食不当、情志失调、劳倦久病。基本病机为湿热瘀毒阻滞肝络。病位在肝、脾、肾。病理性质有虚实之分。初起多属实证，因邪犯于肝，肝失疏泄，气机郁滞，瘀血凝滞，肝积乃成；或因肝脾疏泄运化失司，可致湿邪内生，阻于中焦。日久肝脾渐伤，气血亏虚，甚则及肾则多虚证或虚实夹杂证。

诊断要点 根据临床表现结合病史可作诊断。①有肝病或长期酗酒等肝脏损害病史。②以右胁痛、纳差、腹胀、便溏、乏力、消瘦等为常见症状，可伴有肢体紫斑、鼻衄、齿衄，甚至呕血、黑便等出血症状。

辨证论治 应分虚实辨治。

辨证要点 疾病早期，虽邪气较盛，但正气不虚，以邪实为主；随病情发展，正气不足，气血俱虚，则以正虚为主。

治疗原则 化瘀行气，调养肝脾。

分证论治 见表。

中成药治疗 在辨证的基础上选择适用的中成药。①大黄䗪虫丸：活血破瘀，用于瘀血阻滞者。②鳖甲煎丸：消痞化积，用于肝积肿块严重者。③十全大补丸：温补气血，用于气血两虚。④知柏地黄丸：滋阴清热，适用于肝肾阴虚火旺。

转归预后 本病病程缠绵，难以尽愈。如进一步发展为臌胀者预后不良。

预防调护 积极治疗原发疾病，饮食有节，进食容易消化的蛋白质食品，如低脂牛奶、蛋白、豆腐等，采取少量多餐的原则。起居适宜，调整情志。

（郭 卉 薛博瑜）

表 肥气的分证论治

证型	临床表现	治法	主方	常用药
肝郁脾虚证	胁肋胀痛，胸闷腹胀，食少纳呆，大便不实或稀溏，精神不振。舌苔薄白，脉细弦	疏肝健脾	逍遥散	柴胡、白术、白芍、当归、陈皮、茯苓、木香、枳壳
瘀滞肝络证	右胁刺痛，肝区肿硬，按之痛甚，腹大坚满，脉络怒张，面颈胸臂可见丝状红缕，手掌赤痕，唇色紫褐，口渴不欲饮，大便色黑。舌紫红或有瘀斑，脉细涩	行气化瘀通络	膈下逐瘀汤	五灵脂、当归、川芎、桃仁、牡丹皮、赤芍、乌药、延胡索、甘草、香附、红花、枳壳
气血两虚证	右胁疼痛，腹部胀大，面色萎黄，视物昏花，神疲乏力，心悸健忘，纳少。舌淡苔薄白，脉细缓	健脾益气补血养肝	八珍汤	人参、熟地黄、白术、茯苓、当归、白芍、川芎、炙甘草
肝肾阴虚证	肝区隐痛，腹胀纳差，倦怠乏力，头晕目眩，口干苦，心烦失眠。舌尖红，苔薄黄，脉弦细或弦数	滋补肾阴柔肝软坚	一贯煎	北沙参、麦冬、生地黄、枸杞、玉竹、黄精、川楝子

zhēngjī

癥积（mass in the abdomen） 肝脾失调，气滞、痰凝、血瘀所引起的以能触及腹内结块，坚硬不能移动为主要临床表现的疾病。多因饮食不节、脾胃气衰、七情内伤、病后续发所致。基本病机为肝脾失调，气滞、血瘀、痰凝。本病常见于西医学肝硬化，部分腹腔肿瘤。治疗当分虚实。初起邪实为主，可用理气、祛瘀、消食、化痰等法；中期邪实正虚并见，当扶正以消癥；晚期以正虚为主，邪气亦盛，当养正除积。

（薛博瑜）

jiǎjù

瘕聚（conglomerations and gatherings） 肝脾失调，气滞、痰阻、食积所引起的以腹部脐下有包块，推之可移，腹痛无定处，时聚时散为主要表现的疾病。《诸病源候论·瘕病诸候》："瘕病者，由寒温不适，饮食不消，与脏气相搏，积在腹内，结块瘕痛，随气移动是也。"多因寒湿不适、饮食不节、情志失调所致。基本病机为肝脾失调，气滞、痰阻、食积。本病常见于西医学胃肠功能紊乱、不完全性肠梗阻。治疗当理气化痰消食。

（薛博瑜）

gānyìnghuà

肝硬化（cirrhosis） 肝组织弥漫性纤维化、假小叶和再生结节形成为特征的慢性进行性肝脏疾病。临床主要表现为肝功能进行性减损、门静脉高压和继发性多系统功能受累；晚期常可发生上消化道大出血、肝性脑病等严重并发症。在中国本病患者以20～50岁男性多见，青壮年患者的发病多与病毒性肝炎有关。本病属中医学臌胀、癥积、胁痛、黄疸范畴。

病因病机 肝硬化多因酒食不节，七情内伤，劳倦损伤，外感寒湿虫毒，或黄疸、积聚失治、误治而来。病位涉及肝、脾、肾等脏腑。基本病理变化为肝脾失调，气滞血结，胁下结癥。如肝脾肾三脏受损，气结、血瘀、水湿内停而成臌胀。病位在肝、脾，涉及肾脏。病理性质属于本虚标实。

辨证论治 辨证当分本虚标实之主次。治疗当行气、活血、利水；扶正当滋阴、温阳，培补肝、脾、肾。分证论治见表。

中成药治疗 在辨证的基础上选择适用的中成药。

口服中成药 ①三七粉：活血止血，用于肝纤维化、肝硬化，伴出血倾向者尤宜。②鳖甲煎丸：行气活血、化瘀软坚，用于瘀血内停之肝硬化、肝癌等。③扶正化瘀胶囊：活血祛瘀、益精养肝，用于瘀血。④肝爽颗粒：疏肝健脾、清热散瘀、保肝护肝、软坚散结，用于肝硬化、肝功能损害等。

中药注射剂 复方丹参注射液：活血化瘀，适用于肝纤维化、肝硬化。

针灸疗法 ①单腹胀：选穴肝俞、章门、脾俞、气海、大肠俞。②肝区胀痛：选穴肝俞、支沟、足三里、阳陵泉。③腹水：选穴肾俞、阴陵泉、脾俞、水分、水道、复溜、中脘、天枢、足三里。

转归预后 肝硬化的预后与病因、肝功能代偿程度及并发症有关。酒精性肝硬化、胆汁性肝硬化、肝淤血等引起的肝硬化，病因如能在肝硬化未进展至失代偿期前予以消除，则病变可趋静止，相对于病毒性肝炎肝硬化和隐源性肝硬化好。Child-Pugh 分

表 肝硬化的分证论治

证型	临床表现	治法	主方	常用药
肝郁脾虚证	食欲减退，胸腹闷胀，嗳气不舒，两胁胀痛，或偶有恶心，乏力，便溏。舌淡红苔白滑，脉弦细	疏肝健脾	柴胡疏肝散合逍遥散	柴胡、当归、白芍、甘草、生姜、青皮、枳壳、木香、郁金
肝脾血瘀证	左胁下可触到明显癥块，两颧红纹，肝掌、蜘蛛痣，或胁下胀闷疼痛、或刺痛。舌暗红或紫暗，或舌边有瘀点、瘀斑，脉弦缓或弦涩	理气活血消癥散结	膈下逐瘀汤	当归、川芎、桃仁、三棱、莪术、香附、乌药、陈皮、白术、甘草
寒湿困脾证	腹大胀满，按之如囊裹水，甚则颜面微浮，下肢浮肿，脘腹痞胀，得热则舒，精神困倦，怯寒懒动，小便少，大便溏。舌苔白腻，脉缓	温中健脾行气利水	实脾饮	白术、苍术、附子、干姜、厚朴、木香、草果、陈皮、茯苓、泽泻
瘀结水停证	腹大胀满，形似蛙腹，朝宽暮急，面色苍黄，或㿠白，脘闷纳呆，神倦怯寒，肢冷浮肿，小便短少不利。舌体胖，质紫，苔淡白，脉沉细无力	温补脾肾化气利水	附子理苓汤或济生肾气丸	附子、干姜、人参、白术、鹿角片、葫芦巴、茯苓、泽泻、陈葫芦、车前子
肝肾阴虚证	腹大胀满，或见青筋暴露，面色晦滞，唇紫，口干而燥，心烦失眠，时或鼻衄，牙龈出血，小便短少。舌红绛少津，苔少或光剥，脉弦细数	滋肾柔肝养阴利水	六味地黄丸合一贯煎	沙参、麦冬、生地黄、山茱萸、枸杞子、楮实子、猪苓、茯苓、泽泻、玉米须

级与预后密切相关，A 级最好、C 级最差。死亡原因常为肝性脑病、肝肾综合征、食管胃底静脉曲张破裂出血等并发症。肝移植的开展已明显改善了肝硬化患者的预后。

预防调护 积极防治病毒性肝炎尤其是慢性乙型肝炎，调摄饮食，限制饮酒，应防止药物对肝脏的损伤，避免服用损肝药物，避免毒物、放射物质的接触；加强劳动保护，避免血吸虫感染；注意精神调摄，努力建立患者治愈疾病的希望和信心；密切观察病情变化，采取综合性治疗抢救措施，积极防治并发症。

（薛博瑜）

gǔzhàng

臌胀（tympanites） 情志、饮食或感染等因素导致气滞血瘀，水湿停聚所引起的以腹部胀大，皮色苍黄，或伴腹皮脉络暴露主要表现的疾病。因腹部胀大如鼓而命名。常见于西医学肝硬化腹水、结核性腹膜炎、系统性红斑狼疮、腹内肿瘤等。

臌胀病名最早见于《黄帝内经》，如《灵枢·水胀》篇记载："鼓胀何如？岐伯曰：腹胀，身皆大，大与肤胀等也，色苍黄，腹筋起，此其候也"，较详细地描述了臌胀的临床表现。明·张景岳将臌胀又称为"单腹胀"。隋·巢元方《诸病源候论·水肿病诸候》认为水毒结聚是主要病因："此由水毒气结聚于内，令腹渐大，动摇有声，常欲饮水，皮肤粗黑，如似肿状，名水蛊也。"明·张景岳《景岳全书·气分诸胀论治》篇说："单腹胀者名为鼓胀，以外虽坚满而中空无物，其像如鼓，故名鼓胀。又或以血气结聚，不可解散，其毒如蛊，亦名蛊胀，且肢体无恙，胀惟在腹，故又名为单腹胀。"龚廷贤《寿世保元》指出其顺逆："水病腹大如鼓，脉实者生，虚者死。脉洪者生，微细者死。中恶腹大，四肢满，脉大而缓者生，浮而紧者死。"清·陈士铎《辨证录》认为臌胀与脾、肾相关，并指出臌胀与水肿的区别："人有两足跗上先肿，渐渐肿胀至腹，按胀上如泥之可搏，小便不利，大便反结，此由土气之郁，非水肿也……脾胃气虚，非脾胃之故也。由于肾气之虚，则土无升腾之气，而土乃郁而不伸，力不能制水，使水来相侮，而脾胃之气愈虚也。"

病因病机 本病可因情志、饮食、感染等因素引起，致气滞血瘀，水湿停聚而成臌胀。

《素问·阴阳应象大论》认为"浊气在上"。《诸病源候论·水症候》提出臌胀的病机是"经络痞涩，水气停聚，在于腹内"。基本病机为肝、脾、肾亏虚，气滞血瘀，水湿停聚，胀大成臌。病位在肝，与脾、肾相关。病理性质总体为本虚标实证，虚实错杂。本虚主要是指肝、脾、肾亏虚，有阴虚与阳虚之分。标实有气滞、水湿、痰饮、瘀血等。因肝主疏泄、藏血，肝病疏泄不行，气滞血瘀，进而横逆犯脾；而脾主运化，脾病则运化失健，水湿内聚，进而土壅木郁，肝脾俱病，出现气滞、血瘀、水停。病延日久，累及于肾，肾开阖不利，水湿不化，则胀满愈甚。病理因素为气滞、血瘀、水湿、痰浊。病久肝、脾、肾亏虚，湿浊内蕴，蒙蔽神窍；或湿蕴化痰生热，引动肝风，有昏迷、痉厥之变。亦可因瘀阻伤络，络损血溢，或气虚不能统摄，而见吐衄、便血。

诊断 根据临床表现结合病史可作诊断。

诊断要点 ①初起腹胀，食后尤甚，继而腹大如鼓，重者腹壁青筋暴露。②伴纳呆乏力，尿少，鼻衄、齿衄等各种出血表现，可有身目发黄，赤缕红丝、血痣及蟹爪纹。③有酒食不节、情志内伤、虫毒感染、胁痛、黄疸等病史。④通过 B 超、腹腔穿刺等检查可得到相关依据。

鉴别诊断 应与水肿鉴别。水肿主要为肺、脾、肾三脏功能失调，水湿泛溢肌肤。其浮肿多从眼睑或下肢开始，后及全身，全身各处浮肿程度较均匀，每见面色苍白，腰酸倦怠等，水肿较甚者可伴见腹水；而臌胀主要为肝、脾、肾三脏受损，气滞、血瘀、湿浊互结于腹中，以腹部胀大为主要表现，四肢肿不明显。每见面色青晦，可有赤缕红丝，蟹爪纹，腹部青筋显露，晚期可见肢体浮肿。

辨证论治 臌胀分虚实缓急，治疗上应攻补兼施。

辨证要点 起病急多为实证，起病缓多为虚证；形色红黄，气息粗长者多实，面容憔悴，声音短促者多虚；腹中时痛，按之较硬，大便秘结，脉数有力为实证，而时胀时减，按之则濡，便溏泻泄，脉细者为虚证。标实者当辨气滞、血瘀、水湿的偏盛，本虚者当辨阴虚与阳虚的不同。

治疗原则 当分标实本虚。治标可用行气、活血、利水或攻逐等法；治本当予温补脾肾或滋养肝肾法；本虚标实，错杂并见者，当攻补兼施。

分证论治 见表。

中成药治疗 在辨证的基础上选择适用的中成药。①真武丸：温阳利水，用于阳虚水湿泛滥。②补中益气丸：健脾益气，用于脾气亏虚之多寐。

表　臌胀的分证论治

证型	临床表现	治法	主方	常用药
气滞湿阻证	腹大胀满不坚，胁下胀满或疼痛，纳少，食后腹胀，嗳气，大便不爽，屎气夹杂。舌红苔白腻，脉弦	疏肝理气运脾利湿	柴胡疏肝散合胃苓汤	柴胡、香附、郁金、青皮、川芎、白芍、苍术、厚朴、陈皮、茯苓、猪苓
寒湿困脾证	腹大胀满，按之如囊裹水，得热稍舒，头身困重，精神困倦，怯寒懒动，小便少，大便溏。舌淡苔白腻，脉缓	温中健脾行气利水	实脾饮	白术、苍术、附子、干姜、厚朴、木香、草果、陈皮、茯苓、泽泻
脾虚湿盛证	腹部胀满，肠鸣便溏，面色萎黄，神疲乏力，少气懒言。舌淡胖有齿痕，舌苔薄腻，脉沉弱	补脾益气化湿利水	异攻散	党参、白术、白芍、橘红、木香、沉香、茯苓、薏苡仁
湿热蕴结证	腹大坚满胀急，烦热口苦，渴不欲饮，或有身目发黄，小便赤涩，大便秘结或溏垢。舌边尖红，苔黄腻，脉弦数	清热利湿攻下逐水	中满分消丸合茵陈蒿汤	茵陈、金钱草、栀子、黄柏、苍术、厚朴、砂仁、大黄、猪苓、泽泻、车前子、滑石
肝脾血瘀证	腹大坚满，脉络怒张，胁腹刺痛，面色晦暗，或见赤丝血缕，口干不欲饮，大便色黑。舌紫暗或有瘀斑，脉细涩无力	活血化瘀行气利水	调营饮	当归、赤芍、桃仁、三棱、莪术、鳖甲、大腹皮、马鞭草、益母草、泽兰、泽泻、赤茯苓
阳虚水停证	腹大胀满，朝宽暮急，面色苍黄，神倦怯寒，少气懒言，肢冷浮肿，脘闷纳呆，小便短少。舌体胖，质紫，苔薄腻，脉沉细无力	温补脾肾行气利水	附子理中汤合五苓散	附子、干姜、人参、白术、鹿角片、胡芦巴、茯苓、泽泻、陈葫芦、车前子、泽泻、当归、川芎、赤芍
阴虚水停证	腹大胀满，或见青筋暴露，形体消瘦，面色黧黑，唇紫口燥，心烦失眠，时或鼻衄、齿衄等出血，小便短少。舌红绛少津，脉弦细数	滋养肝肾凉血化瘀	一贯煎合膈下逐瘀汤	沙参、麦冬、生地黄、山茱萸、枸杞、楮实子、猪苓、泽泻、玉米须

针刺疗法　气滞湿阻者取穴章门、肝俞、脾俞、胃俞；寒湿困脾者取穴天枢、气海、足三里、公孙、脾俞、胃俞；湿热蕴结者取穴脾俞、胃俞、胆俞、中脘、阴陵泉、足三里、内关；阳虚水停者取穴脾俞、三阴交、肾俞、涌泉、膀胱俞、阴陵泉；阴虚水停者取穴肝俞、行间、肾俞、涌泉、尺泽、鱼际、曲泉、关元。实证予泻法，虚证予补法，或平补平泻。

转归预后　臌胀病情易于反复，预后一般较差。在疾病早期，若正虚不著，经适当调治，腹水尚可消失，病情可趋缓解。而随疾病发展，邪愈实，正愈虚，至晚期则预后较差，腹水反复发生，再或加之饮食不节，劳逸失度，或复感外邪，可使疾病迅速恶化，病情凶险，出现肝风内动、邪陷心窍，亦或大量出血等严重征象。

预防调护　生冷不洁食物易损伤脾阳，肥甘辛辣易生湿热，粗硬食物易损伤血络，故均应忌食。宜进食清淡、易消化饮食，同时注意营养均衡和低盐饮食。调情志，恶抑郁或动怒。另外避风寒，慎起居，按时服药，病情变化及时就诊。

（郭　卉）

gānyìnghuà fùshuǐ

肝硬化腹水（ascites due to cirrhosis）　因门静脉高压和肝功能不全等因素导致的腹腔内水液积聚。主要表现为腹大胀满。本病属中医学臌胀范畴。

病因病机　病因有感染虫毒、酒食不节、肝病失治。虫毒内伤肝脾，脉络瘀阻，痰浊内生，聚化水饮；饮酒太过，或嗜食肥甘厚味，损伤脾胃，脾失运化，肝失疏泄，气滞、血瘀、水湿三者相互影响，水停腹中；亦可因肝病日久，累及脾肾，水液失司。本病属本虚标实之病，多采用攻补兼施的方法治疗。

辨证论治　辨虚实为要点，虚则补之，实则攻之。补以调补肝脾肾为主，攻则以利水、活血、行气、祛湿等为主。因此以疏肝健脾、行气活血、利湿、软坚散结、滋养肝肾为主要治疗原则。调肝实脾，温肾利水，以通畅三焦，其中扶正尤为重要，还要注重治肝先实脾。分证论治见表。

中成药治疗　在辨证的基础上选择适用的中成药。①真武丸：温阳利水，用于阳虚水湿泛滥。②强肝胶囊：清热利湿、补脾养血、益气解郁，用于脾虚湿盛证。③扶正化瘀胶囊：活血祛瘀、益精养肝，用于正气亏虚、瘀血阻络、肝肾不足。

其他疗法　在内科治疗的基础上配合其他疗法。

针刺　见臌胀。

敷脐　用甘遂、炒牵牛子、沉香、木香、肉桂、附子等研末以（黄酒）调，加冰片外敷于神阙穴，贴敷后也可用红外线照射神阙穴。

表　肝硬化腹水的分证论治

证型	临床表现	治法	主方	常用药
脾虚湿盛证	腹部胀满，面色萎黄，神疲乏力，少气懒言，纳呆食少。舌苔薄腻，舌淡胖有齿痕，脉沉弱	温中益气 健脾利水	参苓白术散 合五苓散	党参、白术、白芍、橘红、木香、茯苓、桂枝、薏苡仁、白扁豆、山药、砂仁
血瘀水停证	腹大坚满，脉络怒张，胁肋刺痛，固定不移，面色晦暗，面颈胸臂有丝状血痣，肌肤甲错，口干不欲饮，大便色黑。舌紫暗或有瘀斑，脉细涩无力	活血化瘀 行气利水	调营饮	当归、赤芍、桃仁、三棱、莪术、鳖甲、大腹皮、马鞭草、益母草、泽兰、泽泻、赤茯苓
脾肾阳虚证	腹大胀满，面色苍黄，畏冷肢凉，腰膝酸冷，少气懒言，脘闷纳呆，小便短少。舌体胖，质紫，苔薄腻，脉沉细无力	温补脾肾 行气利水	真武汤	附子、干姜、人参、白术、鹿角片、葫芦巴、茯苓、泽泻、当归、川芎、赤芍

转归预后　在疾病早期，若正虚不著，经适当调治，腹水尚可消失，病情可趋缓解。而随疾病发展，邪愈实，正愈虚，至晚期则预后较差，腹水反复发生，再或加之饮食不节，劳逸失度，或复感外邪，可使疾病迅速恶化，病情凶险，预后不良。

预防调护　调畅情志，保持心情舒畅。养成良好的起居作息习惯，生活有规律保证充足睡眠，保持大便通畅。进食清淡、易消化饮食，同时注意营养均衡和低盐饮食，并补充足量维生素。禁食对肝脏有毒性的食物。忌食辛热刺激性食物：如辣椒、辣酱、洋葱、胡椒粉、咖啡、浓茶。

（郭　卉）

gānyōng

肝痈（liver abscess）　多种病因导致气血毒邪壅滞胁下，邪热虫毒瘀积于肝，气血腐败，酿成痈脓，出现以急起发热、右胁痛、右胁下肿块等为主要临床表现的疾病。本病常见于西医学肝脓肿、急性梗阻性化脓性胆管炎等。

本病最早见于《黄帝内经》。《素问·大奇论》曰："肝雍，两胠满、卧则惊，不得小便。"朱丹溪曰："肝痈始发期门穴，必隐痛微肿，令人两脚胀满胁痛，侧卧则惊，便溺艰难，由愤郁气逆。"后人对肝痈的鉴别诊断又有进一步的论证，如陈远公指出"胁太痛，按之尤甚，此肝痈耳，非胁痛也"，并在《辨证录·肝痈》指出肝火灼伤肝血是主要病机："肝一恼怒，则肝叶张开，肝气即逆。大怒之后，肝叶空胀，未易平复。且怒必动火，怒愈多而火愈盛，火盛必烁干肝血，烁干则肝气大燥，无血养肝更易发怒。怒气频伤，欲不郁结而成痈。"

病因病机　多因感受暑、湿、燥、火；或过食膏粱厚味，或虫毒入侵，留于肝脏；或湿热痢失治，致使营卫失和，经络阻遏，气血毒邪壅滞着于胁下，肉腐而成脓肿，发为肝痈。病位在肝，涉及胆、脾。病理性质属邪盛的实热证。病理传变有四期之分。初期为湿热蕴结肝胆；成痈期为热壅血瘀；溃疡期为血败肉腐；恢复期为阴伤气血亏虚。

诊断要点　根据临床表现结合病史可作诊断。①突发高热或寒战，肝区疼痛。②恶心、呕吐、纳差。

辨证论治　当辨病期，分虚实论治。

辨证要点　初起、成痈期、溃脓期以实证为主；恢复期多属虚证或虚实夹杂。

治疗原则　清热利湿，解毒排脓。

分证论治　见表。

表　肝痈的分证论治

	证型	临床表现	治法	主方	常用药
初期	湿热下注证	肝区胀满热痛，伴下痢脓血，肛门灼热，有里急后重感。舌红苔黄腻，脉滑	清利湿热	白头翁汤	白头翁、黄连、黄柏、秦皮、薏苡仁、苍术
初期	热毒蕴肝证	高热寒战，口苦咽干，面红目赤，肝区胀满灼热。或右期门穴处隐隐作痛，便结尿黄。舌红苔黄，脉弦数	清肝火 解热毒	柴胡疏肝散合 五味消毒饮	陈皮、柴胡、川芎、枳壳、芍药、甘草、香附、金银花、野菊花、蒲公英、紫花地丁、紫背天葵
成痈期		寒战，大热，右胁肋饱满隆起，疼痛拒按，触之不可忍，口干舌燥，小便黄赤。舌红苔黄腻，脉滑数或弦数	透脓托毒	透脓散和大柴胡汤	黄芪、川芎、当归、皂角、柴胡、黄芩、芍药、半夏、生姜、枳实、大枣

续 表

	证型	临床表现	治法	主方	常用药
溃疡期	肝胆湿热证	发热恶寒，午后热甚，汗出热不解，右胸胁胀痛，恶心或呕吐，右上腹肌紧张，肝区疼痛，按之痛甚，口苦口干，或见黄疸，大便稀溏，小便短黄。舌红苔黄腻，脉弦数	清利肝胆湿热	龙胆泻肝汤	柴胡、泽泻、车前子、生地黄、当归、龙胆
	热盛血郁证	持续高热寒战，右胁肿痛，或有跳痛，皮肤红紫，肝肿大，压痛明显. 纳差乏力，便结溲赤。舌红苔黄或焦干，脉弦数或滑数	清热解毒活血排脓	五味消毒饮	金银花、野菊花、蒲公英、紫花地丁、紫背天葵
	气滞血瘀证	右上腹持续性刺痛或胀痛，触之痛不可忍，转侧不能，肝肿大，压痛明显，发热口渴，面色暗，口唇紫，纳差，大便偏结，小便不畅。舌暗或暗红，或边有瘀点，苔薄黄，脉弦或弦涩	疏肝理气活血通络	复元活血汤	柴胡、瓜蒌根、当归、红花、甘草、穿山甲、桃仁
	寒湿郁滞证	畏寒肢冷，肌肤甲错，右胁肋痛，热度不高，时起时伏，或不发热，口淡不渴。舌苔白，脉沉弦	温阳散寒祛瘀排脓	薏苡附子败酱散	薏苡仁、附子、败酱草
恢复期	阴虚内热证	低热盗汗，形体消瘦，手足心热，面色潮红，右胸胁隐痛，口干纳差，头昏乏力，小便短赤。舌红苔薄，脉细数	滋阴清热	青蒿鳖甲汤	青蒿、鳖甲、地骨皮、知母、牡丹皮
	气血俱虚证	面色苍白，头晕乏力，气短懒言，右胁肋隐痛，低热或不发热，小便清。舌淡苔薄白，脉细弱	益气养血	八珍汤	当归、川芎、熟地黄、白芍药、人参、白术、茯苓、甘草

中成药治疗 在辨证的基础上选择适用的中成药。①归脾丸：益气健脾养血，用于脾虚血亏证。②元胡止痛片：理气活血止痛，用于气滞血瘀所致的肝区疼痛。

转归预后 本病多发于60～70岁人群，无明显性别差异，但男性的预后相对较差。若治疗不当死亡率较高，但若能及时予以对症治疗，死亡率约为5%～30%。

预防调护 积极预防容易诱发细菌性肝脓肿的疾病，如肝胆管结石、急性化脓性梗阻性胆管炎、腹腔感染、肠道感染等，同时应注意个人的饮食和生活习惯。注意精神调摄。密切观察病情变化，采取综合性治疗措施，积极防治并发症的发生。

（郭 卉）

gānnóngzhǒng

肝脓肿（liver abscess） 细菌、真菌或溶组织阿米巴原虫等多种微生物引起的肝脏化脓性疾病。常见的临床表现包括高热、寒战、肝区疼痛、乏力、食欲不振、恶心和呕吐消化道不适等表现。本病属中医学肝痈范畴。

（郭 卉）

gānpǐ

肝癖（liver lump） 因肝失疏泄，脾失健运，痰浊淤结于肝，出现以胁胀或痛，右胁下肿块为主要临床表现的疾病。本病常见于西医学脂肪肝。

本病相关的论述见于隋·巢元方《诸病源候论》：“寸口脉细沉滑者，有积聚在胁下，左右皆满，与背相引痛。诊其脉来实，心腹积聚，饮食不消，胃中冷也”，认为饮食不消是主要病因，并提出“胁下腹中有横积，结痛而泄利，脉微细者生，浮者死”。唐·王焘《外台秘要·久癖》认为水气壅滞是主要病机：“久癖谓因饮水过多，水气壅滞，遇寒热气相搏，便成癖，在于两胁下，经久不瘥。”宋《圣济总录·久积症癖》提出饮食积滞是主要病因：“癖之为病，僻在胁肋，按之水鸣，此皆饮食留滞所致也，不即治、日渐增长，盘结牢固，邪气日盛，令人正气衰微。累岁不已，甚则身瘦腹大，名曰久积症癖。”

病因病机 病因有嗜酒及肥甘厚味、过逸少劳、情志刺激等原因。基本病机为肝失疏泄，脾失健运，湿热内蕴，痰浊郁结，瘀血阻滞，闭阻肝脏脉络。病位在肝，涉及脾、肾，病理性质为本虚标实。肝、脾、肾虚为本，湿、痰、瘀、滞、火（热）为标。

诊断要点 根据临床表现结合病史可作诊断。①初起可无明显不适；②中期可有纳呆、乏力，或伴上腹胀满，胁肋疼痛，大便不调。③中重度可有肝区疼痛，黄疸，恶心呕吐等表现。④腹部B超有助于明确诊断。

辨证论治 应辨虚实论治。

辨证要点 肝郁、痰湿、瘀血所致者属实；脾胃虚弱、肝肾不足所致者属虚。

治疗原则 疏肝健脾，理气化瘀，滋补肝肾。

分证论治　见表。

中成药治疗　在辨证的基础上选择适用的中成药。①枳术丸：健脾消食、行气化湿，用于脾虚痰湿证。②知柏地黄丸：滋阴清热，用于阴虚火旺者。③柴胡疏肝散：疏肝理气、消胀止痛，用于肝气不舒、胸胁痞闷。

转归预后　一般愈后较好，部分患者可进展至“肝积”，则预后欠佳。

预防调护　合理膳食，控制体重，适量运动，慎用药物。

（郭　卉）

jiǔjīngxìng zhīfánggān

酒精性脂肪肝（alcoholic fatty liver，AFL）　长期过度饮酒或短时间内大量饮酒所致的肝脏脂质过度蓄积的疾病。初期常无明显症状，进一步发展可出现纳差、上腹隐痛、肝肿大、黄疸。日久可发展为酒精性肝炎或肝硬化。本病属中医学胁痛、黄疸、肝癖、积聚范畴。

病因病机　嗜酒过度，酒性辛热，助湿化热。饥饱失常、后天失养致脾胃受损也是发病的重要因素。基本病机为酒伤肝脾，肝郁脾虚，痰湿内阻，气滞血瘀。痰湿是主要的病理因素。病位在肝胆，与脾胃有关。病理性质多属实证，病久可见虚证。其酗酒日久，湿热内蕴，损伤肝脾，使肝失疏泄，脾失健运，肝郁脾虚。脾虚则痰浊内生，肝郁则气机阻滞，使气血痰湿搏结，停于胁下，形成积块。

辨证论治　应辨虚实。初起多以湿热、痰瘀等实邪表现为主，后期病情日久，可由实致虚，出现热湿伤阴，肝肾不足。治疗原则初期以祛湿热，解湿毒，健脾胃为主，并配以疏肝之法。后期注重兼补肝肾之阴。分证论治见表。

中成药治疗　在辨证的基础上选择适用的中成药。①枳术丸：健脾消食、行气化湿，用于脾虚痰湿证。②知柏地黄丸：滋阴清热，用于阴虚火旺者。③柴胡疏肝散：疏肝理气，消胀止痛。用

表　肝癖的分证论治

证型	临床表现	治法	主方	常用药
肝郁气滞证	肝区不适，情志不遂，善太息，纳呆，大便不调。舌红苔薄白，脉弦	疏肝健脾	逍遥散	甘草、当归、茯苓、白芍、白术、柴胡、生姜、薄荷
气血瘀滞证	肝区刺痛，固定不移，入夜加重，胁下痞块，面色晦暗，肌肤甲错。舌暗红有瘀斑，脉涩	活血散结	血府逐瘀汤	桃仁、红花、当归、生地黄、川芎、赤芍、牛膝、桔梗、柴胡、枳壳、甘草
痰湿内阻证	体态肥胖，胁肋胀闷不舒，呕吐痰涎，头身困重，倦怠无力。舌淡苔白腻，脉沉滑	化痰祛湿	涤痰汤	陈胆星、半夏、枳实、茯苓、橘红、石菖蒲、人参、竹茹、甘草
脾虚痰湿证	胁痛，形体肥胖，腹部肥满松软，肢体困重，疲倦，乏力纳呆，口中黏腻，大便不爽。舌淡胖苔白腻，脉滑	除湿健脾	平胃散	厚朴、半夏、苍术、陈皮、猪苓、泽泻、白术、茯苓、桂枝
肝肾阴虚证	胁肋隐痛，两目干涩，腰膝酸软，多梦盗汗，五心烦热。舌红少苔，脉弦细	滋补肝肾	六味地黄丸	熟地黄、山茱萸、山药、泽泻、牡丹皮、茯苓

表　酒精性脂肪肝的分证论治

证型	临床表现	治法	主方	常用药
湿热蕴结证	多喜饮酒，食辛辣肥甘，形体偏胖，面垢油光，大便黏滞不爽，小便短赤。舌红苔黄腻，脉滑数	清热祛湿疏利肝胆	加味温胆汤合龙胆泻肝汤	陈皮、半夏、茯苓、甘草、枳实、竹茹、黄连、龙胆草、栀子、泽泻、当归、生地黄、柴胡、车前子
气滞血瘀证	情志不遂，胸闷胁痛，面色黯淡，或肌肤甲错，女性月经紫暗有血块，舌质黯紫有瘀点。舌下络脉增粗，脉细涩或结代	疏肝理气活血化瘀	柴胡疏肝散合桃红四物汤	柴胡、陈皮、川芎、香附、桃仁、红花、当归、枳壳、芍药、甘草
脾虚痰湿证	胁痛，形体肥胖，腹部肥满松软，肢体困重，疲倦，乏力纳呆，口中黏腻，大便不爽。舌淡胖苔白腻，脉滑	除湿健脾	六君子汤合平胃散	厚朴、半夏、苍术、陈皮、猪苓、泽泻、白术、茯苓、桂枝
痰瘀互结证	右胁腹胀而满，肝肿大、质尚软，面色暗，舌淡苔白浊腻。舌下络脉迂曲，脉弦滑	活血化瘀涤痰散结	膈下逐瘀汤合导痰汤	五灵脂、当归、川芎、桃仁、牡丹皮、赤芍、乌药、延胡索、甘草、香附、红花、枳壳、半夏、天南星、陈皮、赤茯苓
肝阴不足证	长期嗜酒，右胁隐痛，筋脉拘急，两目干涩，咽干口燥，吞酸吐苦。舌红少津，脉细弱或虚弦	滋补肝肾疏理肝气	一贯煎	北沙参、麦冬、生地黄、枸杞子、川楝子

于肝气不舒，胸胁痞闷。

转归预后 如能戒酒可防止病情进一步发展。进展至肝硬化则预后不良。

预防调护 应饮食清淡而又富有营养，少吃动物脂肪、内脏等，可选择鱼类、牛奶及富含维生素、粗纤维的新鲜蔬菜。不宜同时应用多种抗炎保肝药物，以免加重肝脏负担及因药物间相互作用而引起不良反应。积极治疗门静脉高压、食管胃底静脉曲张、肝性脑病等并发症。注意调畅情志，增加运动，多饮水，劳逸适度。

（郭 卉）

fēijiǔjīngxìng zhīfánggān

非酒精性脂肪肝（non-alcoholic fatty liver）

除外酒精和其他明确因素所致的脂肪在肝脏过度蓄积的疾病。轻者无明显症状，中重度者可有上腹痛、纳差、肝肿大、黄疸等。其发病率逐年增加，已严重威胁民众健康。本病属中医学肝癖、胁痛、积证范畴。

病因病机 多因饮食不节，劳逸失度等因素而损伤脾胃，使脾失健运，或情志不遂，肝气郁滞，以致肝气犯脾，脾失健运，导致湿浊内停；湿邪日久，郁而化热，则湿热内蕴；病情日久及肾，使肾精亏损，气化失司，痰浊不化，气机阻滞，瘀血内停，最终导致痰瘀互结。

基本病机为肝脾失调，痰瘀互结。病位在肝，涉及脾、胃、肾。病理性质属本虚标实，肝肾不足为本；气滞、痰浊、血瘀、湿热为标。病理因素有痰浊、气滞、血瘀、湿热。

辨证论治 本病应辨虚实主次。初起肝气郁结属实，当疏肝解郁。日久肝郁脾虚，当疏肝健脾解郁。痰湿内阻、湿热蕴结、痰瘀互结者以化痰散结为主，辅以健脾、清热、化瘀。分证论治见表。

中成药治疗 在辨证的基础上选择适用的中成药。①绞股蓝总苷片：养心健脾、益气和血、除痰化瘀，用于脂肪肝见气虚、痰阻、血瘀证者。②壳脂胶囊：清化湿浊、活血散结、补益肝肾，用于非酒精性脂肪肝湿浊内蕴、气滞血瘀或兼肝肾不足郁热证。③枳术丸：健脾消食、行气化湿，用于痰湿内阻证。④柴胡疏肝散：疏肝理气、消胀止痛，用于肝气不舒、胸胁痞闷。

针刺疗法 取穴丰隆、足三里、太冲、肝俞、三阴交等。

转归预后 非酒精性脂肪肝病情进展缓慢，可经历数年，也会经过不同的分期，其预后不同。轻度非酒精性脂肪肝通过调整饮食，合理运动即可缓解或治愈；中、重度脂肪肝以及伴肝功能损伤患者病情可能进展。出现肝硬化者预后不良。

预防调护 做好非酒精性脂肪肝的健康宣教，倡导合理膳食，合理运动，合理作息。定期测量体重、腰围、血压，检查肝功能、血脂和血糖。

（郭 卉）

gān'ái

肝癌（liver cancer）

位于肝脏的恶性肿瘤。以右胁痛，肝脏肿大、硬化，呕恶腹胀，渐现黄疸为主要表现。本病常见于西医学原发性肝癌。

本病相关论述常见于肥气、痞气、积气等病。如《难经·五十六难·论五脏积病》载："肝之积名曰肥气，在左胁下，如覆杯，有头足。""脾之积，名曰痞气，在胃脘，覆大如盘，久不愈。令人四肢不收，发黄疸，饮食不为肌肤。"宋代《圣济总录》云："积气在腹中，久不差，牢固推之不移者……按之其状如杯盘牢结，久不已，令人身瘦而腹大，至死不消。"均指出本病的特点为胁下积块不消，伴消瘦、黄疸、乏力，预后不佳。

病因病机 病因有五志过极、

表 非酒精性脂肪肝的分证论治

证型	临床表现	治法	主方	常用药
肝郁气滞证	情志抑郁，善太息，肝区不适，两胁胀痛，纳呆，女性月经不调、乳房胀痛。舌红苔薄白，脉弦细	疏肝理气	柴胡疏肝散	柴胡、枳壳、泽泻、陈皮、半夏、郁金、白芍、大黄、山楂、甘草
肝郁脾虚证	胁肋胀闷，情志不遂，乏力纳呆，腹痛便溏。舌淡红苔薄白，脉弦细	疏肝健脾	逍遥散	柴胡、白术、薄荷、白芍、当归、茯苓、山楂、生姜、甘草
痰湿内阻证	体态肥胖，右胁胀闷，纳呆呕恶，头身困重，大便不爽。舌淡，舌体胖大或有齿痕，苔白腻，脉沉滑	健脾益气化痰祛湿	二陈汤	半夏、陈皮、茯苓、泽泻、莱菔子、山楂、葛根、黄精、白术、藿香、甘草
湿热蕴结证	右胁胀痛，周身困重，脘腹胀满，大便黏滞，口干苦。舌红苔黄腻，脉滑数	清热利湿	茵陈蒿汤	茵陈、栀子、大黄、虎杖、厚朴、车前草、茯苓、白术、猪苓、泽泻
痰瘀互结证	胁肋刺痛或钝痛，胁下痞块，面色晦暗，体胖，咳吐痰涎，纳呆，肢体困重。舌暗红或有瘀斑，舌体胖大，苔腻，脉弦滑或涩	活血化瘀祛痰散结	膈下逐瘀汤合二陈汤	柴胡、当归、桃仁、五灵脂、穿山甲、牡丹皮、赤芍、大腹皮、茯苓、白术、陈皮、半夏、枳实

饮食不节、感受外邪、久病体虚。因情志不舒，喜怒失常，忧愁和暴怒等，导致气机不畅，血行受阻，日积月累而见脏腑功能失调，正气不足。或饮食不节嗜酒过度，酿生湿热，伤阴耗气；或常食肥甘辛燥，霉变之物，损伤肝脾。也可因湿热、疫毒、六淫之邪留滞经脉，聚于脏腑，致使气滞血瘀，气血失调，肝肾阴虚。久患胁痛、黄疸或臌胀等病，气血阴阳不足，肝脾肾亏损，气滞血瘀，邪毒瘀结，积久乃成。病机特点是因虚致病，本虚标实。本虚以脾气虚、肝肾阴虚为主，标实以气滞、血瘀、痰湿、热毒为主，故临床表现为全身属虚，局部属实。病位在肝，涉及脾、肾。本病发病缓慢隐匿，一旦发病，发展迅速，病机急剧转化，预后较差。发病初期多为肝郁脾虚，气滞血瘀，日久气郁化火，湿热内生，晚期由于邪毒耗气伤阴致肝肾阴虚，虚热内生。

诊断 根据临床表现、结合病史、参考辅助检查作出诊断，甲胎蛋白测定、B超、CT、MRI、血生化、病理诊断均有助于诊断和鉴别诊断。

诊断要点 ①胁痛伴胁下癥块日渐增大、黄疸、臌胀、消瘦为本病的中心证候。②早期可出现较长时间的乏力、腹胀、纳呆等。③长期的胁痛病史或黄疸病史。

鉴别诊断 肝癌应与胁痛鉴别，两者都有胁部疼痛的症状。胁痛病机为气滞血瘀和胁络失养，部位为一侧或两侧胁痛，疼痛发作时轻时缓、时作时止，并常伴有口苦、口干、头晕目眩等症。肝癌病机为正气亏虚、痰瘀毒结，疼痛部位常在右胁，并可触及不断增大、坚硬的肿块，疼痛难忍，休作无时，伴有消瘦、乏力、纳差等症。

辨证论治 辨证要注重辨邪正盛衰，早期邪实为主，中期正虚渐甚，邪实发展迅速，晚期以正衰为主。基本治疗原则为扶正祛邪，攻补兼施。

辨证要点 ①辨病期：早期邪实为主，气滞、血瘀、痰湿、热毒互结为癌块，正虚不著；中期正虚渐甚，邪实发展迅速，癌块增大、变硬，侵及范围增宽；晚期以正衰为主，邪气旺盛，多有远处转移。②辨虚实：正虚需要明确脏腑、气血阴阳何处之虚，邪实应辨气滞、血瘀、痰湿、热毒的不同以及兼失。

治疗原则 为扶正祛邪，攻补兼施。早期邪盛为主，当先攻之；中期以攻补兼施；晚期正气大伤，不耐攻伐，当以补为主。扶正根据正虚的不同，结合病变脏腑和气血阴阳亏虚的不同而选择，祛邪常采用理气、化瘀、除湿、化痰、清热解毒等治法。

分证论治 见表。

中成药治疗 在辨证的基础上选择适用的中成药。

口服中成药 ①肝复乐片：疏肝健脾、化瘀软坚、解毒抗癌，用于兼有肝郁脾虚证的各型肝癌，对于伴肝功损害、腹水者也有一定疗效。②槐耳颗粒：扶正活血，用于肝癌的辅助治疗。③金龙胶囊：破瘀散结、解郁通络，用于原发性肝癌血瘀郁结证。④复方斑蝥胶囊：破血消瘀、攻毒蚀疮，

表 肝癌的分证论治

证型	临床表现	治法	主方	常用药
肝郁脾虚证	胸胁胀痛，以右侧为甚，胁下痞块，食欲不振，倦怠乏力，或恶心嗳气，或便溏。舌淡暗边有齿痕，苔薄白，脉弦细	疏肝和胃 益气健脾	柴胡疏肝散	柴胡、香附、木香、枳壳、郁金、延胡索、党参、炒白术、淮山药、茯苓、生苡仁、炒莱菔子、八月扎、白英、白花蛇舌草
气滞血瘀证	肝区或上腹部刺痛或钝痛，疲乏无力、食欲减退、失眠心烦、肝脾肿大、质硬、表面结节感。舌暗或青紫，边有瘀斑，苔薄白或薄黄，脉细涩	疏肝理气 活血化瘀	膈下逐瘀汤	柴胡、香附、郁金、元胡、莪术、凌霄花、炮山甲、赤芍、三七粉、牡丹皮、白英、白花蛇舌草、八月扎、黄芪、炒白术
肝胆湿热证	上腹肿块、右胁疼痛、脘腹胀满、或腹大如鼓、心烦口苦、恶心纳呆、目肤黄染，便结溺黄。舌紫暗，苔黄厚腻，脉弦滑数	清热利湿 疏肝健脾	三仁汤	黄连、龙葵、白花蛇舌草、薏苡仁、茵陈、猪苓、茯苓、通草、藿香、佩兰、白蔻仁、厚朴、杏仁
阴虚内热证	胁肋胀痛，消瘦乏力，低热盗汗，五心烦热，肌肤晦暗，口干不欲饮，尿少。舌淡红或绛苔少或无，脉细数	益气养阴 清热	青蒿鳖甲汤	青蒿、知母、牡丹皮、生地黄、白英、白花蛇舌草、黄芪、太子参、炒白术、炒莱菔子、山楂、绿萼梅、延胡索、炙鳖甲
正虚瘀结证	右上腹结块日久，隐痛或刺痛，纳差，肌肉瘦削，神疲乏力，面色黧黑，或有呕血，甚则面肢浮肿。舌紫苔有瘀斑，脉涩	益气养血 活血化瘀	八珍汤合化积丸	人参、白术、茯苓、当归、白芍、生地黄、川芎、三棱、莪术、阿魏、瓦楞子、五灵脂、香附、槟榔、甘草
水湿内停证	水肿，腹胀，神疲乏力，食少纳呆，大便溏薄，小便少。舌淡，舌体胖或有齿印，苔白腻，脉细弱	利湿退黄	黄芪建中汤	黄芪、桂枝、生姜、白术、白芍、甘草、大枣、茵陈、茯苓

用于晚期肝癌。⑤华蟾素胶囊：解毒消肿、活血止痛，用于中、晚期肝癌。

中药注射剂 ①艾迪注射液：清热解毒、消瘀散结，用于肝癌瘀毒较重者。②康艾注射液：益气扶正抗癌，用于肝癌热毒较重，肝区疼痛者。③鸦胆子注射液：清热解毒抑瘤，用于中晚期肝癌湿热蕴结型。④华蟾素注射液：清热解毒、利水消胀，用于中晚期肝癌湿热蕴结型。⑤康莱特注射液：健脾利湿，适用于脾虚湿阻型肝癌。

其他疗法 在内科治疗的基础上配合其他疗法。

中药外敷 消癥止痛外用方由血竭、青黛、冰片、乳香、没药等药物组成。适用于癌痛、腹胀、腹水患者。

中药灌肠 用木香、莱菔子、枳壳、厚朴、四磨汤将中药煎煮后，保留灌肠。适用于腹胀、腹痛、便秘患者。

转归预后 肝癌由于起病隐匿，确诊时多已属中晚期，治疗效果较差，预后差。肝癌主要治疗手段为手术切除，早期术后1年、3年及5年生存率分别为80%~92%、61%~86%和41%~75%。但90%肝癌患者因肿瘤较大或肝硬化而失去手术机会，对于因肿瘤偏大而不能切除者，可先采用局部治疗，如肝动脉插管化疗加栓塞，待肿瘤缩小后争取二期切除，5年生存率可达30%~50%。因肝硬化严重而不能切除的小肝癌，如单个肿瘤大小2cm~5cm或多个肿瘤之和<3cm者，可选择肝移植，术后5年生存率可达78%~80%。非切除的姑息性治疗，5年生存率不到10%。

预防调护 导致肝癌的主要危险因素包括乙型肝炎病毒感染、长期接触黄曲霉毒素、饮水污染、酒精性肝硬化等。中国从70年代就提出改水（饮用深井水代替塘水）、防霉（改吃面粉、大米代替玉米）和防肝炎（乙肝疫苗接种）等预防措施。同时开展普查，争取早期发现、早期诊断、早期治疗。

（林洪生）

yuánfāxìng gān'ái

原发性肝癌（primary liver carcinoma）

原发于肝细胞或（及）肝内胆管上皮细胞的恶性肿瘤。是临床最常见的恶性肿瘤之一。原发性肝癌根据病理类型的不同可分为肝细胞癌、胆管细胞性肝癌、混合型细胞癌。其中90%以上为肝细胞癌，胆管细胞性肝癌、混合型细胞癌较少。本病属中医学肝癌、臌胀、黄疸、肝积、癥瘕、积聚、胁痛范畴。

病因病机 原发性肝癌多因脏腑虚弱，饮食不节，七情内伤，外加感受湿热、湿毒之邪而致气血运行不畅，湿热瘀毒结聚而成。病位在肝，涉及脾、肾。初期多为肝郁脾虚，气滞血瘀，日久气郁化火，湿热内生，瘀毒互结，晚期邪毒耗伤气阴致肝肾阴虚内热。病理性质为正虚邪实，本虚标实，因虚致病，因邪致实。

辨证论治 当分虚实论治。实者宜祛邪为主，兼以补益；虚者当在补益的基础上，辅以解毒。分证论治见表。

中成药治疗 在辨证的基础上选择适用的中成药。①肝复乐片：疏肝健脾、化瘀软坚、解毒抗癌，用于兼有肝脾不调的各型肝癌，对于伴肝功损害、腹水者也有一定疗效。②槐耳颗粒：扶正活血，用于原发性肝癌的辅助治疗。③金龙胶囊：破瘀散结、解郁通络，用于原发性肝癌血瘀郁结证。④复方斑蝥胶囊：破血消瘀、攻毒蚀疮，用于晚期原发性肝癌。

其他疗法 在内科治疗的基础上配合其他疗法。

中药外敷 消癥止痛外用方由血竭、青黛、冰片、乳香、没药等药物组成。适用于癌痛、腹胀、腹水患者。

中药灌肠 用木香、莱菔子、枳壳、厚朴、四磨汤将中药煎煮

表 原发性肝癌的分证论治

证型	临床表现	治法	主方	常用药
肝脾不调证	胁下痞块，胀痛或刺痛，纳食欠香，倦怠乏力，便溏。舌淡暗边有齿痕，苔薄白，脉弦细	疏肝健脾	逍遥散	当归、炒白术、淮山药、茯苓、白芍、炒莱菔子、柴胡、薄荷
气滞血瘀证	胁下部积块质软不坚，固定不移，食少腹胀。舌淡紫苔薄，脉弦	活血消积	柴胡疏肝散合失笑散	柴胡、青皮、川楝子、丹参、延胡索、蒲黄、五灵脂
湿热蕴毒证	胁下疼痛，纳呆脘痞，大便溏泄，渴不欲饮，阴部潮湿，面色萎黄，或有黄疸。舌苔黄腻，脉滑数	清热利湿	茵陈蒿汤	茵陈、栀子、黄连、黄柏、半枝莲、龙胆草、车前子、瞿麦、连翘
肝肾阴虚证	胁肋隐隐，消瘦乏力，潮热盗汗，腰膝酸软，头晕耳鸣，口咽干燥。舌淡红或绛苔少或无，脉细数	滋养肝肾	知柏地黄丸	知母、黄柏、牡丹皮、生地黄、泽泻、茯苓、太子参、炒白术、炒莱菔子、山楂、炙鳖甲

后，保留灌肠。适用于腹胀、腹痛、便秘患者。

转归预后 治疗早晚、肿瘤大小、治疗方法与肿瘤的生物学特性是影响预后的重要因素。根治性切除5年生存率达53.0%，其中多为小肝癌或大肝癌缩小后切除者，姑息切除5年生存率仅为12.5%，药物治疗较少见生存5年以上者。早期肝癌体积小、肿瘤分化好、远处转移少、机体免疫状态好是进行手术根治的有利条件。中晚期肝癌易有远处转移，根治机会少，预后较差。

预防调护 积极防治病毒性肝炎对降低肝癌发病有重要意义。避免不必要的输血和应用血制品。防止粮食霉变，改进饮水水质、戒酒是预防肝癌的有效措施。避免情志的过度变化也有助于预防肝癌的发生。肝癌的早期发现、早期诊断、早期治疗是提高生存率的重要措施，积极监测肝癌高危人群（35岁以上有慢性肝炎史或HBs Ag阳性者），利用AFP与超声筛查发现较多早期肝癌，可降低肝癌的死亡率。

（林洪生）

gānjué

肝厥（liver syncope） 因肝气厥逆上冲所致的以手足厥冷、呕吐昏晕为主要临床表现的疾病。又称肝昏迷常见于西医学肝性脑病。

《黄帝内经》中即有“怒则气逆”的观点，并提出：“人之所有者，血与气耳……有者为实，无者为虚。今血与气相失，故为虚焉。血与气并，则为实焉。血之与气并走于上，则为大厥，厥则暴死。气复反则生，不反则死”，认为肝郁气逆，气血上壅可发为厥证。明·张景岳《景岳全书·厥逆》：“气厥之证有二，以气盛气虚皆能厥也。气虚卒倒者，必其形气索然，色清白，身微冷，脉微弱，此气脱证也……气实而厥者，其形气愤然勃然，脉沉弦而滑，胸膈喘满，此气逆证也”，分析了虚实两种原因气逆上冲引起的厥证。

病因病机 病因有外邪侵袭、酒食不节和久病续发。病位在脑，与心、肝、脾关系密切。基本病机为湿浊、痰热、瘀毒蒙蔽清窍；或气阴衰竭，神明失用。病理性质属本虚标实。病初以标实为主，肝失疏泄，脾失健运，湿热瘀血内盛，郁而成毒，内陷心包；或痰浊上蒙清窍；或肝阴内耗，肝火上炎，肝风内动，上扰心神。后期以虚为主，肝肾衰竭，气阴两脱，阴阳离决。

诊断 根据临床表现结合病史可作诊断。

诊断要点 ①严重或长期肝病病史，并常于呕血、复感外邪、手术或外伤、利尿逐水、使用镇静剂等情况下诱发。②临床表现为欣快或抑郁、迟钝，少动寡言或烦躁不安，继之嗜睡、谵妄，然后昏迷，可见循衣摸床，扑翼样震颤等表现，口中有“肝臭”气味。③实验室检查可见肝功能严重损害，血氨升高。脑电图异常。

鉴别诊断 与痫症鉴别。痫症常有先天因素，表现为突然昏仆，不省人事，抽搐，口吐涎沫、两目上视、小便失禁等，苏醒后如常人。脑电图可见异常。肝厥表现为手足厥冷、不省人事，但有严重肝病病史，可见循衣摸床，扑翼样震颤等，闻及“肝臭”味。血氨升高。

辨证论治 辨虚实，实则泻之，虚则补之；标本同治。

辨证要点 初起表现为浊毒闭神、痰热扰神、热毒炽盛等实证证候，后期为气阴两虚等虚证表现。

治疗原则 醒神、清热、化痰，标本同治。

分证论治 见表。

中成药治疗 在辨证的基础上选择适用的中成药。生脉胶囊：益气养阴，用于气阴两虚证。

转归预后 一般预后较差。肝功能正常者预后尚好，可以完全清醒而不留有后遗症，不及时抢救则病死率很高。

表 肝厥的分证论治

证型	临床表现	治法	主方	常用药
浊毒闭神证	神识昏迷，烦躁谵妄，四肢震颤，脘腹胀闷，呕吐泄泻。舌苔厚腻，脉结代	解毒开窍泄浊	菖蒲郁金汤	石菖蒲、炒栀子、鲜竹叶、牡丹皮、郁金、连翘、竹沥、紫金片
痰热扰神证	神昏谵语，高热烦躁，四肢抽搐，循衣摸床，口有“肝臭”味，口渴唇焦，溲黄便秘。舌红苔黄腻，脉滑数	清热涤痰开窍	涤痰汤	制南星、半夏、枳实、茯苓、橘红、石菖蒲、人参、竹茹、甘草
热毒炽盛证	神昏谵语，高热狂躁，口渴，头痛如劈，口有“肝臭”，四肢抽搐，呕血衄血。舌红绛苔黄燥，脉洪大有力	清热解毒宁神	犀角地黄汤	水牛角、生地黄、赤芍药、牡丹皮、紫草、连翘
气阴亏虚证	体倦神疲，气短自汗，咽干口渴，舌燥少津。舌淡红，脉虚数	滋阴益气	生脉散合左归丸	人参、麦冬、五味子、熟地黄、山药、枸杞、山茱萸、牛膝、鹿角胶、龟板胶、菟丝子

预防调护 积极治疗肝炎、肝硬化等基础疾病，减少重症肝病的出现。

（郭 卉）

gānxìng nǎobìng

肝性脑病（hepatic encephalopathy） 严重肝病引起的以代谢紊乱为基础的中枢神经系统功能失调所致的临床综合征。以意识障碍、行为失常和昏迷为主要表现。又称肝昏迷。轻者仅有性格、行为、智力方面的微细改变，重者出现明显意识障碍。本病属中医学黄疸、肝厥、昏迷范畴。

病因病机 病因有外邪侵袭、酒食不节和久病续发。感受六淫之邪，尤其是湿热疫毒之邪，正虚邪盛，湿热内结，邪热炽盛，内犯心营，扰乱神明；过怒伤肝，忧思伤脾，惊亦伤肝，致使肝郁化火，导致肝失疏泄。病位在脑，与心、肝、脾关系密切。基本病机为湿浊、痰热、瘀毒蒙蔽清窍；或气阴衰竭，神明失用。病理性质属本虚标实。病初以标实为主，后期以虚为主，肝肾衰竭，气阴两脱，阴阳离决。

辨证论治 分证论治见表。

中成药治疗 在辨证的基础上选择适用的中成药。

口服中成药 生脉胶囊：益气养阴，用于气阴两虚证。

中药注射剂 参附注射液：回阳救逆，用于阳气暴脱者。

转归预后 本病预后不良。肝功能正常者预后尚好。经救治神志可以完全清醒而不留后遗症，但易于复发。严重感染、重度黄疸时预后极差。

预防调护 凡患有慢性肝病的患者都应坚持积极治疗，定期复查肝功能，防止肝功能衰竭至终末期。避免诱发肝性脑病的因素。例如增强抵抗力，防止各种感染，饮食上避免过于粗糙、烫热。忌高蛋白食物，禁烟、酒。保持大便通畅、忌用安眠药、麻醉药等。一旦出现行为失常，精神异常及神志改变就应送院进行详细检查，尽早处理。

（郭 卉）

dǎnzhàng

胆胀（gallbladder distention） 情志所伤、饮食不节、劳逸失度、外感六淫或虫石阻滞导致肝胆湿热，气滞血瘀，胆失通降所引起的以反复发作的右胁部或上腹部胀痛、隐痛不适，或伴右肩疼痛，餐后上腹部胀满、厌油腻等为主要表现的疾病。本病有急性、慢性之分。本病常见于西医学胆囊炎、胆石症。

《灵枢·胀论》：“胆胀者，胁下痛胀，口中苦，善太息”，提出本病病名和临床表现。东汉·张仲景《伤寒论》创立大柴胡汤、茵陈蒿汤、小柴胡汤等对胆胀有较好治疗作用。明·秦景明《症因脉治·腹胀》说：“胁肋作痛，口苦太息，胆胀也。”

病因病机 病因有情志所伤、饮食不节、劳逸失度、外感六淫、虫石阻滞。

基本病机为肝胆湿热，气滞血瘀。病位在肝胆，与脾胃相关，后期及肾。病理性质初起多实，以气滞为主，可兼有湿、热、痰、瘀；病情迁延可为正虚邪恋。早期，肝脏疏泄失职以致肝胆气滞或气逆。肝胆气滞，木郁克土，脾气受困，脾失健运则痰湿内聚，肝胆失疏，嗜食肥甘厚味，或外感湿热之邪，气郁化热而湿热内阻，胆腑壅滞，通降失权。进一步发展，可由气及血，而致肝胆气滞血瘀，瘀阻日久，耗伤正气而正虚邪恋。湿热日久耗伤阴精，使肝肾阴虚。或湿邪困脾日久，脾阳虚弱，寒凝血脉，胆腑通降不能。

诊断 根据临床表现结合病史可作诊断。血生化及影像学检查有助于诊断及鉴别诊断。

诊断要点 ①右胁胀痛或隐痛，痛涉右肩背，进食肥甘厚味后加重，伴口苦，善太息，可见

表 肝性脑病的分证论治

证型	临床表现	治法	主方	常用药
浊毒闭神证	神识昏迷，烦躁谵妄，四肢震颤，脘腹胀闷，呕吐泄泻。舌苔厚腻，脉结代	解毒开窍泄浊	菖蒲郁金汤	石菖蒲、炒栀子、鲜竹叶、牡丹皮、郁金、连翘、灯心草、淡竹沥、紫金片
痰热扰神证	神昏谵语，高热烦躁，四肢抽搐，循衣摸床，口有“肝臭”气味，口渴唇焦，溲黄便秘。舌红苔黄腻，脉滑数	清热涤痰开窍	涤痰汤	制南星、半夏、枳实、茯苓、橘红、石菖蒲、人参、竹茹、甘草
阴虚风动证	面色晦暗，形体消瘦，头晕目眩，口舌干燥，神昏谵语，躁动不安，四肢抽搐。舌干、舌红或绛，苔少或光剥，脉弦细数	滋阴息风	羚角钩藤汤	水牛角、钩藤、天麻、茯神、生地黄、赤芍药、牡丹皮、紫草、连翘
阴竭阳亡证	神志昏迷，面色苍白，四肢厥冷，循衣摸床，神昏痉厥，呼之不应，气息低微，汗出肢冷，二便失禁。舌淡无苔，脉微欲绝	益气养阴回阳固脱	生脉散合参附汤	人参、附子、肉桂、麦冬、五味子、熟地黄、枸杞、山茱萸、牛膝、鹿角胶、龟板胶、菟丝子

痞胀，或有寒热往来。②腹部B超、X线胆囊造影、胰胆管造影等可有阳性发现。

鉴别诊断　应与胁痛、胆瘅鉴别。胁痛表现为两侧胁部疼痛；胆瘅主要表现为口苦，一般无右胁痛或善太息。

辨证论治　应辨气血虚实。

辨证要点　初起多实，以气滞为主，有胁肋胀痛、嗳气等；随病情发展以虚实夹杂为主，出现湿邪困阻、瘀血等象；后期多有阴虚表现。

治疗原则　疏肝解郁，清泄肝胆湿热。

分证论治　见表。

中成药治疗　在辨证的基础上选择适用的中成药。①消炎利胆片：消炎利胆、清热解毒，用于胆道结石及急性胆囊炎。②柴胡疏肝散：调气疏肝、解郁散结，用于肝气郁滞。③知柏地黄丸：滋阴清热，用于肝肾阴虚证。④枳术丸：健脾消食、行气化湿，用于脾虚湿邪阻滞。

针刺疗法　取反应点、足三里、中脘、阳陵泉等穴，平补平泻。

转归预后　胆胀初期治疗及时，预后较好，但易反复发作。

预防调护　饮食宜清淡，少食油腻、高脂、油炸之物品。勿过劳，慎起居。

（郭　卉）

jíxìng dǎnnángyán

急性胆囊炎（acute cholecystitis）

因胆囊管阻塞、化学性刺激或细菌性感染引起的以发热、右上腹疼痛、恶心、轻度黄疸为主要表现的急性胆囊炎症性疾病。本病属中医学胆胀、胁痛、黄疸、腹痛范畴。

病因病机　病因有饮食不节、外邪入侵、情志失调、结石虫积。基本病机为湿热阻滞，肝失疏泄，胆汁通降不利。病位在肝胆，尤重在胆腑。病理性质以邪实为主，有湿、热、气滞。

辨证论治　本病以实证为主。当辨湿、热、气滞的不同。尤当注意热毒入血之主症。治疗原则为疏利肝胆，清热利湿，行气活血。分证论治见表。

中成药治疗　在辨证的基础上选择适用的中成药。①消炎利胆片：消炎利胆、清热解毒，用于胆道结石及急性胆囊炎。②金胆片：消炎利胆，用于急、慢性胆囊炎。③柴胡疏肝散：调气疏肝、解郁散结，用于肝胆郁滞证。④龙胆泻肝丸：清肝胆、利湿热，用于肝经湿热证。

其他疗法　在内科治疗的基础上配合其他疗法。

针刺　取肝俞、胆俞、期门、胆囊穴、日月。肝内胆管结石者加太冲；气滞者加内关、公孙；湿热者加大椎、曲池、外关；火毒者加大椎、十宣、水沟、关元。得气后，用手法行针数分钟。

耳针　取肝、胆管、三焦、十二指肠。用王不留行籽贴敷气上，频频按压。

转归预后　一般预后良好。急性症状反复发作或失治误治可转为慢性胆囊炎。如热毒深重，侵入血分，相当于并发急性梗阻性胆管炎或败血症，预后较差。

表　胆胀的分证论治

证型	临床表现	治法	主方	常用药
肝胆气滞证	右胁胀痛，痛涉右肩背，痞胀，嗳气，口苦，善太息，情志不遂，妇女乳房胀痛。舌红苔薄白，脉弦	疏肝利胆理气通降	柴胡疏肝散	柴胡、枳壳、川芎、香附、芍药、甘草
肝胆郁热证	右胁胀痛伴灼热，口苦口渴，心烦失眠，小便黄赤，大便秘结。舌红苔黄，脉弦数	疏肝利胆清热解郁	四逆散、金铃子散合左金丸	柴胡、枳壳、川楝子、延胡索、郁金、芍药、黄连、吴茱萸、栀子
肝胆湿热证	右胁胀满，口苦口臭，善太息，痞满纳呆，厌油腻，面目发黄，小便黄赤，大便秘结或如陶土，或有寒热往来，舌红苔黄腻，脉弦滑	疏肝利胆清利湿热	大柴胡汤合茵陈蒿汤	柴胡、黄芩、枳实、大黄、栀子、半夏、黄连、槟榔、白芍、郁金
肝郁脾滞证	右胁胀痛或胀满，口黏苦，善太息，身困乏力，纳呆，大便不爽，妇女白带量多，舌苔白腻，脉弦细滑	疏肝解郁健脾利湿	逍遥散	柴胡、枳壳、白芍、陈皮、白术、苍术、青皮、茯苓、薏苡仁
肝郁痰阻证	右胁胀满，口苦善太息，口吐痰涎，或咽中如有物梗阻，吐之不出，咽之不下，情志抑郁，体胖。舌苔白腻，脉弦滑	疏肝解郁理气化痰	温胆汤	柴胡、枳实、白芍、半夏、竹茹、陈皮、香附、郁金、瓜蒌皮、苏梗
肝胆血瘀证	右胁刺痛，固定不移，昼轻夜重，面色晦暗，肌肤甲错，妇女月经不调，经色紫暗、有块。舌紫暗或有瘀斑，脉弦细涩	疏肝理气活血化瘀	膈下逐瘀汤	川楝子、延胡索、五灵脂、牡丹皮、蒲黄、柴胡、枳实、白芍、甘草
肝肾阴虚证	右胁隐痛，口苦善太息，口干，心烦失眠，手足心热，腰膝酸软，盗汗耳鸣。舌红少津，脉细数	滋阴清热疏利肝胆	一贯煎	生地黄、沙参、麦冬、当归、枸杞、郁金、金钱草、金铃子
阳虚郁滞证	右胁疼痛，得热则减，畏寒肢冷，乏力气短，或脘腹胀满，喜温喜按，大便溏，小便清长。舌淡苔白，脉弦细或沉迟	疏肝解郁温补脾阳	附子理中汤	附子、白术、干姜、党参、枳壳、木香、生姜、大枣

表　急性胆囊炎的分证论治

证型	临床表现	治法	主方	常用药
肝经湿热证	右胁胀满疼痛，阵阵加剧，纳呆，胸闷，厌油腻，恶心呕吐，口苦心烦，大便黏滞，或见黄疸。舌红苔黄腻，脉弦滑	清热利湿疏肝利胆	龙胆泻肝汤	茵陈、栀子、大黄、车前草、泽泻、柴胡、枳壳、甘草
胆腑郁热证	持续右胁部剧烈灼痛或绞痛，甚则痛引肩部，口苦呕恶，身目黄染，发热恶寒，大便秘结，小便短赤。舌红，苔黄，脉数	清热利湿行气利胆	大柴胡汤	柴胡、大黄、枳实、赤芍、半夏、厚朴、茵陈、栀子、金钱草、生姜
热毒炽盛证	高热，右胁痛甚拒按，烦躁不安，身目发黄，颜色鲜明，大便秘结，小便短赤。舌红绛，苔黄燥，脉弦细	清热解毒通里泻火	茵陈蒿汤合黄连解毒汤	茵陈、栀子、大黄、黄芩、黄连、延胡索、金银花、蒲公英、金钱草、牡丹皮、赤芍
肝胆郁滞证	右胁胀痛，情志抑郁不舒，嗳气频作，厌油腻，恶心呕吐。舌淡红苔薄白，脉弦	疏肝利胆理气升郁	四逆散合柴胡疏肝散	柴胡、枳实、芍药、川芎、川楝子、炙甘草

预防调护　急性发作期应禁食或予无脂饮食，充分休息，恢复期以低脂肪、低胆固醇、高纤维素饮食为宜，注意劳逸结合，寒温适宜，戒烟酒，保持心情舒畅。

（郭　卉）

mànxìng dǎnnángyán

慢性胆囊炎（chronic cholecystitis）　胆囊慢性炎症性疾病。约70%以上患者合并有胆囊结石，多呈慢性起病，也可由急性胆囊炎反复发作、失治误治所致。本病属中医学胆胀、胁痛、黄疸、腹痛范畴。

病因病机　病因有饮食不节、情志失调、劳倦过度、病后续发。基本病机为肝气郁结，胆汁排泄不畅，不通则痛。病位在胆，与脾、胃有关，后期及肾。主要病理因素为湿、热、气滞、血瘀。病理性质多属本虚标实，以脾胃虚弱，肝肾不足为本；湿热、气滞、血瘀为标。一般初起以邪实为主，日久病邪伤正，可见虚实夹杂。每因情志、饮食、劳倦等诱发。

辨证论治　本病当辨虚实主次。以通腑利胆，化瘀消滞。分证论治见表。

中成药治疗　在辨证的基础上选择适用的中成药。①胆宁片：疏肝利胆、清热通下，用于肝郁气滞，湿热未清的慢性胆囊炎。②金胆片：消炎利胆，用于急、慢性胆囊炎。③柴胡疏肝散：调气疏肝、解郁散结，用于肝胆郁滞证。④龙胆泻肝丸：清肝胆、利湿热，用于肝经湿热证。

其他疗法　在内科治疗的基础上配合其他疗法。

针刺　取肝俞、胆俞、期门、胆囊穴、日月。肝内胆管结石者加太冲；气滞者加内关、公孙；湿热者加大椎、曲池、外关；火毒者加大椎、十宣、水沟、关元。得气后，用手法行针数分钟。

耳针　取肝、胆管、三焦、十二指肠。用王不留行籽贴敷气上，频频按压。

转归预后　本病难得尽愈，常反复发作。少数因感染严重波及胆总管可有轻度黄疸，并发胆囊周围脓肿，胆囊穿孔引起弥漫性胆汁性腹膜炎，严重者可出现

表　慢性胆囊炎的分证论治

证型	临床表现	治法	主方	常用药
肝胆气滞证	右胁胀痛，随情志变化，厌油腻，恶心呕吐。舌红苔薄白或腻，脉弦	疏肝利胆理气解郁	柴胡疏肝散	柴胡、香附、枳壳、川芎、白芍、黄芩、金钱草、郁金、青皮、甘草
肝胆湿热证	胁肋胀痛，口干苦，身目黄染，身重困倦，脘腹胀满，大便溏，小便短赤。舌红苔黄厚腻，脉弦滑数	清热利湿利胆通腑	龙胆泻肝汤	龙胆草、黄芩、栀子、泽泻、柴胡、车前子、大黄、金钱草、甘草
气滞血瘀证	右胁胀痛或刺痛，口苦咽干，善太息，大便不爽。舌紫暗或有瘀斑，脉弦涩	理气活血利胆止痛	血府逐瘀汤	当归、生地黄、红花、桃仁、枳壳、柴胡、川芎、川楝子、郁金、鸡骨草、延胡索
肝病脾虚证	右胁胀痛，情志不舒，食少纳呆，腹胀便溏，或腹胀腹泻，倦怠乏力。舌胖淡或有齿痕，苔白，脉弦细	疏肝健脾柔肝利胆	逍遥散	当归、白芍、柴胡、茯苓、白术、陈皮、郁金、甘草
肝肾阴虚证	右胁隐痛，两目干涩，腰膝酸软，纳呆乏力，失眠多梦。舌红苔少，脉弦细	滋养肝肾清热利胆	一贯煎	生地黄、沙参、麦冬、石斛、玉竹、枸杞、知母、川楝子、郁金
脾阳虚弱证	右胁隐痛，时作时止，腹胀，畏寒肢冷，神疲气短，呕吐清涎。舌淡苔白腻，脉弦弱无力	温阳益气调肝利胆	理中丸	党参、白术、茯苓、干姜、甘草

感染性休克。慢性胆囊炎主要表现为上腹部饱胀，嗳气和厌食油腻等消化不良症状，有时感右肩胛下、右季肋或右腰部等处隐痛，病史可长达数年或十余年，部分有胆绞痛和急性胆囊炎发作史。

预防调护 本病应注重在膳食上进行调理，根据病情给予低脂肪、低胆固醇的半流质食物或低脂肪，低胆固醇的软食。忌食用刺激性食物或浓烈的调味品。注意休息。

（郭 卉）

dǎnshí

胆石（cholelith） 肝胆疏泄功能失常，湿热煎熬，浊瘀内结所致的胆囊、肝内胆管和胆总管的任何部位发生结石的疾病。本病相当于西医学的胆囊结石、肝外胆管（或胆总管）结石和肝内胆管结石。随着人们生活方式及饮食习惯的逐渐改变，中国胆石症的发病率呈上升趋势。

本病相关论述可见于胁痛。《素问·脏气法时论篇》："肝病者，两胁下痛引少腹，令人善怒。"认为本病与情志失调相关。《灵枢·经脉》："胆足少阳之脉，……是动则病口苦，善太息，心胁痛，不能转侧。"元·朱丹溪《丹溪心法·胁痛》："胁痛，肝火盛，木气实，有死血，有痰流注。"

病因病机 本病因外邪侵袭，或内伤饮食、情志不舒、痰浊内阻等引起，使肝胆疏泄失常，浊瘀内结，日久成石。外邪侵袭，横犯肝胆，使肝失调达，胆失生发，瘀结日久成石；饮食不节，过食肥甘厚味，脾胃渐损而致湿热内生。湿热浸淫肝胆，煎熬胆汁成石；情志不舒以致肝气郁结，胆汁瘀滞；痰浊、瘀血、蛔虫内结于肝胆致使胆汁排泄不畅，凝结成石。基本病机为肝胆疏泄功能失常，湿热煎熬，浊瘀内结，日久成石。与"湿"、"热"两邪关系最密切。病位在胆，与肝关系密切。病理性质在急性发作期表现为邪实，缓解期为本虚标实。

诊断要点 根据临床表现结合病史可作诊断。①平素可有上腹不适、隐痛、嗳气、纳呆、腹胀等不适。②发作期表现为右上腹急性绞痛，痛引肩背，辗转不安，大汗淋漓，可伴恶心呕吐，继而黄疸、发热寒战，甚至神昏。③腹部B超可协助诊断。

辨证论治 辨缓急，急则治标，缓则治本。

辨证要点 疾病处于静止期为缓；突然发作右上腹绞痛，剧烈难忍，并迅速出现黄疸、高热、休克等重症为急。

治疗原则 急性发作期治宜疏利肝胆；慢性静止期当养阴益气，顾护脾胃。

分证论治 见表。

中成药治疗 在辨证的基础上选择适用的中成药。①胆宁片：疏肝利胆、清热通下，用于肝胆湿热证。②胆舒胶囊：疏肝解郁、利胆溶石，用于各型胆石症。③柴胡疏肝散：调气疏肝、解郁散结，用于肝胆郁滞证。④龙胆泻肝丸：清肝胆、利湿热，用于肝经湿热证。

其他疗法 在内科治疗的基础上配合其他疗法。

针刺 取肝俞、胆俞、期门、胆囊穴、日月。肝内胆管结石者加太冲；气滞者加内关、公孙；湿热者加大椎、曲池、外关；火毒者加大椎、十宣、水沟、关元。得气后，用手法行针数分钟。

耳针 取肝、胆管、三焦、十二指肠。用王不留行籽贴敷气上，频频按压。

转归预后 胆石病缠绵难愈，病程迁延。急性发作时病情发展迅速，可累及其他脏腑病变。

表 胆石的分证论治

证型	临床表现	治法	主方	常用药
肝郁气滞证	右胁或剑突下轻度疼痛，可牵扯至肩背部，遇怒加重，口苦咽干，胸闷嗳气，食欲不振。舌淡红苔薄白，脉弦	疏肝理气利胆排石	柴胡疏肝散	柴胡、白芍、枳壳、香附、川芎、陈皮、金钱草、炙甘草
肝胆湿热证	右胁或上腹部疼痛拒按，多向右肩部放射，身热恶寒，脘腹胀满，身目发黄，口苦口黏，大便不爽，小便黄赤。舌红苔黄腻，脉弦滑数	清热祛湿利胆排石	大柴胡汤	柴胡、黄芩、厚朴、枳实、金钱草、茯苓、茵陈、郁金、大黄、甘草
肝阴不足证	右胁隐痛，午后低热，或有五心烦热，口燥咽干，少寐多梦，头晕目眩，双眼干涩。舌红或有裂纹，脉弦细	滋阴清热利胆排石	一贯煎	生地黄、沙参、麦冬、阿胶、赤芍、白芍、枸杞、川楝子、鸡内金、丹参、枳壳
瘀血阻滞证	右胁部刺痛，痛有定处拒按，入夜痛甚，面色晦暗，胸闷纳呆，或有黑便。舌紫暗，或有瘀斑、瘀点，脉弦涩或沉细	疏肝利胆活血化瘀	旋覆花汤	旋覆花、茜草、郁金、桃仁、延胡索、当归
热毒内蕴证	寒战高热，右胁及脘腹疼痛拒按，黄疸加重，神昏谵语，尿短赤，大便秘结。舌干、红绛或紫，苔腻或灰黑无苔，脉弦数或细数	清热解毒泻火通腑	大承气汤合茵陈蒿汤	大黄、芒硝、枳实、厚朴、茵陈蒿、栀子、蒲公英、金钱草、虎杖、郁金、陈皮、青皮

预防调护 应忌食油腻、含胆固醇较多的食物，多吃蔬菜水果，劳逸适度。

（郭 卉）

dǎn-xīn zōnghézhēng

胆心综合征（Chole-heart syndrome）

胆道系统疾病通过神经反射引起冠状动脉收缩，导致冠状动脉供血不足，引起心绞痛、心律不齐，甚至心肌梗死等症状的临床综合征。本病属中医学心腹痛、胁痛、胸痹、厥心痛、心悸范畴。

病因病机 病因为情志失调、病后正虚。基本病机胆气郁结，实邪壅滞，扰动心脉，心肾不亏。病位在心、胆。多因情志失调，使肝胆疏泄失常，少阳气机不舒，胆气结滞，胆系郁热，由气及血，气血闭阻，心脉不畅，心神不宁。病理性质以邪实为主。

辨证论治 本病以实证为主。当辨气滞、郁热、痰浊、血瘀之不同。治疗原则为疏肝利胆，行气活血通脉。分证论治见表。

中成药治疗 在辨证的基础上选择适用的中成药。①胆宁片：疏肝利胆、清热通下，用于肝胆湿热证。②胆舒胶囊：疏肝解郁、利胆溶石，适用于各型胆石症。③柴胡疏肝散：调气疏肝、解郁散结，用于肝胆郁滞证。④元胡止痛片：理气活血止痛，用于气滞血瘀所致的疼痛痛。

转归预后 本病虽属临床急症，但一般预后尚好。合并心肌梗死者预后欠佳。

预防调护 本病应注重治疗胆系原发病。饮食有节、起居有常，保持情绪稳定。

（郭 卉）

dǎn'ái

胆癌（gallbladder cancer）

发生在胆腑的恶性肿瘤。常见于西医学肝外胆管癌或胆囊癌。

本病临床特征最早见于《灵枢经·胀论》：“胆胀者，胁下胀痛。”《张氏医通·杂门》亦有描述：“有瘀血发黄，大便必黑，腹胁有块或胀。”

病因病机 病因有情志失调、饮食不节、感受外邪、他病累及。情志抑郁，喜怒无常，忧怒郁结，导致气血运行不畅，内伤肝胆，肝郁气滞，胆失和降，日积月累，而见脏腑功能失调，聚结成癌。或过食辛辣、嗜食肥甘厚味，聚湿生痰，痰结化热，蕴结成毒，毒热内逼胆腑，而成胆癌。亦可外感湿热等六淫之邪，留滞经脉，内客于胆，致使气滞血瘀，肝胆疏泄失常，胆气郁积，不得和降，化热生毒，积聚胆腑，而生癌瘤。此外，慢性胆病如胆石症、胆胀等经久不愈，或邻近脏腑病变成癌累及胆腑，胆腑因刺激频繁而成癌瘤。病位在胆，涉及肝、脾、胃，尤其以肝、胆为主。病理性质多属本虚标实。

诊断要点 根据临床表现结合病史可作诊断。B超、CT、MRI、病理组织活检有助于诊断。①右上腹肿块、疼痛，发热，黄疸，消化不良。②常有情志失调、饮食不节，或慢性肝胆疾病。

辨证论治 应分虚实辨治。

辨证要点 初起多为气滞、湿热、火毒阻滞胆囊，属实，右上腹疼痛剧烈，拒按；病久耗伤气血，属虚，右上腹隐痛。

治疗原则 以利胆为原则，初起采用疏肝、清热、利湿、解毒；病久兼以补气养血。

分证论治 见表。

中成药治疗 在辨证的基础上选择适用的中成药。

口服中成药 ①胆康片：清热利湿、疏肝止痛、利胆退黄，用于湿热以热为主的胆囊癌痛。②平消胶囊：活血化瘀、清热解毒、扶正祛邪，对胆囊癌等消化道肿瘤有缓解症状、缩小瘤体、抑制癌瘤增长的作用。③金龙胶囊：破瘀散结、解郁通络，用于胆癌瘀血较重者。④复方斑蝥胶囊：破血消瘀、攻毒蚀疮，用于

表 胆心综合征的分证论治

证型	临床表现	治法	主方	常用药
肝胆气滞证	情志不舒，右胁胀痛，随后左上胸掣痛、刺痛，或伴恶心呕吐、嗳气呃逆、胃胀不适。舌淡紫，脉弦紧	疏肝利胆通脉止痛	柴胡疏肝散合失笑散	柴胡、芍药、川芎、香附、五灵脂、川楝子、丹参、郁金、檀香
肝胆郁热证	胸闷腹胀，自觉胆囊区灼热疼痛，心前区压榨性痛，可见烦躁易怒，口舌生疮，便干尿黄。舌红苔黄，脉弦数	清热解郁利胆宁心	黄连温胆汤合大柴胡汤	川连、竹茹、枳实、半夏、橘红、甘草、生姜、茯苓、柴胡、黄芩、白芍、大黄、大枣
心胆瘀滞证	右上腹疼痛甚，引及肩背，左胸憋闷疼痛难忍，伴心悸。舌紫暗苔薄，脉结沉弦	疏肝利胆行气活血	大柴胡汤合血府逐瘀汤	柴胡、黄芩、大黄、金钱草、郁金、枳实、丹参、桃仁、红花、赤芍、当归
痰浊闭阻证	胸胁隐痛，心悸怔忡，面色苍白，畏寒肢冷，得温则减，胸闷气短。舌淡胖有齿痕，苔白腻，脉滑缓或结代	益气利胆祛痰通痹	柴芍六君子汤合瓜蒌薤白桂枝汤	柴胡、白芍、党参、白术、茯苓、半夏、木香、砂仁、瓜蒌、薤白、桂枝

表　胆癌的分证论治

证型	临床表现	治法	主方	常用药
肝胆气滞证	右上腹持续性胀痛，拒按，嗳气频频，恶心，呕吐，黄疸，纳呆腹胀，大便不调，精神抑郁或烦躁，每因情志因素而病情加重。舌淡红苔白，脉弦	疏肝和胆开郁散结	大柴胡汤	柴胡、黄芩、枳壳、半夏、白芍、大黄、麦芽、白术、白花蛇舌草、三棱、莪术、龙胆草
瘀血阻滞证	胁下积块明显，质地较硬，刺痛固定，形体消瘦，可有黄疸。舌紫有瘀斑，脉涩	活血祛瘀	血府逐瘀汤	桃仁、红花、当归、赤芍、生地黄、桔梗、牛膝、枳壳、甘草
肝胆湿热证	右上腹持续性钝痛。多向右肩背部放射，右上腹包块疼痛拒按，恶心呕吐，不思饮食，面目皮肤发黄，大便秘结，或溏泄，小便短赤。舌红苔黄腻，脉弦数	清热利湿疏肝理气	茵陈蒿汤合甘露消毒丹	茵陈、栀子、大黄、龙胆草、泽泻、车前子、白花蛇舌草、金钱草、陈皮、浙贝母、藿香、黄芩、白蔻仁
肝胆火毒证	右上腹灼痛或绞痛，剧痛，有压痛感，低热或发热，纳差，厌油腻，消化不良，形体消瘦，口渴咽干，喜冷饮，周身黄染，小便黄，大便秘结或溏泄而臭。舌红绛苔黄燥芒刺，脉弦数	泻火利胆解毒抗癌	龙胆泻肝汤	龙胆草、黄芩、栀子、泽泻、车前草、柴胡、天花粉、大黄、青蒿、苦参、莪术、甘草
气血两虚证	右上腹部隐痛，面白少华，四肢浮肿，畏寒身冷，全身疲乏无力，心悸气短，头昏目眩，自汗或盗汗，纳差形体羸瘦，右上腹包块明显。舌淡嫩或淡胖，苔白，脉细弱无力或虚大	健脾益肾补气养血	八珍汤合逍遥散	太子参、黄芪、白术、茯苓、陈皮、黄精、白芍、当归、鸡血藤、淫羊藿、熟地黄、麦芽、白花蛇舌草、甘草
阴虚内热证	胁下隐痛，口干咽燥，两目干涩，心中烦热，面赤颧红，头晕目眩。舌红少苔，脉弦细数	滋阴清热	一贯煎	生地黄、北沙参、当归、枸杞子、麦冬、玉竹、石斛

晚期胆癌。

中药注射剂　①艾迪注射液：清热解毒、消瘀散结，用于胆囊癌瘀毒较重者。②康艾注射液：益气扶正抗癌，用于胆囊癌热毒较重，肝区疼痛者。

其他疗法　在内科治疗的基础上配合其他疗法。①针刺：取足三里、三阴交（均双侧）、胆囊穴。皮肤消毒，准确进针，平补平泻。②耳针：取胆、腹、神门、交感、皮后下、肺（均双侧），取耳穴针，中度刺激，可与体针交替进行。

转归预后　原发性胆囊癌恶性程度均较高，具有起病隐匿、生长快和转移早的特点，预后较差。术后5年生存率不超过5%，80%的患者生存率不超过1年。

预防调护　有效控制胆结石，慢性胆囊炎，胆囊息肉样变对于胆囊癌的防治有着极为重要的意义。注意调整饮食结构，应选择易于消化而又富有营养的食物，禁烟忌酒。保持良好的心情。

（林洪生）

dǎnnáng'ái

胆囊癌（carcinoma of gallbladder）　原发于胆囊的恶性肿瘤。又称原发性胆囊癌。是恶性程度较高的肿瘤之一。以上腹部的持续性疼痛，消化道症状，黄疸，畏寒，发热，右上腹肿块为主要临床表现。根据病理类型的不同分为腺癌和鳞状细胞瘤，腺癌又可进一步分为黏液蛋白腺癌，退行性变性型腺癌，复合型腺癌。本病属中医学积聚、黄疸、胁痛、腹痛范畴。治疗以利胆为原则，初起采用疏肝、清热、利湿、解毒；病久兼以补气养血。平时应饮食清淡，禁烟忌酒，保持心情舒畅。参见胆癌。

（林洪生）

dǎnzǒngguǎn'ái

胆总管癌（bravery manager cancer）　原发于肝门以下，除肝胰壶腹以外的肝外胆管癌肿。又称原发性胆管癌。在临床上甚为少见，男性多于女性，年龄大多在50～60岁之间。按病变部位，胆管癌可分为近端（胆囊管和肝总管汇合部以上）、中端（胆总管起始至十二指肠上缘）、远端（十二指肠上缘至壶腹部）和弥漫型共4种。胆总管癌大体形态分为管壁浸润型、结节型和乳头型。病理分型上以腺癌为最多，鳞癌、硬癌和未分化癌仅占很少一部分。本病属中医学黄疸、肝积、癥瘕、积聚、胁痛范畴。

病因病机　病因有正气亏虚、情志内伤、饮食不节、外感六淫。劳伤过度，正气虚衰是本病发病的基础。常因忧思、郁怒、悲伤太过，而至胆腑功能失调，气机不畅，湿浊凝滞为痰，血脉不行为瘀，终致气滞痰凝血瘀毒聚于胆管而成肿块。或饮食不节，过食肥甘厚味，或酗酒恣饮，湿热内蕴，伤及胆管，湿聚成痰，胆管受阻，胆气疏利不畅，而致气滞血瘀，聚而成癌。亦可因六淫之邪入侵，直中胆腑，气血运行受阻，痰湿毒瘀聚结于胆管，正气逐日耗伤，日久成癌。总之，胆总管癌的发病与正气虚弱，脏腑功能失调密切相关。病位在胆，与肝脾肾相关。病理性质多为本虚标实。

辨证论治 当分虚实辨治。实者宜活血、清热、解毒；虚者宜益气养阴。分证论治见表。

中成药治疗 在辨证的基础上选择适用的中成药。

口服中成药 ①胆康片：清热利湿、疏肝止痛、利胆退黄，用于肝胆湿热证。②平消胶囊：活血化瘀、清热解毒、扶正祛邪，用于气滞血瘀证。③金龙胶囊：破瘀散结、解郁通络，用于瘀血较重者。

中药注射剂 ①艾迪注射液：清热解毒、消瘀散结，用于瘀毒较重者。②康艾注射液：益气扶正抗癌，用于癌热毒较重，肝区疼痛者。

转归预后 胆总管癌预后很差，不作任何手术和引流，多在作出诊断3个月内死亡。肿瘤切除较彻底的1年和3年生存率分别是90%和40%，姑息性手术的生存率仅在55%和10%。单纯引流的晚期胆管癌患者生存时间很少超过1年。

预防调护 注意调整饮食结构，应选择易于消化而又富有营养的食物，禁烟忌酒。保持良好的心情。

（林洪生）

huíjué

蛔厥（syncope due to ascariasis）

寄生于人体的蛔虫，窜入胆腑，阻塞胆道，发生胁腹剧痛的疾病。又称蚘厥。本病常见于西医学胆道蛔虫病。

《灵枢·厥病》云："肠中有虫瘕及蛟蛕……往来上下行，痛有休止，腹热喜渴，涎出者，是蛟蛕也。"东汉·张仲景《金匮要略·趺蹶手指臂肿转筋阴狐疝蚘虫病脉证并治篇》指出："蚘虫之为病，令人吐涎心痛，发作有时……"所谓"蚘虫"即今称之蛔虫。该篇又详写到："蚘厥者，当吐蚘""蚘厥者，乌梅丸主之"。隋·巢元方《诸病源候论·九虫病诸侯》提出："蚘虫者，是九虫内一虫也。长一尺，亦有长五六寸。"金·张从正《儒门事亲·虫之生湿热为主》提出湿热生虫之说。对蛔虫的形态和滋生条件有了进一步认识。明·方隅《奇效良方·诸虫门》对诸虫的产生和发病有很好的论述："食瓜果与禽兽内藏遗留诸虫子类而生。"对蛔虫病的治疗，后世医家强调杀虫法，明·徐春甫《古今医统·诸虫门》说："凡病气血亏虚，有虫积者，皆须用追虫杀虫等剂……不尔，必不得功效。"张介宾认为欲治生虫之本，当以温脾肾阳气为主。

病因病机 恣食厚味生冷感染蛔虫。蛔虫有喜温喜暖、畏寒怕热、性动好窜、善钻孔窍等特性，当脏腑气弱或脾胃功能失调时，蛔虫钻入胆腑，使肝气闭郁，胆气不行，脘胁剧痛，而形成蛔厥。

诊断 主要依据腹痛特点作出诊断，结合大便涂片镜检发现虫卵更易确诊。诊断要点：腹痛较剧，时作时止，伴有四肢厥逆，汗出，常于食后发作，甚则呕吐蛔虫，一般有排虫史，结合大便涂片镜检发现虫卵可确诊。B超检查看到胆总管内等号状的虫体回声，可以确诊。

辨证论治 辨证以寒热为纲，治疗以安蛔定痛为主。

辨证要点 蛔厥腹痛需辨寒证、热证。寒证腹痛喜按，伴口吐清涎，畏寒肢冷舌淡，苔白润，脉沉弱，热证腹痛拒按，伴面赤心烦，溲赤便秘，苔黄腻，脉弦数。

治疗原则 蛔厥治疗以安蛔定痛为治疗原则。寒证蛔厥治以温中安蛔，热证蛔厥以清热通腑，利胆安蛔。

分证论治 见表。

中成药治疗 在辨证的基础上选择适用的中成药。①乌梅丸：温脏安蛔，用于治疗蛔厥，久痢，或脾胃虚引起之胃脘痛，肢体瘦弱者。②肥儿丸：健胃消积驱虫，用于小儿消化不良，虫积腹痛，面黄肌瘦，食少腹泄泻者。

其他疗法 在内科治疗的基础上配合其他疗法。

表 胆总管癌的分证论治

证型	临床表现	治法	主方	常用药
气滞血瘀证	胁下积块明显，质地较硬，胀痛或刺痛，叹气则舒，形体消瘦，纳食欠香。舌紫有瘀斑，脉涩	活血祛瘀	血府逐瘀汤	桃仁、红花、川芎、赤芍、柴胡、桔梗、牛膝、枳壳、甘草
肝胆湿热证	右上腹灼痛，纳呆恶心，面目皮肤发黄，便溏，阴部潮湿，小便短赤。舌红苔黄腻，脉弦数	清热利湿	龙胆泻肝汤	龙胆草、泽泻、车前子、白花蛇舌草、金钱草、陈皮、浙贝母、藿香、黄芩、白蔻仁
火毒炽盛证	右上腹疼痛剧烈，低热或发热，面赤唇焦，纳差，可伴黄疸。舌红绛苔黄燥芒刺，脉弦数	泻火利胆解毒抗癌	甘露消毒丹	龙胆草、黄芩、栀子、泽泻、车前草、半边莲、天花粉、大黄、苦参、莪术、甘草
气阴耗伤证	上腹积块日久，疼痛隐隐，神疲乏力，口干欲饮，夜寐不安，纳食欠香。舌苔薄，脉细	益气养阴	生脉散	党参、麦冬、五味子、白术、茯苓、石斛、玉竹、南沙参

表 蛔厥的分证论治

证型	临床表现	治法	主方	常用药
寒热错杂证	卒然胁腹剧痛阵作，痛引肩背，恶心呕吐，甚则吐蛔，汗出肢冷，面色乍赤乍白。舌苔白或黄，脉沉弦或沉伏	安蛔缓急止痛	乌梅丸合四逆散	乌梅、干姜、附子、川椒、细辛、桂枝，柴胡、黄连、黄柏、当归、芍药、人参、炙甘草、枳实
脾胃虚寒证	卒然胁腹剧痛，腹痛喜按，得热较减，恶心呕吐，汗出肢冷，畏寒，便溏。舌淡苔白润，脉沉弱	温中安蛔	理中安蛔汤	人参、白术、茯苓、川椒、干姜、乌梅

针刺 取胆囊穴、阳陵泉、内关、中脘、足三里、日月、丘墟等穴，用泻法。

耳针 取神门、交感、肝、胆等穴。

验方 ①苦楝根皮水煎，早上空腹一次服下。②使君子炒香去壳，取仁嚼服。③热醋加川椒内服，用于蛔厥引起的腹痛。

转归预后 蛔厥发作后若腹痛消除，则如常人，预后良好，若脘胁剧痛数日不止，伴有寒战壮热，身目发黄，转为黄疸，病情加重，需积极治疗，必要时考虑外科手术治疗。

预防调护 注意饮食卫生，不喝生水，不吃生冷蔬菜，瓜果洗干净后再吃。注意个人卫生。

（林洪生）

dǎndào huíchóngbìng

胆道蛔虫病（biliary ascariasis）

蛔虫从小肠逆行进入胆道，引起胆管和奥狄括约肌痉挛，以突然发作的上腹部疼痛为主要临床特征的疾病。本病属于中医学蛔厥范畴。

病因病机 由于蛔虫具有喜温，恶寒怕热，性动好窜，善于钻孔的特性，当人体脾胃功能失调，或有全身发热性疾患时，导致蛔虫在腹中乱窜而引起本病。

辨证论治 胆道蛔虫病无并发症时主要的症状是腹痛，疼痛性质为剑突下突然发作的剧烈的钻顶样疼痛，伴大汗，四肢发冷，烦躁。中医治疗原则是疼痛发作时安蛔定痛，疼痛缓解后予驱虫治疗。安蛔定痛的治疗主方为乌梅丸，乌梅丸寒温并用，扶正补虚，尤其适用于寒热错杂且正气偏虚时的治疗，辨证时还需分清寒热，寒证以温中安蛔为主要治法，热证以清热通腑，利胆安蛔为主要治法。待疼痛缓解后可考虑行驱虫治疗，对于病久体虚的患者可考虑扶正固本。分证论治见表。

中成药治疗 见蛔厥。

其他疗法 见蛔厥。

转归预后 胆道蛔虫病腹痛消除，则如常人，预后良好，原则上需继续采取措施，彻底将虫尸清除干净，以防形成结石。如果并发急性胆囊炎，急性化脓性胆管炎，肝脓肿或急性胰腺炎等并发症，需要按照各该疾病的治疗原则处理，必要时行取虫或引流手术。

预防调护 驱虫是治疗本病，减少传播的重要措施，常用驱虫药有阿苯达唑、甲苯达唑，中药可选使君子。加强粪便管理，无害化处理粪便。注意饮食卫生，不喝生水，不吃生冷蔬菜，瓜果洗干净后再吃。注意个人卫生，饭前便后洗手，体虚者可常服温脏丸培元固本。

（林洪生）

yídān

胰瘅（pancreas dan）

气滞湿阻，毒结火盛，邪毒塞积于胰所引起的以急性上腹剧痛、恶心、呕吐、发热、黄疸等为主要表现的疾病。又称脾心痛、脾热病。常因情志刺激或暴饮暴食，或继发于胆石、蛔厥等病之后，导致湿热邪毒壅积于胰所致。本病常见于西医学急性胰腺炎。

表 胆道蛔虫病的分证论治

证型	临床表现	治法	主方	常用药
寒热错杂证	卒然胁腹剧痛阵作，痛引肩背，恶心呕吐，甚则吐蛔，汗出肢冷，面色乍赤乍白。舌苔白或黄，脉沉弦或沉伏	安蛔缓急止痛	乌梅丸合四逆散	乌梅、干姜、附子、川椒、细辛、桂枝，柴胡、黄连、黄柏、当归、芍药、人参、炙甘草、枳实
脾胃虚寒证	卒然胁腹剧痛，喜按，得热较减，恶心呕吐，汗出肢冷，畏寒，便溏。舌淡苔白润，脉沉弱	温中安蛔	理中安蛔汤	人参、白术、茯苓、川椒、干姜、乌梅
脾胃气虚证	蛔虫日久，纳呆食少，神疲乏力，形体瘦弱，面色无华。舌淡苔白，脉细	益气健脾	参苓白术散	党参、茯苓、白术、陈皮、鸡内金、山药、薏苡仁、甘草
肝胆湿热证	卒然胁腹剧痛，腹痛拒按，伴身目发黄，便秘溲赤。舌红苔黄腻，脉弦数	清热通腑利胆安蛔	大柴胡汤	柴胡、生姜、黄芩、大黄、枳实，川楝子、半夏、芍药、大枣、乌梅、延胡索、金钱草

古代文献中有很多类似的记载，如《灵枢·厥病》云："腹胀胸满，心尤痛甚，胃心痛也……痛如锥针其心，心痛甚者，脾心痛也。"《素问·五常政大论》载："少阳司天，火气下临，肺气上从……心痛胃脘痛，厥逆膈不通。"至汉代，《伤寒杂病论》中的大柴胡汤证、大陷胸汤证、四逆汤证、大承气汤证等，从不同角度反映了该病的临床特征，如《伤寒论·辨太阳病脉证并下》载有："从心下至少腹，硬满而痛，不可近者，大陷胸汤主之。"隋唐时期，《诸病源候论》《备急千金要方》等书对该病病因病机方面的认识尤为深刻，如《备急千金要方》提出"心痛引背不得息，刺足少阴，不已取手少阴"，用针刺治疗本病的方法。金元《丹溪心法·腹痛》曰："初得之，元气未虚，必推荡之，此通因通用之法。"

病因病机 病因有饮食不节、情志失调、蛔虫内扰等。主要病机为气滞湿阻，毒结火盛，内陷胰腺，毒血壅滞，甚至热盛肉腐。胆腑宿疾，逆伤于胰，淤积脉络，郁阻生热，热毒内迫营血；或暴饮暴食，湿热食滞，逆犯于胰；或饮酒过度，酒毒内蓄，化热伤胰；或郁怒忧思，肝脾气结，清浊相扰，经络血脉壅滞；或蛔虫内扰，邪结于内，逆行伤胰。气滞、湿滞、热毒、瘀血是主要病理因素。病位在胰腺，与脾、胃、肝、胆、小肠密切相关，病性多属邪热实证。起病急，进展快，属危急重症，当及早救治，若热毒内陷，伤阴损阳，正虚邪陷，可发展为厥脱。

诊断 根据临床表现结合病史可作诊断。淀粉酶、血清脂肪酶、周围血象，超声波检查、CT检查均有助于诊断和鉴别诊断。

诊断要点 ①素有胆、胃疾病或蛔虫病病史。②多有暴饮暴食、酗酒、情绪波动等诱发因素。③突然发作的中上腹或左上腹剧痛，向左侧腰背部放射，可阵发性加剧，拒按或可触及包块，伴恶心，呕吐，发热，病重者，可出现寒战高热、黄疸、腹痛加剧以及肌肤紫斑，甚至发生厥脱。

鉴别诊断 胰瘅应与急性胃痛鉴别。急性胃痛是以上腹部疼痛为主要表现，可伴有恶心、呕吐等症状。其疼痛程度一般较胰瘅轻，血、尿淀粉酶及胰腺B超、CT均正常。

辨证论治 辨证总属实热证，治疗以祛邪为主。

辨证要点 胰瘅总属湿热壅盛之实证。应辨在肝、胃、胆之不同。肝郁气滞者，腹部胀满而痛，口苦咽干，往来寒热；肠胃热结者，腹满而痛，高热便秘；胆胰积热者，恶心呕苦，身热黄疸。

治疗原则 "六腑以通为用"，胰瘅的治疗大法，为通腑泻热，祛邪外出。配以疏肝理气、活血化瘀、清热化湿、解毒通络等法。

分证论治 见表。

中成药治疗 在辨证的基础上选择适用的中成药。

口服中成药 消炎利胆片：清热利胆止痛，用于湿热阻滞所致的黄疸。

中药注射剂 ①清开灵注射液：清热解毒，用于痰热偏重者。②茵栀黄注射液：清热利湿退黄，用于湿热蕴毒引起的黄疸。

其他疗法 在内科治疗的基础上配合其他疗法。

保留灌肠 用大承气汤和大柴胡汤煎剂保留灌肠。

针灸 多配中药治疗，以减轻腹痛、呕吐等症；上脘、脾俞、足三里为一组；中脘、胃俞、下巨虚为一组；胆俞、内关、阳陵泉为一组；轮流交替针刺。均用泻法。如疼痛持续不解，可加用电针。

转归预后 本病发病突然，变化迅速，病势凶险。一般经过及时有效治疗，多数患者可转危为安。若治疗不及时，或未能正确施治，则病情进展快速，易引起厥脱危证。

表 胰瘅的分证论治

证型	临床表现	治法	主方	常用药
肝郁气滞证	中上腹胀满剧痛，阵发性加剧，痛及两胁，口苦咽干，胸胁苦满，大便秘结，或往来寒热。舌淡红苔薄黄，脉弦紧	清热通腑疏肝理气	大柴胡汤	柴胡、黄芩、大黄、枳实、芍药、半夏、生姜、大枣
肠胃热结证	全腹胀满疼痛，按之痛甚，牵及腰背，大便不通，小便短赤，高热烦渴，呕吐剧烈。舌红苔黄腻或黄燥，脉沉实、弦滑数	通腑泻热	大承气汤	大黄、厚朴、枳实、芒硝
胆胰湿热证	突发中上腹胀闷疼痛，阵发性加剧。伴恶心，呕吐，发热，或黄疸，口苦口腻。舌红赤，苔黄腻或黄燥，脉弦滑数	化湿泻浊清热止痛	龙胆泻肝汤	龙胆草、黄芩、栀子、泽泻、车前子、当归、生地黄、柴胡、生甘草
蛔虫上扰证	持续性上腹部疼痛，伴阵发性钻顶样疼痛，痛引肩背，甚则大汗淋漓，四肢厥冷，口吐清涎，或有吐蛔史，伴低热。舌淡苔薄白或黄，脉弦紧	通腑泻下安蛔定痛	清胰汤二号	栀子、牡丹皮、木香、厚朴、玄胡、赤芍、大黄、芒硝

预防调护 轻症患者一般不需要禁食，可予以流食或半流食，但要禁食肥甘、生冷、辛辣刺激的食物。注意少食多餐，忌暴饮暴食，禁酒。重症患者应绝对禁食，同时予以胃肠减压术。密切关注患者病情，监测患者生命体征的变化，注意皮肤色泽、皮温、腹痛等情况的改变，发现问题，及时处理。平时注意节制饮食，保持心情舒畅，避免情绪波动。

（林洪生）

jíxìng yíxiànyán

急性胰腺炎（acute pancreatitis）

因胰腺酶消化胰腺本身所引起的急性炎症。病理上有胰腺水肿、坏死、出血等主要变化。临床表现为急性起病，有上腹部疼痛，伴有不同程度的腹膜炎体征，常有呕吐、发热、心率加快、白细胞总数上升、血、尿和腹水淀粉酶升高。本病属中医学急性脾心痛、胰瘅、胁痛、腹痛范畴。

病因病机 急性胰腺炎多因胆胰气化不足、饮食不节、情志失调、蛔虫内扰等造成气滞湿阻，毒结火盛，火毒内迫营血，内陷胰腺，潜伏膜原，毒血壅滞，甚至血败肉腐。胆胰失调，先病于胆，胆气受损，逆伤于胰，淤积脉络，损伤胰腺；胰腺本气自病，气滞不通，郁阻生热，热毒内迫营血。或暴饮暴食，湿热郁阻，逆犯于胰；或饮酒过量，化热伤胰。情志失调，怒而伤肝，肝气横逆，或忧思过度，脾气郁结，清浊相混，经络血脉壅滞，化热内陷营血。蛔虫内扰，邪结于内，不能下导于大肠，反逆行于脾胰，发为本病。病位在胰腺，与脾、胃、肝、胆、小肠密切相关，病性多属邪热实证。该病起病急，进展快，属危急重症，当及早救治，若热毒内陷，伤阴损阳，正虚邪陷，可发展为厥脱。

辨证论治 本病属实，根据邪实的不同，当予疏肝、清热、化湿、通腑。分证论治见表。

中成药治疗 见胰瘅。

其他疗法 在内科治疗的基础上选择其他疗法。

保留灌肠 用大承气汤和大柴胡汤煎剂保留灌肠。

针刺 主穴取足三里、下巨虚，配穴阳陵泉、内关。呕吐重者加上脘，腹痛重者加中脘，疼痛剧烈时以强刺激。

转归预后 轻者仅表现为胰腺水肿，经改善微循环、抑制胰腺分泌及营养支持后，预后较好。重症胰腺炎伴局部坏死者死亡率约20%~30%，伴弥漫性坏死者死亡率可达50%~80%，预后不良。

预防调护 禁食肥甘、生冷、辛辣刺激的食物。重症患者应绝对禁食，同时予以胃肠减压术。平时注意节制饮食，保持心情舒畅，避免情绪波动。

（林洪生）

yízhàng

胰胀（pancreatic distension）

因脾失健运，邪毒蕴胰，使胰体受损，出现反复发作的上腹疼痛、满胀，消瘦，腹泻等为主要表现的疾病。本病常见于西医学慢性胰腺炎。

对本病的描述可见于古代腹痛等病相关的论述中，如《素问·举痛论》云：“寒气客于肠胃之间，膜原之下，血不得散，小络急引，故痛。”朱丹溪则对胀证展开论述，《丹溪心法·痞》：“胀满内胀而外亦有形，痞则内觉痞闷，而外无胀急之形。”主张对胀证的治疗需重视脾气运化，不可轻易重伤中气，对后世影响很大。清·张璐在《张氏医通·诸气门上》中提到腹中痞胀作痛，其病因多为“乃郁热在中焦”或“脾胃虚弱，转运不及”。

病因病机 以情志不畅和饮食不慎为主要病因。病变部位在胰，涉及肝、胆、脾、胃。情志抑郁，恼怒伤肝，木失调达，气血郁滞；或肝气横逆，乘犯脾胃，以致肝胃不和，气机不畅，胰液疏泄不利而发病。暴饮暴食，伤及脾胃，食滞内停；或恣食肥甘厚腻辛辣之品，湿热滞留，腑气不通；或过食生冷，阻遏阳气，寒湿内结，均可影响脾胃之健运，使气机失调而发病。病机关键为脾胃不能健运，肝胆疏泄失司。病理性质有虚实之分。因气滞、食积、湿热、瘀血所致者属实，因脾胃虚弱所致者属虚。

诊断 根据临床表现结合病史可作诊断。

表 急性胰腺炎的分证论治

证型	临床表现	治法	主方	常用药
肝郁气滞证	中上腹胀满剧痛，阵发性加剧，痛及两胁，口苦咽干，胸胁苦满，大便秘结，或往来寒热。舌淡红苔薄黄，脉弦紧	清热通腑疏肝理气	大柴胡汤	柴胡、黄芩、大黄、枳实、芍药、半夏、生姜、大枣
肠胃热结证	全腹胀满疼痛，按之痛甚，牵及腰背，大便不通，小便短赤，高热烦渴，呕吐剧烈。舌红苔黄腻或黄燥，脉沉实、弦滑数	通腑泻热	调胃承气汤	大黄、黄芩、黄连、枳实、葛根
湿热蕴结证	中上腹胀闷疼痛，恶心，呕吐，发热，或有黄疸，脘腹痞闷，口苦口腻。舌红赤苔黄腻，脉弦滑数	化湿泻浊清热止痛	龙胆泻肝汤	龙胆草、黄芩、栀子、泽泻、车前子、当归、生地黄、柴胡、生甘草

诊断要点 ①反复发作的上腹痛，疼痛多在中上腹部，可放射至左、右季肋下或背部，间隔数月甚至数年发作一次，以后逐渐缩短，直至变为持续性疼痛。②多在高脂饮食或饮酒后诱发。③伴恶心呕吐，纳差，食后饱胀不舒，厌食油腻，泄泻等。

鉴别诊断 应与胰瘅相鉴别。两者病因相似，但胰瘅以突发的持续性上腹部疼痛、伴发热、恶心、呕吐、腹胀为主，痛势多较胰胀更为剧烈，而且常于饱餐和饮酒后发病；胰胀则病程迁延漫长，以往有腹痛史，或伴长期腹泻病史。

辨证论治 临床当辨寒热虚实，治疗分标本缓急。

辨证要点 一般于缓解期多表现为寒证，或寒多热少，而急性发作期则多表现为热证。

治疗原则 急则治标、缓则治本，分清寒热虚实，补虚泻实。

分证论治 见表。

中成药治疗 在辨证的基础上选择适用的中成药。

口服中成药 ①玄胡止痛片：理气活血止痛，用于因本病引起的上腹部疼痛。②桂枝茯苓丸：活血祛瘀止痛，用于本病中上腹扪及包块，瘀血较甚者。③清宁丸：清热泻火、消肿通便，用于火毒内蕴所致腹中胀满者。

中药注射剂 清开灵注射液：清热解毒、化痰通络、醒神开窍，用于热度壅盛者。

其他疗法 在内科治疗的基础上配合其他疗法。

针刺 以足三里、内关、中脘、阳陵泉、脾俞、胃俞，肝俞等穴为主穴，再随症加减。

外治 大黄、青黛、王不留行、乳香、没药、石菖蒲、郁金，共研细末，以蛋清调如膏状，外敷于剧痛部位，隔日换药1次，至腹痛消失。如出现皮疹则停用。

转归预后 本病为慢性疾病，多脾胃已损，后天已伤，故积极治疗者可缓解症状，但不易根治。晚期多气血俱虚，因虚致实，形成积聚，预后不良。少数患者毒瘀阻滞，可致癌。

预防调护 戒烟酒，饮食有节，调畅情志。积极防治蛔虫病，早期治疗胆囊炎、胆石病，避免消化道感染。

（林洪生）

mànxìng yíxiànyán

慢性胰腺炎

慢性胰腺炎（chronic pancreatitis） 胰腺实质反复发作性或持续性的炎症性病变。胰腺呈广泛纤维化、局灶性或持续性炎坏死、腺泡和胰腺组织的萎缩和消失、假囊肿形成和钙化。临床上可有腹痛、腹块、黄疸、腹泻等表现。本病属中医学胰胀、腹痛范畴。

病因病机 以情志不畅和饮食不慎为主要致病因素。病变部位在胰，涉及肝、胆、脾胃。情志怫郁，恼怒伤肝，木失调达，气血郁滞；或肝气横逆，乘犯脾胃，以致肝胃不和，气机不畅，胰液疏泄不利而发病。暴饮暴食，伤及脾胃，食滞内停；或恣食肥甘厚腻辛辣之品，湿热滞留，腑气不通；或过食生冷，阻遏阳气，寒湿内结，均可影响脾胃之健运，使气机失调而发病。总之，本病的病理主要是脾胃虚弱、肝气郁滞、肝脾不和、肝胃不和。究其病性，在本为脾胃虚弱；在标为气滞、寒实，湿滞、食积、湿热、瘀血。

辨证论治 临床应辨虚实寒热。慢性缓解以健脾养阴为主；急性发作则当清热化湿，通腑散结。一般于缓解期多表现为寒证，或寒多热少，而急性发作期则多表现为热证。分证论治见表。

中成药治疗 在辨证的基础

表 胰胀的分证论治

证型	临床表现	治法	主方	常用药
寒实结滞证	脘腹剧痛频作，胀满拒按，汗出，呕逆上泛不得食，面色滞垢少华。舌苔薄或厚滞腻，脉多弦紧或兼数	温中导滞	大黄附子汤	大黄、附子、细辛、枳实、厚朴
实热结滞证	脘腹剧痛频作，胀满难消拒按，或痛窜胸背，恶心呕逆，口干口苦，寒热并作，面色乍赤乍白。苔多黄厚腻，脉多弦滑数	通里攻下	清胰汤合小承气汤加减	柴胡、黄芩、胡黄连、白芍、木香、元胡、大黄、厚朴、枳实、银花
气滞血瘀证	脘腹胀满疼痛，痛定不移，腹块拒按，善太息，肌肤不泽，腹块坚硬或不移，或日渐愈大，成积不散，或可血败成脓，或郁而发黄。舌暗瘀紫，脉弦细紧涩	行气开郁活血散结	膈下逐瘀汤加减	柴胡、赤芍、香附、元胡、厚朴、枳实、桃仁、红花、五灵脂、甘草、三棱、莪术
脾虚失运证	胃脘胀满，腹满便溏或稀，粪多稠腻或谷不得化，一日数行，上腹作疼拒按，食后胀痛加重，嗳逆不舒，纳差，体弱瘦削。舌淡苔腻，脉多沉弦	运脾消积	香砂六君子汤合保和丸	木香、砂仁、陈皮、半夏、人参、茯苓、白术、甘草、山楂、莱菔子、神曲、连翘
气血两虚证	胃脘胀满日久，便溏或稀，面色无华，纳呆食少，神疲乏力。舌淡苔白，脉细	补益气血	八珍汤	当归、白芍、熟地黄、人参、白术、茯苓、炙甘草

表　慢性胰腺炎的分证论治

证型	临床表现	治法	主方	常用药
寒实结滞证	脘腹剧痛频作，胀满拒按，汗出，呕逆上泛不得食，面色滞垢少华。舌苔薄或厚滞腻，脉多弦紧或兼数	温中导滞	大黄附子汤	大黄、附子、细辛、枳实、厚朴
实热结滞证	脘腹剧痛频作，胀满难消拒按，或痛窜胸背，恶心呕逆，口干口苦，寒热并作，面色乍赤。苔多黄厚腻，脉多弦滑数	通里攻下	清胰汤合小承气汤加减	柴胡、黄芩、胡黄连、白芍、木香、元胡、大黄、厚朴、枳实、金银花
气虚血瘀证	胃脘胀痛，食后胀痛加重，嗳气泛酸，纳差，神疲乏力。舌紫有瘀斑，脉多沉弦	补气活血	四君子汤合膈下逐瘀汤	人参、茯苓、白术、甘草、山楂、莱菔子、神曲、桃仁、红花、五灵脂、甘草
气阴两虚证	胃脘胀满日久，气短，神疲乏力，纳呆食少，大便溏泄。舌淡苔白，脉细	补气养阴	生脉散	熟地黄、人参、白术、麦冬、五味子

上选择适用的中成药。

口服中成药　①玄胡止痛片：理气活血止痛，用于因本病引起的上腹部疼痛。②桂枝茯苓丸：活血祛瘀止痛，用于本病中上腹扪及包块，瘀血较甚者。

中药注射剂　清开灵注射液：清热解毒、化痰通络、醒神开窍，用于热度壅盛者。

其他疗法　见胰胀。

转归预后　酒精性胰腺炎的预后较差，疼痛虽可缓解，但仍长期持续。特发性胰腺炎及热带性胰腺炎预后相对较好。晚期多可并发严重的营养不良、代谢紊乱、继发感染、肝硬化，预后不良。少数可演变为胰腺癌。

预防调护　绝对戒酒、注意饮食调摄，避免饱食，急性发作时少食或禁食。积极防治胆系疾病及甲状旁腺功能亢进、高脂血症等疾病。调畅情志。

（林洪生）

yíxiàn'ái

胰腺癌（pancreatic cancer）

发生于胰头、胰体、胰尾部的外分泌系统的恶性肿瘤。可起源于导管上皮细胞，也可来自胰腺腺泡细胞。临床表现常有上腹疼痛或向背部放射、进行性黄疸、食欲减退、消瘦，晚期则可见腹部包块、腹水、恶病质及远处转移症状等。本病属中医学积聚、伏梁、黄疸范畴。

病因病机　病因主要有情志不遂、脾胃虚弱、饮食内伤。病位在脾，与肝、肾亦密切相关。早期以实为主；病久则由实转虚。因其确诊较晚，故多见脏腑虚损之象。发病主要与脾失健运和肝失疏泄有关。脾运不健，湿邪内生，郁而化热，湿热困脾，又熏蒸肝胆，见一身俱黄；情志不舒，肝气郁滞，血行不畅，瘀结肝脾，见腹痛、腹块；若病迁延日久，湿热内蕴成毒，与瘀血相裹，腹痛加剧，黄疸日增，包块日渐明显，病机转化为瘀毒互结为主；病变日久则正气渐亏，气阴俱虚，人近衰竭，脉细无力，舌红苔光，则又以气阴两虚为主而邪毒仍踞。

辨证论治　临床应辨本虚标实之主次。治疗当急则治其标，以清热解毒、除湿化痰、活血化瘀为法；因为本病多见脾胃虚弱之证，故施药不可过于苦寒或过于泻下，以防伤胃，反加速疾病进程。如病发日久，以气阴耗伤为主，则当益气养阴，兼以化瘀解毒。分证论治见表。

表　胰腺癌的分证论治

证型	临床表现	治法	主方	常用药
肝郁气滞证	上腹作痛，痛无定处，聚散无常，纳差腹胀，可伴食后呃逆，时善太息，肢困身重，便溏不爽。苔见白腻或黄腻，脉多细涩或弱	疏肝理气健脾散结	丹栀逍遥丸	栀子、牡丹皮、柴胡、当归、白芍、郁金、焦白术、茯苓、半夏、陈皮、生薏苡仁、半枝莲、夏枯草、鸡内金
脾胃湿热证	上腹作痛，缠绵不休，身热不扬，日晡所甚，皮肤、巩膜可见黄染，胸闷痞满，腹部痞块，口苦咽干。舌红苔黄，脉弦滑	清热利湿健脾解毒	茵陈蒿汤、四苓散合温胆汤	茵陈、大黄、栀子、猪苓、茯苓、泽泻、白术、半夏、竹茹、枳实、郁金、白英、夏枯草、虎杖、生薏苡仁、苦参
瘀毒内结证	上腹刺痛，固定不移，入夜尤甚，痛引胸背，肿块坚硬。可见肌肤甲错无华。舌暗苔黄腻伴瘀斑，舌下络脉迂曲色暗，脉弦	活血解毒化瘀消癥	膈下逐瘀汤	五灵脂、当归、川芎、桃仁、牡丹皮、赤芍、乌药、玄胡索、甘草、香附、红花、枳壳
气阴两虚证	腹痛绵绵，喜温喜按，食后胀甚，纳少，面黄体瘦，乏力，气短。或见五心烦热，便秘难下。舌淡或暗红伴齿痕，苔薄少津或少苔，脉细弱	益气养阴解毒散结	香贝养荣汤	白术、人参、茯苓、陈皮、熟地黄、川芎、桔梗、甘草、浙贝母、香附、白芍

中成药治疗 在辨证的基础上选择适用的中成药。

口服中成药 ①平消胶囊：活血化瘀、止痛散结。②西黄丸：清热解毒、和营消肿，用于热毒炽盛之胰腺癌疼痛。③槐耳颗粒：扶正固本、活血消癥，用于正气虚弱、瘀血阻滞、胰腺癌肝转移者。

中药注射剂 ①复方苦参注射液：清热利湿、凉血解毒、散结止痛，用于癌性疼痛的出血。②艾迪注射液：清热解毒、消瘀散结；适用于瘀毒内结或气阴两虚型。③康莱特注射液：益气养阴、消痈散结，适用于不用手术的气阴两虚患者。

其他疗法 在内科治疗的基础上配合其他疗法。凡士林加温，与蟾蜍粉、芙蓉叶粉混合，用时将药涂敷与痛处或肿块周围，适用于胰腺癌疼痛者。

转归预后 胰腺癌治疗难度极大，对放化疗不敏感，局部容易侵犯转移、粘连而不易手术切除。5% ~15% 的胰腺癌患者可做胰腺癌根治性切除，但即便予手术切除，5 年生存率仍不及 15%，中位生存期仅为 12 个月左右。对于不可予手术切除的胰腺癌治疗则更为棘手，12 个月内死亡率极高。中医则认为本病正气亏损较盛，加之瘀毒内盛，一般预后较差，若正虚邪盛，或失治误治等，皆可导致病势急转而下，危及生命；故需从多方面治疗调护，以提高患者生存质量，延长生存期。

预防调护 由于病因尚不明确，故尚缺乏有效的预防措施。根据临床症状、结合病史及有关实验室检查，尽可能争取早期诊断；对于高度怀疑病例，可予剖腹探查等有创检查。平素需注意饮食有节，以清淡为宜，饱饥有度，避免辛辣肥甘、酒饮厚味；调畅情志，起居有常，避免过度劳累，养护正气。

（林洪生）

gānláo

肝痨（liver tuberculosis） 因痨虫侵及肝脏，阻碍疏泄，耗损肝阴、肝血导致的以右胁痛，右胁下肿块，潮热，盗汗等为主要临床表现的疾病。本病常见于西医学肝结核。

宋以前常将虚劳与痨病统称，直到宋·陈言《三因极一病证方论》始以“痨瘵”定名，把痨瘵与一般的虚劳进行了界定。宋·杨士瀛《仁斋直指方》已提出“治瘵疾，杀瘵虫”的重要观点。元·朱丹溪《丹溪心法·痨瘵》倡“痨瘵主乎阴虚”之说，突出病理重点，确立了滋阴降火的治疗大法。肝痨之名首见于明朝胡慎柔《慎柔五书》：“肝痨热，生长虫，在肝，令人畏恐不安，眼中赤壅，治以五凤丸。”明·虞抟《医学正传·劳极》确立了杀虫与补虚的两大治疗原则，对肝痨的治疗具有重要的指导意义。

病因病机 正虚而痨虫侵袭，由肺著肝，沉滞脏腑，影响脾胃，土虚木贼，则为脾虚肝旺。或脾虚生湿，郁而化热，湿热滞脾。痨虫伤人，多为阴液先耗，且病多迁延，气血不畅，而成阴虚血瘀。病位多在肝、脾，久则及肾。病性则以虚为主，亦可见本虚标实证。

诊断 根据临床症状结合病史特点可作诊断。

诊断要点 临床主要见右胁疼痛，隐痛或剧痛难忍，可伴见右胁下肿块，晨起口苦；盗汗、五心烦热、口干、消瘦。舌红苔黄，脉细弦。结合病史及理化检查可作出诊断。

鉴别诊断 本病应与胁痛相鉴别。胁痛常由情志所伤，饮食不节，感受外邪或外伤病史所诱发，反复发作，一侧或两侧胁肋疼痛为主要表现。肝痨亦会出现胁痛症状，但其有外感痨虫病史，多伴阴虚症状，甚者出现黄疸、臌胀等；以资鉴别。

辨证论治 本病当辨虚实，治以健脾柔肝合以治痨杀虫为主。

辨证要点 本病以虚为本，本虚标实为多，故辨证时首辨标本虚实轻重；再辨病在脾、肝。

治疗原则 健脾柔肝，治痨杀虫，兼以化瘀清热。

分证论治 见表。

中成药治疗 在辨证的基础上选择适用的中成药。

口服中成药 ①抗痨颗粒：活血止血、散瘀生新、抗痨杀虫，用于肝痨阴虚发热伴有肺痨咯血者。②生脉胶囊：益气养阴，用于气阴两亏者。

中药注射剂 骨痨敌注射液：益气养血，补肾壮骨，活血化瘀；用于骨关节结核，淋巴结核，肺结核等各种结核病以及瘤型麻风病等症。

其他疗法 在内科治疗的基础上配合其他疗法。

敷贴 五灵脂，白芥子，甘草，研末；与大蒜泥同捣匀，入醋少量，摊纱布上，贴敷于背部至腰椎夹脊旁开一寸半处，待皮肤有灼热感，则去之。每周 1 次。

雾化吸入 大蒜捣碎，放入装置器内；通过雾化吸入。

转归预后 本病属慢性痨瘵，病情缠绵难愈，其转归预后主要决定于正气的盛衰。正气较强，加以治疗与调养，可逐步恢复正常。正气较弱，正邪相持不下，病势起伏，形成慢性迁延；若正气虚甚，病邪可继而发展并生他病。一般来说，顺证易治，预后佳

表　肝痨的分证论治

证型	临床表现	治法	主方	常用药
脾虚肝旺证	右胁肋胀痛，腹中动悸而急，腹中有瘕，聚散无常。大便溏秘交作，易怒忧郁，心烦失眠，或有寒热往来。舌红苔白，脉弦或无力	培土抑木健脾行气	逍遥散	柴胡、白芍、茯苓、白术、大枣、栀子、甘草、生姜
湿热滞脾证	右上腹作痛，或隐痛或剧痛，痛引右侧肩背，伴见胁下痞块，日晡所潮热，身热不扬，头身汗出，质黏。或见身目面黄，尿色深黄，大便干结。舌红苔黄腻，脉弦滑数	清利湿热	茵陈蒿汤合香连丸	茵陈、栀子、大黄、黄连、木香、白芍、金钱草
阴虚血瘀证	右上腹疼痛隐隐，触痛明显，潮热盗汗，两颧潮红。或见黄疸，或伴咳嗽、胸痛，或伴失眠、遗精。舌红少苔，脉细数无力	滋阴降火活血软坚	大补阴丸合失笑散加减	熟地黄、知母、黄柏、五灵脂、蒲黄、桃仁、龟甲、丹参、牛脊髓
气阴两虚证	右上腹疼痛，气短声低，潮热，伴有畏风，怕冷，自汗与盗汗并见，纳少神疲，便溏。舌嫩红或舌淡有齿印，苔薄，脉细弱而数	益气养阴	保真汤	太子参、白术、黄芪、茯苓、甘草、麦冬、天冬、生地黄、五味子、当归、白芍、熟地黄、地骨皮、黄柏、知母
阴阳两虚证	右腹疼痛，潮热，自汗，盗汗，声嘶或失音，面浮肢肿，心慌，唇紫，肢冷，形寒，或见五更泄泻，大肉尽脱，男子滑精、阳痿，女子经少、经闭。舌淡，脉微细而数，或虚大无力	滋阴补阳	补天大造丸	黄芪、人参、山药、地黄、枸杞子、龟甲、鹿角、紫河车、当归、酸枣仁、远志、白芍

良；逆证则较为难治，预后欠佳。

预防调护　少食肥甘厚味，避生冷饮食，戒烟酒，免伤脾胃；另外平素应做到慎起居，避风寒，远房室，劳逸适度，并可进行体育锻炼。

（林洪生）

gānjiéhé

肝结核（hepatic tuberculosis）

结核杆菌经血源播散、淋巴系统或直接蔓延侵入肝脏，而引起的肝内结核病变。绝大多数为继发性，即继发于肝外其他部位（尤其是肺）的结核；多为全身粟粒性结核的一部分。分为粟粒型肝结核和局限型肝结核；常见症状以发热、食欲不振、肝区痛、乏力、消瘦为主。本病属中医学虚劳、胁痛、痨瘵、肝痨范畴。

病因病机　本病以正气虚弱为内因，感染“痨虫”为外因。痨虫多先犯肺，因正虚不能祛邪，乃至由肺犯肝，肝脾损伤。病位主要在肝、脾、肺，日久及肾。病理性质多属阴虚，亦可致阴虚火旺，或气阴两虚。在此基础上常可兼有瘀阻、热毒等标实之象。

辨证论治　根据本病的病机特点，分为脾虚肝旺证、湿热滞脾证、阴虚瘀阻证；因本病病情缠绵，正气多损，故治疗时以补虚培元合以治痨杀虫。分证论治见表。

表　肝结核的分证论治

证型	临床表现	治法	主方	常用药
脾虚肝旺证	右胁肋胀痛，腹中动悸而急，腹中有瘕，聚散无常。大便溏、秘交作，易怒忧郁，心烦失眠，或有寒热往来。舌红苔白，脉弦或无力	培土抑木健脾行气	逍遥散	柴胡、白芍、茯苓、白术、大枣、栀子、甘草、生姜
湿热滞脾证	右上腹作痛，或隐痛或剧痛，痛引右侧肩背，伴见胁下痞块，日晡所潮热，身热不扬，头身汗出，质黏。或见身目面黄，尿色深黄，大便干结。舌红苔黄腻，脉弦滑数	清利湿热	茵陈蒿汤合香连丸	茵陈、栀子、大黄、黄连、木香、白芍、金钱草
血瘀毒滞证	右上腹积块明显，疼痛拒按，乏力消瘦，恶心呕吐。舌紫苔有瘀斑，脉涩	清热解毒活血软坚	失笑散	熟地黄、知母、黄柏、五灵脂、蒲黄、桃仁、龟甲、丹参、牛脊髓
水湿停聚证	腹大胀满，形似蛙腹，朝宽暮急，面色苍黄，或呈皖白，脘闷纳呆，神倦怯寒，肢冷浮肿，小便短少不利。舌体胖，质紫，苔淡白，脉沉细无力	温补脾肾化气利水	附子理苓汤	附子、干姜、人参、白术、鹿角片、葫芦巴、茯苓、泽泻、陈葫芦、车前子
气阴两虚证	右上腹疼痛，气短声低，潮热，伴有畏风，怕冷，自汗与盗汗并见，纳少神疲，便溏。舌嫩红或舌淡有齿印，苔薄，脉细弱而数	益气养阴	保真汤	太子参、白术、黄芪、茯苓、甘草、麦冬、天冬、生地黄、五味子、当归、白芍、熟地黄、地骨皮、黄柏、知母

中成药治疗 在辨证的基础上选择适用的中成药。①抗痨颗粒：活血止血、散瘀生新、抗痨杀虫，用于肝痨吐血或伴肺痨咯血者。②生脉胶囊：益气养阴，用于气阴两亏者。

转归预后 本病有自愈倾向，早期经规范抗结核治疗可获痊愈。若出现高热、发冷、肝大等活动性肝结核，病情危重。部分患者并发黄疸甚则肝衰竭，预后不良。

预防调护 少食肥甘厚味，避生冷饮食，戒烟酒，免伤脾胃。另外平素应做到慎起居，避风寒，远房室，劳逸适度，并可进行体育锻炼。

（林洪生）

shènxì jíbìng

肾系疾病（disease of nephric system） 禀赋不足以及外感、内伤等多种病因以致肾藏精、主水、主气化、主生殖与生长、发育等功能失常而引起的一系列疾病。

疾病范围 包括水肿、淋证、癃闭、关格、肾痨、肾衰、尿浊、遗尿、遗精、阳痿、精浊等。和西医学肾炎、泌尿系感染、尿潴留、肾功能衰竭、尿毒症以及前列腺疾病、内分泌紊乱、性功能障碍等多系统疾病相关。

发病特点 肾居下焦，主水，主藏精，为五脏之根本，又主一身气化。肾脏有病常可影响全身多脏，他脏有病久则亦可及肾。又因“肾为作强之官”，易受外感、劳倦所伤，引发或加重相关疾病。故肾系疾病多为虚证，亦可见本虚标实，病情多缠绵，易致慢性。

本系统疾病病位主要在肾，但与肺、脾、肝以及三焦、膀胱等脏腑密切相关。肾为先天之本，藏真阴而寓真阳，主藏精，是人体生长、发育、生殖之源。肾主水，其蒸腾气化，结合肺之通调水道，脾之运化转输，膀胱之气化，三焦之决渎，直接维持正常水液代谢。肾与膀胱相表里，肾与膀胱气化功能共同作用，直接维持正常排尿。肾主生殖，肾主骨生髓，肾主藏志，肾开窍于耳，直接有关于筋骨强健，气血化生，性功能，记忆力与听力的正常。故肾系疾病常见水肿、排尿异常、腰膝酸痛、面色无华、头晕目眩、性功能障碍、记忆力减退、耳鸣耳聋等症状。

肾系疾病的发病原因有体质因素以及外感、饮食、劳倦内伤等。外邪犯肺，邪毒内陷，邪毒瘀滞伤肾，常是水肿、尿血等疾病发病与反复加重、不断进展的直接原因。饮食失宜，内生湿热，可影响肾与膀胱气化功能，导致排尿困难，成为疾病缠绵难愈的原因。劳倦内伤，最易伤肾，亦是肾系疾病发生或加重的重要因素。多种慢性肾病，日久不愈，由虚损渐至劳衰，即可能发生肾衰、关格危候。

治疗特点 肾系疾病的治疗，当正邪兼顾，应重视水、热、瘀、毒等在疾病发生过程中的重要作用，注意祛邪与扶正相互配合。更应重视补肾扶正，兼调肺脾肝膀胱三焦等脏腑，时刻以护肾元为念。总之，补肾（温阳、滋阴、补气、填精）是基础，扶正与祛邪相互配合、相互补充。

临床辨证应注意辨脏腑定位，辨病因，辨标本邪正虚实。中心病位在肾，与肺、脾、肝、膀胱、三焦等脏腑相关。多见肺肾同病、脾肾同病、肝肾同病，甚至多脏腑同病。治疗当分清标本邪正虚实。邪实者，重视祛邪解毒，包括疏风散寒、疏风清热、祛风除湿、清利湿热、清热解毒等。或配合行气、化瘀、利水、和胃泄浊。肾系疾病，虚损多见，常用补肾、固肾治法，临床上应注意分阴虚、阳虚，或滋阴，或温阳，或阴中求阳，或阳中求阴，调补阴阳。

在病证结合理论的指导下，明确疾病不同阶段的病机特点，以病统证，辨标本虚实缓急，遵循“急则治其标，缓则治其本”“实者泻之，虚者补之”的治则。病情稳定期，一般治本为主，兼以治标，标本同治；病情急变期，一般治标为主，兼以治本，或先治标后治本。

肾系疾病治疗，应注意标本同治、邪正两顾。一般说，祛邪不宜太过，更不可轻用峻下逐水之药，应避免伤肾元，注意护胃气。滋补药则用量较大。清·吴鞠通《温病条辨·杂说》所谓“治下焦如权，非重不沉”，即强调治疗下焦病应重用滋补质重之品。但也不能过用滋补，应注意通补结合。

预防护理 预防重点在于提高机体抵抗力，顺应四时气候变化，做到饮食有节，起居有常，劳逸结合。应避免因外感、烦劳或进食辛辣、甘肥等，诱发疾病发生或导致病情加重。应积极治疗已发疾病，防止疾病慢性化，或病情进展恶化。

研究进展 肾系疾病的发病率呈上升趋势，中医在肾系疾病的病因病机与治疗等方面作了深入的研究，并取得了很好的成果。如活血化瘀、清热解毒、祛风除湿、化瘀散结等治法在肾炎临床治疗中的运用；采用泄浊解毒的大黄、雷公藤、人工虫草等制剂治疗肾衰也取得了较好的疗效。

肾炎的研究进展 肾小球肾炎，包括急性肾小球肾炎、隐匿性肾炎、慢性肾小球肾炎等，属于中医“肾风”“风水”“水肿”“尿血”等病证范畴。肾炎中心病位在肾，与肺、脾、三焦等多脏腑有关，发病与体质以及外感等密切相关。或急性起病，因外感风邪或疮毒内陷诱发，或慢性起病，病程中常因劳累或外感诱发病情加重，久治不愈，虚损劳衰不断加重，可导致肾元虚衰而为关格危候。急性肾小球肾炎多热毒血瘀，应用清热解毒、凉血活血等治法治疗，可望痊愈。而慢性肾小球肾炎，辨证多本虚标实，本虚可见气虚、阴虚、气阴两虚甚至阴阳俱虚，标实多见湿热、热毒、血瘀、气滞，外感风邪又包括风寒、风热、风湿之分。治疗当标本同治，以保护肾元为中心。清热解毒、活血化瘀、祛风除湿等治法，受到普遍重视。临床应用黄芪注射液、黄葵胶囊、阿魏酸哌嗪片以及雷公藤制剂等治疗肾炎蛋白尿等，取得了较好疗效。

肾病综合征的研究进展　肾病综合征相当于中医“肾水”，属于“水肿”“水气病”范畴。因肾脏病理类型不同，预后不一。肾病综合征治疗，常采用中西医结合治疗方案。主要是西药糖皮质激素、免疫抑制剂配合中医辨证论治。应用激素之初，中药应根据临床表现，辨证选方；应用激素副作用突显阶段，配合中药滋阴清热，或兼以活血化瘀、清热解毒；激素撤减阶段，中医治疗重点在于补肾益气，或补肾壮阳。实践证明：原发肾病综合征病理属于微小病变者，多可痊愈，而属于系膜增生性肾炎、膜性肾病等病理类型者，常需参照肾风治法。中药配合糖皮质激素、免疫抑制剂等，可以减毒增效，减少复发率。中西医结合治疗肾病综合征，具有明显优势。

狼疮性肾炎、紫癜性肾炎的研究进展　系统性红斑狼疮相当于中医“阴阳毒”“红蝴蝶疮”，过敏性紫癜相当于中医“斑毒”“紫斑”。当代中医主张中西医结合治疗，常用糖皮质激素、免疫抑制剂配合中药治疗。中医治疗方面，则普遍重视清热解毒、凉血活血治法。更有从“风湿”立论，或从“伏邪”立论者，应用祛风除湿治法与雷公藤多苷等治疗，取得了较好疗效。

糖尿病肾病的研究进展　糖尿病肾病，属于“消渴病”继发的“水肿”“肾劳”“关格”等。该病各期临床表现、病机与证候特点不同，所以主张分期辨证论治。至于早期糖尿病肾病病机，为消渴病久治不愈，气虚、阴虚、气阴两虚甚至阴阳俱虚基础上，久病入络，络脉瘀结所致，气虚证、血瘀证普遍存在。临床期虚损劳衰不断进展，肾元虚衰、湿浊邪毒内生，气血亏虚、血瘀、湿浊证普遍存在。所以早期治疗，应以益气化瘀散结为主，晚期应重视益气养血、泄浊解毒，以护肾元为要。临床研究结果显示：基于饮食、降糖、降压等基础治疗的中医药辨证论治方案，可以明显减少糖尿病肾病发展至临床期及临床期发展到肾衰尿毒症期的危险性，在延缓糖尿病肾病病程进展方面具有显著优势。

慢性肾衰竭的研究进展　慢性肾衰竭属于中医“肾劳”“肾衰”“关格”等范畴。研究发现该病为多种肾脏疾病发展到晚期，虚损劳衰不断进展，肾元虚衰，湿浊邪毒内生，阻滞气机升降所致。病位以肾为中心，晚期可表现为多脏腑同病，气血阴阳俱损。治疗原则当以护肾元为中心，重视泄浊解毒治法。冬虫夏草及其制剂，临床常用；以大黄为代表的泄浊解毒药保护肾功能的作用，更是为多项临床研究所证实。中医药与中西医结合治疗慢性肾衰竭具有显著优势。

（赵进喜）

shuǐzhǒng

水肿（edema）　因肺失通调、脾失转输、肾失开合、三焦膀胱气化不利致体内水液停留，泛溢肌肤，表现以头面、眼睑、四肢、腹背甚至全身浮肿为特征的疾病。严重者还可伴有胸水、腹水等。常见于西医学急性肾小球肾炎、慢性肾小球肾炎、肾病综合征、充血性心力衰竭以及内分泌失调、营养障碍。

《黄帝内经》称其为“水”，并提出了“风水”“肾风”等相关病名。《素问·水热穴论》曰：“……勇而劳甚……逢于风……传为跗肿，本之于肾，名曰风水。”《素问·水热穴论》指出“肾者，胃之关也，关门不利，故聚水而从其类也”。《素问·至真要大论》指出“诸湿肿满，皆属于脾”。《素问·阴阳别论》指出“三阴结谓之水”，认为其发病与肾、肺、脾有关。治疗方面，《素问·汤液醪醴论》提出了“平治于权衡，去宛陈莝……开鬼门、洁净府”的原则。东汉·张仲景《金匮要略·水气病脉证并治》将此病分为风水、皮水、正水、石水等，治疗主张上下分治：“诸有水者，腰以下肿，当利小便；腰以上肿，当发汗乃愈。”宋·严用和《济生方》提出水肿可分阳水、阴水。元·朱丹溪《丹溪心法·水肿》进一步指出：“若遍身肿，烦渴，小便赤涩，大便闭，此属阳水”“若遍身肿，不烦渴，大便溏，小便少，不赤涩，此属阴水。”明·张景岳《景岳全书》认为治疗水肿当用温法：“水肿证以精血皆化为水，多属虚败，治宜温脾补肾，此正法也。”“温补即所以化气，气化而痊愈者，愈出自然；消伐所以逐邪，逐邪而暂愈者，愈出勉强。此其一为真愈，一为假愈，亦岂有假愈而果愈者哉！”清·唐容川《血证论》指出“瘀血化水，亦发水肿，是血病而兼水也”，为活血化瘀治疗水肿提供了依据。喻昌《医门法律·水肿》认为水肿的病位在肺、脾、肾：“惟脾肺二脏之气，结而不行，后乃胃中之水日蓄，浸灌表里，无所不到也……肾气从阴则阖，阴太盛则关门常阖，水不通而为肿。经又以肾本肺标，相输俱受为言，然则水病，以脾肺肾为三纲矣。”

病因病机 水肿的病因包括外邪侵袭，起居失宜，或饮食、劳倦、情志内伤，或体质偏颇，或久病失治、误治等多方面因素。诸种病因常相兼为病。病理性质有阴阳之分，阳水多属实证、热证；阴水多属虚证、寒证。外邪侵袭，或为风寒，或为风热，或为风湿，或乳蛾红肿，热毒壅滞，或热毒发斑，或湿热疮毒内陷，均可累及肺失宣降，脾失传输，水液停聚，泛溢肌肤，可发为阳水。久居湿地，或冒雨涉水，水湿内侵，脾失健运，水湿不化，或湿郁化热，湿热壅塞三焦，水湿泛溢肌肤，可发为阳水。素体脾肾不足，或饮食不节，过食生冷，或劳倦、忧思伤脾，或久病失治、误治，损伤脾肾，脾气虚，或脾阳虚，水湿不能健运，肾阳虚，水液不能蒸腾气化，水液停聚，泛溢肌肤，则发为阴水。阴水与阳水在一定条件下，也可以互相转化。如阳水迁延不愈，正气渐伤，可转为阴水；若阴水复感外邪，水肿增剧，也可兼阳水标实之象。

水肿发病，与肺、脾、肾三脏以及三焦、膀胱等密切相关。肺失宣降，则不能通调水道，下输膀胱；脾失健运，则不能运化水湿；肾失开合，则不能蒸腾气化水液。故以肾为本，以肺为标，以脾为制。《景岳全书·肿胀》指出：“凡水肿等症，乃肺脾肾三脏相干之病，盖水为至阴，故其本在肾；水化于气，故其标在肺；水唯畏土，故其制在脾。今肺虚则气不化精而化水，脾虚则土不制水而反克，肾虚则水无所主而妄行”。此外，瘀血阻滞，三焦气机不畅，水道不利，加以病程中还常可复感外邪如风寒、风热、风湿、热毒、湿热等，则病情更趋复杂。

诊断 根据临床表现结合病史可作诊断。

诊断要点 ①水肿先从眼睑或下肢开始，继及四肢和全身。轻者，仅眼睑或足胫浮肿；重者，全身皆肿，甚则腹大胀满，胸闷气喘不能平卧。危重者，更可见尿闭，恶心呕吐，口有秽味，鼻衄牙宣，甚则出现头痛，抽搐，神昏谵语等。②可因外感诱发，病程中常因外感诱发病情加重，可继发于乳蛾红肿，或疮毒、紫斑等病证，或久病体虚，有痹病（包括心痹）、咳喘肺胀、胸痹心痛以及消渴病等病史。

鉴别诊断 水肿需与臌胀鉴别。臌胀的主症特点是单腹胀大如鼓，肢体常无浮肿，或反见肢体瘦削，后期或可伴见轻度肢体浮肿。而水肿多周身皆肿，先从眼睑或下肢开始，继则延及四肢至全身。臌胀常继发于黄疸、胁痛、积聚等，因肝、脾、肾功能失调，导致气滞、血瘀、水聚腹中，兼见皮色苍黄、腹壁青筋显露；水肿常因外感诱发，或继发于乳蛾、疮毒、紫斑等病证，为肺、脾、肾三脏功能失调，三焦膀胱气化不利，而导致水液泛滥肌肤，多面色白，或晦滞，无皮色苍黄和腹壁青筋暴露。

辨证论治 水肿辨证当分阴阳。阳水应以祛邪为主，阴水应以补益为主。

辨证要点 辨阳水、阴水：阳水，一般发病较急，病程较短，常成于数日之间，肿多由上而下，继及全身，肿处皮肤绷急光亮，按之凹陷，可兼见烦热、口渴、小便赤涩、大便秘结等症状，多为表证、热证、实证。阴水，多病程较长，起病隐袭，病情多迁延而致；或由阳水转化而来，水肿可由下而上，继及全身，肿处皮肤松弛，按之凹陷不起，甚则按之如泥，口不渴，小便少但不赤涩，可兼见大便稀薄，腰膝酸冷、神疲乏力等症状，属里证、虚证、寒证。

治疗原则 水肿的治疗强调阴阳分治。即阳水，可发汗、利小便或攻泄逐水，祛邪为主。祛邪应进一步分辨风寒、风热、风湿、热毒、湿热等。阴水，治以健脾、补肾，以补益为主。补益应注意分辨气血阴阳与脏腑定位。同时，注意行气利水与活血化瘀治法。

分证论治 见表。

中成药治疗 在辨证的基础上选择适用的中成药。①银翘解毒颗粒：疏风透表、清热解毒，用于风水泛滥证，风热或邪毒内陷。②五苓片：通阳化气利水，用于水湿浸渍证。③参苓白术丸：健脾益气、渗利水湿，用于脾气虚、湿滞水停。④六味地黄丸：

表 水肿的分证论治

	证型	临床表现	治法	主方	常用药
阳水	风水泛滥证	眼睑浮肿，继则四肢及全身皆肿，来势急骤，可兼见恶寒，发热，肢节酸重，小便不利，尿色赤。偏于风热者，伴咽喉红肿疼痛，咽干口渴，或咳嗽痰黄，舌质红，脉浮滑或数；偏于风寒者，鼻塞流涕，咽痒不渴，或咳喘痰白。舌苔薄白，脉浮紧	疏风散邪宣肺行水	越婢加术汤合防己黄芪汤	麻黄、生石膏、杏仁、桑白皮、金银花、连翘、黄芩、芦根、石韦、丹参、茯苓、猪苓、白茅根
	湿毒浸淫证	颜面眼睑浮肿，延及周身，小便不利，身发疮痍，甚者肌肤溃烂。可兼见恶风发热，尿少，小便色赤。舌红苔薄黄，脉浮数或滑数	宣肺解毒利湿消肿	麻黄连翘赤小豆汤合五味消毒饮	麻黄、连翘、赤小豆、猪苓、茯苓、石韦、金银花、野菊花、蒲公英、紫花地丁
	水湿浸渍证	全身水肿，按之没指，小便短少，起病缓慢，病程较长。兼见身体困重，胸闷腹胀，纳呆，恶心。舌苔白腻，脉沉或缓	健脾化湿通阳利水	五皮饮合五苓散	陈皮、桑白皮、茯苓、猪苓、白术、泽泻、冬瓜皮、葫芦皮、玉米须、石韦、土茯苓
	湿热壅盛证	遍体浮肿，皮肤绷紧光亮。兼见胸脘痞闷，烦热口渴，小便短赤，或大便干结。舌红苔黄腻，脉沉滑数	分利湿热	疏凿饮子	黄芩、猪苓、茯苓、泽泻、椒目、大黄、车前子、丹参、桑白皮、芦根、石韦
阴水	脾阳虚弱证	身肿，腰以下为甚，按之凹陷不起，小便短少，面色萎黄，纳少便溏。兼见神倦肢冷，脘腹胀闷。舌淡苔白腻或白滑，脉沉缓或沉弱	温运脾阳利水渗湿	实脾饮	附子、肉桂、干姜、白术、陈皮、猪苓、茯苓、紫苏叶、萆薢、石韦、砂仁、木香、槟榔
	肾阳衰微证	面浮身肿，腰以下尤甚，按之凹陷不起，尿量减少，心悸、气促，腰部冷痛酸重。兼见腰膝酸冷，手足厥冷，怯寒神疲，颜面色白或灰滞。舌淡，舌体胖，苔白，脉沉细或沉迟无力	温肾助阳化气行水	济生肾气丸合真武汤	附子、肉桂、熟地黄、山茱萸、山药、白术、茯苓、猪苓、泽泻、车前子、川牛膝

滋阴补肾，用于水肿日久阴虚。⑤济生肾气丸：补肾温阳、化气利水，用于肾阳虚水停。

针灸疗法 针刺阳水取肺俞、三焦俞、偏历、阴陵泉、合谷，咽痛加少商；面部肿甚加水沟。阴水取脾俞、肾俞、水分、气海、太溪、足三里。灸法用于阴水，脾阳虚弱证，可选脾俞、胃俞、中脘、足三里、气海等穴；肾阳衰微证，可选命门、肾俞、关元、神阙等穴。每日雀啄灸1次，或隔姜灸、隔盐灸。

转归预后 阳水多卒病，比较容易取效。阴水，多痼疾，水肿常反复因劳累或外感等诱发加重，治疗比较困难。而水肿重症，或见心悸，唇紫，气急喘促不能平卧，甚至尿闭，痉厥，神昏，则病情危重，必须积极救治。水肿日久，肾元由虚损渐至虚衰，气化不行，湿浊邪毒内停，则终可成呕逆、关格之变。

预防调护 饮食宜清淡，应注意低盐，少吃油腻肥甘、辛辣刺激性食物。素体脾肾不足者，可选食山药、莲子、扁豆、芡实等。挟湿热者，可选食冬瓜、赤小豆、薏苡仁等。同时，还应注意避免劳累，保持心情舒畅，慎起居，适寒温，预防感冒。

（赵进喜）

fēngshuǐ

风水（wind edema）

由外感风邪引发，急性起病，以颜面或全身浮肿为主要表现，常伴见恶风发热、肢节疼痛等症状的水肿。常见于西医学急性肾小球肾炎或慢性肾小球肾炎急性发作。

此病首见于《素问·评热病论》。《金匮要略·水气病脉证并治篇》指出："风水，其脉自浮，外证骨节疼痛，恶风。"唐·王焘《外台秘要》提出风水为脾肾亏虚受风所致："病源风水者，由肾脾气虚弱所为也，肾劳则虚，虚则汗出，汗出逢风，风气内入，还客于肾，脾虚又不能制于水，故水散溢皮肤。又与风湿相搏，故云风水也。"清·张璐《张氏医通》认为："肾本属水，因风而水积也，其本在肾，其末在肺，皆积水也，上下溢于皮肤，故为肿，今止言外证骨节疼痛恶风，不言肿，脱文也，肾外合于骨。水则病骨，肝外合于筋，风筋束关节，故骨节痛，脉浮恶风者，知其风水之在外也。"

风水常因外感风邪引发。以脾肾亏虚为本，风邪犯肺为标。风邪外犯，肺失宣降，不能通调水道，脾肾亏虚，水液运化失职，泛溢肌肤，即成风水。辨证当分虚实之主次，在利水的基础上随证施治。风水相搏者，起病急骤，可见恶寒，发热，肢节酸重，当疏风利水，用越婢加术汤；脾虚湿盛者，可见身体酸楚，纳呆食少，大便溏泄，当健脾利水，用防己黄芪汤；肾虚水泛者，可见腰膝酸软，小便清长，当补肾利水，用真武汤。

平时注意避免劳累，保持心情舒畅，慎起居，适寒温，预防感冒。素体脾肾不足者，可选食山药、莲子、扁豆、芡实等。

（赵进喜）

píshuǐ

皮水（skin edema） 肺脾肾虚损，复感外邪而引发的以肢体浮肿按之没指，伴腹胀大，脉浮，不恶风，无口渴为临床特点的水肿。本病常见于西医学急性肾小球肾炎、慢性肾小球肾炎、肾病综合征等。

此病首见于《金匮要略》。《金匮要略·水气病脉证并治篇》论其表现指出："皮水，其脉亦浮，外证胕肿，按之没指，不恶风，其腹如鼓，不渴，当发其汗。"隋·巢元方《诸病源候论》认为："肺主于皮毛，肾主于水，肾虚则水妄行，流溢于皮肤，故令身体面目悉肿，按之没指而无汗也。"唐·王焘《外台秘要》："肺主于皮毛，肾主于水，肾虚则水妄行，流溢于皮肤，故令身体面目悉肿。按之没指而无汗也，腹如故，不满亦不渴，四肢重而不恶风是也，脉浮者名皮水也。"

皮水多因肺、脾、肾虚损，复感外邪而引发。因肺失宣发，脾失健运，肾不能蒸腾气化，而导致水液停聚，泛溢肌肤。辨证多邪实，或虚实夹杂，治疗以发汗为主法，兼行疏风、通阳利水。湿热犯表者，起病急骤，可见发热，一身面目黄肿，小便不利，当发汗利水，用越婢加术汤；湿热内蕴结者，可见脘腹痞闷，身热不扬，纳呆食少，大便溏泄，当清热利湿，用蒲灰散；阳郁水泛者，可见胃脘冷痛，四肢不温，当健脾利水，用防己茯苓汤。

平时注意避免劳累，保持心情舒畅，慎起居，适寒温，预防感冒。素体脾肾不足者，可选食山药、莲子、扁豆、芡实等。

（赵进喜）

zhèngshuǐ

正水（typical anasarca） 肾阳虚水饮上凌心肺引起的以肢体浮肿，伴腹满而喘，脉沉迟为临床特点的水肿。本病常见于西医学慢性肾衰竭、慢性心力衰竭。

本病首见于《金匮要略》。《金匮要略·水气病脉证并治篇》指出："正水，其脉沉迟，外证自喘"，并认为正水乃因肾阳不足、水气内停所致，由于寒水随足少阴肾经上冲，影响肺之肃降，故外证见喘。清·喻昌《医门法律》对《金匮要略》的理论进行了阐释："正水其脉沉迟，外证自喘，北方壬癸自病，故脉见沉迟。肾藏水，肺生水，子病累母，标本俱病，故外证自喘。"吴谦《医宗金鉴》认为："正水水之在上病也，石水水之在下病也，故在上则胸满自喘，在下则腹满不喘也，其邪俱在内，故均脉沉迟，皆当从下从温解也。"

正水多内伤久病，总由肾阳不足，津液不归正化，水液停聚，上凌心肺引起发病。辨证多虚实夹杂，治当以利水消肿、降逆平喘为法，同时重视温阳利水，宣通三焦。

（赵进喜）

shíshuǐ

石水（stony edema） 下焦阳虚致寒水沉积或夹气机郁结、血脉瘀阻而引起的以肢体浮肿，伴少腹坚硬胀满，脉沉为临床特点的水肿。本病首见于《素问·阴阳别论》："阴阳结斜，多阴少阳曰石水，少腹肿。"《金匮要略·水气病脉证并治篇》指出："石水，其脉自沉，外证腹满不喘。"常见于西医学慢性肾小球肾炎、肾病综合征、慢性肾衰竭。

隋·巢元方《诸病源候论》认为石水病位在肝肾："石水者，引两胁下胀痛。或上至胃脘则死，其说果何所据耶？盖石水既关肝肾二藏，然则肾多即下结而难上，肝多则挟木势上犯胃界，亦势有必至耳。"宋代《圣济总录》提出石水的病位主要在膀胱："肿从内起，坚块四肢游肿，名为石水，其根在膀胱。盖肾主水，与膀胱合……膀胱气弱，则不能化气，而隐滞不通，水液停结于脐腹间，故其证胸腹鼓满，按之如石，胁下胀痛，其脉沉迟，身体发热，四肢头面皆肿也。"

石水多因内伤久病，下焦阳虚，不能司其开阖，聚水不化而致水肿。病机为寒水沉积，或夹气机郁结、血脉瘀阻。辨证多虚实夹杂，治当以温阳利水为法，可兼用理气散结、活血祛瘀。阳虚水停者，可见畏冷肢凉，腰膝酸冷，当温阳利水，用真武汤；瘀水互结者，可见皮肤甲错，舌质紫暗，当活血利水，用当归芍药散。

（赵进喜）

yìyǐn

溢饮（subcutaneous fluid retention） 水液不能正常运化、输布，停于肢体局部，以肢体肿胀、沉重、疼痛为主要表现的疾病。可伴有恶寒、发热等表症。常见于西医学肾小球肾炎、血管神经性水肿，也与内分泌失调、某些风湿病相关。

《金匮要略·痰饮咳嗽病脉证并治篇》指出："饮水流行，归于四肢，当汗出而不汗出，身体疼重，谓之溢饮。"唐·孙思邈《备急千金要方》对其症状进行了补充："夫胸中有留饮，其人短气而渴，四肢历节痛。其脉沉者，有留饮也。心下有留饮，其人背寒冷大如手，病患肩息上引，此皆有溢饮在胸中。"明·秦景明《症因脉治》认为与病变脏腑与肺、脾、膀胱相关："饮入于胃，游溢精气，上输于脾，脾气散精，上归于肺，通调水道，下输膀胱，若饮水多，水性寒冷，停滞气逆，逆则溢于四肢，当汗不得汗，不能外散，身得湿则重，复得寒则疼，故曰身疼重而成溢饮之症矣。"

病因病机 发病与体质因素以及外感寒湿，或饮食内伤等有关。风邪外犯，或内伤久病，脾肾亏虚，水液不能正常运化与输布，流于四肢，即为溢饮。

诊断 根据临床表现结合病史可作诊断。尿液检查以及内分泌、免疫学相关检查等有助于临床确诊。

诊断要点 ①肢体浮肿、沉重、疼痛为主症。②常可以伴见恶寒、发热、周身酸痛，或有咳嗽、咳痰等。③有外受寒湿，或饮食失节、贪凉饮冷，或久病内伤病史。

鉴别诊断 应与风水相鉴别。溢饮、风水皆可表现为肢体浮肿，甚至均可伴有恶寒、发热等。风水是外邪犯肺，或邪毒内陷于肾，肺不能通调水道，肾不能蒸化水液，水液内停，泛溢于全身肌肤，表现为颜面及四肢甚至全身水肿，常伴有尿多浊沫，尿血，少尿等，严重者可出现胸水、腹水，甚至无尿等。溢饮是水液不能正常运化、输布，饮流肢体局部，表现为肢体肿胀，常伴有肢体沉重、疼痛，汗出不畅等，重症也全身浮肿，或出现胸水、腹水等。

辨证论治 应辨表里寒热而论治。

辨证要点 首先应注意明辨有无表邪，其次应明确饮邪是否化热。

治疗原则 治以发散、温化之法。

分证论治 见表。

中成药治疗 在辨证的基础上选择适用的中成药。五苓丸：温阳化气，利湿行水，用于阳虚气化不利、水湿内聚。

转归预后 治疗得当，饮从汗解，可获痊愈。若调理不当，饮邪反复侵袭，夹风、寒、热等闭阻经脉，或发病日久，水停血瘀，预后欠佳。

预防调护 避风寒，适寒温，避免冒雨涉水，积极预防感冒；改善居住条件，避免潮湿伤人；饮食忌生冷。

（赵进喜）

shènshuǐ

肾水（edema due to disfunction of kidney） 肾气与三焦、膀胱气化不行，水液停聚，外溢肌肤所致，以全身浮肿、腰酸腰痛、小便量少、尿多浊沫为主要表现，或兼见胸水、腹水，阴囊肿大、潮湿的疾病。常见于西医学肾病综合征，尤其是微小病变型肾病。

本病首载于《金匮要略》，属于五脏水之一。《金匮要略·辨水气病脉证并治篇》指出："肾水者，其腹大，脐肿，腰痛，不得溺，阴下湿如牛鼻上汗，其足逆冷，面反瘦"，描述了其典型症状，强调了其肾阳虚损的基本病机。与肾水相关的描述还见于清·张璐《张氏医通》："水肿死证，见一即危，伤肝唇黑及肿，伤心缺盆平，掌无纹，伤脾脐突，伤肾足底平，伤肺背平肩耸，如卵缩向上，阴囊无缝。"日本丹波元简《杂病广要》："水肿为病，皆由真阳缺少，劳伤脾胃，脾胃既寒，积寒化水。盖脾者土也，肾者水也，肾能摄水，脾能舍水……以上为喘呼咳嗽，下为足膝肿，面浮腹胀，小便不利，外肾或肿，甚则肌肉崩溃，足胫流水，多致不救。"

病因病机 发病与体质因素、劳倦内伤、饮食、居处失宜有关。病位在肾，与脾、肺、三焦、膀胱等有关。肾不能蒸腾气化，脾不能运化水湿，肺不能通调水道，三焦、膀胱气化不利，以致水液停聚，泛溢肌肤。病机为肾气、肾阳不足，不能蒸化水液。病理性质以虚为主，但可因虚致实。病理因素有水湿、气滞、血瘀。

诊断 根据临床表现结合病史可作诊断。

诊断要点 ①水肿明显，甚或表现为腹水，阴囊水肿。②可伴见腰痛、尿多浊沫等。③尿检与血生化检查，可表现为大量蛋白尿，低蛋白血症，血脂异常等。

鉴别诊断 肾水应该与心水相鉴别。肾水水肿突出，可见颜

表 溢饮的分证论治

证型	临床表现	治法	主方	常用药
表寒里饮证	肢体沉重疼痛，甚至肢体浮肿，恶寒，无汗，或咳喘，痰多白沫，胸脘满闷，口不渴。舌苔白，脉弦紧	解表散寒通阳化饮	小青龙汤	麻黄、桂枝、陈皮、半夏、干姜、细辛、五味子、赤白芍、炙甘草
表寒里热证	肢体沉重疼痛，肢体肿胀，或伴恶寒发热，无汗，烦躁。舌红苔白滑，或黄白相兼，脉浮紧，或沉缓	透表散寒化饮清热	大青龙汤	麻黄、桂枝、杏仁、石膏、生姜、大枣、炙甘草

面肢体浮肿，或见腹水，可伴见腰痛、尿多浊沫；心水多为下肢水肿，可伴见心悸、胸闷，甚或咳逆依息不能平卧。

辨证论治 应在明确脏腑、虚实基础上，进行辨证治疗。

辨证要点 首先应该注意脏腑定位，明辨是气虚、阳虚，并分清是否兼有气滞、血瘀。

治疗原则 治疗以健脾补肾、利水消肿为主，或兼以宣肺。气滞者，理气行滞利水；血瘀者，活血化瘀利水。

分证论治 见表。

中成药治疗 在辨证的基础上选择适用的中成药。①五苓丸：温阳化气，利湿行水，用于阳虚气化不利、水湿内聚。②真武丸：温阳利水，用于脾肾阳虚水湿泛滥。

转归预后 肾水经治疗可以稳定，但失治、误治，进一步损伤脾、肾，也可以使病情迁延，导致虚损之证。复感外邪，更可使病情复杂，以致缠绵难愈。肾水重症，少尿无尿，水邪更可上凌心肺，而生心悸、喘脱之变。

预防调护 低盐饮食，避免劳累，预防感冒。时刻防止病情复发，或因劳累、外感等诱发急性加重。

（赵进喜）

shènfēng

肾风（nephropathy due to wind）

禀赋不足、病后体虚、外感邪毒等引发的以颜面或肢体浮肿、乏力、腰酸、尿多浊沫或尿血为主要表现的疾病。常因外感诱发加重。包括急肾风、慢肾风两类。常见于西医学急性肾小球肾炎、慢性肾小球肾炎、肾病综合征等。

《素问·评热病论》指出："有病肾风者，面胕痝然壅，害于言。"明·张景岳《类经》对其病名作了详细的阐释："病生在肾，名为肾风，其非外感之风可知，然则五风有由内生者，皆此义也，所以风有内外之分，不可不辨……凡旱则多燥，燥则多风，是风木之化从乎燥，燥即阴虚之候也。故凡治类风者，专宜培补真阴，以救根本，使阴气复则风燥自除矣。"

病因病机 病因有禀赋不足、病后体虚、外感风邪。病理性质多本虚标实。正虚以肾虚为主，兼及肺脾肝多，可表现为气虚、阴虚、阳虚，也可见气阴两虚甚至阴阳俱虚。邪实方面，除外感风寒、风热外，也可见风湿、湿热、热毒等。邪毒伤肾，血络瘀滞，是其重要病理环节。慢肾风较为难治，可因反复外感诱发加重，终可致肾元虚衰而成关格危候。

辨证论治 辨证治疗应明辨标本虚实。急肾风，标实证突出，治标为主，可用疏风、散寒、清热、利湿、解毒、化瘀等法。慢肾风多虚实夹杂，应以护肾元为中心，标本同治，邪正两顾。

（赵进喜）

jíshènfēng

急肾风（acute nephropathy due to wind）

外感邪毒或疮毒内陷所致以颜面或肢体浮肿、尿少、尿血、尿多浊沫等为主要表现的疾病。常见于西医学急性肾小球肾炎、急进性肾炎以及慢性肾小球肾炎急性发作等。

《素问·评热病论》指出："时热从胸背上至头，汗出，手热，口干，苦渴，小便黄，目下肿，腹中鸣，身重难以行，月事不来，烦而不能食，不能正偃，正偃则咳，病名曰风水……邪之所凑，其气必虚，阴虚者，阳必凑之"，描述了肾风典型症状，并指出外感诱发肾风发作，可以表现为风水，多为阴虚，招致阳邪外犯。

病因病机 急肾风多因禀赋不足、外感邪毒尤其是热毒诱发。外邪犯肺，肺失宣降，不能通调水道，邪毒尤其热毒，灼伤肾络，肾气不固，气化不行，所以水肿

表 肾水的分证论治

证型	临床表现	治法	主方	常用药
脾肾气虚证	全身浮肿，甚至腹部胀大，乏力体倦，食少，便溏，腰膝酸软。舌苔胖大，边有齿痕，脉沉缓	健脾益气补肾利水	胃苓汤合参苓白术散	黄芪、党参、苍术、白术、猪苓、茯苓、陈皮、枳壳、大腹皮、石韦、萆薢、土茯苓、芡实、金樱子
脾肾阳虚证	全身水肿，下肢为甚，或有腹满，腰膝酸冷，阴囊潮湿，或肿大，畏寒，足下冷。舌体胖，边有齿痕，苔白水滑，脉沉细	健脾温肾温阳利水	实脾饮合真武汤	附子、肉桂、干姜、白术、茯苓、猪苓、木香、砂仁、陈皮、大腹皮、葫芦皮、土茯苓、萆薢、石韦
气滞水停证	全身浮肿，心胸憋闷，咳喘痰白，胃脘痞闷，腹胀满，恶心呕吐，小便量少，排尿不利，大便不畅。舌苔白腻，脉弦滑	宣通三焦行气利水	茯苓导水汤	紫苏叶、杏仁、麦冬、桑白皮、白术、茯苓、猪苓、陈皮、半夏、砂仁、大腹皮、木香、槟榔、土茯苓、石韦、车前子
血瘀水肿证	全身浮肿，久不愈，腰痛固定，肌肤甲错，妇女月经不调，经血色暗。舌暗有瘀斑，脉细涩或弦	活血化瘀利水	桃红四物汤	桃仁、红花、当归、川芎、赤芍、泽兰、丹参、益母草、地龙、水蛭、川牛膝、车前子

常与血尿相兼。

辨证论治 辨证多为邪实。急性期常见血热、血瘀、水湿等证。治疗以疏风宣肺、祛邪解毒为主，可配合清热、活血、利水、凉血止血等治法。恢复期，多表现为肾阴虚或气阴两虚，治疗当滋阴补肾、益气养阴。风毒犯肺证可见身发疮痍，甚则溃烂，或咽喉红肿，恶风发热，尿少，舌质红，苔薄黄，脉浮数或滑数。当疏风解毒利水，用麻黄连翘赤小豆汤合五皮饮。邪毒内陷证可见水肿，胸闷腹胀，纳呆，泛恶，血尿，尿浊，苔白腻，脉沉缓。当清热解毒，利水消肿，用五味消毒饮合五皮饮。瘀水互结证可见尿血，皮肤甲错，舌质紫暗，脉涩。当化瘀行水，用桃红四物汤。肾阴虚证可见腰膝酸软，潮热盗汗，眩晕耳鸣，用六味地黄丸。

预防调护 平时注意避免劳累，保持心情舒畅。禁用损害肾功能的中西药物，如：木通、马兜铃、草乌、氨基糖苷类抗生素等。慎起居，适寒温，预防感冒。

（赵进喜）

jíxìng shènxiǎoqiúshènyán

急性肾小球肾炎（acute glomerulonephritis）

急性起病，以血尿、蛋白尿、水肿、高血压为主要临床表现的疾病。可伴有一过性肾功能损害。常发于链球菌感染后，儿童多见，男性多于女性。与中医学*水肿*、*尿血*、*肾风*等病证关系密切。

病因病机 病因有外感风邪、湿毒内陷，与素体虚弱密切相关。病位在肾、肺，涉及心、脾、三焦。基本病机为风邪伤肾，水湿泛滥。风邪外袭，肺失通调，或肺病及肾，肾不主水，三焦气化不利，水湿停聚；肾失封藏，精微外泄，肾精亏损；水邪泛滥，阴寒凝滞，心阳不展，心肾阳虚。病理性质属于本虚标实。本虚为肾虚，标实有风邪、水湿、湿毒。

辨证论治 治疗原则为利水消肿。根据病邪的不同采取疏风解表、清热解毒、温肾助阳之法。少数患者迁延不愈或愈后复发。分证论治见表。

中成药治疗 在辨证的基础上选择适用的中成药。①肾炎四味片：清热利尿、补气健脾，用于湿热内蕴兼气虚者。②参苓白术丸：益气健脾利水，用于水湿浸渍证。③五苓丸：温阳化气，利湿行水，用于阳虚气化不利、水湿内聚。④真武丸：温阳利水，用于心肾阳虚水湿泛滥。

转归预后 预后较好，大多数患者于1~4周内症状改善，血清补体水平于8周内恢复正常。仅有不到1%的高龄患者因急性肾衰竭救治不当而死亡。

预防调护 避免劳累，积极防治感冒。饮食以清淡、富于营养为要，氮质血症时应限制蛋白摄入。注意低盐饮食，避免过嗜醇酒、肥甘、辛辣、虾蟹等，明

表　急性肾小球肾炎的分证论治

证型	临床表现	治法	主方	常用药
风寒袭表证	眼睑浮肿，甚则全身浮肿，尿多浊沫，头痛腰痛，周身不舒。发病前1~3周可有恶寒发热，鼻塞流涕，咽痒不渴，或咳喘痰白。舌苔薄白，脉紧或浮紧	疏风散寒	荆防败毒散合越婢加术汤	麻黄、荆芥、防风、白芷、紫苏叶、陈皮、枳壳、当归、川芎
风热外袭证	眼睑浮肿，甚则全身浮肿，尿多浊沫，或有血尿。发病前1~3周可有发热微恶寒，头痛，咽喉红肿疼痛，咽干口渴，或咳嗽痰黄。舌尖红，苔薄黄，脉数或浮数	疏散风热利湿消肿	银翘散合麻黄连翘赤小豆汤	麻黄、金银花、连翘、薄荷、黄芩、板蓝根、牡丹皮、丹参、芦根、牛蒡子、桔梗、甘草
浊毒侵淫证	头身困重，腰腿酸胀，口中黏腻，大便不爽，小便黄赤，排尿不舒，妇女带下量多。舌红苔黄腻，脉滑数	清热解毒化湿	四妙丸合萆薢分清饮	苍术、白术、黄柏、黄芩、连翘、薏苡仁、茯苓、紫苏叶、萆薢、土茯苓、石韦、白花蛇舌草、地肤子、白鲜皮
脾肾气虚证	腰膝酸软，神疲乏力，浮肿，纳差，脘腹胀满，大便溏薄。舌苔薄白，脉细	健脾益肾利水	六君子汤合实脾饮	制附子、干姜、党参、黄芪、草果、山药、白术、山茱萸、木瓜、厚朴、茯苓、大腹皮
水湿浸渍证	颜面肢体浮肿，甚至全身浮肿，或有胸水、腹水，胸闷腹满，尿少。舌体胖，舌苔水滑	利水渗湿	五苓散合五皮饮	茯苓、猪苓、白术、泽泻、陈皮、大腹皮、冬瓜皮、葫芦皮、车前子、玉米须
肾精亏损证	两目干涩，眩晕耳鸣，口燥咽干，盗汗，腰膝酸软，遗精或月经不调。舌红少苔，脉细数	滋补肝肾清热养阴	左归丸	熟地黄、鹿角胶、牡丹皮、泽泻、山药、山茱萸、牛膝、枸杞、茯苓、玉竹
心肾阳虚证	面色苍白，神倦畏寒，四肢欠温，全身浮肿，呼吸困难，颈脉怒张。舌淡胖苔白或腻，脉迟	温肾助阳	参附汤合右归饮	人参、肉桂、炙甘草、熟地黄、山茱萸、淫羊藿、补骨脂、杜仲

显少尿者应控制饮水量。

（赵进喜）

mànshènfēng

慢肾风（chronic nephropathy due to wind） 正虚感邪，邪毒瘀滞，肾不蒸化，以颜面或肢体浮肿、乏力、腰酸、尿多浊沫或尿血为主要临床表现的疾病。反复感邪，肾元虚损不断进展，终可发生关格危候。常见于西医学慢性肾小球肾炎及其继发的慢性肾衰竭。

其相关论述可见于日本丹波元简《杂病广要》："项颈脉动，睡起眼浮，下如蚕卧，足胫肿，股间冷，身重倦行，行即喘急……小便赤涩，虽频数，绝微细，大便燥结，卧即哽气，或喉中如水鸡声，腹胁满闷，咳嗽不止，凡此皆水证也，不可尽纪。"慢肾风并发症关格的描述见于明·龚廷贤《寿世保元》："夫关格者，谓膈中觉有所碍，欲升不升，欲降不降，饮食不下，此为气之横格，必用吐其气之横格，必在吐出痰也。"

病因病机 病因有禀赋不足、久病正虚、劳倦太过、复感外邪等。病机关键为脾肾两虚，蒸化传输失司，邪毒内阻，血络瘀滞，络伤血溢。病在脾、肾，涉及肺、肝。病理性质多本虚标实。本虚以气虚为主，并可见气阴两虚或阴阳两虚。标实有外邪、湿热、血瘀。病久可因邪盛正衰，肾亏虚损而见关格危候。

辨证论治 应明辨标本缓急、邪正虚实，时刻以护肾元为念。在病情稳定期，应该根据气血阴阳之盛衰，结合脏腑定位，标本同治，邪正两顾，重视使用活血解毒治法；在病情急变期，则应从治标为主，兼以治本。肾阳衰惫证可见全身水肿，按之没指，畏冷肢凉，当扶养利水，用金匮肾气丸。瘀水互结证可见尿血，皮肤甲错，舌质紫暗，脉涩，当化瘀行水，用桃红四物汤。邪陷心包证可见无尿或少尿，全身浮肿，神识昏蒙，当温阳开窍，用苏合香丸。

预防调护 平时注意避免劳累，保持心情舒畅。禁用损害肾功能的中西药物。水肿者应限制食盐摄入量，慎起居，适寒温，预防感冒。

（赵进喜）

mànxìng shènxiǎoqiúshènyán

慢性肾小球肾炎（chronic glomerulonephritis） 以血尿、蛋白尿、水肿、高血压为主要表现，由多种原因引起、不同病理类型组成、病情迁延的肾小球疾病。属中医学水肿、肾风范畴，亦与虚劳、腰痛关系密切。

病因病机 病因有内外两端。外因为感受风寒、湿热、浊毒，内因为脏腑虚损，两者往往互为因果。基本病机为肾、脾、肺亏虚，水湿停聚，精微外泄。肾不主水，脾失运化，肺不能通调水道，三焦、膀胱气化不利，表现为水肿；肾不藏精，脾虚失摄，精微下流，可表现为血尿、蛋白尿。病位在肾、脾，涉及肺、肝、三焦、膀胱。病理性质属于本虚标实。肾、脾、肺虚为本；风邪、水湿、浊毒侵袭为标。

辨证论治 虚者以补益为主，兼以利水消肿，根据病变脏腑、阴阳亏虚的不同有补气、温阳、养阴之法；实者宜祛邪，当疏风解表。分证论治见表。

表 慢性肾小球肾炎的分证论治

证型	临床表现	治法	主方	常用药
风寒袭表证	眼睑浮肿，甚则全身浮肿，尿多浊沫，头痛腰痛，周身不舒。发病前1～3周可有恶寒发热，鼻塞流涕，咽痒不渴，或咳喘痰白。舌苔薄白，脉紧或浮紧	疏风散寒	荆防败毒散合越婢加术汤	麻黄、荆芥、防风、白芷、紫苏叶、陈皮、枳壳、当归、川芎
风热外袭证	眼睑浮肿，甚则全身浮肿，尿多浊沫，或有血尿。发病前1～3周可有发热微恶寒，头痛，咽喉红肿疼痛，咽干口渴，或咳嗽痰黄。舌尖红，苔薄黄，脉数或浮数	疏散风热利湿消肿	银翘散合麻黄连翘赤小豆汤	麻黄、金银花、连翘、薄荷、黄芩、板蓝根、牡丹皮、丹参、芦根、牛蒡子、桔梗、甘草
脾肾气虚证	腰膝酸软，神疲乏力，浮肿，纳差，脘腹胀满，大便溏薄。舌苔薄白，脉细	健脾益肾利水	六君子汤合实脾饮	制附子、干姜、党参、黄芪、草果、山药、白术、山茱萸、木瓜、厚朴、茯苓、大腹皮
肺肾气虚证	眼睑浮肿，神疲乏力，浮肿，腰膝酸软，易感冒，自汗。舌淡苔白，脉细弱	补肺益肾利水消肿	防己黄芪汤	防己、黄芪、桂枝、白术、茯苓、蛤蚧、山茱萸、菟丝子、玉米须
脾肾阳虚证	全身浮肿，面色苍白，畏寒肢冷，腰脊酸痛，食少纳呆，大便溏薄。舌淡胖边有齿痕，脉沉迟	温阳利水益气健脾	真武汤	制附子、肉桂、淫羊藿、杜仲、白术、茯苓、泽泻
肝肾阴虚证	两目干涩，眩晕耳鸣，口燥咽干，盗汗，腰膝酸软，遗精或月经不调。舌红少苔，脉细数	滋补肝肾清热养阴	六味地黄丸	熟地黄、牡丹皮、泽泻、山茱萸、枸杞、茯苓、玉竹
气阴两虚证	面色少华，气短乏力，易感冒，午后低热，腰痛。舌红苔黄，脉数	益气养阴	六味地黄丸合生脉散	熟地黄、牡丹皮、泽泻、山茱萸、枸杞、茯苓、麦冬、五味子

中成药治疗 在辨证的基础上选择适用的中成药。

口服中成药 ①参苓白术散：益气健脾，用于脾气虚。②济生肾气丸：温阳补肾，用于肾阳虚。③肾肝宁胶囊：滋补肝肾，用于肝肾阴虚。

中药注射剂 ①黄芪注射液：益气健脾，用于脾气虚。②生脉注射液：益气养阴，用于气阴两虚。

转归预后 本病病程长，病变缓慢进展，可有不同程度的肾功能损害，最终导致肾衰竭，预后差。

预防调护 避免劳累，积极防治感冒。控制高血压，减少尿蛋白。肾功能不全氮质血症者应限制蛋白及磷的摄入量，采用优质低蛋白饮食。避免使用肾毒性药物（如关木通、广防己、氨基糖苷类抗生素）。

（赵进喜）

lìnzhèng

淋证（stranguria） 肾虚、膀胱湿热引起的膀胱气化不利所致，以小便频急，淋沥不尽，尿道涩痛，或伴有小腹拘急，痛引腰腹为主要表现的疾病。常见有热淋、气淋、血淋、膏淋、石淋、劳淋等类型。西医学泌尿系感染、尿路结石、泌尿系结核、泌尿系肿瘤属于此病范畴。

本病首见于《黄帝内经》，《素问·六元正纪大论篇》称为“淋闭”。《金匮要略·消渴小便不利淋病脉证并治》指出：“淋之为病，小便如粟状，小腹弦急，痛引脐中。”《诸病源候论·淋病诸候》指出淋证主要病因为肾虚及膀胱有热：“诸淋者，由肾虚而膀胱热故也……肾虚则小便数，膀胱热则水下涩，数而且涩，则淋沥不宣，故谓之淋。”“石淋者，淋而出石也。肾主水，水结则化为石，故肾客沙石。肾虚为热所乘，热则成淋……寒淋者，其病状先寒战然后尿是也，由肾气虚弱，下焦受于冷气，入胞与正气交争，寒气胜则战寒而成淋，正气胜战寒解，故得小便也。”治疗方面，《景岳全书·杂证谟·淋浊》详细记载了淋证的证治：“淋之初，病则无不由乎热剧，无容辨矣。但有久服寒凉而不愈者，又有淋久不止及痛涩皆去，而膏淋不已，淋如白浊者，此惟中气下陷及命门不固之证也。故必以脉以证，而察其为寒为热为虚，庶乎治不致误……治淋之法，大都与治浊相同。凡热者宜清，涩者宜利，下陷者宜升提，虚者宜补，阳气不固者宜温补命门。”

病因病机 淋证的病因包括体质因素、饮食失节、年老久病等。过食辛辣、醇酒、肥甘，湿热下注膀胱；或下阴不洁，湿热秽浊侵入膀胱，膀胱气化不利，可为热淋；湿热煎熬尿液为石，可为石淋；肝郁气滞，湿热蕴结，不能分清泌浊，或肾气亏虚，下元不固，可为膏淋；湿热灼伤络脉，或阴虚火旺，络迫血溢，可为血淋。素体虚损，遇劳即发，即为劳淋；肝郁气滞，气郁化热者，可为气淋。病位在肾与膀胱，涉及肝、脾等脏。基本病机为湿热蕴结下焦，膀胱气化不利。病理性质初起多实证，以湿热蕴结膀胱为主；日久则由实转虚，或见虚实夹杂。

诊断 根据临床表现结合病史可作诊断。尿常规检查、尿细菌培养，泌尿系统B超、X线腹部摄片、肾盂造影、膀胱镜检查等有助于诊断。

诊断要点 ①小便频急、淋沥涩痛、小腹拘急、腰部酸痛等临床表现。②可急性发作，也常可久病不愈，反复发作，伴有低热、腰痛、小腹坠胀、疲乏无力等症。③常以劳累、工作紧张、情绪波动为诱因。

鉴别诊断 淋证应与癃闭相鉴别。癃闭排尿困难，小便量少甚至点滴全无，无排尿疼痛。淋证排尿困难，表现为小便频数短涩，滴沥刺痛，欲出未尽，但每日排尿量正常。

辨证论治 应该在分别淋证类别、明辨标本虚实缓急的基础上，进行论治。

辨证要点 辨证首先应该明辨淋证类别。小便短数，灼热刺痛，溺色黄赤，少腹拘急胀痛者为热淋；小便热涩刺痛，尿色深红，或夹有血块，疼痛胀满，突然加剧者为血淋；小便涩滞，淋沥不宣，尿有余沥，小腹胀满为气淋；小便淋沥不已，时作时止，遇劳即发，尿时涩痛较轻者为劳淋；尿中时夹砂石，小便艰涩，或排尿时突然中断，尿道窘迫疼痛，少腹拘急，或腰腹绞痛难忍，尿中带血者为石淋；小便浑浊如米泔水，置之沉淀如絮状，上有浮油如脂，或夹有凝块，或混有血液者为膏淋。同时，应注意进一步审察证候虚实、标本缓急。

治疗原则 实则清利，虚则补益，是其基本治则。

分证论治 见表。

中成药治疗 在辨证基础上选择适用的中成药。①八正颗粒：清热利尿通淋，用于湿热下注的热淋。②补中益气丸：补中益气、升阳举陷，用于脾气亏虚的气淋。③知柏地黄丸：滋阴清热，用于肾阴虚火旺的血淋。④济生肾气丸：温肾化气、利水消肿，用于肾阴阳俱虚的劳淋。

转归预后 热淋、气淋、血

表 淋证的分证论治

证型	临床表现	治法	主方	常用药
热淋	小便短数，灼热刺痛，溺色黄赤，少腹拘急胀痛，腰痛，寒热起伏，口苦，呕恶，大便秘结。舌质红，苔黄腻，脉滑数	清热利湿通淋	八正散	车前子、萹蓄、瞿麦、滑石、土茯苓、石韦、山栀、甘草梢
石淋	尿中夹有砂石，小便艰涩，或排尿时突然中断，窘迫疼痛，少腹拘急，或腰腹绞痛难忍。或尿中带血，大便不爽。舌质红，苔薄黄，脉弦或带数	清热利湿通淋排石	石韦散	石韦、天葵子、滑石、金钱草、海金沙、鸡内金、芍药、甘草、黄芪、党参、白术、熟地黄、山茱萸、山药
气淋	小便涩滞，淋沥不宣，少腹满痛。舌边苔有白沫，脉沉弦	利气疏导	沉香散	沉香、橘皮、当归、白芍、甘草、石韦、乌药、香附、荔枝核
血淋	小便热涩刺痛，尿色深红，或夹有血块，疼痛胀满，心烦失眠，或口舌生疮。舌尖红，苔黄，脉滑数	清热通淋凉血止血	小蓟饮子	小蓟、蒲黄、藕节、生地黄、白木通、竹叶、栀子、当归、甘草、白茅根
膏淋	小便浑浊如米泔水，如絮状，上有浮油如脂，或夹凝块，或混有血液，尿道热涩疼痛。舌质红，苔黄腻，脉濡数	清热利湿分清泄浊	程氏萆薢分清饮	萆薢、石菖蒲、黄柏、车前子、白术、茯苓、莲子心、丹参、土茯苓、石韦
劳淋	小便淋沥不已，时作时止，遇劳即发，排尿涩痛较轻，腰酸膝软，神疲乏力。舌质淡，脉虚弱	健脾益肾	无比山药丸	山药、茯苓、泽泻、熟地黄、山茱萸、巴戟天、菟丝子、杜仲、牛膝、五味子、肉苁蓉、白花蛇舌草

淋初病多实证，容易调治；久病不愈，转为劳淋，治疗相对困难。石淋、膏淋也可以慢性化，则病归难治。甚者脾肾衰败，成为水肿、癃闭、关格，或肾虚肝旺，成为头痛、眩晕，或石阻水道，出现水饮凌心的重症。

预防调护 饮食宜清淡，多饮水，忌辛辣、肥甘、醇酒，注意外阴卫生，节制房室，保持心情舒畅。患消渴病、痛风与妇科疾病者，应该积极治疗原发病。

（赵进喜）

rèlìn

热淋（heat stranguria） 内生湿热、外感湿热或郁热内容导致肾与膀胱气化不利所引起的以尿频、尿急、小便热涩疼痛，或伴见发热为主要表现的淋证。常见于西医学尿道炎、膀胱炎。

本病首见于《诸病源候论·淋病诸候》："热淋者，三焦有热，气搏于肾，流入于胞而成淋也。其状小便赤涩。"宋代《圣济总录》认为："三焦者水谷之道路也，三焦壅盛，移热于膀胱，流传胞内，热气并结，故水道不利而成淋也，其状溲便赤涩，或如血汁，故谓之热淋。"《太平惠民和剂局方》创制了八正散治疗热淋。明·龚廷贤《万病回春》认为八正散、五苓散皆可治疗热淋："八正散，治心经蕴热，脏腑闭结，小便赤涩，癃闭不通及热淋、血淋。如酒后恣欲而得者，则小便将出而痛，既出而痛，以此药主之""五苓散，治肺气不足，膀胱有热，水道不通，淋沥不出，或尿如豆汁，或如沙石，或冷淋如膏，或热淋尿血，皆效。"

病因病机 饮食失节，过嗜辛辣、肥甘、醇酒，内生湿热，下注膀胱；或外感湿热，秽浊之邪上犯；或情志抑郁，烦劳过度，郁热内扰，心火下移，均可致肾与膀胱气化不利，而发为热淋。

诊断要点 根据临床表现，结合病史可作诊断。尿常规、尿培养检查有助于诊断。①尿频、尿急、小便热涩疼痛。②或伴见发热、腹痛等。

辨证论治 在辨脏腑定位与病邪致病特点基础上辨证治疗。

辨证要点 应辨膀胱湿热、郁热下扰、心火下移之不同。

治疗原则 治以清热利尿通淋为要。

分证论治 见表。

中成药治疗 在辨证的基础上选择适用的中成药。①八正颗

表 热淋的分证论治

证型	临床表现	治法	主方	常用药
湿热下注证	小便短数，灼热刺痛，溺色黄赤，少腹拘急胀痛。可伴见发热，烦渴，大便秘结。舌红苔黄腻，脉滑数	清热利湿通淋	八正散	车前子、萹蓄、瞿麦、滑石、大黄、栀子、甘草梢
郁热内扰证	尿频、尿急，排尿涩痛。伴见恶寒发热，口苦咽干，情志抑郁，心烦喜呕，胸脘、少腹胀满。舌红苔薄黄，边有浊沫，脉弦滑或兼数	清解郁热利尿通淋	小柴胡汤合四苓汤	柴胡、黄芩、陈皮、半夏、猪苓、茯苓、泽泻、石韦、土茯苓、甘草
心火下移证	尿频、尿急，排尿涩痛，小便黄赤。心烦失眠，口舌生疮，少腹胀满。舌尖红，苔薄黄，脉细数	清心导赤利尿通淋	导赤散合当归贝母苦参丸	生地黄、山栀、通草、当归、浙贝母、苦参、石韦、土茯苓、甘草

粒：清热利尿通淋，用于湿热下注的热淋。②知柏地黄丸：滋阴清热，用于热淋后期阴虚火旺。

转归预后 热淋多实证，治疗较易收效。但也有湿热弥漫三焦，或邪毒炽盛，深入营血，而致高热、神昏、谵语者，应该积极救治。石淋治不及时，遇一定诱因可伴发热淋。热淋失治、误治，更可伤阴耗气，损伤脾肾，久可渐成劳淋，致使病情缠绵难愈。

预防调护 养成良好的生活习惯，饮食宜清淡，多饮水，注意保持外阴卫生，调畅情志，积极治疗消渴病、阴痒等基础病。

（赵进喜）

shèndān

肾瘅（kidney dan；acute pyelonephritis） 湿热蕴结肾与膀胱，气化不利，出现的以发热、腰痛、口渴、尿频、尿急、尿痛为主要临床的疾病。常见于西医学肾盂肾炎。

《黄帝内经》称之为“肾热病”。《素问·刺热论》指出：“肾热病者，先腰痛，䯒酸，苦渴数饮，身热。”《证治准绳·杂病》指出：“肾热者，轻按之不热，重按之至骨，其热蒸手，如火如炙”，论肾热病典型临床表现。《外台秘要·卷四》指出：“肾瘅，其人唇干，葶苈子主之。”此“肾瘅”属于“五脏瘅”之一。

病因病机 发病与饮食失节、外阴不洁、情志郁结、烦劳过度等有关。基本病机为湿热蕴结，膀胱气化不利。若湿热邪毒，深入营血，则可成高热、神昏危候。病位在肾与膀胱，涉及肝、脾、心等。急性期多实，以湿热为主，可表现为湿热蕴结膀胱，阻于胆胃，溺及三焦，侵入营血，也可出现热在少阳，心火内炽。慢性期因耗伤气阴，可表现为气阴不足，甚则阴阳两虚。

诊断要点 根据临床表现，结合病史可作诊断。尿常规、尿培养等检查可助明确诊断。①以发热、腰痛、口渴为主症。②伴有排尿异常。

辨证论治 应在明确分期，明辨标本虚实基础上，进行辨证治疗。

辨证要点 辨证首当分清急性期、慢性期，其次应明辨标本虚实。

治疗原则 急性期，治当清利为主，慢性期在清热通淋的同时，应该注意邪正两顾。

分证论治 见表。

中成药治疗 在辨证的基础上选择适用的中成药。①八正颗粒：清热利尿，用于湿热下注证。②补中益气丸：补中益气、升阳举陷，用于脾气亏虚证。③六味地黄丸：滋阴清热，用于肾阴虚证。④济生肾气丸：温肾化气、利水消肿，用于肾阴阳俱虚证。

转归预后 急性期治疗较易反复。湿热邪毒炽盛，深入营血，高热、神昏、谵语者，常需积极救治。失治、误治，可伤阴耗气，阴损及阳，损伤脾肾，使病情缠绵难愈，甚至终成关格危候。

预防调护 饮食宜清淡，适当增加运动，多饮水，少吃肥腻辛辣醇酒，保持外阴卫生，调畅

表 肾瘅的分证论治

证型	临床表现	治法	主方	常用药
湿热下注证	发热不退，烦渴思饮，心胸烦热，腰痛，腹胀，便干尿黄，或排尿涩痛。舌红苔黄腻，脉滑数	清热利湿泄热通淋	八正散合凉膈散	连翘、黄芩、薄荷、石韦、车前子、滑石、大黄、栀子、甘草
胆胃不和证	往来寒热，口苦咽干，呕吐痰涎，胸脘痞闷，腰痛，少腹胀满，或有尿频急，尿黄。舌红苔腻黄白相间，脉弦滑或兼濡数	清热利湿利胆和胃	蒿芩清胆汤	青蒿、黄芩、陈皮、半夏、竹茹、茯苓、滑石、青黛、土茯苓、甘草
热壅三焦证	恶寒发热，身热不扬，或午后低热，胸脘痞闷，或有咳嗽、呕恶，腰痛沉重，小腹胀满，或有尿频急，尿黄。舌红苔黄，脉濡数	清热利湿利胆和胃	三仁汤	杏仁、薏苡仁、白蔻仁、厚朴、通草、滑石、半夏、茯苓、竹叶、甘草
邪犯少阳证	恶寒发热，口苦咽干，心烦喜呕，腰痛，胸脘、少腹胀满，或有尿频急，排尿涩痛。舌红苔薄黄，边有浊沫，脉弦滑，或兼数	清解郁热利尿通淋	小柴胡汤合四苓汤	柴胡、黄芩、陈皮、半夏、猪苓、茯苓、泽泻、土茯苓、甘草
心火内炽证	发热，心烦失眠，烦渴，腰痛，小腹胀满，口舌生疮，或有尿频急，尿红赤。舌尖红苔薄黄，脉细数	清心导赤凉血通淋	导赤散合当归贝母苦参丸	生地黄、竹叶、通草、滑石、栀子、当归、浙贝母、苦参、白茅根、甘草
毒盛入营证	高热不退，腰痛，烦渴，神昏谵语。舌红绛苔黄干，脉滑数	清热利湿凉营开窍	黄连解毒汤合五味消毒饮	黄芩、黄连、栀子、大黄、金银花、连翘、蒲公英、生地黄
肾阴不足证	腰膝酸痛，或有午后低热，咽干口渴，心烦尿赤，或有肢体浮肿。舌红苔薄黄，或少苔，脉细数	滋阴补肾清利湿热	知柏地黄丸合猪苓汤	知母、黄柏、生地黄、山茱萸、山药、猪苓、茯苓、滑石、白茅根

续 表

证型	临床表现	治法	主方	常用药
脾气不足证	腰膝酸困，肢体沉重，大便溏稀或泄下不爽，小便黄赤，妇女白带多有味。舌略红苔黄腻，脉细滑	健脾益气 清热除湿	四妙丸合补中益气汤	苍术、白术、黄柏、薏苡仁、车前子、牛膝、败酱草
气阴两虚证	腰腿酸痛，疲乏无力，咽干口苦，五心烦热，睡眠不宁，小便黄赤，妇女带下色黄。舌尖红，苔薄黄或少苔，脉细数	益气养阴 清利湿热	清心莲子饮	黄芪、党参、麦冬、石莲子、地骨皮、车前子、茯苓、黄芩、白花蛇舌草
阴阳两虚证	腰痛畏寒，下肢冷痛，神疲乏力，或有浮肿，性功能减退，夜尿频多，大便不调。舌淡暗苔白滑，脉沉细	滋阴助阳 清解余邪	济生肾气丸	车前子、牛膝、熟地黄、山茱萸、山药、茯苓、肉桂、知母、黄柏

情志，积极治疗消渴病等基础疾病。

（赵进喜）

mìniàoxì gǎnrǎn

泌尿系感染（urinary tract infection） 病原体在尿中生长繁殖，并侵犯泌尿道黏膜或组织而引起的炎症。多发于女性。以尿频、尿急、尿痛等膀胱刺激症状为主要表现，重症可见高热、寒战等。本病有急性与慢性之分。按部位又可分尿道炎、膀胱炎、肾盂肾炎等。本病属中医学淋证、肾热范畴。

病因病机 病因有饮食不节、外感湿热、郁怒、烦劳。基本病机为湿热蕴结，肾与膀胱气化不利。急性期以邪实为主，可见湿热下注，邪郁少阳，心火内炽，日久不愈或反复感染可进入慢性期。湿热耗伤气阴，表现为脾肾两虚，气阴不足。后期因湿热留恋，精气耗伤，阴损及阳，可成虚劳，甚则有水肿、关格之变。素体脾肾亏虚，或久病湿热伤阴耗气，或劳倦内伤，湿热留恋，可使病情缠绵，或反复加重。病位在肾与膀胱，与肝、脾、心有关。

辨证论治 临床应分急性期、慢性期，辨标本虚实。急性期多实证，实证多湿热、郁热、心火；慢性期多虚证，或虚实夹杂。急性期重在清利，慢性期以健脾补肾为主，兼清余邪。分证论治见表。

中成药治疗 在辨证的基础上选择适用的中成药。①三金片：清热解毒、利湿通淋，用于下焦湿热所致的尿路感染。②银花泌炎灵片：清热解毒、利湿通淋，用于急性肾盂肾炎、膀胱炎下焦湿热证。③知柏地黄丸：滋阴清热，用于肾阴虚火旺证。④济生肾气丸：温肾化气、利水消肿，

表 泌尿系感染的分证论治

证型	临床表现	治法	主方	常用药
湿热下注证	尿频、尿急，排尿涩痛，或有腰痛，小腹胀满。可伴见发热，烦渴，便干尿黄。舌红苔黄腻，脉滑数	清热利湿 泄热通淋	八正散	石韦、车前子、滑石、萹蓄、瞿麦、大黄、栀子、甘草
邪郁少阳证	尿频、尿急，小便涩痛，恶寒发热，口苦咽干，心烦喜呕，腰痛，胸脘、少腹胀满。舌红苔薄黄，边有浊沫，脉弦滑或兼数	清解郁热 利尿通淋	小柴胡汤合四苓汤	柴胡、黄芩、陈皮、半夏、猪苓、茯苓、泽泻、土茯苓、甘草
心火内炽证	尿频、尿急，小便涩痛，尿色红赤，心烦失眠，口舌生疮，小腹胀满。舌尖红苔薄黄，脉细数	清心导赤 凉血通淋	导赤散合当归贝母苦参丸	生地黄、竹叶、通草、山栀、当归、浙贝母、苦参、小蓟、白茅根、甘草
脾虚湿热证	小便淋漓不尽，尿有余沥，乏力体倦，小腹坠胀，大便溏稀或泄下不爽，小便黄赤，妇女白带多有味。舌略红苔黄腻，脉细滑	健脾益气 清热除湿	补中益气汤合滋肾通关丸	黄芪、苍术、白术、茯苓、知母、黄柏、薏苡仁、车前子、败酱草
阴虚火旺证	头晕眼花，咽干口渴，五心烦热，心烦尿赤。或有血尿，腰膝酸软，大便偏干。舌红，舌苔薄黄，或少苔，脉细数	滋阴补肾 清热通淋	知柏地黄丸	知母、黄柏、生地黄、山茱萸、山药、猪苓、茯苓、滑石、白茅根
气阴两虚证	疲乏无力，五心烦热，咽干眠差，腰腿酸软，尿有余沥，小便黄赤，妇女带下色黄。舌略红，苔薄黄或少苔，脉细数	益气养阴 清利湿热	清心莲子饮	黄芪、党参、麦冬、石莲子、地骨皮、车前子、茯苓、黄芩、白花蛇舌草
阴阳俱虚证	神疲乏力，尿有余沥，夜尿频多，性功能减退，腰膝酸冷。或有浮肿，小腹畏寒，大便不调。舌体胖大，舌质淡暗，舌苔白水滑，脉沉细	滋阴助阳 清解余邪	济生肾气丸	车前子、牛膝、知母、黄柏、熟地黄、山茱萸、山药、茯苓、肉桂

用于肾阴阳俱虚证。⑤八正颗粒：清热利尿通淋，用于湿热下注证。⑥补中益气丸：补中益气、升阳举陷，用于脾气亏虚证。

预后转归 初次急性发病，治疗较易取效。慢性期，久病脾肾受伤，治疗相对困难。肾热久病。调治失宜，反复加重，更可致肾元虚衰而成关格。

预防调护 清淡饮食，适当运动，劳逸结合，鼓励饮水，戒辛辣、肥甘、醇酒，保持心情舒畅，妇女注意外阴卫生，积极治疗消渴病等基础病。

（赵进喜）

xuèlìn

血淋（stranguria due to hematuria） 饮食不节、烦劳过度或久病肾虚导致湿热下注膀胱，热灼经脉，迫血妄行所引起的以排尿热涩刺痛，小便色红，或夹有血块为主要表现的淋证。常见于西医学泌尿系感染，如膀胱炎及泌尿系结核、泌尿系肿瘤等。

本病首见于《诸病源候论》。《诸病源候论·淋病诸候》曰："血淋者，是热淋之甚者，则尿血，谓之血淋，心主血，血之行身，通遍经络，循环腑脏，劳热甚者，则散失其常经，溢渗入胞而成血淋也。"宋代《圣济总录》归纳了治疗血淋的方剂："血淋，小便出血，热结涩痛，羚羊角饮方；热结，不得通利，瞿麦汤方；热痛不可忍，大黄散方；小肠涩痛烦闷，石韦汤方。"清·徐春甫《古今医统大全》提出通过血淋的颜色辨别寒热："血淋一证须看血色，若血鲜者，心与小肠实热，若色瘀为积败之血也……色瘀者乃肾与膀胱虚冷，误也。服汉椒根，意盖因瘀积特用辛味行其凝滞之瘀血耳。若谓虚冷而用热药。岂理也哉？此其热因热用之义也。"

病因病机 病因有饮食不节、烦劳过度、久病肾虚。基本病机为湿热下注膀胱，热灼经脉，迫血妄行。

诊断 根据临床结合病史可作诊断。病位在肾与膀胱。病理性质有虚实之分，初期多属实证，为湿热下注，热灼血络；日久湿热耗伤阴液，则见阴虚火旺，虚火灼络。

诊断要点 ①小便热涩刺痛，尿色深红，或夹有血块。②可伴腹满疼痛，心烦口干。

鉴别诊断 应与尿血鉴别。二者皆有小便出血、尿色红赤，甚至尿出纯血，但血淋常有小便热涩疼痛，尿血无疼痛。

辨证论治 应在明辨虚实的基础上，进行辨证治疗。

辨证要点 首当辨虚实。病程短者，多实证，实证多湿热下注，或心火下移；病程久者，多虚证，或虚实夹杂，肾阴不足，阴虚火旺。

治疗原则 实则清利湿热，虚则滋阴降火，凉血止血。

分证论治 见表。

中成药治疗 在辨证的基础上选择适用的中成药。①八正颗粒：清热利尿通淋，用于湿热下注的血淋。②知柏地黄丸：滋阴清热，用于肾阴虚火旺的血淋。

转归预后 初病血淋，多实证，易治；久病伤肾，可以转为血淋虚证，或劳淋，虚实夹杂，治疗相对困难。尤其是血淋缠绵不愈，形体瘦削，或少腹扪及肿块，是气滞血瘀，癥积形成，预后不良。

预防调护 饮食宜清淡，适当多饮水，忌肥腻辛辣酒醇，起居有规律，保持充足睡眠，避免烦劳太过或纵欲等，并注意保持外阴卫生。

（赵进喜）

qìlìn

气淋（stranguria due to disturbance of qi） 因膀胱气化不利出现小腹胀满，小便艰涩疼痛，尿后余沥不尽等临床症状的淋证。本病常见于西医学泌尿系感染、妇女尿道综合征。

《诸病源候论·淋病诸候》指出："气淋者，肾虚膀胱热，气胀所为也……其状：膀胱小腹皆满，尿涩，常有余沥是也。"清·程文囿《医述》认为："气淋，宜沉香、肉桂、茯苓、泽泻，佐以木通、瞿麦、葵子、山栀、石韦。实则气滞不通，脐下妨闷，服利药不效者，沉香降气四磨汤选用。"

病因病机 病因主要是情志内伤，郁怒伤肝，肝失疏泄，膀胱气化不利以及久病脾肾亏虚，发为气淋。年老久病，或劳倦内伤，导致脾肾亏虚，脾虚则中气

表 血淋的分证论治

证型	临床表现	治法	主方	常用药
湿热下注证	小便热涩刺痛，尿色深红，或夹有血块，疼痛胀满，突然加剧，伴见心烦失眠。舌尖红苔黄，脉滑数	清热通淋 凉血止血	小蓟饮子	小蓟、生地黄、蒲黄、藕节、竹叶、栀子、滑石、当归、白茅根、地榆、甘草
阴虚火旺证	排尿不爽、尿色淡红，尿痛涩滞不甚，腰酸膝软，咽干烦热，神疲乏力。舌淡红苔薄黄或少苔，脉细数	滋阴清热 补虚止血	知柏地黄丸	知母、黄柏、生地黄、山茱萸、山药、牡丹皮、茯苓、泽泻、女贞子、旱莲草、小蓟、白茅根、地榆

下陷，肾虚则下元不固，因而小便淋沥不已。病机有虚实两端。

诊断要点 根据临床表现结合病史可作诊断。①小腹胀满较明显，小便艰涩疼痛；②尿后余沥不尽；③有情志失调或久病体虚等病史有助于诊断。

辨证论治 辨证应辨虚实。

辨证要点 病程短者，多实证，实证多气机阻滞；病程久者，多虚证，常见中气下陷证。

治疗原则 实则疏利，虚则补益。

分证论治 见表。

中成药治疗 在辨证的基础上选择适用的中成药。①柴胡疏肝丸：疏肝解郁，用于肝郁气滞证。②补中益气丸：补中益气、升阳举陷，用于脾气亏虚的气淋。

转归预后 肝郁气滞属实证，容易调治；久病不愈，脾虚气陷或转为劳淋，治疗相对困难。甚者脾肾衰败，成为水肿、癃闭、关格，或肾虚肝旺，成为头痛、眩晕，或石阻水道，出现水饮凌心的重症。

预防调护 饮食宜清淡，多饮水，忌辛辣、肥甘、醇酒，注意外阴卫生，节制房室，保持心情舒畅。患消渴病、痛风与妇科疾病者，应该积极治疗原发病。

（赵进喜）

shílìn

石淋（urolithic stranguria） 以小便排出砂石，或排尿时突然中断，尿道窘迫疼痛，或腰腹绞痛难忍，或伴有血尿为主要表现的淋证。常见于西医学*尿路结石*。

本病首见于《诸病源候论》。《诸病源候论·淋病诸候》："石淋者，淋而出石也……其病之状，小便则茎里痛，尿不能卒出，痛引少腹，膀胱里急，砂石从小便道出，甚者塞痛令闷绝。"清·吴谦《医宗金鉴》认为："石淋者，逢溺则茎中作痛，常带沙石之状，因膀胱蓄热日久所致，正如汤瓶久经火炼，底结白碱也，轻煮葵子散主之，重则八正散主之。"

病因病机 病因有体质因素、饮食不节等。过食醇酒、肥甘，酿成湿热，尿液受其煎熬，日积月累，尿中杂质结为砂石，即为石淋。淋证日久，湿热留恋伤肾，可致气虚、阴虚。病理性质初期属实，日久可见虚证，或见虚实夹杂。

诊断要点 根据临床表现结合病史可作诊断。尿常规检查、B超、X线检查有助诊断。①小便排出砂石，或排尿时突然中断，尿道窘迫疼痛。②或腰腹绞痛难忍，或伴有血尿。③有类似发作史。

辨证论治 明辨虚实而论治。

辨证要点 当辨虚实。病程短者，多实证，实证多湿热；病程久者，多虚证，或虚实夹杂，可见气虚、阴虚。

治疗原则 实则清利，虚则补益，结合通淋化石。

分证论治 见表。

中成药治疗 在辨证的基础上选择适用的中成药。①八正颗粒：清热利尿通淋，用于湿热下注证。②补中益气丸：补中益气、升阳举陷，用于脾气亏虚的气淋。③排石通淋颗粒：清热利胆、通淋排石，用于尿石症，湿热蕴结证者，可改善小便涩痛。④知柏地黄丸：滋阴清热，用于气淋不愈、阴虚火旺。

转归预后 本病治疗效果较好，容易复发。久病可以由实转虚，损伤肾气，病情缠绵。

预防调护 养成良好的生活习惯，饮食宜清淡，多饮水，少

表 气淋的分证论治

证型	临床表现	治法	主方	常用药
肝气郁滞证	小便涩滞，淋沥不宣，少腹满痛。舌苔薄白，脉沉弦	利气疏导	沉香散	沉香、橘皮、当归、白芍、甘草、石韦、滑石、冬葵子、王不留行、乌药、荔枝核、白花蛇舌草
脾虚气陷证	尿有余沥，排尿不爽，少腹坠胀，颜面色白。舌质淡，苔薄白，脉沉细弱	益气升陷	补中益气汤合滋肾通关丸	黄芪、党参、白术、茯苓、知母、黄柏、肉桂、升麻、柴胡、桔梗、炙甘草

表 石淋的分证论治

证型	临床表现	治法	主方	常用药
湿热蕴结证	尿中时夹砂石，小便艰涩，或排尿突然中断，尿道窘迫疼痛，少腹拘急，或腰腹绞痛难忍，尿中带血，声高有力，大便不爽。舌红苔薄黄，脉弦或兼数	清热利湿通淋排石	石韦散	石韦、滑石、金钱草、海金沙、鸡内金、白芍、乌药、荔枝核、甘草
中气下陷证	尿中时夹砂石，小便艰涩，面色少华，少气乏力，少腹坠胀。舌淡边有齿印，脉细弱	益气补肾化石通淋	补中益气汤	黄芪、当归、炒白术、山药、茯苓、升麻、泽泻、石韦、金钱草、郁金、鸡内金
肾阴不足证	尿中砂石，腰膝酸痛，潮热盗汗，咽干口渴，心烦尿赤，或有肢体浮肿。舌红苔薄黄，或少苔，脉细数	滋阴补肾清利湿热	知柏地黄丸合猪苓汤	知母、黄柏、生地黄、山茱萸、山药、猪苓、茯苓、滑石、白茅根

吃肥腻、辛辣、醇酒，保持外阴卫生。

（赵进喜）

niàolù jiéshí

尿路结石（urolithiasis）

某些结晶体物质（如钙、草酸等）和有机质在泌尿系异常聚积的疾病。包括肾结石、输尿管结石、膀胱结石等。临床以腰酸疼痛，尿痛尿血，或排尿突然中断为主要表现。本病属中医学*石淋*范畴。

病因病机 发病与体质因素、饮食失宜等有关。过食醇酒、肥甘，酿生湿热，熬尿成石。沙石结聚，气血瘀结，肾与膀胱气化不利。甚则湿热沙石，损伤血络，络破血溢。基本病机为湿热蕴结下焦，尿液煎熬成石，膀胱气化失司。病理性质初期以湿热为主，属实；日久湿热伤正，可致脾肾两虚。

辨证论治 当辨虚实。实证有湿热、气血瘀结；虚证有脾虚气陷、肾阴亏虚。治疗原则为清热通淋化石。分证论治见表。

中成药治疗 在辨证的基础上选择适用的中成药。①三金片：清热解毒、利湿通淋，用于下焦湿热所致的尿路感染。②补中益气丸：补中益气、升阳举陷，用于脾气亏虚的气淋。③排石通淋颗粒：清热利胆、通淋排石，用于尿石症，湿热蕴结证者，可改善小便涩痛。④知柏地黄丸：滋阴清热，用于气淋不愈、阴虚火旺。

转归预后 本病治疗效果较好，容易复发。久病可以由实转虚，损伤肾气，病情缠绵，可出现积水，肾功能不全，胃肠道症状。

预防调护 养成良好的生活习惯，饮食宜清淡，多饮水，控制高钙食物的摄取量，包括牛奶、干酪、奶油及其他乳制品。限量摄取富含草酸的食物，包括豆类、甜菜、芹菜。少吃肥腻、辛辣、醇酒，保持外阴卫生。补充氧化镁或氯化镁、维生素。尽量多做运动。

（赵进喜）

gāolìn

膏淋（stranguria due to chyluria）

肾不能分清泌浊，出现以排尿涩痛，小便浑浊如米泔水，或滑腻如脂膏为主要表现的*淋证*。常见于西医学*乳糜尿*及合并*泌尿系感染*。隋·巢元方《诸病源候论》认为肾虚是膏淋的主要原因："膏淋者，淋而有肥状如膏，故谓之膏淋，亦曰肉淋，此肾虚不能制于肥液，故与小便俱出也。"清·何梦瑶《医碥·淋》指出："膏淋，湿热伤气分，水液浑浊，如膏如涕如米泔。"

病因病机 病因有饮食不节、外感湿热、久病体虚。湿热下注，肾与膀胱气化不利，无以分清泌浊，脂液随小便而出，发为膏淋。素体脾肾不足，脾肾亏虚，脾虚则中气下陷，肾虚则下元不固，不能制约脂液，脂液下泄，也可发为膏淋。初病多实，病在肾与膀胱，久病多虚，或虚实夹杂，病在脾肾。

诊断 根据临床表现、病史可作诊断，尿常规、尿培养检查等有助诊断。

诊断要点 ①小便浑浊，甚至如米泔水伴有尿频尿急、排尿涩痛；②有类似反复发作病史。

鉴别诊断 应与*尿浊*鉴别。两者相同点是都有小便浑浊，白如泔浆，但膏淋排尿时有疼痛滞涩感，尿浊排尿时无疼痛滞涩感。

辨证论治 明确标本虚实，进行辨证治疗。

辨证要点 应辨虚实。初期多湿热蕴结，属实；病久多脾肾亏虚、下元不固，以虚证为主。

治疗原则 清利湿热，分清泄浊。

分证论治 见表。

中成药治疗 在辨证基础上选择适用的中成药。①八正颗粒：清热利尿通淋，用于湿热下注证。

表 尿路结石的分证论治

证型	临床表现	治法	主方	常用药
湿热蕴结证	尿夹砂石，小便艰涩，或排尿时突然中断，尿道窘迫疼痛，少腹拘急，或尿血。舌红苔黄腻，脉弦或兼数	清热利湿通淋排石	八正散合石韦散	石韦、滑石、金钱草、海金沙、鸡内金、郁金、茯苓、乌药、荔枝核、白芍、甘草
气血瘀结证	尿夹砂石，小便艰涩，或排尿时突然中断，少腹拘急，或腰腹绞痛难忍，或尿血色暗，妇女月经不调，经血乌黑。舌暗苔腻有浊沫，脉弦	行气祛瘀通淋排石	四逆散合桂枝茯苓丸	柴胡、枳壳、金钱草、海金沙、鸡内金、郁金、王不留行、当归、乌药、赤芍、白芍、甘草
脾虚气陷证	尿中时夹砂石，小便艰涩，面色少华，精神萎顿，少气乏力，或腰酸隐痛，少腹坠胀。舌淡边有齿印，脉细弱	益气健脾化石通淋	补中益气汤	黄芪、党参、白术、茯苓、金钱草、鸡内金、薏苡仁、白芍、甘草
肾阴亏虚证	尿中有砂石，小便艰涩，头晕眼花，腰酸隐痛，心烦眠差，手足心热。舌红少苔，脉细数	滋阴补肾化石通淋	六味地黄丸	熟地黄、山茱萸、山药、茯苓、泽泻、金钱草、鸡内金、白芍、甘草

表　膏淋的分证论治

证型	临床表现	治法	主方	常用药
湿热蕴结证	小便浑浊如米泔水，置之沉淀如絮状，上有浮油如脂，或夹有凝块，或混有血液，尿道热涩疼痛。舌红苔黄腻，脉濡数	清利湿热 分清泄浊	程氏萆薢分清饮	萆薢、石菖蒲、黄柏、车前子、白术、茯苓、莲子心、丹参、土茯苓、石韦
脾肾亏虚证	小便浑浊，淋出如脂，久病不愈，反复发作，形体日渐消瘦，头昏乏力，腰酸膝软，尿道涩痛较轻。舌淡苔腻，脉沉细无力	补益脾肾 固摄精微	膏淋汤	党参、山药、地黄、芡实、金樱子、龙骨、牡蛎、白芍、甘草
肾阴不足证	小便混浊日久，腰膝酸痛，潮热盗汗，咽干口渴，心烦尿赤，或有肢体浮肿。舌红苔薄黄，或少苔，脉细数	滋阴补肾 清利湿热	知柏地黄丸合猪苓汤	知母、黄柏、生地黄、山茱萸、山药、猪苓、茯苓、滑石、白茅根

②补中益气丸：补中益气、升阳举陷，用于脾气亏虚证。③知柏地黄丸：滋阴清热，用于肾阴虚火旺证。④济生肾气丸：温肾化气、利水消肿，用于肾阴阳俱虚证。

转归预后　膏淋日久，迁延不愈，耗气伤阴，则病归难治。甚者脾肾衰败，成为水肿、癃闭、关格，或肾虚肝旺，成为头痛、眩晕，或石阻水道，出现水饮凌心的重症。

预防调护　饮食宜清淡，多饮水，忌辛辣、肥甘、醇酒，注意外阴卫生，节制房室，保持心情舒畅。患消渴病、痛风与妇科疾病者，应该积极治疗原发病。

（赵进喜）

rǔmíniào

乳糜尿（chyluria）　丝虫病等引起淋巴管阻塞、破裂，乳糜液滴至肾盂、输尿管及膀胱内，随尿排除，出现小便呈乳白色或奶酪状，或伴有血尿、脓尿的疾病。属中医学膏淋、尿浊范畴。

病因病机　病因有感受虫毒、饮食不节、劳倦体虚。虫邪入侵，阻滞管道，酿生湿热，湿热下注，肾失分清泌浊，膀胱气化不利，发为本病。饮食肥甘、体虚劳倦均可为诱发或加重因素。基本病机为湿热下注，阻滞肾与膀胱络脉，脂液外泄。病位在肾与膀胱，涉及到脾。病理性质初起属实，日久湿热伤正，出现脾肾两虚。

辨证论治　辨证应分虚实。初发者实，多湿热下注；久病多见脾肾亏虚。治疗原则为清热利湿，分清泄浊。分证论治见表。

中成药治疗　在辨证的基础上选择适用的中成药。①八正颗粒：清热利尿通淋，用于湿热下注证。②补中益气丸：补中益气、升阳举陷，用于脾气亏虚证。③济生肾气丸：温肾化气、利水消肿，用于肾阳虚证。④知柏地黄丸：滋阴清热，用于气淋不愈、阴虚火旺。

转归预后　本病初起以湿热为多，治疗容易取效。久病不愈，反复发作，可转入虚劳，预后欠佳。

预防调护　保持心情舒畅，保证良好的睡眠。饮食宜清淡，应避免过食辛辣、醇酒、油腻、豆制品等。并避免过度疲劳，注意个人卫生，防止病情反复与加重。

（赵进喜）

láolìn

劳淋（stranguria due to overstrain）　年高体弱、内伤劳倦或久病体虚导致脾肾虚损，气化无权，脾虚中气下陷所引起的以小

表　乳糜尿的分证论治

证型	临床表现	治法	主方	常用药
湿热下注证	小便浑浊或夹凝块，上有浮油，或带血色，或夹有血丝、血块，或尿道有热涩感，口渴。苔黄腻，脉濡数	清热化湿 分清泌浊	程氏萆薢分清饮	萆薢、石韦、石菖蒲、黄柏、丹参、水蜈蚣、白术、茯苓、射干、马鞭草、土茯苓
脾虚气陷证	小便浑浊如白浆，反复发作，日久不愈，小腹坠胀，尿意不畅，面色无华，神疲乏力，劳倦或进食油腻则发作或加重。舌淡，脉虚数	健脾益气 升清固涩	补中益气汤	黄芪、党参、苍术、白术、茯苓、土茯苓、石韦、乌药、玉米须、甘草
肾阴亏虚证	小便乳白如凝脂，或尿浊夹血，迁延日久不愈，消瘦无力，腰酸膝软，头晕耳鸣，五心烦热，咽干口干。舌红，脉细数	滋阴补肾 固摄精微	知柏地黄丸合二至丸	知母、黄柏、生地黄、山茱萸、山药、女贞子、旱莲草、芡实、金樱子、马鞭草
肾阳亏虚证	小便乳白如凝脂或冻胶，迁延日久不愈，精神萎顿，消瘦无力，腰酸膝软，头晕耳鸣，面色白，或黧黑，形寒肢冷。舌淡白，脉沉细	温阳补肾 固摄下元	鹿茸补涩丸	鹿茸、肉桂、附子、菟丝子、补骨脂、桑螵蛸、龙骨、益智仁、玉米须

便频急，淋沥隐痛，腰酸腰痛，遇劳即发为临床表现的淋证。常见于西医学慢性肾盂肾炎及慢性前列腺炎。

隋·巢元方《诸病源候论》认为主要病因为劳伤肾气："劳淋者，谓劳伤肾气而生热成淋也，肾气通于阴，其状尿留茎内，数起不出，引少腹痛，小便不利，劳倦即发也。"宋代《圣济总录》认为膀胱有热同样致病："人因劳伤肾经，肾虚膀胱有热，气不传化，小便淋沥，水道涩痛，劳倦即发，故谓之劳淋，少腹引痛者，是其候也。"

病因病机 发病与年高体弱，内伤劳倦，久病体虚有关。淋证失治误治，伤阴耗气，日久损伤脾肾，肾虚气化无权，脾虚中气下陷，发为本病。

诊断 根据临床表现结合病史可作诊断。尿常规、尿培养、肾功能检查等有助诊断。

诊断要点 ①经常腰痛，小便频急，淋沥隐痛，遇劳即发；②有热淋、石淋、膏淋等反复发作病史。

鉴别诊断 应与热淋相鉴别。热淋多急性发作，病程短，多实证；劳淋多久病，病程长，病情常迁延不愈，遇劳即发，多虚证，或虚实夹杂。

辨证论治 应在明确脏腑气血阴阳虚损基础上，进行辨证治疗。

辨证要点 应辨脏腑定位，分气虚、阴虚。

治疗原则 益气健脾补肾，清余邪。

分证论治 见表。

中成药治疗 在辨证的基础上选择适用的中成药。①补中益气丸：补中益气、升阳举陷，用于脾气亏虚证。②知柏地黄丸：滋阴清热，用于肾阴虚火旺证。③济生肾气丸：温肾化气、利水消肿，用于肾阴阳俱虚证。

转归预后 劳淋病程长，多虚证，或虚实夹杂，治疗比较困难。久病正虚，复因劳累或饮食失宜等，招致湿热外侵，造成病情加重或复发，可逐渐损伤肾元，甚至可有关格之变。

预防调护 劳逸结合，规律作息，饮食宜清淡，适当多饮水，避免肥腻辛辣酒醇。保持外阴卫生，防止病情急性发作。

（赵进喜）

lóngbì

癃闭（retention of urine） 膀胱气化功能失调所引起的以小便量少，排尿困难，甚则小便闭塞不通为主症的疾病。其中小便不畅，点滴而短少，病势较缓者称为癃；小便闭塞，点滴不通，病势较急者称为闭。本病常见于西医学多种原因所引起的少尿、尿潴留及无尿症。

"癃闭"之名首见于《黄帝内经》。《素问·宣明五气》云："膀胱不利为癃，不约为遗溺。"《灵枢经·本输》称："三焦……实则闭癃，虚则遗溺。"《素问·标本病传论》云："膀胱病，小便闭。"唐·孙思邈《备急千金要方》载有用导尿术治疗小便不通的方法。元·朱丹溪在辨证的基础上，用探吐法治疗小便不通。明·张景岳《景岳全书》提出癃闭当分虚实："凡癃闭之证，其因有四，最当辩其虚实。有因火邪结聚小肠膀胱者，此以水泉干涸，而气门热闭不通也。有因热居肝肾者，则或以败精，或以槁血，阻塞水道而不通也；若此者，本非无水之证，不过壅闭而然，病因有余，可清可利，或用法以通之，是皆癃闭之轻证也。"明·皇甫中《明医指掌》认为心肾不交是主要病机："夫肾水潴于膀胱而泄于小肠，此上下相通，故水火既济，则荣卫流行，水窦开阖，便溺通畅，岂有不禁、不利者欤？夫惟心肾不交，水火未济，阴阳不调，则内外关水道窒塞，而有小便癃闭、遗溺之病生焉。"

病因病机 病因主要包括外邪侵袭、饮食不节、情志内伤、瘀浊内停、体虚久病。基本病机为膀胱气化功能失调，其病位主要在膀胱与肾。此外，人体小便的通畅，亦有赖于三焦气化的正

表 劳淋的分证论治

证型	临床表现	治法	主方	常用药
脾虚气陷证	乏力体倦，腰膝酸软，尿有余沥，排尿不爽，尿频尿急，遇劳即发，少腹坠胀，颜面色白。舌淡苔薄白，脉沉细弱	益气升陷兼去余邪	补中益气汤合滋肾通关丸	黄芪、党参、白术、茯苓、知母、黄柏、肉桂、升麻、柴胡、白花蛇舌草、炙甘草
肾阴亏虚证	头晕耳鸣，腰膝酸软，五心烦热，尿有余沥，排尿热涩不畅，遇劳即发。舌偏红苔少或薄黄，脉细数	滋补肾阴兼去余邪	知柏地黄丸合导赤散	知母、黄柏、生地黄、山药、山茱萸、茯苓、泽泻、竹叶、栀子、通草、甘草
肾阳亏虚证	腰膝酸冷，神疲乏力，尿有余沥，小便清长，四肢不温。舌淡苔薄白，脉沉细	温阳补肾	济生肾气丸	附子、肉桂、山药、山茱萸、茯苓、泽泻、杜仲、菟丝子

常，而三焦气化主要依靠肺的通调，脾的转输，肾的气化以及肝的疏泄来协调。故肺、脾、肾、肝功能失调，亦可导致癃闭。肾阳不足，命门火衰，气化不及州都，膀胱气化无权，则发生癃闭；肺热壅盛，气不布津，通调失职；热伤肺津，肾失滋源；湿热壅阻，下注膀胱；中气不足，升降失度；肝气郁结，疏泄不及；痰浊、瘀血、砂石阻塞尿路等均可导致膀胱气化失常，而成本病。病理性质有虚实之分。膀胱湿热、肺热气壅、肝郁气滞、尿路阻塞以致膀胱气化不利者多为实证。脾气不升、肾阳衰惫导致的膀胱气化无权者多为虚证。

诊断 根据临床表现结合病史可作诊断。必要时应配合西医学相关理化检查。

诊断要点 ①起病急骤或逐渐加重，主症为小便不利，点滴不畅，甚或小便闭塞，点滴全无。②触叩小腹部可发现膀胱明显膨隆等水蓄膀胱证候，或查膀胱内无尿液，甚或伴有水肿、头晕、喘促等肾元衰竭证候。③多见于老年男性或产后妇女及腹部手术后患者，或患有水肿、淋证、消渴等病迁延日久不愈之患者。

鉴别诊断 应与淋证、关格相鉴别。①淋证表现为小便频数短涩，滴沥刺痛，欲出未尽，而每日排尿量正常。②关格多由水肿、淋证、癃闭等经久不愈发展而来，是小便不通与呕吐并见的病证，常伴有皮肤瘙痒，口中尿味，四肢搐搦，甚或昏迷等症状；而癃闭不伴有呕吐，部分患者有水蓄膀胱之证候。癃闭病情轻于关格，但癃闭进一步发展，可转变为关格。

辨证论治 首先要辨别证候之虚实，其次要了解病情之缓急，病势之轻重。治疗大法为通利。

辨证要点 首先要辨别证候之虚实，实证当辨湿热、痰瘀、肺热、肝郁之偏胜；虚证当辨脾肾虚衰之不同，阴阳亏损之差别；其次要了解病情之缓急，病势之轻重。水蓄膀胱，小便闭塞不通为急病；小便量少，但点滴能出，无水蓄膀胱者为缓证。由“癃”转“闭”为病势加重，由“闭”转“癃”为病势减轻。

治疗原则 根据“腑以通为用”的原则，治疗着眼于通。实证者宜清邪热，利气机，散瘀结；虚证者宜补脾肾，助气化，不可滥用通利小便之法。对于水蓄膀胱之急症，应配合针灸、取嚏、探吐、导尿等法急通小便。

分证论治 见表。

中成药治疗 在辨证的基础上选择适用的中成药。①通关滋肾丸：滋肾清热、化气通关，用于膀胱湿热证。②泽桂癃爽胶囊：行瘀散结、化气利水，用于浊瘀阻塞证。

其他疗法 在内科治疗的基础上配合其他疗法。

针灸 针刺足三里、中极、三阴交、阴陵泉等穴，反复捻转提插，强刺激，体虚者可灸关元、气海。

推拿 以示指、中指、无名指三指并拢，按压中极穴；或按顺时针方向在下腹部由轻而重进行揉摩，待膀胱成球状时，用右手托住膀胱底，向前下方挤压膀胱，再用左手放在右手背上加压使排尿。

外敷 ①独头蒜、栀子，加盐，捣烂，摊贴脐部，良久可通。②食盐炒热，布包熨脐腹，冷后再炒热敷之。③葱白捣碎，入麝香拌匀，分两包，先置脐上一包，

表　癃闭的分证论治

证型	临床表现	治法	主方	常用药
膀胱湿热证	小便点滴不通，或量极少而短赤灼热，小腹胀满，口苦口黏，或口渴不欲饮，或大便不畅。舌红苔黄腻，脉数	清利湿热 通利小便	八正散	黄柏、栀子、大黄、滑石、瞿麦、扁蓄、茯苓、泽泻、车前子
肺热壅盛证	小便不畅或点滴不通，咽干，烦渴欲饮，呼吸急促，或有咳嗽。舌红苔薄黄，脉数	清泄肺热 通利水道	清肺饮	黄芩、桑白皮、鱼腥草、麦冬、芦根、天花粉、地骨皮、车前子、茯苓、泽泻、猪苓
肝郁气滞证	小便不通或通而不爽，情志抑郁，或多烦善怒，胁腹胀满。舌红苔薄黄，脉弦	疏利气机 通利小便	沉香散	沉香、橘皮、柴胡、青皮、乌药、当归、王不留行、郁金、石韦、车前子、冬葵子、茯苓
浊瘀阻塞证	小便点滴而下，或尿如细线，甚则阻塞不通，小腹胀满疼痛。舌紫暗或有瘀点，脉涩	行瘀散结 通利水道	代抵当丸	当归尾、山甲片、桃仁、莪术、大黄、芒硝、郁金、肉桂、桂枝
脾气不升证	小腹坠胀，时欲小便而不得出，或量少而不畅，神疲乏力，食欲不振，气短而语声低微。舌淡苔薄，脉细	升清降浊 化气行水	补中益气汤合春泽汤	党参、黄芪、白术、桂枝、肉桂、升麻、柴胡、茯苓、猪苓、泽泻、车前子
肾阳衰惫证	小便不通或点滴不爽，排出无力，面色晄白，神疲怯弱，畏寒肢冷，腰膝冷而酸软无力。舌淡胖苔薄白，脉沉细或弱	温补肾阳 化气利水	济生肾气丸	附子、肉桂、桂枝、熟地黄、山药、山茱萸、车前子、茯苓、泽泻

热熨约15分钟，再换一包，以冰水熨亦15分钟，交替使用，以通为度。

转归预后 取决于病情的轻重和是否及时有效的治疗。若病情轻浅，病邪不盛，正气尚无大伤，且救治及时者，则可见尿量逐渐增多，此为好转的标志，可能获得痊愈。若病情深重，正气衰惫，邪气壅盛者，则可由“癃”至“闭”，变证迭生。尿闭不通，水气内停，上凌心肺，并发喘证、心悸。水液潴留体内，溢于肌肤则伴发水肿，湿浊上逆犯胃，则成呕吐。脾肾衰败，气化不利，湿浊内壅，则可导致关格，其预后多差。

预防调护 锻炼身体，增强抵抗力，起居生活要有规律。保持心情舒畅，消除紧张情绪，忌忧思恼怒。消除外邪入侵和湿热内生的有关因素，如过食肥甘、辛辣、醇酒，或忍尿，纵欲过度等。老年人尽量减少使用抗胆碱类药。早期治疗淋证、水肿，尿路肿块、结石等疾患。尿潴留需进行导尿患者，必须严格执行规范操作，避免外毒带入膀胱内。

（张军平）

guāngé

关格（dysuria and frequent vomiting） 因脾肾虚衰，气化不利，浊邪壅塞三焦，而致小便不通与呕吐并见为临床特征的危重疾病。小便不通谓之关，呕吐时作称之格。多见于水肿、淋证、癃闭的晚期。本病常见于西医学*尿毒症*。

东汉·张仲景在《伤寒论》中首次提出“关格”病名。明·张景岳《景岳全书》认为肾水极度亏虚是主要病因：“关格之脉，必弦大至极。夫弦者为中虚，浮大者为阴虚，此肾水大亏，有阳无阴之脉也。治此者，宜以峻补真阴为主，然又当察其虚中之寒热，阴中之阴阳，分别处治，斯尽善也。”李梴《医学入门》提出：“或外因风邪，或内因七情，皆必挟痰火而后发。”

病因病机 由于多种疾病反复不愈，迁延日久而引起。水肿、癃闭、淋证等病证，反复感邪、饮食劳倦，或失治误治，使其反复发作，迁延不愈，以致脾肾阴阳衰惫，气化不行，湿浊毒邪内蕴，气不化水，肾关不开，而致小便不通；湿浊毒邪上逆犯胃，而致呕吐，遂发为关格。基本病机为脾肾衰惫，气化不利，湿浊毒邪内蕴三焦。病理性质为本虚标实，以脾肾虚衰为本，湿浊毒邪为标。疾病初期病位以肾为主，病至后期可损及脾、胃、心、肝、肺等多个脏腑。由于标实与本虚之间可以互相影响，使病情不断恶化，因而最终可因正不胜邪，发生内闭外脱，阴竭阳亡的极危之候。

诊断 根据临床表现结合病史可作诊断。应配合西医学相关理化检查。

诊断要点 ①有小便不通和呕吐并见的临床表现。②有水肿、淋证、癃闭等肾病病史。③结合肾功能、B超等检查，有助于明确诊断。

鉴别诊断 需与癃闭相鉴别。癃闭与关格均有小便不通的症状，但关格必有呕吐，而癃闭一般无呕吐症状，只以小便量极少或全无为特征，且癃闭可发展为关格，而关格不一定都是由癃闭发展而来，还可由水肿、淋证发展而成。

辨证论治 本病病势较急，病情危笃，以邪毒壅盛为主要病机。临证时当辨明邪毒性质与程度，同时要兼顾本虚之候。必要时要采取灌肠等具有“通腑泄浊”作用的急救方法。

辨证要点 应首辨脾肾虚损程度，次辨浊邪之性质，再辨是否累及他脏。

治疗原则 治疗宜攻补兼施，标本兼顾。重在调理脾肾，治疗当化湿泄浊，必要时配用通腑之法。

分证论治 见表。

中成药治疗 在辨证的基础上选择适用的中成药。①通关滋

表 关格的分证论治

证型	临床表现	治法	主方	常用药
阳虚湿阻证	小便短少，色清，甚则尿闭腹胀，泛恶呕吐，大便溏薄，面色晦滞，形寒肢冷，神疲乏力，浮肿腰以下为主。舌淡体胖，边有齿印，苔白腻，脉沉细	温补脾肾化湿降浊	温脾汤合吴茱萸汤	附子、干姜、仙灵脾、人参、白术、茯苓、姜半夏、陈皮、制大黄、六月雪、吴茱萸、生姜
阴虚内动证	小便短少，呕恶频作，头晕头痛，面部烘热，腰膝酸软，手足抽搐。舌红苔黄腻，脉弦细	滋补肝肾平肝息风	杞菊地黄丸合羚羊钩藤汤	山药、山茱萸、枸杞子、羚羊角、钩藤、石决明、浙贝母、竹茹、胆南星、竹沥、制大黄、败酱草、六月雪
气衰邪陷证	无尿或少尿，全身浮肿，面白唇暗，四肢厥冷，口中尿臭，神识昏蒙，循衣摸床。舌卷缩，淡胖，苔白腻或灰黑，脉沉细欲绝	温阳固脱豁痰开窍	参附汤合苏合香丸和涤痰汤	人参、附子、胆南星、石菖蒲、半夏、竹茹

肾丸：滋肾清热、化气通关，用于膀胱湿热证。②泽桂癃爽胶囊：行瘀散结、化气利水，用于浊瘀阻塞证。

针灸疗法 针刺足三里、中极、三阴交、阴陵泉等穴，反复捻转提插，强刺激，体虚者可灸关元、气海。

其他疗法 灌肠疗法可加强通腑泄浊解毒作用。

转归预后 关格的前期阶段，经过积极治疗，预后尚好。而延至后期，湿浊毒邪上犯，出现呼吸缓慢而深，或喘促息微，胸闷心悸，甚则神志昏迷者，病情危笃，预后较差。最终可导致内闭外脱，阴竭阳亡。临证必要时应配合血液透析疗法。

预防调护 积极治疗水肿、淋证、癃闭等病，预防感冒等外邪侵袭是预防关格发生的关键。在调摄方面，应严格控制蛋白质的摄入量，选取优质蛋白质，适当给予高热量、富含维生素并且易消化的饮食，注意口腔和皮肤清洁，有水肿者应忌盐。

（张军平）

niàodúzhèng

尿毒症（uremia） 慢性肾衰竭的终末期，由于肾脏功能衰竭而引起的体内氮质及其他代谢产物贮留，以及水、电解质、酸碱和能量代谢紊乱等所出现的危重综合征。属中医学水肿、癃闭、关格范畴。

病因病机 多因慢性肾病迁延不愈，渐进发展而致。如水肿、淋证日久，脾肾两虚，湿浊留阻，气血阴阳衰败，脾肾传输、运化功能进一步减退，水毒潴留。病机总属本虚标实，脾肾亏虚为本，浊毒潴留为标。病机特点为脾肾阳虚，湿浊潴留，壅而化热，内攻上逆，肾络瘀阻，气化不利，下关上格。病理性质总属本虚标实。

辨证论治 本病应辨虚实之主次。湿热毒瘀蕴结阻滞偏于标实；脾肾虚衰，偏于正虚。临床多本虚标实兼见。治当攻补兼施，标本兼顾。分证论治见表。

中成药治疗 在辨证的基础上选择适用的中成药。①附桂八味丸：益气温阳，用于脾肾阳虚、面色苍白、神疲乏力、纳差便溏或有水肿。②归脾丸：益气健脾养血，用于久病气血两虚、心悸、失眠多梦、头昏头晕、肢倦乏力。

其他疗法 症状持续不能缓解时应进行透析治疗，待病情稳定并符合有关条件后，可考虑进行肾移植术。

转归预后 常伴随急性心衰、严重高钾血症、消化道出血、中枢神经系统障碍等重症表现，甚至有生命危险，其预后较差。成功的肾移植会恢复正常的肾功能，可使患者几乎完全康复，是治疗尿毒症的有效方法。

预防调护 加强早中期慢性肾衰的防治，对已有的肾脏疾患或可能引起肾损害的疾患（如糖尿病、高血压病等）应进行及时有效的治疗，防止慢性肾衰的发生。对于轻、中度慢性肾衰及时进行治疗，缓解、停止或逆转慢性肾衰的进展，防止尿毒症的发生。

（张军平）

shènzhuó

肾著（kidney disorder with cold painful waist） 由于寒湿之邪侵袭，痹着于肾府，导致腰部气血运行不畅，出现以腰部及腰以下重、冷、痛为主要表现的疾病。由于腰为肾之府，寒湿着于外府致病，故以“肾著”名之。本病常见于西医学腰肌纤维炎、强直性脊柱炎、腰椎骨质增生、腰椎间盘病变、腰肌劳损。

《素问·脉要精微论》云：“腰者，肾之府，转摇不能，肾将惫矣”，首先提出了肾与腰部疾病的密切关系。《金匮要略·五脏风寒积聚病脉证并治》云：“肾着之病，其人身体重，腰中冷，如坐水中，形如水状，反不渴，小便自利，饮食如故，病属下焦，身劳汗出，衣里湿冷，久而得之，

表 尿毒症的分证论治

证型	临床表现	治法	主方	常用药
脾肾阳虚证	面色苍白，神疲乏力，纳差便溏或有水肿，口黏口淡不渴，腰膝酸软冷痛，畏寒肢冷，夜尿多而清长。舌嫩胖，齿痕明显，脉沉弱	温补脾肾	真武汤	附子、生姜、茯苓、白术
肝肾阴虚证	面色苍白，神疲乏力，纳差便溏或有水肿，口黏口淡不渴，腰膝酸软冷痛，畏寒肢冷，夜尿多而清长。舌嫩胖，齿痕明显，脉沉弱	滋补肝肾	杞菊地黄丸	熟地黄、山茱萸、枸杞、茯苓、山药、菊花、牡丹皮、泽泻
湿热蕴结证	口中秽臭，口黏口苦，胸脘痞闷，腹胀纳呆，发热烦躁。舌苔黄腻，脉滑而数	清热化湿和胃止呕	黄连温胆汤	黄连、竹茹、枳实、半夏、橘红、茯苓、生姜
气滞血瘀证	乏力纳差，面色萎黄或黧黑，头晕心悸。舌淡紫有瘀点，脉细涩	活血行滞	血府逐瘀汤	桃仁、红花、当归、牛膝、赤芍、川芎、桔梗、柴胡、枳壳、生地黄、甘草

腰以下冷痛，腹重如带五千钱，甘姜苓术汤主之”，论述了寒湿腰痛的发病、症状与治法。隋·巢元方《诸病源候论》认为内有积水，风水相搏是主要病机：“肾主腰脚，肾经虚则受风冷，内有积水，风水相搏，浸积于肾，肾气内着，不能宣通，故令腰痛。其病状，身重腰冷，腹重如带五千钱，如坐于水，形状如水，不渴，小便自利，饮食如故，久久变为水病，肾湿故也。”

病因病机 包括内伤、外感与跌仆挫伤等因素。内伤多责之禀赋不足，体虚年衰，肾精虚亏，腰府失养；外感为风、寒、湿诸邪闭阻经脉，气血运行不畅而发腰痛；劳力扭伤，气滞血瘀，经脉不通亦可致腰痛。病在腰部经络肌肉之间，与脾肾阳气闭阻不行有关。其基本病机为寒湿侵袭、筋脉闭阻、腰府失养。

诊断要点 根据临床表现结合病史可作诊断。抗溶血性链球菌“O”、红细胞沉降率、类风湿因子、腰椎及骶髂关节X线等泌尿系统影像学检查有助于诊断。①有感受寒湿之邪的病史或久居潮湿阴冷之地。②患者腰部及腰以下部位感受以重、冷、痛为主，而饮食如故，口不渴，小便自利，舌淡苔白，脉沉迟或沉缓。

辨证论治 临床当辨虚实。治疗以散寒祛湿为主，亦当温肾化气以助通经活络。

辨证要点 外感寒湿之邪为主者，腰部冷痛重着明显；以肾精亏虚等内伤为主者，多起病隐袭，腰部重坠酸痛，病程缠绵。

治疗原则 当分标本虚实之偏重。感受寒湿之外邪为主者，首当散寒祛湿；内伤肾虚为主者，以补肾固本为主；虚实兼见者，宜辨主次轻重，标本兼顾。

分证论治 见表。

中成药治疗 在辨证的基础上选择适用的中成药。①独活寄生丸：养血舒筋、祛风除湿，用于风寒湿痹，腰膝冷痛。②祛风舒筋丸：祛风散寒、除湿活络，用于风寒湿闭阻所致的腰部冷痛、屈伸不利。

其他疗法 在内科治疗的基础上配合其他疗法。

针灸 取委中、阳陵泉、腰阳关、三阴交、太溪、命门、肾俞，每次3~5穴。针灸并用，或加拔火罐。

药物熏洗 用艾叶、伸筋草，浓煎药后熏洗，有助于疾病的治疗与康复。

转归预后 本病在明确病因，得当的治疗下可以痊愈，预后较好。若反复感受寒湿，经久不愈则病情缠绵，逐渐加重，难以痊愈。

预防调护 应注意避免坐卧湿地，贪冷喜凉。涉水冒雨或身汗出后即应换衣擦身，或服用生姜红糖茶，以发散风寒湿邪。除药物治疗外，注意腰部保暖，或加用腰托固护，避免腰部损伤。避免劳欲太过，防止正气亏虚而致易感受外邪。在日常生活中要劳逸有度，不可强力负重，避免腰部跌仆闪挫。适当活动腰部，或进行腰部自我按摩、打太极拳等医疗体育活动，有助于腰痛的康复。

（朱明军）

shènyōng

肾痈（renal carbuncle） 生于京门穴处的痈。常见于西医学肾周围脓肿。

宋代《圣济总录》卷一百二十八有关于肾痈的记载：“京门隐隐而痛者，肾疽也。上肉微起者，肾痈也。”明·吴谦《医宗金鉴·肾痈》：“此证始发京门穴，必隐痛微肿，令人寒热往来，面白不渴，少腹及肋下胀塞满。由肾虚不足之人，房劳太过，身形受寒，邪气自外乘之”，认为肾虚为本，感受外邪为诱因。

病因病机 本病病因有外邪入侵、房劳过度等。病机为本虚标实，以气阴阳虚为本，以寒邪、热毒为标，病位在肾。

诊断 以临床表现及体征作为依据，并结合实验室检查、影像学检查等以明确诊断。

诊断要点 ①突发寒战、高热，伴有头痛、全身痛以及恶心、呕吐等，汗出身凉，旋即复起。②一侧或两侧腰痛，肾区有明显的压痛。③小便频数清长，夜尿多，尿血。

鉴别诊断 肾痈需与淋证与肾癌相鉴别。淋证是指以小便频数短涩，淋沥刺痛，小腹拘急引痛为主症，结合尿常规、尿细菌

表 肾著的分证论治

证型	临床表现	治法	主方	常用药
寒湿闭阻证	腰部冷痛重着，转侧不利，逐渐加重，静卧病痛不减，寒冷和阴雨天则加重。舌淡苔白腻，脉沉而迟缓	散寒行湿 温经通络	甘姜苓术汤	干姜、桂枝、甘草、牛膝、茯苓、白术、杜仲、桑寄生、续断
肾阳亏虚证	腰部隐隐作痛，酸软无力，缠绵不愈，局部发凉，反复发作，少腹拘急，面色㿠白，肢冷畏寒。舌淡暗，脉沉缓	补肾壮阳 温煦经脉	右归丸	肉桂、附子、鹿角胶、熟地黄、枸杞子、山茱萸、山药、菟丝子、杜仲、当归

培养等可明确诊断。肾癌患者，腰或上腹部可触及肿块，尿脱落细胞检查可找到癌细胞，CT扫描等有利于诊断。

辨证论治 肾痈辨证应分清虚证与实证，治以攻实补虚。

辨证要点 肾痈虚证有气阴两虚、肾阳虚之别；邪实有寒邪、热毒、血瘀之异。

治疗原则 实则攻实，虚则补益，对于虚实夹杂者，又当补泻兼施，审其主次缓急，兼顾治疗。

分证论治 见表。

中成药治疗 在辨证的基础上选择适用的中成药。①四妙丸：清热利湿、通筋利痹，用于气阴亏虚余毒未尽证。②济生肾气丸：温肾化气、利水消肿，用于盛阳虚衰证。

其他疗法 在内科治疗的基础上配合其他疗法。如意金黄散调蜂蜜，制成软膏局部外敷。

转归预后 突起皮赤者可治，陷入皮黑者难治。诊断及时，治疗有效，则患者预后良好。

预防调护 本病需预防感染，勤洗澡、换衣服。根据病情减少活动或卧床、绝对卧床休息。饮食清淡，忌食生硬冷物、暴饮暴食、过食肥甘之品。不宜吃含脂肪过高的饮食，可适当吃些冬瓜、白茅根、赤小豆、绿豆等，对利尿清热，保护肾脏都有益处。适当加强体育锻炼，注意劳逸结合，增加机体的抵抗力。

（朱明军）

shènnóngzhǒng

肾脓肿（renal abscess） 感染导致肾实质中形成脓腔进而影响肾功能的疾病。属中医学肾痈范畴。

病因病机 病因是火热毒邪；气血凝滞、经络阻塞为其主要病机。

辨证论治 本病必须根据邪正盛衰，伴随症状辨证论治。气血不畅热毒壅阻于肉里而成痈，治疗原则为清热解毒，消肿排脓。分证论治见表。

中成药治疗 在辨证的基础

表 肾痈的分证论治

证型	临床表现	治法	主方	常用药
外乘风寒证	腰痛，得温则减，遇寒痛剧。舌淡苔白，脉紧	温里散寒	五积散	白芷、川芎、甘草、茯苓、当归、肉桂、芍药、半夏、陈皮、枳壳、麻黄、苍术、干姜、桔梗、厚朴
湿热阻滞证	低热，面色灰暗，双颧微红，口渴纳差，体倦乏力，引流脓出不尽，切口愈合慢。舌淡白，脉沉细而数	托里生肌 清解余毒	四妙汤	苍术、牛膝、黄柏、薏苡仁
火热炽盛证	发热，时有汗出，口干咽燥，腰部疼痛拒按，纳差，小便短赤，大便秘结。舌红苔黄燥，脉洪数	清热泻火 活血化瘀	仙方活命饮合桃仁承气汤	白芷、浙贝母、防风、赤芍、当归尾、甘草、皂角刺、穿山甲、天花粉、乳香、没药、金银花、陈皮
毒热炽盛证	壮热，患侧腰部略隆起并剧烈疼痛。舌绛红苔黄厚或腻，脉滑数	清热解毒 活血透脓	消痈透脓汤	金银花、蒲公英、连翘、黄连、白芷、桔梗、炮山甲、皂角刺、陈皮、牛膝
气阴两虚证	面色苍白，消谷善饥，烦渴，患侧腰部疼痛，入夜尤甚，舌红苔黄，脉细数	益气养阴 清热解毒	扶正解毒汤	柴胡、白芍、枳壳、丹参、板蓝根、半枝莲、白花蛇舌草、大黄、黄芪、甘草
肾阳虚衰证	面色㿠白或黧黑，腰痛不甚明显，畏寒肢冷，小便频数清长，夜尿多。舌淡苔白，脉沉细无力，尺脉尤甚	温补肾阳	桂附地黄丸	熟地黄、山药、山茱萸、泽泻、茯苓、牡丹皮、桂枝、附子

表 肾脓肿的分证论治

证型	临床表现	治法	主方	常用药
火热炽盛证	发热，时有汗出，口干咽燥，腰部疼痛拒按，纳差，或腹部胀满，咽疼痛，小便短赤，大便秘结。舌红苔黄燥，脉洪数	清热泻火	仙方活命饮合桃仁承气汤	白芷、浙贝母、防风、赤芍、当归尾、甘草、皂角刺、穿山甲、天花粉、乳香、没药、金银花、陈皮
毒热炽盛证	壮热不寒，患侧腰部略隆起并剧烈疼痛。舌绛红苔黄厚或腻，脉滑数	清热解毒 活血透脓	消痈透脓汤	桃仁、甘草、芒硝、大黄、蒲公英、败酱草
气阴两虚证	面色苍白，消谷善饥，壮热烦渴，患侧腰部疼痛，入夜尤甚。舌红苔黄，脉细数	益气养阴 清热解毒	扶正解毒汤	柴胡、白芍、枳壳、丹参、板蓝根、半枝莲、白花蛇舌草、大黄、黄芪、甘草
气阴亏虚证	切开引流后，低热，头昏目眩，面色灰暗，双颧微红，口渴纳差，体倦乏力，脓出不尽，切口愈合较慢。舌淡白，脉沉细而数	托里生肌 清解余毒	四妙汤	黄芪、当归、金银花、甘草

上选择适用的中成药。①四妙丸：清热利湿、通筋利痹，用于气阴亏虚余毒未尽证。②济生肾气丸：温肾化气、利水消肿，用于盛阳虚衰证。

其他疗法 在内科治疗的基础上配合其他疗法。如意金黄散调蜂蜜，制成软膏局部外敷。

转归预后 诊断及时，阻止病情进展，治疗有效，则患者预后良好。

预防调护 重点预防感染，进食清淡易消化食物，适当锻炼，劳逸结合。无症状、无并发症者不需治疗。如果症状较重而影响工作，应增加营养、锻炼腹肌，用肾托或腰带托起肾脏。肾下垂症状严重或有并发症者，可行肾悬吊固定，即把肾完全游离后，将其固定于正常位置，术后应平卧2周。

（朱明军）

shènchuí

肾垂（nephroptosis）

因素体虚弱，或劳倦内伤，气虚下陷，无力系肾，以致在直立时肾脏下降至下腹部或盆腔内的疾病。常见于西医学肾下垂。

病因病机 病因主要有先天不足、劳累过度、情志不舒等。病机为中气下陷。病位在肾，与脾、肝关系密切。

诊断 根据临床表现并结合病史作出诊断。根据症状及体征，结合超声、CT检查及有助于确定诊断。

诊断要点 ①腰部酸痛，劳累、行走、久立后加重，平卧后缓解。②有尿频、尿急、腹胀、恶心、呕吐、纳差，失眠、眩晕等。可扪及下垂的肾脏。

鉴别诊断 应与肾积水相鉴别。肾积水患者也可于腰部扪及肿块。肿块可逐渐增大，触及有囊性感。可结合放射性核素肾图检查显示梗阻曲线。B超检查则显示囊性占位。

辨证论治 应辨具体病变脏腑。

辨证要点 须辨证候之虚实，虚实夹杂者，须分清标本虚实之主次。并结合肝、肾、脾脏的特点辨证。

治疗原则 肾垂与脾胃气虚、中气下陷关系密切，治疗以补肾益气为主，兼以温补肾阳、散寒止痛、疏肝理气。

分证论治 见表。

中成药治疗 在辨证的基础上选择适用的中成药。补中益气丸：补中益气、升阳举陷，用于中气不足气机下陷之肾垂。

其他疗法 在内科治疗的基础上配合其他疗法。体针配耳针：水分、解垂、委中、阴谷（体穴）；肾、腰椎、尿道（耳穴）。

转归预后 本病经积极治疗预后良好。

预防调护 增加营养，多吃脂肪、蛋白质含量丰富的食物。使用肾托、宽松带或帆布带等，使肾脏受到肾托的支撑而不掉下来。避免长途行走、站立及剧烈运动。坚持适度运动保健。个别重度肾下垂，需采用手术治疗，而且术后应遵照医嘱，作好调养恢复工作。

（朱明军）

shènxiàchuí

肾下垂（nephroptosis）

肾脏随呼吸活动所移动的位置超出正常范围（3cm）以内，并由此引起泌尿系统与其他方面症状的疾病。属中医学*肾垂*、*腰痛*、*尿血*范畴。

病因病机 病因有先天禀赋不足、分娩后腹壁弛缓、思虑劳神太过、劳倦房欲所伤等，病机关键为中气下陷。病位在肾，与脾、肝关系密切，病性为本虚或虚实夹杂。

辨证论治 当分虚实论治。虚者当补中益气，虚实夹杂者当养阴化湿或温阳祛湿。分证论治见表。

中成药治疗 见肾垂。

其他治疗 见肾垂。

表 肾垂的分证论治

证型	临床表现	治法	主方	常用药
中气不足证	少气懒言，体倦肢软，面色苍白，腹胀，恶心，纳呆，大便稀溏，久泻，脱肛，子宫下垂，小便频数。舌淡苔白，脉虚软无力	益气举陷	补中益气汤	黄芪、人参、白术、甘草、陈皮、当归、升麻、柴胡
命门火衰证	神疲气怯，畏寒肢冷，心悸不宁，腰膝脚软，脐腹疼痛，腹部肿块，尿频量少。舌淡胖苔白，脉沉弱	温补肾阳	右归丸	鹿角胶、菟丝子、杜仲、山药、山茱萸、当归、熟地黄、枸杞子、肉桂、附子
肾虚寒湿证	腰酸腰痛，重着坠胀，腰部寒冷感、遇寒尤甚，尿频量少。舌淡苔白薄腻，脉沉细或沉弦	散寒祛湿 温肾止痛	肾着汤	甘草、炮姜、茯苓、白术、肉桂、当归、枳实、细辛
肝气郁滞证	胸胁胀满窜痛，喜太息，情志抑郁或急躁易怒，纳呆腹胀，便溏不爽，肠鸣腹泻，泻后痛减，腰胀痛不舒。舌苔白或腻，脉弦	疏肝理气 补脾益气	柴胡疏肝散合四君子汤	陈皮、柴胡、川芎、香附、枳壳、芍药、甘草、人参、茯苓、白术

表　肾下垂的分证论治

证型	临床表现	治法	主方	常用药
脾气下陷证	腰部坠重，劳累后尤甚，头晕，气短，神疲乏力，食少，面色萎黄，尿浊或血尿。舌淡苔薄白，脉缓弱	补气升提	补中益气汤	黄芪、党参、白术、当归、陈皮、升麻、柴胡、甘草
阴虚湿热证	腰酸重坠，头晕耳鸣，口干，尿热尿痛，尿黄或赤。舌红少苔，脉细数	滋阴清热化湿	知柏地黄丸	山药、山茱萸、熟地黄、枸杞子、知母、黄柏、泽泻、茯苓、牡丹皮
阳虚湿困证	腰酸重坠或重痛，畏寒肢冷，口淡，夜尿清长或余沥不尽，面色无华，脘腹痞满，纳差，倦怠。舌淡胖苔白滑或腻，脉沉缓	温阳祛湿	金匮肾气丸	熟地黄、山药、山茱萸、茯苓、泽泻、牡丹皮、附子、肉桂

转归预后　肾下垂预后一般良好，若尿路梗阻、尿路感染反复发作，病程缠绵难愈。

预防调护　锻炼腹肌，用肾托或腰带托起肾脏，症状严重者，可行肾悬吊固定，术后应平卧2周。

（朱明军）

shènláo

肾痨（kidney consumption）　痨虫侵袭肾脏，出现腰痛，小便不利或有余沥，小腹满急、遗精、白浊、阴囊湿痒等为主要症状的疾病。常见于西医学肾结核。

隋·巢元方《诸病源候论·虚劳病诸候上》："肾劳者，背难以俯仰，小便不利，色赤黄而有余沥，茎内痛，阴湿囊生疮，小腹满急。"明·胡慎柔《慎柔五书》以虫在于肾则成肾痨。

病因病机　病因有内因和外因。内因与劳累过度、喜怒不节、酒色劳倦有关。外因为痨虫感染。正气不足，痨虫乘虚而入，耗伤肾阴而发病。病位在肾，病性为本虚标实，以肾虚为本，水湿为标。

诊断　主要依靠临床表现结合病史作出诊断。

诊断要点　①以腰痛，小便不利或有余沥，小腹满急、遗精、白浊、阴囊湿痒为主要症状。②腰部有压痛，有时可能触及肿大的肾脏。

鉴别诊断　临床上需与淋证相鉴别。淋证主要症状为小便淋漓刺痛，可有血尿，或砂石排出，X线、腹部平片、B型超声波检查常可发现结石。

辨证论治　肾痨的症状复杂多变，宜分清虚实阴阳，辨证施治。

辨证要点　根据病史的长短及临床表现辨虚实，同时局部和整体相结合，采用"扶正祛邪""标本兼治"的方法。

治疗原则　以养阴清热、止血通淋等法为主，以补肾壮腰、调理阴阳等法增强肌体抗病能力为辅。

分证论治　见表。

中成药治疗　在辨证的基础上选择适用的中成药。①知柏地黄丸：滋阴清热，用于虚热证肾痨。②生脉胶囊：补肺益气养阴，用于气阴两虚证。③济生肾气丸：温肾化气、利水消肿，用于肾阴阳俱虚证。

针刺疗法　选结核、肾俞、膀胱俞、膏肓俞、足三里、气海、

表　肾痨的分证论治

证型	临床表现	治法	主方	常用药
阴虚湿热证	尿頻、尿急、尿痛，每伴腰酸楚，或见寒热兼小腹胀满。苔薄白或根腻，脉略数而有力	养阴清热利尿抗痨	八正散合知柏地黄汤	瞿麦、萹蓄、车前子、滑石、大黄、生地黄、知母、黄柏、蒲公英、白茅根、炒侧柏叶、滑石、甘草
虚火灼络证	形体消瘦，两颧发红，腰痛膝软，腰部叩击痛，五心烦热，夜间盗汗，尿血或尿血较多，排尿不畅，少腹拘急硬满疼痛。舌红少苔有裂纹，脉细数	滋肾泻火凉血止血	犀角地黄汤合小蓟饮子	水牛角、生地黄、赤芍、丹皮、紫草、仙鹤草、玄参、熟地黄、黄柏、知母、藕节炭、山茱萸、泽泻、炒蒲黄炭、阿胶、炒茜草、琥珀
阴虚火旺证	形体瘦弱，腰部酸软空痛，叩击痛，膝软乏力，头晕耳鸣，五心烦热，颧红盗汗，口渴咽干，时有梦遗，尿黄短。舌红少苔，脉细数	滋肾降火	知柏地黄汤	熟地黄、生地黄、山茱萸、山药、泽泻、茯苓、牡丹皮、知母、黄柏、白茅根、旱莲草、女贞子、龟胶、鹿胶、功劳叶、百合
阴阳两虚证	形体消瘦，面色㿠白，肢体浮肿，畏寒怕冷，头晕耳鸣健忘，耳轮瘦瘪，口干口渴，饮水不多，或时手足心热，遗精或滑精，神疲体倦，盗汗自汗，尿频或尿失禁，腰部压痛、叩痛明显，尿血。舌淡红少苔或舌淡苔白，脉沉细弱	滋阴温阳补肾抗痨	左归丸合右归丸	熟地黄、山茱萸、山药、枸杞、菟丝子、川断、盐杜仲、鹿胶、龟胶、当归、黄芪、牛膝、紫河车、沙苑子、白茅根、知母、黄柏、肉桂、百合

关元，平补平泻。

转归预后 肾痨预后与全身情况、治疗效果有关，迁延不愈，可发展为肾衰。

预防调护 本病防重于治，饮食忌辛辣刺激之物，禁烟酒，慎房室，怡情志，适当体育锻炼。

（朱明军）

shènjiéhé

肾结核（renal tuberculosis）

结核杆菌经血液循环进入肾脏，并在肾脏繁殖，导致肾实质损害，形成溃疡样病理改变，甚至坏死、液化、空洞形成的疾病。肾实质损害广泛，健存的肾单位越来越少时还可致肾功能不全而产生尿毒症症状。本病属中医学肾痨范畴。

病因病机 病因为正气不足和痨虫感染。正气不足，痨虫乘虚而入，耗伤肾阴而发病。病位在肾，病性为本虚标实，以肾虚为本，水湿为标。肾阴虚贯穿疾病发展的始终。

辨证论治、中成药治疗、预后转归、预防调护见肾痨。

（朱明军）

shènshuāi

肾衰（renal failure）

多种原因导致肾气衰竭，出现以乏力、水肿、恶心、呕吐、便秘、皮肤瘙痒、眩晕、心悸、失眠、气短为主要表现的疾病。常见于西医学急性肾衰竭、慢性肾衰竭。

病因病机 肾衰的主要病因与脾肾虚损有关，诱因则责之于外邪与过劳。脏腑虚损，由于其他慢性病、先天不足、后天失养、六淫侵袭、七情所伤、劳倦过度、药物损害、房室不节，以及肾虚或年老肾气自衰等各种原因的影响而削弱机体正气，使抵抗力下降，阴阳平衡失调，加之外来风热、湿热、寒湿等乘虚内侵脏腑导致肾衰。久则湿邪损伤脾肾阳气，或水湿内阻，影响津液生成，导致阴虚风动，甚则饮阻为痰，闭阻心包。病机为肾气衰竭，气化失司，湿毒内蕴。病位在肾，涉及肝、脾、肺、心、三焦、膀胱。病理性质为虚实夹杂，肾气血阴阳亏虚为本，气滞、痰凝、血瘀、浊毒为标。

诊断 根据临床表现结合病史可作诊断。

诊断要点 ①少尿、甚至无尿，精神萎靡，面色无华。②慢性肾系疾病史，或他脏久病及肾。

鉴别诊断 应与癃闭鉴别。癃闭表现为尿量减少，排尿困难，甚至小便不通，无呕吐。癃闭可发展为肾衰。

辨证论治 本病当辨标本虚实，治以攻补兼施，标本兼顾。

辨证要点 首先辨脾肾虚损程度；其次辨浊邪之性质；再辨是否累及他脏。

治疗原则 补虚泻实。脾肾阴阳衰惫，当健脾补肾；湿浊邪毒，应尽快祛除。可采用芳香化浊，辛开苦泄，淡渗利湿，通腑泻浊。

分证论治 见表。

中成药治疗 在辨证的基础上选择适用的中成药。①理中丸：温中祛寒、补气健脾，用于中虚脏寒、腹部冷痛。②真武丸：温阳利水，用于脾肾阳虚水湿泛滥。③苏合香丸：芳香开窍、行气止痛，用于心源性休克寒凝血脉证，心胃气痛者。

其他疗法 中药熏蒸：麻黄、桂枝、苏叶、浮萍、羌活、独活、防风、川芎、当归、红花、益母草、杜仲、制川乌、细辛。中药浓煎熏蒸。作用：出汗，促进血中的毒素从汗排泄，可降低血中

表 肾衰的分证论治

证型	临床表现	治法	主方	常用药
湿浊内蕴证	小便短少黄热，晨起恶心呕吐，腰酸膝软，面色晦滞，倦怠乏力，不思纳食，头痛，夜寐不安。舌红苔薄黄腻，脉细数或濡数	温补脾肾化湿降浊	温脾汤合吴茱萸汤	大黄、人参、甘草、干姜、附子、吴茱萸、生姜
寒湿阻滞证	腰部冷痛，小便短少，身体困重，胸闷腹胀，纳呆，泛恶。舌淡苔白腻，脉沉缓	温中化湿	苓桂术甘汤	桂枝、茯苓、白术、白扁豆、山药、砂仁、干姜、薏苡仁、泽泻、小茴香
脾肾阳虚证	面浮身肿，心悸，气促，大便溏泄，尿量减少，四肢厥冷，怯寒神疲，面色晦滞。舌胖苔白滑，脉沉迟	温阳补肾健脾益气	金匮肾气丸	附子、干姜、山茱萸、杜仲、菟丝子、怀牛膝、白术、茯苓
肝风内动证	小便短少，甚或无尿，呕恶频繁，头晕烘热，手足搐搦，头痛目眩，牙宣鼻衄。舌红苔黄腻，脉弦细	滋补肝肾平息肝风	杞菊地黄丸合羚羊钩藤汤	熟地黄、菊花、茯苓、山药、泽泻、枸杞子、山茱萸、牡丹皮、羚羊角、钩藤、桑叶、川贝母、竹茹、菊花、生地黄、白芍、茯神、甘草
邪陷心包证	小便短少甚至无尿，恶心呕吐，心悸，神志昏蒙，胸闷，神昏谵语，面色晦滞唇暗，四肢欠温，痰涎壅盛。舌淡胖苔白腻，脉沉细欲绝	温阳固脱豁痰开窍	参附汤合苏合香丸	人参、附子、苏合香、丁香、安息香、乳香、木香、檀香、八角茴香、醋香附、白术、制南星、半夏、枳实

肌酐和尿素氮含量，改善肾功能。

转归预后 凡急肾衰病程较短，或慢肾衰脾肾虚衰和浊毒的症状不重，积极恰当的治疗，合理调养，预后一般尚可。肾衰中期，肾脾衰惫，浊毒较盛，积极治疗可望延缓进程，但比早期延缓时间要短些；若出现肝风内动，邪陷心包，病势险恶，生命垂危，应急救治疗，除用中药外，应采取血透、腹透，可转危为安。凡肿势较甚，症见唇黑，缺盆平，脐突、足下平，背平，或见心悸，唇绀，气急喘促不能平卧，甚至尿闭，下血，均属病情危重。如久病正气衰竭，浊邪上泛，出现口有秽味，恶心呕吐；肝风内动，出现头痛，抽搐等症，预后多不良，每易出现脱证，应密切观察病情变化，及时处理。

预防调护 积极治疗原发病，避免和祛除诱发因素是预防之根本。水肿初期，应吃无盐饮食，待肿势渐退后，逐步改为低盐，最后恢复普通饮食。忌食辛辣、烟酒等刺激性物品。起居有时，预防感冒，不宜过度疲劳，尤应节制房室。避免使用和接触对肾脏有毒害的药物或毒物。维持体液平衡，纠正电解质紊乱及酸碱失衡。

（林　兰）

jíxìng shènshuāijié

急性肾衰竭（acute kidney failure） 多种病因作用所致的急性肾功能减退，在数小时或数天内出现少尿、无尿、高血钾、急性尿毒症的危重综合征。主要是因肾单位调节功能受损，导致急性肾小管坏死。分肾前性（严重失血、休克所致）、肾性（急性肾小球肾炎、严重挤压伤所致）、肾后性（完全性尿路梗阻所致）。本病起病急骤，病情进展迅速，死亡率高达50%～70%。本病属中医学肾衰、关格、癃闭范畴。

病因病机 病因有外感六淫疫毒、饮食不当、失血失液、中毒虫咬等。病位在肾，涉及肺、脾、三焦、膀胱。基本病机为肾失气化，水湿浊瘀蓄积。初期主要为火热、湿毒、浊瘀之邪壅滞三焦，水湿不运，以实证、热证居多。后期以脾肾虚损为主。

辨证论治 急性肾衰竭应分病期，辨虚实。本病的少尿期多以邪实为主，宜采用清热、解毒、通腑、化瘀、祛邪等法，治以通利为主；多尿期以虚实夹杂为特点，应健脾补肾补其本，化瘀解毒治其标。并应根据病情采用中西医结合的方法进行综合治疗。分证论治见表。

中成药治疗 在辨证的基础上选择适用的中成药。杞菊地黄胶囊：滋肾养肝，用于肝肾阴亏证。

转归预后 急性肾衰的预后主要取决于病因及原发基础疾病。狼疮性肾炎引起的急性肾衰经及时治疗，大部分肾功能可以完全恢复；急性间质性肾炎引起的肾衰肾功能亦可恢复，一般没有后遗症；内科、产科疾病所致的急性肾衰预后较好，只要及时发现，及时治疗，肾功能能较快恢复；而严重创伤、感染及大手术所致者预后不良，急进性肾炎的预后亦很差。非少尿型急性肾衰预后良好；少尿性急性肾衰患者肾功能损伤较重，预后差。肾衰发展迅速者预后差；高代谢性急性肾衰较非高代谢性急性肾衰预后差。具有明显心血管并发症、电解质紊乱、感染者预后差。

预防调护 避免服用损肾药物，接受规范的肾小球肾炎治疗，在大出血、挤压、尿路梗阻时及时采取规范施救，避免二次损伤。注意限制钠盐摄入，控制水分摄入量，选择优质蛋白质，补充足够热量，酌情补充维生素C、复合维生素B和叶酸，避免劳累，禁房室，预防感冒，积极采取综合性治疗措施。

（林　兰）

mànxìng shènshuāijié

慢性肾衰竭（chronic renal failure） 各种原因造成的慢性进行性肾实质损害，致使肾脏不能维持其基本功能，诸如代谢废物，调节水盐和酸碱平衡，分泌和调节各种液体代谢等，从而呈现氮质血症，代谢紊乱和各系统受累等一系列临床症状的综合征。本

表　急性肾衰竭的分证论治

分期论治	临床表现	治法	主方	常用药
少尿期	少尿或无尿，腰酸腰胀，恶心，呕吐。舌红苔白滑，脉弦数	通腑解毒 补气养血	小蓟饮子	大黄、生牡蛎、制附子、金银花、蒲公英、大腹皮、泽泻、木香、红花、黄柏
多尿期	多尿，畏寒，乏力气短，食欲不振，腰酸。舌淡苔白，脉细或弱	温肾健脾 养阴益气	金匮肾气丸	人参、麦冬、五味子、生地黄、山茱萸、泽泻、茯苓、牡丹皮、杜仲、鸡内金、生龙骨、生牡蛎
恢复期	四肢欠温，食欲不振，便溏，畏寒，乏力，腰膝酸软。舌淡苔白薄，脉缓无力	温肾健脾 补气养血	补中益气汤 合右归丸	生黄芪、白术、党参、升麻、当归、熟地黄、菟丝子、牛膝、山药、杜仲、肉桂、制附子、木香、砂仁、茯苓

病属中医学肾衰、虚劳、水肿、癃闭、关格、腰痛范畴。

病因病机 病因有感受外邪、饮食不当、劳倦过度、药毒伤肾、久病正虚。病位在肾，涉及肺、脾、胃、肝，后期及心。基本病机是肾元虚衰，湿浊内蕴，水毒潴留。病理性质为本虚标实。本虚以肾元亏虚为本，标实有水毒、湿浊、湿热、瘀血、肝风。初起以脾肾亏虚与湿浊并见，日久累计多脏。脾肾阳虚，气不化水，则见腹满，尿少，肢肿；湿浊、水毒凌心犯肺，则见胸闷、心悸气喘，甚则不能平卧；水毒上犯，浊阴不降，胃失和降，则见恶心、呕吐；肝肾阴虚，虚风内动，则见手足搐动；肾病及心，水毒、浊瘀内陷心包，则见神志昏迷；若正不胜邪，阴或阳衰，可出现阴阳离决之危证。

辨证论治 应辨本虚标实之主次。治疗原则为益肾清利。分证论治见表。

中成药治疗 在辨证的基础上选择适用的中成药。①肾炎康复片：益气养阴、健脾补肾，用于气阴两虚证。②肾康宁片：补脾温肾、渗湿活血，用于脾肾阳虚、血瘀湿阻证。

其他疗法 在内科治疗的基础上配合其他疗法。

针灸 取穴中脘、气海、足三里、三阴交、肾俞、三焦俞、心俞以补益；取穴关元、中极、阴廉、肾俞、三焦俞以促进排尿。

穴位贴敷 将药物置于布袋热敷双肾俞及关元穴，可达和营活血、温阳利水之功。

药浴 中药洗浴可促进排泄毒素，纠正高血压及氮质血症。

灌肠 以活血清利、泄浊排毒为目的。常用药有大黄、蒲公英、煅牡蛎等。

转归预后 慢性肾衰竭为进行性肾损害，随着肾功能的逐渐减退，最终演变为尿毒症，预后欠佳。本病的进展速度与原发病有关，并常受到诱发因素如感染、劳累、饮食不当等影响，而出现肾功能的急剧恶化。积极治疗原发病，控制诱发因素，保护残余肾单位，有助于延缓肾功能的恶化。

预防调护 调节饮食，合理的饮食对保护肾功能有重要的作用，食物的选择上要能提供适量的优质蛋白，足够的维生素和矿物质，充足的热量。平时多食蔬菜水果，少食辛辣刺激，忌食豆类等植物蛋白含量多的食物，限制钠盐的摄入。生活起居注意避风、寒、湿、热等邪气，同时正确认识和对待疾病，避免药物和食物伤害。

（林　兰）

shèn'ái

肾癌（renal carcinoma）

发生于肾脏的恶性肿瘤。以无痛性血尿、腰痛、腰部或上腹部肿块为主要表现，常见于西医学肾癌、肾盂癌和输尿管癌。

病因病机 病因有外邪侵入、饮食失调、劳倦失宜。病机关键是正气亏虚，邪毒乘机侵犯，邪滞于肾，致使脾肾亏损，水湿不化，湿毒内生，气滞、湿热、瘀毒蕴结成积。早期多属标实，以湿热蕴毒、瘀毒内阻为主。晚期多属本虚标实，以气血两虚、肾气亏损为主。

诊断 根据临床表现结合病史可作诊断。腹部超声、腹部CT、腹部MRI、病理学检查有助于诊断与鉴别诊断。

诊断要点 ①腰痛、血尿、腹部肿块。②可伴眩晕、头痛、血虚、消瘦、发热。③常有慢性肾病史，或长期劳损、感受外邪。

鉴别诊断 应与血淋鉴别。血淋不但有尿血，且尿时疼痛，无上腹部肿块。

辨证论治 应分虚实辨治。

辨证要点 初起属实当分湿热、瘀毒之不同；病久当分气血亏虚与肾虚。

治疗原则 偏于实证者以清利解毒为主，偏虚证者以养阴益肾为主，虚实夹杂则当两者兼顾。

表　慢性肾衰竭的分证论治

证型	临床表现	治法	主方	常用药
脾肾阳虚证	畏寒肢冷，倦怠乏力，气短懒言，食少纳呆，腰酸膝软，腰部冷痛，脘腹胀满，大便不实，夜尿清长。舌淡有齿痕，脉沉弱	温补脾肾振奋阳气	济生肾气丸	附子、肉桂、生地黄、山茱萸、山药、泽泻、牡丹皮、茯苓
肝风内动证	倦怠乏力，腰酸膝软，口干咽燥，五心烦热，夜尿清长。舌淡有齿痕，苔干，脉沉细	平肝息风	羚角钩藤汤	羚羊角、钩藤、桑叶、川贝母、竹茹、菊花、生地黄、白芍、茯神、甘草
肾阳衰微证	头晕，头痛，腰酸膝软，口干咽燥，五心烦热，呕恶频繁，手足搐搦。舌淡红少苔，脉沉细或弦细	滋补肝肾	六味地黄丸	熟地黄、山茱萸、山药、泽泻、茯苓、牡丹皮
阴阳两虚证	畏寒肢冷，五心烦热，口干咽燥，腰酸膝软，夜尿清长，大便干结。舌淡有齿痕，脉沉细	阴阳双补	金匮肾气丸	生地黄、山药、山茱萸、泽泻、茯苓、牡丹皮、肉桂、附子

分证论治　见表。

中成药治疗　在辨证的基础上选择适用的中成药。①六味地黄丸：养阴补肾，用于肾癌肾阴不足者。②金匮肾气丸：温阳益肾，用于肾癌肾阳虚者。③补肾养血丸：补益肝肾、填精养血，用于肾癌术后、化疗后邪去而肝肾虚损者。

其他疗法　在内科治疗的基础上选择其他疗法。

外治　冰片、藤黄、麝香、生南星共研细末，酒、醋各半调成糊状，涂布于腰区瘤块处，药干则另换之。适用于晚期肾癌局部疼痛者。

针灸　取肾俞、委中、命门、太溪、阿是穴中3～5个，平补平泻法，适用于肾癌肾虚腰痛者。

转归预后　肾癌的预后有显著个体差异，但大多数发展缓慢，一般超过一年。未经治疗的肾癌患者5年生存率小于2%，原发局限性肿瘤的患者5年生存率为70%，进展快者33%，局部病变者10年生存率为40%。

预防调护　预防肾癌应尽早戒烟，少食高脂肪、高热量食物，适当进食鱼、鸡蛋等，坚持锻炼，控制体重。对于无痛性、间歇性全血尿，排除前列腺增生及结石所致，应警惕肾癌可能性。血尿伴有腰痛、发热、高血压、高血钙、血沉加快、贫血有肾癌可能，应及时就诊。

（林洪生）

pángguāng'ái

膀胱癌（bladder carcinoma）　发生于膀胱的恶性肿瘤。临床以血尿、脓尿、排尿困难、尿频为常见症状，是泌尿系统常见的恶性肿瘤之一。本病中西医病名相同。并与中医学血淋、溺血、癃闭等病关系密切。《素问·气厥论》说："胞移热于膀胱，则癃，溺血。"元·朱丹溪《丹溪心法》指出："溺而痛者为血淋，不痛者为溺血。"

病因病机　病因与六淫邪毒入侵，饮食失调及宿有旧疾有关。病机特点以湿热蕴结，瘀血内阻为标，脾肾两虚及肝肾阴虚为本。病理性质多属本虚标实。

诊断　根据临床表现结合病史可作诊断。腹部超声、腹部CT、腹部MRI、病理学检查有助于诊断与鉴别诊断。诊断要点为尿频、血尿、尿痛，持续尿意感。

辨证论治　应分虚实辨治。

辨证要点　临床应辨虚实主次。邪实常见湿热下注，瘀毒内结；正虚多为脾肾两亏。

治疗原则　偏于实证者以清利解毒为主，偏虚证者以养阴益肾为主，虚实夹杂则当两者兼顾。

分证论治　见表。

中成药治疗　在辨证的基础上选择适用的中成药。

口服中成药　复方斑蝥胶囊：破血消瘀、攻毒蚀疮，用于各种恶性肿瘤。

中药注射剂　艾迪注射液：清热解毒、消瘀散结，用于瘀毒内结或气阴两虚型膀胱癌。

其他疗法　在内科治疗的基础上配合其他疗法。

针刺　刺中极、关元、气海、膀胱俞、肾俞、足三里等穴，可健脾益肾，疏理膀胱气机，有助于缓解尿血、尿频、排尿困难等症状。

外治　大黄、姜黄、郁金研磨，米醋调糊，外敷于关元处，可缓解排尿困难、腹痛等症。

转归预后　膀胱癌的预后与病理分型密切相关。一般而言，早期和未发生转移者，预后较好，

表　肾癌的分证论治

证型	临床表现	治法	主方	常用药
湿热蕴毒证	尿血鲜红，腰痛，坠胀不适，腰腹肿块，伴发热，口渴，纳少，身困，恶心。舌暗红苔黄腻，滑数	清热利湿凉血解毒	八正散	车前子、木通、萹蓄、滑石、大黄炭、栀子、瞿麦、生地黄、甘草梢、龙葵、白花蛇舌草、蛇莓
瘀毒内阻证	腰痛剧烈，呈刺痛或钝痛，痛处固定，腰腹部肿块日渐增大，血尿或夹有血块，面色晦暗。舌紫暗，或舌边有瘀点、瘀斑，脉弦或涩	活血化瘀理气散结	桃红四物汤	桃仁、红花、生地黄、当归、赤芍、丹参、莪术、土鳖虫、炮山甲、延胡索、枳壳、郁金、川楝子、龙葵、白花蛇舌草、蛇莓
气血两虚证	腰腹肿块日渐增大伴疼痛，尿血淡红，神疲乏力，心悸气短，面色少华，形体消瘦，或低热不退。舌淡苔薄白，脉细弱	补气养血解毒散结	八珍汤	党参、黄芪、白术、茯苓、生地黄、当归、白芍、赤芍、女贞子、枸杞子、黄精、地骨皮、干蟾蜍、僵蚕、半枝莲
肾气亏损证	腰酸痛，或腰腹肿块，体弱乏力，精神不振，偶有低热。舌淡暗苔薄白，脉细	益气滋肾解毒通淋	六味地黄汤	熟地黄、生地黄、山药、山茱萸、泽泻、茯苓、牡丹皮、女贞子、枸杞子、生黄芪、太子参、瞿麦、海金沙、半枝莲
阴虚内热证	腰痛，腰部肿块，口干，腰膝酸软，大便干结，消瘦乏力。舌红苔薄白少津，脉细数	滋阴清热解毒化瘀	知柏地黄丸	熟地黄、山茱萸、山药、泽泻、牡丹皮、茯苓、知母、黄柏

表 膀胱癌的分证论治

证型	临床表现	治法	主方	常用药
脾肾两亏证	间断性无痛血尿，颜色淡红，气短，神疲乏力，纳食减少，形体消瘦，面色苍白或萎黄，头晕目眩，小便困难，腰背酸痛。舌淡苔白，脉细弱	健脾益气 补肾固摄	补中益气汤合左归丸	黄芪、白术、当归、柴胡、熟地黄、菟丝子、旱莲草、仙鹤草、血余炭
湿热下注证	间断性血尿或尿频、尿急、尿痛，尿色鲜红，尿道灼痛。或有少腹疼痛，发热，口苦，大便干。舌红苔黄腻，脉滑数	清热利湿 解毒通淋	八正散	萹蓄、瞿麦、黄柏、栀子、乌药、大蓟、小蓟、白茅根
瘀毒内阻证	间歇性血尿，尿中有血丝或血块，小腹刺痛，或下腹部肿块，固定不移，尿痛或排尿困难。舌紫暗或有瘀斑，脉沉涩	活血散结 解毒通淋	失笑散合三妙散	生蒲黄、五灵脂、莪术、白术、黄柏、牛膝、斑蝥、牡丹皮、半枝莲、三七粉、血余炭
阴虚火旺证	无痛性血尿，口干渴不欲饮，五心烦热，或见消瘦，头晕耳鸣，腰膝酸软。舌红少苔，脉细数	滋补肝肾 清热解毒	大补阴丸	知母、山茱萸、山药、泽泻、地骨皮、龟板、生地榆

晚期或已发生转移者预后不良。

预防调护 膀胱癌的发生与吸烟、化学致癌物质接触、膀胱壁慢性刺激相关，应戒除不良生活习惯，加强劳动保护。多吃新鲜蔬菜、水果，少食腌制食品。多饮水，促使致癌物质排泄。如发现肉眼血尿，应高度重视，及时诊治。

（林洪生）

niàobēng

尿崩（profuse urine） 多种病因导致肾虚下元不固、气化失司引起的以尿多如崩，色清如水，烦渴多饮为主要表现的疾病。青少年多见，男性多于女性。本病常见于西医学尿崩症。

明·吴昆《医方考》："脬气虚寒，小便频数"，认为小便频数是由于膀胱之气虚弱，失于约束。清·张璐《张氏医通》提出："小便多者，乃下元虚冷，肾不摄水，以致渗泄。"

病因病机 病因有禀赋不足、年老久病、情志不畅、颅脑外伤。基本病机为肾虚下元不固，气化失司，水津下泄。先天不足，或年老久病，肾气亏虚，膀胱气化失司；五志过极，气机逆乱，失于固摄；亦可因脑络受损，神明失主，肾与膀胱气化不利，小便频数量多。津液耗伤，不能上承于口，则烦渴引饮。病位在肾与膀胱。病理性质属虚。初期下元不固，多为气虚、阳虚；久则阴虚燥热，亦可阴损及阳，出现阴阳两虚。

诊断 根据临床表现结合病史可作诊断。

诊断要点 ①小便量多，色清如水，口渴欲饮。②起病较急，有确切日期。

鉴别诊断 应与消渴鉴别。消渴除小便量多、口渴欲饮外，尚有消谷善饥、体重下降。

辨证论治 应分病位、病期论治。

辨证要点 ①辨病位：病变在肾者，可有腰膝酸软，精液、经、带不固等症状；病变在膀胱者，多有小腹冷痛。②辨病期：初期多为气虚、阳虚；病久可有阴虚或阴阳两虚。

治疗原则 补益固摄。根据在肾、在脾采用补气、温阳之法；后期辅以滋阴清热。

分证论治 见表。

表 尿崩的分证论治

证型	临床表现	治则	主要方剂	主要药物
肾气不固证	尿多如崩，色清如水，腰膝酸软，神疲乏力，男子可有滑精，女子月经淋漓不净。舌淡苔白，脉弱	补肾固涩	桑螵蛸散	桑螵蛸、茯苓、当归、煅龙骨、龟甲、石菖蒲、远志、党参、杜仲、山茱萸
膀胱虚寒证	小便频数、量多，小腹冷痛，得温可缓。舌淡苔白，脉迟	温补下焦	缩泉丸	乌药、益智仁、菟丝子、覆盆子、桑螵蛸、龙骨、牡蛎、鹿茸
阴虚燥热证	烦渴引饮，尤喜冷饮，但饮而不解其渴，尿频尿多，尿色清长，咽干舌燥，皮肤干燥，耳鸣目眩，腰膝酸软，心悸，面色潮红，手足心热。舌红苔少，脉细数	滋阴清热	知柏地黄丸合地黄饮子加减	生地黄、熟地黄、山药、山茱萸、牡丹皮、泽泻、知母、黄柏、麦冬、枸杞、天花粉、甘草、龟甲
阴阳两虚证	口渴引饮，尿频尿多，形体瘦弱，面色黧黑，咽干舌燥，毛发干枯，耳聋耳鸣，手足心热，心悸失眠，不思饮食，腰酸肢软，记忆力减退。舌淡少苔，脉沉细无力	温阳滋阴 补肾固涩	金匮肾气丸 保元汤	附子、肉桂、生地黄、山药、山茱萸、益智仁、菟丝子、肉苁蓉、枸杞子、桑螵蛸、五味子、甘草

中成药治疗 在辨证的基础上选择适用的中成药。①缩泉丸：补肾缩尿，用于肾虚之小便频数。②桑螵蛸散：调补心肾、固精止遗，用于小便频数清长或遗尿滑精、心神恍惚、健忘等。

其他疗法 在内科治疗的基础上配合其他疗法。

针灸 取肾俞、肝俞、关元、三阴交、太溪、然谷等穴，用补法。

耳针 选脑点、交感、神门、肾、膀胱、内分泌等。

转归预后 若有充足的水分摄入，患者的生活起居同正常人相近，可有轻度的脱水症状，多尿多饮使患者不能安睡，影响休息，久而久之，影响工作，出现精神症状，头痛，失眠及情绪低落。在得不到饮水补充的情况下，可出现高渗征群，为脑细胞脱水引起的神经系统症状，头痛，肌痛，心率加速，性情改变，神志改变。

预防调护 应备足温开水，防止因多尿引起脱水。注意预防感染，尽量休息，适当活动。保持皮肤黏膜的清洁，有便秘倾向者及早预防。避免食用高蛋白、高脂肪、辛辣和含盐过高的食品及烟酒。忌饮茶叶与咖啡。

（林　兰）

niàozhuó

尿浊（turbid urine）

湿热下注、脾肾亏虚等引起的以小便浑浊不清，白如米泔，或呈赤白相兼色，而溲时无尿道疼痛为主要表现的疾病。常见于西医的乳糜尿、磷酸盐尿以及泌尿系结核、泌尿系肿瘤等。

病因有饮食失调、久病体虚、感受湿热。嗜食肥甘，脾失健运，酿生湿热，或病后湿热未清，蕴结下焦；或外感湿热，下注膀胱，清浊不分；或肾元亏虚，封藏失职，脂液下泄。若热盛灼伤脉络，络损血溢，则尿浊夹血。病延日久，脾肾两伤，脾虚中气下陷，肾虚固摄无权，则精微脂液下流；若脾不统血，或肾阴亏损，虚火灼络，也可导致尿浊带血。病位在膀胱，与脾、肾相关。病理性质有虚实两端。初起以湿热为多，病久多脾肾亏虚。湿热蕴结证可见小便混浊或夹凝块，上有浮油，或带血色，或夹有血丝、血块，或尿道有热涩感，当清热利湿，用程氏萆薢分清饮加减；脾虚气陷证可见尿浊反复发作，日久不愈，小便混浊如白浆，小腹坠胀，神疲乏力，当健脾升清，用补中益气汤；肾元亏虚证可见小便乳白如凝脂或冻胶，精神萎靡，消瘦无力，腰酸膝软，头晕耳鸣，当培补脾肾，固摄下元，用无比山药丸。本病患者应及时做相关检查，明确诊断。避免劳欲过度，勿过食油腻之品。

（徐厚谦）

jīngzhuó

精浊（seminal turbidity）

多种病因导致精微失固所引起的尿道口经常流出白色黏浊液体，但小便并不混浊的疾病。又称白淫、白浊。常见于西医学慢性前列腺炎、前列腺溢液。

宋代《圣济总录》即有关于精浊的证治：“茯菟丸，治思虑太过，心肾虚损，真阳不固，溺有余沥，小便白浊，梦寐频泄”“玄菟丹，治三消渴利神药。常服禁遗精，止白浊，延年”。病因有饮食不节、年老肾虚、久病劳损。饮食不节，湿热内蕴，下注膀胱，脂液外泄；或年老体虚，久病劳损，脾肾亏虚，精微失于固摄，脂液外泄。病位在脾、肾。病理性质属虚或虚实夹杂。明·吴昆《医方考》认为心火亢盛是主要病机：“精浊，肾之液也。所以精浊者，心为之也，一动其心，而天君摇摇，则精浊走失矣。”

病因病机 病因有饮食不节、年老肾虚、久病劳损。饮食不节，湿热内蕴，下注膀胱，脂液外泄；或年老体虚，久病劳损，脾肾亏虚，精微失于固摄，脂液外泄。病位在脾、肾。病理性质属虚或虚实夹杂。辨治时当分病位与病性。

诊断要点 ①尿道口经常流溢出米泔样或糊状的浊物，腹压增加情况下更易出现。②会阴部隐痛坠胀不适，或有茎中作痒作痛，或阴茎容易勃起、早泄、遗精，或伴尿频、尿急、尿痛、尿后余沥，但小便并不混浊。

辨证论治 本病当分虚实论治，实者清利，虚则补益。湿热下注证可见尿道热涩感，口渴，阴部潮湿，当清热利湿，分清化浊，用程氏萆薢分清饮；脾虚气陷证可见小腹坠胀，尿意不畅，面色不华，神疲乏力，消瘦，宜健脾升阳，益气固摄，用补中益气汤；肾阴亏虚证可见腰酸膝软，头晕耳鸣，潮热盗汗，口干，当补肾清利，用知柏地黄丸；肾阳虚弱证可见精神萎靡，消瘦无力，面白无华，形寒肢冷，当益肾温阳固摄，用金匮肾气丸。

预防调护 精浊患者要积极治疗原发病灶；戒烟忌酒；忌食辛辣肥甘刺激之品；不宜长时间骑车、骑马或久坐等压迫会阴部。

（徐厚谦）

niàoshījìn

尿失禁（incontinence of urine）

膀胱失约而致，在清醒状态下，不能自行控制排尿而流出的疾病。又称小便不禁、小便失禁。

《黄帝内经》将尿失禁、遗尿等统称为“遗溺”“遗溲”“失溺”。《诸病源候论》将小便不禁、遗尿等病证分开，专列《小便不禁候》。清·陈士铎《医学心悟·小便不禁》认为病因分肝热、气虚、肾败：“不约者，其因有三。一曰肝热，肝气热则阴挺失职，书云：肝主疏泄是已，加味逍遥散主之。二曰气虚，中气虚则不能统摄，以致遗溺，十补汤主之。大抵老幼多见此症，悉属脬气不固。老人挟寒者多，婴儿挟热者众，挟寒者，用本方，挟热者，六味地黄丸。三曰肾败，狂言反目，溲便自遗者，此肾绝也。”

病因病机 本病病因有饮食不节、劳倦或房室过度、跌仆、产伤等。基本病机为脏气虚衰，或湿热、瘀血内阻，导致膀胱失约。由于五脏虚损，膀胱固摄无权而不禁者属虚；因湿热太盛、迫水妄行或下焦蓄血、膀胱失约者属实。本病以虚证多见，且易成虚实夹杂之候。病位在肾、膀胱，与心、肺、脾、肝密切相关。

辨证论治 辨证应分虚、实。实证有膀胱蓄热、内伤蓄血，虚证有肺脾气虚、肾阳亏虚、肝肾阴虚。治疗原则为益肾清利，佐以固摄。分证论治见表。

中成药治疗 在辨证的基础上选择适用的中成药。①缩泉丸：补肾缩尿，用于肾虚所致小便不禁。②金樱子膏：缩尿固肾，用于肾虚遗尿。

其他疗法 在内科治疗的基础上配合其他疗法。

针刺 取承浆、关元、膀胱俞、中极、阴陵泉、三阴交。湿热者加天枢、阳陵泉；脾虚者加脾俞、气海、胃俞；肾虚者加肾俞、涌泉。每次5~7穴，实证用提插捻转泻法，虚证用提插捻转补法。

耳针 取肾、脾、交感、皮质。毫针刺入，中强刺激。或用王不留行籽贴压耳穴。

刺血法 取腰俞、阴陵泉。

转归预后 本病的其转归预后与原发疾病的病情有关。

预防调护 注意休息，防止感受风寒。卧处要干燥，避免潮湿。节制房室，忌食寒凉刺激等食物。

（徐厚谦）

yíniào

遗尿（enuresis）

因禀赋不足，肾气不固，膀胱失约，致寐中尿液不随意排出为主要表现的疾病。

《素问·宣明五气》：“膀胱不利为癃，不约为遗溺”，提出遗尿的病机为膀胱失约。隋·巢元方《诸病源候论》亦云：“遗尿者，此由膀胱虚冷，不能约于水故也。”

病因病机 病因主要有先天不足、年老体虚。五脏虚损，小便自遗。肺虚治节失司、脾虚中气下陷、肾虚不能固摄，均可发生遗尿。其中肾与膀胱虚冷是主要原因。湿热下注、膀胱失约，亦可致尿自遗。基本病机为气虚不固，膀胱失约。病位在膀胱，但与肺、脾、肾三脏密切相关。

诊断 根据临床表现结合病史可作诊断。

诊断要点 ①多见于儿童（5岁以上）、老人、妇女及大病之后，部分患者有家族史。②以在睡眠中小便自遗，醒后方知为主症，轻者数日一次，甚者一日数次。③智力检查及尿液检查正常。

鉴别诊断 应与尿失禁作鉴别。尿失禁为尿出不能自控，滴沥不尽，遗尿则为睡中遗尿，醒后即止。

辨证论治 当辨寒热，察虚实。

辨证要点 虚寒证多病程长，遗尿量多，小便色白无味。实热证一般病程较短，遗尿量少而黄，味重。

治疗原则 治疗遗尿应着重运用温补之法，如固肾、健脾、补肺等，并配以固涩之品。如见火热者应用清利之剂。

分证论治 见表。

表　尿失禁的分证论治

证型	临床表现	治法	主方	常用药
肺脾气虚证	小便失禁而频数，伴咳喘气怯，神疲体倦，纳减便溏，食后腹胀。舌淡苔薄白，脉虚弱	益肺健脾补益中气	补中益气汤	黄芪、人参、陈皮、白术、当归、升麻、柴胡
肾阳亏虚证	小便失禁，尿频而清长，神疲畏寒，腰膝酸软，两足无力。舌淡苔薄白，脉沉细无力	温补肾阳固涩小便	巩堤丸合缩泉丸	制附子、补骨脂、五味子、山药、益智仁、乌药
肝肾阴虚证	小便失禁，尿量短涩而色黄，常伴有头晕耳鸣，两颧潮红，胁肋隐痛，腰酸腿软，骨蒸盗汗，五心烦热。舌红少苔，脉弦细数	滋补肝肾佐以固涩	沈氏菟丝子丸	菟丝子、枸杞子、山药、莲子肉、茯苓
膀胱蓄热证	小便失禁，尿短色黄，尿道灼热刺痛，小腹重坠，口苦口干。舌红苔黄，脉弦数	清利湿热	八正散	瞿麦、萹蓄、大黄、车前子、木通、滑石、栀子、灯心草
内伤蓄血证	小便滴沥不禁，小腹胀痛，有时触及癥块，舌质暗或见瘀斑。苔薄，脉涩细数	活血化瘀	抵挡丸	大黄、归尾、芒硝、桃仁、肉桂、生地黄、穿山甲

表　遗尿的分证论治

证型	临床表现	治法	主方	常用药
肾元虚冷证	时有遗尿，尿意频频，小便清长，腰酸膝软，手足不温。舌淡苔薄，脉沉细	温补下元	菟丝子散	菟丝子、肉苁蓉、附子、鹿茸、牡蛎、桑螵蛸、五味子
心肾亏虚证	睡中遗尿，形体消瘦，精神不振，腰酸心烦。舌尖红苔薄，脉细数	调补心肾	桑螵蛸散	人参、茯苓、龟甲、龙骨、桑螵蛸、远志、石菖蒲
肺脾气虚证	尿意频急，面白气短，神疲乏力，纳呆食少，大便溏泄。舌淡，脉虚无力	补肺健脾	补中益气汤合缩泉丸	黄芪、人参、白术、陈皮、乌药、益智仁、升麻、柴胡
肝经湿热证	小便频数黄赤，时有遗尿，梦多易惊。舌红苔黄腻，舌根尤甚，脉滑数	清利湿热	龙胆泻肝汤	龙胆草、泽泻、车前子、当归、柴胡、生地黄、黄芩、栀子

中成药治疗　在辨证的基础上选择适用的中成药。①五子衍宗丸：补肾益精，用于肾虚精亏所致的遗尿，眩晕，耳鸣。②缩泉丸：补肾缩尿，用于肾元虚冷证。③补中益气丸：健脾益气，用于肺脾气虚之多寐。④龙胆泻肝丸：清肝胆、利湿热，用于肝胆湿热，小便黄赤。

其他疗法　在内科治疗的基础上配合其他疗法。

针刺　取中极、膀胱俞、三阴交。肾阳虚加肾俞、关元；肺脾气虚加气海、列缺、足三里；心肾亏虚者加百会、神门。用补法，常配合灸法。

耳针　取肾、膀胱、尿道。毫针用中等刺激。

穴位注射　取中极、膀胱俞、气海、肾俞、关元、关元俞。每次取2穴，注射维生素 B。

皮肤针　取夹脊穴、气海、关元、中极、膀胱俞。用皮肤针轻叩，使皮肤微微潮红，也可针后再加拔火罐。

转归预后　本病多见于儿童，常随年龄增长，发育日趋健全而自愈。

预防调护　宜避免感寒、过劳及情绪过度激动。睡前不宜过多饮水。针对儿童患者家长应进行排尿训练，不能加以责骂、讽刺、处罚等。

（徐厚谦）

shénjīngxìng yíniào

神经性遗尿（neurological enuresis）　发生于3岁以上儿童，无器质性病变，夜间睡眠无意识排尿的现象。参见遗尿。

（徐厚谦）

yíjīng

遗精（spermatorrhea）　由于肾虚精关不固，或君相火旺，湿热下注，扰动精室，而致不因性生活而精液遗泄的疾病。又称失精、遗泄。常伴有头昏，精神萎靡，腰腿酸软等症状。遗精包括梦遗与滑精。本病常见于西医学前列腺炎、精囊炎等。

本病记载首见于《黄帝内经》，该书称遗精为“精自下”。东汉·张仲景在《金匮要略》中称本病为“失精”，将本病归属于虚劳范畴。隋唐时期，巢元方、孙思邈等医家进一步认识到本病的病机由肾虚而致，治疗以补肾固涩为主。宋代以后，随着对遗精认识的日渐深入，始将遗精从虚劳肾虚门类中分离，作为独立的病证。宋·严用和《济生方·白浊赤浊遗精论治》强调本病病机以“心肾不交”为主，认为七情嗜欲，起居不常引起“心火炎上而不息，肾水散漫而无归，上下不得交养”，在治法上主张“肾病者当禁固之，心病者当安宁之”。金元时期，朱丹溪确立了“梦遗”“精滑”的分证定名，力倡“相火”导致遗精理论。明·方隅在《医林绳墨·梦遗精滑》中认为“此证由于湿热相火者多”。《景岳全书》总结了遗精的证治：“治遗精之法，凡心火甚者，当清心降火；相火盛者，当壮水滋阴；气陷者，当升举；滑泄者，当固涩；湿热相乘者，当分利；虚寒冷利者，当温补下元；元阳不足，精气两虚者，当专培根本。”

病因病机　病因有劳心太过、欲念不遂、饮食不节与恣情纵欲。心阳独亢，心阴被灼，心火不能下交于肾，肾水不能上济于心水亏火旺，扰动精室。或少年气盛，情动于中，或心有恋慕，所欲不遂，或壮夫久旷，思慕色欲，皆令君相火旺，心动神摇，扰动精室。或因醇酒厚味，损伤脾胃，湿热内生，蕴而生热，湿热扰动精室，或湿热郁于肝胆，迫精下泄。亦可青年早婚，房室过度；或少年无知，频犯手淫；或醉而入房，纵欲无度，日久致肾阴亏虚，相火扰动精室，或肾气不固，失于统摄。基本病机为肾失封藏，精关不固。病理性质有虚实之别，且多虚实夹杂。因君相火旺、湿热下注，扰动精室，肾失封藏而遗者属实；肾脏亏损，统摄失职，精关不固而泄者属虚。病位在肾，与心、肝、脾三脏密切相关。初起多因于火旺、湿热，以实证为主；久病则相火、湿热灼伤肾阴，而致肾阴亏虚，甚或阴损及阳而成阴阳两虚、肾阳衰惫。且在病理过程中往往出现阴虚火旺、阴虚湿热等虚实夹杂之证。

诊断 根据临床表现结合病史可作诊断。直肠指诊、前列腺B超及前列腺液检验等检查，有助于诊断与鉴别诊断。

诊断要点 ①成年男子在睡眠或性梦中，或清醒时不因性生活而排泄精液，每周超过2次以上。②常伴有头昏、精神萎靡、记忆力下降、腰腿酸软、失眠等症状。③本病常有劳心太过，恣情纵欲，情志内伤，久嗜醇酒厚味等病史。

鉴别诊断 遗精当与早泄、走阳及精浊相鉴别。早泄是性交时精液过早泄出，从而影响性生活；遗精是指没有进行性交的情况下精液遗泄。走阳是指性交时，精泄不止；遗精则是没有同房而精液流出。遗精与精浊都是尿道有白色分泌物流出，流出物均来自精室。但精浊常在大便时或排尿终了时发生，尿道口有米泔样或糊状分泌物溢出，可伴有茎中作痒作痛，而遗精多发生于梦中或情欲萌动时，不伴有疼痛。

辨证论治 遗精当辨虚实、定脏腑。

辨证要点 ①辨虚实：新病梦遗有虚有实，多虚实参见；久病滑精虚多实少；湿热下注以实证为主。②察脏腑：用心过度，邪念妄想梦遗者，多责于心；精关不固，无梦滑泄者，多由于肾。

治疗原则 实证宜清泄，虚证宜补涩。

分证论治 见表。

中成药治疗 在辨证的基础上选择适用的中成药。①知柏地黄丸：滋阴降火，用于阴虚火旺之遗精。②右归丸：温补肾阳、填精止遗，用于肾阳不足、命门火衰证。③金锁固精丸：补肾固精，用于肾虚精关不固之遗精滑泄。

其他疗法 在内科治疗的基础上配合其他疗法。

外敷 ①紫花地丁，烘干，研细末，过筛，醋或水调成膏，敷神阙穴。用于阴虚火旺遗精。②煅牡蛎、五倍子等分，研细末，过筛，醋调成膏，敷神阙、关元穴。用于肾气不固遗精。

针灸 取八髎、太冲、三阴交、期门等穴，用泻法，治疗热证梦遗。取八髎、关元、中极、命门、肾俞等穴，用补法，治疗肾虚滑精。

转归预后 遗精经及时治疗，配合心神、生活调摄，多可获愈。梦遗者，常并发失眠、心悸；久遗滑精，可兼见阳痿、早泄或不育。久病精亏肾虚，五脏失于充养，可发展成为虚劳。

预防调护 注意精神调养。避免劳心过度，做到劳逸结合。注意生活起居，睡前用温水洗脚，被褥不宜过厚、过暖。少食醇酒厚味及辛辣刺激性食品。节制性欲，戒除手淫。

（徐厚谦）

mèngyí

梦遗（nocturnal emission） 不因性生活而梦中遗精的疾病。属于遗精的一种。又称梦失精、梦泄精、梦泄。明·李梴《医学入门》认为病位在心："交感之精，虽常有一点，白膜裹藏于肾，而元精以为此精之本者，实在乎心。日有所思，夜梦而失之矣"。多因见情思色，相火妄动；或思虑过度，心火亢盛；或肝经湿热，下注精室。病机以火热扰动，心神失宁，精失封藏为主。相火妄动证可见少寐多梦，梦则遗精，阳事易举，心中烦热，头晕目眩，口苦胁痛，小溲短赤，当清肝泻火，用龙胆

表 遗精的分证论治

证型	临床表现	治法	主方	常用药
君相火旺证	少寐多梦，梦则遗精，阳事易举，心中烦热，头晕目眩，口苦胁痛，小溲短赤。舌红苔薄黄，脉弦数	清心泄肝滋阴安神	黄连清心饮合三才封髓丹	天冬、生地黄、熟地黄、人参、酸枣仁、茯神、远志、莲子肉、黄连、黄柏、栀子、砂仁、甘草
湿热下注证	时有遗精，心中烦热，少腹满痛，小溲黄赤，热涩不畅，脘痞纳呆，口苦而腻。舌红苔黄腻，脉濡数	清热利湿	程氏萆薢分清饮	萆薢、石菖蒲、车前子、茯苓、黄柏、栀子、苍术、丹参
劳伤心脾证	劳则遗精，失眠健忘，心悸不宁，面色萎黄，倦怠乏力，纳差便溏。舌淡舌苔薄，脉细弱	调补心脾益气摄精	妙香散	人参、黄芪、山药、茯神、远志、木香、桔梗、升麻
肾气不固证	无梦而遗，甚则滑泄不禁，精液清稀而冷，形寒肢冷，面色苍白，头昏目眩，腰膝酸软，阳痿早泄，夜尿清长。舌淡胖苔白滑，脉沉细	补肾固精	金锁固精丸	杜仲、菟丝子、山茱萸、熟地黄、山药、沙苑子、龙骨、牡蛎、金樱子、芡实、甘草
阴阳两虚证	遗精日久，畏寒肢冷，面白无华，气短乏力，腰酸膝软，阳痿精薄，小便清长，夜尿多。舌淡苔薄白，脉沉细弱	滋阴补阳	右归饮	熟地黄、山药、山茱萸、枸杞子、当归、菟丝子、杜仲、鹿角胶、肉桂、附子

泻肝汤；心火亢盛证可见心烦少寐，小便热赤浑浊，或尿涩不爽，口苦口渴，当清心宁神，用黄连清心饮合三才封髓丹；下焦湿热证可见心中烦热，少腹满痛，小溲黄赤，热涩不畅，口苦而腻，当清热利湿，用程氏萆薢分清饮。避免劳心过度，做到劳逸结合。注意生活起居，睡前用温水洗脚，被褥不宜过厚、过暖。少食醇酒厚味及辛辣刺激性食品。节制性欲，戒除手淫。

（徐厚谦）

huájīng

滑精（spermatorrhea） 睡眠中或清醒时不因性生活而排泄精液为主要表现的疾病。属于遗精的一种。又称精滑、漏精。元·朱丹溪《金匮钩玄》认为病因为膀胱湿热："滑者，小便精滑下也。俱是膀胱湿热，虽有赤白之异，终无寒热之别。河间云：天气热则水混浊，寒则澄澈清冷，由此观之，浊之为病，湿热明矣。"本病多因禀赋不足、房室过度、久病肾虚、梦遗日久等导致肾元亏损，精关不固。肾元不固证可见精液清稀而冷，形寒肢冷，面色苍白，头昏目眩，腰膝酸软，阳痿早泄，当温补肾元，固涩精关，方用右归丸、金锁固精丸。若因湿热下注，可见心中烦热，少腹满痛，小溲黄赤，热涩不畅，脘痞纳呆，口苦而腻，当清化湿热为主，方用二妙散、程氏萆薢分清饮。平时注意精神调养。避免劳心过度，少食醇酒厚味及辛辣刺激性食品。节制性欲，戒除手淫。

（徐厚谦）

zǎoxiè

早泄（premature ejaculation；prospermia） 肾关不固，肾失封藏所引起的性生活时过早射精而影响正常性交的疾病。是男子性功能障碍的常见病证。

病因病机 病因主要为情志内伤、外感湿热、纵欲过度、劳倦太过、久病体虚。基本病机为精关不固，肾失封藏。病位在肾，并与肝、心、脾相关。病理性质有虚实之分，虚者以肾虚为本，兼及心脾；实者以湿热、肝火多见，总属虚多实少。

诊断 根据临床表现结合病史可作诊断。

诊断要点 ①阴茎能勃起，未进入阴道即排精；或阴茎能勃起，但进入阴道后在极短时间内即射精，不能控制，不能进行正常性生活。②常伴精神苦闷，心情抑郁、焦虑、生活情趣下降。

鉴别诊断 应与阳痿、遗精作鉴别。阳痿指阴茎不能勃起，或勃起不坚，不能进行性交；早泄则是性交时阴茎能勃起，但因过早射精，以致影响正常性交。遗精是在无性交状态下频繁出现精液遗泄，可以正常进行性交。

辨证论治 早泄应分清虚实论治。

辨证要点 虚证者病程长，常伴乏力、腰膝酸软、耳鸣；实证者病程短，可有阴囊潮湿、烦躁。

治疗原则 虚证以补益为主；实证以清泻为主。

分证论治 见表。

中成药治疗 在辨证的基础上选择适用的中成药。①逍遥丸：疏肝解郁，适用于早泄肝气郁结、情志抑郁者。②金匮肾气丸：温补肾阳，适用于肾虚精关不固之早泄。③五子衍宗丸：补肾益精，适用于肾虚精亏所致的阳痿、早泄。

针刺疗法 取八髎、太冲、三阴交、期门等穴，用泻法，治疗肝经湿热证。取阴陵泉、关元、中极、命门、肾俞等穴，用补法，治疗肾虚。

转归预后 本病治疗较易取效，但常复发，日久而导致阳痿、不育。

预防调护 早泄多由精神因素造成。应注意心理疏导调整，消除性交前的紧张、恐惧心理。

表　早泄的分证论治

证型	临床表现	治法	主方	常用药
肝经湿热证	泄精过早，阴茎易举，阴囊潮湿瘙痒，口苦咽干，胸胁胀痛，小便赤涩。舌红苔黄腻，脉弦滑	清肝泻热利湿	龙胆泻肝汤	龙胆草、山栀、黄芩、黄柏、泽泻、土茯苓、车前子、柴胡、乌药
肝气郁结证	房室早泄，平素情志抑郁，胸闷太息，胁肋、少腹、会阴或睾丸胀满，纳差，少寐。舌暗苔薄白，脉弦滑	疏肝解郁	逍遥散	柴胡、枳壳、乌药、白术、白芍、当归、茯苓、金樱子、芡实、炙甘草
阴虚火旺证	过早泄精，性欲亢进，头晕目眩，五心烦热，腰膝酸软，时有遗精。舌红少苔，脉细数	滋阴降火	知柏地黄丸	知母、黄柏、牡丹皮、生地黄、山茱萸、枸杞子、龟板
心脾亏损证	早泄，神疲乏力，形体消瘦，面色少华，心悸怔忡，食少便溏。舌淡，脉细	补益心脾	归脾汤	党参、黄芪、白术、炙甘草、当归、生地黄、龙眼、酸枣仁、远志、茯苓、木香、煅龙骨、金樱子
肾气不固证	早泄遗精，性欲减退，面色无华，腰膝酸软，夜尿清长。舌淡苔薄，脉沉弱	益肾固精	金匮肾气丸合金锁固精丸	制附子、肉桂、熟地黄、山茱萸、山药、茯苓、煅龙骨、金樱子、芡实

若由其他疾病引起的继发性早泄，应积极治疗、控制原发疾病。

（徐厚谦）

yángwěi

阳痿（impotence） 气血阴阳亏虚或肝郁湿阻，经络失畅导致宗筋失荣、宗筋不用所引起的成年男子性交时由于阴茎痿软不举，或举而不坚，无法进行正常性生活的疾病。又称阴痿、筋痿、阴器不用。常见于西医学勃起功能障碍。

阳痿首载于《黄帝内经》。《黄帝内经》认为虚劳与邪热是引起阳痿的主要原因。唐宋时期医家多从劳伤和肾虚认识本病，以补肾壮阳为主论治。明清医家提出郁火、湿热、情志所伤亦可致阳痿。明·王纶《明医杂著·男子阴痿》认为："男子阴痿不起，古方多云命门火衰，精气虚冷，固有之矣。然亦有郁火甚而致痿者，经云壮火食气。"明·张景岳《景岳全书》提出惊恐可致阳痿："凡惊恐不释者，亦致阳痿。经曰恐伤肾，即此谓也。故凡遇大惊卒恐，能令人遗失小便，即伤肾之验。又或于阳旺之时，忽有惊恐，则阳道立痿，亦其验也"。清·叶天士《临证指南医案·阳痿》认为阳痿当补阳明："又有阳明虚则宗筋纵，盖胃为水谷之海，纳食不旺，精气必虚，况男子外肾，其名为势，若谷气不充，欲求其势之雄壮坚举，不亦难乎？治惟有通补阳明而已。"

病因病机 病因主要有禀赋不足，房劳太过；劳伤久病；情志失调；饮食不节；外邪侵袭；药物损伤。基本病机为气血阴阳亏虚，宗筋失荣；或肝郁湿阻，经络失畅导致宗筋不用。病位在宗筋，病变脏腑以肾为主，涉及肝、心、脾。病理性质有虚实之分，肝郁不舒、湿热下注属实；命门火衰、心脾两虚、惊恐伤肾属虚；病久多虚实相兼。

诊断要点 根据临床表现结合病史可作诊断。①男子青壮年时期在性刺激下频繁发生阴茎痿弱不起，或举而不坚，无法进行正常性生活，持续 3 个月以上。②常有神疲乏力，腰酸膝软，夜寐不安，精神苦闷，胆怯多疑等兼症。③常有房劳过度、手淫频繁、久病体弱（如患消渴、胸痹、郁证等）、服用影响性功能的药物等病史。

辨证论治 阳痿宜辨虚实，分寒热。

辨证要点 湿热下注、肝郁不舒引起的多属实证；命门火衰、心脾虚损、惊恐伤肾所致者多属虚证，病程中常见虚中夹实之证。

治疗原则 虚者当补，实者当泻，无火者当温，有火者当清。

分证论治 见表。

中成药治疗 在辨证的基础上选择适用的中成药。①逍遥丸：疏肝解郁，用于肝气郁结所致阳痿。②补肾胶囊：壮阳补肾，用于肾阳不足、阳痿滑泄。③五子衍宗丸：补肾益精，用于肾虚精亏所致的阳痿、早泄。④补肾填精丸：补气补血，温肾壮阳，用于气血亏损、肾气不足、腰膝无力、阳痿精冷。

其他疗法 在内科治疗的基础上配合其他疗法。

针刺 取肾俞、关元、阴陵泉、足三里、百会、命门，用补法。

耳针 取肾、内分泌、神门、皮质下，每次用单侧耳穴，行中

表 阳痿的分证论治

证型	临床表现	治法	主方	常用药
湿热下注证	阴茎痿软，阴囊潮湿，瘙痒腥臭，睾丸坠胀作痛，小便赤涩灼痛，胁胀腹闷，泛恶口苦。舌红苔黄腻，脉滑数	清利湿热	龙胆泻肝汤合二妙散	龙胆草、牡丹皮、山栀、黄芩、黄柏、车前子、泽泻、土茯苓、苍术、柴胡、香附、当归、生地黄、牛膝
肝郁不舒证	阳事不起，或起而不坚，心情抑郁，或烦躁易怒，胸胁胀闷。苔薄白，脉弦	疏肝解郁	逍遥散	柴胡、香附、郁金、川楝子、当归、丹参、白芍、生地黄、枸杞子、白术、茯苓、甘草
寒滞肝脉证	阳痿，少腹牵引睾丸坠胀冷痛，或阴囊收缩引痛，受寒则甚、得热则缓。舌苔白滑，脉沉弦或迟	温经暖肝散寒	暖肝煎	吴茱萸、小茴香、肉桂、仙茅、仙灵脾、巴戟天、乌药、沉香、枸杞子、当归
心脾亏虚证	阳痿不举，心悸，失眠多梦，神疲乏力，面色萎黄，食少纳呆，腹胀便溏。舌淡苔薄白，脉细弱	补益心脾	归脾汤	党参、黄芪、白术、茯苓、当归、熟地黄、酸枣仁、远志、仙灵脾、补骨脂、阳起石、木香
惊恐伤肾证	阳痿不振，心悸易惊，胆怯多疑，夜多噩梦，常有被惊吓史。苔薄白，脉弦细	益肾宁神	启阳娱心丹	人参、菟丝子、当归、白芍、远志、茯神、龙齿、石菖蒲、柴胡、香附、郁金
命门火衰证	阳事不举，或举而不坚，精薄清冷，神疲倦怠，畏寒肢冷，面色㿠白，头晕耳鸣，腰膝酸软，夜尿清长。舌淡胖苔薄白，脉沉细	温肾壮阳	赞育丸	巴戟天、肉桂、仙灵脾、韭菜子、熟地黄、山茱萸、枸杞子、当归、覆盆子、金樱子

强刺激，亦可用王不留行籽做耳穴贴压。

埋线疗法　取关元、肾俞、三阴交。

转归预后　大多预后良好。但先天不足，天癸缺失或久病痰瘀闭阻经络者，治疗难以取效。

预防调护　情绪低落，焦虑惊恐是阳痿的重要诱因，因此调畅情志，了解性知识是预防及调护阳痿的重要环节。宜怡情养心，节制性欲，忌恣情纵欲，手淫过度。不过食醇酒肥甘。积极锻炼身体，恰当养生，治疗易造成阳痿的原发病。

（徐厚谦）

yángqiáng

阳强（persistent erection of penis）　多种病因导致肝经脉络瘀阻所引起的无性要求时阴茎异常勃起，茎体强硬，久而不衰，触之则痛的疾病。又称强中。常见于西医学阴茎异常勃起症。

《黄帝内经》最早对阳强进行了论述，认为本病的成因是肝经实热，成为历代医家论治本病的基础。清·陈士铎《石室秘录》认为主要病机为虚火上炎："强阳不倒，此虚火炎上，而肺金之气不能下行故尔。"

病因病机　病因有情志不舒，肝郁化火，或心火亢盛，火灼宗筋；湿热侵袭，闭阻宗筋脉道；房室过度，精液久泄，耗损真阴，阴虚阳亢；瘀血败精停聚，茎络被阻。肝主宗筋，肝之经筋结于阴器；肾主精而司生殖，阴茎为肾之所系。故阳强的发病主脏在肝，与心、肾密切相关。病性多为实证、热证，肝经脉络瘀阻是本病的病机特点，肾虚是其发病基础。

诊断要点　根据临床表现结合病史可作诊断。①在没有性冲动和性刺激时，阴茎仍持续勃起，超过6小时以上。②或性交完毕后，阴茎持续性痛性勃起，明显肿胀疼痛，难以耐受。

辨证论治　阳强当辨虚实。

辨证要点　实证有肝经火盛、茎络瘀阻。虚证多见阴虚阳亢。

治疗原则　化瘀通络软坚、清泻肝经实火。

分证论治　见表。

中成药治疗　在辨证的基础上选择适用的中成药。知柏地黄丸：滋阴清热，适用于阴虚火旺之阳强。

转归预后　阳强是一种男科急症，病情轻者可用非手术疗法观察，经过及时合理的治疗，可获痊愈。重者应及时手术治疗，否则容易延误病情，导致永久性损伤。

预防调护　节制性生活，不宜过于忍精不射，忌反复形成性欲高潮，忌滥用壮阳药。

（徐厚谦）

bùyù

不育（sterility）　多种病因导致肾气、肾精亏虚所引起的夫妇同居1年以上，未采用任何避孕措施，由于男方因素造成女方不孕的疾病。又称不育症、男性不育。本病中西医病名相同。

中医学对男性不育的认识历史悠久。《内经》对男性生殖的生理病理已有较系统的认识，《素问·上古天真论》谓："丈夫二八，肾气盛，天癸至，精气溢泻，阴阳和，故能有子"，首次提出了以"肾精"为核心的男科生殖学理论。南齐《褚氏遗书·问子篇》提出晚婚保精的生殖保健思想："合男女必当其年，男虽十六而精通，必三十而娶。女虽十四而天癸至，必二十而嫁。皆欲阴阳完实，然后交合，则交而孕，孕而育，育而为子，坚壮强寿。"唐·孙思邈《备急千金要方·求子》指出"凡人无子，当为夫妻俱有五劳七伤，虚劳百病所致。"王冰提出了五不男："天、漏、犍、怯、变"导致不育说。天即天宦，指男子先天性外生殖器、睾丸及第二性征发育不全；漏为遗精；

表　阳强的分证论治

证型	临床表现	治法	主方	常用药
肝经火盛证	阴茎持续勃起，或交媾后仍坚硬挺勃，茎中疼痛，面红目赤，烦躁易怒，唇干口燥。舌红苔黄，脉弦数有力	清肝泻火 化瘀软坚	当归龙荟丸	当归、龙胆草、栀子、黄连、黄芩、黄柏、大黄、青黛、木香、桃仁、红花、王不留行
心火亢盛证	阳强易举，心中烦热，头晕目眩，口苦胁痛，小溲短赤。舌红苔薄黄，脉弦数	清心泄肝 滋阴安神	黄连清心饮	天冬、生地黄、熟地黄、人参、酸枣仁、茯神、远志、莲子肉、黄连、黄柏、栀子、砂仁、甘草
茎络瘀阻证	阳物强硬，久而不倒，茎肿而皮色紫暗，刺痛难耐，少腹拘急。舌紫暗或有瘀斑瘀点，脉沉涩	化瘀通络 消肿止痛	活络效灵丹	当归、丹参、乳香、没药、地龙、水蛭、三棱、莪术、滑石
阴虚阳亢证	阴茎坚挺不倒，硬胀疼痛，腰膝酸软，五心烦热，小便短少。舌红苔少，脉细数	滋肾养肝 泻火软坚	知柏地黄汤合大补阴丸	熟地黄、淮山药、山茱萸、龟甲、猪脊髓、牡丹皮、泽泻、知母、黄柏、龙胆草、柴胡、王不留行、地龙

犍指阴茎及睾丸切除；怯即阳痿；变是两性畸形。

病因病机 ①先天因素：先天禀赋不足，肾精亏乏，生殖之精难以化生，或先天生殖系统畸形，不能正常交合，故难有子。②房室过度：恣情纵欲，房室频繁或手淫频频，耗伤精气，形成肾虚不育。③情志失调：长期情志刺激，肝失疏泄，心神失宁，气血逆乱，精气藏泄失常而不育。④久病劳倦：久病不愈、劳倦太过或形成不良嗜好，积损及肾，肾精耗伤，或久病气血不畅，肾精瘀阻，可致不育。⑤饮食失调：过食生冷、饮食偏嗜，损伤脾胃，致气血生化无源，后天之精不充，肾精不足而不育；脾胃虚弱，运化失司，水湿不化，痰湿阻滞精窍，也可致不育；若偏嗜辛辣厚味之品，则易生痰蕴湿积热，湿热下注，或阻闭精窍，或损伤宗筋络脉，亦致不育。⑥毒邪侵袭：外阴不洁或不洁性交，秽浊内积，湿毒侵染精室精道而不育。⑦药物毒副作用：久服某些中西药物，耗阴抑阳伤精，引起不育。⑧理化损伤：长期接触放射线、超声波、重金属元素、农药及一些化学物品；或男子阴器外伤，脉络受损，可致不育。

不育的基本病机为肾气、肾精亏虚。病理因素有湿热、痰瘀、气滞相互夹杂为患。病变脏腑主要在肾，与脾、肝有密切关系。病理性质有虚实两端，肝郁、瘀阻、湿热、寒凝所致者属实；阴精不足、气血亏虚、肾阳虚弱所致者属虚。病久常见虚实夹杂。

诊断 根据临床表现结合病史可作诊断。男性不育有绝对不育和相对不育，原发不育和继发不育的不同分类。进行精液、内分泌、免疫学、染色体检查及X线、睾丸活组织检查等有助于明确诊断。诊断要点：①男女婚居1年以上，性生活正常，未采用避孕措施而未孕育，且女方正常者。②可伴有性功能减退，精神抑郁，尿频、尿急、夜尿多或余沥不爽，饮食减少，身体虚弱等。③可有遗精、早泄、阳痿、少精、脓精、不射精等肾（生殖）系统病史或其他全身性疾病病史。

辨证论治 辨证应辨虚实、明病性、察病因。

辨证要点 辨证分虚实，肾阳不足、阴精亏虚、气血亏虚属虚，肝气郁结、瘀血阻滞、湿热下注、肝经寒凝属实证。

治疗原则 治疗当补虚通利。补虚以补肾为主，分别采取滋阴温阳、益肾填精、健脾养肝；通利当活血通络、清热利湿、化痰、散寒、解郁。忌妄投燥热壮阳或苦寒清热之品。

分证论治 见表。

中成药治疗 在辨证的基础上选择适用的中成药。①五子衍宗丸：补肾益精，用于肾虚精亏所致的不育阳痿。②右归丸：温补肾阳、填精益髓，用于肾阳不

表 不育的分证论治

证型	临床表现	治法	主方	常用药
肾阳不足证	婚久不育，精液稀薄清冷，精子活动力差，性欲淡漠，阳痿早泄，腰膝酸软，形寒肢冷，面色㿠白，精神不振，阴部湿冷、夜尿频数。舌淡苔白，脉沉细无力	益肾温阳佐以补精	金匮肾气丸合五子衍宗丸	肉苁蓉、仙茅、淫羊藿、附子、肉桂、菟丝子、山药、山茱萸、五味子、熟地黄、枸杞子、覆盆子
阴精亏虚证	久婚不育，性交过频，甚或早泄遗精，少精，液化不良，头晕耳鸣，失眠健忘，腰脊酸软，五心烦热，潮热盗汗。舌红苔少或剥，脉沉细而数	滋阴补肾填精种子	五子衍宗丸合左归饮	菟丝子、枸杞子、覆盆子、熟地黄、山茱萸、五味子、山药、茯苓、车前子、甘草
气血亏虚证	婚后不育，精液量少质稀，精子计数少，活动力差。伴体倦乏力，房室后尤甚，面色苍白或萎黄，少气懒言，眩晕心悸。舌淡红而嫩苔薄，脉细弱	益气健脾养血生精	归脾汤	党参、白术、茯苓、白芍、当归、阿胶、黄芪、熟地黄、菟丝子、枸杞子、黄精、甘草
肝气郁结证	婚久不育，阳痿早泄，情志抑郁，胸闷不舒，善太息，烦躁易怒，口苦咽干，纳差腹胀。舌红苔薄，脉弦	疏肝解郁	柴胡疏肝散	柴胡、川芎、香附、枳壳、郁金、白药、当归、陈皮、甘草
痰瘀阻络证	久婚不育，精子计数少或无精子，精液不液化，阳痿，少腹或阴囊隐痛，坠胀不适。舌暗红或有瘀斑、瘀点，脉弦或涩	活血化瘀化痰通精	血府逐瘀汤合二陈汤	柴胡、枳壳、牛膝、桃仁、红花、赤芍、当归、路路通、丹参、王不留行、水蛭、陈皮、半夏、茯苓、甘草
湿热下注证	婚后不育，精液黏稠不液化，或见脓精，射精疼痛，会阴胀痛，小便频数短赤，伴身体困重，口苦黏腻。舌红苔黄腻，脉弦滑	清利湿热消肿解毒	龙胆泻肝汤	龙胆草、黄柏、通草、黄芩、栀子、牡丹皮、泽泻、茯苓、当归、萆薢、车前子、薏苡仁、生地黄
肝经寒凝证	婚久不育，精子活力差，性欲低下，阳痿，胸闷嗳气，会阴坠胀疼痛，受寒则甚，遇热得缓。舌淡苔白而滑，脉沉弦	温经暖肝散寒	暖肝煎	肉桂、小茴香、乌药、川楝子、玄胡、当归、茯苓、生姜、枸杞子

足引起的阳痿遗精不育。③人参归脾丸：益气补血、健脾养心，用于气血两虚的不育。

其他疗法 在内科治疗的基础上配合其他疗法。

针刺 取肾俞、关元、三阴交为主穴，配以命门、阳关、志室、归来、足三里、太溪等穴。每次取主穴、配穴各2～3个。轻中等刺激。

耳针 取外生殖器、皮质下、内分泌、睾丸、肾、神门等穴，每次取4～5穴。中强刺激，两耳交替使用。

艾灸 取关元、神阙、肾俞、命门、精宫、三阴交为主穴，中极、气海、归来、太溪、八髎、足三里为配穴，每次选用2～4个穴位。

转归预后 生理性不育，经过积极治疗，预后较佳。器质性病变，预后不佳。

预防调护 开展性知识教育。注意饮食调理，忌食辛辣油腻厚味之品。戒烟忌酒。避免对生殖功能有影响的药物、理化因素和生物因素的影响。

（徐厚谦）

nóngjīng

脓精（purulent sperm） 多种病因导致湿、热、毒互结，内蕴精室，血腐精败所引起的精液中出现脓细胞，而且白细胞计数大于5个/高倍视野，甚或出现脓性精液的疾病。脓精症主要因生殖系统感染所致，是男性不育中的常见病。属中医学精浊范畴。常见于西医学急性细菌性前列腺炎、慢性细菌性前列腺炎、非细菌性前列腺炎。

病因病机 多因平素嗜食辛辣刺激食物，嗜烟酗酒，酿生湿热，下注精窍；湿热壅滞日久，瘀血败精阻于精室；或包皮过长，性事不洁，感染湿毒，蕴结精室；房劳太过，热病伤阴，阴虚火旺，灼精炼液。基本病机为湿、热、毒互结，内蕴精室，血腐精败。病位在肝、肾，病理性质有虚实之分。湿热蕴结肝经者属实；肝肾阴虚、虚火内盛者属虚。

诊断 根据临床表现结合病史可作诊断。

诊断要点 ①会阴部坠胀、疼痛，或射精痛。精液多色黄黏稠，液化时间延长，或精子密度减少，活力下降。②精液镜检精液中白细胞计数大于5个/高倍视野，或精液中发现脓细胞。

鉴别诊断 当与生理性的精液黄稠相鉴别，长期禁欲后精液可能变得黄稠，但精液化验未见脓细胞，白细胞计数也在正常值范围内。

辨证论治 当分虚实论治。

辨证要点 实证多因湿热下注，热毒侵淫，化腐成脓或湿热壅滞日久，瘀血败精阻于精室所致；虚证则是阴虚火旺，精液被灼而成。

治疗原则 治疗以解毒排脓为治疗原则。湿热蕴结证当清利湿热，气滞血瘀证当活血祛瘀，阴虚火旺证应滋阴降火。

分证论治 见表。

中成药治疗 在辨证的基础上选择适用的中成药。①龙胆泻肝丸：清热利湿，用于湿热蕴结下焦。②知柏地黄丸：滋阴降火，用于阴虚火旺证。

其他疗法 葱归溻肿汤坐浴，亦可用温水坐浴。

预后转归 经过积极治疗，预后较佳。

预防调护 饮食宜清淡，忌食辛辣厚腻之品，戒烟酒。节制性生活，急性期最好禁止同房。重视前列腺炎、精囊炎等疾病的防治。

（徐厚谦）

xuèjīng

血精（hematospermia） 排出精液呈粉红色、红色或含血丝血块为主要表现的疾病。本病与西医学精囊炎、前列腺炎及生殖系统结核等相关。

病因病机 病因多为湿热下注、浊瘀内阻、阴虚火旺、气血两虚等，导致下焦精室血络受损，血溢脉外。治疗当分虚实。病位在肾，与肝、脾相关。病理性质有虚实两端。初起属实，久病湿热、浊瘀耗伤阴液，可致阴虚，气血两虚。

诊断 根据临床表现结合病史可作诊断。诊断要点：①肉眼见到血性精液。②有腰骶部疼痛，少腹会阴部坠胀感。

表 脓精的分证论治

证型	临床表现	治法	主方	常用药
湿热蕴结证	精液浓稠，味腥臭，伴见口苦咽干，少腹或会阴部不适，阴囊湿痒。舌红苔黄腻，脉濡数或滑数	清热利湿解毒排脓	龙胆泻肝汤合五味消毒饮	龙胆草、黄柏、栀子、土茯苓、车前子、泽泻、金银花、连翘、蒲公英、地丁
气滞血瘀证	精液黄稠，少腹、会阴、睾丸坠胀不适、疼痛，或有血尿、血精。舌紫或有瘀点，苔白或黄，脉沉涩	活血祛瘀	少腹逐瘀汤	小茴香、延胡索、没药、当归、川芎、官桂、赤芍、蒲黄、五灵脂、红花、桃仁
阴虚火旺证	精液量少黄稠，婚后不育，伴见五心烦热，潮热盗汗，或性欲亢进，或遗精早泄。舌红少苔，脉细数	滋阴泻火	知柏地黄丸	生地黄、山茱萸、山药、茯苓、泽泻、牡丹皮、金银花、蒲公英

辨证论治 当分虚实辨治。

辨证要点 湿热下注证可有小便灼热不爽，瘀血内阻血色紫暗，阴虚火旺可见口干盗汗。

治疗原则 实则清利，虚则补益。

分证论治 见表。

中成药治疗 在辨证的基础上选择适用的中成药。①归脾丸：益气健脾养血，用于气血两虚证。②三七通舒胶囊：活血化瘀、活络通脉，用于瘀血内阻证。

转归预后 病程越短治疗效果越好，病程越长治疗效果越差。如果不及时治疗，病程过长，迁延日久则缠绵难愈。

预防调护 急性期应避免做精道、前列腺、精囊按摩和检查。因为这些检查刺激精囊和输精管、前列腺，可加重病情。

（徐厚谦）

suōyīnbìng

缩阴病（retracted genitals） 由于寒中厥阴，患者自觉阴茎、睾丸发麻、发凉，突然内缩为主要表现的疾病。古人多将缩阴、阳缩、阴缩互称。

《灵枢·邪气脏腑病形》认为寒滞肝脉是主要病因："肝脉……微大为肝痹阴缩，咳引小腹……多因寒中厥阴所致者。"清·俞震《古今医案按》说："阳缩入腹，而精滑如冰，问其所起之由，因卧地昼寝受寒。"

病因病机 病因有外感风寒、情志刺激。以肝郁、肝阳或肾阳虚弱为发病基础，复遇外感寒凉、房室受寒或情志刺激，致肝肾功能失调，肾阳亏虚，宗筋内缩。基本病机为寒滞肝脉，气血阻滞，宗筋失主。病理性质有虚实两端。

诊断 根据临床表现结合病史可作诊断。

诊断要点 ①阴茎海绵体勃起组织健全。②起病急，患者自觉局部发麻、发凉，阴茎、阴囊及睾丸突然内缩。

鉴别诊断 本病应与阳痿相鉴别。阳痿是指阴茎不勃起而影响房室，但不出现本病之阴茎内缩，更不伴少腹疼痛等症。缩阴病属感应性精神病的一种。

辨证论治 当分虚实论治。

辨证要点 实者起病急，少腹疼痛剧烈；虚者起病较缓，少腹隐痛。

治疗原则 温肝暖肾。

分证论治 见表。

中成药治疗 在辨证的基础上选择适用的中成药。附桂八味丸：益气温阳，用于肾阳虚寒证。

转归预后 经及时治疗预后较好。

预防调护 发病时要保持情绪稳定，消除恐惧心理。平时应加强科学卫生知识的宣传，房室之后要休息保暖，切勿冷浴，避风寒，忌生冷。

（徐厚谦）

表 血精的分证论治

证型	临床表现	治法	主方	常用药
湿热下注证	血精量多，色红，小便灼热不爽，或伴尿血，腰骶、少腹、会阴部坠痛，胸闷脘痞，口苦而黏。舌红苔黄腻，脉弦滑数	清热利湿	龙胆泻肝汤合封髓丹	小茴香、延胡索、没药、当归、川芎、官桂、赤芍、蒲黄、五灵脂、红花、桃仁
瘀血内阻证	血精，血色紫暗，甚见血块排出，排精时阴茎疼痛，或血精日久反复不愈。舌暗红或有瘀斑，脉沉涩	活血化瘀和血止血	少腹逐瘀汤	延胡索、当归、川芎、赤芍、小茴香、蒲黄、五灵脂、生地黄、三七、牛膝、桃仁、红花
阴虚火旺证	血精鲜红量少，午后潮热，腰酸膝软，头昏耳鸣，心烦盗汗，口干尿黄。舌红苔少，脉细数	滋阴降火凉血止血	知柏地黄丸	女贞子、墨旱莲、生地黄、牡丹皮、茯苓、泽泻、藕节炭、知母、黄柏、白茅根
气血两虚证	血精日久，色淡而稀，面色少华，纳少便溏，小便淡黄，头昏神疲，心悸失眠。舌淡而胖，边有齿印，脉虚数	补益气血	归脾汤	党参、白术、茯神、炙甘草、黄芪、当归、广木香、阿胶、五味子、血余炭、芡实

表 缩阴病的分证论治

证型	临床表现	治法	主方	常用药
肝寒气滞证	阴茎内缩，少腹或大腿内侧牵掣剧痛，精神紧张，每于受风受寒后发作。舌暗紫，苔薄白，脉弦紧	暖肝散寒行气止痛	暖肝煎	乌药、肉桂、小茴香、茯苓、枸杞子、当归、沉香、生姜
肾阳虚寒证	房事后受寒阴茎内缩，畏寒肢冷，精神萎靡，躯体倦曲，小便清长。舌淡胖大，脉沉迟	温肾散寒	金匮肾气丸治疗	桂枝、附子、熟地黄、山茱萸、杜仲、山药、茯苓、牡丹皮、泽泻
肝郁肾亏证	阴茎内缩，少腹隐痛，腰酸乏力，性欲减退，精神抑郁。舌淡红，脉沉弦	解郁补肾	金铃子散合逍遥丸	金铃子、延胡索、柴胡、肉桂、小茴香、熟地黄、山茱萸、杜仲

tiānhuàn

天宦（congenital eunuch） 由于先天禀赋不足，肝肾亏虚，致男子生殖器先天发育不全，阴茎短小不挺，不能生育的疾病。常伴有胡须、阴毛稀少，喉结无隆起。属五不男之一。与西医学部分睾丸畸形、隐睾症关系密切。本病首载于《灵枢·五音五味》："其有天宦者……此天之所不足也，其任冲不盛，宗筋不成，有气无血，唇口不荣，胡须不生。"清·张志聪《灵枢集注》："天宦者，谓之天阉不生，前阴即有，而小缩不挺不长，不能与阴交而生子，此先天所生之不足也。"应在青春前期发现并进行治疗，以补肾填精为原则，方选斑龙丸，对第二性征发育有一定疗效，但不能恢复生育能力。

（徐厚谦）

yǐngāo

隐睾（cryptorchidism） 睾丸隐藏在腹腔而未下降入阴囊内的疾病。其发生率在新生儿约为7%~10%，1岁时约为2%，青春期约为1%，青春期后下降者很少。隐睾既可发生于单侧，也可发生于双侧。中医古代医籍的"独肾"即指单侧隐睾，"天宦"可包括双侧隐睾。本病主要因先天禀赋不足，天癸不充，使肾子发育、下降障碍。隐睾一般无明显临床症状，部分患者可伴有发育迟缓，身材矮小，智力低下等。体格检查可见患侧阴囊小，触之阴囊内无睾丸，或可在腹股沟处见局部隆起、触及较小的活动睾丸。B超、MRI、腹腔镜等检查有助于明确诊断。

本病与先天禀赋不足有关，故治疗应在婴儿期开始，给予补肾填精，可选龟鹿二仙胶。西医主要采用激素治疗。若药物治疗无效应及时手术，一般应在6岁之前手术。隐睾的并发症十分严重，如不育症、腹股沟疝、精索扭转、睾丸创伤、恶性变及心理创伤等。

本病的预防应从胚胎开始，孕妇在孕期应加强营养，注意用药禁忌，以免影响胎儿发育。一旦患病要及早治疗，注意不要自行挤压，以防损伤睾丸。必要时手术治疗，切勿延误时机。

（徐厚谦）

shènyánfānhuā

肾岩翻花（carcinoma of penis） 邪毒外侵、情志失调或过食肥甘厚味导致气郁痰阻，湿热内生，循经下注所引起的男子龟头硬结，溃烂渗水，外翻呈菜花状的疾病。俗称翻花下疳。中医学"肾岩"的中晚期。常见于西医学阴茎癌。

本病病名首见于《疡科心得集》："夫肾岩翻花者，俗名翻花下疳……初起马口之生肉一粒，如竖肉之状，坚硬而痒"，晚期为："其马口之胬肉处，翻花如石榴子样，此肾岩已成也。"清·邹岳《外科真诠》："肾岩翻花，玉筋崩溃，岩不堪，脓血淋漓，形如翻花。"

病因病机 本病的发生与邪毒外侵、情志失调及过食肥甘厚味有关，导致气郁痰阻，湿热内生，循经下注而发病。早期多属标实，以邪毒内犯，湿热下注为主；晚期可见虚证，以肝肾阴虚多见。

辨证论治 临床当辨虚实。治疗原则早期属实，当用理气、解郁、散结之法；后期见虚证者，当健脾、益肾、养肝，固护气血。分证论治见表。

中成药治疗 在辨证的基础上选择适用的中成药。华蟾素胶囊：清热解毒、利水消肿、软坚散结，可与手术治疗、放疗、化疗同时进行。

其他疗法 皮癌净外敷，由红砒、大枣等药组成。

转归预后 本病预后与其恶性程度、发生部位及治疗的早晚相关，一般而言，Ⅰ期患者5年治愈率可达70%，而有腹股沟及淋巴结转移者，5年生存率只有50%左右。

预防调护 对包皮过长或有包皮阴茎头炎者，应及时行包皮环切术；保持局部清洁卫生；对尖锐湿疣、乳头瘤等病变应给予

表 肾岩翻花的分证论治

证型	临床表现	治法	主方	常用药
肝郁痰凝证	阴茎头或包皮呈结节状改变。舌红苔薄白或白腻，脉弦或滑	疏肝解郁化痰散结	散肿溃坚汤	柴胡、连翘、升麻、葛根、炙甘草、天花粉、桔梗、当归尾、芍药、昆布、三棱、黄芩、黄连、黄柏
湿热下注证	阴茎头或包皮溃烂，气味恶臭。舌红苔黄腻，脉滑数	清热解毒利湿	龙胆泻肝汤	龙胆草、黄柏、栀子、车前草、薏苡仁、黄芩、柴胡、生地黄、当归
肝肾阴虚证	五心烦热、低热盗汗，消瘦，口燥咽干。舌红少苔，脉细数	补益肝肾滋阴降火	大补阴丸	知母、山茱萸、熟地黄、山药、黄柏、地骨皮、龟板、生地榆
气血俱虚证	神疲乏力，倦怠懒言，纳差，自汗或盗汗，偶有低热。舌淡苔薄白，脉细弱	调补气血健脾益肾	十全大补丸	熟地黄、生地黄、山药、枸杞子、生黄芪、党参、白术、菟丝子

重视，并积极治疗。

（林洪生）

yīnjìng'ái

阴茎癌（penile cancer） 发生于阴茎部的恶性肿瘤。临床以局部肿物、灼热痛痒及溃疡为主要症状。该病当属中医肾岩翻花范畴。多见于40~60岁有包茎或包皮过长者。多因邪毒外侵、情志失调及过食肥甘厚味，导致气郁痰阻，湿热内生，循经下注而发病。治疗当分虚实。实者应理气、解郁、散结之法；虚者当健脾、益肾、养肝，固护气血。参见肾岩翻花。

（林洪生）

qì-xuè-jīnyè jíbìng

气血津液疾病（disease of qi, blood and fluid） 外感或内伤引起机体气、血、津液运行失常，输布失度，生成不足，亏损过度的一类疾病。和西医学内分泌代谢性疾病相关。

疾病范围 包括中医学郁证、瘿症、卑惵、奔豚、痰饮、消渴、血证、汗证、瘿病、虚劳、肥胖、内伤发热、紫癜等。和西医学疾病抑郁症、心脏神经官能症、糖尿病、贫血、失血性休克、自主神经功能紊乱、淋巴瘤、代谢综合征、甲状腺疾病、紫癜等关系密切。

发病特点 气血津液是体内的精微物质，其生化及代谢与诸脏腑功能密切相关，气血津液郁滞或妄行，不能正常运行布散，或生成不足，亏损过度，是形成本系统疾病的主要原因。气血津液皆由水谷精微所化，功能上互相维系，病理上互相影响。运血者即是气，守气者即是血，气滞则血瘀，血瘀气亦滞，故气血同病、气津同病、气血津液同病是气血津液病证的重要病理特征。

内伤是气血津液病证的主因，情志失常、饮食劳倦，可引起脏腑功能失调，导致气血津液生化、输布失常。气血津液郁滞或妄泄，则易致气滞、痰凝、血瘀、蕴热之证，如郁证、脏躁、梅核气、血证、肥胖、汗证等；气血津液亏虚或相互为病，则易生虚劳、消渴、燥证、内伤发热、瘿瘤等病证。

治疗特点 重在辨虚实寒热，补益其亏损不足，纠正其运行失常。如气虚宜补气益气，气郁宜理气解郁，气滞宜理气行气，气逆宜顺气降逆，血虚宜补血养血，血瘀宜活血化瘀，痰饮宜温化痰饮、健脾温肾，津伤化燥宜滋阴润燥，实火治以清热泻火，虚火治以滋阴抑阳。由于气血津液之间有密切关系，故亦常使用行气活血、益气补血等复合治法。

气血津液诸病证因受病脏腑各不相同，症状表现亦各异，应结合五脏病变特点施治。气血津液病证大多虚实夹杂，治疗时当分清标本缓急，虚实兼顾，补虚勿忘祛邪，祛邪勿忘补虚。脾胃为后天之本，气血生化之源，尤其是气血津液生成不足或亏耗太过所致病证，治疗时应充分重视补益脾胃。

气血津液病证用药各有其特点，如郁证一般病程较长，用药不宜峻猛；实证治疗宜理气而不耗气，活血而不破血，清热而不败胃，祛痰而不伤正；虚证则宜补益心脾而不燥，滋养肝肾而不腻。痰饮以健脾、温肾为其正治，发汗、利水、攻逐，乃治标权宜之法，待水饮渐去，仍当温补脾肾，扶正固本，以杜水饮生成之源。基于瘀血是贯穿消渴病发病始终的重要病机，在辨证施治时，适当配伍活血化瘀药物或方剂，益于提高疗效。各种血证的治疗应酌情选用凉血止血，收敛止血或活血止血的药物。汗证可在辨证方药的基础上酌加固涩敛汗之品，以提高疗效。内伤发热以属虚者为多，除气郁化火及痰湿蕴热者可配合清热除湿外，一般均应针对病情补益气血阴阳，以促进脏腑功能及阴阳平衡的恢复，切不可一见发热，便用发散解表及苦寒泄火之剂，以致耗气伤阴或伤败脾胃。虚劳应根据病理属性的不同，分别采用益气、养血、滋阴、温阳治法，并结合五脏病位的不同而选方用药；基于气血、阴阳互根之理，补血方常兼补气之药，补阴方多兼温阳药物，温阳方常加滋阴之品；对于虚中夹实及兼感外邪者，治疗当补中有泻，补泻兼施，防止因邪恋而进一步耗伤正气。

预防护理 气机郁滞是气血津液病证的重要病机，故精神调摄，消除患者紧张、恐惧、忧虑等不良情绪，保持心情舒畅，对疾病的好转及治愈至关重要。其次要注意饮食调养，对虚证需补益，宜进食清淡、易于消化、富有营养的食物。如虚劳及血证出血停止之后；对消渴则需控制饮食，应忌食肥甘、辛辣，戒烟酒。此外，注意劳逸结合，生活起居要有规律，除病情重者需卧床外，一般患者均可视情况适当工作及参加体育活动。

研究进展 有关郁证的辨治注重药物与精神治疗并重，药物治疗以疏通气机、调和气血贯穿治疗全过程，配合精神心理调摄，以增疗效。血证的治疗，除遵循治血、治火、治气三原则以及止血、消瘀、宁血、补血四大法外，还当应用清热凉血、活血化瘀等法。消渴病提出了脏腑病机论、气血津液病机论及痰、湿、毒病机论，为辨证论治提供了指导。汗证采用活血化瘀法渐受重视，还有运用针灸、外敷神阙穴治疗者。虚劳证以“男损气、女损血”为主要病理特点，提倡“男以补气为主、女以补血为主”的治疗方法。对肥胖的研究认为，其形成以禀赋异常为内因，素嗜醇酒厚味为外因，在内外因素作用下，脏腑功能失调，导致水湿、痰浊、膏脂等病理产物积于体内。胃肠实热是单纯性肥胖的首要病机，治疗以泻实为主，针灸治疗本病也有显著疗效。

郁证的研究进展　郁证有狭义和广义之分。狭义的郁证，相当于现代医学的抑郁症。抑郁症病性类证候要素以气滞、气虚、阴虚、血虚、热（或火）、神、痰多见；病位类证候要素主要为肝、脾、肾、心。气滞为本病发病之标，病位在肝，同时与脾、肾、心密切相关。证候类型以肝气郁结、肝郁脾虚、心脾两虚、肝肾阴虚、肝郁痰阻、肝郁血瘀为主。中医临床辨证治疗抑郁症多以肝郁为核心。针灸治疗抑郁症，主要以解郁、调神、健脑为主。由于单一疗法存在一定的局限性，为了提高疗效，缩短疗程，现多采用中西医并用，针药配合按摩、心理疗法，气功加音乐疗法等多种方法综合治疗抑郁症。

消渴的研究进展　消渴早期以肥胖、乏力为主要表现，现代医学检查，则多见血糖升高但未达到临床诊断标准且伴有胰岛素抵抗（IR）胰岛 B 细胞功能受损。该阶段其病因病机主要为脾气虚弱，肝气郁结。消渴病中期“三多一少”症状已凸显而尚未出现并发症，是糖尿病各症状最典型的阶段。现代医学研究表明，该阶段血糖已达到临床诊断标准，且糖基化血红蛋白、尿糖、血脂均偏高，胰岛 B 细胞失代偿。该阶段病因病机有脾气下陷、肝郁化火、痰瘀阻络、热毒内盛等。消渴病后期以各种虚证及各种并发症的产生为主要表现，因患者个体差异，出现不同的并发症，造成多系统、多组织的器官损害和功能障碍。此阶段病机主要为阴虚津亏，瘀血内阻，阳气亏虚等。临床辨证分型有肺热津伤、胃肠热结、脾胃气虚、湿热中阻、肾阴亏虚、阴阳两虚。基本治法为益气养阴、活血化瘀、健脾益肾、调理肝木。

代谢综合征的研究进展　代谢综合征多分为虚实两类，实证多为肝郁导致气滞，或者脾失运化而使痰浊停聚；虚证多为脾、肾亏虚，气血津液代谢失调，不归正化所致。虚实两者相互交错，虚实并见。主要病机是以正虚为本，瘀血、痰浊、湿热等实邪为标。临床辨证分型多见气阴两虚证、血脉瘀滞证，其次是脾肾亏虚证和痰湿壅盛证，肝胆郁热较少见。治疗多以益气养阴、滋阴补肾、健脾益气、活血化瘀、祛痰化瘀、清热利湿等为法。中医药治疗本病可选具有减肥降脂、降压、降糖等作用的中药。

汗证的研究进展　通过对古今医案数据分析显示，汗证的病机主要是因为人体气血阴阳虚损，导致津液代谢失常，津不循其常道而行，外溢而为汗。临床上汗证的基本证候为：阳气不足、失于固摄，此证常伴见乏力、精神不振、纳呆、肢冷、苔白、脉弱无力等症状、体征；阴血不足、营不内藏，此证常伴见不寐、心悸、心烦、眩晕、舌红、脉弦、脉细等；阴虚火旺、蒸津外达，此证常伴见口干、口渴、发热、便秘、苔黄、脉数等；外感风寒、营卫不和，此证特点是发热、恶寒并见，兼有头痛、苔薄白、脉浮等表现。汗证与卫气的生成、运行及五脏的生理功能有密切的关系。临床上治疗汗证，除针对气、血、阴、阳、湿、热、痰、瘀等病因，需兼顾人身卫气的运行及五脏功能的正常与否。

肥胖症的研究进展　肥胖症病机以气虚为主，虚则不能运化，故积湿生痰，痰生气滞，气滞血瘀，为本虚标实，虚实夹杂之证。肥胖症证候分型多样，有脾虚不运、痰浊内盛、胃热滞脾、脾肾阳虚、饮食积滞、气滞血瘀等，治疗方法有健脾益气、化痰祛湿、通腑泻热、温补脾肾、泻下导滞、行气活血等。常用中药为泽泻、生山楂、大黄、茯苓、白术、黄芪、草决明、荷叶、半夏、陈皮等。

上消化道出血的研究进展　上消化道出血病机主要责于热、瘀、虚。辨证分型有胃热炽盛型、肝火犯胃型、脾气亏虚型、气血两虚型和脾胃虚寒型。主要治法有收敛止血法、祛瘀止血法、清热止血法、疏肝止血法、益气止血法。临床常采用金匮泻心汤合十灰散、丹栀逍遥散合十灰散、归脾汤和黄芪建中汤等加减。

（张丽萍）

yùzhèng

郁证（depression syndrome）

因情志不舒、气机郁滞引起以心情抑郁、情绪不宁、胸部满闷、胁肋胀痛，或易怒易哭，或咽中如有异物梗塞等症为主要表现的疾病。常见于西医学抑郁症、神经官能症、焦虑症、更年期综合征及反应性精神病。

《黄帝内经》已有相关郁证病机和治则的记载，如《灵枢·本神》："愁忧者，气闭塞而不行。"东汉·张仲景《金匮要略》最早论述了属于郁证范围的脏躁、梅核气两种病证的辨证施治。元·朱丹溪《丹溪心法·六郁》首倡气、血、火、食、湿、痰六郁而以气郁为先之说，并创立六郁汤、越鞠丸等有效方剂。明·虞抟《医学正传》明确提出了郁证病名。清·李用粹《证治汇补·郁证》提出郁证当以顺其为首要："郁病虽多，皆因气不周流，法当顺气为先，开提为次，至于降火、化痰、消积，犹当分多少治之。"叶天士《临证指南医案·郁》提出"郁证全在病者能移情易性"，阐明了精神调护的重要作用。王清任《医林改错》认为郁证与血瘀有关："瞀闷，即小事不能开展，即是血瘀""急躁，平素和平，有病急躁，是血瘀""俗言肝气病，无故爱生气，是血府血瘀"。

病因病机 多因忧思、郁怒、恐惧等情志所伤，致气血运行不畅；或病久正气虚损，伤及心脾肾发为本病。气机郁滞，脏腑功能失调为其基本病机。病变脏腑以肝、心、脾为主，与肺、肾、胆密切相关。初起以气滞为主，气郁日久可致血瘀、化火、痰结、食滞、湿停等病理变化，病性属实；日久病邪伤正，可由实转虚，或因火郁伤阴而致阴虚火旺，心肾阴虚；或因脾伤气血生化不足，心神失养致心脾两虚证。

诊断 根据临床表现结合病史可作诊断。抑郁等量表检测、食管X线或内镜检查有助于诊断及鉴别诊断。

诊断要点 ①忧郁不畅，情绪不宁，胸胁胀满疼痛，或者易哭善怒，情绪多变，或咽中如有物阻。②多有忧愁、焦虑、悲哀、恐惧、愤怒等情志内伤史，病情反复常与情绪变化相关。

鉴别诊断 郁证需与喉痹、噎膈相鉴别。喉痹以中青年男性发病为多，与感冒、长期嗜食辛辣及嗜好烟酒相关，自觉咽中有异物感，可伴咽干、灼热、咽痒等症，与情绪变化无关。噎膈多见于中老年男性，以吞咽困难为主，其程度日渐加重，且梗塞感觉主要在胸骨后部位而不在咽部，做食管检查常有异常发现；郁证虽有咽部异物感，但进食无阻塞，不影响吞咽。

辨证论治 辨证须分虚实，实证理气祛郁为主，虚证以补益为主。

辨证要点 应辨虚实。气郁、血郁、火郁、食郁、湿郁、痰郁为实证，多见精神抑郁，胸胁胀痛，咽中梗塞，时欲太息，脉弦或滑，病程较短；虚证可见精神不振，心神不宁，心慌，虚烦不寐，悲忧善哭，病程迁延。临床常正虚邪实、虚实夹杂证候互见。

治疗原则 基本治则为理气开郁。实证还据证配以活血、降火、化痰、祛湿、消食等法。虚证则应根据损及的脏腑及气血阴阳亏虚之不同而调补，采用养心安神、补益心脾、滋养肝肾等法。虚实夹杂证则兼顾。

分证论治 见表。

中成药治疗 在辨证的基础上选择适用的中成药。①越鞠丸：

表 郁证的分证论治

证型	临床表现	治法	主方	常用药
肝气郁结证	精神抑郁，情绪不宁，胸部满闷，胁肋胀痛，痛无定处，脘闷嗳气，不思饮食，大便不调。苔薄腻，脉弦	疏肝解郁理气畅中	柴胡疏肝散	柴胡、香附、枳壳、陈皮、川芎、芍药、甘草
气郁化火证	性情急躁易怒，胸胁胀满，口苦而干，或头痛，目赤，耳鸣，或嘈杂吞酸，大便秘结。舌红苔黄，脉弦数	疏肝解郁清肝泻火	丹栀逍遥散	柴胡、当归、芍药、白术、茯苓、牡丹皮、山栀、甘草
瘀血内阻证	精神抑郁，性情急躁，头痛，失眠，健忘，或胸胁疼痛，或身体某部有发冷或发热感。舌紫暗或有瘀点、瘀斑，脉弦或涩	活血化瘀理气解郁	血府逐瘀汤	红花、桃仁、当归、甘草、赤芍、桔梗、枳壳、柴胡、川芎、牛膝
痰气郁结证	精神抑郁，胸部闷塞，胁肋胀满，咽中如有物梗塞，吞之不下，咯之不出或见咳嗽有痰，或痰出而不咳，或兼胸胁刺痛。舌淡红苔白腻，脉弦滑	行气开郁化痰散结	半夏厚朴汤	半夏、厚朴、茯苓、生姜、苏叶
心神失养证	精神恍惚，心神不宁，多疑易惊，喜悲善哭，时时欠伸，或手舞足蹈，骂詈喊叫等多种症状。舌淡苔薄白，脉弦	甘润缓急养心安神	甘麦大枣汤	炙甘草、小麦、大枣、酸枣仁、柏子仁、夜交藤
心脾两虚证	多思善疑，头晕，心悸胆怯，失眠，健忘，神疲，纳差面色不华。舌淡苔薄白，脉细弱	健脾养心补益气血	归脾汤	白术、当归、白茯苓、炒黄芪、远志、龙眼肉、炒酸枣仁、人参、木香、炙甘草
心肾阴虚证	虚烦少寐，惊悸多梦，头晕耳鸣，健忘，腰膝酸软，五心烦热，盗汗，口咽干燥，男子遗精，女子月经不调。舌微红少苔或无苔，脉细数	滋养心肾	天王补心丹	酸枣仁、柏子仁、当归、天冬、麦冬、生地黄、人参、丹参、玄参、茯苓、五味子、远志、桔梗

理气解郁、宽中除满，用于肝气郁结证。②丹栀逍遥丸：疏肝解郁、清热调经，用于肝郁化火证。③舒肝解郁胶囊：疏肝解郁、健脾安神，用于肝郁脾虚证。

针刺疗法 主穴可选用水沟、内关、神门、太冲。肝气郁结者，加曲泉、膻中、期门；气郁化火者，加行间、侠溪、外关；痰气郁结者，加丰隆、阴陵泉、天突；心脾两虚者，加心俞、脾俞、足三里、三阴交。实证针用泻法，虚证针用补法。

转归预后 病程较短，情志致病原因得以解除，较易治愈。病程较长，情志致病的原因未能解除，或复受精神刺激，则病情常有反复或波动，预后较差或迁延难愈。

预防调护 情志调护，避免精神刺激是预防郁证的重要措施。调护应重视心理疏导，增强治愈疾病的信心。参加户外运动，增强体质。加强社会交往，培养兴趣爱好，移情易性。

（张丽萍）

méihéqì

梅核气（globus hysteriocus）

情志郁结，痰气凝滞所致的自觉咽喉中有异物感，无疼痛，咯之不出，咽之不下，不碍饮食，时轻时重，伴精神抑郁，胸胁胀痛，纳呆，困倦，消瘦，妇女月经不调等临床表现的疾病。本证多见于西医学慢性咽喉炎、神经官能症。疾病病机为因情志郁结，痰气凝滞。病位在咽喉，与肝、脾等脏有关。唐·孙思邈在《千金方》中描述说：“胸满，心下坚，咽中粘贴，如有炙肉，吐之不出，吞之不下。”宋·杨士瀛在《仁斋直指方》中说：“七情气郁，结成痰涎，随气积聚，坚大如块，在心腹间，或塞咽喉如梅核，粉絮样，咯不出，咽不下，每发欲绝，逆害饮食。”初期多为实证，以肝郁痰凝为主，久病可由实转虚或虚实夹杂。治宜疏肝解郁，理气降逆，化痰散结。方用半夏厚朴汤，或四七汤加减，辅以情志疏导，预后较好。参见郁证。

（张丽萍）

shíguǎn shénjīngzhèng

食管神经症（esophageal neurosis）

咽部及食管有堵塞感或咽下不适、吐之不出，时发时止为主要表现，但检查无明显异常的病证。又称癔球症。该病属中医学梅核气范畴。

病因病机 本病发生多与精神因素有关。如情志不遂，忧思郁怒，肝失条达，气机不畅，肝气上逆，结于咽喉；或肝郁气结，肝木乘土，脾失健运，聚津为痰，痰气交阻，凝结于咽喉；或思虑伤脾，暴怒伤肝，痰气交阻于咽喉，出现咽喉间如有异物梗阻感。病位在咽、膈，主脏在肝、脾。病理性质以实证为主，日久痰气伤正，可见脾虚痰聚。

辨证论治 本病以痰气交阻之实证为主，治当理气解郁。若见脾虚则当健脾化痰。分证论治见表。

中成药治疗 在辨证的基础上选择适用的中成药。①逍遥丸：疏肝健脾，用于肝气郁结证。②四君子丸：益气健脾，用于脾气虚弱者。③香砂养胃丸：健脾化浊，用于脾虚痰聚证。

其他疗法 在内科治疗的基础上配合针刺疗法。吞咽困难者，取天鼎、巨阙、中脘为主穴，配足三里、内关、风门、阙阴俞、督俞（右）、膈俞、肝俞（左）、脾俞（右）、胆俞、渊腋等穴。

转归预后 预后一般良好，若病程迁延，可致体弱气衰。

预防调护 多参加体育活动和文娱活动，爱好广泛，以移情易性。防止情志内伤，避免忧愁思虑，正确对待各种事物，心胸开阔，乐观豁达，是预防本病的重要方面。加强饮食调护，宜食清淡而富有营养食品，进餐时心情愉快，避免气食交阻，诱发或加重病情。

（慕永平）

zàngzào

脏躁（hysteria）

情志抑郁，思虑过度，气郁化火伤阴，内脏受损所致的以精神恍惚、悲伤欲哭、喜怒无常、烦躁不宁、呵欠频作为主要临床表现的疾病。与西医学的癔病关系密切。《金匮要略》记载：“妇人脏躁，喜悲伤欲哭，象神灵所作，数久伸，甘麦大枣汤主之。”多因情志抑郁，思虑过度，气郁化火伤阴，内脏受损而致。病位涉及心、肝。病初脏弱阴虚，气机郁滞；久则阴虚及阳

表 食管神经症的分证论治

证型	临床表现	治法	主方	常用药
痰气交阻证	咽中作哽，如有炙脔，吞之不下，吐之不出，胸中窒闷，但饮食并无妨碍，每随情志而增减，脘胀胁痛。舌苔薄白，脉弦滑	疏肝理气化痰	逍遥散合半夏厚朴汤	柴胡、当归、白芍、白术、清半夏、厚朴、茯苓、生姜、紫苏叶、炙甘草
脾虚痰聚证	咽喉内异物感，常觉痰多难咯。或有咳嗽痰白，肢倦，纳呆，脘腹胀满。舌胖苔白腻，脉滑	健脾理气化痰	六君子汤	党参、白术、半夏、橘红、白茯苓、甘草、枳壳、厚朴

或气病损阳，或兼痰热。脏躁需与癫狂、百合病相鉴别。心神失养证可见精神抑郁，情志恍惚，情绪易于激动，睡眠不安，发作时，言行失态，哭笑无常，宜滋阴养液，安神宁志，用甘麦大枣汤；肝肾阴虚证可见烦躁易怒，言行失态，哭笑无常，敏感善疑，或手足拘挛，甚或昏厥，当滋补肝肾，养心安神，用百合地黄汤，加枸杞、枣仁、茯神、龙骨、牡蛎。平时调畅情绪，辅以相应的心理疗法，预后较好。参见郁证。

（张丽萍）

yìzhèng

癔症（hysteria） 精神刺激或不良暗示导致突然出现短暂精神失常或感觉、运动障碍，症状可在暗示下产生、改变或消失的疾病。多突然发病，出现短暂精神失常，或感觉、运动障碍，症状可在暗示影响下产生、改变或消失。属中医学郁证范畴。

病因病机 多因七情伤及心肾，心肾不交，神失所养，致气机逆乱，血虚不能上荣于脑。初因七情过极，伤及心肾，神志失养；气郁日久，则津液停聚，生湿蕴痰，上蒙清窍；或气血逆乱，致脑髓失养。本病以标实为主，久病由实转虚。病位主要在心、肺、肝、肾。其他因素也可诱发本病，如发热、颅脑外伤、药物等。

辨证论治 应辨虚实。治疗原则为疏肝理气解郁、养血柔肝宁心。分证论治见表。

中成药治疗 在辨证的基础上选择适用的中成药。①越鞠丸：理气解郁、宽中除满，用于肝气不舒证。②丹栀逍遥丸：疏肝解郁、清热调经，用于肝郁气郁结、日久化火。③舒肝解郁胶囊：疏肝解郁、健脾安神，用于肝郁脾虚证。

其他疗法 在内科治疗的基础上配合其他疗法。①针刺疗法：主穴可选用水沟、内关、神门、太冲。肝气郁结者，加曲泉、膻中、期门；气郁化火者，加行间、侠溪、外关；痰气郁结者，加丰隆、阴陵泉、天突；血虚气滞者，加心俞、足三里、三阴交。实证针用泻法，虚证针用补法。②可用心理暗示法。

转归预后 一般预后较好。病程久治不愈者，可发展为精神病。

预防调护 劳逸结合，避免不良因素刺激。注意心理调节。

（张丽萍）

bēidié

卑惵（guilt complex due to heart blood insufficiency） 情志因素导致心脉瘀阻，心肾不交，水气凌心所引起的以自觉胸中痞塞，不能饮食，心中常有所歉，喜居暗室或倚门后，自怯畏惧，见人而惊避为主要临床表现的疾病。本病常见于西医学神经衰弱、反应性抑郁症、恐怖症。

病名最早见于《伤寒杂病论·平脉法》："卫气弱，名曰惵；荣气弱，名曰卑；惵卑相搏，名曰损。"由此可知卑惵主要病因为荣卫俱虚。明·戴元礼《证治要

表 癔症的分证论治

证型	临床表现	治法	主方	常用药
肝郁脾虚证	手足无规律乱动，时作时休，嘻笑不休或痛哭无泪，伴不寐多梦、易惊，纳呆食少，平素忧思易怒。舌淡苔白，脉弦细	疏肝健脾养血安神	逍遥散	柴胡、当归、白芍、丹参、郁金、柏子仁、炒枣仁、桃仁、红花、牛膝、炙甘草
气郁痰阻证	突然发作，悲哭喊叫，或咯咯嘻笑，妄言妄见妄闻，或意识蒙眬。舌红苔白腻或黄，脉弦细数	疏肝健脾化痰开窍	温胆汤合柴胡疏肝散	陈皮、茯苓、半夏、枳壳、竹茹、远志、石菖蒲、柴胡、黄连、黄芩、白芍、川芎、制香附、生甘草
气逆动风证	突然昏仆，闭目不语，僵卧不动，或四肢无规律抽动，意识清楚，发作时间长，发无定时，发后如常人。舌红苔白厚，脉沉弦	疏肝理气养血息风	逍遥散	柴胡、生白芍、石决明、当归、丹参、鸡血藤、郁金、珍珠母、川芎、牛膝、炒枣仁
肝虚气逆证	突发偏瘫，不能站立，行走困难，情绪平稳。舌淡苔白，脉弦细	平肝降逆益气养血	奔豚汤	当归、川芎、半夏、陈皮、生甘草、白芍、党参、远志、石菖蒲、郁金、桑白皮
气闭心窍证	惊悸不安，恶闻人声，甚则耳目失聪，失语，意识清楚，可用手势、书写与人交谈。舌红苔白，脉弦滑	补益心肾醒神开窍	甘麦大枣汤	炙甘草、淮小麦、大枣、远志、石菖蒲、白蒺藜、丹参、麦门冬、人参、酸枣仁、稽豆衣
血虚气滞证	喜悲善哭，喜欠伸，神志不清。部分躯体障碍，易受暗示。舌淡苔白或无苔，脉沉细或弦细	调理气血化痰定志	安神定志丸	当归、白芍、川芎、丹参、人参、淮小麦、大枣、炙甘草、郁金、制香附、茯神、远志、石菖蒲、生龙齿
肺气郁痹证	平素忧思气郁，因情志刺激突然呼吸短促，气闷胸痛，咽中如窒，或伴失眠，心悸。苔薄，脉弦	开郁降气平喘	五磨饮子	沉香末、木香、槟榔、乌药、枳实、柴胡、白芍药、生甘草

诀》认为主要病因为血虚："自怯畏惧之状，因血虚不足所致，其证痞寒不饮食，心中常有所怯，爱处暗或倚门后，见人则惊避，似失志状。本证迁延难愈，治宜养血补心，定志安神，用天王补心丹、人参养营汤等。"

病因病机 多因情志因素致肝气郁滞，心脉瘀阻；或惊恐伤肾，心神失养，致心肾不交；或阳虚不能运化水湿，水气凌心，发为卑惵。虚者责之于心肾；实者归之于痰瘀。

诊断 根据临床表现结合病史可作诊断。

诊断要点 ①胆怯多疑，喜独居，或有内疚感，或对特定环境、物体有强烈的恐惧紧张感。②失眠健忘，头晕心悸，神疲乏力，食欲、性欲减退，反应迟钝。③无明显精神刺激诱因，思维无障碍，无幻觉幻想。

鉴别诊断 应与心悸、怔忡鉴别。心悸、怔忡之胸中不适缘于心跳，坐卧不安，但不避人；卑惵之胸中不适由于痞塞，一般无促、结、代、疾、迟等脉象，以神志异常为主。

辨证论治 此病以虚为主，当根据何脏亏虚分别治之。

辨证要点 神疲乏力，头晕心悸，舌淡脉弱为心脾两虚；抑郁烦躁，纳少便溏为肝郁脾虚；畏寒肢冷，腰膝酸软，腹胀便溏为脾肾阳虚。

治疗原则 养血补心、定志安神。

分证论治 见表。

中成药治疗 在辨证的基础上选择适用的中成药。①归脾丸：益气健脾养血，用于气血两虚导致的心悸、失眠多梦、头昏头晕、肢倦乏力。②逍遥丸：疏肝解郁、健脾养血，用于肝郁血虚、脾气虚弱。③舒肝解郁胶囊：疏肝解郁、健脾安神，用于肝郁脾虚证。

转归预后 此病病程较长，缠绵难愈。

预防调护 积极进行心理疏导，使患者心情舒畅，精神愉快。发展听音乐、下棋、阅读等爱好，增强患者对生活的兴趣和信心。室内光线宜柔和，环境安静、清洁。同时避免各种精神刺激，防止加重病情。

（张丽萍）

bēntún

奔豚（kidney amassment） 肾脏阴寒之气上逆或肝经气火冲逆所引起的自觉有气从少腹上冲胸脘、咽喉，发时痛苦剧烈为主要表现的疾病。因时有气上冲如豚之奔状，故名。常见于西医学胃肠神经官能症。

《难经》列为五积之一，属肾之积。东汉·张仲景《金匮要略》曰："奔豚病从少腹起，上冲喉咙，发作欲死，复还止，皆从惊恐得之。"宋·窦材《扁鹊心书》指出其与疝气的区别："奔豚与疝不同，混淆不得，从小腹而上，抵心者，奔豚也；从少腹而上逆脐，从阴囊而上冲心膈，痛欲死者，冲疝也；从少腹而下连肾区者，小肠与狐疝也。"

病因病机 病因有突受惊恐，禀赋不足。基本病机为肾脏阴寒之气上逆或肝经气火冲逆。惊恐或素体阳虚，下焦有寒，肾水之寒气上冲；肝胆郁滞，木郁化火，木郁克土，肝脾不和，清阳不升，浊阴上逆而发病。

诊断要点 根据临床表现结合病史可作诊断。①自觉有气从少腹上冲胸脘，腹部绞痛，胸闷气急，头昏目眩，心悸易惊。②伴寒热往来，咳嗽气逆，发作后如常。

辨证论治 应辨虚实施治。伴形寒肢冷者多属肾脏阴寒之气上逆；伴腹痛、往来寒热者多属肝经气逆。

辨证要点 伴形寒肢冷者多属肾脏阴寒之气上逆；伴腹痛、往来寒热者多属肝经气逆。

治疗原则 理气降逆。

分证论治 见表。

表 卑惵的分证论治

证型	临床表现	治法	主方	常用药
心脾两虚证	自卑，恐惧，心悸，心中惕惕然，神疲乏力，头晕健忘，食少便溏，面色萎黄。舌淡，脉弱	补益心脾	人参养荣汤	白芍、人参、黄芪、肉桂、当归、白术、炙甘草、熟地黄、五味子、茯苓、远志、生姜、大枣
心虚神怯证	自卑，胆怯易惊，心悸神疲，失眠多梦，易被惊醒。舌淡，脉弱	养心安神	琥珀养心丹	琥珀、龙齿、远志、石菖蒲、茯神、人参、炒枣仁、当归、生地黄、黄连、柏子仁
肝郁脾虚证	自卑恐惧，抑郁不舒，胸闷烦躁，不愿与人交往，食欲不振，便溏不爽，神疲乏力，或胁肋胀痛。舌淡苔薄，脉弦	疏肝健脾	逍遥散	柴胡、当归、白芍、白术、茯苓、生姜、薄荷、甘草
脾肾阳虚证	神怯易惊，反应迟钝，心情沮丧，性欲减退，畏寒肢冷，腰膝酸软，腹胀便溏或完谷不化。舌淡苔白，脉沉细无力	温补脾肾	附子理中汤	人参、白术、炮姜、制附子、炙甘草

表　奔豚的分证论治

证型	临床表现	治法	主方	常用药
肝肾气逆证	自觉气从少腹上冲咽喉，发作欲死，惊悸不宁，腹痛，呕吐，烦渴，乍寒乍热。发作后如常，常反复发作。舌红苔薄白或黄，脉弦数	滋养肝肾平冲降逆	奔豚汤合旋覆代赭汤	甘草、川芎、当归、半夏、黄芩、生葛、芍药、生姜、甘李根白皮、旋覆花、代赭石
心阳不足寒气上冲证	气从少腹上冲胸咽，发作时心胸憋闷，时发时止，伴畏寒肢冷，心悸不安。舌淡苔白，脉沉细	温阳散寒平冲降逆	桂枝加桂汤	桂枝、白芍、生姜、炙甘草、大枣
寒饮上逆证	脐下悸动，旋即逆气上冲，心悸不安，形寒肢冷，头目眩晕。舌淡苔白腻，脉弦紧	温阳逐饮理气降逆	茯苓桂枝甘草大枣汤	茯苓、桂枝、甘草、大枣、乌药、小茴香、川楝子
气血虚弱证	素体气血虚弱，因情志刺激，自觉有气上冲，顶心胁作痛，喘逆少气，大汗，四肢发冷，坐卧不得，腹痛难忍拒按，形体消瘦。苔白，脉沉急或沉细	攻补兼施平冲降逆	人参养荣汤合七气汤	桂枝、川芎、人参、甘草、白术、茯苓、陈皮、黄芪、当归、白芍、桂心、远志、紫苏、厚朴、半夏

中成药治疗　在辨证的基础上选择适用的中成药。归脾丸：益气健脾养血，用于气血两虚导致的心悸、失眠多梦、头昏头晕、肢倦乏力。

其他疗法　在内科治疗的基础上配合其他疗法。艾灸神阙、关元、气海，可治寒气上冲之奔豚。

转归预后　一般预后较好。

预防调护　注意调畅情志。少吃刺激性食品，戒烟酒。适当参加体育锻炼，生活起居应有规律。

（张丽萍）

xuèzhèng

血证（blood disease）　火热熏灼或气虚不摄所引起的血液不循常道，或上溢于口鼻诸窍，或下泄于前后二阴，或渗出于肌肤，所形成的一类出血性疾病。又称血病、失血。常见于西医学各类急、慢性疾病引起的出血，以及因造血系统病变引起的各种出血性疾病。

《黄帝内经》对血的生理及病理有较深入的认识，并记载了血泄、衄血、咳血、呕血、溺血、溲血、便血。东汉·张仲景《金匮要略·惊悸吐衄下血胸满瘀血病脉证治》最早用泻心汤、柏叶汤、黄土汤等治疗吐血、便血。隋代《诸病源候论·血病诸候》将血证称为血病，对各种血证的病因病机作了较详细的论述。唐代《备急千金要方》用犀角地黄汤治疗血证。宋代《济生方·失血论治》认为失血可由多种原因导致："所致之由，因大虚损，或饮酒过度，或强食过饱，或饮啖辛热，或忧思恚怒"，而对血证的病机，则强调因于热者多。明·虞抟《医学正传·血证》率先将各种出血病证归纳在一起，并以"血证"之名概之。自此之后，血证之名即为许多医家所采用。明·缪希雍《先醒斋医学广笔记·吐血》提出了著名的治吐血三要法，强调了行血、补肝、降气在治疗吐血中的重要作用。《景岳全书·血证》对血证的内容作了比较系统的归纳，将引起出血的病机提纲挈领地概括为"火盛"及"气虚"两个方面。清·唐容川《血证论》是论述血证的专书，该书提出了止血、消瘀、宁血、补血的治血四法。

病因病机　血证病因为感受外邪、情志过极、饮食不节，劳倦过度、久病或热病等。病机为火热熏灼，迫血妄行及气虚不摄，血溢脉外两类。在火热之中，又有实火及虚火之分。外感风热燥火，湿热内蕴，肝郁化火等，均属实火，而阴虚火旺之火，则属虚火。气虚之中，又有仅见气虚和气损及阳、阳气亦虚之别。实证和虚证虽各有其不同的病因病机，但在疾病发展变化的过程中，又常发生实证向虚证的转化，如开始为火盛气逆，迫血妄行，但在反复出血之后，则会导致阴血亏损，虚火内生；或因出血过多，血去气伤，以致气虚阳衰，不能摄血。

诊断　根据临床表现结合病史可作诊断，实验室检查与影像学检查有助于明确本病诊断。

诊断要点　①咯血：血由肺，气道而来，经咳嗽而出，或觉喉痒胸闷，一咯即出，血色鲜红，或夹泡沫，或痰血相兼，痰中带血。多有慢性咳嗽，痰喘、肺痨等病史。②吐血：发病急骤，吐血前多有恶心、胃脘不适，头晕等症。血随呕吐而出，常伴有食物残渣等胃内容物，血色多为咖啡色或紫黯色，也可为鲜红色，大便色黑如漆，或呈暗红色。有胃痛，胁痛、黄疸、癥积等病史。③便血：大便色鲜红、暗红或紫暗，甚至黑如柏油样，次数增多。有胃肠或肝病病史。④尿血：小便中混有血液或夹有血丝，排尿时无疼痛。⑤鼻衄：血自鼻道外溢，排除因外伤、倒经所致。⑥齿衄：血自齿龈或齿缝外溢，排除外伤所致。

辨证论治　本病当辨血证的类型、病位、虚实。

辨证要点　①辨不同血证：血证具有明确而突出的临床表现即出血，一般不易混淆。但由于引起出血的原因以及出血部位的不同，应注意辨清不同的病证。如从口中吐出的血液，有吐血与咳血之分；小便出血有尿血与血淋之别；大便下血则有便血、痔疮之异。应根据临床表现、病史等加以鉴别。②辨脏腑病位：同一血证，可以由不同的脏腑病变而引起。例如同属鼻衄，但病变脏腑有在肺、在胃、在肝的不同；吐血有病在胃及在肝之别；齿衄有病在胃及在肾之分；尿血则有病在膀胱、肾或脾的不同。③辨证候之虚实：一般初病多实，久病多虚，虚衰所致者属虚。由火热迫血所致者属实，由阴虚火旺，气虚不摄，甚至阳气虚衰所致者属虚。

治疗原则　治火、治气、治血。《景岳全书·血证》说："凡治血证，须知其要，而血动之由，惟火惟气耳。故察火者但察其有火无火，察气者但察其气虚气实，知此四者而得其所以，则治血之法无余义矣"。①治火：实火当清热泻火，虚火当滋阴降火。②治气：实证当清气降气，虚证当补气益气。③治血：选用凉血止血、收敛止血或祛瘀止血等法。

分证论治　见鼻衄、咯血、吐血、尿血、便血。

中成药治疗　在辨证的基础上选择适用的中成药。

转归预后　血证的预后，主要与下述三个因素有关：一是引起血证的原因。一般来说，外感易治，内伤难愈，新病易治，久病难疗。二是与出血量的多少密切有关。出血量少者病轻，出血量多者病重，甚至形成气随血脱的危急重证。三是与兼见症状有关。出血而伴有发热，咳喘，脉数等症者，一般病情较重。正如《景岳全书·血证》说："凡失血等证，身热脉大者难治，身凉脉静者易治，若喘咳急而上气逆，脉见弦紧细数，有热不得卧者死。"

预防调护　注意饮食有节，起居有常，劳逸适度。宜进食清淡、易于消化、富有营养的食物，避免情志过极。对血证患者要注意精神调摄，消除其紧张、恐惧、忧虑等不良情绪。注意休息。重者应卧床休息，严密观察病情的发展和变化，若出现头昏，心慌、汗出、面色苍白、四肢湿冷，脉芤或细数等，应及时救治，以防产生厥脱之证。吐血量大或频频吐血者，应暂予禁食，并应积极治疗引起血证的原发疾病。

（胡镜清）

kǎxiě

咯血（hemoptysis）　以咳嗽、痰中带血或咳吐纯血鲜红，间夹泡沫为主要表现的疾病。又称咳血。常见于西医学支气管扩张、慢性支气管炎、肺炎、肺结核、肺癌、风湿性心脏病、二尖瓣狭窄等。

明·孙一奎《医旨绪论·论咳血》云："咳血多是火郁肺中，治宜清肺降火，开郁消痰，咳止而血亦止也。不可纯用血药，使气滞痰中而郁不开，咳既不止，血安止哉。设下午身热而脉细数，此真阴不足，当清上补下"，提出咳血多由火郁肺中所致，治疗时不能单纯用止血药，当兼顾清肺火、化郁结之痰。清·张璐《张氏医通》认为阴虚肺燥可致咳血："咳血者，因咳嗽而见血，或干咳，或痰中见红丝血点一两口，气急喘促，此虽肺体自燥，亦为火逆咳伤血膜而血随痰出也。"清·唐荣川《血证论》："肺主气，咳者气病也，故咳血属之于"，指出病位在肺，并指出"人必先知咳嗽之原，而后可治咳血之病，盖咳嗽固不皆失血，而失血则未有不咳嗽者"。同时总结了"实咳""虚咳""气咳""痰咳""骨蒸咳""痨虫咳"的证治方药。

病因病机　病因有外邪袭肺、情志失调、劳倦过度和久病正虚。基本病机为外邪袭肺，火热熏灼，迫血妄行及气虚不摄，血溢脉外。病位在肺，涉及肝、肾、脾。病理性质有虚有实，由外邪袭肺及肝火犯肺所致者属实证；由肺肾阴虚及气虚不摄所致者，属虚证，亦有实证咳血经久不愈转为虚证者。

诊断　根据临床表现结合病史可作诊断。血常规、血沉、胸部X线检查、纤维支气管镜检查、痰液检查、胸部CT有助于本病的诊断和鉴别诊断。

诊断要点　①咯吐鲜红色血，呈泡沫状，常混有痰液。②伴有咳嗽、胸闷、喉痒。③可有慢性心肺疾病病史。

鉴别诊断　咯血应与吐血、肺痈相鉴别。①吐血是血自胃而来，经呕吐而出，血色紫暗，常夹有食物残渣，吐血之前多有胃脘不适或胃痛、恶心等症状，吐血之后无痰中带血，但大便多呈黑色。吐血多以消化性溃疡引起最为常见，其次为食管或胃底静脉曲张破裂，再次为急性胃黏膜病变。②肺痈以咳嗽、胸痛、发热、咯吐腥臭浊痰，甚则脓血相兼为主要表现。血常规白细胞计数及中性粒细胞计数均显著增加，痰涂片革兰染色，痰、胸腔积液和血培养有助于确定病原体，胸部X线检查可见肺野大片浓密阴影，其中有脓腔及液平面或见两肺多发性小脓肿。

辨证论治 应分外感、内伤及虚实辨治。

辨证要点 ①辨外感内伤：外感者病程短，起病较急，初起均有恶寒、发热等表征。内伤者则病程长，起病较缓，有脏腑、阴阳、气血虚衰或偏盛的表现。②辨虚实：外感之火及肝郁之火属实火，阴虚火旺之火为虚火。

治疗原则 外感风热当清热凉营，肝郁实火当清热泻火，同时加以凉血止血；阴虚阳亢之虚火当滋阴清热、宁络止血。

分证论治 见表。

中成药治疗 在辨证的基础上选择适用的中成药。①云南白药胶囊：止血愈伤、活血散瘀，用于各类型咳血。②荷叶丸：凉血止血，用于咳血属火热熏灼肺络者。

针灸疗法 取鱼际、尺泽。前者用泻法，后者用补法；灸涌泉。

转归预后 决定于引起的原因，病情的轻重，咯血量的多少。外感咳血一般预后良好，在祛除外邪之后，咳血即可治愈。但反复发作或经久不愈，血液亏耗，气阴伤损，则易转为其阴亏虚或气不摄血等证候的内伤咳血。内伤咳血则病程较长，多有反复发作的病势，往往需要较长时间才能治愈。

预防调护 注意饮食有节，起居有常。劳逸适度，避免情志过极。对咳血患者要注意精神调摄，消除其紧张、恐惧、忧虑等不良情绪。咳血量多者应绝对卧床，采取侧卧位，或头偏向一侧，以利于血痰咳出，防止窒息。严密观察病情的发展和变化，若出现头昏、心慌、汗出、面色苍白、四肢湿冷、脉芤或细数等，应及时救治，以防产生厥脱之证。宜进食清淡、易于消化、富有营养的食物，忌食辛辣香燥、油腻炙煿之品，戒除烟酒。咳血量大或频频咳血者，应暂予禁食，并应积极治疗引起咳血的原发疾病。

（胡镜清）

表 咯血的分证论治

证型	临床表现	治法	主方	常用药
风寒犯肺证	初起恶寒，发热，头痛，鼻塞，咳嗽痰稀，渐至咳嗽不已，痰中夹血，血量一般不多。舌淡苔白，脉浮或浮缓	疏风散寒肃肺止血	止嗽散	桔梗、甘草、白前、橘红、百部、紫菀、侧柏叶、白茅根、仙鹤草
风热犯肺证	初起恶寒发热，咳嗽黄痰，痰中夹血，血色鲜红，口渴，咽痛，或头痛。舌苔薄黄，脉浮数	清宣肺热凉血止血	银翘散	连翘、金银花、苦桔梗、薄荷、竹叶、甘草、芥穗、淡豆豉、牛蒡子、苇根、侧柏叶、大蓟、小蓟
燥热伤肺证	喉痒咳嗽，痰量不多，咯痰不爽，痰中带血，口干鼻燥，或有身热，心烦口渴。舌红少津，苔黄而燥，脉浮数	清燥润肺宁络止血	清燥救肺汤	桑叶、石膏、甘草、人参、胡麻仁、麦门冬、杏仁、枇杷叶、侧柏叶、白茅根、仙鹤草
肝火犯肺证	咳嗽阵作，咳痰色黄带血，咳血量较多或纯血鲜红，胸胁胀痛，烦躁易怒，口苦。舌红苔薄黄，脉弦数	清肝泻火凉血止血	泻白散合黛蛤散	地骨皮、桑白皮、甘草、青黛、海蛤壳、侧柏叶、白茅根、仙鹤草
阴虚火旺证	干咳少痰，痰黏难咳，痰中带血，或反复咳血，血色鲜红，口干咽燥，颧红，潮热盗汗，手足心热。舌红，脉细数	滋阴降火宁络止血	百合固金汤	熟地黄、生地黄、当归、白芍、甘草、桔梗、玄参、浙贝母、麦冬、百合、侧柏叶、大蓟、小蓟
气不摄血证	咳血久延不愈，血量较少，色暗淡，咳痰色白，面色苍白，畏冷，神疲肢乏，心悸气短，声细，懒言，纳少无味，大便偏溏。舌淡苔薄白，脉沉细或芤	肺脾双补益气摄血	拯阳理劳汤	人参、黄芪、白术、当归、陈皮、五味子、肉桂、炙甘草、阿胶
瘀阻肺络证	咳痰带血或吐血沫，心悸，咳逆倚息不得卧，胸闷刺痛，口唇青紫，面色晦滞，目眶黧黑。舌紫暗或有瘀斑，脉沉弦涩或弦迟结代	活血化瘀	化血丹	花蕊石、三七、血余炭、侧柏叶、大蓟、小蓟

tùxiě

吐血（hematemesis） 以出现血随呕吐而来，血色暗紫、大便色黑为主要表现的血证。又称呕血。常见于西医学上消化道出血，也见于肝硬化、食管炎、急慢性胃炎等消化系统疾病及某些全身性疾病。

宋代《圣济总录》认为："吐血病有三种：一则缘心肺蕴热，血得热则妄行，下流入胃，胃受之则满闷，气道贲衡，故令吐血；二则虚劳之人，心肺内伤，恚怒气逆，肝不能藏，血乘虚而出，因怒气逆，甚则呕血；三则缘酒食饱甚，胃间不安，或强吐之，气脉贲乱，损伤心胃，血随食出，此名伤胃。"清·唐荣川《血证论》提出治血三法："惟以止血为第一要法，血止之后，其离经而未吐出者，是为瘀血，既与好血不相合，反与好血不相能。或壅而成热，或变而为痨，或结瘕，或刺痛，日久变证，可预料，必亟为消除，以免后来诸患。故以消瘀为第二法，止吐消瘀之后，又恐血再潮动，则须用药安之，故以宁血为第三法。”

病因病机 病因有外邪侵袭、饮食不节、情志过极、劳倦久病。外邪侵袭、损伤脉络而引起出血，其中以风、热、燥邪损伤上部脉络为多。饮食不节：饮酒过多或过食辛辣厚味，滋生湿热，蕴阻中焦，热伤脉络，引起吐血。情志过极：忧思恼怒过度，肝气郁结化火，肝火横逆犯胃则引起吐血。劳倦过度，耗伤心脾，气血亏虚，脾主统摄，脾不统血亦可致吐血。久病或热病之后，阴精伤耗，以致阴虚火旺，迫血妄行；或热病使正气亏损，气虚不摄，血溢脉外；久病入络，使血脉瘀阻，血行不畅，血不循经而致出血。病理性质有虚实。因肝火胃热所致者属实；气虚不摄所致属虚。

诊断 根据临床表现结合病史可作诊断。胃肠X线钡餐、血常规、血沉、大便常规、肝功能检查等均有助于本病的诊断和鉴别诊断。

诊断要点 ①常有胃痛、胁痛、黄疸、癥积等宿疾。②发病急骤，吐血前多有恶心、胃脘不适、头晕等症。③血随呕吐而出，常会有食物残渣等胃内容物，血色多为咖啡色或紫暗色，也可为鲜红色，大便色黑如漆，或呈暗红色。

鉴别诊断 吐血与咯血鉴别，咯血以咳嗽、痰中带血或咳吐纯血鲜红，间夹泡沫为主要临床表现。

辨证论治 当辨标本缓急、病变部位和寒热虚实。

辨证要点 ①辨标本虚实：吐血骤起，常以标实为主；久病吐血，多为本虚。②辨脏腑：若血中夹有食物残渣多来源于胃；若大怒之后，情志不舒，病变脏腑多在肝。临证当根据吐血的新旧缓急、血量血色、患者的全身状况和既往疾病作出合理的辨证。③辨寒热：吐血鲜红，躁动不宁，大热口渴，喜冷饮，或便秘、胁痛，脉洪大或数多为实热；吐血色鲜红量少，午后潮热，舌红少苔，脉细数，多为阴虚火旺。寒邪所胜，吐血紫暗，面色苍白，周身冰凉，脉沉迟有力，多为外寒；体凉喜暖，懒言喜静，脉弱无力者，多为虚寒。

治疗原则 治火、治气、治血。

分证治疗 见表。

中成药治疗 在辨证的基础上选择适用的中成药。①云南白药：活血止血、化瘀止痛，用于出血期的止血。②人参归脾丸：益气补血、健脾养心，用于脾虚失摄的慢性出血。

其他疗法 在内科治疗的基础上配合其他疗法。

针灸 胃中积热吐血，取上脘、内庭、郄门。脾虚吐血，取中脘、足三里、脾俞，寒盛者可合用艾灸。吐血伴有腹中冷痛者，灸天枢七壮。

敷贴 生大黄粉、陈醋，调成糊状，备用。先用温水，清洁脐孔、脐周，敷以药糊，纱布覆盖，胶布固定，药干即换，血止为度，孕妇及皮肤过敏者忌用。

转归预后 与病势的缓急、血量的多少有很大关系。吐血暴作多危及生命，预后较差，如抢救得当，及时止血，则预后尚可。若吐血治疗不当，易迁延不愈，形成慢性吐血，日久耗伤正气。若失于救治，预后多不良。

预防调护 吐血主要病位在胃，故与饮食关系密切，患者宜饮食清淡，宜软宜消化，避免食用过分粗糙、煎烤烹炸的食物，亦不宜饮烈酒浓茶。吐血之时，应当加强护理，密切观察，消除患者的过分顾虑，同时必须禁食，当吐血停止病情稳定后，可给予温凉的药汁。吐血之后，应当注意患者的饮食，宜食用牛奶、水果、蔬菜等富含纤维的养胃之品。

（胡镜清）

biànxiě

便血（hematochezia） 以大便夹血，或便时纯血，或与粪便混杂而下血为主要表现的血证。又称肠风、脏毒。常见于西医学胃肠

表 吐血的分证论治

证型	临床表现	治法	主方	常用药
胃热壅盛证	脘腹胀闷，甚则作痛，吐血色红或紫暗，常夹有食物残渣，口臭，便秘，大便色黑。舌红苔黄腻，脉滑数	清胃泻火化瘀止血	泻心汤合十灰散	黄芩、黄连、大黄、大蓟、小蓟、侧柏叶、茜草根、白茅根、牡丹皮、栀子
肝火犯胃证	吐血色红或紫暗，口苦胁痛，心烦易怒，寐少梦多。舌红绛，脉弦数	泻肝清胃凉血止血	龙胆泻肝汤	龙胆草、黄芩、山栀、泽泻、通草、车前子、当归、生地黄、柴胡、生甘草
气虚血溢证	吐血缠绵不止，时轻时重，血色暗淡，神疲乏力，心悸气短，面色苍白。舌淡，脉细弱	健脾养心益气摄血	归脾汤	白术、当归、白茯苓、黄芪、龙眼肉、远志、酸枣仁、木香、甘草、人参、生姜、大枣
气衰血脱证	面色苍白，四肢厥冷，大汗淋漓，气息微弱。舌淡，脉微欲绝	回阳益气固脱止血	参附汤	人参、附子

道炎症、溃疡、肿瘤、息肉、憩室炎、痔疮等疾病。

明·李梴《医学入门》："自外感得者，曰肠风，随感随见，所以色鲜，多在粪前，自大肠气分来也；自内伤得者，曰脏毒，积久乃来，所以色黯，多在粪后，自小肠血分来也；又有不拘粪前后来者，气血俱病也"，指出肠风与脏毒的区别，并认为"原因伤风犯胃飧泄，久而湿毒成癖，注于大肠，传于少阴，名曰肠癖，俗呼血箭。因其便血即出有力，如箭射之远也，又有如筛四散漏下者"，龚廷贤《寿世保元》："下血者，大便出血也，乃脏腑蕴积湿热之毒而成。或因气郁，酒色过度，及多食炙爆热毒之物，或风邪之冒，或七情六淫所伤，使气血逆乱。荣卫失度，皆能令人下血"，认为湿热蕴积、五志过极、感受外邪均可致病。

病因病机 病因有感受外邪、饮食不节、情志过极、劳倦过度。基本病机为胃肠脉络受损，络伤血溢。病位在胃肠，与肝、脾相关。病理性质分虚实。肠道湿热属实；气不摄血，脾胃虚寒属虚。

诊断 根据临床表现结合病史可作诊断。胃肠X线钡餐，乙状结肠镜检查，血、尿、粪病原体检查及培养有助于诊断和鉴别诊断。

诊断要点 ①有胃肠道溃疡、炎症、息肉、憩室或肝硬化等病史；②大便色鲜红、暗红或紫暗，或黑如柏油样，次数增多。

鉴别诊断 常与痢疾相鉴别。痢疾初起有发热恶寒等症，其便血为脓血相兼，且有腹痛、里急后重、肛门灼热等。

辨证论治 当辨病变部位和肠风、脏毒之分。

辨证要点 东汉·张仲景《金匮要略》首先提出从血在便前便后来区分血来之由远由近："下血，先便后血，此远血也" "下血，先血后便，此近血也"。即血在便后，多来源远，多在胃或在小肠；血在便前，多来源近，多在直肠或肛门。

辨肠风、脏毒：《济生方·下痢》说："大便下血，血清而色鲜者，肠风也；浊而色黯者，脏毒也。"

治疗原则 实热者清利，虚寒者温补。

分证论治 见表。

中成药治疗 在辨证基础上选择适用的中成药。①槐角丸：清肠疏风、凉血止血，用于血热所致的肠风便血、痔疮肿痛。②槐榆清热止血胶囊：清热止血、消肿止痛，用于湿热所致的痔疮便血者。

其他疗法 在内科治疗的基础上配合其他疗法。

针灸 取穴：三间、商阳、大陵、内关、承扶。手法：平补平泻，留针30分钟，治疗湿热型便血。取穴：关元、太白、足三里、会阳。手法：补法，加艾灸，治疗脾胃虚寒型便血。灸命门穴、中脘、气海，治疗脾肾虚寒便血。

敷脐法 虚寒型便血，用肉桂、生附子、硫磺、五倍子，研极细末，用独头蒜、鲜葱头捣烂，调成糊状，敷于脐中，纱布外裹，胶布固定。日1次，血止即停。湿热型便血，取黄芩、黄连、大黄，研末备用，米醋调上末，敷于脐中，纱布外裹，胶布固定。日1次，血止即停。

保留灌肠 云南白药溶于生理盐水中，保留灌肠。

转归预后 若能早期发现，及时正确的治疗，多能治愈。一般来说，病程短，出血量少，治疗早，年轻的患者预后较好，反之则相对较差。若出血后身凉脉静者，多为顺证；身热脉大者多为逆证。若便血无度，且伴有大汗淋漓、面色苍白、头晕目眩、脉微欲绝者，多为危候，预后极差。

预防调护 对于本病应注意饮食有节，避免过食辛辣煎烤之物，宜清淡易消化的食物，少饮酒，保证心情舒畅，劳倦有度。出血期间，应卧床休息，密切观察便血的次数和量，注意全身症状，并做好患者的情绪疏导工作。

（胡镜清）

niàoxiě

尿血（hematuria）

以小便中混有血液或血块但排尿时无疼痛为主要表现的血证。常见于西医学肾小球肾炎、泌尿系肿瘤等泌尿

表 便血的分证论治

证型	临床表现	治法	主方	常用药
肠道湿热证	便血色红，大便不畅或稀溏，或有腹痛，口苦。舌红苔黄腻，脉濡数	清化湿热凉血止血	地榆散合槐角丸	地榆、茜根、黄芩、黄连、栀子、茯苓、槐角、枳壳、当归、防风
气虚不摄证	便血色红或紫暗，食少，体倦，面色萎黄，心悸，少寐。舌淡，脉细	益气摄血	归脾汤	白术、党参、黄芪、炙甘草、茯神、远志、当归、木香、龙眼、生姜、大枣
脾胃虚寒证	便血紫暗，甚则黑色，腹部隐痛，喜热饮，面色不华，神倦懒言，便溏。舌淡，脉细	健脾温中养血止血	黄土汤	灶心土、白术、附子、甘草、地黄、阿胶、黄芩

系统疾病，以及全身性疾病，如血液病、结缔组织疾病等出现的血尿者。

明·周慎斋《周慎斋遗书·尿血》认为主要病因是肾虚火旺："尿血者，精不通行而成血，血不归经而入便，然其原在肾气衰而火旺，治当清肾。清肾之法，补脾益肺以生水则火自平，而精血各归其所矣。"明·龚廷贤《寿世保元·溺血》："因心肾气结所致，或忧劳房室过度而得之，实因精气滑脱，阴虚火动，荣血妄行耳。尿行则不痛，尿淋血行则痛"，提出主要病机为阴虚火旺，并指出尿血与血淋的区别。清·唐荣川《血证论·尿血》认为心肝火旺是主要病因："心主血，心气热，则遗热于膀胱，阴血妄行而溺出焉。又肝主疏泄，肝火盛，亦令尿血。"治疗方面，提出"不可轻用止涩药，恐积瘀于阴茎，痛楚难当也。"

病因病机 病因有外感湿热、情志失调、劳倦内伤和久病、热病之后续发。湿热下注、肝郁化火、心火亢盛，导致火热熏灼、迫血妄行，另有久病或热病使阴精伤耗，以致阴虚火旺，灼伤肾与膀胱脉络，血液妄行，而致尿血。亦有劳倦内伤，脾虚不能统血，血不归经，而随尿溢者。病位在膀胱，涉及肝、心、脾、肾。病理性质初期多以实证为主，病久不愈，多属虚证。

诊断 根据临床表现结合病史可作诊断。尿常规检查等有助于诊断和鉴别诊断。

诊断要点 小便中混有血液或夹有血丝，或如浓茶或呈洗肉水样，排尿时无疼痛。

鉴别诊断 尿血应与血淋、石淋等相鉴别。血淋虽见血随尿出，但小便时滴沥刺痛。石淋尿中时有沙石夹杂，小便涩滞不畅，时有小便中断，或伴腰腹绞痛等症，若沙石从小便排出则痛止。

辨证论治 应分虚实辨治。

辨证要点 应辨清虚实。初发病者，色鲜红，小便灼热，舌红苔黄，脉数，多属于实证；病久不愈，尿色淡红，舌淡，脉弱，多属于虚证。

治疗原则 下焦湿热，宜清热泻火，凉血止血；虚证，肾虚火旺，宜滋阴降火，凉血止血；脾不统血，宜补脾摄血；肾气不固，宜补益肾气，固摄止血。

分证论治 见表。

中成药治疗 在辨证的基础上选择适用的中成药。①知柏地黄丸：滋阴降火、凉血止血，用于尿血肾虚火旺者。②归脾丸：补脾摄血，用于尿血脾不统血者。

其他疗法 在内科治疗的基础上配合其他疗法。

针灸 取穴以背俞穴、足太阴经穴为主，取肾俞、膀胱俞、血海、阴陵泉、三阴交。湿热下注者，加中极、行间；心火亢盛者，加大陵、神门；脾胃虚弱者，加关元、足三里。

验方 ①竹茅饮：淡竹叶、白茅根，以沸水冲泡，代茶顿服，用治血尿。②鲜车前草、鲜藕节、鲜小蓟草共捣汁，空腹服，治各种尿血。

转归预后 本病初期易治，久病难治；出血量少者病轻，出血量多者病重，甚至形成气随血脱的危急重病。

预防调护 饮食清淡，忌食海腥发物，忌烟、酒、辛辣之品，勿过食油炸之品，以免辛燥动火，迫血妄行。宜多食水果、蔬菜。对尿血患者要注意精神调摄，消除其紧张、恐惧、忧虑等不良情绪。积极锻炼身体，增强体质，预防感冒，注意休息。

（胡镜清）

bínǜ

鼻衄（epistaxis） 鼻腔出血为主要表现的血证。又称为衄。鼻衄量多时，又称为鼻洪或鼻大衄。常见于西医学紫癜、白血病、再生障碍性贫血、高血压病等疾病。

明·陶华《伤寒六书·鼻衄》："经络热盛，迫血妄行，出于鼻者，为衄血也。是虽热，其邪尤

表 尿血的分证论治

证型	临床表现	治法	主方	常用药
下焦湿热证	小便黄赤灼热，尿血鲜红，心烦口渴，面赤口疮，夜寐不安。舌红，脉数	清热泻火 凉血止血	小蓟饮子	小蓟、生地黄、藕节、蒲黄、栀子、竹叶、滑石、当归、甘草
肾虚火旺证	小便短赤带血，头晕耳鸣，神疲，颧红潮热，腰膝酸软。舌红，脉细数	滋阴降火 凉血止血	知柏地黄丸	知母、黄柏、生地黄、山药、山茱萸、茯苓、泽泻、牡丹皮
脾不统血证	久病尿血，甚或兼见齿衄、肌衄，食少，体倦乏力，气短声低，面色不华。舌淡，脉细弱	补脾摄血	归脾汤	党参、黄芪、白术、茯苓、当归、远志、龙眼肉、酸枣仁、木香、炙甘草
肾气不固证	久病尿血，血色淡红，头晕耳鸣，精神困惫，腰脊酸痛。舌淡，脉沉弱	补益肾气 固摄止血	无比山药丸	熟地黄、山药、山茱萸、怀牛膝、肉苁蓉、菟丝子、杜仲、巴戟天、茯苓、泽泻、五味子、赤石脂

在经，然亦不可发汗。经曰以桂枝、麻黄治衄，非治衄也，乃欲散其经中邪气耳。衄血故为欲解，若衄不止而头汗出，其身无汗，及发热，汗不至足者，又为恶证，当明辨之”，指出鼻衄不可发汗及其恶证。陈实功《外科正宗》提出肺经火旺的观点：“鼻中出血，乃肺经火旺，逼血妄行，上从鼻窍而出也。”张景岳《景岳全书》：“杂病衄血，责热在里；伤寒衄血，责热在表。”清·刘清臣《医学集成·鼻衄》认为鼻衄分虚实：“血从鼻出，多由肺不收藏，但有实火虚火之分。实火宜清，虚火宜温。”

病因病机 病因有外感风热、饮食不节、情志失调、病后续发。由于热邪犯肺、胃热炽盛、肝火上炎导致灼伤鼻络，血液外溢成衄。亦有气血亏虚，气虚不能摄血，血不归经，而从鼻腔流出者。病位在鼻腔，涉及肺、胃、肝。其病理性质分虚实，暴衄多属热、属实，久衄多属虚，或虚中夹实。

诊断 根据临床表现结合病史可作诊断。实验室检查有助于诊断和鉴别诊断。

诊断要点 ①凡血自鼻道外溢。②排除因外伤、倒经所致。

鉴别诊断 鼻衄应与外伤鼻衄、经行衄血等相鉴别。①外伤鼻衄多因碰伤、挖鼻等引起血管破裂而致鼻衄者，出血多在损伤的一侧，且经局部止血治疗不再出血，没有全身症状，与内科所论鼻衄有别。②经行衄血又名倒经、逆经，其发生与月经周期有密切关系，多于经行前期或经期出现，与内科所论鼻衄机理不同。

辨证论治 应分外感和内伤辨治。

辨证要点 外感发病者，鼻燥衄血，口干咽燥，或兼有身热、咳嗽痰少，舌质红，苔薄，脉数；内伤衄血鲜红，舌红苔黄，脉数，多属于实证；久衄，血色淡红，舌淡，脉弱，多属于虚证。

治疗原则 热邪犯肺，宜清泄肺热，凉血止血；胃热炽盛，宜清胃泻火，凉血止血；肝火上炎，宜清肝胃火，凉血止血；气血亏虚，宜补气摄血。

分证论治 见表。

中成药治疗 在辨证的基础上选择适用的中成药。①桑菊饮颗粒：清泄肺热、凉血止血，用于鼻衄热邪犯肺。②玉女煎颗粒：清胃泻火、凉血止血，用于鼻衄胃热炽盛。③龙胆泻肝丸：清肝胃火、凉血止血，用于鼻衄肝火上炎。④归脾丸：补气摄血，用于鼻衄气血亏虚。

其他疗法 除内服汤药治疗外，鼻衄当时，应结合局部用药治疗，以期及时止血。

外用法 ①局部用云南白药止血；②用棉球蘸青黛粉塞入鼻腔止血；③用湿棉条蘸塞鼻散（百草霜、龙骨、枯矾）塞鼻。

针灸 取穴以手太阴、手阳明经穴为主，取孔最、合谷、迎香、上星。肺热者，加少商；胃热者，加内庭；肝热者，加太冲；气血两虚者，加灸关元、足三里。

转归预后 本病初期易治，久病难治；出血量少者病轻，出血量多者病重，甚至形成气随血脱的危急重病。

预防调护 注意饮食有节，起居有常。劳逸适度，避免情志过极。对鼻衄患者要注意精神调摄，消除其紧张、恐惧、忧虑等不良情绪。注意休息，病重者应卧床休息。宜进食清淡、忌食辛辣香燥、油腻，戒烟酒。

（胡镜清）

chǐnǜ

齿衄（gum bleeding） 以非外伤性之齿缝牙龈反复出血为主要临床表现的血证。又称牙衄。多见于牙宣、牙疳、龋齿等病的过程中，或是多种全身疾病的局部表现。

清·唐荣川《血证论》认为胃火上炎是主要病机：“齿虽属肾，而满口之中，皆属于胃，以口乃胃之门户故也。牙床尤为胃经脉络所绕，故凡衄血，皆是胃火上炎，血随火动，治法总以清理胃火为主”，并提出“亦有肾虚火旺，齿豁血渗，以及睡则流血，

表 鼻衄的分证论治

证型	临床表现	治法	主方	常用药
热邪犯肺证	鼻燥衄血，口干咽燥，或兼有身热、咳嗽痰少等症。舌红苔薄，脉数	清泄肺热 凉血止血	桑菊饮	桑叶、菊花、薄荷、连翘、桔梗、杏仁、芦根、甘草
胃热炽盛证	鼻衄，或兼齿衄，血色鲜红，口渴欲饮，鼻干，口干臭秽，烦躁，便秘。舌红苔黄，脉数	清胃泻火 凉血止血	玉女煎	石膏、知母、熟地黄、麦冬、牛膝
肝火上炎证	鼻衄，头痛，目眩，耳鸣，烦躁易怒，面目红赤，口苦。舌红，脉弦数	清肝胃火 凉血止血	龙胆泻肝汤	龙胆草、柴胡、栀子、黄芩、泽泻、车前子、生地黄、当归、甘草
气血亏虚证	鼻衄，或兼齿衄、肌衄，神疲乏力，面色苍白，头晕，耳鸣，心悸，夜寐不宁。舌淡，脉细无力	补气摄血	归脾汤	党参、黄芪、白术、茯苓、当归、远志、龙眼肉、酸枣仁、木香、炙甘草

醒则血止者，皆阴虚。”

病因病机 病因有饮食不节、七情过极、劳倦过度和体虚久病。病机可归纳为以下四个方面：过食辛辣炙煿，胃腑积热；胃阴受伤，虚火上炎；肾阴不足，虚火上炎以及脾气虚衰，统摄无权。

诊断要点 根据临床表现结合病史可作诊断。①血从牙龈齿缝溢出，或渗淫而出，或血出如涌。②有慢性肝病，血液病或齿龈局部疾病。

辨证论治 当分虚实辨治。

辨证要点 实证多胃腑积热，虚证多气血不足、阴虚火旺。

治疗原则 实证当清热泻火为主；虚证应滋阴降火或补气摄血。

分证论治 见表。

其他疗法 在内科治疗的基础上配合针灸疗法。取龈交、下关、大迎、翳风、完骨、太溪等穴，每日针刺一次。若证属实热用泻法，以清热泻火；若证属虚火用平补平泻法，以调整阴阳，降火止衄。

转归预后 转归预后与原发性疾病相关。

预防调护 注意口腔卫生，采用正确的刷牙方法；饮食有节，少食过冷、过热及辛辣炙煿厚味食物；加强锻炼，增强体质及抗病能力。

（胡镜清）

xùxuèbìng

蓄血病（stagnated blood disease） 外感热病，邪热入里，与血相搏，导致瘀血蓄积于内出现以神志异常，少腹硬满，大便色黑为主要表现的疾病。

蓄血之病名出自《伤寒论·阳明病》：“阳明证，其人喜忘者，必有蓄血。”清·张璐《张氏医通·蓄血》指出蓄血顺逆：“蓄血下黑如漆，最为危殆。但下后神气稍宁，脉无变异，即为可疗。若下后神气昏愦，脉见虚脱，加以厥冷呃逆，多不可救。”清·唐荣川《血证论·蓄血》：“蓄血者，或伤寒传经之邪，或温疫时气之邪，传于血室之中，致周身之血，皆为邪所招致。而蓄聚胞中，小腹胀痛，其人或寒或热……血在下如狂是也，癫犬咬伤，毒聚胞中，故令发狂，皆属蓄血之证……热入血室，夜则谵语，用小柴胡汤，加桃仁丹皮治之”，详细记载了蓄血病的病因、病机、证治。

病因病机 病因为外感热邪。邪热入里，血与热互结于下焦。血热结于下焦，以致少腹急结不舒；心主血脉、主神明，邪热与瘀血互结于下，上扰心神，导致神志异常，如狂。太阳蓄血证，是邪热入里与血相搏而为瘀，并无久瘀之血，故病情较急；阳明蓄血证为有瘀血在先，适逢阳明之热相合，乃久瘀而合新病，且以瘀血为主，血瘀络阻，气行不利。

诊断要点 根据临床表现结合病史可作出诊断。①其人如狂，少腹急结或硬满，小便自利。②或发热，喜忘，大便硬而色黑，容易解出。

辨证论治 应分太阳蓄血证与阳明蓄血证。

辨证要点 ①太阳蓄血证：其主症为如狂，发狂，小便自利，少腹硬满而痛或急结等，辨证重在辨小便利与不利，狂与不狂。②阳明蓄血证：其主症为喜忘，大便黑硬，排出反易，辨证重在辨大便黑与不黑，难于不难。

治疗原则 泄热通瘀。

分证论治 见表。

转归预后 对此病的防治，重在准确辨证，若能及早诊断并对证用药治疗，多能治愈，预后则佳；若延误治疗，迁延日久，每多变证丛生，预后不良。

预防调护 避免过度疲劳、精神刺激和饥饿、饮酒、感染等

表 齿衄的分证论治

证型	临床表现	治法	主方	常用药
胃腑积热证	出血色深红而量多，兼有牙龈红肿或微痛，晨起口齿间积血，口干欲饮，口臭便秘。舌苔黄腻，脉象洪数或滑数	清热泻火止衄	清胃散	山栀、升麻、生地黄、牡丹皮、赤芍、黄连、当归、梨皮、甘草
胃阴受伤证	血从齿龈牙缝中渗淫而出，血色淡红，牙龈微红肿，知饥纳少，口干欲饮而不多饮，大便结硬，小便短少。舌红苔少而欠润，脉细数	养阴清胃止衄	玉女煎	生地黄、沙参、麦冬、玉竹、冰糖、牛膝
肾阴不足证	牙齿疏松动摇，牙龈萎缩潮红，渗血绵绵，或睡时出血，醒则血止，口燥咽干，头晕耳鸣，腰膝酸软，盗汗遗精，妇女则月经不调。舌红苔少，脉象细数	滋阴降火止衄	知柏地黄丸	知母、黄柏、生地黄、山药、山茱萸、茯苓、泽泻、牡丹皮、牛膝、藕节
脾气虚衰证	牙龈瘦削色淡，反复渗血不止，血色较淡，面色萎黄，头晕眼花，甚则面色苍白，心悸怔忡，少气懒言。舌淡而嫩，脉细而弱	益气健脾摄血	归脾汤	人参、茯苓、白术、黄芪、当归、酸枣仁、远志、龙眼、木香、甘草、生姜、大枣、三七

表　蓄血病的分证论治

证型	临床表现	治法	主方	常用药
蓄血轻证	其人如狂，少腹急结，小便自利。舌红苔黄，脉沉涩	逐瘀泄热	桃核承气汤	桃仁、大黄、芒硝、桂枝、甘草
蓄血重证	少腹硬满，其人如狂，小便自利，舌质紫或有瘀斑，脉沉涩或沉结。或发热，善忘，消谷善饥，大便虽硬反易解且色黑，或六七日不大便，小便自利。舌紫暗，脉数等	破血逐瘀	抵当汤	水蛭、虻虫、桃仁、大黄

各种诱因可减少本病发作。

（胡镜清）

xuèláo

血劳（blood consumption）　营血亏虚，不能濡养人体出现以面白舌淡，眩晕心悸，血红细胞少，血红蛋白量低为主要表现的疾病。常见于西医学缺铁性贫血、失血性贫血或慢性溶血性贫血。

明·张景岳《景岳全书》："人有阴阳即为气血，盖其源源而来，生化于脾，总统于心，藏受于肝……是以人有此形，惟赖此血，故血衰则形萎，血败则形坏，而百骸表里之属凡血亏之处，则必随所在而各见其偏废之病"，论述了血液的由虚损致劳伤的过程。人体阴血消耗不复，可以形成劳伤。清·费伯雄《医醇賸义》："劳者，五脏积劳也；伤者，七情受伤也，百忧惑其心，万事劳其形，有限之气血，消磨殆尽矣。方其初起，气血尚盛，虽日日劳之而殊不自知，迨至愈劳愈虚，胃中水谷之气一日所生之精血，不足以供一日之用，于是荣血渐耗，真气日亏，头眩耳鸣，心烦神倦，口燥咽干，食小气短，腰脚作痛，种种俱见"，详尽论述了血的劳伤是血液生成不足，亏耗过甚，形成血虚、血损以至劳伤难复的过程。

病因病机　病因有外感邪毒、饮食不节、失血、虫积、劳倦过度、久病体虚。由于长期慢性失血，或因邪毒刺激等而致溶血；中焦脾胃不健，或饮食不节，损伤脾胃，胃虚而不能正常受纳水谷，脾虚则不能运化水谷精微，营气不足，生血乏源；蛔虫、钩虫寄生，或大病久病，失于调理，气血日亏；先天禀赋不足，或劳神思虑太过，精血亏损，阴血暗耗，皆可形成血劳。

诊断　根据临床表现，结合病史可作诊断。血常规、骨髓穿刺检查等均有助于诊断和鉴别诊断。

诊断要点　①有偏食、厌食及消化、营养不良，或有各种出血，或患钩虫病，或有接触有害理化因素、药物等病史；或为孕、产妇及婴幼儿等。②头晕目眩，心悸气短，疲乏无力，食欲不振，腹胀腹泻，月经失调。③面色白或萎黄，唇、眼睑色淡，舌质淡胖或舌光无苔，皮肤干皱，发枯易脱，指甲色淡、扁平或反甲，或有黄疸。

鉴别诊断　应与髓劳相鉴别。髓劳以红细胞、白细胞及血小板全血细胞减少，网织红细胞减少为特点，骨髓象显示血细胞增生低下。

辨证论治　应分脏腑、虚实论治。

辨证要点　应辨脾、肝、肾亏虚。脾虚为主者，见神疲乏力，面色萎黄，食少腹胀，便溏等症；肝肾阴虚为主者，见头晕目眩，耳鸣，健忘，口燥咽干，肢体麻木或痿软，五心烦热。

治疗原则　补气养血，健脾益肾。

分证论治　见表。

中成药治疗　在辨证的基础上选择适用的中成药。①归脾丸：益气健脾、养血安神，用于血劳

表　血劳的分证论治

证型	临床表现	治法	主方	常用药
脾虚血亏证	神疲乏力，面色萎黄，食少腹胀，便溏，头晕眼花，妇女月经量少。舌淡苔薄白，脉弱	补脾养血	归芍六君子汤	当归、白芍、人参、白术、茯苓、陈皮、制半夏、甘草
气血两虚证	头晕目眩，心悸失眠，神疲乏力，气短懒言，肢体麻木或瞤动，面色淡白或萎黄，唇甲色淡。舌淡苔少，脉弱	补益气血	八珍汤	人参、白术、茯苓、当归、白芍、熟地黄、川芎、甘草
心肝血虚证	心悸，头晕，面色无华，肢体麻木，或时有肌肤瞤动，或有多梦健忘，妇女月经量少色淡，甚或经闭。舌淡，脉细弱	补益心肝气血	酸枣仁汤	熟地黄、芍药、川芎、当归、党参、黄芪、白术、当归、茯神、桂圆肉、酸枣仁、木香、远志、生姜、大枣、炙甘草
肝肾阴虚证	头晕目眩，耳鸣，健忘，口燥咽干，肢体麻木或痿软，五心烦热。舌红少苔，脉弱而数	滋补肝肾	一贯煎	沙参、麦冬、当归、生地黄、枸杞、川楝子

心脾两虚者。②六味地黄丸：滋阴补肾，用于血劳肝肾阴虚者。③伐木丸：燥湿运脾、泻肝消积，用于血劳脾土衰弱，肝木气盛者。

针刺疗法 取心俞、巨厥、神门、三阴交，用捻转补法。

转归预后 血劳多为久病痼疾，其转归的关键在于患者体质的强弱和五脏的虚损劳伤程度，如虚损不重，脾肾未衰，通过调治，易于获救；若体质虽弱，虚损虽重，但能正确的调治，亦可阻止其恶化，并能使病情好转。若脾肾未衰，元气未败，纳食尚可，无大热，或虽有热而治之能解，能受补益等，病属顺证，预后良好。反之，元气先衰，脾肾已败，形神衰惫，不思饮食，肉脱骨痿，发热难解，脉象微弱、数疾、迟涩，则病属逆证，预后不良。

预防调护 应注意防重于治，要重视摄生。平素舒情志，少烦忧，不使精气耗伤。调饮食，禁烟酒，慎房室，适当进行体育锻炼，饮食适宜，举凡辛辣厚味、过分滋腻、生冷不洁之物，都应当禁食或少食。

（胡镜清）

xuèxū

血虚（blood deficiency）

血液亏虚，不能濡养脏腑、经络、肢体所引起的以颜面、眼睑、口唇、舌质、爪甲的颜色淡白，眩晕，心悸，多梦，手足发麻，妇女月经量少，色淡，延期甚或经闭，脉细无力为主要表现的疾病。治当益气养血。可用四物汤。参见血劳。

（胡镜清）

quētiěxìng pínxuè

缺铁性贫血（iron deficient anemia，IDA）

因体内贮存铁缺乏、影响正常红细胞生成的需要而发生的贫血。属中医学虚劳、萎黄、黄胖病范畴。是最常见的贫血类型，其特点是骨髓及其他组织中缺乏可染铁，血清铁蛋白及转铁蛋白饱和度均降低，呈现小细胞低色素性贫血。原因主要有：①摄入不足：多见于婴幼儿、青少年、妊娠和哺乳期妇女。②吸收障碍：胃大部切除术后铁吸收减少、胃肠道功能紊乱铁吸收障碍以及转运障碍（无转铁蛋白血症、肝病）也是引起 IDA 的病因。③丢失过多：见于各种失血，咯血和肺泡出血，月经过多，血红蛋白尿，其他如反复血液透析、多次献血等。

病因病机 病因有先天禀赋不足、饮食不节、劳倦过度、虫积失血。病位在脾胃，与肝、肾相关。

辨证论治 此病以虚证为主。当辨病位在脾、肝不同。治疗原则为益气养血。分证论治见表。

中成药治疗 在辨证的基础上选择适用的中成药。健脾生血丸：健脾益气、生血补血，用于缺铁性贫血。

其他疗法 在内科治疗的基础上配合其他疗法。

针灸 取百会、风池、膈俞、肾俞、足三里，针宜补法，可灸，适用于各种证型的缺血性贫血，心悸重者加内关、少寐加神门、耳鸣加听宫。

外治法 穴位药敷：用党参、苍白术、茯苓、丹参、骨碎补、陈皮、使君子、莱菔子、丁香、肉桂、冰片等制成药膏，敷贴取血海、足三里、三阴交、膈俞、脾俞、神阙、气海、中脘等穴位。

转归预后 单纯营养不足者，易恢复正常。继发于其他疾病者，取决于原发病能否根治。

预防调护 对婴幼儿及时添加富含铁的食品，如蛋类、肝等；对青少年纠正偏食，定期查、治寄生虫感染；忌饮茶，尤其是忌饮浓茶，因茶中鞣酸可阻止铁的吸收；对孕妇、哺乳期妇女可补充铁剂；对月经期妇女应防治月经过多。做好肿瘤性疾病和慢性出血性疾病的人群防治。

（胡镜清）

róngxuèxìng pínxuè

溶血性贫血（hemolytic anemia）

红细胞破坏过速、过多，超过造血补偿能力时所发生的贫血。属于中医学黄疸、虚黄范畴。

表 缺铁性贫血的分证论治

证型	临床表现	治法	主方	常用药
脾胃虚弱证	面色萎黄，口唇色淡，爪甲无泽，四肢乏力，食欲不振，大便溏泄，恶心呕吐。舌淡苔薄腻，脉细弱	健脾和胃益气养血	香砂六君丸	木香、砂仁、陈皮、半夏、人参、茯苓、白术、甘草
气血两亏证	面色苍白，倦怠无力，头晕目眩，少气懒言，心悸失眠，纳差。舌淡苔薄，脉濡细	补益气血健运脾胃	八珍汤	人参、茯苓、白术、甘草、熟地黄、白芍、当归、川芎
肝阴不足证	头晕耳鸣，两目干涩，面部烘热，胁肋灼痛，五心烦热，潮热盗汗，口干咽燥，或见手足蠕动。舌红少津，脉弦细数	养阴补肝兼以清热	四物汤合二至丸	熟地黄、白芍、当归、川芎、女贞子、墨旱莲
虫积伤脾证	面色萎黄少华，常有腹胀，善食易饥，恶心呕吐或者有大便稀溏，嗜食异物，肢软无力，心悸气短，头晕耳鸣。舌淡苔白，脉虚弱	健脾益气消积杀虫	化虫丸合八珍汤	榧子、槟榔子、红藤、百部、苦楝根皮

溶血性贫血按其病因可分为红细胞内先天缺陷所致溶血性贫血和后天获得性溶血性贫血。临床上常见的有蚕豆病、地中海贫血、新生儿溶血性贫血、阵发性睡眠性血红蛋白尿、自身免疫性溶血性贫血、遗传性球形增多症、感染和输血所致的溶血性贫血。根据病情可分为急性和慢性两种，急性溶血性贫血临床上可表现为寒战，高热，腰背肢体酸痛，面色苍白，黄疸，其严重者可出现微循环障碍，少尿或无尿，患者易死于休克或急性肾功能衰竭。慢性溶血性贫血，患者有轻度或隐性黄疸，肝脾常有肿大，并伴有淋巴结肿大，病情发展缓慢。

病因病机 该病病因主要是禀赋不足，感染邪毒，饮食不节，劳倦内伤，以致损伤脾胃，造成气血不足，甚至脾肾两虚，或夹虚夹瘀而发病。该病的主要病机是气血不足，脾肾两虚，治以扶正补虚为原则。

辨证论治 根据慢性溶血性贫血的病机特点，分为湿热内蕴证、气血两虚证、肾气亏虚证、脾肾两虚证、气滞血瘀证，临床多据此分类进行治疗。分证论治见表。

转归预后 溶血性贫血包括多种疾病，因此该病的预后差别较大。多数情况下溶血性贫血病情不重，但是快速发生的程度严重的溶血可以导致死亡，因此需要区别对待。

预防调护 反复发生溶血性贫血的患者不宜吃酸性食物，宜吃碱性食物。溶血性贫血发作期间，避免活动过度以防止晕倒，避免进食酸性食物和输注酸性药物（如维生素 C 等）。进行免疫抑制剂治疗期间，应注意皮肤、黏膜的清洁护理，保持口腔清洁，预防肛周感染；恢复期患者可适当活动，但不可过度疲劳。

（胡镜清）

suǐláo

髓劳（marrow consumption） 因脾肾虚损而致以全血细胞减少，常伴有衄血，发热等临床表现的虚劳性疾病。常见于西医学再生障碍性贫血，包括急性和慢性两型，急性再生障碍性贫血属急髓劳，慢性再生障碍性贫血属慢髓劳。

东汉·张仲景《金匮要略·血痹虚劳病脉证并治》描述虚劳常见“目眩，发落，脉极虚芤迟，为清谷，亡血失精”“其人疾行则喘喝”“虚劳里急，悸，衄，腹中痛，梦失精，四肢酸疼，手足烦热”，与此病表现颇为相近。

病因病机 病因有先天禀赋不足和后天外感与内伤。先天禀赋不足，脾肾虚损，精不足无以化血。外感风寒暑湿燥火，未能及时祛除，外邪入血伤髓，致营血生化失常，可为诱因。或因内伤饮食劳倦，脾肾亏耗，精血不生。本病病位在骨髓，与肾、脾关系最为密切。病理性质属虚，但有阴阳之别。

诊断 根据临床表现结合病史可作出诊断。外周血象、骨髓涂片分类、骨髓活检均有助于诊断和鉴别诊断。

诊断要点 ①面色、口唇、指甲苍白。②常伴头晕、心悸、气短，活动后加剧等症状。③可伴有鼻衄、齿衄、皮肤紫癜等出血症状和（或）感染发热等症状。

鉴别诊断 髓劳应与萎黄病、髓毒劳等鉴别。萎黄与虫积有关，与髓毒劳的鉴别主要依靠骨髓涂片分类、骨髓活检等检查。

辨证论治 应辨病位及病性，治疗应补肾、健脾、养血、益气。

辨证要点 病在脾者有血虚、气虚症状，病在肾者分阴虚和阳虚。

治疗原则 补肾健脾，滋阴温阳。

表 溶血性贫血的分证论治

证型	临床表现	治法	主方	常用药
湿热内蕴证	巩膜、皮肤发黄，尿色红黄或呈酱油色，倦怠乏力，饮食减少，面色萎黄，或有发热，大便干结或溏泄。舌红苔黄腻，脉滑数	清热利湿 补养气血	茵陈五苓散合当归补血汤	茵陈、陈皮、茯苓、猪苓、泽泻、白术、桂枝、当归、黄芪
气血两虚证	面色萎黄，气短乏力，头晕心悸，尿黄，目黄，口唇色淡。舌质淡，舌体胖，舌苔白，脉细。	补益气血 利胆退黄	归脾汤	白术、当归、白茯苓、黄芪、龙眼、远志、酸枣仁、木香、甘草、人参
肾气亏虚证	面色苍白，头颅大，智力低下，发育缓慢，肌肤萎黄，心悸少气，肢体软弱。舌淡苔薄润，脉沉	补益肾气 养精生髓	河车大造丸	紫河车、熟地黄、天冬、麦冬、杜仲、牛膝、黄柏、龟甲
脾肾两虚证	面色无华，四肢乏力，腰膝酸软，夜尿增多，食纳不佳，大便稀溏，畏寒肢冷，甚至浮肿心悸。舌淡体胖，苔白，脉沉细	温中健脾 补阳助肾	黄芪建中汤	黄芪、白芍、桂枝、生姜、炙甘草、大枣
气滞血瘀证	面色晦暗，纳差，腹胀腹痛，腹有痞块。舌暗苔薄白，脉沉迟	活血化瘀 行气消痞	桃红四物汤	熟地黄、当归、白芍、川芎、桃仁、红花

分证论治　见表。

中成药治疗　在辨证基础上选择适用的中成药。①金匮肾气丸：温补肾阳、化气行水，用于肾阳虚者。②六味地黄丸：滋阴补肾，用于肾阴虚者。③补中益气丸：益气健脾，用于久病脾虚者。

其他疗法、转归预后、预防调护见再生障碍性贫血。

（麻　柔）

zàishēng zhàng'àixìng pínxuè

再生障碍性贫血（aplastic anemia）　各种原因引起的骨髓造血干/祖细胞减少、骨髓造血功能衰竭，外周血全血细胞减少性疾病。欧美分为极重型、重型和普通型三型，国内分为急性和慢性两型。国外极重型、重型相当于国内急性型，国外普通型相当于国内慢性型。属中医学髓劳范畴，急性型为急髓劳，慢性型为慢髓劳。

病因病机　病因有先天禀赋不足和后天外感、内伤。《素问·经脉别论篇》："生病起于过用"，五脏过用均可生病。髓劳的发病虽与五脏相关，但"肾主骨，生髓""肾藏精""血为精所化"，又"血者水谷之精也，生化于脾""中焦受气取汁，变化而赤是为血"，脾肾与血有密切关系。禀赋不足或后天失调，脾肾虚损，邪毒入血伤髓，致造血功能衰竭。先天禀赋不足、脾肾过用致脾肾虚损，精不足无以化血，是髓劳的关键病机。风寒暑湿燥火诸多外因，处置失当，可为诱因。

辨证论治　辨证应分虚实。热入营血属实，当清营凉血；肝肾阴虚、脾肾阳虚属虚，当补益阴阳；血虚夹瘀者为虚实夹杂，当攻补兼施。分证论治见表。

中成药治疗　①金匮肾气丸：温补肾阳、化气行水，用于肾阳虚者。②六味地黄丸：滋阴补肾，用于肾阴虚者。③补中益气丸：益气健脾，用于久病脾虚者。

其他疗法　中西医结合治疗疗效最好。极重型、重型再生障碍性贫血，病情凶险，宜采用抗胸腺细胞球蛋白/抗淋巴细胞球蛋白（ATG/ALG）、环孢素A（CsA）为主进行治疗，以抑制体内异常的免疫反应，截断发病机制链条。重型再障采用单纯中医药治疗短期内很难见效，而若得不到及时恰当有效治疗，多数患者常因感染、出血于半年内死亡。因此应在免疫抑制剂治疗的基础上加用补肾中药治疗，利用免疫抑制剂

表　髓劳的分证论治

证型	临床表现	治法	主方	常用药
脾虚血亏证	神疲乏力，心悸失眠，头晕，健忘，面色苍白或萎黄，纳呆食少，便溏。舌淡苔白，脉细	补益气血	参苓白术散	党参、当归、白术、熟地黄、白扁豆、黄芪、何首乌、山药、山茱萸
气虚不摄证	气短神疲，声音低微，皮肤，黏膜出血，或有便血，尿血。舌淡，脉细	益气摄血	补中益气汤	黄芪、白术、升麻、柴胡、陈皮、茯苓、甘草、鸡内金
肾阴虚证	心悸，气短，乏力，头晕目眩。耳鸣，口干咽干，腰酸，五心烦热，盗汗，面白无华，口唇色淡红。皮肤紫癜，月经量多，或有鼻衄、齿衄。舌淡红苔少，脉细数	滋补肝肾填精生血	大菟丝子饮	菟丝子、女贞子、枸杞子、生地黄、熟地黄、何首乌、山茱萸、旱莲草、桑椹、补骨脂、黄精、当归
肾阳虚证	心悸，气短，周身乏力，面色苍白无华，唇淡，畏寒肢冷，腰酸腿软，小便清长，阳痿，食欲不振，腹胀便溏，月经色淡。或有浮肿。舌胖有齿痕，舌淡苔白，脉虚大或沉细	温肾健脾益气养血	十四味建中汤	紫河车、淫羊藿、巴戟天、鹿茸、当归、桑椹、人参、白术、茯苓、甘草、白芍、熟地黄、黄芪、肉桂、附子、麦冬、川芎、肉苁蓉、半夏

表　再生障碍性贫血的分证论治

证型	临床表现	治法	主方	常用药
热入营血证	发热，皮肤紫斑，或鼻衄、齿衄，甚则呕血、尿血。舌红苔黄，脉洪数	清营凉血	清营汤	黄芪、白术、升麻、柴胡、陈皮、茯苓、甘草、鸡内金
血虚夹瘀证	面色淡白或萎黄，唇淡或暗，眩晕，肌肤甲错。舌淡或有瘀点，脉细涩	补血祛瘀	当归补血汤	当归、黄芪、鸡血藤、桃仁、红花、白芍、熟地黄、龙眼肉
肝肾阴虚证	眩晕耳鸣，口干咽干，腰膝酸软，五心烦热，盗汗，口唇色淡红。皮肤紫癜，月经量多，或有鼻衄、齿衄。舌淡红苔少，脉细数	滋补肝肾填精生血	大菟丝子饮	菟丝子、女贞子、枸杞子、生地黄、熟地黄、何首乌、山茱萸、旱莲草、桑椹、补骨脂、黄精、当归
脾肾阳虚证	食少纳呆，腹胀便溏，面色苍白无华，畏寒肢冷，腰酸腿软，小便清长，阳痿。舌胖有齿痕，舌淡苔白，脉虚大或沉细	温肾健脾益气养血	十四味建中汤	紫河车、淫羊藿、巴戟天、鹿茸、当归、桑椹、人参、白术、茯苓、甘草、白芍、熟地黄、黄芪、肉桂、附子

见效较快的特点，尽快使患者脱离险情，为中医药作用的发挥创造足够的时间，利用中药作用持久等特点，对提高治疗有效率及降低复发率大有裨益。慢性再障一般多采用中药辨证施治及雄性激素为主的中西医结合治疗，临床疗效可提高至80%以上；若病情相对较重或治疗3个月以上未见效时，可加用CsA。抗胸腺细胞球蛋白/抗淋巴细胞球蛋白（ATG/ALG）对慢性再障同样有效，对难治性慢性再障可以考虑ATG治疗。

转归预后 再生障碍性贫血治疗得当，70%~80%预后良好。如不能及时治疗，反复迁延或加剧者，病属难治。尤其急性再障的特点为起病急、进展迅速，贫血进行性加重。几乎每例均有出血，出血部位广泛，除皮肤、黏膜（口腔、鼻腔、齿龈、球结膜）出血外，有深部脏器出血，危及生命。半数以上病例起病时即有感染。严重者可发生败血症。感染常使骨髓衰竭加重，致病情日益恶化，如仅采用一般性治疗多数在半年内死亡。慢性再障的特点为起病较缓、进展缓慢、病程较长。若治疗得当，坚持不懈，部分患者可获得长期缓解甚至痊愈，但也有部分患者迁延多年不能缓解，病程可长达数十年。

预防调护 加强防护，接触有毒化学药品及电离辐射的工作人员，要加强防护措施，严格掌握操作规程，定期体检，早期发现，早期治疗。严格掌握对造血系统有损害药物的用药适应证，防止滥用。在使用过程要定期复查血象。一般感染发热尽量避免使用解热镇痛剂、磺胺类药及氯霉素。用药者应严密观察血液学变化，必要时做骨髓检查，一旦发现白细胞计数有下降趋势，应及时停药并进行相关血液学检查，强调在医生指导下用药的重要性。大力开展防治病毒性肝炎及其他病毒感染。应加强身体锻炼，劳逸结合，适当营养均可增强体质，可有效地防止感染发生，一旦发生感染应及时有效的治疗，尽快控制病情对预防再障至关重要。

（麻　柔）

zǐdiàn

紫癜（purpura）

多种病因导致血不循经所引起的以皮肤黏膜出现瘀点为主，伴有鼻衄、齿衄，甚则血尿、血便等临床表现的疾病。又称紫斑、肌衄。外感温毒所致的则称为葡萄疫。常见于西医学血小板减少症。

明·陈实功《外科正宗·葡萄疫》认为外感邪毒是致病的重要原因：“感受四时不正之气，郁于皮肤不散，结成大小青紫斑点，色若葡萄，发在遍体头面……邪毒传胃，牙根出血，久则虚人，斑渐方退。”李梴《医学入门·斑疹》认为胃火犯及肌表可致发斑：“内伤发斑，轻如蚊迹疹子者，多在手足，初起无头痛身热，乃胃虚火游于外。”清·吴谦《医宗金鉴·失血总括》提出：“皮肤出血曰肌衄。”

病因病机 病因分为内伤和外感，是由于先天禀赋原因或感受“邪毒”“七情”劳累所致。病机可概括为：外感邪热，血热妄行；脾气虚弱，气不摄血；脾肾阳虚，统摄无权；肝肾阴虚，虚火上炎；瘀血内阻，血不循经。急性型多因外感热毒之邪，湿热内蕴，热毒郁蒸肌肤，与气血相搏，脉络被血热所伤，以致血不循经，渗于肌肤之间，积于皮下而发为紫癜，临床以实证为主。慢性型以肝、脾、肾虚损为其发病基础，瘀血贯穿疾病的始终。

诊断 根据临床表现结合病史可作出诊断。外周血象有助于诊断和鉴别诊断。

诊断要点 ①表现有皮肤紫癜、鼻衄、齿衄，甚则血尿、血便。②可伴头晕、乏力。③血常规检查血小板数减少。

鉴别诊断 紫癜病应与紫癜风鉴别。紫癜风是由毛细血管炎症和渗出引起，外周血象检查血小板数不减少。

辨证论治 应分虚实论治。血热者清热解毒凉血；脾肾虚损者补益脾肾。

辨证要点 辨证以虚实为纲，结合临床表现再辨脾、肾病位所在。

治疗原则 灵活运用清热解毒，凉血止血，益气养阴，疏散风邪，活血化瘀，补肾健脾摄血等治疗原则。

分证论治 见表。

转归预后 经积极治疗后，大多数紫癜病患者预后良好，部分患者可获得长期缓解甚至痊愈，但也有部分患者迁延多年不能缓解，病程可长达数十年。

预防调护 加强防护，病毒、细菌感染与本病发病、迁延相关。儿童咽喉慢性感染、幽门螺杆菌感染，成人幽门螺杆菌感染等应积极治疗。注意饮食有节，起居有常。劳逸适度，避免情志过极。宜进食清淡、易于消化、富有营养的食物，忌食辛辣香燥、油腻炙煿之品，戒除烟酒。

（麻　柔）

miǎnyìxìng xuèxiǎobǎnjiǎnshǎoxìng zǐdiàn

免疫性血小板减少性紫癜（immunologic thrombocytopenic purpura）

自身反应性抗体与血小板结合损伤血小板，导致外周血中

表　紫癜的分证论治

证型	临床表现	治法	主方	常用药
血热妄行证	皮肤紫癜，或有鼻衄、齿衄、尿血、便血，出血颜色鲜红。或有发热、口渴、便秘、小便黄赤。舌红，脉数	清热解毒凉血	清热地黄汤	水牛角、生地黄、竹叶心、玄参、麦冬、黄连、银花、连翘、紫草、石膏、牡丹皮
阴虚火旺证	皮肤出现青紫斑点或斑块，时发时止，常伴鼻衄、齿衄或月经过多，颧红，口干，五心烦热，或有潮热，盗汗。舌红苔少，脉细数	滋阴降火宁络止血	茜根散	茜根、黄芩、阿胶、侧柏叶、生地黄、牡丹皮、赤芍、紫草、甘草
气不摄血证	病久迁延，反复紫癜，或有月经过多。伴周身乏力，面色苍白无华，食欲不振，腹胀便溏。舌胖有齿痕，舌淡苔白，脉虚大或沉细	益气养血	归脾汤	炙黄芪、党参、白术、茯苓、龙眼肉、酸枣仁、炙甘草、当归、木香、山药、炒白芍、蒲黄、阿胶、大枣、生姜
脾肾阳虚证	病久迁延，反复紫癜，或有月经过多，伴畏寒肢冷，腰酸腿软，小便清长，阳痿，月经色淡。或有浮肿。舌淡苔白，脉虚大或沉细	补益脾肾	金匮肾气丸	熟地黄、山药、山茱萸、枸杞子、鹿角胶、菟丝子、杜仲、当归、肉桂、锁阳、补骨脂、巴戟天、制附子

血小板减少而引发的出血性疾病。常有皮肤紫癜、鼻衄、齿衄，甚则血尿、消化道出血，更甚者可脑出血。属中医学紫癜范畴。

有关鼻衄、血尿、咳血，呕血、便血等早在《黄帝内经》中就有描述。《素问·金匮真言论篇》有："故春善病鼽衄"；《素问·气厥论篇》有："脾移热于肝，则为惊衄""胞移热于膀胱，则癃溺血"；《素问·咳论篇》有："肺咳之状，咳而喘息有音，甚则唾血"；《素问·举痛论篇》有："怒则气逆，甚则呕血及飧泄"，《灵枢·热病》有："热病七日八日，脉微小，病者溲血"。临床可分为急性型和慢性型。

病因病机　本病主要由外感邪气，内伤饮食，热毒内伏，气血受损所致。《灵枢·百病始生》说："起居不节，用力过度，则络脉伤，阳络伤则血外溢，血外溢则衄血，阴络伤则血内溢，血内溢则后血。"病机可概括为：外感邪热，血热妄行；脾气虚弱，气不摄血；脾肾阳虚，统摄无权；肝肾阴虚，虚火上炎；瘀血内阻，血不循经。急性型多因外感热毒或热伏营血，以致火盛动血，灼伤脉络，迫血妄行而发病，临床以实证为主，病位多在肺卫，少数在胃或肝。慢性型以肝脾肾虚损为其发病基础。多因气虚不能统摄，可兼见瘀血阻络。

辨证论治　临床当辨虚实，血热妄行多属实证，气虚、阳虚则为虚证。治疗当据虚实不同，辨证施治。分证论治见表。

中成药治疗　在辨证的基础上选择适用的中成药。①金匮肾气丸：温补肾阳、化气行水，用于肾阳虚者。②六味地黄丸：滋阴补肾，用于肾阴虚者。③补中益气丸：益气健脾，用于久病脾虚者。

转归预后　急性型血小板减少性紫癜应积极治疗，以防止危及生命的出血。治疗得当，90%以上预后良好。慢性型血小板减少性紫癜的特点为病久迁延，出血一般较轻，多为皮肤、黏膜等体表出血，深部出血甚少见。若治疗得当，坚持不懈，部分患者可获得长期缓解甚至痊愈，但也有部分患者迁延多年不能缓解，病程可长达数十年。

预防调护　加强防护，病毒、细菌感染与本病发病、迁延相关。儿童咽喉慢性感染、幽门螺杆菌感染，成人幽门螺杆菌感染等应积极治疗。慎用奎宁类、磺胺类、苯巴比妥类及利尿药。饮食有节，起居有常，劳逸适度，避免情志过极。注意休息，病重者应严密观察病情的发展和变化，若出现头昏、心慌、汗出、面色苍白、

表　免疫性血小板减少性紫癜的分证论治

证型	临床表现	治法	主方	常用药
血热妄行证	皮肤紫癜，或有鼻衄、齿衄、尿血、便血，出血颜色鲜红。或有发热、口渴、便秘、小便黄赤。舌红，脉数	清热解毒凉血	清热地黄汤	水牛角、生地黄、竹叶心、玄参、麦冬、黄连、银花、连翘、紫草、石膏、牡丹皮
气不摄血证	病久迁延，反复紫癜，或有月经过多。伴周身乏力，面色苍白无华，食欲不振，腹胀便溏。舌胖有齿痕，舌淡苔白，脉虚大或沉细	益气养血	归脾汤	炙黄芪、党参、白术、茯苓、龙眼肉、酸枣仁、炙甘草、当归、木香、山药、炒白芍、蒲黄、阿胶、大枣、生姜
脾肾阳虚证	病久迁延，反复紫癜，或有月经过多。伴畏寒肢冷，腰酸腿软，小便清长，阳痿，月经色淡，或有浮肿。舌淡苔白，脉虚大或沉细	补益脾肾	金匮肾气丸	熟地黄、山药、山茱萸、枸杞子、鹿角胶、菟丝子、杜仲、当归、肉桂、锁阳、补骨脂、巴戟天、制附子

四肢湿冷、脉芤或细数等低血容量症状，应及时补液，以防产生厥脱之证。进食宜清淡，选择易于消化、富有营养的食物，忌食辛辣香燥、油腻炙煿之品，戒除烟酒。并应积极治疗引起血证的原发疾病。

（麻 柔）

zǐdiànfēng

紫癜风（lichen planus） 血溢于脉外，发为皮肤紫癜，或表现为尿血、腹痛便血、关节痛等症状的疾病。由于发病前常有风热外感，紫癜时发时退，成批出现、对称分布、反复发作，有“风”的特点，故名紫癜风。常见于西医学过敏性紫癜。

明·王肯堂《证治准绳·疡医》：“夫紫癜风者，由皮肤生紫点，搔之皮起，而不痒痛者是也。此皆风湿邪气客于腠理，与气血相搏，致营卫否涩，风冷在于肌肉之间，故令色紫也”，认为风湿邪气客于肌肤是致病的重要因素。清·王清任所创通窍活血汤亦可应用于本病，并认为紫癜风为“血瘀于肤里”，此法救治“无不应手取效”。

病因病机 内因与禀赋不足，脾肾虚弱有关，外因为外感风邪，夹湿热及饮食不节有关。风热伤阳络，迫血妄行主要表现为皮肤紫癜；风热伤阴络，表现为尿血、腹痛便血、关节痛，病理性质多属邪实，后期可兼脾肾两虚。

诊断 根据临床表现结合病史可作诊断。外周血象有助于诊断和鉴别诊断。

诊断要点 ①皮肤紫癜，甚则血尿、关节痛、血便。②紫癜多对称分布，时发时退，反复发作。③发病前常有风热外感经过。④外周血象检查血小板数不减少。

鉴别诊断 紫癜风应与紫癜鉴别。紫癜是由于各种原因所致血小板数减少引起。

辨证论治 应辨风、湿、热、瘀、虚之偏重。治疗应清热解毒、祛风、活血。

辨证要点 辨皮疹颜色以求病因：紫癜色红或红紫，多为风热外侵，迫血妄行所致；色紫或紫暗，多为瘀血阻络，血不归经。皮疹时隐时现，色淡，散在稀疏，多为气虚血亏，多为气不摄血，血不归经所致。

治疗原则 应分虚实论治。实者当疏风、清热、活血，虚者当补益气血。

分证论治 见表。

中成药治疗 在辨证的基础上选择适用的中成药。①金匮肾气丸：温补肾阳、化气行水，用于肾阳虚者。②六味地黄丸：滋阴补肾，用于肾阴虚者。③补中益气丸：益气健脾，用于久病脾虚者。

转归预后 大多预后良好，少数肾损害患者可发展为慢性肾炎。

预防调护 积极治疗咽喉部炎症及其他部位慢性感染性病灶。患病期间应减少活动，食用易消化的食物。避免使用磺胺类、阿托品、异烟肼及噻嗪类利尿药等。对异性蛋白过敏所致者，忌鱼、虾、蟹、蛋、鸡、牛奶等。

（麻 柔）

guòmǐnxìng zǐdiàn

过敏性紫癜（allergic purpura） 由于机体对某些物质发生变态反应，导致毛细血管通透性增加，血液外渗的血管变态反应性出血性疾病。是常见的出血性疾病，以小儿和青少年多见，春秋两季发病者居多。常由多种因素引起，可能与细菌、病毒的代谢产物、食物及某些药物等有关。常表现

表 紫癜风的分证论治

证型	临床表现	治法	主方	常用药
风热伤络证	皮肤紫癜，或有尿血、便血，出血颜色鲜红，或有发热、咽痛、小便黄赤。舌红，脉数	清热解毒疏风凉血	银翘散	金银花、连翘、牛蒡子、蝉蜕、地肤子、水牛角、生地黄、牡丹皮、赤芍、紫草、茜草、大枣、黄芩、甘草
胃肠湿热证	以腹痛便血为主，可伴有紫癜，或有尿血，伴周恶心纳呆，便秘或便溏。舌苔黄腻，脉滑数	清热利湿	甘露消毒丹	当归、黄芩、白术、知母、赤芍、白芍、牡丹皮、葛根、苍术、防风、猪苓、泽泻、升麻、苦参、甘草、党参
瘀血阻络证	病久迁延，反复紫癜，或有尿血关节痛，伴乏力，腰酸腿软，或有浮肿。舌暗苔白，脉涩	活血祛瘀	桃红四物汤	桃仁、红花、当归、生地黄、川芎、赤芍、生黄芪、炒党参、丹参、紫草、大枣、黄芩、蒲公英、防风、甘草
肾阳衰微证	紫癜日久，或有月经过多，伴畏寒肢冷，腰酸腿软，血尿或少尿，水肿。舌淡苔白，脉虚大或沉细	温肾助阳	金匮肾气丸	熟地黄、山药、山茱萸、枸杞子、鹿角胶、菟丝子、杜仲、当归、肉桂、锁阳、补骨脂、巴戟天、制附子
气不摄血证	病久迁延，反复紫癜，或有月经过多。神疲乏力，面色苍白无华，食欲不振，腹胀便溏。舌淡苔白，脉虚大或沉细	益气养血	归脾汤	炙黄芪、党参、白术、茯苓、龙眼肉、酸枣仁、炙甘草、当归、木香、山药、炒白芍、蒲黄、阿胶、大枣、生姜

为皮肤紫癜，或尿血、腹痛便血、关节痛等各种症状。属中医学紫癜风范畴。

病因病机 病因有感受外邪、饮食失节、久病气虚。病机可概括为：外感邪热，血热妄行，或风邪外袭，闭阻经脉，血失常道；饮食不节，损伤脾胃，脾虚失摄，或脾虚生痰，痰瘀互结，血行脉外；久病体虚，气不摄血。病位在经脉，与肺、脾、肾相关。病理性质初起属实，日久可见虚实夹杂。

辨证论治 临床当辨病位在肺、在脾、在肾。在肺者多因感受外邪，有外感史；在脾者可见脾胃虚损，血液失统；在肾者病情最为严重，常伴血尿、水肿。分证论治见表。

中成药治疗 同紫癜风。

转归预后 单纯皮肤型过敏性紫癜一般预后良好，伴有紫癜肾炎者极少数可致肾功能衰竭。

预防调护 经常参加体育锻炼，增强体质，保暖，预防感冒。避免接触过敏原，如致敏花粉、药物、食物。

（麻　柔）

xuèyìbìng

血溢病（hemophilia；vitamink deficiency） 先天禀赋不足或后天脾胃损伤导致气虚不能摄血所引起的自发性、反复关节出血或深部组织出血的疾病。常见于西医学血友病或维生素 K 缺乏症。血溢病名出自《灵枢·邪气脏腑病形》："微涩则血溢。"

病因病机 病因主要是先天禀赋不足，或后天脾胃损伤。病机主要是气虚不能摄血，并与瘀血阻络相关。

诊断 根据临床表现结合病史可作诊断。血溢病应与紫癜病鉴别。外周血象、凝血因子测定有助于诊断和鉴别诊断。

诊断要点 ①自发或轻微损伤引起关节或其他部位反复出血。②有家族史。③凝血因子测定异常。

鉴别诊断 血溢病应与紫癜鉴别。紫癜是由于血小板数减少引起，血溢病凝血因子测定异常。

辨证论治 当辨虚实，治以养血调血。

辨证要点 辨证分虚实，气不摄血属虚，血瘀动血以实为主。

治疗原则 益气养血，化瘀止血。

分证论治 见表。

中成药治疗 在辨证的基础

表 过敏性紫癜的分证论治

证型	临床表现	治法	主方	常用药
风邪入络证	发病急骤，发热咽痛，皮肤瘀点或瘀斑，色鲜红，大小不一，或伴有衄血，关节肿痛，大便秘结。舌红苔薄黄，脉浮数有力	疏风清热凉血	消风散	荆芥、防风、生地黄、黄芩、银花、连翘、升麻、牡丹皮、赤芍、僵蚕
血热妄行证	皮肤紫癜，或有鼻衄、齿衄、尿血、便血，出血颜色鲜红，热盛，口渴，烦躁不安。舌红，脉数	清热解毒凉血	犀角地黄汤	水牛角、生地黄、竹叶心、玄参、麦冬、黄连、金银花、连翘、紫草、石膏、牡丹皮
脾不统血证	反复紫癜，或有月经过多。伴周身乏力，面色苍白无华，纳呆食少，腹胀便溏。舌胖有齿痕，舌淡苔白，脉虚大或沉细	益气摄血	归脾汤	炙黄芪、党参、白术、茯苓、龙眼肉、酸枣仁、炙甘草、当归、茜草、大蓟
气血两虚证	紫癜反复，迁延不愈，紫癜隐约散在，色较淡，劳累后加重，神疲倦怠，心悸气短，蛋白尿。舌淡红，薄白苔或少苔，脉虚细	补气养血凉血解毒	八珍汤	党参、白术、茯苓、甘草、当归、川芎、生地黄、赤芍、仙鹤草、益母草、白茅根、紫草、大枣
肾阳亏虚证	病久迁延，反复紫癜，或有月经过多。伴畏寒肢冷，腰膝酸痛，浮肿。舌淡苔白，脉沉细	补益脾肾	金匮肾气丸	制附子、山药、山茱萸、枸杞子、鹿角胶、菟丝子、杜仲、当归、阿胶、仙鹤草

表 血溢病的分证论治

证型	临床表现	治法	主方	常用药
气不摄血证	病久迁延，反复关节或其他部位反复出血，或有月经过多。伴周身乏力，面色苍白无华，食欲不振，腹胀便溏。舌胖有齿痕，舌淡苔白，脉虚大或沉细	益气养血	归脾汤	炙黄芪、党参、白术、茯苓、龙眼肉、酸枣仁、炙甘草、当归、木香、山药、炒白芍、蒲黄、阿胶、大枣、生姜
阴虚火旺证	皮肤出现青紫斑点或斑块，时发时止，常伴鼻衄、齿衄或月经过多，颧红，口干，五心烦热，或有潮热，盗汗。舌红苔少，脉细数	滋阴降火宁络止血	茜根散	茜根、黄芩、阿胶、侧柏叶、生地黄、牡丹皮、赤芍、紫草、甘草
瘀血内阻证	病久迁延，关节变形，活动困难。或经久难止，血紫暗或夹瘀块。舌暗有瘀点，脉弦涩	化瘀止血兼以补气	桃红四物汤	桃仁、红花、当归、生地黄、川芎、赤芍、黄芪、党参、丹参、紫草、大枣、黄芩、蒲公英、防风、甘草

上选择适用的中成药。①六味地黄丸：滋阴补肾，用于肾阴亏损患者。②血府逐瘀胶囊：活血祛瘀，用于血瘀动血者。

转归预后 甲型、乙型血友病为遗传性疾病，后天治疗只能改善症状，减轻出血。

预防调护 有病史者，婚育前应接受相关咨询，优生优育。多食富含维生素 K 的食物，如新鲜蔬菜等绿色食品，并搭配脂肪性食物提高其吸收率。患病者应注意减少外伤。

（麻 柔）

èhé

恶核（malignant nodule）

发于颈项、腋下等部位皮色不变，坚硬如石，逐渐增大的肿核。又称石疽。常见于西医学淋巴瘤。

唐·孙思邈《千金翼方·恶核》对恶核症状、禁忌进行了描述："初得无定处，多恻恻然痛，时有不痛者，不痛便不忧，不忧则救迟，救迟则杀人，是以宜早防之，此尤忌牛肉鸡猪鱼驴马等肉，初如粟或如麻子，在肉里而坚似，长甚速，初得多恶寒，须臾即短气。"明·王肯堂《证治准绳·诸肿》在此基础上总结出："石痈、石疽谓痈疽肿硬如石，久不作脓者是也。"可见恶核是一种逐渐增多、增大、皮色不变、无痛性肿块，属阴疽类。常伴有消瘦、发热、盗汗、皮肤瘙痒、脏器肿大等全身症状。

病因病机 外邪侵袭，加之肝气郁结，脾失健运，痰湿内生，痰瘀互结，结为痰核。本病病理因素主要为痰，"无痰不成核"。一为寒湿凝结成痰：寒主凝滞收引，寒湿相结可为痰。外邪袭肺，肺失宣降；或脾胃素虚，饮食生冷，阻遏阳气，中焦失运，聚湿成痰；或肾阳素虚，温化无权，气不化水，水湿停蓄亦成痰。寒痰凝滞结为"痰核"；二为火热煎熬津液成痰：情志不舒而致肝气郁结，郁久化热，热灼津液为痰；或先天不足、久病及肾，肾阴不足，水不涵木，虚火灼津为痰，痰火相结，日积月累，凝结成块则为癥积。病位在肝、脾、肾。病理性质初期属实，有寒痰、痰热、痰气、瘀结多种；日久寒痰或痰热耗损正气，可见肝肾阴虚，痰瘀互结。

诊断 根据临床表现结合病理组织切片可作诊断。病理组织切片是恶核诊断和分类的主要依据。

诊断要点 ①慢性、进行性、无痛性淋巴结肿大。②常伴持续或周期性发热为主要起病症状。③部分患者有盗汗、乏力、消瘦和全身皮肤瘙痒，晚期常有贫血和恶病质等。

鉴别诊断 恶核应与淋巴结炎鉴别，淋巴结炎多因感染引起。

辨证论治 临床应辨虚实，治当软坚散结。

辨证要点 辨证辨病因、辨寒热、辨虚实。

治疗原则 治疗当分虚实，偏实者有寒凝、痰气、瘀结，当温化行气，散瘀佐以扶正。肝肾阴虚则当养阴化瘀散结。总以软坚散结为治疗大法。

分证论治 见表。

中成药治疗 在辨证的基础上选择适用的中成药。①平消胶囊：止痛散结、清热解毒、扶正祛邪，对肿瘤具有一定的缓解症状作用。②槐耳颗粒：扶正固本、活血消癥，适用于正气虚弱，瘀血阻滞者。

转归预后 本病的存活期与病理类型及临床分期有关。同一类型中，分期越早，预后越好，同一类型和分期，儿童和老年人的预后较差。

表 恶核的分证论治

证型	临床表现	治法	主方	常用药
寒痰凝滞证	颈项耳下或腋下有多个肿核，不痛不痒，皮色如常，坚硬如石，推之不移，形寒肢冷，面色少华，神疲乏力。舌淡苔薄白，脉细弱	温化寒痰软坚散结	阳和汤	熟地黄、麻黄、白芥子、肉桂、炮姜、甘草、夏枯草、金刚藤、皂角刺、生牡蛎、瓦楞子、半枝莲
热毒蕴结证	颈项多个肿块，疼痛拒按，口干口苦，心烦易怒，食少厌油，腹胀满，便干溲赤。舌红苔黄腻，脉弦滑或滑	清热解毒化痰散结	五味消毒饮合导痰汤	野菊花、蒲公英、金银花、连翘、紫花地丁、半夏、厚朴、昆布、海藻
气郁痰结证	颈项腋下有多个肿核，不痛不痒，皮色不变，按之结实。畏寒，发热，口苦咽干，头晕耳鸣，纳呆，心烦善怒，便干尿黄。舌红苔微黄，脉弦数	疏肝解郁化痰散结	柴胡疏肝散	柴胡、枳壳、郁金、香附、川楝子、白芍、丹参、夏枯草、青皮、陈皮、浙贝母、海藻、黄药子
瘀血内结证	消瘦腹胀，颈部腋下有肿块或胸腹内有包块，腹痛纳呆。有时咳嗽气逆，有时恶心呕吐，胸闷，午后潮热，便干或黑便。舌暗或有斑，脉沉弦或弦滑	活血化瘀软坚散结	鳖甲煎丸	鳖甲、赤芍、人参、川芎、莪术、三棱、穿山甲、柴胡、白花蛇舌草、蜈蚣
肝肾阴虚证	头晕目眩，胁痛耳鸣，颈项肿核累累，坚硬如石，口干咽燥，五心烦热，腰膝酸软，遗精或月经不调。舌红苔少，脉细数	滋补肝肾软坚散结	杞菊地黄汤	熟地黄、山茱萸、山药、茯苓、牡丹皮、泽泻、枸杞子、菊花、何首乌、女贞子、旱莲草、半枝莲、浙贝母、白花蛇舌草

预防调护 加强体育锻炼，提高对疾病的抵抗力，增强免疫功能，预防病毒感染。另外对有肿瘤及免疫缺陷家族史的人群应避免放射性辐射及服用某些化学药物。淋巴瘤患者早期可适当活动，晚期应绝对卧床休息，并给予高热量、高蛋白及富含维生素的食物；应用放疗和化疗期间应注意副作用及保护性隔离；若出现皮肤瘙痒，应嘱患者不宜抓挠，注意皮肤清洁。

（麻 柔）

èxìng zǔzhīxìbāo zēngduōbìng

恶性组织细胞增多病（malignant histiocytosis） 异常组织细胞在肝、脾、骨髓、淋巴结等组织中出现局限性或弥漫性、浸润性增生的恶性疾病。多发生于青壮年，但儿童与老年人也有发生，男性多于女性，男女之比约为2～3∶1。属中医学癥积、恶核、髓劳范畴。

病因病机 病因有外感风热、气滞血瘀。素体虚弱，正气不足，外受风热，邪毒由表入里，由气入营，气血两燔。外邪留恋不去，停滞经络脏腑之中，气滞血瘀，形成痞块，可出现肝、脾、淋巴结肿大等，并可导致气（血）阴两虚等。病理性质有虚实之分。初期多见邪毒热盛，瘀血阻滞，多属实证，日久则见气阴两虚。

辨证论治 本病应辨虚实。初期以邪实为主，晚期以正虚为主。治疗初期以祛邪为主，清热解毒佐以活血化瘀，晚期则以益气养阴为主，兼以解毒。分证论治见表。

中成药治疗 同恶核。

转归预后 本病发病急、病程短，多数患者于半年内死亡，极为凶险。死亡原因最多见为全身衰竭，其次为出血、严重感染。

预防调护 注意劳逸结合，起居有常，饮食有节，经常锻炼身体，预防外感。保持精神内守，心理健康。注意患者室内清洁、消毒、空气流通。饮食清淡，食具要消毒。减免探视。患者的皮肤、口腔、肛门、外阴要保持清洁。

（麻 柔）

línbāliú

淋巴瘤（lymphoma） 原发于淋巴结或淋巴结外组织或器官的恶性肿瘤。常以淋巴结无痛性、进行性肿大为其临床特征，依据病理特点分为两大类，霍奇金淋巴瘤和非霍奇金淋巴瘤。属于中医学恶核范畴。

清·王洪绪《外科全生集·阴疽论》曰：“阴毒之病，皮色皆同……不痛而坚，形大如拳，恶核失荣也……不痛而坚如金石，形大如斗，石疽也……皆曰阴疽……大者恶核，小者痰核，与石疽初起相同，然其寒凝甚结，毒根最深。”

病因病机 病因有内伤和外邪。外邪侵袭，加之肝气郁结，脾失健运，痰湿内生，痰瘀互结，结为痰核。本病病机主要为痰浊阻滞，“无痰不成核”。一为寒湿凝结成痰：寒主凝滞收引，寒湿相结可为痰。外邪袭肺，肺失宣降，津液失调，水湿停聚而为痰，或脾胃素虚，饮食生冷，阻遏阳气，虚寒内生，中焦失运，水湿内停，聚湿成痰；或肾阳素虚，温化无权，气不化水，水湿停蓄亦成痰，痰饮日久，寒痰凝滞结为“痰核”；二为火热煎熬津液成痰：情志不舒而致肝气郁结，郁久化热，热灼津液为痰，或先天不足、久病及肾，久耗津液而至肾阴不足，水不涵木，虚火内动灼津为痰，痰火相结，日积月累，凝结成块则为癥积。

辨证论治 见恶核。

转归预后 本病的存活期与病理类型及临床分期有关。霍奇金淋巴瘤通过有效治疗可获痊愈。

表 恶性组织细胞增多病的分证论治

证型	临床表现	治法	主方	常用药
邪毒热盛证	面赤高热，口渴汗出，头晕乏力，精神倦怠，尿赤便结，周身痛，不欲食。舌红绛，脉洪大	清热解毒滋阴凉血	清热地黄汤	水牛角、生地黄、牡丹皮、白芍、生石膏、知母、金银花、连翘、蒲公英、紫花地丁、白花蛇舌草、龙葵、白英、莪术、茅根、大蓟、小蓟、藕节、三七
瘀血阻滞证	肝、脾、淋巴结肿大，心烦不眠，低热口渴，两胁疼痛，痛位固定，精神萎靡，周身乏力。舌暗红或有瘀斑，脉弦细数或结代	活血化瘀消癥散结	膈下逐瘀汤	桃仁、红花、当归、牡丹皮、赤芍、五灵脂、香附、三棱、莪术、夏枯草、连翘、川贝母、柴胡、生地黄、黄芪、甘草
阳虚寒凝证	皮下肿块，颜色如常，形寒肢冷，面色少华，神疲乏力。舌淡苔薄白，脉细弱	温阳散结	小金丹	白胶香、草乌、五灵脂、地龙、木鳖、乳香、没药、麝香、当归
气阴两虚证	面色淡微红，神差乏力，头晕心悸，盗汗自汗，低热，五心烦热，口干少饮，纳差。舌淡微红，脉细数、沉取无力	益气养阴补血	八珍汤	党参、黄芪、生地黄、制首乌、当归、川芎、白芍、龟甲、鳖甲、半枝莲、山慈菇、莪术、女贞子、旱莲草、甘草、茯苓

淋巴细胞为主型预后最好，其次是结节硬化型、混合细胞型。同一类型中，分期越早，预后越好，同一类型和分期，儿童和老年人的预后较差，女性患者较男性为好。

预防调护 加强体育锻炼，提高对疾病的抵抗力，增强免疫功能，预防病毒感染。另外对有肿瘤及免疫缺陷家族史的人群应避免放射性辐射及服用某些化学药物。淋巴瘤患者早期可适当活动，晚期应绝对卧床休息，并给予高热量、高蛋白及富含维生素的食物；应用放疗和化疗期间应注意副作用及保护性隔离；若出现皮肤瘙痒，应嘱患者不宜抓挠，注意皮肤清洁。

（麻　柔）

xuètuō

血脱（blood depletion） 短时间内大量失血或严重贫血导致阴血脱失所引起的以心悸，汗出，肢冷，面色唇甲苍白，甚至神志障碍为主要表现的疾病。常见于西医学大量失血和重度贫血引起的失血性休克。

《灵枢·决气篇》提出“血脱者，色白，夭然不泽，其脉空虚，此其候也”。日本丹波元简《杂病广要》：“血脱者，如大崩大吐，或产血尽脱，则气亦随之而脱，故致卒仆暴死。宜先掐人中，或烧醋炭以收其气，急用人参一二两煎汤灌之，但使气不尽脱，必渐苏矣。然后因其寒热，徐为调理，此所谓血脱益气也。若不知此而但用血分等药，则几微之气忽而散失，阴无所主，无生机矣”，为血脱的病因病机及治疗提供了参考。

病因病机 血脱的病因有外伤和内伤。外伤主要为意外伤害所致大量失血。内伤主要为久病脾虚气衰，不能统摄引起大量呕血、便血，或妇女血崩。病机主要为气随血脱，病理性质属虚，病位主要在心、脾。

诊断要点 根据临床表现，结合病史可作诊断。①心悸、短气、呼吸浅快，汗出、脉微欲绝或芤。②面色、口唇、指甲苍白。③严重时出现肢冷，神志恍惚或昏迷。④呕血、便血，或妇女血崩史。

辨证论治 血脱辨证分阳脱和阴脱，治疗大法为益气固脱。

辨证要点 血脱的辨证，应以阴阳为纲。

治疗原则 阳脱应回阳救逆，阴脱应益气养阴固脱。

分证论治 见表。

中成药治疗 血脱危及生命，应紧急输液、输血以挽救生命。在辨证的基础上选择适用的中成药。①参附注射液：回阳救逆、益气固脱，用于阳脱。②参麦注射液：益气固脱、养阴生津，用于阴脱。③生脉注射液：益气养阴、复脉固脱，可用于阴脱。

转归预后 救治及时、正当，预后尚好；有大病久病、救治不及时预后很差。

预防调护 防止外伤及治疗原发病是预防的关键，一旦出现，首先注意精神护理，避免患者精神紧张使出血加重。务必使其精神调和以配合治疗。积极防治感染。做好外伤的现场处理，如及时止血、镇痛、保温等。

（麻　柔）

shīxuèxìng xiūkè

失血性休克（hemorrhagic shock） 因各种原因所致的短时间内大量失血引起的休克。属于低血容量休克。属中医学血脱范畴。

病因病机 病因有外伤和内伤。血液在短时间内大量亡失，气随血脱，神明失主，或阴津耗竭，阳无所附，导致阴阳两竭之重症。

辨证论治 气随血脱时，尚有元气贮存，治当补气固脱。若进一步阴阳两脱时，当回阳挽阴。分证论治见表。

中成药治疗 见血脱。

表　血脱的分证论治

证型	临床表现	治法	主方	常用药
阳脱证	出血量多，面色苍白，心悸气微，冷汗淋漓，四肢厥冷，尿少，神志恍惚甚或昏迷。舌淡，脉芤或脉微欲绝	回阳救逆	独参汤或人参四逆汤	人参、附子、干姜、甘草、肉桂
阴脱证	出血不止，头晕目眩，心悸失眠，神疲乏力，气短懒言，肢体麻木或瞤动，面色淡白或萎黄，唇甲色淡。舌淡嫩苔少，脉弱	益气养阴固脱	固阴煎	人参、生地黄、山茱萸、黄芪、麦冬、五味子、肉桂、甘草

表　失血性休克的分证论治

证型	临床表现	治法	主方	常用药
气随血脱证	出血量多，面色苍白，气息微弱，心悸，冷汗淋漓，四肢不温，神志恍惚甚或昏迷。舌淡，脉芤或脉微欲绝	补气固脱	独参汤	人参
阴阳两竭证	大失血后，昏迷不醒，两手颤抖，面色苍白或面如红妆，小便自遗。舌红绛无苔，脉细微欲绝	回阳挽阴	通脉四逆汤	附子、干姜、甘草、猪胆汁

转归预后 补液及时、气道通畅、止血有效预后尚好；有大病久病、救治不及时预后极差。

预防调护 防止外伤及治疗原发病，如消化性溃疡、食管曲张静脉破裂、妇产科疾病。务必使其精神调和以配合治疗。做好外伤的现场处理，如及时止血、镇痛、保温等。

（麻 柔）

xuèdǎn

血疸（blood jaundice） 因败血过多，超出肝疏泄能力，以致胆汁不循常道，引发以目黄、身黄、小便黄为主症的疾病。*黄疸*的一种，可伴有血虚、癥瘕。常见于西医学*溶血性黄疸*。

病因病机 血疸的病因有先天禀赋不足、内伤、外感。先天禀赋不足易生败血，败血过多超过肝疏泄能力而致血疸；内伤饮食不节，湿浊内生，湿热熏蒸，血败而发为血疸；外感湿热，内蕴中焦，湿郁热蒸，而引发血疸。病理因素以湿邪为主。病位主要在肝、脾、肾，基本病机为肝胆疏泄失常，胆汁泛溢肌肤。病理性质有阴阳之分。急性发病者多为阳黄；慢性迁延者多为阴黄。若久病不愈，气血瘀滞，伤及肝脾，则易酿成癥瘕。

诊断 根据临床表现结合病史可作诊断。血常规、肝功能、B超、均有助于诊断和鉴别诊断。

诊断要点 ①目黄、肤黄、小便黄，其中目睛黄染为本病的重要特征。②常伴食欲减退，腰酸腹痛等症状。③有类似发作史，外感易为诱因。

鉴别诊断 血疸应与萎黄鉴别，具体鉴别方法参见黄疸。

辨证论治 辨证分阳黄和阴黄，治疗以祛湿为主。

辨证要点 辨证应以阴阳为纲。阳黄黄色鲜明，发病急，常伴腰酸腹痛、舌苔黄腻、脉象弦数。阴黄黄色晦暗，病程长、病势缓，常伴纳少、乏力、舌淡、脉沉迟或细缓。

治疗原则 治疗大法为化湿邪，利小便。阳黄当清热化湿利湿。阴黄应予通阳、化湿。

分证论治 见表。

中成药治疗 在辨证的基础上选择适用的中成药。①鳖甲软坚丸：软坚散结、祛瘀生新、养血生血，用于瘀血阻滞、新血不生者。②大黄䗪虫丸：活血破瘀，用于瘀血内停者。

转归预后 本病病情缠绵，难以速效。久治不愈，可转为积聚、臌胀。

预防调护 本病常以外感诱发加重，保持生活规律、心情愉快，避免外感。

（麻 柔）

róngxuèxìng huángdǎn

溶血性黄疸（hemolytic jaundice） 红细胞本身缺陷或红细胞受外源性因素损伤，使红细胞遭到大量破坏，释放出大量血红蛋白，致使血浆中非结合胆红素含量增多，超过肝细胞的处理能力而出现的黄疸。以目黄、身黄、小便黄为主要表现的疾病。属中医学*血疸*范畴。

病因病机 血疸的病因有先天禀赋不足、内伤、外感。基本病机为血液败坏，酿湿成毒。病理因素以湿邪为主。

辨证论治 当分湿热、寒湿、瘀血辨治。分证论治见表。

中成药治疗 在辨证的基础上选择适用的中成药。

口服中成药 ①鳖甲软坚丸：软坚散结、祛瘀生新、养血生血，用于瘀血阻滞、新血不生。②大黄䗪虫丸：活血破瘀，用于瘀血内停。

中药注射剂 茵栀黄注射剂：清热解毒、利湿退黄，用于湿热黄疸。

转归预后 原发病经治疗控制，溶血原因消除后，则黄疸可逐渐恢复，否则难以消退。

预防调护 本病常以外感诱

表 血疸的分证论治

证型	临床表现	治法	主方	常用药
血分热盛证	黄疸迅速出现，发热，吐血，衄血，或便血，尿黄。舌红苔黄，脉洪数	清热凉血	清热地黄汤	水牛角、生地黄、牡丹皮、赤芍、紫草、升麻
湿热中阻证	身目俱黄，黄色鲜明，发热口渴，心烦，腹部胀闷，胁痛，口干而苦，恶心呕吐，小便短少黄赤，大便秘结。舌苔黄腻，脉象弦数	清热通腑利湿退黄	茵陈五苓散	茵陈、山栀、大黄、土茯苓、炒白术、泽泻、猪苓、益母草、当归
肾虚湿阻证	发病缓慢，面色暗黄，或面目虚浮，腰膝酸软。舌淡暗苔水滑，脉沉细	补肾运脾佐以清热	茵陈五苓散合金匮肾气丸	茵陈、土茯苓、炒白术、泽泻、猪苓、益母草、当归、熟地黄、山茱萸、桂枝、干姜、山药
血瘀阻络证	面色暗黄，周身疼痛，或见癥积，尿短黄，大便暗黑。舌有瘀斑或瘀点，脉涩	化瘀疏肝	柴胡疏肝饮合鳖甲煎丸	陈皮、柴胡、川芎、枳壳、芍药、甘草、香附、鳖甲、黄芩、柴胡、干姜、大黄、桂枝、石韦、瞿麦、半夏、党参、桃仁

表 溶血性黄疸的分证论治

证型	临床表现	治法	主方	常用药
湿热中阻证	身目俱黄，黄色鲜明，发热口渴，心烦，腹部胀闷，胁痛，口干而苦，恶心呕吐，小便短少黄赤，大便秘结。舌苔黄腻，脉象弦数	清热通腑利湿退黄	茵陈五苓散	茵陈、山栀、大黄、土茯苓、炒白术、泽泻猪苓、益母草、当归
寒湿阻滞证	身目俱黄，黄色晦暗，右胁疼痛，痞满食少，畏冷肢凉。腹胀便溏，口淡不渴。舌淡苔白腻，脉濡缓或沉迟	温中化湿健脾利胆	茵陈术附汤	茵陈、白术、附子、干姜、甘草、肉桂、黄芪、薏苡仁、泽泻
血瘀阻络证	面色暗黄，周身疼痛，或见癥积，尿短黄，大便暗黑。舌有瘀斑或瘀点，脉涩	化瘀疏肝	柴胡疏肝饮合鳖甲煎丸	陈皮、柴胡、川芎、枳壳、芍药、甘草、香附、鳖甲、黄芩、柴胡、干姜、大黄、桂枝、石韦、瞿麦、半夏、党参、桃仁

发加重，保持生活规律、心情愉快，避免外感。

（麻　柔）

suǐdúláo

髓毒劳（marrow consumption）

素体正气虚损，复感邪毒，因毒致瘀，毒瘀互阻，新血不生所引起的以血虚、出血、乏力为主要表现的虚劳性疾病。髓代表病位，毒代表病性，劳代表病状。常见于西医学骨髓增生异常综合征。相关的论述可见于虚劳、血证、癥积、内伤发热等疾病。

病因病机 本病因素体正气虚损，复感邪毒，因毒致瘀，毒瘀互阻，新血不生。髓毒劳具有虚实夹杂，以虚为主的特点。正虚为脾肾阳虚或肝肾阴虚，标实为邪毒瘀滞。与肾、脾、肝关系密切，是造血器官的病变。

诊断 根据临床表现结合病史可作诊断。外周血象、骨髓涂片分类、骨髓活检均有助于诊断和鉴别诊断。

诊断要点 ①面色、口唇、指甲苍白。②常伴头晕、心悸、短气，活动后加剧等症状。③可伴有鼻衄、齿衄、皮肤紫癜等出血症状和（或）感染发热等症状。④外周血全血细胞减少；骨髓涂片分类、骨髓活检示骨髓有明显病态造血改变；染色体和基因检查有髓毒劳特征性改变。

鉴别诊断 髓毒劳应与髓劳等鉴别。与髓劳的鉴别主要依靠骨髓涂片分类、骨髓活检、染色体等检查。

辨证论治 应辨阴虚与阳虚，治当补益。

辨证要点 本病多属虚证或虚实夹杂，主要应辨阴虚与阳虚。

治疗原则 治疗大法为补肾健脾，解毒化瘀。

分证论治 见表。

中成药治疗 在辨证的基础上选择适用的中成药。①金匮肾气丸：温补肾阳、化气行水，用于肾阳虚者。②六味地黄丸：滋阴补肾，用于肾阴虚者。

转归预后 血虚、出血患者经对症治疗可控制病情。部分患者，正气耗竭易于转化为白血病。

预防调护 起居有常，避寒暑，防治感染。劳逸结合，心胸豁达，精神乐观。避免接触有毒物质及电离辐射。出血患者活动时应避免外伤。

表 髓毒劳的分证论治

证型	临床表现	治法	主方	常用药
气血两虚证	气短，神疲乏力，纳呆食少，夜寐不安，心悸，面色无华。舌淡，脉细	益气养血	八珍汤	当归、熟地黄、白芍、川芎、人参、茯苓、甘草、白术
气不摄血证	病久迁延，反复出血，或有月经过多。伴周身乏力，面色苍白无华，食欲不振。舌胖有齿痕，舌淡苔白，脉虚大或沉细	益气养血	归脾汤	炙黄芪、党参、白术、茯苓、龙眼肉、酸枣仁、炙甘草、当归、木香、山药、炒白芍、蒲黄、阿胶
肾阴虚证	心悸，气短，乏力，头晕目眩。耳鸣，口干咽干，腰酸，五心烦热，盗汗，面白无华，口唇色淡红；皮肤紫癜，月经量多，或有鼻衄、齿衄。舌淡红苔少，脉细数	滋补肝肾填精生血	青黄散合大菟丝子饮合四君子汤	菟丝子、女贞子、枸杞子、生地黄、熟地黄、何首乌、山茱萸、青黛、雄黄、旱莲草、桑椹、补骨脂、黄精、当归、太子参
肾阳虚证	心悸，气短，周身乏力，面色苍白无华，唇淡，畏寒肢冷，腰酸腿软，小便清长，阳痿，食欲不振，腹胀便溏，月经色淡，或有浮肿。舌胖有齿痕，舌淡苔白，脉虚大或沉细	温肾健脾益气养血	金匮肾气丸合青黄散	生地黄、熟地黄、黄芪、肉桂、附子、人参、白术、茯苓、甘草、白芍、青黛、雄黄、紫河车、淫羊藿、巴戟天、鹿茸、当归、桑椹

（麻　柔）

gǔsuǐ zēngshēng yìcháng zōnghézhēng

骨髓增生异常综合征（myelodysplastic syndrome）　一组起源于造血干/祖细胞的获得性骨髓克隆性、异质性疾患。临床以骨髓无效造血、长期的进行性难治性血细胞减少、高风险向急性白血病转化为特征。属中医学髓毒劳、虚劳、血证范畴。

病因病机　该病的病因主要有素体正气虚损，复感邪毒，因毒致瘀，毒瘀互阻，新血不生。病位在血分、骨髓，涉及心、肝、脾、肺、肾，而脾肾虚损是其关键。

辨证论治　该病多属虚证或虚实夹杂，主要应辨阴虚与阳虚。治疗大法为补肾健脾，解毒化瘀。分证论治见表。

中成药治疗　同髓毒劳。

转归预后　此病的转归预后与患者年龄、临床分型、体征等有关。部分可转化为白血病。

预防调护　起居有常，避寒暑，劳逸结合，心胸豁达，精神乐观。适当运动锻炼，增强体质，多吃富含蛋白质和维生素C的食物。对接触有害毒物及接触电离辐射的工作人员，在工作中应加强防护措施。注意口腔、皮肤、肛周、泌尿系统卫生，预防交叉感染。感染发热时，应积极抗感染。

（麻　柔）

hànzhèng

汗证（sweating disease）　人体阴阳失调、营卫失和、腠理不固而引起汗液外泄的疾病。根据汗出的表现，可分为自汗、盗汗、脱汗、战汗、黄汗等。常见于西医学甲状腺功能亢进症、自主神经功能紊乱、风湿热、低血糖、虚脱、休克及结核病。

《黄帝内经》对“汗”早有认识，指出汗与心的关系最为密切。《素问·宣明五气篇》说：“五脏化液，心为汗”。关于出汗的原因，《黄帝内经》认为是由于人体的阳气蒸发阴液所致：“阳加于阴，谓之汗。”东汉·张仲景将外感病汗出的见症分为挚挚汗出、自汗出、大汗出、手足濈然汗出、额汗、头汗出、汗出而喘、盗汗、黄汗等，大大丰富了汗证的辨证内容。《金匮要略·水气病脉证治》详细论述了黄汗的证因脉治，对后世认识和治疗汗证也很有启发意义。隋·巢元方《诸病源候论》有“虚劳汗候”“虚劳盗汗候”“风虚汗出候”等记载。唐·孙思邈《备急千金要方》载有治伤寒病后汗不止十一方，称其中的牡蛎散谓“正汗之验无出于此方”。《丹溪心法》中指出：“自汗属气虚、血虚、湿、阳虚、痰”。至明·张景岳《景岳全书》总结前人经验“自汗、盗汗亦各有阴阳之证，不得谓自汗必属阳虚，盗汗必属阴虚也”。清·叶天士《临证指南医案·汗》谓：“阳虚自汗，治宜补气以卫外；阴虚盗汗，治当补阴以营内。”至今临床仍有一定参考价值。

病因病机　汗证的病因主要有病后体虚、表虚受风、思虑烦劳、情志不舒、忿郁恼怒、嗜食辛辣、湿热熏蒸等。素体薄弱，病后体虚，或久患咳喘，耗伤肺气，卫表不固会导致自汗。或因表虚卫弱，复加微受风邪，导致营卫不和，卫外失司而致汗出。思虑太过，暗耗心血，血不养心，心液不藏而外泄，引起汗出。烦劳过度，亡血失精，或温热病后，邪热伤阴，以致阴精亏虚，虚火内生，阴津被扰，不能自藏而汗泄。忿郁恼怒，肝气郁结，郁而化火，火热逼津外泄，而致自汗、盗汗者。或嗜食辛辣厚味，或素体湿热偏盛，以致邪热郁蒸，津液外泄而致汗出增多。或因湿热熏蒸于肝胆，胆汁随汗液外溢肌肤而为黄汗；或因久病重病，阳气虚衰，卫外不固而汗液外泄；或因急性热病中，正邪相争，以致战栗而汗出。其病机主要是阴阳失调，营卫不和，以致汗液外泄失常。病理性质有虚实之分，但虚多实少。虚实之间每可兼见或相互转化，如邪热郁蒸，久则伤阴耗气，转为虚证；虚证亦可兼有火旺或湿热。

诊断　根据临床表现结合病史可作诊断。

表　骨髓增生异常综合征的分证论治

证型	临床表现	治法	主方	常用药
肝肾阴虚证	眩晕耳鸣，口燥咽干，腰膝酸软，五心烦热，盗汗，口唇色淡红，皮肤紫癜，月经量多，或有鼻衄、齿衄。舌淡红苔少，脉细数	滋补肝肾填精生血	大菟丝子饮	菟丝子、女贞子、枸杞子、生地黄、熟地黄、何首乌、山茱萸、青黛、雄黄、旱莲草、桑椹、补骨脂、黄精、当归、太子参
脾肾阳虚证	神疲乏力，纳呆食少，面色苍白无华，唇淡，畏寒肢冷，腰酸腿软，小便清长，阳痿，食欲不振，腹胀便溏，月经色淡，或有浮肿。舌胖有齿痕，舌淡苔白，脉虚大或沉细	温肾健脾益气养血	金匮肾气丸合青黄散	生地黄、熟地黄、黄芪、肉桂、附子、人参、白术、茯苓、甘草、白芍、青黛、雄黄、紫河车、淫羊藿、巴戟天、鹿茸、当归、桑椹

诊断要点 ①汗出时间或量、色、味异常。②有病后体虚、思虑烦劳过度、情志不舒、表虚受风的病史。

鉴别诊断 需将汗证中的自汗、盗汗、脱汗、战汗、黄汗5种情况进行鉴别。自汗与盗汗是指由于阴阳失调，腠理不固，而导致汗液外泄失常的病证，其中不因外界环境因素影响，而白昼时时汗出，动辄益甚者，称为自汗；寐中汗出，醒来自止者，称为盗汗。脱汗则表现为大汗淋漓，汗出如珠，常同时出现声低息微，精神疲惫，四肢厥冷，脉微欲绝或散大无力，多在疾病危重时出现，为病势危急的征象，故脱汗又称为绝汗，其汗出的情况及病情的程度较自汗为重。战汗主要出现于急性热病过程中，表现为突然恶寒战栗，全身汗出，发热，口渴，烦躁不安，为邪正交争的征象。若汗出之后，热退脉静，气息调畅，为正气拒邪，病趋好转，与阴阳失调、营卫不和之自汗迥然有别。黄汗为汗出色黄，染衣着色，常伴见口中黏苦，渴不欲饮，小便不利，苔黄腻，脉弦滑等湿热内郁之症，可以为自汗中的邪热郁蒸型，但汗出色黄的程度较重。

辨证论治 汗证辨证注重阴阳虚实。

辨证要点 ①辨虚、实、寒、热，须四诊合参，详加辨证，作出正确的诊断。②辨不同证候之轻重，脱汗见于阳亡阴竭；战汗多属虚人外感；黄汗多属湿热。

治疗原则 调理阴阳。根据虚实采用补气、温阳、滋阴、清热、除湿之法。

分证论治 见表。

中成药治疗 在辨证的基础上选择适用的中成药。①玉屏风颗粒、益气固表止汗，用于表虚不固、自汗恶风者。②知柏地黄丸：滋阴降火，用于阴虚火旺、潮热盗汗。

其他疗法 在内科治疗的基础上选择配合其他疗法。麻黄根、牡蛎火煅、赤石脂、龙骨，上药为末，以绢袋盛贮，如扑粉用之，可用于各型汗出过多。

转归预后 汗证中除脱汗外，只要治疗得当，一般预后均较良好。脱汗乃重危之症，是生命垂危、阴阳离决的一种表现，应采取紧急措施。治不及时，常可危及生命。

预防调护 锻炼身体，增强体质，使表卫腠理固密，是预防汗证的重要方面。其他尚需注意劳逸适度，饮食有节，生活有常。护理方面，汗出过多，藩篱不固，容易感受外邪，要注意揩干汗水，更换衣服，居处环境要注意避风。热邪引起的汗证，应该按发热患者观察和护理，脱汗患者更应专人守护，及时注意病情变化。

（谢春光）

dàohàn

盗汗（night sweating）

病后体虚、思虑过度或亡血失精等导致阴虚火旺所引起的寐中汗出，醒来自止的汗证。又称寝汗。常见于西医学甲状腺功能亢进症、自主神经功能紊乱、风湿热、结核病。

《黄帝内经》中有关于寝汗的记载，《素问·脏气法时论》述："肾病者……寝汗出，憎风。"东汉·张仲景《金匮要略·水气病脉证并治》首先记载盗汗之名，并认为由虚劳所致者较多。宋·陈无择《三因极一病证方论·自汗论治》对盗汗、自汗作了鉴别："无论昏醒，浸浸自出者，名曰自汗；或睡着汗出，即名盗汗，或云寝汗。"朱丹溪认为盗汗属血虚、阴虚，对盗汗的病理属性作了概括。明·张景岳《景岳全书·汗证》系统整理了汗证，认为一般情况下盗汗属阴虚。清·

表 汗证的分证论治

证型	临床表现	治法	主方	常用药
卫表不固证	汗出恶风，稍劳汗出尤甚，易于感冒，气短乏力，周身酸楚，面色无华。舌苔薄白，脉细弱	益气固表	玉屏风散	黄芪、白术、糯稻根、防风
阴虚火旺证	夜寐盗汗，五心烦热，潮热，口干。舌红苔少，脉细数	滋阴降火	当归六黄汤	当归、生地黄、熟地黄、黄连、黄芩、黄柏、黄芪
阳气暴脱证	大汗淋漓，或汗出如油，精神疲惫，四肢厥冷，声短息微。舌淡白，脉微欲绝，或脉大无力	益气固脱回阳敛阴	参附汤合生脉散	附子、人参、麦门冬、五味子
心血不足证	汗出，心悸，夜寐梦多，神疲乏力，面色少华。舌淡，脉细	养血宁心	当归补血汤	黄芪、党参、白术、茯苓、当归、熟地黄
风湿袭表证	外感湿邪，时自汗出，头身困重，骨节酸痛，活动缓解。舌苔白腻，脉濡	祛风除湿	防已黄芪汤	防已、黄芪、白术、茯苓、羌活、蔓荆子
湿热蕴结证	发热汗出，色正黄如柏汁，染衣着色，口干不欲饮，或身体浮肿。舌红苔黄腻，脉沉滑	清热利湿	茵陈五苓散	茵陈、泽泻、白术、茯苓、黄连

叶天士《临证指南医案·汗》谓："阴虚盗汗，治当补阴以营内。"王清任在《医林改错·血府逐瘀汤所治之症目》中补充了血瘀引起盗汗的情况。

病因病机 病因主要有病后体虚、思虑过度、亡血失精等。病后体虚，阴津暗耗，虚火内生，迫津外泄而致盗汗；或温热病后，邪热伤阴，以致阴津亏虚，虚火内生，阴津被扰，不能自藏而盗汗；思虑太过，损伤心脾，暗耗心血，或失血之后，心血不足，血不养心，心液不藏而外泄，引起盗汗；烦劳过度，亡血失精，损及阴精，虚火内盛，火热逼津外泄，而致盗汗者。其基本病机总属阴虚火旺，汗液外泄失常。病理性质多为阴虚。亦偶有虚证兼有火旺或湿热之象者。反复盗汗则耗气伤津，久延伤阳，以致出现气阴两虚或阴阳两虚之候。

诊断要点 根据临床表现结合病史可作诊断。①不因外界环境影响，睡眠中汗出津津，汗出可在头面、颈胸，或四肢、全身，醒后汗止为盗汗。②除外其他疾病引起的盗汗。作为其他疾病过程中出现的盗汗，因疾病不同，各具有该疾病的症状及体征，且出汗大多不居于突出地位。③有病后体虚、表虚受风、思虑烦劳过度、情志不舒、嗜食辛辣等易于引起盗汗的病因存在。

辨证论治 应分辨虚实。

辨证要点 盗汗的辨证应以阴阳虚实为纲。盗汗属虚者多，多属阴虚内热。病程较久或病重者，会出现阴阳虚实错杂的情况。盗汗日久则可伤阳，出现阴阳两虚之证。

治疗原则 盗汗的治疗大法主要为补虚泻实。治以养阴、补血、清火。如《临证指南医案·汗》："阴虚盗汗，治当补阴以营内"。另须注意瘀血所致者当活血化瘀。

分证论治 见表。

中成药治疗 在辨证的基础上选择适用的中成药。①知柏地黄丸：滋阴清热，用于潮热盗汗，耳鸣遗精，口干咽燥。②天王补心丹：滋阴养血、补心安神。用于心悸失眠，虚烦神疲，梦遗健忘，手足心热，盗汗多梦。③归脾丸：益气健脾、养血安神。用于心脾两虚，气短心悸，失眠多梦，盗汗，食欲不振。

其他疗法 在内科治疗的基础上配合其他疗法。①五倍子为末，以温水或唾液调，填脐中，外用纱布固定之。②仙鹤草、红枣，水煎服。

转归预后 若汗证持续时间较长，常发生精气耗伤的病变，以致出现神情倦怠，肢软乏力，不思饮食等症。单独出现盗汗，一般预后良好，经过治疗大多可在短期内治愈或好转。伴见于其他疾病过程中的盗汗，则病情往往较重，治疗时应着重针对原发疾病，且常需待原发疾病好转、痊愈，盗汗才能减轻或消失。

预防调护 锻炼身体，增强体质，使表卫腠理固密，是预防汗证的重要方面。其他尚需注意劳逸适度，饮食有节，忌食辛辣香燥之品。汗出浸湿的被褥，应勤于洗晒。

（谢春光）

zìhàn

自汗（spontaneous sweating）

阴阳失调，腠理不固，营卫失和，所引起的不因外界环境因素影响，白昼时时汗出，动辄益甚的汗证。

宋·陈无择《三因极一病证方论·自汗论治》："无论昏醒，浸浸自出者，名曰自汗。若其饮食劳役，负重涉远，登顿疾走，因动汗出，非自汗也"，进一步认识了自汗，并指出其他疾病中表现的自汗，应着重针对原发病治疗，故谓"历节、肠痈、脚气、产褥等病，皆有自汗，治之当推其所因为病源，无使混滥"。元·朱丹溪认为自汗属气虚、血虚、湿、阳虚、痰所致。明·张景岳《景岳全书·汗证》系统整理汗证，认为一般情况下自汗属阳虚。清·叶天士《临证指南医案·汗》谓"阳虚自汗，治宜补气以卫外。"王清任在《医林改错·血府逐瘀汤所治之症目》中则补充了血瘀所致自汗的治疗方药。本病常见于西医学甲状腺功能亢进症、自主神经功能紊乱、风湿热、结核病。

病因病机 自汗的病因主要有肺卫虚弱、表虚受风、思虑太度、劳欲过度、情志不舒等。素体薄弱，病后体虚，或久患咳喘，耗伤肺气，肌表疏松，表虚不固，腠理开泄而致自汗；或因表虚卫

表 盗汗的分证论治

证型	临床表现	治法	主方	常用药
心血不足证	自汗或盗汗，心悸少寐，神疲气短，面色不华。舌淡，脉细	养血补心	归脾汤	党参、黄芪、白术、甘草、当归、龙眼、酸枣仁、茯苓、远志、木香
阴虚火旺证	夜寐盗汗，或有自汗，五心烦热，或兼午后潮热，两颧色红，口渴。舌红少苔，脉细数	滋阴降火	当归六黄汤	当归、生地黄、熟地黄、黄连、黄芩、黄柏、黄芪

弱，感受风邪，导致营卫不和，卫外失司，而致汗出；汗为心之液，或思虑太过，损伤心脾，暗耗心血，或出血之后，血虚失养，心血不足，血不养心，心液不藏而外泄；劳欲过度，耗伤正气，气虚不固，汗液自出；忿郁恼怒，气机郁滞，肝郁化火，疏泄太过，亦可致自汗。其病机概由阴阳失调，腠理不固，营卫失和，以致汗液外泄失常。病理性质有虚实之分，但虚多实少。虚实之间每可兼见或相互转化，如邪热郁蒸，久则伤阴耗气，转为虚证；虚证亦可兼有火旺或湿热。虚证日久则可伤阴耗气，出现气阴两虚之候。

诊断 自汗以临床表现结合病史作出诊断。结合血沉、抗链球菌溶血素"O"、T_3、T_4、基础代谢、胸部X线摄片、痰涂片等检查，以排除风湿热、甲状腺功能亢进、肺痨等疾病引起的汗出异常。

诊断要点 ①不因外界环境影响，在头面、颈胸，或四肢、全身出汗者，白昼汗出溱溱，动则益甚者为自汗。②除外其他疾病引起的自汗。③作为其他疾病过程中出现的自汗因疾病不同，各具有该疾病的症状及体征，且出汗大多不居于突出地位。④有肺卫素虚、病后体虚、表虚受风、思虑烦劳过度、情志不舒等易于引起自汗的病因存在。

鉴别诊断 自汗需与盗汗、脱汗、战汗、黄汗相鉴别。①自汗为白昼时时汗出，动辄益甚；盗汗则为寐中汗出，醒来自止。②脱汗则表现为大汗淋漓，汗出如珠，常同时出现声低息微，精神疲惫，四肢厥冷，脉微欲绝或散大无力，多在疾病危重时出现，为病势危急的征象，故脱汗又称为绝汗，其汗出的情况及病情的程度较自汗为重。③战汗主要出现于急性热病过程中，表现为突然恶寒战栗，全身汗出，发热，口渴，烦躁不安，为邪正交争的征象。若汗出之后，热退脉静，气息调畅，为正气拒邪，病趋好转，与阴阳失调、营卫不和之自汗迥然有别。④黄汗为汗出色黄，染衣着色，常伴见口中黏苦，渴不欲饮，小便不利，苔黄腻，脉弦滑等湿热内郁之症，可以为自汗中的邪热郁蒸型，但汗出色黄的程度较重。

辨证论治 应着重辨明阴阳虚实，治以补虚泻实，并对症治疗。

辨证要点 应着重辨明阴阳虚实。虽属虚者多，多见气虚，阳虚，但亦有因肝火、湿热等邪热郁蒸所致者，则属实证。自汗日久伤阴耗气，可见气阴两虚之证。邪热郁蒸，久亦伤阴耗气，见虚实兼夹之证。是故病久或病重者，多阴阳虚实错杂。

治疗原则 虚证治以益气、养阴、补血、调和营卫。实证则治以清肝泄热，化湿和营，瘀血所致者当活血化瘀。虚实夹杂者宜补虚泻实，但须分标本主次。可酌加麻黄根、浮小麦、糯稻根、五味子、瘪桃干、牡蛎等固涩敛汗之品，以增强止汗之功。

分证论治 见表。

中成药治疗 在辨证的基础上选择适用的中成药。①补中益气丸：补中益气、升阳举陷，用于脾胃虚弱、中气下陷所致的自汗、泄泻、体倦乏力。②玉屏风颗粒：益气固表止汗，用于表虚不固、自汗恶风、面色苍白或体虚易感风邪者。③生脉口服液：益气养阴生津，用于气阴两亏、心悸气短、自汗。

其他疗法 在内科治疗的基础上配合其他疗法。①轻粉方：川芎、白芷、藁本、米粉，研为末，用绵包裹，扑于身上。②红粉方：麻黄根、牡蛎火煅、赤石脂、龙骨，研为末，以绢袋盛贮，如扑粉用之。用于自汗、脱汗。

转归预后 单独出现的自汗一般预后良好，经过治疗大多可在短期内治愈或好转。伴见于其他疾病过程中的自汗则病情往往

表 自汗的分证论治

证型	临床表现	治法	主方	常用药
肺卫不固证	汗出恶风，稍劳汗出尤甚，或表现半身、某一局部出汗，易于感冒，体倦乏力，周身酸楚，面色苍白少华。苔薄白，脉细弱	益气固表	玉屏风散	黄芪、白术、防风、党参、糯稻根
阳气亏虚证	自汗，畏冷肢凉，气短乏力，面色苍白，纳少便溏，腰膝酸冷。舌淡苔白，脉弱	温阳固表	黄芪建中汤	黄芪、白术、附子、桂枝、生姜、甘草、大枣
营卫不和证	汗出恶风，周身酸痛或微发热，头痛。舌苔薄白，脉浮缓	调和营卫	桂枝汤	桂枝、芍药、生姜、大枣、炙甘草
里热蒸迫证	蒸蒸汗出，或但头汗出，或手足多汗，面赤，发热，气粗，口渴，喜冷饮，胸腹胀闷，烦躁不安，大便干结不行。舌红苔黄腻或黄燥，脉洪大或滑数、或沉实	清泻里热	竹叶石膏汤	竹叶、石膏、人参、麦冬、半夏、粳米

较重，治疗时应着重针对原发疾病，且常需待原发疾病好转、痊愈，自汗才能减轻或消失。

预防调护 见汗证。

（谢春光）

zìzhǔshénjīng gōngnéng wěnluàn

自主神经功能紊乱（dysfunction of autonomic nerve）

由心理社会因素诱发人体部分生理功能暂时性失调，神经内分泌出现相关改变而组织结构上并无相应病理改变即除外器质性疾病的内脏功能失调综合征。旧称植物神经功能紊乱。包括循环系统功能、消化系统功能或性功能失调的症状。本病属中医学心悸、郁证、失眠范畴。

病因病机 自主神经功能紊乱的病因不外乎内因与外因两个方面。外因多因长期持久有强烈精神刺激，如家庭纠纷、恋爱挫折、事业失败或人际关系紧张，持久的脑力、体力劳动，睡眠不足，对外界刺激耐受性差，适应环境、应付事务的能力不足等等。内因主要是脏腑功能失调引起，以心、肝、肾功能紊乱为主，心为君主之官，主神明，万事万物，感传于心，心神日理万机，常常处于动而难静的状态。如心神过于躁动，神不内守，乱而不定，必然扰乱脏腑，耗气伤精，容易招致该病的发生；肝主疏泄，调畅情志，若遇事不遂，抑郁难舒，则肝气郁结，气机不畅，日久郁而化火，导致出现口苦，失眠，心烦，月经失调，情绪恶劣等；肾藏先天之精主生长发育生殖，后天失养，劳欲过度，耗伤肾精，出现脱发、盗汗、潮热、腰膝酸软等肾虚之象。病机关键为心、肝、肾功能紊乱，临床主要表现为心神失主，肝气郁结，肾精亏虚等。

辨证论治 以脏腑辨证为纲，主要涉及心、肝、肾，同时需与气血津液辨证相结合，详审气滞、血瘀、痰凝、郁火等病理产物的不同。治疗原则为调整脏腑生理功能，祛除病理产物。分证论治见表。

中成药治疗 在辨证的基础上选择适用的中成药。①逍遥丸：疏肝健脾、养血调经，用于肝气不舒所致郁热发汗。②六味地黄丸：滋阴补肾，用于肾阴亏损、头晕耳鸣、腰膝酸软、骨蒸潮热、盗汗遗精。

其他疗法 在内科治疗的基础上配合其他疗法。①睡觉前可行足底、足侧按摩，有助于改善自主神经功能紊乱症状，缓解神经衰弱和失眠疲劳等。②选择常处于张力状态又缺乏舒展的肌肉（通常是颈背肌肉及上半部背肌），然后用手掌按压。

转归预后 自主神经功能紊乱经过药物治疗与心理调适，部分症状能得到很好的缓解。但是长期处于自主神经系统功能紊乱时，就会出现免疫系统的功能紊乱，进而导致各种顽固性疾病，如慢性咽喉炎、口腔溃疡、慢性胃炎、胃溃疡、结肠炎、病毒性肝炎、风湿性关节炎等大量的免疫系统疾病；还会出现高血糖、高血脂、高血压，并发大血管病如心脑血管病，周围血管病如下肢溃疡、趾端缺血疼痛（或出现坏死）、周围神经病变，微血管病如白内障、青光眼、眼底病变、视网膜病变，肾小球硬化等。

预防调护 适度运动，增强体质。如患者可练习瑜伽、太极拳等。饮食有节，营养平衡，进食规律。要有适度的睡眠时间。戒烟、限酒。

（谢春光）

nèishāng fārè

内伤发热（fever due to internal injury）

以内伤为病因，脏腑功能失调，气、血、阴、阳亏虚为基本病机，发热为主要表现的疾病。

早在《黄帝内经》即有关于内伤发热的记载，其中对阴虚发热的论述较详："阴虚则内热"。《金匮要略·血痹虚劳病脉证并治》"虚劳里急……手足烦热，咽干口燥，小建中汤主之"，开甘温除热之先声。《小儿药证直诀》提出了"五脏热论"，并从肾气丸化裁而成的"六味地黄丸"是治疗

表 自主神经功能紊乱的分证论治

证型	临床表现	治法	主方	常用药
心虚胆怯证	虚烦不得眠，入睡后又易惊醒，终日惕惕，遇事易惊，并有心悸、气短、自汗等症状。舌苔薄白，脉弦细	镇惊安神	安神定志丸	龙齿、琥珀、磁石、朱砂、茯神、石菖蒲、远志、人参
肝气郁结证	胁痛，走窜不定，疼痛每因情志之变动而增减，饮食减少，嗳气频作，在女性表现为月经紊乱。苔薄黄，脉弦	疏肝解郁	逍遥散	柴胡、当归、白芍、白术、茯苓、甘草、薄荷、生姜
肾精亏虚证	耳鸣耳聋，头晕目眩，腰膝酸软，易疲乏不耐劳作，潮热盗汗。舌红苔薄，脉细数	补养肾精	六味地黄丸	山茱萸、熟地黄、山药、茯苓、牡丹皮、泽泻
痰火内扰证	失眠、心烦，口苦，目眩，头重，胸闷，恶心，嗳气，痰多，发热。舌红苔黄腻，脉滑数	清热化痰	黄连温胆汤	黄连、半夏、陈皮、竹茹、茯苓、枳实

阴虚发热的代表方。《太平圣惠方》言“阴气偏少，阳气暴胜，则热乘于心，故烦热也”，对烦热的病机、治疗有较全面的阐述，创柴胡散、地骨皮散。李东垣《脾胃论》认为气虚发热的治疗“唯当以甘温之剂补其中而升其阳，甘寒以泻其火”，创补中益气汤，使甘温除热的治法具体化。清·秦景明《症因脉治·内伤发热》最先提出“内伤发热”这一病名，且将其分为气分发热、血分发热。《证治汇补·发热》将外感之外的发热分为十一类，较为详尽。《医林改错》《血证论》对瘀血发热的论述渐趋完善。常见于西医学功能性低热、肿瘤、血液病、结缔组织疾病、内分泌疾病及部分慢性感染性疾病。

病因病机 引起内伤发热的病因主要是久病体虚、饮食劳倦、情志失调及外伤出血，久病体虚，脾胃受损，中气不足，阴火内生，成气虚发热；久病、产后、大失血，阴血不足，阴不敛阳，成血虚发热；素体阴虚、热病、误用过用香燥药而致阴精亏虚，水不制火，成阴虚发热；寒证、气虚及阳，脾肾阳虚，火不归原，虚阳外浮，成阳虚发热；饮食劳倦伤脾，脾气亏虚，成气虚发热；脾虚气血生化乏源，血虚，成血虚发热；脾虚水湿运化功能减弱，化湿生痰，郁而化热，成湿郁发热；情志失调，肝气郁结、肝火内盛，“气有余便是火”，成气郁发热；外伤之后，血循不畅，瘀血阻络，壅遏发热，成瘀血发热；出血过多，阴血不足，血虚阴伤，无以敛阳，阳气亢旺，成血虚发热。其病机主要为气、血、阴、阳亏虚，以及气、血、湿等郁结壅遏而致发热两类。病位在脾、胃、肝、肾，以脾肾为主，既可由脾及肾，又可由肝犯脾、由脾及肝，亦可由肝及肾。病性以虚为主，亦可见实证，常为虚实夹杂。虚为脏腑阴阳气血亏虚；实证与气滞、血瘀、痰湿阻滞等有关。病始则病气，继则病痰湿、血瘀。

诊断 根据临床表现结合病史可作诊断，血、粪、尿的常规及生化、心电图、X线的检查，风湿免疫学检查，内分泌检查，骨髓检查与可能的活检都可帮助诊断。

诊断要点 ①发热，主要是低热，表现为高热者较少；或自觉发热，而体温并不升高。不恶寒，或虽有怯冷，但得衣被则温，常兼见头晕、神疲、自汗、盗汗、脉弱等症。②不伴见身体疼痛，鼻塞，流涕等表证。起病缓慢，病程较长。③一般有气、血、阴、阳亏虚或气郁、血瘀、湿阻的病史，或有反复发热史。可有情志所伤、外伤、产后、久病、饮食劳倦所伤等病史。④辅助检查：甲状腺功能、肿瘤、风湿病、免疫学检查等有助于明确病情。

鉴别诊断 内伤发热与外感发热鉴别，内伤发热的诊断要点已如上述，而外感发热则由感受外邪而起，起病较急，病程较短，发热初期大多伴有恶寒，其恶寒得衣被而不减。发热的热度大多较高，发热的类型随病种的不同而有所差异。初起常兼有头身疼痛、鼻塞、流涕、咳嗽、脉浮等表证。外感发热由感受外邪，正邪相争所致，属实证者居多。

辨证论治 首辨虚实，次辨轻重，治宜实则泻之，虚则补之。

辨证要点 ①辨虚实，首先依据病史、症状、脉象等辨明其属虚属实，由气郁、血瘀、湿郁所致者属实；由气、血、阴、阳虚所致者属虚；但也有虚实夹杂者。②辨轻重，病程长久，反复发作，久治不愈，胃气衰败，正气虚甚，兼夹其他病证者，为病重，反之则为轻症。若内脏无实质性病变，仅属一般体虚所致者，病情亦轻。

治疗原则 实火宜泻，虚火宜补。依据其证候病机的不同，分别采用相应的治法。属实者，宜解郁、活血、除湿，适当配伍清热；属虚者，宜益气、养血、滋阴、温阳，除阴虚发热适当配清退虚热的药物外，其余均应以补为主。对虚实夹杂者，则宜兼顾之。正如《景岳全书·火证》说：“实火宜泻，虚火宜补，固其法也。然虚中有实者，治宜以补为主，而不得不兼乎清；……若实中有虚者，治宜以清为主而酌兼乎补。”

分证论治 见表。

中成药治疗 在辨证的基础上选择适用的中成药。①补中益气丸：补中益气、升阳举陷，用于气虚发热证。②逍遥丸：疏肝健脾、养血调经，用于气郁发热证。

其他疗法 在内科治疗的基础上配合其他疗法。①乌龟、鳖各1只，去头尾内脏，炖服，可作为阴虚发热的辅助治疗。②取大椎、内关、间使等穴，或熏灸气海、关元、百合、神阙、足三里等穴针灸，可用于气虚发热。

转归预后 由于内伤发热可由一种病因引起，也可由多种病因同时引起，如气郁血瘀、气阴两虚、气血两虚等。久病往往由实转虚，由轻转重，其中以瘀血日久，损及气、血、阴、阳，分别兼见气虚、血虚、阴虚、阳虚，而成虚实兼夹之证较多见。大部分内伤发热，经过适当的治疗及

表　内伤发热的分证论治

证型	临床表现	治法	主方	常用药
阴虚发热证	午后潮热，或夜间发热，不欲近衣，手足心热，烦躁，少寐多梦，盗汗，口干咽燥。舌红或有裂纹，苔少甚至无苔，脉细数	滋阴清热	清骨散	银柴胡、地骨皮、胡黄连、知母、青蒿、秦艽、鳖甲、甘草
血虚发热证	发热，热势多为低热，头晕眼花，身倦乏力，心悸不宁，面白少华，唇甲色淡。舌淡，脉细弱	益气养血	归脾汤	黄芪、党参、茯苓、白术、甘草、当归、龙眼、酸枣仁、远志、木香
气虚发热证	发热，热势或低或高，常在劳累后发作或加剧，倦怠乏力，气短懒言，自汗，易于感冒，食少便溏。舌淡苔白薄，脉细弱	益气健脾 甘温除热	补中益气汤	黄芪、党参、白术、甘草、当归、陈皮、升麻、柴胡
阳虚发热证	发热而欲近衣，形寒怯冷，四肢不温，少气懒言，头晕嗜卧，腰膝酸软，纳少便溏，面色㿠白。舌淡胖或有齿痕，苔白润，脉沉细无力	温补阳气 引火归元	金匮肾气丸	附子、肉桂、山茱萸、熟地黄、山药、茯苓、牡丹皮、泽泻
气郁发热证	发热多为低热或潮热，热势常随情绪波动而起伏，精神抑郁，胸胁胀满，烦躁易怒，口干而苦，纳食减少。舌红苔黄，脉弦数	疏肝理气 解郁泻热	丹栀逍遥散	牡丹皮、栀子、柴胡、薄荷、当归、白芍、白术、茯苓、甘草
湿郁发热证	低热，午后热甚，胸闷身重，不思饮食，渴不欲饮，甚或呕恶。舌苔白腻或黄腻，脉濡数	清热利湿	三仁汤	杏仁、蔻仁、半夏、厚朴、薏苡仁、滑石、通草、竹叶
血瘀发热证	午后或夜晚发热，或自觉身体某些部位发热，口燥咽干，但不多饮，肢体或躯干有固定痛处或肿块，面色萎黄或晦暗。舌青紫或有瘀点、瘀斑，脉弦或涩	活血化瘀	血府逐瘀汤	桃仁、红花、牛膝、当归、川芎、赤芍、生地黄、柴胡、枳壳、桔梗、甘草

护理，均可治愈。少数患者病情缠绵，病程较长，需经一定时间的治疗方能获得疗效。而兼夹多种病证，病情复杂，以及体质极度亏虚者，其治疗及预后较差。

预防调护　内伤发热患者应注意休息，发热体温高者应卧床。部分长期低热的患者，在体力许可的情况下，可作适当户外活动。要保持乐观情绪，饮食宜进清淡、富于营养而又易消化之品。由于内伤发热的患者常因卫表不固有自汗、盗汗，故应注意保暖、避风，防止感受外邪。

（谢春光）

gōngnéngxìng dīrè

功能性低热（functional hypothermia）　体温持续 2 周以上在 37.4 ~ 38℃之间，无其他异常症状，无明确病因，由非器质性疾病所致的发热。用手扪患者的皮肤，仅有轻微发热的感觉（体温升高常在 38℃以下），中医学称之为“微热”，其特点为早晨及午前的体温高于午后及晚上，有时伴有多汗、乏力、食欲不振等症状。本病属中医学内伤发热范畴。

病因病机　本病常因内伤脏腑，使气血阴阳失调所致，亦有因外感六淫或疠气之后，邪气入里伤正，正虚邪恋而致者。

辨证论治　细辨致热病因及体质之虚实。治疗原则是虚则补益，实则泻之。分证论治见表。

中成药治疗　在辨证的基础上选择适用的中成药。①补中益

表　功能性低热的分证论治

证型	临床表现	治法	主方	常用药
阳虚低热证	自觉发热而体温多不高，热而欲近衣，形寒怯冷，四肢不温，也可兼见面色㿠白，头晕嗜卧，腰膝酸痛。舌淡胖或有齿痕，苔白润，脉多沉细无力或浮大无力	温阳补肾	金匮肾气丸	附子、肉桂、山茱萸、熟地黄、茯苓、牡丹皮、泽泻
阴虚低热证	大多在下午和夜晚发热，伴有盗汗、失眠、心烦、两颧潮红。舌红苔少或无，脉细数	养阴清热	青蒿鳖甲汤	鳖甲、青蒿、生地黄、知母、牡丹皮
血虚低热证	大多在下午发热，或稍有烦劳就觉头面手足烘热，伴有心悸、面色苍白、气短乏力。舌淡苔薄白，脉细弱	养血退热	当归补血汤	黄芪、当归、白术、柴胡
气虚低热证	虽有低热，但汗出恶风，并有纳差纳呆，气短乏力，倦怠懒言，大便溏薄。舌淡苔薄白或白腻，脉细数	甘温退热	补中益气汤	黄芪、党参、白术、甘草、当归、陈皮、升麻、柴胡
夏季低热证	每遇夏季则出现低热，伴有头昏、乏力、口渴及食欲减退等症状，夏季过后则低热自退，全身症状也随之消失。舌淡，脉数	清暑退热	清暑益气汤	西洋参、西瓜翠衣、荷梗、石斛、麦冬、知母、竹叶、甘草、粳米

气丸：补中益气、升阳举陷，用于气虚低热证。②大补阴丸：滋阴清热，用于阴虚低热、口干不欲饮、手心烫者。

转归预后 久患低热，情志不畅，抑郁沉闷，误作重病对待，反可致病情经久难愈。长期使用抗生素及退热药，可导致菌群失调、肠胃功能紊乱、厌食等。长期低热是消耗性慢性病症，忽视或讳疾忌医，会使病情向危重转化。

预防调护 适度运动，增强体质。如患者参加体育锻炼和练习气功等。饮食有节，慎食辛辣、煎炸、油腻、生冷之品，平时可适当选用一些具有健脾补气和养阴作用的食品。凡夏季即出现低热者，应提前服药调理。慎防劳欲过度。戒烟、限酒。

（谢春光）

tányǐn

痰饮（phlegm and fluid retention） 体内水液输布运化失常，停积于某些部位的一类疾病。痰饮有广义和狭义之分，广义的痰饮是诸饮的总称，由于水饮停积的部位不同，又分为痰饮、悬饮、溢饮、支饮四类。狭义的痰饮即指水饮停积于胃肠，是诸饮中的一个类型。本病常见于西医学慢性支气管炎、胃肠功能紊乱、心功能不全。

《金匮要略》：“其人素盛今瘦，水走肠间，沥沥有声，谓之痰饮；饮后水流在胁下，咳唾引痛，谓之悬饮；水饮流行，归于四肢，当汗出而不汗出，身体疼重，谓之溢饮；咳逆倚息，短气不得卧，其形如肿，谓之支饮。”

病因病机 病因为寒湿浸渍、饮食不节、劳欲所伤、素体阳虚、年老体弱等。基本病机为肺、脾、肾气化功能失调，三焦水道不利，水饮停积。病位在肺、脾、肾，病理性质总属阳虚阴盛。

诊断要点 根据临床表现结合病史可作诊断。①痰饮：心下满闷，呕吐清水痰涎，胃肠沥沥有声，形体昔肥今瘦，属饮停胃肠。②悬饮：胸胁饱满，咳唾引痛，喘促不能平卧，或有肺痨病史。属饮流胁下。③溢饮：身体疼痛而沉重，甚则肢体浮肿，当汗出而不汗出或伴咳喘，属饮溢肢体。④支饮：咳逆倚息，短气不得平卧，其形如肿，属饮邪支撑胸肺。

辨证论治 应辨四饮之不同，及虚实主次。

辨证要点 首辨痰饮停积的部位，如胃肠、皮肤、胸胁或胸肺；次辨寒热虚实。另需辨标本的主次：本虚为阳气不足，标实指水饮留聚；尚有辨病邪的兼夹：痰饮虽为阴邪，寒证居多，但亦有郁久化热者，初起若有寒热见证，为夹表邪；饮积不化，气机升降受阻，常兼气滞。

治疗原则 《金匮要略·痰饮咳嗽病脉证并治》指出：“病痰饮者，当以温药和之”。因饮为阴邪，遇寒则聚，得温则行。通过温阳化气，可杜绝水饮之生成。同时还应当分别标本缓急、表里虚实之不同，采取相应的治疗措施。水饮壅盛者，应祛饮以治标；阳微气衰者，宜温阳以治本；在表者，当温散发汗；在里者，应温化利水；正虚者补之，邪实者攻之，如属邪实正虚，则当消补兼施，饮热相杂者又当温清并用。

分证论治 见表。

转归预后 痰饮可由外感或内伤致病。如由风寒湿邪侵袭所致，只要治疗及时，用药得当，一般预后较好。若饮邪留伏胸肺，初病祛邪不尽，则可变成窠臼，遇新感，即易引动伏饮，反复难愈。

预防调护 饮食有节，调理脾胃。平素勿暴饮暴食，勿过食醇酒甜食、暴饮冷饮茶水等，可适当进食葱、姜辛温之品调理脾胃。预防感冒。平素注意寒热适度，加强锻炼，增强机体抵抗力。

（林 兰）

xiāokě

消渴（wasting thirst） 禀赋不足、饮食失节、情志失调或劳欲过度等导致阴津亏损，燥热偏胜所引起的以多尿、多饮、多食、乏力、消瘦，或尿有甜味为主要表现的疾病。又称消瘅。常见于西医学糖尿病。

表 痰饮的分证论治

病种	证型	临床表现	治法	主方	常用药
痰饮	脾阳虚弱证	胸胁支满，心下痞闷，胃中有振水音，脘腹喜温畏冷，泛吐清水痰涎，饮入易吐，口渴不欲饮水，头晕目眩，心悸气短，食少，大便或溏，形体逐渐消瘦。舌苔白滑，脉弦细而滑	温脾化饮	苓桂术甘汤合小半夏加茯苓汤	桂枝、甘草、白术、茯苓、半夏、生姜
	饮留胃肠证	心下坚满或痛，自利，利后反快，虽利心下续坚满；或水走肠间，沥沥有声，腹满，便秘，口舌干燥。舌苔腻，脉沉弦或伏	攻下逐饮	甘遂半夏汤或己椒苈黄丸	甘遂、半夏、白芍、蜂蜜、大黄、葶苈子、防己、椒目、甘草

续 表

病种	证型	临床表现	治法	主方	常用药
悬饮	邪犯胸肺证	寒热往来，身热起伏，汗少，或发热不恶寒，有汗而热不解，咳嗽，痰少，气急，胸胁刺痛，呼吸、转侧疼痛加重，心下痞硬，干呕，口苦，咽干。舌苔薄白或黄，脉弦数	和解宣利	柴枳半夏汤	柴胡、黄芩、瓜蒌、半夏、枳壳、青皮、赤芍、桔梗、杏仁
	饮停胸胁证	胸胁疼痛，咳唾引痛，痛势较前减轻，而呼吸困难加重，咳逆气喘，息促不能平卧，或仅能偏卧于停饮的一侧，病侧肋间胀满，甚则可见偏侧胸廓隆起。舌苔白，脉沉弦或弦滑	泻肺祛饮	椒目瓜蒌汤	葶苈子、桑白皮、苏子、瓜蒌皮、杏仁、枳壳、椒目、茯苓、猪苓、泽泻
	络气不和证	胸胁疼痛，如灼如刺，胸闷不舒，呼吸不畅，或有闷咳，甚则迁延经久不已，阴雨天更甚，可见病侧胸廓变形。舌暗苔薄，脉弦	理气和络	香附旋覆花汤	旋覆花、苏子、柴胡、香附、枳壳、郁金、延胡索、当归、赤芍、沉香
	阴虚内热证	咳呛时作，咯吐少量黏痰，口干咽燥，或午后潮热，颧红，心烦，手足心热，盗汗，或伴胸胁闷痛，病久不复，形体消瘦。舌红少苔，脉数	滋阴清热	沙参麦冬汤合泻白散	沙参、麦冬、玉竹、白芍、天花粉、桑白皮、桑叶、地骨皮、甘草
溢饮	表寒里饮证	沉身重而疼痛，甚则肢体浮肿，恶寒，无汗，或有咳喘，痰多白沫，胸闷，干呕，口不渴。舌苔白，脉弦紧	解表化饮	小青龙汤	麻黄、桂枝、半夏、干姜、细辛、五味子、白芍、炙甘草
支饮	寒饮伏肺证	咳逆喘满不得卧，痰吐白沫量多，经久不愈，天冷受寒加重，甚至引起面浮跗肿。或平素伏而不作，遇寒即发，发则寒热，背痛。舌苔白滑或白腻，脉弦紧	宣肺化饮	小青龙汤	麻黄、桂枝、干姜、细辛、半夏、厚朴、苏子、杏仁、甘草、五味子
	脾肾阳虚证	喘促动则为甚，心悸，气短，或咳而气怯，痰多，食少，胸闷，怯寒肢冷，神疲，少腹拘急不仁，脐下动悸，小便不利，足跗浮肿，或吐涎沫而头目昏眩。舌体胖大，质淡，苔白润或腻，脉沉细而滑	温脾补肾以化水饮	金匮肾气丸合苓桂术甘汤	桂枝、附子、黄芪、淮山药、白术、炙甘草、苏子、干姜、款冬花、钟乳石、沉香、补骨脂、山茱萸

病名始见于《黄帝内经》，书中载有“消渴”“消瘅”“膈消”等名称。如《素问·奇病论》曰：“此肥美之所发也，此人必数食甘美而多肥也。肥者令人内热，甘者令人中满，故其气上溢，转为消渴。”东汉·张仲景《金匮要略·消渴》创新白虎加人参汤、肾气丸等治疗消渴的方剂。金元时期刘河间首倡燥热学说，《素问病机气宜保命集·消渴论》：“上消者，上焦受病，又谓之膈消病也，多饮水而少食，大便如常，或小便清利。中消者，胃也，渴而饮食多，小便黄。肾消者，病在下焦，初发为膏淋，下如膏油之状，至病成而面色黧黑，形瘦而耳焦，小便浊而有脂”，指出三消发病特点及病位。李东垣提出清热润燥为本病主要治法。朱丹溪主张消渴治疗以滋阴降火为大法。

病因病机 病因有禀赋不足、饮食失节、情志失调、劳欲过度。《灵枢·五变》说：“五脏皆柔弱者，善病消瘅”，其中尤以阴虚体质最易罹患。基本病机为阴津亏损，燥热偏胜。而以阴虚为本，燥热为标，两者互为因果，阴愈虚则燥热愈盛，燥热愈盛则阴愈虚。病变的脏腑主要在肺、胃、肾，尤以肾为关键。三脏之中，虽可有所偏重，但往往又相互影响。如肺燥津伤，津液失于疏布，则脾胃不得濡养，肾精不得滋助；脾胃燥热偏盛，上可灼伤肺津，下可耗伤肾阴；肾阴不足则阴虚火旺，亦可上灼肺胃，终至肺燥、胃热、肾虚，故“三多”之症常可相互并见，故《临证指南医案·三消》曰：“三消一证，虽有上、中、下之分，其实不越阴亏阳亢，津涸热淫而已”。

消渴病日久，则易发生以下两种病变：一是阴损及阳，阴阳俱虚。消渴虽以阴虚为本，燥热为标，但由于阴阳互根，阳生阴长，若病程日久，阴损及阳，阴阳俱虚。二是病久入络，血脉瘀滞。消渴病是一种病及多个脏腑的疾病，影响气血的正常运行，且阴虚内热，耗伤津液，亦使血行不畅而致血脉瘀滞。

消渴病常病及多个脏腑，病变影响广泛，未及时医治以及病情严重的患者，常可并发多种病证，如肺失滋养，日久可并发肺痨；肾阴亏损，肝失濡养，肝肾精血不能上承于耳目，则可并发白内障、雀目、耳聋；燥热内结，营阴被灼，脉络瘀阻，蕴毒成脓，则发为疮疖痈疽；阴虚燥热，炼液成痰，以及血脉瘀滞，痰瘀阻络，脑脉闭阻或血溢脉外，发为中风偏瘫；痰瘀互结，闭阻胸阳，发为胸痹；阴损及阳，脾肾衰败，水湿潴留，泛滥肌肤，则发为水肿。

诊断要点 根据临床表现结合病史可作诊断。①多饮、多食、多尿、消瘦乏力。②本病多有家族史。

辨证论治 应辨病位论治。

辨证要点 上消以肺燥为主，多饮突出；中消以胃热为主，多食显著；下消以肾虚为主，多尿明显。

治疗原则 益气养阴，滋阴清热。《医学心悟·三消》说："治上消者，宜润其肺，兼清其胃""治中消者，宜清其胃，兼滋其肾""治下消者，宜滋其肾，兼补其肺"。

分证论治 见表。

中成药治疗 在辨证的基础上选择适用的中成药。①玉泉丸：滋阴清热，用于消渴阴虚为主症者。②知柏地黄丸：滋阴清热，用于消渴阴虚火旺者。③消渴丸：滋肾养阴、益气生津，用于多饮、多尿、多食、消瘦、体倦无力、眠差腰痛、尿糖及血糖升高之气阴两虚型消渴症。④通脉降糖胶囊：益气养阴、活血化瘀、通经活络，用于气阴不足之消渴。

针刺疗法 燥热伤肺者刺玉液、肺俞、意舍、承浆等穴。脾胃气虚者刺胃俞、三阴交、阴陵泉。湿热中阻者刺中脘、天枢、足三里。肝肾阴虚者刺肝俞、肾俞、厥阴俞、三阴交、关元。肠燥伤阴者刺胃俞、足三里、丰隆。

转归预后 消渴初起阴虚燥热为主，病位在上焦、中焦，一般预后尚好。日久未愈，阴虚内热，耗气伤阳，病位及下焦，出现阴阳两虚，或阳虚为主，病情进展常出现各种并发症，预后欠佳。

预防调护 饮食有节，避免进食肥甘油腻，或饥饱失常，适宜清淡饮食，多进蔬菜，饮食要定时定量。起居有常，调畅情志，忌惊恐、忧思、郁闷、恼怒。劳逸结合，运动要有规律，坚持进行太极拳、慢跑等体育运动。限盐，戒烟酒。酌情选择心理康复指导。

（林　兰）

tángniàobìng

糖尿病（diabetes mellitus）

胰岛素分泌绝对或相对不足和胰升血糖素活性增高引起的代谢紊乱性疾病。基本特征为高血糖，糖尿，体重减轻及胰岛素释放异常。早期无临床症状，症状期有多饮、多食、多尿、烦渴、善饥、消瘦、乏力，久病者常伴心血管、肾、眼及神经病变。属中医消渴、食亦、脾消范畴。

病因病机 有先天禀赋不足、饮食失节、情志失调和劳欲过度。主要病机为阴虚燥热，并可导致气阴两虚，阴阳两虚。多以气虚、阴虚为本，燥热为标，两者互为因果。病位在肺、脾、肾。糖尿病日久，则易发生以下两种病变：一者，阴损及阳，阴阳俱虚。糖尿病虽以阴虚为本，燥热为标，但由于阴阳互根，阳生阴长，若病程日久，阴损及阳，则致阴阳俱虚。其中以肾阳虚及脾阳虚较为多见。二者，病久入络，血脉瘀滞。糖尿病是一种病及多个脏腑的疾病，影响气血的正常运行，且阴虚内热，耗伤津液，亦使血行不畅而致血脉瘀滞。

辨证论治 应辨阴虚和燥热

表　消渴的分证论治

证型	临床表现	治法	主方	常用药
肺热津伤证	口干舌燥，烦渴多饮，乏力，自汗，尿频量多。舌边尖红，苔薄黄，脉洪数	清热润肺生津止渴	消渴方	天花粉、黄连、生地黄、藕汁、葛根、麦冬
胃热炽盛证	多食易饥，口渴，尿多，形体消瘦，大便干燥。苔黄，脉滑实有力	清胃泻火	玉女煎	生石膏、知母、生地黄、麦冬、川牛膝
气阴两虚证	倦怠乏力，气短懒言，胸闷憋气，脘腹胀满，腰膝酸软，虚浮便溏。舌淡体胖，脉虚细无力	益气养阴	七味白术散	白术、太子参、生黄芪、熟地黄、山茱萸、山药、茯苓、泽泻、牡丹皮
肾阴亏虚证	腰膝酸软，耳鸣，眩晕，潮热盗汗，小便频数。舌红，脉细数	滋阴清热	知柏地黄丸	知母、黄柏、生地黄、山茱萸、牡丹皮、茯苓、泽泻
阴阳两虚证	饮多溲多，尿频浊稠，面容憔悴，耳轮干枯，畏寒肢冷，腰膝酸软，四肢欠温，阳痿或月经不调。舌淡苔白，脉沉细	温阳补肾	金匮肾气丸	制附片、肉桂、熟地黄、山茱萸、山药、茯苓、泽泻、牡丹皮
瘀血阻络证	胸痛，或胁痛，或腰痛，或背痛，部位固定，或为刺痛，肢体麻木，疼痛夜甚，肌肤甲错，口唇紫暗，面部瘀斑，健忘心悸，心烦失眠。舌暗有瘀斑，脉弦涩	活血通络	桃红四物汤	桃仁、红花、生地黄、当归、赤芍、川芎

之偏重。

辨证要点 一般初病多以燥热为主，病程较长者则阴虚与燥热互见，日久则以阴虚为主。进而由于阴损及阳，可见气阴两虚，并可导致阴阳俱虚之证。

治疗原则 本病阴津亏损，燥热偏胜，阴虚为本，燥热为标，治疗原则为养阴生津，清热润燥。本病常发生血脉瘀滞的病变，故应针对具体病情，及时合理地选用活血化瘀药物。

分证论治 见表。

中成药治疗 在辨证的基础上选择适用的中成药。①降糖甲片：益气养阴、生津止渴，用于2型糖尿病。②芪蛭降糖胶囊：益气养阴、活血化瘀，用于气阴两虚、血瘀引起的2型糖尿病。③渴络欣胶囊：益气养阴、活血化瘀，用于糖尿病肾病属气阴两虚兼夹血瘀证。

转归预后 糖尿病常涉及多个脏腑，如不及时就医或得不到有效控制，病情逐渐加重，出现多种并发症和合并症。如肺失滋养，易并发肺结核（肺痨）；肾阴亏损，肝失濡养，肝肾精血不能上承于耳目，则可并发糖尿病视网膜病变（白内障、雀目等）；燥热内结，营阴被灼，脉络瘀阻，蕴毒成脓，则发为糖尿病周围神经病变和糖尿病足（消渴痹症、消渴疮疖、消渴痈疽、消渴脱疽等）；阴虚燥热，炼液成痰，以及血脉瘀滞，痰瘀阻络，蒙蔽心窍、脑窍，则发为糖尿病心脏病、缺血性脑血管病（心悸、胸痹、中风、偏瘫等）；阴损及阳，脾肾衰败，水湿潴留，泛滥肌肤，则发为糖尿病肾病（水肿、关格等）。

预防调护 糖尿病除药物治疗外，注意生活调摄十分重要。节制饮食，制订和实施有规律的个体化生活起居方案。加强饮食控制，做到定时，定量进餐、避免甜腻厚味、禁烟忌酒；提倡粗纤维饮食。坚持体育锻炼，注重个体化，持之以恒进行有氧锻炼。平衡心理状态，使患者认识和理解糖尿病目前尚不能根治，但病情是可以控制的，并发症是可以预防的。

（林　兰）

féipàng

肥胖（obesity） 多种原因导致阳气虚衰，痰浊偏盛所引起的体内膏脂堆积过多，体重异常增加，身肥体胖，并多伴有头晕乏力，神疲懒言，少动气短等症状的疾病。本病涉及西医学的单纯性肥胖病、继发性肥胖病。

本病最早记载见于《黄帝内经》，并把肥胖分为“有肥，有膏，有肉”三种证型。朱丹溪首次提出“肥白人多痰湿”的观点，清代《石室秘录》“肥人多痰，乃气虚也，虚则气不运行，故痰生之”强调肥胖人痰湿的形成与气虚的关系。张景岳认为肥人多气虚。陈修园说：“大抵素禀之盛，从无所苦，惟是痰湿颇多”。

病因病机 肥胖病因责之于年老体弱，脾肾虚衰，运化功能减退，运化不及，聚湿生痰，痰湿壅结。饮食不节，暴饮暴食或过食肥甘，水谷精微堆积成为膏脂形成肥胖，或运化无权湿浊内

表　糖尿病的分证论治

证型		临床表现	治法	主方	常用药
糖尿病早期	肺胃热盛证	口渴多饮，小便频数，易饥多食，形体渐瘦，大便秘结。舌红苔黄，脉滑或洪数	清泻肺胃	白虎汤合消渴方	人参、天冬、麦冬、天花粉、黄芩、知母、天花粉、黄连、生地黄、藕汁
	胃火炽盛证	渴喜冷饮，易饥多食，口有秽臭，溲赤便秘。舌红苔黄腻，脉弦滑数	清胃泻火	玉女煎	生石膏、知母、生地黄、麦冬、川牛膝、黄连、栀子
	心火亢盛证	烦热渴饮，心悸失眠，口舌生疮，溲赤便秘。舌红苔黄，脉滑数	清心泻火	泻心汤	大黄、黄芩、黄连
糖尿病中期	气阴两虚证	心悸健忘，失眠多梦，面色萎黄，倦怠乏力，腹胀便溏。舌淡苔白腻，脉濡细	补益心脾	归脾汤	白术、当归、白茯苓、黄芪、远志、龙眼肉、酸枣仁、人参、木香
	肝肾阴虚证	头晕目眩，急躁易怒，腰酸耳鸣，遗精早泄。舌红苔薄，脉弦数	补益肝肾	大补阴丸	熟地黄、龟板、黄柏、知母
	心肾阴虚证	心烦失眠，头晕耳鸣，腰膝酸软，遗精盗汗。舌红少苔，脉细数者	补益心肾	天王补心丹合六味地黄丸	人参、茯苓、玄参、丹参、桔梗、远志、当归、五味子、麦门冬、天门冬、柏子仁、酸枣仁、生地黄、山药、山茱萸
	脾肾两虚证	倦怠乏力，气短懒言，脘腹胀满，腰膝酸软，大便溏薄。舌体胖大，脉虚细	益肾健脾	异功散合麦味地黄汤	人参、白术、茯苓、陈皮、麦门冬、五味子、生地黄、山药、山萸肉
糖尿病后期	阴阳两虚证	畏寒倦卧，渴喜热饮，眩晕耳鸣，腰膝酸软。舌淡苔白，脉沉细	滋肾阴温肾阳	右归饮	熟地黄、山茱萸、枸杞子、山药、杜仲、桂枝、附子

生，痰湿内聚，导致肢体臃肿肥胖。喜卧好坐之人，气血运行不畅，痰浊内聚而致肥胖。先天禀赋不足，胃热偏盛，食量过大，脾运不及，膏脂痰湿堆积，而成肥胖。病位在脾，与肝、肾相关。病机总属阳气虚衰，痰浊偏盛。如脾气虚弱，水谷精微失于输布，化为膏脂和水湿，留滞体内而致肥胖；肾阳虚衰，水液失于蒸腾气化，致血行迟缓，水湿内停，而成肥胖。病理性质多本虚标实。

诊断要点 根据临床表现结合病史可作诊断。体重超过相应身高和性别的标准体重的20%，即为肥胖。标准体重计算方式：标准体重（男）(kg) =［身高（cm）－100］×0.9，标准体重（女）(kg) =［身高（cm）－100］×0.9－2.5。另外，世界卫生组织规定的体重指数的参考范围是：18.5～24.9为正常范围，≥25为超重，25～29.9为偏胖，30～34.9为肥胖，35以上为严重肥胖。中国人的体重指数参考范围是：18.5～23.9为正常，24～27.9为偏胖，≥28为肥胖。其中，体重指数＝体重（kg）÷身高^2（m^2）。轻者常无症状，中重度肥胖常见伴随症状，如神疲乏力，少气懒言，气短气喘，腹大胀满等。

辨证论治 本病当分虚实论治。

辨证要点 痰湿、胃热以实为主；气虚、阳虚以虚为主。

治疗原则 健脾化痰泄浊。

分证论治 见表。

转归预后 一般预后较好，如不及时就医或有效控制，日久病可出现多种肥胖相关病证，如消渴、头痛、眩晕、胸痹，并可导致女性月经失调和不孕。

预防调护 制订和实施有规律的个体化生活起居方案。加强饮食控制，做到定时定量进餐、避免甜腻厚味、禁烟忌酒；提倡粗纤维饮食。持之以恒进行有氧锻炼。调畅情志。

（林　兰）

dàixiè zōnghézhēng

代谢综合征（metabolic syndrome） 以中心性肥胖、胰岛素抵抗、血脂异常、糖尿病或糖耐量降低、高血压为特征的代谢异常综合征。属中医学*肥胖*、*消渴*、*眩晕*范畴。

病因病机 代谢综合征与先天禀赋及后天失养密切相关。病位涉及脾、肝、肾、三焦，痰浊、瘀血贯彻疾病始终。饮食过量，损伤脾胃，中焦壅滞，运化失职，脾气郁滞；多食肥甘，阻碍中焦气机。好逸少动，脾不健运，水谷不归正化则为痰湿、脂浊。年老体衰，肾气渐虚，脏腑柔弱，代谢失衡。长期不良情志刺激，或平素情志不舒，郁怒伤肝，肝失疏泄，导致气机郁结，机体精微物质运行障碍，积热内蕴，均可导致本病。病机为脾失健运，痰湿互结，气滞血瘀。

辨证论治 本病应辨虚实，治疗原则为健脾化痰。分证论治见表。

转归预后 代谢综合征一般预后尚好。如不积极控制，则可进一步发展为消渴病、眩晕、胸痹、心悸、中风等病。

预防调护 科学的生活起居对本病的发生和预后至关重要。

表　肥胖的分证论治

证型	临床表现	治法	主方	常用药
痰湿内盛证	形盛体胖，身体重着，肢体困倦，胸膈痞满，痰涎壅盛。头晕目眩，口干而不欲饮，嗜食肥甘醇酒，神疲嗜卧。苔白腻或白滑，脉滑	燥湿化痰理气消痞	导痰汤	半夏、制南星、生姜、橘红、枳实、冬瓜皮、泽泻、决明子、莱菔子、白术、茯苓、甘草
胃热滞脾证	多食，消谷善饥，形体肥胖，脘腹胀满，面色红润，心烦头昏，口干口苦，胃脘灼痛，嘈杂，得食则缓。舌红苔黄腻，脉弦滑	清胃泄火佐以消导	小承气汤合保和丸	大黄、连翘、黄连、枳实、厚朴、山楂、神曲、莱菔子、陈皮、半夏
脾虚湿滞证	肥胖臃肿，神疲乏力，身体困重，胸闷脘胀。四肢轻度浮肿，晨轻暮重，劳累后明显，饮食如常或偏少，既往多有暴饮暴食史，小便不利，便溏或便秘。舌淡胖边有齿印，苔薄白或白腻，脉濡细	健脾益气渗利水湿	参苓白术散	党参、黄芪、茯苓、白术、甘草、大枣、桔梗、山药、扁豆、薏苡仁、莲子肉、陈皮、砂仁、防己、猪苓、泽泻、车前子
脾肾阳虚证	形体肥胖，颜面虚浮，神疲嗜卧，气短乏力，腹胀便溏。自汗气喘，动则更甚，畏寒肢冷，下肢浮肿，尿昼少夜频。舌淡胖苔薄白，脉沉细	温补脾肾利水化饮	真武汤合苓桂术甘汤	附子、桂枝、茯苓、白术、白芍、甘草、生姜
气滞血瘀证	形体丰满，面色紫红或暗红，胸闷胁胀，心烦易怒，夜寐不安，大便秘结。舌暗红或有瘀点瘀斑，脉沉弦或涩	活血化瘀行气散结	血府逐瘀汤合失笑散	生地黄、当归、赤芍、川芎、桃仁、红花、枳壳、丹参、泽兰、益母草

表 代谢综合征的分证论治

证型	临床表现	治法	主方	常用药
脾虚痰湿证	腹胀，大便不爽，体重增加，头晕，心悸。舌苔厚腻，脉象弦或略滑	健脾化湿	参苓白术散	人参、茯苓、白术、山药、莲子肉、薏苡仁、砂仁、桔梗、白扁豆、甘草
心脾两虚证	形体肥胖，乏力，心悸，失眠，气促，动则喘甚，腹胀，纳呆。舌暗有瘀斑，脉弦或沉涩	补益心脾	参芪地黄汤合当归芍药散	人参、黄芪、茯苓、生地黄、山药、山茱萸、牡丹皮、泽泻、当归、芍药、白术、川芎
脾肾两虚证	形体肥胖，腰酸乏力，心慌，气促，动则喘甚，眩晕。舌淡胖苔薄白或嫩，脉沉细或细弱无力	温补脾肾	真武汤合苓桂术甘汤	茯苓、芍药、生姜、白术、制附子、桂枝、甘草

饮食宜主食粗细粮合理搭配，副食荤素科学搭配，长期坚持锻炼、饮食调节、起居有常、情志调畅等方法。

（林　兰）

xuèzhuó

血浊（turbid blood）　内外因相合导致机体脏腑经络功能紊乱，气血失调，阴阳失衡破坏，血清自清、自洁功能失常所引起的以眩晕、胸闷、头目昏蒙为主要临床表现的疾病。本病常见于西医学高脂血症。

本病病名首见于《灵枢·逆顺肥瘦》：“刺壮士真骨，坚肉缓节监监然，此人重则气涩血浊。”张志聪注说：“其人重浊，则气涩血浊。”血浊与疾病的发生、发展以及预后有极为密切的关系。血流动力学异常、血液中滞留有害代谢产物以及循行障碍等，皆可称之为血浊。浊邪客于血中，使血液失却其正常状态，或丧失其循行规律，影响其生理功能，继而扰乱脏腑气机的病理现象，即为血浊。

病因病机　产生血浊的因素既有外因，又有内因。外为风、寒、暑、湿、燥、火六淫，或大气污染及有毒秽浊之气侵袭；内则由惊、怒、忧、思之扰，饮食劳倦，酒色无节，损伤正气；内外因相合引起机体脏腑经络功能紊乱，气血失调，阴阳平衡破坏，血液自清、自洁功能失常而产生血浊。血浊一旦形成，浊邪内阻，又扰乱脏腑气机，百病丛生。发病机制，主要与脾肾相关。如脾、肾功能正常，气血化生有源，不易形成血浊；反之，任何因素引起脾之运化失司，统摄无权，或（和）肾之命门真火蒸化无力，则营气不清、津液停聚，化生血液之物质基础失于清纯状态，则易发血浊。故血浊为患，首责脾、肾；病机主要是气血失调，浊郁内阻。

诊断　根据临床症状结合病史特点可作诊断。

诊断要点　血浊致病，早期可无症状，或见轻微乏力、头晕、失眠、健忘、肢体麻木等。若血浊日久不去，清浊相干，一则血失濡养，致使上症进一步加重；二则导致痰瘀互结，浊邪淫溢，或形成心悸胸痹，怔忡眩晕，或形成息微气弱，神情淡漠、或形成胃胀呕逆，食欲不振，或形成癥瘕积聚，亦或酿毒化热。因此，临床上凡出现上述症状及体征，均可怀疑血浊病，并根据中医辨证判断浊邪种类。

鉴别诊断　与眩晕、水肿的鉴别：眩晕是目眩和头晕的总称，以眼花、视物不清和昏暗发黑为眩；以视物旋转，或如天旋地转不能站立为晕，因两者常同时并见，故称眩晕。水肿是指血管外的组织间隙中有过多的体液积聚，为临床常见症状之一。

辨证论治　本病当辨虚实和病变部位，治以调和气血、化浊解郁。

辨证要点　辨病位：脏腑经络、四肢百骸皆可受病。但主要责之脾肾，关乎他脏。辨虚实：实邪主要为瘀、痰、湿、毒；正虚主要在气、血、阴、阳。

治疗原则　治疗血浊，在调和气血的同时，亦当“损其有余”，使浊邪尽去，病势已孤，郁阻自解，气血冲和，则脏腑、百脉得安，诸症皆平。临床应用时，宜详辨所兼夹浊邪之性质，结合所犯脏腑或部位以及药性归经的不同，选用相应的化浊药物。

分证论治　见表。

转归预后　血浊与疾病的发生、发展以及预后有极为密切的关系，均存在一个共同的预后转归特点，就是轻症和及时治疗者，预后相对较好，甚至可获痊愈；但失治误治或引发严重并发症者，或血浊发展至中后期，随着瘀、痰、湿、毒等病邪不断出现，血浊程度及其临床表现也不断加重，加之在此期间机体正气进一步耗伤，易致阴阳俱损，变证层出，甚或转为坏病，预后较差。

预防调护　预防血浊，需科学饮食，坚持运动，调畅情志，成人定期检测血液流变学、微循环、血常规、血脂等指标，早发现，早治疗，防微杜渐。对于血浊者，必要时应用药物积极干预，

表　血浊的分证论治

证型	临床表现	治法	主方	常用药
痰浊内阻证	形体肥胖，头重如裹，胸闷，呕吐痰涎，肢麻沉重。舌胖苔滑腻，脉弦滑	化痰降浊	二陈汤	陈皮、半夏、茯苓、泽泻、丹参、决明子、何首乌、郁金、山楂
气滞血瘀证	胸胁胀闷，走窜疼痛，心前区刺痛，心烦不安。舌暗有瘀斑或瘀点，脉涩	行气活血化瘀降浊	血府逐瘀汤	瓜蒌、薤白、半夏、当归、郁金、柴胡、枳壳、川芎、桃仁、红花、赤芍
肝肾阴虚证	眩晕，耳鸣，腰酸，膝软，五心烦热，健忘，失眠。舌红苔少，脉细兼数	滋补肝肾养血益阴	杞菊地黄汤	枸杞、菊花、生地黄、牡丹皮、泽泻、麦冬、白芍、丹参、决明子、何首乌、山楂
脾肾阳虚证	畏寒肢冷，眩晕，倦怠乏力，便溏食少，脘腹作胀，面肢浮肿。舌淡苔白腻，脉沉细	健脾补肾温阳降浊	附子理中汤	附子、人参、甘草、干姜、茯苓、白术、山药、山茱萸、杜仲、山楂

以避免疾病复发、延缓并发症发生、提高生活质量。

（林　兰）

gāozhīxuèzhèng

高脂血症（hyperlipidemia）　由于脂肪代谢或转运异常导致的血浆胆固醇和（或）甘油三酯出现异常增高的疾病。属中医学血浊、肥胖、眩晕范畴。

病因病机　病因有禀赋异常、饮食不节、劳逸失调、情志不畅等。饮食不节，恣食肥甘厚味，伤及脾胃；或嗜酒无度，酿湿生痰，导致痰浊内生，因痰致瘀，瘀阻脉络。饮食不节、过逸少劳是造成本病的外因；肝肾亏虚是本病的内因。以肝脾肾亏虚为本，痰浊瘀血为标。基本病机为肝失疏泄，脾失健运，痰浊瘀血互结。病理性质属本虚标实。病理因素为湿浊、痰凝、瘀血，且可相互影响。

辨证论治　应辨虚实主次。痰浊、痰火、湿热、瘀血所致者以实为主；肝、脾、肾亏虚则属虚。治疗原则为健脾泄浊，化痰祛瘀。分证论治见表。

中成药治疗　在辨证的基础上选择适用的中成药。①血脂康胶囊：除湿祛痰、活血化瘀，用于脾虚痰瘀阻滞证。②降脂宁颗粒：祛湿化浊，用于痰湿内盛。

转归预后　高脂血症如早期发现、坚持长期饮食治疗、运动治疗、药物治疗和改善生活方式，病情可以得到有效控制，预后较好。病情逐渐加重，出现多种并发症和合并症，如冠心病、急性脑血管病。

表　高脂血症的分证论治

证型	临床表现	治法	主方	常用药
脾虚痰湿证	肥胖，倦怠乏力，胸脘痞满。舌胖，苔白厚，脉濡	益气健脾除湿化痰	平胃散合保和丸	党参、苍术、白术、厚朴、陈皮、藿香、茵陈、茯苓、土茯苓、白蔻仁、泽泻、薏苡仁、砂仁
痰火内盛证	头胀跳痛，急躁易怒，口干口苦，目赤心烦。舌红苔黄腻，脉弦滑数	平肝潜阳清热化痰	龙胆泻肝汤	天麻、生地黄、钩藤、珍珠母、山栀子、牡丹皮、黄芩、胆南星、浙贝母、大黄
湿热阻滞证	脘腹痞闷，泛恶，口苦，形体肥硕，或烦热纳亢，口渴便秘。舌苔黄腻或薄黄，脉滑或滑数	清胃泄热通腑导滞	三黄泻心汤合导痰汤	陈皮、陈胆星、生大黄、枳实、川朴、黄连、黄芩、苍术、茯苓、生山楂、藿香、佩兰、蔻仁
痰瘀互结证	胸闷时痛，头晕胀痛，肢麻或偏瘫。舌暗或有瘀斑，苔白腻或浊腻，脉沉滑	活血祛瘀化痰降脂	通瘀煎合半夏白术天麻汤	虻虫、水蛭、桃仁、杏仁、生地黄、赤芍、黄芩、土茯苓、胆南星、半夏、三棱、莪术、石菖蒲
气滞血瘀证	胸闷心悸，胸胁胀痛，痛如针刺而固定，妇女多有月经不调。舌紫暗而有瘀点，舌底脉络迂曲，脉弦细涩或结代	疏肝理气化瘀通脉	血府逐瘀汤	瓜蒌、薤白、半夏、当归、郁金、柴胡、枳壳、川芎、桃仁、红花、赤芍
气虚血瘀证	头昏疲乏，心悸气短，动则汗出，手足麻木，肢体偏瘫，腹胀纳少。舌淡紫，舌底脉络迂曲，舌苔薄白，脉细涩	益气补血涤痰通络	补阳还五汤	红参、党参、黄芪、何首乌、黄精、当归、川芎、地龙、桃仁、红花、赤芍
肝肾阴虚证	体瘦而血脂高，头晕目花，健忘，腰酸膝软，失眠，或五心烦热。舌红苔薄或少，脉细或细数	滋补肝肾养阴降脂	杞菊地黄汤	熟地黄、山茱萸、枸杞子、何首乌、葛根、决明子、菊花、泽泻、杜仲、菟丝子、桑寄生、白芍、牛膝
肾阳虚证	面色白，神疲乏力，形寒肢冷，面肢浮肿，纳呆。舌淡胖边有齿痕，脉沉弱	温补脾肾化浊行水	附子理中汤	附子、干姜、党参、白术、茯苓、红参、生姜、大腹皮、仙灵脾、泽泻、薏苡仁、巴戟天

预防调护 提倡科学膳食，均衡营养，注意膳食纤维的摄入。规律地体育锻炼。戒烟酒。定期健康检查。早期诊断和治疗。

（林 兰）

yǐngbing

瘿病（goiter disease） 气滞、痰凝、血瘀壅结于颈前，出现以颈前正中两旁结块肿大为主要临床表现的疾病。又称瘿气、瘿瘤影袋。常见于西医学单纯性甲状腺肿大、甲状腺功能亢进症、甲状腺腺瘤、甲状腺癌。

战国时期《吕氏春秋·尽数篇》指出："轻水所，多秃与瘿人"，记载发病与地理环境密切有关。晋代《肘后方》首先用昆布、海藻治疗瘿病。隋代《诸病源候论·瘿候》："瘿者由忧恚气结所生，亦曰饮沙水，沙随气入于脉，搏颈下而成之。"唐代《备忘千金要方》及《外台秘要》记载用海藻、昆布治疗瘿病。宋代《三因极一病证方论·瘿瘤证治》根据瘿病局部证候的不同，提出了"五瘿"分类法。

病因病机 病因有饮食及水土适宜、情志内伤、素体阴虚。气滞、痰凝、血瘀壅结颈前是瘿病的基本病机，日久可见气、痰、瘀三者合而为患。病变部位在肝、心、脾、肾。病理性质初起以实证居多，病久则由实致虚，尤以阴虚、气虚为主，以致虚实夹杂。在病变过程中常发生病机转化，如痰气郁结日久化火，形成肝火亢盛；火热内盛，耗伤阴津，导致阴虚火旺；气滞或痰气郁结日久，则深入血分，形成痰结血瘀之候。重症患者可出现烦躁不安、高热、脉疾。

诊断 根据临床表现结合病史可作诊断。甲功指标、甲状腺B超、甲状腺穿刺活检均有助于诊断和鉴别诊断。

诊断要点 ①以颈前喉结两旁结块肿大为临床特征，可随吞咽动作而上下移动，一般生长缓慢。大小程度不一，大者可如囊如袋。触之多柔软、光滑；病程日久则质地较硬，或可扪及结节。②多发于女性，常有饮食不节，情志不舒等病史，发病有一定的地区性。③早期多无明显的伴随症状，发生阴虚火旺的病机转化时，可见低热、多汗、心悸、多食易饥、面赤、脉数等表现。

鉴别诊断 应与瘰疬鉴别。瘰疬的病变部位在颈项的两侧或颌下，肿块一般较小，个数多少不等。瘿病肿块在颈部正前方，肿块一般较大。

辨证论治 辨证应以气血为纲。

辨证要点 颈前肿块光滑，柔软，属气郁痰阻，病在气分；病久肿块质地较硬，甚则质地坚硬，表面高低不平，属痰结血瘀，病在血分。

治疗原则 理气化痰，软坚散结为基本治则。瘿肿质地较硬及有结者，配合活血化瘀；表现阴虚火旺者，则以滋阴降火为主。

分证论治 见表。

中成药治疗 在辨证的基础上选择适用的中成药。①丹栀逍遥丸：疏肝解郁，用于气郁痰阻、肝郁明显者。②内消瘰疬丸：散结消肿，用于肿块明显者。

其他疗法 在内科治疗的基础上配合针灸疗法。针灸可用于气郁痰阻型瘿病，选风池、水突、天突、合谷、足三里、阿是穴，以理气化痰，消瘿散结。

转归预后 瘿病的预后大多较好。瘿肿小、质软、病程短、治疗及时者，可多痊愈。但瘿肿较大者，不容易完全消散。若肿块坚硬、移动性差、而增长迅速者，则预后严重。

预防调护 预防要针对不同病因。在容易发生瘿病的地区，可使用加碘食盐。可适当参加体育活动，保持心情愉快舒畅，禁食辛热、油腻、酒辣之品。

（林 兰）

表 瘿病的分证论治

证型	临床表现	治法	主方	常用药
气郁痰阻证	颈前正中肿大，质软不痛而胀，胸闷、喜太息，胸胁窜痛，病情的波动常与情志因素有关。舌淡红苔薄白，脉弦	理气舒郁化痰消瘿	柴胡舒肝散合二陈汤	柴胡、半夏、黄芩、枳壳、香附、芍药、茯苓、陈皮、牡蛎
痰结血瘀证	颈前出现肿块，按之较硬或有结节，肿块经久未消，胸闷，纳差。苔薄白或白腻，脉弦或涩	理气活血化痰消瘿	海藻玉壶汤	青皮、陈皮、芍药、牡丹皮、栀子、泽泻、浙贝母
肝火旺盛证	颈前轻度或中度肿大，一般柔软、光滑，烦热多汗，急躁易怒，眼球突出、手指颤抖，面部烘热，口渴。舌红苔薄黄，脉弦	清泄肝火	栀子清肝汤	柴胡、白芍、茯苓、甘草、当归、川芎、栀子、牡丹皮、牛蒡子、黄药子
心肝阴虚证	瘿肿或大或小、质软，病起较缓，心悸不宁，心烦少寐，易出汗，手指颤动，眼干，目眩，倦怠乏力。舌红，舌体颤动，脉弦细数	滋养阴精宁心柔肝	天王补心丹	生地黄、玄参、麦冬、天冬、太子参、茯苓、五味子、当归、丹参、酸枣仁、柏子仁

mànxìng línbāxìbāoxìng jiǎzhuàngxiànyán
慢性淋巴细胞性甲状腺炎
(chronic lymphocytic thyroiditis)

机体免疫功能异常，产生针对甲状腺滤泡上皮细胞抗原组分的自身抗体，导致甲状腺组织细胞损害及功能障碍的疾病。又称桥本甲状腺炎。以对称性甲状腺弥漫性肿大、血清甲状腺球蛋白抗体、甲状腺微粒抗体呈阳性反应为主要临床特征。多见于30~50岁妇女。起病缓慢，初起甲状腺功能正常，可伴甲状腺功能亢进，后期多数患者出现甲状腺功能减退症状。本病属中医学瘿病、虚劳范畴。

病因病机 病因有饮食失宜，平素饮食中碘摄入过多；七情内伤；禀赋异常。病位涉及肝脾肾。基本病机为肝气郁结，气滞痰阻，壅结颈前。若迁延不愈，阴损及阳，可见脾肾阳虚。病理性质属本虚标实。

辨证论治 应辨标本虚实。治疗原则为补益肝肾，行气化痰祛瘀。分证论治见表。

中成药治疗 在辨证的基础上选择适用的中成药。①逍遥丸：疏肝健脾养血，用于气郁痰阻者。②知柏地黄丸：滋阴降火，用于证属阴虚火旺者。③金匮肾气丸：补肾助阳，用于证属脾肾阳虚者。

针灸疗法 选气舍、水突、太冲、肝俞、合谷穴针刺，用于肝郁痰阻型；选穴肾俞、脾俞、足三里、关元、命门、阴陵泉等，以艾条温灸，用于脾肾阳虚型。耳针疗法：选甲状腺、内分泌穴，毫针强刺激。

转归预后 本病病程可数月至数年。早期经治疗后，甲状腺功能恢复正常，预后尚好。后期可呈现甲状腺功能减退，病情缠绵。

预防调护 劳逸结合，保持情绪平和；适当运动以增强体质和抗病能力；慎食生冷之品。

（林 兰）

yǐngyōng
瘿痈 (acute thyroiditis)

多种病因导致气血凝滞，郁而化热所引起的以颈部正中两侧结块，色红灼热，疼痛肿胀，甚而化脓，伴有发热、头痛为主要表现的疾病。常见于西医学急性、亚急性甲状腺炎或化脓性甲状腺炎。

病因病机 多因风温、风火客于肺胃，内有肝郁胃热，积热上壅，挟痰蕴结，以致气血凝滞，郁而化热而成瘿痈。病位在颈，与肝、脾、胃关系密切。病理变化为感受火热之邪，热毒壅盛，结于颈前；或情志不遂，肝气郁滞，气郁化火，火热互结于颈。本病多阳、实、热证。

诊断要点 根据临床表现结合病史可作诊断。白细胞总数及中性粒细胞比例、血沉、免疫球蛋白、甲状腺超声波检查有助于诊断。①发病前多有感冒、咽痛等。②颈部肿胀多突然发生，局部焮红灼热，疼痛，可牵引至耳后枕部，活动或吞咽时加重，伴发热、畏寒等。严重者声嘶、气促、吞咽困难。③少数患者可出现寒战、高热，局部胀痛、跳痛而化脓。

鉴别诊断 应与颈痈、锁喉痈相鉴别。颈痈在颈部侧部，皮色渐红，肿痛灼热，且易脓易溃；锁喉痈常急性发病，颈部红肿绕喉，甚则呼吸困难，汤水难下，全身症状较危重，儿童多见。

辨证论治 应分外感内伤辨治。

辨证要点 以发热、疼痛为重，颈前肿块初起、触痛明显，为外感风热；颈前肿块疼痛，情绪不佳，为气滞痰阻。

治疗原则 清热化痰散结。

分证论治 见表。

中成药治疗 在辨证的基础上选择适用的中成药。①板蓝根冲剂：清热解毒，用于外感风热证。②丹栀逍遥丸：疏肝解郁，用于气郁化火证。

其他疗法 在内科治疗的基础上配合其他疗法。

外治法 初期可用黄金散、四黄散、双柏散，水或蜜调制外敷。若成脓宜切开排脓，八二丹药线引流；脓尽后外用生肌散，促进疮口愈合。

针灸 针风池以散气消痰；人

表 慢性淋巴细胞性甲状腺炎的分证论治

证型	临床表现	治法	主方	常用药
肝郁痰阻证	颈前漫肿，质韧不痛，或颈部作胀，伴胸闷胁胀，善太息，常因情绪变化加重。苔白腻，脉弦滑	疏肝解郁化痰软坚	四海舒郁丸	青木香、陈皮、海蛤粉、海带、海藻、昆布、海螵蛸
阴虚内热证	颈下瘿肿，虚烦不寐，潮热盗汗，男子遗精或女子经少、闭经，或心悸、心慌、手颤等。舌红少津，脉细数	滋阴清热软坚散结	知柏地黄丸	知母、熟地黄、黄柏、山茱萸、山药、牡丹皮、茯苓、泽泻、丹参、五味子、柏子仁、远志
脾肾阳虚证	颈下瘿肿，形寒肢冷，腰膝酸软，头目晕眩，或面浮肢肿。舌淡苔白滑，脉沉细	温补脾肾化痰散结	金匮肾气丸合四君子汤	地黄、山茱萸、山药、泽泻、茯苓、牡丹皮、桂枝、炮附子、人参、白术、茯苓、炙甘草

表　瘿痈的分证论治

证型	临床表现	治法	主方	常用药
外感风热证	颈部结块，疼痛明显，畏寒发热，头痛，口渴，咽干。舌红苔薄黄，脉浮数或滑数	疏风清热化痰	牛蒡解肌汤	牛蒡子、薄荷、荆芥、连翘、山栀子、牡丹皮、石斛、元参、夏枯草
热毒壅盛证	起病急，颈部肿痛，色红，高热，寒战，头痛，咽痛。舌红苔薄黄，脉数	清热解毒消肿	普济消毒饮	黄芩、黄连、橘红、甘草、玄参、连翘、板蓝根、马勃、鼠粘子、薄荷、僵蚕、升麻、柴胡、桔梗
气郁化火证	颈部肿胀疼痛，急躁易怒，口苦，口干欲饮，心悸，胸胁胀满，多汗手颤，大便秘结。舌红苔黄，脉弦数	疏肝解郁泻火消肿	丹栀逍遥散	当归、芍药、茯苓、白术、柴胡、牡丹皮、山栀、甘草
气滞痰阻证	颈部肿块坚实，胀痛，牵引耳后枕部，或有喉间梗塞感，痰多。舌红苔黄腻，脉弦滑	疏肝理气化痰散结	柴胡疏肝散合导痰汤	陈皮、柴胡、川芎、枳壳、芍药、甘草、香附

迎、足三里、太冲、阳陵泉等穴泻肝火、化瘀散结。

转归预后　治疗得当，大多可愈。若失治、误治，迁延日久，病情错综复杂。

预防调护　加强锻炼，增强机体抵抗力。保持心情舒畅，少食辛辣之品。

（林　兰）

yǐngliú

瘿瘤（thyroid tumor）　气滞、痰凝、血瘀壅结颈前所引起的以一侧或双侧颈前结块，状如核桃，可大可小，可软可硬，甚至有核累为主要表现的疾病。常见于西医学甲状腺腺瘤、结节性甲状腺肿和甲状腺囊肿。《济生方·瘿瘤证治》《外科正宗·瘿瘤论》《杂病源流犀烛·瘿瘤》等概括了因情志郁结导致的气滞、血瘀、痰浊是瘿瘤发生的基础。《证治准绳·瘿瘤》强调治疗不可妄施手术。

病因病机　发病的主因在于情志内伤，亦与饮食水土和体质因素相关。初期因忧思郁怒，肝郁不达，气机郁滞，津液不输，凝聚成痰，痰气交阻壅结颈前；或饮食失调，水土失宜，脾失健运，湿聚成痰；日久血行不畅，致气、痰、瘀三者合而为患。女性的生理特点与肝经气血关系密切，遇致病因素则更易患病。素体阴虚之人，痰气郁滞之后易于化火伤阴，病程缠绵。病机关键为气滞、痰凝、血瘀壅结颈前。病位主要在肝脾，与心有关。病理性质以实证居多，久病由实致虚，可见气虚、阴虚或虚实夹杂之候。

诊断　根据临床表现结合病史可作诊断。

诊断要点　多为结喉一侧或两侧单发肿块，可随吞咽上下移动，大小不一，表面光滑，质韧有弹性，病程日久则质地较硬或可扪及结节。主要依据临床表现结合辅助检查作出诊断，如甲状腺碘 131 同位素扫描、B 超、颈部 X 线检查及细针穿刺细胞学检查等有助于本病诊断。

鉴别诊断　应与石瘿鉴别。石瘿多见于 40 岁以上患者，多年存在颈部肿块，突然迅速增大，坚硬如石，表面凹凸不平，随吞咽动作而上下的移动度减少，或固定不移。

辨证论治　当分虚实辨治。

辨证要点　辨气血：颈前肿块光滑、柔软，属气郁痰阻，病在气分；病久肿块质硬，甚则表面粗糙，活动度差，属痰结血瘀，病在血分。辨虚实：兼见烦热易汗，急躁易怒，口苦，舌红苔黄脉数者，为火旺；兼见心烦少寐，头晕目眩，倦怠乏力，舌红苔少脉弦细数者，为阴虚。

治疗原则　以理气化痰，消瘿散结为基本治则。肿块质硬者配合活血化瘀；火郁阴伤者以滋阴降火为主。

分证论治　抓住瘿瘤气郁、痰结、血瘀的病机特点和病程演变规律，主要分为四个证型论治。见表。

表　瘿瘤的分证论治

证型	临床表现	治法	主方	常用药
气郁痰阻证	颈前喉结两旁结块肿大，质软不痛，颈部觉胀，喜太息，病情波动常与情志相关，伴胸闷痰多，肢体倦怠，胃纳不佳。舌淡暗苔薄白，脉弦或滑	理气解郁化痰消瘿	四海舒郁丸	青木香、陈皮、海蛤粉、海带、海藻、昆布、海螵蛸
痰结血瘀证	颈部肿物按之较硬或有结节，有胀痛感，经久未消，伴胸闷纳差、口干、便秘。舌暗或紫苔薄白或白腻，脉弦或涩	理气活血化痰消瘿	海藻玉壶汤	海藻、浙贝母、陈皮、昆布、青皮、川芎、当归、连翘、半夏、甘草节、独活、海带

续 表

证型	临床表现	治法	主方	常用药
肝火旺盛证	肿块一般柔软光滑，可有压痛，伴烦热，易汗，易怒，口苦，眼球突出，手指颤抖。舌红苔薄黄，脉弦数	清肝泻火消瘿散结	栀子清肝汤合消瘰丸	柴胡、白芍、茯苓、甘草、当归、川芎、栀子、牡丹皮、牛蒡子、黄药子、生牡蛎、玄参、川贝母
心肝阴虚证	肿块或大或小，质软，病起较缓，伴心悸不宁，心烦少寐，易汗，手指颤动，眼干，目眩，倦怠乏力。舌红苔少或无苔，脉弦细数	滋阴降火宁心柔肝	天王补心丹或一贯煎	生地黄、玄参、麦冬、天冬、太子参、茯苓、五味子、当归、丹参、酸枣仁、柏子仁

中成药治疗 见瘿病。

其他疗法 见瘿病。

转归预后 瘿瘤小、质软、病程短、治疗及时者多可治愈。瘿瘤较大者不易完全消散，治疗时间也要求较长。肿块坚硬，移动性差而增长迅速者，须排除恶性病变的可能。

预防调护 患者应保持精神愉快，防治情志内伤并注意饮食调摄。在病程中要密切观察瘿瘤的形态、大小、质地及活动度等变化，若经治不消，增大变硬，应高度重视，防治恶变。

（林 兰）

liángxìng jiǎzhuàngxiànliú

良性甲状腺瘤（benign tumor of thyroid） 发生于甲状腺的良性肿瘤。以颈前部肿块为主要特征。包括甲状腺腺瘤、结节性甲状腺肿和甲状腺囊肿等。一般症状不明显，当瘤体较大时，会因压迫气管、食管、神经而导致呼吸困难、吞咽困难、声音嘶哑等症状，当肿瘤合并出血而迅速增大时会产生局部胀痛。属中医学瘿瘤范畴。

（林 兰）

shíyǐng

石瘿（stony goiter; thyroid cancer） 气、痰、瘀郁结而成，以颈前瘿瘤，凹凸不平，质硬难移为主要临床表现的疾病。常见于西医学甲状腺癌。

病名首见于《备急千金要方·瘿瘤篇》：“多由气郁、痰湿及瘀血凝滞而成”。《三因极一病证方论》中记载：“坚硬不可移者名曰石瘿”，并认为应审慎治疗，妄然破溃容易产生恶变。明·陈实功《外科正宗》指出本病“坚硬如石，举动牵强，咳嗽生痰，皮寒食少者”为逆证，并制定了理气开郁、补肾养血、散坚行瘀等治疗方法及海藻玉壶汤、通气散坚丸等治疗方剂。《普济方》：“夫瘿病咽喉噎塞者。由忧恚之气，在于胸膈，不能消散，传于肺脾，故咽之门者。胃气之道于咽喉下。抑郁滞留。则为之出纳者。噎塞而不通。病瘿者。以是为急也”，认为肺气郁闭，肝气不舒，聚集咽喉是致病的主要病机。

病因病机 病因有情志抑郁、久病体虚。《严氏济生方》中将瘿病的病因病机概括为：“夫瘿瘤者，大抵人之气血，循环一身，常欲无滞留之患，调摄失宜，气凝血滞，为瘿为瘤。”故总因气、痰、瘀郁结颈前为病机。

诊断要点 根据临床表现结合病史可作诊断。甲状腺功能测定、碘甲状腺扫描、X线甲状腺平片、病理检查均有助于诊断。①颈前瘿瘤隆起，紧缚固定，质硬或坚，形如覆杯，时有胀痛。②伴吞咽、呼吸不畅，胸闷心悸等症。③长期腹泻而无脓血便，常伴面部潮红或多发性黏膜神经瘤者。④原因不明的颈部淋巴结肿大，抗感染治疗后未见缩小。

辨证论治 应分虚实辨治。

辨证要点 石瘿发病多由气、痰、瘀等郁结而成，一般以邪实为主；如病情迁延不愈，耗伤气血，可成虚实夹杂之证。

治疗原则 邪实者当以祛邪为治疗原则，临床可采用理气、化痰、化瘀、散结等法；虚实夹杂者则当明辨轻重，攻补兼施，寓补于清，或寓清于补。

分证论治 见表。

中成药治疗 在辨证的基础上选择适用的中成药。①小金丹：解毒消肿、活血止痛，用于瘀血内结、肿块坚硬者。②平消胶囊：活血化瘀、止痛散结、扶正祛邪，用于放疗期间。

其他疗法 在内科治疗的基础上配合其他疗法。海藻、昆布、牡蛎、黄药子、猫爪草、蛇莓，水煎服。

转归预后 石瘿预后较差，并与患者年龄、性别、病理类型与治疗措施相关。

预防调护 减少或避免颈部放射治疗。肉瘿患者久治不愈，或结节突然增大变硬者，宜及时手术，以防癌变。在碘缺乏区，增加含碘食物，降低石瘿的发生。调畅情志。

（林洪生）

jiǎzhuàngxiàn'ái

甲状腺癌（thyroid cancer） 发生在甲状腺滤泡细胞、滤泡上皮及间质的恶性肿瘤。临床上依其不同的病理类型分为乳头状腺癌、滤泡状腺癌、髓样癌和未分化癌，

表 石瘿的分证论治

证型	临床表现	治法	主方	常用药
肝郁痰结证	颈前瘿瘤隆起，质硬，可随吞咽上下移动，或固定不移，可伴有胸闷及吞咽哽噎。舌淡红苔薄白或白腻，脉弦或滑	理气消瘿化痰散结	四海疏郁丸	木香、陈皮、昆布、海藻、香附、郁金、夏枯草
热毒蕴结证	颈部肿块发展迅速，伴灼热感，声音嘶哑，或咽喉疼痛，吞咽不适，心烦失眠。舌红绛苔黄燥，脉弦数	清热解毒散结消瘿	清肝芦荟丸	黛蛤散、野菊、白花蛇舌草、青皮、瓜蒌、旱莲草、鱼腥草
阴虚火旺证	颈部肿块固定、质硬，伴咽喉肿痛、声音嘶哑，口干咽燥，五心烦热，盗汗，消瘦。舌红少苔，脉弦细	滋阴降火软坚散结	调元肾气丸	生地黄、山茱萸、山药、牡丹皮、茯苓、泽泻、牡蛎、地骨皮、知母、夏枯草、穿山甲
气血两虚证	颈部肿块，局部疼痛，全身乏力，形体消瘦，自汗盗汗，精神萎靡。舌淡苔薄白，脉微细	益气养血	八珍汤	党参、黄芪、白术、茯苓、熟地黄、当归、白芍、赤芍、女贞子、枸杞子、夏枯草、海浮石

临床表现各不相同，以甲状腺结节，质硬，边界不清，活动性差为主要症状，是内分泌系统常见的肿瘤之一。本病属中医*石瘿*范畴。

病因病机 甲状腺癌多由情志不畅，肝失调达，痰凝气滞瘀阻于内所致。如《诸病源候论》所载“瘿者由忧恚气结所生”。

辨证论治 本病辨证要局部与全身结合，本病局部多邪实，以痰、瘀、毒为患，全身辨证以肝郁脾虚、肝肾阴虚，气血双亏为主。分证论治见表。

中成药治疗 见石瘿。

其他疗法 在内科治疗的基础上配合其他疗法。黄药子、生大黄、全蝎、僵蚕、土鳖虫、蚤休、蜈蚣、明矾，研末，用醋、酒各半调糊，敷于肿处，可消肿止痛。

转归预后 甲状腺癌预后与病理类型、临床分期有关。乳突状甲状腺癌多能治愈，未分化型中位生存期小于6个月。对分化较好的甲状腺癌，40岁以上者10年生存率较40岁以下者高。

预防调护 甲状腺癌的发生与放射密切相关，应尽量减少放射线的接触；注意饮食中碘的摄入，适量食用海带、紫菜等；及时治疗甲状腺良性病变。

（林洪生）

yǐngqì

瘿气（qi goiter） 肝气郁结日久化火，火炼津液为痰或肝逆伤脾，脾运失司生痰，痰结颈前所引起的颈前瘿囊弥漫性肿胀或肿硬结块为主要临床特征的疾病。可伴有消谷善饥、易怒、易出汗、眼球突出等症状。常见于西医学*甲状腺功能亢进症*。

病因病机 情志郁结是瘿气发病的主要原因。肝气郁结日久化火，火炼津液为痰，或肝逆伤脾，脾运失司而生痰，痰结颈前而为瘿肿。病位在颈，涉及肝、肾、心、胃。病理性质分虚实两端。初多实，病久则由实致虚，尤以阴虚、气虚为主，以致成为虚实夹杂之证。

诊断 根据临床表现结合病史可作诊断。甲状腺功能，基础代谢率（BMR）、甲状腺摄碘率、必要时作X线检查、甲状腺彩超等均有助于本病的诊断和鉴别诊断。

诊断要点 ①颈前喉结两旁结块肿大。②早期多无明显的伴随症状，发生阴虚火旺的病机转化时，可见低热、多汗、心悸、

表 甲状腺癌的分证论治

证型	临床表现	治法	主方	常用药
气郁痰凝证	颈前瘿瘤隆起，质硬，生长较快，皮肤颜色如常可伴有胸闷及吞咽哽噎。舌淡红苔腻，脉弦滑	开郁化痰消瘿散结	海藻玉壶堂	海藻、昆布、浙贝母、半夏、青皮、陈皮、当归、川芎、连翘、甘草
热毒蕴结证	颈部肿块发展迅速，伴灼热感，声音嘶哑，或咽喉疼痛，吞咽不适，心烦失眠。舌红绛苔黄燥，脉弦数	清热解毒散结消瘿	清肝芦荟丸	黛蛤散、野菊、白花蛇舌草、青皮、瓜蒌、旱莲草、鱼腥草
气血瘀滞证	颈部肿块固定、质硬，表面不光滑，高低不平，不能随吞咽活动。患处皮肤青筋显露，消瘦。舌紫，脉弦细	活血祛瘀软坚散结	消肿溃坚汤	黄芩、知母、黄柏、天花粉、龙胆草、桔梗、昆布、升麻、连翘、炙甘草、三棱、莪术、葛根
气血两虚证	颈部肿块，局部疼痛，全身乏力，形体消瘦，自汗盗汗，精神萎靡。舌淡苔薄白，脉微细	益气养血	八珍汤	党参、黄芪、白术、茯苓、熟地黄、当归、白芍、赤芍、女贞子、枸杞子、夏枯草、海浮石

多食易饥、面赤、脉数等表现。

鉴别诊断　应与瘰疬、瘿痈鉴别。①瘿病的肿块在颈部正前方，肿块一般较大。瘰疬的患病部位是在颈项的两侧，肿块一般较小，每个约胡豆大，个数多少不等。②瘿痈有急性发病史，颈前肿块增大变硬，有压痛，常伴发热、吞咽疼痛等全身症状。

辨证论治　应分虚实辨治，同时辨主要病理因素。

辨证要点　①辨实火与虚火：瘿气多见火候，根据兼证分辨属虚属实。②辨痰结与瘀血：瘿气日久多夹瘀血。痰结与瘀血可相互影响。

治疗原则　养阴清热、解郁化痰。

分证论治　见表。

中成药治疗　在辨证的基础上选择适用的中成药。①丹栀逍遥丸：疏肝解郁，用于治疗气滞痰凝证。②知柏地黄丸：滋阴降火，用于阴虚火旺证。

转归预后　瘿病的预后大多较好。瘿肿小、质软、病程短、治疗及时者，多可治愈。瘿肿较大者，不容易完全消散。重症患者各种症状常随病程的延长而加重，若出现烦躁不安、高热、脉疾等症状时，为病情危重。

预防调护　保持精神愉快，防止情志内伤，以及针对水土因素，注意饮食调摄。

（林　兰）

jiǎzhuàngxiàn gōngnéng kàngjìnzhèng

甲状腺功能亢进症（hyperthyroidism）　多种病因导致的血循环中甲状腺激素过多，引起以神经、循环、消化等系统兴奋性增高和代谢亢进为主要表现的临床综合征。简称甲亢。包括弥漫性甲状腺肿伴甲亢、结节性甲状腺肿伴甲亢、甲状腺癌伴甲亢、亚急性甲状腺炎伴甲亢、慢性甲状腺炎伴甲亢、碘甲亢等。属中医学瘿气范畴。

病因病机　结气劳伤是甲亢发病的主因。忧伤、悲伤、发怒等情志改变，都可致结气，即情志郁结。肝主疏泄，情志忧郁则肝气郁结，郁结日久则化火，火炼津液为痰，痰结颈前而为瘿肿。瘿气日久易气阴两虚。其病位在颈前，与肝、肾、心、胃等脏腑有密切关系。甲亢初多实，病久则由实致虚，尤以阴虚、气虚为主，以致成为虚实夹杂之证。

辨证论治　甲亢的辨证要点：①辨实火与虚火；②辨明脏腑属性；③辨气虚和阴虚；④辨痰结与瘀血；⑤辨病情轻重。治疗以理气化痰，消瘿散结为基本治则。瘿肿质地较硬及有结节者，应配合活血化瘀。火郁阴伤而表现阴虚火旺者，则当以滋阴降火为主。分证论治见瘿气。

中成药治疗　在辨证的基础上选择适用的中成药。①逍遥丸：疏肝健脾养血，用于气郁痰阻证。②知柏地黄丸：滋阴降火，用于证属阴虚火旺者。③生脉饮胶囊：益气养阴，用于气阴两虚证。

针灸疗法　①夹脊穴（颈3～5）、合谷、天突、曲池、风池，每次2～3穴，轮换配用，泻法。适用于气郁痰阻证。②天鼎、扶突、风隆、足三里，泻法。适用于气郁痰阻证。③夹脊穴（颈3～5）、间使、三阴交为主，适当配合阴郄、复溜、太冲、内关、合谷、攒竹等穴，轮换使用。适用于阴虚火旺证。

转归预后　甲亢的预后大多较好。瘿肿小、质软、病程短、治疗及时者，多可治愈。但瘿肿较大者，不容易完全消散。若肿块坚硬、移动性差、而增长又迅速者，则预后严重。肝火旺盛及心肝阴虚的轻中症患者，疗效较好；重症患者则阴虚火旺的各种症状常随病程的延长而加重和增多，在出现烦躁不安、高热、脉疾等症状时，为病情危重的表现。

预防调护　保持精神愉快，防止情志内伤，以及针对水土因素，注意饮食调摄，是预防甲亢的两个重要方面。

（林　兰）

表　瘿气的分证论治

证型	临床表现	治法	主方	常用药
气郁痰阻证	颈前正中肿大，质软不痛而胀，胸闷、喜太息，胸胁窜痛，病情的波动常与情志因素有关。舌红苔薄白，脉弦	理气舒郁化痰消瘿	柴胡疏肝散合二陈汤	柴胡、半夏、黄芩、枳壳、香附、芍药、茯苓、陈皮、牡蛎
痰结血瘀证	颈前出现肿块，按之较硬或有结节，肿块经久未消，胸闷，纳差。舌紫苔薄白，脉弦或涩	理气活血化痰消瘿	化肝煎	青皮、陈皮、芍药、牡丹皮、栀子、泽泻、浙贝母
肝火旺盛证	颈前轻度或中度肿大，一般柔软、光滑，烦热多汗，急躁易怒，眼球突出，手指颤抖，面部烘热，口渴。舌红苔薄黄，脉弦	清泻肝火	栀子清肝汤	柴胡、白芍、茯苓、甘草、当归、川芎、栀子、牡丹皮、牛蒡子、黄药子
心肝阴虚证	瘿肿或大或小、质软，病起较缓，心悸不宁，心烦少寐，易出汗，手指颤动，眼干，目眩，倦怠乏力。舌红舌体颤动，脉弦细数	滋养阴精宁心柔肝	天王补心丹合一贯煎	生地黄、玄参、麦冬、天冬、太子参、茯苓、五味子、当归、丹参、酸枣仁、柏子仁

yǐngláo

瘿劳（stimulated goiter） 瘿病失治、误治导致脾肾阳虚，气血亏损，出现以疲乏呆钝、嗜睡、畏冷、浮肿、毛发脱落，脉迟缓为主要表现的疾病。本病常见于西医学甲状腺功能减退症。

病因病机 多由先天禀赋不足，后天失养，或积劳内伤，引起肾气、脾气不足，继之导致脾肾阳虚。以肾阳虚为病机之根本，可兼有痰湿内生，瘀血内停。

诊断 根据临床表现结合病史可作诊断。

诊断要点 畏寒肢冷，疲乏困倦，皮肤苍白或萎黄，妇女经迟或闭经，男子阳痿；血清总甲状腺素（TT_4）、血清游离甲状腺素（FT_4）、甲状腺摄^{131}I率等降低，促甲状腺激素（TSH）升高。

鉴别诊断 本病应与肾水鉴别。肾水浮肿按之没指，有大量蛋白尿，基础代谢并不降低。

辨证论治 本病应分虚实辨治。

辨证要点 畏寒怯冷属虚证，水湿、痰浊、血瘀为实证。

治疗原则 温补脾肾，化痰祛瘀。

分证论治 见表。

中成药治疗 在辨证的基础上选择适用的中成药。济生肾气丸：补肾运脾，用于治疗脾肾阳虚症者。

其他疗法 在内科治疗的基础上配合针灸疗法。取阴陵泉、三阴交、关元、神阙等穴位。

转归预后 本病进展缓慢，积极治疗，病情多能缓解。若肾阳衰微，即黏液性水肿昏迷的患者，病情急重，预后不良。

预防调护 慎食寒凉食物。多吃海产品既可补碘，促进甲状腺激素的合成，还有软坚散结作用。

（林　兰）

jiǎzhuàngxiàn gōngnéng jiǎntuìzhèng

甲状腺功能减退症（hypothyroidism） 各种原因导致的低甲状腺激素血症或甲状腺素抵抗引起的全身性代谢综合征。本病属中医学瘿劳范畴。

病因病机 病因有先天不足、久病伤肾、情志失调、饮食不节。主要病机是脾肾阳虚，并可因脾肾阳虚，水失蒸化，滞留体内，阻碍血运，而兼有痰湿、瘀血等标实之邪。

辨证论治 本病首辨标本虚实，次辨脏腑阴阳气血。治疗以温阳益气，脾肾双补为主，兼以化痰、利湿、祛瘀。分证论治见表。

中成药治疗 在辨证的基础上选择适用的中成药。①济生肾气丸：补肾运脾，用于脾肾阳虚证。②人参归脾丸：健脾养心、

表　瘿劳的分证论治

证型	临床表现	治法	主方	常用药
脾肾阳虚证	神疲乏力，少气懒言，腰膝酸软，畏寒肢冷，或男子阳痿，或女子闭经。舌淡胖，脉沉迟无力	温肾益气健脾助运	济生肾气丸	熟地黄、山茱萸、牡丹皮、山药、茯苓、泽泻、肉桂、附子、牛膝、车前子
气血两虚证	神疲乏力，面色萎黄，纳呆，便溏。舌淡苔薄，脉细弱	益气养血	十全大补汤	人参、肉桂、川芎、地黄、茯苓、白术、甘草、黄芪、当归、白芍
阳气衰竭证	神昏肢厥，肌肉无力。舌淡体胖，脉微欲	振奋阳气救逆固脱	四逆汤	附子、干姜、炙甘草、肉桂、人参

表　甲状腺功能减退症的分证论治

证型	临床表现	治法	主方	常用药
脾肾阳虚证	面色萎黄或苍白无华，神疲乏力，少气懒言，头昏目眩，腰膝酸软，畏寒肢冷，纳呆腹胀，口淡无味，便秘，或男子阳痿，或女子闭经。舌淡胖，舌苔白滑或薄腻，脉沉弱或沉迟无力	温肾益气健脾助运	济生肾气丸	熟地黄、山茱萸、牡丹皮、山药、茯苓、泽泻、肉桂、附子、牛膝、车前子
心肾阳虚证	形寒肢冷，怕冷喜温，腰酸腰痛，心悸怔忡，面目浮肿，动作懒散，乏力嗜睡。舌淡胖，色紫暗，苔薄白，脉沉迟或沉弱	温补心肾强心复脉	金匮肾气丸合真武汤	熟地黄、山茱萸、牡丹皮、山药、茯苓、泽泻、肉桂、附子、白术、白芍、生姜
气血两虚证	神疲乏力，少气懒言，反应迟钝，面色萎黄，纳呆，便溏，手足欠温。舌淡苔薄，脉细弱	益气养血	十全大补汤	人参、肉桂、川芎、地黄、茯苓、白术、甘草、黄芪、当归、白芍
阴阳两虚证	五心烦热，盗汗或自汗，四肢发凉，遗精失眠，多梦。舌红无苔，脉细数或舌淡苔白，脉沉迟	滋阴补阳	补天大造丸	人参、黄芪、白术、当归、枣仁、远志、白芍、山药、茯苓、枸杞、熟地黄、紫河车、鹿角、龟甲

益气补血，用于气血两虚证。

针灸疗法 针阴陵泉、三阴交、关元、神阙等利水消肿；取血海、三阴交等健脾调冲任；取合谷、太冲、阳陵泉、曲池等疏通经络，化瘀止痛；曲泽、膻中、肝俞等理气解郁。可灸大椎、命门。

转归预后 本病进展缓慢，积极治疗，病情多能缓解。若肾阳衰微，阳虚水泛，神昏肢厥，皮温下降，即所谓黏液性水肿昏迷的患者，病情急重，预后不良。

预防调护 保持精神愉快，防止情绪波动；适合食用性温和的食物。采取气功、散步、太极拳等锻炼方法。

（林　兰）

hēidǎn

黑疸（blackish jaundice） 肾虚血瘀所致以身黄目青，面颜色黑，肌肤黧黑，足下热，大便黑为主要临床表现的疾病。常见于西医学肾上腺皮质功能减退等病。

隋·巢元方《诸病源候论》："夫黄疸、酒疸、女劳疸，久久多变为黑疸。"宋代《圣济总录》提出病位在肾："其状小腹满，身体尽黄，额上反黑，足下热，大便黑是也。黄本脾病，脾者土也，脾病不已，传其所胜。肾斯受之，肾为水脏。其经足少阴，其色黑。病在肾故小腹满色黑，大便黑足下热，是皆足少阴经受病之证。"清·张璐《张氏医通》认为黑疸病情危重，预后不良："黄瘅证中，惟黑瘅最剧，良由酒后不禁，酒湿流入髓脏所致，土败水崩之兆。始病形神未槁者，尚有湿热可攻，为祛瘅之向导，若病久肌肉消烁，此真元告匮，不能回荣于竭泽也。"

病因病机 病因有饮食不节、房劳过度、黄疸病久等。基本病机为肝肾亏虚，瘀血阻滞。病位在肝、肾，涉及脾、胃、胆。病理因素有湿、瘀。病理性质多属本虚标实。以湿瘀阻滞为标，肝肾虚衰为本。

诊断要点 根据临床表现结合病史可作诊断。①症见倦怠乏力，精神萎靡，形寒肢冷或手足烘热，腰膝酸软，面部、四肢肤色黧黑，毛发稀少；②常有慢性虚损病史，或长期使用糖皮质激素，中年男性多见。

辨证论治 黑疸应辨虚实、脏腑、阴阳。治疗以补肾化瘀为要。

辨证要点 临床首辨虚实主次。身目俱黄而黑，足热，大便黑以实为主；身目黄而腰酸倦怠以虚为主。此辨阴阳亏虚的不同，口干舌燥，手足烘热，舌红少苔，脉细数，多为肾阴虚；畏寒肢冷，大便溏泻，小便清长，舌淡暗苔白，脉沉细无力，多为肾阳虚。

治疗原则 主要从肾虚论治，以滋肾填精，益肾助阳主，兼培补脾肾，活血祛瘀，除湿化痰。

分证论治 见表。

中成药治疗 在辨证的基础上选择适用的中成药。①参桂鹿茸丸：补益脾肾，用于脾肾阳虚证。②六味地黄丸：滋阴补肾，用于肾阴亏虚证。③大黄䗪虫丸：破血逐瘀，用于瘀血阻滞证。

其他疗法 在内科治疗的基础上配合针灸疗法。取肾俞、命门、脾俞、阳陵泉、关元、足三里等穴，补法，留针20分钟。

转归预后 本病病程较长，治疗难度较大，后期易导致脾肾衰败，预后不佳。

预防调护 应注意避风寒，慎起居；调摄饮食，忌辛辣，油腻；舒畅情志，协调形神；积极去除诱发因素，针对病因治疗。

（刘志龙）

shènshàngxiànpízhì gōngnéng jiǎntuì

肾上腺皮质功能减退（hypocorticalism） 各种原因导致肾上腺皮质破坏，引起肾上腺皮质激素不同程度的减少与缺乏，以衰弱无力，体重减轻，色素沉着，血压下降为主要临床表现的疾病。可分为原发性和继发性，其中原发性肾上腺皮质功能减退症即艾迪生病，为肾上腺本身疾病引起；继发性则多因长期大量应用糖皮质激素或手术、肿瘤等引起下丘脑促肾上腺皮质激素释放激素和

表　黑疸的分证论治

证型	临床表现	治法	主方	常用药
肾阴不足证	头晕耳鸣，口干舌燥，腰膝酸软、心悸不安，手足烘热，遗精。舌红少苔，脉细数	滋肾养阴	大补阴丸	黄柏、知母、熟地黄、龟甲
肾阳虚损证	腰膝酸软，食欲不振，少气无力畏寒肢冷，大便溏泻，小便清长。舌淡暗苔白，脉沉细无力	温肾壮阳	参附汤	人参、附子、干姜、桂枝、甘草
阴阳两虚证	腰膝酸冷，神形疲惫，肌肉萎缩，潮热盗汗或气短自汗。舌淡胖或瘦，脉沉迟或虚细	滋补阴阳	补天大造丸	人参、黄芪、白术、山药、麦冬、生地黄、五味子、山茱萸、紫河车、鹿角胶
瘀血阻滞证	面颜色黑，肌肤黧黑、甲错，腰膝酸软，刺痛固定不移，纳食欠香，大便黑。舌紫有瘀斑，脉涩	活血祛瘀	硝石矾石散	硝石、桃仁、红花、当归、川芎、鸡血藤、牛膝

（或）垂体肾上腺皮质激素的分泌低下。属中医学黑疸、虚劳范畴。

病因病机 病因有先天不足，五脏柔弱；外感六淫，迁延失治；烦劳过度，饮食不节；大病之后，失于调理。主要病机为肾元亏虚，不能温煦濡养。肾阳虚衰，命门火衰，温化无权，生化失职，则不能温煦血脉，阴寒内盛，以致经行不畅，瘀血内阻，瘀浊外露，则见面色黧黑；肾精亏衰，肝肾不足，不能濡养，阴虚血少，脉络瘀阻；肾阴肾阳虚衰，其他脏腑亦衰，甚则五脏同病。本病急骤加重时，可出现元气大衰，浮阳上越，阴阳离决之证。

辨证论治 本病以虚为主，当分阴阳。治疗原则为益肾培元。分证论治见表。

中成药治疗 在辨证基础上选择适用的中成药。①左归丸：滋肾补阴，用于肾阴不足证。②六味地黄丸：滋阴补肾，用于肾阴亏虚证。③十全大补丸：温补气血，用于气血两虚证。④济生肾气丸：温肾化气、利水消肿，用于肾虚水肿。

其他疗法 在内科治疗的基础上配合其他疗法。

体针疗法 取肾俞、命门、脾俞、阳陵泉、关元、足三里等穴，均用补法；温针灸，补法，得气后在针上加艾灸。

耳针疗法 取脾、肝、肾、皮质下等穴，留针20分钟或埋针。

单方验方 ①鹿茸粉，甘草煎水冲服，每日1剂。②人参、鹿茸，黄酒浸泡，用于脾肾阳虚者。

转归预后 本病起病隐匿，容易漏诊，若不及时救治，出现肾上腺危象，可危及患者生命；明确病因后，在基础治疗的同时坚持肾上腺皮质激素替代治疗，依从性好者，可维持正常生活。

预防调护 加强宣教，增强患者对本病的认识；生活规律，注意休息，避免劳累，去除感染、外伤等诱发因素，防止出现肾上腺危象；应予高蛋白、高热量、高钠低钾、富含维生素饮食；必要时激素替代治疗，随身携带疾病信息卡及备用药品，方便及时救治；有活动性结核病者，积极抗结核治疗，由其他病因所致者，治疗原发病。

（刘志龙）

xūláo

虚劳（consumptive disease）

多种原因引起的以脏腑功能衰退，气血阴阳亏损，日久不复为主要病机，以五脏气血阴阳虚损为主要临床表现的多种慢性衰弱性疾病。本病常见于西医学中各种慢性消耗性和功能衰退性疾病。

历代医家对虚劳的论述颇多。《素问·通评虚实论》提出“精气夺则虚”。《素问·调经论》指出：“阳虚则外寒，阴虚则内热”，说明虚证有阳虚、阴虚的区别。《难经·十四难》论述了“五损”的症状及相应的治疗大法：“损其肺者，益其气；损其心者，调其营卫；损其脾者，调其饮食，适其寒温；损其肝者，缓其中；损其肾者，益其精，此治损之法也。”《金匮要略·血痹虚劳病脉证并治篇》首先提出了“虚劳”的病名，叙述了虚劳的证治，还提出扶正祛邪和祛瘀生新的治法。《诸病源候论·虚劳病诸候》说：“夫虚劳者，五劳、六极、七伤是也”，比较详细地论述了虚劳的原因及各类症状。金元以后，历代医家对虚劳病的认识逐渐深入。如李东垣长于甘温补中，从脾胃着手；朱丹溪善用滋阴降火，重在肝肾。明·张景岳《景岳全书》：“病之虚损，变态不同，因有五劳七伤，证有营卫脏腑。然总之则人赖以生者，惟此精气，而病惟虚损者，亦惟此精气。气虚者，即阳虚也；精虚者，即阴虚也”，将虚劳分阴阳两类。汪绮

表　肾上腺皮质功能减退的分证论治

证型	临床表现	治法	主方	常用药
脾肾阳虚证	周身皮肤黧黑，畏寒肢凉；腰部或少腹冷痛，腹胀便溏，完谷不化，小便清长，夜尿多，性欲减退。舌淡苔白，脉沉迟无力	温补脾肾 益气助阳	右归丸合理中汤	熟地黄、山药、山茱萸、菟丝子、杜仲、白术、当归、鹿角胶、肉桂、制附子、黄芪、炙甘草
心脾两虚证	皮肤色素沉着，心悸，神疲乏力，头晕健忘，食少，便溏，面色淡白或萎黄。舌淡嫩苔薄白，脉弱	补益心脾 益气养血	归脾汤	党参、黄芪、白术、当归、酸枣仁、龙眼肉、白茯苓、炙甘草、鸡血藤、红枣
肝肾阴虚证	头晕目眩，耳鸣，口燥咽干，肢体痿软，腰膝酸软，五心烦热，大便干结。舌红少津，脉弦细数	滋补肝肾	杞菊地黄丸	熟地黄、山药、山茱萸、枸杞子、白菊花、沙参、麦门冬、石斛、怀牛膝、白芍、甘草
阴阳两虚证	眩晕耳鸣，体倦神疲，畏冷肢凉，五心烦热，心悸，腰膝酸软。舌淡少津，脉弱而数	滋阴补阳	金匮肾气丸	熟地黄、枸杞子、山药、山茱萸、怀牛膝、肉桂、制附子、肉苁蓉、菟丝子、炙甘草
阳气虚脱证	面色苍白，四肢厥冷，冷汗淋漓，气息微弱，精神恍惚。舌淡，脉微或浮数无根	大补元气 回阳固脱	参附龙牡汤	人参、制附子、煅龙骨、牡蛎、黄芪、白术、炙甘草

石《理虚元鉴·治虚有三本》认为虚劳与肺、脾、肾三脏相关："治虚有三本，肺、脾、肾是也。肺为五脏之天，脾为百骸之母，肾为性命之根，治脾、治肺、治肾，治虚之道毕矣。"清·吴谦《医宗金鉴》提出五志过极导致虚劳的观点："虚损成劳因复感……恐惧不解则伤精，怵惕思虑则伤神，喜乐无极则伤魄，悲哀动中则伤魂，忧愁不已则伤意，盛怒不止则伤志，劳倦过度则伤气，气血骨肉筋精极。"

病因病机 虚劳的病因主要有：禀赋素弱，先天不足；烦劳过度，损伤五脏；饮食不节，损伤脾胃；大病久病，失于调理；失治误治，损伤正气。基本病机为气血阴阳亏虚，久虚不复成劳。病理性质主要为气、血、阴、阳的虚损。病损部位在五脏，尤以脾肾两脏更为重要。引起虚损的病因，往往首先导致某一脏的气、血、阴、阳亏损，而由于五脏相关，气血同源，阴阳互根，所以在虚劳的病变过程中常互相影响，一脏受病，累及他脏，日久而出现多脏腑、多层面的虚损。

诊断 根据临床表现结合病史可作诊断。血常规，血生化，B超，CT等检查有助于诊断。

诊断要点 ①神疲体倦，心悸气短，面容憔悴，自汗盗汗，或五心烦热，或畏寒肢冷，脉虚无力等证候特征，若病程较长，久虚不复，各种症状可逐渐加重；②具有引起虚劳的致病因素及较长的病史。

鉴别诊断 应与肺痨相鉴别。肺痨系正气不足而被痨虫侵袭所致，主要病位在肺，具有传染性，以阴虚火旺为其病理特点，以咳嗽、咯痰、咯血、潮热、盗汗为主要临床症状。而虚劳则由多种原因所导致，久虚不复，病程较长，无传染性，以脏腑气、血、阴、阳亏虚为其基本病机，分别出现五脏气、血、阴、阳亏虚的多种症状。

辨证论治 辨证应以气、血、阴、阳为纲，五脏虚候为目。

辨证要点 气虚者常见神疲气短、乏力、舌淡苔白脉弱。血虚者常见心悸气短，面色不华，体倦乏力，舌淡苔白脉细弱。阴虚者常见咽干，烦躁，潮热，盗汗，舌红少津，脉细数。阳虚者常见恶寒怕冷，小便清冷，大便溏薄，舌淡苔白，脉沉弱。

治疗原则 气虚以肺、脾为主，血虚以心、肝为主，阴虚以肺、肝、肾为主，阳虚以脾、肾、心为主。治疗当以补益为基本原则。必须根据病理属性的不同，分别采取益气、养血、滋阴、温阳的治疗方药，并密切结合五脏病位的不同而选方用药。同时应注意重视补益脾肾在治疗虚劳中的作用；对于虚中夹实及兼感外邪者，当补中有泻，扶正祛邪。

分证论治 根据脏腑虚损的特点，按五脏论述可分为心劳、肝劳、脾劳、肺劳、肾劳。见表。

中成药治疗 在辨证的基础上选择适用的中成药。

口服中成药 ①十全大补丸：温补气血，用于气血两虚。②六味地黄浓缩丸：滋阴补肾，用于肾阴亏虚。③金匮肾气丸：温补肾阳，用于肾阳虚。④河车大造丸：滋阴清热，用于肺肾两亏。

中药注射剂 ①生脉注射液：益气养阴、生津止渴，用于虚劳气虚证、阴虚证。②黄芪注射液：

表 虚劳的分证论治

	证型	临床表现	治法	主方	常用药
心劳	心气虚证	心悸，气短，劳则尤甚，神疲体倦，自汗。舌淡苔白，脉象虚弱无力	益气养心	七福饮	人参、白术、炙甘草、熟地黄、当归、酸枣仁、远志
	心阳虚证	心悸，气短，自汗，形寒肢冷，面色苍白，心胸憋闷疼痛，遇寒加剧。舌紫暗，脉沉迟	益气温阳	保元汤	人参、黄芪、肉桂、甘草、生姜
	心血虚证	心悸怔忡，健忘失眠，多梦，面色不华，头晕眼花，唇甲色淡。舌淡苔白，脉细弱	养血宁心	养心汤	人参、黄芪、茯苓、五味子、甘草、当归、川芎、柏子仁、酸枣仁、远志、肉桂、半夏
	心阴虚证	心悸，失眠健忘，多梦，手足心热，潮热盗汗，咽燥唇干，口舌生疮。舌红少津，脉细数	滋阴养心	天王补心丹	生地黄、玄参、麦冬、天冬、人参、茯苓、五味子、当归、丹参、柏子仁、酸枣仁、远志
肝劳	肝血虚证	头晕，目眩，胁痛，肢体麻木，筋脉拘急，面色不华，月经不调或闭经。舌淡，脉弦细	补血养肝	四物汤	熟地黄、当归、芍药、川芎、黄芪、党参、白术
	肝阴虚证	头痛，眩晕，耳鸣，目干畏光，视物不明，急躁易怒，肢体麻木，筋惕肉瞤，面潮红。舌干红，脉弦细数	滋养肝阴	补肝汤	熟地黄、当归、芍药、川芎、木瓜、山茱萸、首乌

续 表

	证型	临床表现	治法	主方	常用药
脾劳	脾气虚证	食少、面色萎黄、倦怠乏力、大便溏薄，少气懒言，胃脘不舒。舌淡苔白，脉弱	健脾益气	六君子汤	人参、黄芪、白术、甘草、茯苓、扁豆
	脾阳虚证	面色萎黄，食少，形寒，神倦乏力，大便溏薄，肠鸣，腹痛，受凉饮冷加剧。舌淡苔白，脉弱	温中健脾	附子理中汤	党参、白术、甘草、附子、干姜
	脾胃阴虚证	口干唇燥，不思饮食，大便燥结，干呕呃逆，面色潮红。舌干苔少或无苔，脉细数	养阴和胃	益胃汤	沙参、麦冬、生地黄、玉竹、冰糖
肺劳	肺气虚证	咳嗽无力，痰液清稀，短气自汗，畏风，声音低怯，气短而喘。舌淡苔白，脉弱	补益肺气	补肺汤	人参、黄芪、沙参、熟地黄、五味子、百合
	肺阴虚证	干咳，咽燥，甚或失音，咯血，潮热盗汗面色潮红。舌光红少津，脉细数	养阴润肺	沙参麦冬汤	沙参、麦冬、玉竹、天花粉、桑叶、扁豆、甘草
肾劳	肾气虚	神疲乏力，腰膝酸软，小便频数而清，白带清稀，耳鸣耳聋，神疲肢软。舌质淡苔白，脉弱	益气补肾	大补元煎	人参、山药、炙甘草、杜仲、山茱萸、熟地黄、枸杞子、当归
	肾阳虚	腰膝酸软，小便频数，遗精，白带清稀，形寒肢冷，面色㿠白，尿少浮肿，喘促气短，不孕不育。舌质淡胖，有齿痕，苔白，脉沉迟	温补肾阳	右归丸	附子、肉桂、杜仲、山茱萸、菟丝子、鹿角胶、熟地黄、山药、枸杞、当归
	肾阴虚证	腰膝酸软，两足痿弱，眩晕耳鸣，甚则耳聋，五心烦热，口干咽燥，遗精，闭经。舌红，少津，脉细数。	滋补肾阴	左归丸	熟地黄、龟板胶、枸杞、山药、菟丝子、牛膝、山茱萸、鹿角胶
	肾精虚	腰膝酸软，耳鸣耳聋，阳痿早泄，月经失调，五心烦热，口燥咽干，畏寒肢冷，面目虚浮，夜尿频数。舌红或淡，少苔，脉沉细	滋阴补肾 益气温阳	补天大造丸	熟地黄、山药、山茱萸、枸杞、鹿角胶、菟丝子 杜仲、当归、肉桂、紫河车、川牛膝、龟胶

益气养元、扶正祛邪，用于虚劳气虚证。③参附注射液：回阳救逆固脱，用于虚劳阳气衰微，神识昏蒙，四肢厥冷。

其他疗法 在内科治疗的基础上配合其他疗法。

针灸 主穴：关元、足三里、肾俞、脾俞、心俞、命门；配穴：合谷、气海、三阴交、阳陵泉、血海、大椎。毫针刺，以补法为主；艾灸：大椎、命门、足三里、神阙、百会。

食疗 ①人参炖乌鸡：人参，乌鸡肉（去皮骨），生姜，炖服。适应证：气虚虚劳。②当归生姜羊肉汤：当归，羊肉，生姜，加水煮至羊肉烂熟。适应证：血虚虚劳。

转归预后 虚劳系久病痼疾，多由长期慢性虚损耗伤而成，病程较长，短期不易康复，治疗时间亦较长。如体质素盛，虚损不重，脾肾未衰，通过调治，易于好转；或体质虽弱，虚损虽重，通过正确地调治，脾肾功能逐渐恢复，亦为好转之倾向。若调治不当或因稍有好转过早停药；或因辨证不切，治疗失法，则会导致迁延不已，缠绵难愈。若体质薄弱，虚损过重，气血阴阳俱损，或先见两脏虚损逐渐累及多脏，脾肾衰败，病情与日俱增，则为恶化之征。

预防调护 消除及避免引起虚劳的病因是预防虚劳的根本措施，对疾病的好转、治愈具有重要作用。注意防寒保寒，防止感受外邪，耗伤正气。饮食宜清淡，富有营养，易消化，忌生冷滋腻、辛辣烟酒。生活起居规律，动静结合，劳逸适度，节制房室。保持情绪稳定，舒畅乐观。

（刘志龙）

xīnláo

心劳（heart consumption） 心气、心血耗损，出现以心烦失眠，心悸易惊为主要表现的疾病。属五劳之一。唐·孙思邈《备急千金要方》提出心劳当补脾气："心劳病者补脾气以益之，脾旺则感于心矣。人逆夏气则手太阳不长，而心气内洞，顺之则生，逆之则死"。宋代《圣济总录》记载了多个心劳方药："治心劳热不止，皮毛焦色无润泽，口舌干燥，心中烦闷，麦门冬汤方""治心劳，因多言喜乐过度伤心，或愁忧思虑而伤血，血伤即不欲视听，心烦惊悸，人参汤方""治心脏劳热，久积毒气，小肠气癃结。少腹急。小便淋沥白浊疼痛。赤芍药丸方"。本病多因禀赋不足、烦劳伤神、久病耗损，以致心气、心血虚衰，心神失养，甚则可致心阴、心阳亦损，治当益气养心。心气虚可见心悸，气短，神疲体倦，自汗，当益气养心，用七福饮；心血虚可见心悸怔忡，面色不华，头晕眼花，唇甲色淡，当补血养心，用养心汤；心阳虚可见心悸，气短，自汗，形寒肢冷，面色苍白，当温阳养心，用保元汤；心阴虚可见心悸，失眠健忘，多梦，手足心热，潮热盗汗，当滋阴养心，用天王补心丹。另有发热不止心劳热不止，阴液耗损，皮毛焦色无润泽，口舌干燥，心中烦闷，麦门冬汤方；口疮心烦，多笑少力，小便不利，用地黄汤方。

（刘志龙）

gānláo

肝劳（liver consumption） 肝血、肝阴亏损，出现以视物模糊，胸胁痞满，经脉弛缓，活动困难为主要表现的疾病。属五劳之一。唐·孙思邈《备急千金要方》提出肝劳当补心气："肝劳病者，补心气以益之，心旺则感于肝矣。人逆春气则足少阳不生，而肝气纳变，顺之则生，逆之则死，顺之则治"。宋代《圣济总录》记载了多个肝劳方药："治肝劳胁痛气急，忧恚不常，面青肌瘦，筋脉拘急，补肝汤方""治肝劳虚寒，两胁满，筋脉急，关格不通，毛悴少色，猪膏酒方""治肝劳寒胁下痛，胀满气急，眼昏视物不明，槟榔汤方"。本病多因长期七情过极，久病耗损，肝阴、肝血亏虚，不能濡养，治疗当养阴柔肝。肝血虚可见头晕，目眩，胁痛，肢体麻木，筋脉拘瞤，面色不华，月经不调或闭经，当补血养肝，用四物汤；肝阴虚可见头痛，眩晕，视物不明，急躁易怒，肢体麻木，筋惕肉瞤，颜面潮红，当滋阴补肝，用补肝汤。另有肝劳实热，恐畏不能独卧，目视不明，气逆不下，胸中满塞，当下气除热，用半夏汤方。恐畏不安，精神闷怒，不能独卧，志气错越，当定志安神，用茯苓丸。参见虚劳。

（刘志龙）

píláo

脾劳（spleen consumption） 脾虚运化无权，出现以肌肉消瘦，四肢倦怠，食欲减少，大便溏泄为主要临床表现的疾病。属五劳之一。唐·孙思邈《备急千金要方》提出肝劳当补肺气："凡脾劳病者，补肺气以益之，肺旺则感于脾。是以圣人春夏养阳气，秋冬养阴气"。宋代《圣济总录》记载了多个脾劳方药："治脾劳时寒时热，唇口干焦，四肢浮肿，麦门冬汤方""治脾劳泄泻日久，后成毒痢，或下黄脓，或赤白相杂，腹内痛，里急后重，所往频数，浓朴散方""治脾劳虚冷，腹胀肠鸣，泄泻黄水，五香丸方"。本病多由素体脾胃虚弱，长期饮食不节，忧思劳倦所伤，久病耗损，以致脾气、脾阳虚衰，运化无权，治当健脾益气。脾气虚可见食少、面色萎黄、倦怠乏力、大便溏薄，少气懒言，当益气健脾，用六君子汤；脾阳虚可见面色萎黄，食少，形寒，当温阳健脾，用附子理中汤；脾胃阴虚可见口干唇燥，不思饮食，大便燥结，当益胃养阴，用益胃汤。另有脾劳脏腑滑泄，夜多盗汗，腹中虚鸣，困倦少力，不美饮食，用羊肾丸。脾劳腹胀，忧恚不乐，大便滑泄，不思饮食，肌肉羸瘦，用七伤散。参见虚劳。

（刘志龙）

fèiláo

肺劳（lung consumption） 肺气、肺阴损伤，出现以咳嗽，气喘，咯血胸满，背痛，面容无华，皮毛枯槁为主要临床表现的疾病。属五劳之一。唐·孙思邈《备急千金要方》提出肺劳当补肾气："凡肺劳病者，补肾气以益之，肾旺则感于肺矣。人逆秋气，则手太阴不收，肺气焦满，顺之则生，逆之则死。"宋代《圣济总录》记载了多个肺劳方药："治肺劳咳嗽，喘满气逆，痰唾不利，不思饮食，茯苓汤""治肺劳形寒饮冷伤肺，及因酒后吐血，咳嗽唾浊，时发寒热，食物不得，日渐羸瘦，调肺人参汤方"。本病多因素体肺虚，痨虫伤肺，久病耗损，以致肺气、肺阴亏虚，不能主气。治疗当补肺养阴。肺气虚可见咳嗽无力，痰液清稀，短气自汗，当补肺益气，用补肺汤；肺阴虚可见干咳，咽燥，咯血，潮热盗汗面色潮红，当滋阴润肺，用沙参麦冬汤。另有肺劳虚损，咳嗽唾血，下焦冷惫，腹胁疼痛，用肉苁蓉丸。肺劳虚损，肠鸣腹痛，气逆喘闷，用五味子汤。参见虚劳。

（刘志龙）

shènláo

肾劳（kidney consumption） 肾气亏损，出现以腰膝酸软，神疲，听力减退，小溲异常，遗精，闭经，足痿，肢体浮肿为主要临床表现的疾病。属五劳之一。唐·孙思邈《备急千金要方》提出肾劳当补肝气："凡肾劳病者，补肝气以益之，肝旺则感于肾矣。人逆冬气，则足少阴不藏。肾气沉浊，顺之则生，逆之则死；顺之则治"。宋代《圣济总录》记载了多个脾劳方药："治肾劳实热，小腹胀满，小便黄赤，末有余沥，数而少，茎中痛，阴囊生疮，栀子汤""治肾劳虚冷，干枯忧恚内伤，久坐湿地则损肾方""治肾劳热妄怒，腰脊不可俯仰，屈伸煮散方"。本病多由先天禀赋不足，劳欲过度，久病亏损而致肾阴、肾阳亏虚，封藏失司，不能温煦脏腑，治当益肾培元。肾气虚可见神疲乏力，腰膝酸软，耳鸣耳聋，当补益肾气，用大补元煎；肾阳虚可见腰膝酸软，小便频数，形寒肢冷，当补肾助阳，用右归丸；肾阴虚可见腰膝酸软，两足痿弱，眩晕耳鸣，五心烦热，口干咽燥，当滋阴补肾，用左归丸；肾精虚可见腰膝酸软，耳鸣耳聋，阳痿早泄，月经失调，当补益肾精，用补天大造丸。参见虚劳。

（刘志龙）

zhītǐ jīngluò jíbìng

肢体经络疾病（disease of body and channels） 由外感或内伤因素，导致经络肢体失养或闭阻不通，出现肢体经络相关症状，甚或肢体功能障碍，结构失常的一类疾病。

疾病范围 本系统疾病包括尪痹、脊痹、燥痹、肌痹、筋痹、脉痹、皮痹、阴阳毒等，相关的西医学疾病有类风湿关节炎、强直性脊柱炎、干燥综合征、多发性肌炎、皮肌炎、纤维肌痛综合征、多发性大动脉炎、硬皮病、系统性红斑狼疮等。

发病特点 正气不足是此类疾病的内在因素和病变基础，外感风、寒、湿、热为主要致病因素。正气不足，无力驱邪外出，病邪稽留而病势缠绵。

肢体即四肢和外在的躯体，由肌肉、筋骨等组成，与经络相连，具有防御外邪，保护内在脏腑组织的作用，在生理上以通利为顺，在病理上因瘀滞或失养而为病。经络是经脉和络脉的总称。经脉纵行人体上下，沟通表里，联系脏腑；络脉横行经脉之间，交错分布于全身各处。它们纵横交错，相互交织，具有通行气血，濡养脏腑组织，协调阴阳，沟通表里内外的作用，是维持肢体之间、肢体与脏腑之间等机体功能活动协调统一的结构保证。经络与脏腑、骨骼、筋脉、肌表等有机相连，在病理状态下，因营卫空虚，经络失养，或病邪侵犯，闭阻不通，导致脏腑戕伤，诸病丛生。

肢体经络疾病的发病原因有外感、内伤两方面。正气不足，营卫失调，外邪乘虚而入，使气血运行受阻，经络闭阻不通，发为肢体关节疼痛肿胀。因外感邪气的特点不同，可分为风痹、寒痹、湿痹、热痹、燥痹，即五因痹；因疾病所致病位不同可分为筋痹、脉痹、肉痹、皮痹、骨痹，即五体痹；根据体表部位的不同又可分为项痹、肩痹、腰痹、足跟痹等肢体痹；日久瘀血、痰浊相互交结致关节僵硬变形，发为尪痹；若病邪深入脏腑，导致脏腑功能紊乱，阴阳失调，则发为阴阳毒；年老体虚，或五脏受损，生化乏源者，可发为痿病。

治疗特点 经络肢体疾病的病机以“不通则痛”为根本，治疗原则以“通经活络”贯穿始终，即所谓“通则不痛”。辨证时首先应辨虚实及邪气的偏盛，注意有无气血损伤、脏腑亏虚，此类疾病病程较长，迁延日久，易耗气伤血，使脏腑受累；若邪气偏盛，正气不足，病情缠绵，则可出现痰瘀互结，虚实兼夹。治疗应以扶正补虚为主，佐以滋阴清热等法。

预防护理 预防的重点在于调情志，慎起居，防寒防潮，合理调配营养，并适当进行日常生活锻炼。早诊断，早治疗具有重要意义。在护理时应让患者尽早进行适度的功能锻炼，逐步恢复肢体功能，并根据个体情况，辨证调护。

研究进展 中医学在肢体经络疾病的命名、病因、病机、治法上达成了一定的共识，提出了“燥痹”“尪痹”“大偻”等命名；充分认识到了社会环境、生活习惯演变对痹病的影响，对其病因、病机的理解更加全面，除行痹、痛痹、着痹等证型外，对湿热证等证型也进行了深入探讨，并在临床加以重视；在痹病的治疗中取得了“从毒论治”的新进展，并进一步确立和完善了风湿病“毒痹论”以及系统性红斑狼疮的“虚瘀毒论”；对痛风的辨证论治日益重视痰浊湿热内蕴之证，不再局限于经典的痛痹、热痹理论；尪痹、燥痹、阴阳毒、痛风、骨痹的标准化诊疗方案已初步形成；从虚、瘀论治骨痿，确立补肾活血为骨痿的主要治法，修正了以补治痿的单纯治则；中医内外综合疗法疗效不断提高，如燥痹运用辨证论治方药配合针灸治疗的方法得到推广；脊痹采用中药内服配合外用熏洗及贴敷已被广泛使用；虫类药治疗痹证的应用规范和基础研究也取得了显著进展，逐步揭示了虫类药、草木药的选择及配伍规律。

痹病病名规范研究进展 随着中医内科学、风湿病学的发展，类风湿关节炎、强直性脊柱炎、干燥综合征等肢体经络疾病得到了更加系统和深入的研究，国医大师焦树德、路志正等结合古代文献资料、疾病特性，提出了尪痹、大偻、燥痹等病名，并得到了学术界一致认可。尪痹等命名及其治法方药的独立提出，丰富了中医内科学的内涵，使痹病诊治得以细化和系统化。

痹病病因病机的研究进展 《素问·痹论》将痹病的病因病机高度概括为“风寒湿三气杂至，合而为痹也”，提出了风寒湿邪与

内在机体“外内相合”，引起行痹、痛痹、着痹及其从热而化的热痹。研究表明，湿热、痰阻、血瘀等亦为痹病的重要发病因素。痹病早期可以风、寒、湿、热等邪实为主，且病位较浅，多在肌表经络之间；风寒湿痹迁延不愈，郁久化热，或因素体阳盛，阴虚内热，感受外邪易从热化，故而发为热痹；久居炎热潮湿之地，或风湿热邪内壅于经络，黏滞于筋骨，气血闭阻而发为风湿热痹；病程进展期邪气闭阻经络关节，阻碍气血津液运行，或肝肾亏虚、气血不足，无力运行气血津液，则湿热、痰瘀等，或恣食肥甘厚味、酒热腥发，损伤脾胃，则湿热痰浊内生发为湿热痹。

从毒论治痹病的研究进展 从毒论治痹病的研究取得了创新发展，“毒痹论”和“虚瘀毒论”等理论认为，痹病之所以缠绵难治，除正虚邪侵，经络闭阻之外，“毒”是关键因素之一。随着社会环境与生活方式的改变，痹病反复发作、难以根治，“毒”亦为其核心病机。其中包括风毒、湿毒、热毒、寒毒、浊毒、瘀毒、痰毒等交错为患，令病情复杂多变，直至深入骨髓，侵犯脏腑，形于肢节。因此，类风湿关节炎、系统性红斑狼疮等痹病应重视从毒论治，临床可采用犀角汤或犀角地黄汤加减治疗热毒流入四肢之历节肿痛，升麻鳖甲汤加减治疗毒蕴血脉之阴阳毒证，防己饮、当归拈痛汤等加减治疗湿热毒流注关节之尪痹等证；并应在化浊解毒同时，合理运用虫蚁搜剔、涤痰化瘀之药；若正气已虚并邪毒壅盛，当扶正祛瘀解毒。

类风湿关节炎的治疗进展 从尪痹论治类风湿关节炎已形成了较完备的理法方药系统，上世纪末由国家中医药管理局将尪痹病名列入“中医病症诊断疗效评定标准”，以规范、条例的形式发布，在全国范围内推广应用。尪痹主要有肾虚寒盛证、肾虚表热轻证、肾虚表热重证、湿热伤肾证等证型，治以补肾祛寒为主，辅以化湿散风，强壮筋骨，祛瘀通络，随症结合化湿、散风、活血、壮筋骨、利关节等，标本兼顾。以补肾祛寒治尪汤、加减补肾治尪汤、补肾清热治尪汤、补肾清化治尪汤等系列方剂为主辨证治疗。诊治过程中，应根据不同证型，灵活论治，随证施治，如兼夹者按证候相兼论治，转化者又应按转化的证候治疗。

系统性红斑狼疮的治疗进展 系统性红斑狼疮病情纷繁复杂，以二型九证辨治法对于提高诊疗效率起到了积极作用。在临床上抓住主症辨证，其实用价值不可忽视。如轻型中以关节疼痛为主要症状的可归为风湿痹证，又可根据四肢肌肉关节疼痛局部有无红肿热痛等以辨其寒痹、热痹等；又可以白细胞、血小板计数减少伴体倦辨为气血亏虚证；还可以低热、脱发等为主，可辨为阴虚内热证。重型中临床表现为以红斑皮疹、高热为主的，为热毒炽盛证；以心悸为主，检查可见心包积液等，为饮邪凌心证；以胸闷、气喘为主，检查可见间质性肺炎或肺部感染等，为痰浊阻肺证；以胁部胀滞不舒为主，伴肝功能受损等，为肝郁血瘀证，以四肢浮肿为主，伴大量尿蛋白，为脾肾阳虚证；以眩晕头痛、抽搐为主，合并神经系统损害，为风痰内动证。

痛风的治疗进展 对于痛风的病因病机研究认为，先天肝肾功能失调，脾之健运功能缺陷，导致痰浊内生，日久从热而化，形成湿热痰浊内蕴，肾司二便功能失调，则痰浊湿热排泄缓慢量少，以致湿热痰浊内聚，若逢此人嗜食肥美醇厚之品，则内外合邪，湿热痰浊流注关节、肌肉、骨骼，气血运行受阻形成痹病。不再局限于经典的痛痹、热痹理论，对痛风的辨证论治重视痰浊湿热内蕴之证，并提倡分期分型论治。其病位初期表现在肢体、关节之经脉，继而侵蚀筋骨，内损脏腑。因此治疗当重视利湿通络，及时控制痹痛的急性发作，同时根据脾肾亏虚、湿着、毒邪、痰瘀等标本虚实证情加以清热、散寒、祛风、活血化瘀、调补脾肾等治法。

骨质疏松症的治疗进展 骨质疏松症属痿病范畴，多以骨痿论治，“瘀”在骨痿发病中有重要作用，认为肾亏脾虚、肝血不足和痰瘀阻脉为该病的主要病机。因此，临床治疗修正了以补治痿的单纯治则，提倡以补肾活血为主要治法。对于骨痿肾虚血瘀证，治当滋补肝肾，活血祛瘀，予右归丸、身痛逐瘀汤等方加减；对于骨痿肝肾亏虚证，治当滋补肝肾，补气活血，予右归丸、归脾汤等方加减。

痹病内外综合治疗的进展 中药外治法以其能直达病所、奏效较快、毒副作用小等为特点，中医药内外合治痹病逐步得到推广，临床研究提示综合治疗具有较好的疗效和安全性。予风寒湿痹患者中药汤剂内服，并以中药敷贴、蜡疗、刺络拔罐、熏蒸、微波、远红外等外治法相配和，效果良好。经辨证处方，口服中药汤剂，并以其药渣药浴熏洗患处治疗风寒湿痹，效果显著。以中药辨证论治口服汤剂，同时采

用眼部熏洗、中药雾化、中药外敷、中药漱口液等外治法，以及针灸疗法，临床验证疗效显著，优于单纯内服药物治疗。

虫类药治疗的研究进展　痹病常具有进行性、反复发作的特点，病情缠绵难愈，因痰浊瘀血阻闭脉络，致关节肿大、变形、疼痛加剧，可伴有皮下结节，肢体僵硬，麻木不仁，其证多顽固缠绵难愈，而虫类药以钻透行走攻窜为长，具有搜风剔邪、化瘀通络、消肿散结、宣痹止痛的特点，对于虫类药治疗痹病的研究取得了较多成果，逐步完善了虫类药的临床应用规范，根据邪气偏盛及相兼的不同选择及配伍虫类药：如行痹宜选用僵蚕、全蝎、蝉蜕；痛痹宜选用蜈蚣、全蝎、蝉蜕；着痹宜选用蜈蚣、地龙；顽痹伴气滞血瘀，宜选用白花蛇、全蝎、蜈蚣；瘀血闭阻证选用土鳖虫、穿山甲以破血化瘀通络等。同时，发展了虫类药与草木药的配伍规律：如腰腹、肩背以上痹痛者加全蝎、露蜂房；偏于热者首选地龙，辅以寒水石、知母、水牛角；病在腰脊者，合用乌蛇、蜂房、地鳖虫行瘀通督，并配以狗脊、川续断、补骨脂；关节僵肿变形者，用僵蚕、蜣螂虫透节消肿，配以泽兰、白芥子、天南星等。并对虫类药及草药等配伍药对进行了总结：如全蝎配蜈蚣，土鳖虫配穿山甲，白花蛇、蕲蛇、乌梢蛇三蛇相配，全蝎配僵蚕，全蝎、乌梢蛇、露蜂房相合，乌梢蛇配姜黄，全蝎配海桐皮等。益肾蠲痹丸等采用虫类药与草木药相伍创制的专方专药也得到了充分的临床认可。现代对于虫类药的药理研究多从抗炎镇痛、改善微循环和免疫调节等方面，同时也已深入到细胞、分子水平进行分析，通过现代实验研究明确该类药在痹病治疗中的作用机制及新型中药制剂的研制，为痹病的治疗提供新思路和新方法。

（刘　维）

bìbìng

痹病（arthralgia；bi disease）

因风、寒、湿、热等邪气侵袭，导致经络闭阻，气血不通，引起以筋骨、关节、肌肉疼痛、肿胀、重着、麻木、僵硬、屈伸不利为主症的疾病。西医学类风湿关节炎、骨关节炎、强直性脊柱炎、痛风性关节炎等风湿免疫疾病属于此病范畴。

早在湖南长沙马王堆三号汉墓出土的帛书及竹木简中就有“疾畀”的记载，《黄帝内经》中专有《痹论》一章，按病因分为“痛痹”“行痹”“着痹”，按疾病部位分为五体痹与五脏痹：“五脏皆有合，病久而不去者，内舍于其合也。故骨痹不已，复感于邪，内舍于肾；筋痹不已，复感于邪，内舍于肝；脉痹不已，复感于邪，内舍于心；肌痹不已，复感于邪，内舍于脾；皮痹不已，复感于邪，内舍于肺。”《神农本草经》载有胃痹、肉痹、血痹等病名。东汉·张仲景在《伤寒论》中论述了太阳风湿的辨证与治疗，在《金匮要略》中将“风湿”和“历节”分篇论述，首提“风湿”与“历节”之病名，并立专篇论述“血痹”一证。而东汉·华佗《中藏经》中提出了暑邪致病和热痹、气痹之说。隋·巢元方在《诸病源候论》中对痹证分类进行了论述，提出“风湿痹候”“风痹候”“风不仁候”“血痹候”“历节风候”“风四肢拘挛不得屈伸候”等名称。唐·王焘另立“白虎病”之名，在《外台秘要》中指出该病“昼静而夜发，发则彻髓，痛如虎之啮，故名白虎病也”。北宋·窦材《扁鹊心书》则首次提出了“痹病”的概念。元·朱丹溪提出“痛风”病名，指出痛风乃“四肢百节走痛是也，他方谓之白虎历节风证”。明·李中梓《医宗必读·痹》认为根据风、寒、湿邪的偏重，采取不同治法：“治外者，散邪为急，治脏者，养脏为先。治行痹者，散风为主，御寒利湿仍不可废，大抵参以补血之剂，盖治风先治血，血行风自灭也。治痛痹者，散寒为主，疏风燥湿仍不可缺，大抵参以补火之剂，非大辛大温，不能释其凝寒之害也。治着痹者，利湿为主，祛风解寒亦不可换，大抵参以补脾补气之剂，盖土强可以胜湿，而气足自无顽麻也。”

病因病机　正气亏虚、营卫不和、卫外不固是发病的内在基础，风、寒、湿、热等外邪侵袭是发病的外在条件。基本病机为风、寒、湿、热、痰、瘀闭阻经脉，气血不通。风寒湿邪趁虚而入，侵袭人体，滞留经络关节，由其风寒湿之偏盛，分别发为行痹、痛痹、着痹；风寒湿痹迁延不愈，郁久化热，或因素体阳盛，阴虚内热，感受外邪易从热化，故而发为热痹。或因久居炎热潮湿之地，感受风湿热邪，内蕴于经络，黏滞于筋骨，气血闭阻而发为风湿热痹。而风、寒、湿、热等邪气闭阻经络关节，阻碍气血津液运行，或肝肾亏虚、气血不足，无力运行气血津液，则可导致痰、瘀形成。初病者邪在经脉、筋骨、关节、肌肉；痹证迁延，耗血伤津，肝肾受损，虚实夹杂；久病入络，甚者内舍于脏腑，发为心痹、肾痹等脏腑痹病。

诊断　根据临床表现结合病史作出诊断。类风湿因子、抗环瓜氨酸肽抗体、C反应蛋白、血沉、抗链球菌溶血素“O”、血清免疫球蛋白、血清自身抗体、血尿酸等实验室检查，以及关节X线、CT、核磁、关节B超等影像学检查常有助于诊断和鉴别诊断。

诊断要点 ①肢体关节肌肉疼痛、肿胀，屈伸不利，或强直、变形。②发病及病情的轻重常与寒冷、潮湿、劳累以及节气、天气变化等相关。③常与性别、职业、环境等因素相关，不同年龄、性别的发病与疾病类型有一定关系。

鉴别诊断 痹病当与痿病相鉴别。痿病是因无力运动而致的活动障碍，初病即可见肌肉萎缩。而痹病是由于痛甚或僵直不能活动，日久废而不用导致肌肉萎缩。痹病久治不瘥，肢体活动困难，逐渐消瘦等症与痿病相似，但痹病是痹而不通，痿病是痿而不用。痹病是以关节、肌肉疼痛为主。而痿病则以肢体痿弱无力、行动艰难，甚至瘫软于床为主，多无疼痛症状。

辨证论治 辨证关键在于辨明虚实以及邪气的偏盛，以祛邪通络为基本治则。

辨证要点 首先应辨明风寒湿热等邪气偏盛。风寒湿痹多无局部红肿灼热，其中痹痛游走不定者为行痹，属风邪偏盛；痛有定处，疼痛剧烈，遇寒加重者为痛痹，属寒邪偏盛；肢体酸痛重着，肌肤不仁者为着痹，属湿邪偏盛；热痹以关节红肿，灼热疼痛为特点，属热邪偏盛。关节痹痛日久，肿处局限，或皮下结节者为痰阻；关节疼痛不移，肿胀僵硬，肌肤紫暗或瘀斑者为血瘀。其次当辨有无气血损伤、脏腑亏虚，以明虚实。痹病日久，耗气伤血，脏腑受累多属虚证；新发痹病，风寒湿热等邪气偏盛者属实；病程缠绵，常为正气不足，痰瘀互结，属虚实兼夹。

治疗原则 当以祛邪通络为基本原则，并根据风、寒、湿、热、痰、瘀等邪气偏盛，对应祛风、散寒、除湿、清热、化痰、行瘀等治法。同时应根据病情结合养血活血、健脾益气、补益肝肾等治法。

分证论治 见表。

中成药治疗 在辨证的基础上选择适用的中成药。①祛风止痛胶囊：祛风止痛、舒筋活血，用于行痹。②寒湿痹颗粒：祛寒除湿、温通经络，用于痛痹。③祖师麻片：祛风除湿、活血止痛，用于着痹。④益肾蠲痹丸：温补肾阳、益肾壮督、蠲痹通络，用于肝肾亏虚证。

其他疗法 在内科治疗的基础上选择其他方法。

针灸 行痹：主穴取百会、风池、风府、合谷、太溪，用泻法，太冲用补法。配穴：病痛肢节部的经穴，均用泻法。痛痹：肩髃、合谷、曲池、风市、阳陵泉，均用泻法，针后加艾温针灸3～5壮。着痹：内关、足三里、上巨虚、下巨虚、阳陵泉、三阴交，平补平泻，针后灸3～5壮。热痹：太溪、丘墟、八风、曲池、外关、合谷，均泻法。痰瘀闭阻：膈俞、丰隆、阳陵泉、阴陵泉、

表 痹病的分证论治

证型	临床表现	治法	主方	常用药
行痹	肢体关节肌肉疼痛酸楚，屈伸不利，疼痛游走不定，初期可见恶风、发热等表证。舌红苔薄白，脉浮或浮缓	祛风通络 散寒除湿	防风汤加减	防风、羌活、秦艽、葛根、茯苓、麻黄、杏仁、当归、独活、威灵仙、甘草
痛痹	肢体关节疼痛，痛处不移，痛势较剧，遇寒则痛甚，得热则痛减，甚者关节屈伸不利，皮色不红，触之不热。舌淡苔薄白，脉弦紧	散寒通络 祛风除湿	乌头汤	制乌头、麻黄、白芍、黄芪、炙甘草、白术、姜黄、当归、秦艽
着痹	肢体关节、肌肉酸痛、重着，重者肿胀散漫，关节活动不利，肌肤麻木不仁。舌淡苔白腻，脉濡缓	通络化湿 祛风散寒	薏苡仁汤	薏苡仁、羌活、白术、木瓜、防风、牛膝、川芎、苍术、独活、甘草、生姜
热痹	肢体关节疼痛，屈伸不利，局部红肿灼热，痛不可触，可有皮下结节或红斑，伴身热、恶风、汗出、口渴、心烦等症。舌红苔黄或黄腻，脉滑数	清热通络 祛风除湿	白虎加桂枝汤	生石膏、知母、粳米、桂枝、忍冬藤、络石藤、赤芍、生地黄、甘草
痰瘀闭阻证	痹证迁延缠绵，肌肉关节刺痛，痛处不移，或关节肌肤紫暗、肿胀、较硬，肢体麻木重着，重者关节僵硬变形，屈伸不利，面色黧黑，眼睑浮肿或胸闷痰多。舌紫暗或有瘀斑，苔白腻，脉象弦涩	化痰祛瘀 搜风通络	双合汤	当归、川芎、白芍、陈皮、半夏、茯苓、桃仁、红花、白芥子、竹沥、全蝎、蜈蚣、五灵脂、生姜
肝肾亏虚证	痹证经久不愈，关节疼痛，屈伸不利，肌肉瘦弱，腰膝酸软，或畏寒肢冷，心悸，阳痿，或骨蒸潮热，口干心烦。舌淡红苔薄白或少津，脉象沉虚细弱或细数	补益肝肾 舒筋活络	独活寄生汤	肉苁蓉、菟丝子、天麻、牛膝、熟地黄、木瓜、五味子、鹿角霜、杜仲、白芍、鸡血藤、防风、杜仲、生白术、茯苓

血海、三阴交，强刺激泻法，针后可于血海、三阴交处加灸。肝肾亏虚：肾俞、肝俞、太溪、足三里、三阴交，用中等刺激补法，并加灸。

外敷　附子、吴茱萸、蛇床子、当归、桂心，捣细罗为散，每次一匙，以生姜汁调和，以贴膏贴于痛处。

熏洗　辨证选用以下方药水煎，趁热熏洗患处。①风邪偏盛：防风、秦艽、羌活、独活、透骨草、伸筋草、松节、土鳖虫。②寒邪偏盛：川乌、草乌、细辛、桂枝、麻黄、花椒、艾叶。③湿邪偏盛：蚕砂、防风、薏仁、苍术、千年健、海桐皮、秦艽、木瓜、防己、当归、牛膝。④热邪偏盛：忍冬藤、桑枝、茜草、络石藤、蜂房、大黄、宽筋藤。⑤痰瘀偏盛：桃仁、红花、生半夏、生南星、白芥子、皂荚、蜈蚣。⑥肝肾亏虚：熟地黄、肉桂、骨碎补、鳖甲、金毛狗脊、杜仲、乌梢蛇。

转归预后　新发痹病，多以风、寒、湿、热等邪气内侵，病邪较轻浅，经及时有效治疗后病情可明显改善或控制；若感邪深重，病势猖獗，则预后不佳，缠绵难愈。痹病迁延日久，气血经脉闭阻，瘀血痰浊阻滞，骨节侵蚀，可发为关节僵硬变形，肢体麻木重着、屈伸不利等症；病久耗伤气血津液，故逐渐出现肝肾亏虚，气血不足之症；正虚于内，复感于邪，内舍于脏腑，发为脏腑痹，是为痹病重症，预后较差。

预防调护　痹病的发生发展多与体质、职业、环境、气候等因素相关，故应注意适寒热、避暑湿，合理锻炼。尤其当处于寒冷潮湿环境，或遇气候骤变之时，应该避免潮湿与风寒，随气温变化增减衣物。炎热季节，避免汗出当风，不可贪凉，切忌长时间置于空调低温环境中。注意个人卫生，保持居所清洁干燥。应注意调理膳食，补充营养，避免生冷、酒热、肥甘、辛辣等伤及脾胃。运动锻炼应适量，提倡从小运动量开始，循序渐进，并持之以恒，如五禽戏、八段锦、太极拳和广播体操。调理疾病过程中应保持乐观的精神状态，积极进行康复训练。

（刘　维）

zhuóbì

着痹（arthralgia due to dampness）　由体虚卫表不固，感受湿邪，或兼夹风、寒、热等邪气使气机郁遏，血行不畅，导致以肌肤麻木，关节重着，肿痛处固定不移为主要表现的痹病。又称湿痹、著痹。西医学类风湿关节炎、骨关节炎、强直性脊柱炎、反应性关节炎属于此病范畴。

《素问·痹论》首载著痹之名："风寒湿三气杂至，合而为痹……湿气胜者为著痹也。"宋代《圣济总录·着痹》总结了多个证治方药："治风湿着痹，服药虽多，肌肉犹痹。摩风膏摩之方""治寒湿着痹，四肢皮肤不仁，以至脚弱不能行，侧子浸酒方"。清·张璐《张氏医通》认为病理基础为营卫俱虚："着痹者，痹着不仁，经曰，营气虚则不仁，卫气虚则不用，营卫俱虚则不仁且不用。"

病因病机　病因为外感风、寒、湿，以湿邪为主。病机关键为湿邪阻络，气机郁遏，血行不畅。病位在肢体、经络，与脾、肾关系密切。病理性质以实为主，日久寒湿伤正，可见脾虚阳弱。

诊断　根据临床表现结合病史可作诊断。

诊断要点　①肢体关节肿胀、酸痛、重着为主要表现。②具有明显的湿邪致病特征。

鉴别诊断　着痹应与行痹、痛痹、热痹等相鉴别。见痹病。

辨证论治　主要当辨虚实。

辨证要点　着痹初期，关节肿胀疼痛沉重者属实；着痹日久，关节疼痛伴抬举无力，肌萎筋缩者为虚证。

治疗原则　治疗以祛风除湿通络为主，配以散寒、健脾、温肾。

分证论治　见表。

中成药治疗　在辨证的基础上选择适用的中成药。①祖师麻片：祛风除湿、活血止痛，用于着痹。②益肾蠲痹丸：温补肾阳、益肾壮督、蠲痹通络，用于肝肾亏虚证。③祛风止痛胶囊：祛风止痛，舒筋活血，强壮筋骨，用于寒湿阻滞证。

转归预后　湿性黏滞，病程较长。新病初起，病邪轻浅，正

表　着痹的分证论治

证型	临床表现	治法	主方	常用药
寒湿阻滞证	肢体关节、肌肉酸痛、重着，重者肿胀散漫，关节活动不利，肌肤麻木不仁。舌淡舌苔白腻，脉濡缓	通络化湿祛风散寒	薏苡仁汤	薏苡仁、羌活、白术、木瓜、防风、牛膝、川芎、苍术、独活、甘草、生姜
肝肾亏虚证	痹证经久不愈，关节疼痛，屈伸不利，肌肉瘦弱，腰膝酸软，或畏寒肢冷，心悸，阳痿，或骨蒸潮热，口干心烦。舌淡红苔薄白或少津，脉象沉虚细弱或细数	补益肝肾舒筋活络	独活寄生汤	肉苁蓉、菟丝子、天麻、牛膝、熟地黄、木瓜、五味子、鹿角霜、杜仲、白芍、鸡血藤、防风、杜仲、生白术、茯苓

气尚足，治疗及时者，易于治愈。湿易伤脾，日久不愈易致肉痿，病至后期，易夹痰夹瘀，致使脏腑气血阴阳失调，预后较差。

其他疗法、预防调护见痹病。

（刘 维）

tòngbì

痛痹（arthralgia aggravated by cold） 由于正气不足，以寒邪为主的风寒湿邪侵袭人体，闭阻经络导致气血运行不畅，引起以肢体关节冷痛，疼痛较剧，痛有定处，得热痛减为主要表现的痹病。又称寒痹。西医学类风湿关节炎、强直性脊柱炎、骨关节炎属于此病范畴。

《素问·痹论》首载“痛痹”之名：“风寒湿三气杂至，合而为痹……寒气胜者为痛痹。”宋代《圣济总录·痛痹》总结了多个证治方药：“治风寒湿痹，皮肉不仁，骨髓疼痛不可忍，宜服茵芋浸酒方”“治风湿痹，四肢疼痹，拘挛浮肿，茯苓汤方”。

病因病机 病因为外感风、寒、湿，以寒为主。病机关键为寒气闭阻，气血运行不畅。病位在肢体、关节、经络，与肾、肝、脾关系密切。病理性质以实证为主，日久寒邪伤阳，可见阳虚气弱。

诊断 根据临床表现结合病史可作诊断。

诊断要点 ①关节疼痛性质为冷痛，疼痛剧烈，固定不移。形寒肢冷，遇寒痛增，得热痛减，昼轻夜重。②多发于冬季。

鉴别诊断 痛痹应与行痹、着痹、热痹等相鉴别。见痹病。

辨证论治 当分虚实辨治。

辨证要点 痛痹初期，关节肿胀疼痛沉重者属实；痛痹日久，关节疼痛伴抬举无力，肌萎筋缩者为虚证。

治疗原则 治疗以散寒祛风通络为主，配以除湿、温肾。

分证论治 见表。

中成药治疗 在辨证的基础上选择适用的中成药。寒湿痹颗粒：祛寒除湿、温通经络，用于痛痹寒湿阻滞证。

其他疗法 见痹病。

转归预后 新病初起，病邪轻浅，正气尚足，治疗及时者，易于治愈。寒邪易伤阳气，日久不愈易致阳气亏虚，预后较差。

预防调护 见痹病。

（刘 维）

xíngbì

行痹（migratory arthralgia） 由于体虚腠理不密，风邪入侵导致气血运行不畅，以肌肉、筋骨、关节发生游走性酸痛为主要表现的痹病。又称风痹。西医学类风湿关节炎初期、回纹型风湿症、风湿热、纤维肌痛综合征属于此病范畴。

“行痹”病名首载于《素问·痹论》：“风寒湿三气杂至，合而为痹……其风气胜者为行痹。”宋代《圣济总录·行痹》总结了多个证治方药：“治行痹头面四肢袭着，筋脉挛急，手足不随，痰涎胶黏，语涩昏浊，口眼偏，羚羊角丸方”“治行痹行走无定，防风汤方”。

病因病机 病因为外感风、寒、湿，以风为主。病机关键为风寒湿邪入侵，风邪偏胜，闭阻肢体、关节、经络，导致气血运行不畅。病位在肢体、关节、经络，涉及肝、肾。病理性质多属实证。

诊断 根据临床表现，结合病史可作诊断。

诊断要点 ①肢体关节疼痛，痛处游走不定。②有感受风邪病史。③春季多发。

鉴别诊断 行痹应与痛痹、着痹、热痹等相鉴别。见痹病。

辨证论治 当分虚实辨治。

辨证要点 行痹初期，关节肿胀疼痛沉重者属实；行痹日久，关节疼痛伴抬举无力，肌萎筋缩者为虚证。

治疗原则 治疗以祛风除湿通络为主，配以散寒、补肾、养肝。

分证论治 见表。

中成药治疗 在辨证的基础上选择适合的中成药。祛风止痛胶囊：祛风止痛、舒筋活血，用于行痹。

其他治疗 见痹病。

转归预后 新病初起，病邪轻浅，正气尚足，治疗及时者，易于治愈。日久不愈易夹痰夹瘀，致使脏腑气血阴阳失调，预后较差。

预防调护 见痹病。

（刘 维）

表 痛痹的分证论治

证型	临床表现	治法	主方	常用药
寒湿阻滞证	肢体关节疼痛，痛处不移，痛势较剧，遇寒则痛甚，得热则痛减，甚者关节屈伸不利，皮色不红，触之不热。舌淡苔薄白，脉弦紧	散寒通络 祛风除湿	乌头汤	制乌头、麻黄、白芍、黄芪、炙甘草、白术、姜黄、当归、秦艽
肾阳亏虚证	痹证经久不愈，关节疼痛，屈伸不利，畏寒肢冷，心悸，阳痿。舌淡白苔薄白，脉沉迟	温补肾阳 舒筋活络	阳和汤	肉桂、白芥子、姜炭、麻黄、当归、熟地黄、鹿角胶、生甘草

表　行痹的分证论治

证型	临床表现	治法	主方	常用药
风邪入络证	肢体关节肌肉疼痛酸楚，屈伸不利，疼痛游走不定，初期可见恶风、发热等表证。舌红苔薄白，脉浮或浮缓	祛风通络散寒除湿	防风汤加减	防风、羌活、秦艽、葛根、茯苓、麻黄、杏仁、当归、独活、威灵仙、甘草
肝肾亏虚证	痹证经久不愈，关节疼痛，屈伸不利，肌肉瘦弱，腰膝酸软，或畏寒肢冷，心悸，阳痿，或骨蒸潮热，口干心烦。舌淡红苔薄白或少津，脉象沉虚细弱或细数	补益肝肾舒筋活络	独活寄生汤	肉苁蓉、菟丝子、天麻、牛膝、熟地黄、木瓜、五味子、鹿角霜、白芍、鸡血藤、防风、杜仲、生白术、茯苓

rèbì

热痹（arthralgia due to heat-tooicity）　热邪为主导致以关节红肿热痛为主要表现的痹病。西医学反应性关节炎、类风湿关节炎、强直性脊柱炎、感染性关节炎、风湿热属于此病范畴。

热痹的论述最早见于《黄帝内经》，《素问·痹论》提出“其热者，阳气多，阴气少，病气胜阳遭阴，故为痹热”，《素问·四时刺逆从论篇》认为“厥阴有余病阴痹，不足病生热痹”，指出热痹的病因是素体阳盛或阴虚有热，邪气入里化热而成。东汉·张仲景《金匮要略·痉湿暍病脉证治》首载麻黄杏仁薏苡甘草汤治疗风湿化热。宋代《圣济总录》总结了多个证治方药：“治热痹，肌肉热极，体上如鼠走，唇口反坏，皮肤色变，兼治诸风，石南散方”“治热痹，升麻汤方”。清·吴鞠通强调热痹的难治性，其《温病条辨·中焦篇》认为“寒痹势重而治反易，热痹势缓而治反难”，并创宣痹汤以治湿热痹。

病因病机　病因有外因和内因。外感风寒湿邪，郁而化热，或热毒直中人体，留滞肌肉关节；或素体阳盛，脏腑积热蕴毒，流注肌肉关节；亦可发生饮湿积聚，化生痰浊，痰郁化热，攻注关节；或产后血虚，误服温燥之药，灼伤阴液，阴虚内热，以上皆可导致热痹。病机关键为风湿热邪壅盛，闭阻不通。病位在肢体、关节、筋脉、肌肤，涉及心、肝、肾。病理性质以实为主，日久可见虚证及虚实夹杂证。

诊断　热痹以肢体关节红肿热痛，结合病史可作诊断。

诊断要点　①肢体关节红肿、灼热疼痛为本病的特征。②素体阴血亏虚，或有痹病史可寻，或反复发作后郁而化热，或由长期服用辛燥药转化而来。③可伴发热、口渴、烦躁不安、汗出等全身症状。

鉴别诊断　见痹病。

辨证论治　当分虚实辨治。

辨证要点　病程短，灼痛剧烈者属实；病程长，疼痛势缓者属虚。

分证论治　见表。

其他疗法、转归预后、预防调护见痹病。

（刘　维）

fēngshīrè

风湿热（rheumatic fever）　由咽部感染A组乙型溶血性链球菌引

表　热痹的分证论治

证型	临床表现	治法	主方	常用药
湿热阻滞证	肢体关节疼痛，痛势灼热，遇热则痛甚，遇凉则稍舒，甚者关节屈伸不利，皮色不红，触之发热。舌红苔黄，脉滑数	温经通络祛风除湿	升麻汤	升麻、茯神、人参、防风、水牛角、羚羊角、生地黄、牡丹皮、白及、羌活
气血两亏证	痹证经久不愈，关节疼痛，屈伸不利，神疲乏力，面色无华。舌淡白苔薄白，脉细	滋阴补血	归脾汤	白术、当归、茯苓、黄芪、龙眼肉、远志、酸枣仁、木香、甘草、人参
阳虚寒凝证	痹病日久，肢体关节肌肉冷痛，痛有定处，遇寒加重，关节痛剧不能屈伸，甚则变形，四肢不温，畏寒喜暖，神疲乏力，纳呆腹胀，小便清长，便溏。舌苔薄白，脉沉细紧或沉迟无力	温阳益肾散寒通络	当归四逆汤合右归丸	当归、白芍、细辛、桂枝、附子、鹿角胶、熟地黄、山茱萸、枸杞子、山药、杜仲
阴虚热阻证	痹病日久，肢体关节热痛，甚则变形，筋脉拘急，屈伸不利，五心烦热，头晕耳鸣、目眩，失眠多梦，目赤齿衄，颧红盗汗，咽干痛，喜冷饮，大便干结。舌红苔薄黄或少苔，脉细数或沉弦细数	滋阴清热通络止痛	青蒿鳖甲汤	生地黄、知母、鳖甲、青蒿、牡丹皮、秦艽、赤芍、茜草、忍冬藤、地龙
痰瘀交阻证	肢体关节顽麻刺痛，肿胀变形，关节僵硬，屈伸不利，痛处不移，肌肤紫暗，有痰核结节或瘀斑结节，经脉拘挛，面白无华，唇甲色淡，气短乏力或胸闷痰多。舌紫暗或有瘀斑，苔薄腻或厚浊腻，脉弦涩或弦滑	化痰散结活血通络	当归补血汤合导痰汤	黄芪、当归、制半夏、橘红、茯苓、甘草、枳实、制南星、生姜、桂枝、鸡血藤、僵蚕

起的全身结缔组织炎症。临床表现为关节炎、心脏炎、皮下结节、环形红斑。多发于5～15岁儿童及青少年。属中医学痹病范畴。

病因病机 因气血阴阳亏虚，外感风、湿、热等邪气而发。病位在肢体、经络，涉及心、肾，并与肺、脾、肝。基本病理变化为邪气留滞经脉关节，气血运行失常，久则内舍于脏。病理性质属本虚标实。

辨证论治 需辨其虚实及所兼邪气的偏盛，初期多见风热袭表，而后演变为以关节炎为主的痹病，急性期多属风湿热痹，慢性期多属阴虚热痹，后期病邪深入，内舍于心，导致心痹。治疗原则以清热为主，兼以疏风解表、化湿通络、育阴和营。分证论治见表。

中成药治疗 在辨证的基础上选择适用的中成药。①祛风止痛胶囊：祛风止痛、舒筋活血，用于风邪偏盛。②寒湿痹颗粒：祛寒除湿、温通经络，用于寒邪偏盛。

转归预后 初起是感受风湿热邪，热腐咽喉，湿郁肌肤，闭阻关节，若治疗及时，易于控制，若病来凶猛或失治误治，邪气羁留，久病入络，内舍于心，则预后较差。

预防调护 注意防风、避寒、保暖，居住避免潮湿；加强锻炼，提高抗病能力，预防感冒及咽喉感染；饮食宜清淡易消化之品，忌辛辣、温燥、油腻、刺激性食物。

（刘 维）

wánbì

顽痹（obstinate bi） 长期反复发作，经久不愈的顽固性痹病。以关节酸痛变形、肿大、僵化、麻木不仁、筋缩肉卷、不能屈伸、骨质受损为主要表现。常见于西医学类风湿关节炎、强直性脊柱炎、结核性关节炎、大骨节病。

顽痹始由隋·巢元方在《诸病源候论·诸癞候》中提出："夫病之生，多从风起。或流通四肢，潜于经脉，或在五脏，乍寒乍热，纵横脾肾，蔽诸毛腠理，壅塞难通，因兹气血精髓乖离，久而不治，令人顽痹。"唐·孙思邈《千金翼方·杂病》以"五脏虚"论治，提出以茱萸汤治疗"顽痹不仁，骨节尽痛，腰背如折"。

病因病机 病因分为外感和内伤。外感风、寒、湿、热，病邪久踞经隧，壅塞络脉，化痰成瘀，痰瘀交阻，耗气伤血，正虚邪恋，缠绵难愈，顽痹乃成。饮食内伤，七情郁结，久病产后，气血亏虚多为加重因素。病机关键为正虚邪恋，痰浊瘀血痼结，深入筋骨、脏腑，肢体关节失养，经络气血闭阻。病位在肢体关节、筋骨、肌肉，与肝、脾、肾密切相关。病理因素以痰瘀为主夹有风、寒、湿、热之邪。病理性质是本虚标实。标实为邪气郁滞，痰瘀交阻，本虚为肝肾不足，气血虚弱。

诊断 根据临床表现结合病史可作诊断。

诊断要点 ①关节酸痛变形、肿大、僵化、麻木不仁、筋缩肉卷、不能屈伸、骨质受损。②病程缠绵、经久不愈。

鉴别诊断 应与行痹、痛痹、着痹、热痹相鉴别。痛痹、着痹、热痹与行痹均因感受风寒湿热邪气所致，但其侧重与兼夹各有不同，痛痹以感受寒邪为主，着痹以感受湿邪为主，行痹以感受风邪为主，热痹以感受热邪为主。而顽痹可由风寒湿热痹转化而来，具有骨关节酸楚疼痛、麻木变形等特点。

辨证论治 顽痹属久痹正虚，治疗以调养肝肾气血为基本治则。

辨证要点 应辨虚实，此病多为本虚标实之主次。

治疗原则 治宜扶正祛邪并用，宣通经脉气血应贯穿治疗始终。酌选具有搜剔作用的虫类药。

中成药治疗 在辨证的基础上选择适用的中成药。①济生肾气丸：温肾助阳，用于阳虚畏寒喜暖，神疲乏力。②元胡止痛片：理气活血止痛，用于病久血瘀所致的关节疼痛。

转归预后 迁延日久，气血经脉闭阻，瘀血痰浊阻滞，骨节侵蚀，伤气血津液，预后较差。

其他疗法、预防调护见痹病。

表 风湿热的分证论治

证型	临床表现	治法	主方	常用药
风热袭表证	初见发热恶风，咽喉肿痛，口干口渴，继之关节肌肉游走疼痛。舌红苔薄黄，脉浮数	清热解表疏风通络	银翘散	金银花、连翘、薄荷、炒牛蒡子、荆芥、芦根、桔梗、防风、忍冬藤、甘草
风湿热痹证	关节红肿热痛，痛不可触，或周身困重，肢节烦痛，伴身热不扬，或风湿结节，或环形红斑，小便黄赤，大便黏滞。舌红苔黄厚腻，脉滑数	清热化湿疏风通络	宣痹汤	防己、杏仁、滑石、连翘、栀子、薏苡仁、半夏、晚蚕砂、赤小豆、秦艽、防风、络石藤、赤芍
阴虚热痹证	关节肿胀疼痛，低热，倦怠乏力，口干口渴，心悸，烦躁，大便干。舌红苔少，脉细数	育阴清热通经活络	一贯煎	生地黄、沙参、麦冬、当归、枸杞子、川楝子、知母、龟甲、老鹳草、丝瓜络

（刘　维）

wāngbì

尪痹（wang bi）　以关节肿大变形、骨骼弯曲、疼痛僵硬、筋缩肉卷、屈伸不利等为主要表现的痹病。尪，曲胫也，指骨骼弯曲变形。东汉·张仲景《金匮要略·中风历节》所述“诸肢节疼痛，身体尪羸，脚肿如脱”，指出了其主要表现。常见于西医学类风湿关节炎、强直性脊柱炎。

病因病机　病因分内因和外因。禀赋不足，风寒湿邪乘虚而入，闭阻经络，筋骨失养，渐致筋挛骨松；或肾虚督弱，寒湿内生，湿聚为痰，痰瘀阻滞，壅遏经气，筋肉失荣，肉卷筋缩；或素体阴虚，感受外邪，从热而化，虚热内蒸，耗伤精血，筋骨失养，筋挛骨损，皆可发为尪痹。病机关键为肾虚邪滞，肢体关节失养，经络气血不通。病位在筋骨、关节、肌肉，涉及肾、肝。病理性质为本虚标实。

诊断　根据临床表现结合病史可作诊断。类风湿因子、抗环瓜氨酸肽抗体、C 反应蛋白、血沉、血清免疫球蛋白等实验室检查，以及关节 X 线、CT、MRI 等影像学检查常有助于诊断和鉴别诊断。

诊断要点　①关节疼痛、肿胀、沉重及游走性疼痛，以痛发骨内、骨质受损、关节变形、僵直蜷挛、屈伸不能。②病程较长，疼痛多表现为昼轻夜重，痛发骨内。③常伴见眩晕耳鸣、腰膝酸痛、足跟疼痛、疲倦乏力、夜尿频数。

鉴别诊断　尪痹当与行痹、痛痹、着痹、热痹等相鉴别。见痹病。

辨证论治　辨证关键在于辨明标本虚实和寒热邪气的偏盛，以补肾祛邪通络为基本治则。

辨证要点　首先应辨明寒热偏盛。尪痹总以肾虚为本，其形寒肢冷，疼痛剧烈，遇寒加重者，属寒邪偏盛；其痛处发热，皮肤可略发红，患处短时得凉痛减，久之疼痛加重者，属热邪偏胜；其脊背腰骶疼痛，痛连颈项，畏寒背冷，得温而痛减，脊柱僵硬，腰腿活动受限者，属督寒之证。

治疗原则　当以补肾祛邪通络为基本原则，并根据寒热等邪气偏盛，对应注重散寒、清热等治法。同时应根据病情结合养肝荣筋、祛风除湿、化痰行瘀等治法。

分证论治　见表。

中成药治疗　在辨证的基础上选择适用的中成药。①尪痹颗粒：补肝肾、强筋骨、祛风湿、通经络，用于肾虚寒盛证。②四妙丸：清热利湿、通筋利痹，用于肾虚标热证。

其他疗法　在内科治疗的基础上配合其他疗法。①针刺疗法：主穴取曲池、外关、大杼、足三里、阴陵泉，配穴可选心俞、膈俞、肾俞、脾俞、三阴交、命门及夹脊穴。②熏洗疗法：川芎、羌活、独活、桂枝、透骨草、甘草节、食盐、葱头、生姜。以上药物煎汤，兑白酒后趁热熏洗患处。

转归预后　尪痹多见于痹病中晚期，病情迁延反复，可致气血亏虚，肝肾虚极。若外邪乘虚而入，病情急进，愈发愈甚，可致形体尪羸、肢节废用，甚者侵犯脏腑，预后较差。

预防调护　见痹病。

（刘　维）

lèifēngshī guānjiéyán

类风湿关节炎（rheumatoid arthritis）　以侵蚀性关节炎为主要表现的全身性自身免疫病。以小关节、对称性关节破坏为特征，同时可造成心肺肾等多脏器、多系统损害。多见于中年女性。世界患病率为 1%，中国患病率为

表　尪痹的分证论治

证型	临床表现	治法	主方	常用药
肾虚寒盛证	膝、踝、足趾、肘、腕、手指等关节疼痛、肿胀、僵直，晨起关节发僵，肢体关节屈伸不利，甚至畸形。腰膝疼痛，下肢无力，易疲劳，喜暖怕凉。舌苔白，尺脉弱、小、沉细，余脉沉弦、沉滑、沉细弦	补肾祛寒除湿通络	乌头汤合独活寄生汤	制乌头、麻黄、白芍、黄芪、甘草、苍术、白术、当归、秦艽、独活、防风、杜仲、牛膝、桑寄生、党参、茯苓、熟地黄、川芎
肾虚标热证	关节疼痛、肿胀、发热，屈伸不利，甚至畸形。患处得凉后自觉痛轻，但久之受凉又觉疼痛加重而复取热。肢体乏力，手足心可发热，口干烦渴，小便黄，大便干。舌红苔微黄，脉沉弦细略数	补肾疏风清热通络	桂枝芍药知母汤合四妙丸	桂枝、白芍、甘草、麻黄、生姜、白术、知母、防风、制附片、苍术、牛膝、黄柏、薏苡仁
湿热伤肾证	关节蒸热、肿痛、畸形，膝腿酸痛无力，午后潮热，久久不解。舌苔黄腻，脉滑数或沉细数，尺脉多小于寸、关	补肾强督化湿清热	虎潜丸合宣痹汤	黄柏、知母、熟地黄、龟甲、白芍、虎骨、锁阳、陈皮、干姜、蚕砂、薏苡仁、防己、连翘、滑石、赤小豆、栀子、杏仁、半夏

0.2%～0.4%。属中医学痹病范畴。

病因病机 多因正气不足，感受风、寒、湿、热之邪，或饮食情志失调，或久病、产后耗伤气血。病位初在关节、筋骨、肌肉，久则内舍于脏腑，其中又以肝、脾、肾受累为主。基本病理变化为邪气闭阻经络，气血不通，痰浊瘀血流注关节，内陷脏腑。病理性质属本虚标实。

辨证论治 辨证首当明确风寒湿热等邪气的偏盛，以及病性的虚实。病程早期多以风、寒、湿、热等邪实为主，且病位较浅，多在肌表经络之间。病程进展期，关节肿胀明显，有皮下结节者属痰；关节肿胀、僵硬变形，肌肤紫暗属瘀。久痹不愈，肝肾亏虚，气耗血伤，筋骨失养者属虚；病程缠绵，常为正气亏虚，痰瘀互结，属虚实兼夹。治疗当以扶正祛邪为基本法则，活血通络法应贯穿始终，并注意顾护脾胃之气。分证论治见表。

中成药治疗 在辨证的基础上选择适用的中成药。①祛风止痛胶囊：祛风止痛、舒筋活血，用于风邪为主的关节疼痛。②寒湿痹颗粒：祛寒除湿、温通经络，用于寒湿偏重者。③祖师麻片：祛风除湿、活血止痛，用于湿邪为主的关节疼痛。④益肾蠲痹丸：温补肾阳、益肾壮督、蠲痹通络，用于肝肾亏虚。

其他疗法 在内科治疗的基础上配合其他疗法。①针刺疗法：主穴取风池、三阴交；配穴取合谷、腕骨、犊鼻、足三里、内关透外关、阳陵泉透阴陵泉。②熏洗疗法：水蓼、透骨草、川芎、炙麻黄、桂枝、羌活、独活、葱白、白芷、冰片、生姜，水煮熏洗患处。可借助腿浴治疗器、足疗仪、智能型中药熏蒸汽自控治疗仪、医用智能汽疗仪治疗等设备辅助熏蒸或浸浴。

转归预后 类风湿关节炎临床异质性强，病程多变，易于反复，难于根治。疾病初期，正气尚未大虚，或病邪尚轻浅，经及时合理化治疗可逐渐缓解，症状减轻甚至临床治愈。多数患者病情起伏不定，时作时休。部分患者病程呈进行性发展，难于控制，迅速伤筋蚀骨，内舍脏腑，预后较差。

预防调护 病情活动期应注意休息，减少活动量，尽量将病变关节固定于功能位，如膝关节、肘关节应尽量伸直。病情稳定时应及时注意关节功能锻炼，避免关节僵硬，防止肌肉萎缩，恢复关节功能。慢步、游泳锻炼全身关节功能；捏核桃或握力器，锻炼手指关节功能；双手握转环旋转，锻炼腕关节功能；脚踏自行车，锻炼膝关节；滚圆木，踏空缝纫机，锻炼踝关节等。同时，应注重饮食起居调摄。关节肿胀热甚者，饮食宜清淡，忌食肥甘厚味及辛辣之品，禁饮酒，应多食清淡蔬菜、水果；寒冷潮湿、季节交替、过度劳累是疾病发作的重要诱因，日常起居应避风寒、

表 类风湿关节炎的分证论治

证型	临床表现	治法	主方	常用药
风湿闭阻证	肢体关节疼痛、重着，或有肿胀，痛处游走不定，关节屈伸不利，恶风，发热，或头痛，或汗出，肌肤麻木不仁。舌淡红苔白腻，脉濡或滑	祛风除湿通络止痛	羌活胜湿汤	羌活、独活、防风、蔓荆子、川芎、甘草、秦艽、苍术、青风藤
寒湿闭阻证	肢体关节冷痛，局部肿胀，屈伸不利，关节拘急，局部畏寒，得寒痛剧，得热痛减，皮色不红。舌胖，舌质淡暗，苔白腻或白滑，脉弦缓或沉紧	温经散寒祛湿通络	乌头汤合防己黄芪汤	制川乌、麻黄、白芍、黄芪、炙甘草、防己、白术、当归、木瓜
湿热瘀阻证	关节肿痛，触之灼热或有热感，口渴不欲饮，烦闷不安，或有发热，汗出，小便黄，大便干。舌质红，苔黄腻，脉濡数或滑数	清热除湿活血通络	宣痹汤合三妙散	防己、滑石粉、连翘、栀子、苍术、薏仁、半夏、黄柏、蚕沙、忍冬藤、防风
痰瘀闭阻证	关节肿胀刺痛，晨僵，屈伸不利，关节周围或皮下结节，局部肤色晦暗，肌肤干燥无光泽。舌紫暗有瘀点或瘀斑，苔白厚或厚腻，脉沉细涩或沉滑	活血行瘀化痰通络	小活络丹	川乌、地龙、制南星、炙乳香、炙没药、白芥子、赤芍、鸡血藤
气血两虚证	关节肌肉酸痛无力，活动后加剧，或肢体麻木，筋惕肉瞤，肌肉萎缩，关节变形。少气乏力，自汗，心悸，头晕目眩，面黄少华。舌淡苔薄白，脉细弱	益气养阴活血通络	八珍汤合蠲痹汤	人参、当归、川芎、白芍、熟地黄、黄芪、白术、茯苓、炙甘草、羌活、独活、桂枝、秦艽、海风藤、桑枝、木香、乳香
肝肾亏虚证	关节肌肉疼痛，肿大或僵硬变形，屈伸不利，腰膝酸软无力，关节发凉，畏寒喜暖。舌红苔白薄，脉沉弱	补益肝肾蠲痹通络	独活寄生汤	独活、桑寄生、秦艽、防风、细辛、桂枝、炒杜仲、当归、川芎、牛膝、熟地黄、白芍、茯苓、甘草

慎劳累；有骨质疏松者，应当多食牛乳，注意保证充足的营养。此外，还应注意调摄心理。抑郁是本病最常见的精神症状，可阻碍疾病的恢复。故应减轻患者精神负担，增强战胜疾病的信心，保持心情愉快。

（刘 维）

jībì

肌痹（flesh impediment） 风、寒、湿、热等邪气浸淫肌肉，闭阻经脉，凝滞气血，引起的以肌肉疼痛、麻木、痿软无力、手足不随等为主要表现的痹病。常见于西医学多发性肌炎、皮肌炎、重症肌无力、肌营养不良症。

《素问·痹论》提出“风寒湿三气杂至合而为痹……以至阴遇此者为肌痹”“肌痹不已，复感于邪，内舍于脾”“脾痹者，四肢懈堕，发咳呕汁，上为大塞”。《素问·长刺节论》有“病在肌肤，肌肤尽痛，名曰肌痹”的描述。宋代《圣济总录》总结了多个证治方药：“治肌痹淫淫，如鼠走四体，津液脱，腠理开，汗大泄，为脾风。风气藏于皮肤，肉色败，鼻见黄色，止汗通肉解痹，麻黄汤方”“治肌痹淫淫如虫行，或腠理开疏，汗出，皮肤肉色不泽，唇鼻黄，细辛汤方”。

病因病机 病因以外感为主。外感风寒湿邪，侵犯肌腠，闭阻气血，脉络不通，发为肌痹。甚者郁热化毒，毒热相搏，充斥肌腠，伤及脏腑。或因饮食不节，损伤脾胃，气血生化乏源，四肢肌肉失于荣养，渐成肌痹。病机关键为营卫虚弱，外邪浸淫，闭阻脉络，肌肉失荣。病位在肌腠、脉络，日久可损及脾肾。病性初期多实，后期多虚，以虚实夹杂证多见。脾胃气血亏虚为病之本，风、寒、湿、热毒、痰浊、瘀血为病之标。

诊断 根据床表现结合病史可作诊断。肌酶谱、血清抗核抗体谱、肌电图、肌活检、C反应蛋白、红细胞沉降率、血清免疫球蛋白等常有助于诊断和鉴别诊断。

诊断要点 ①肌肉酸胀疼痛、肌无力、肌萎缩，肌肉与皮肤气血相连，可伴皮肤红斑。②女性多于男性。

鉴别诊断 应与痿病、中风、着痹、皮痹相鉴别。痿病多因内伤，肌痹多因外感；痿病常见于下肢，肌痹以四肢近端肌肉为主；痿病无肌痛，但肌无力、肌萎缩症状较肌痹重。中风常有口眼㖞斜、半身不遂之症状。着痹病位在筋骨关节，肌痹病位在肌腠，前者以关节疼痛重着为主，后者以肌肉疼痛、肌无力和肌萎缩为主。皮痹病位在皮，以皮肤肿胀、变硬、萎缩为主，肌痹病变在肌肉。

辨证论治 辨证关键在于分清虚实，初期以祛邪为主，虚实夹杂者，宜虚实并治。

辨证要点 此病重辨寒热虚实，早期多实证、热证，以六淫邪盛或热毒炽盛为主，晚期多虚证、寒证，以脾肾亏虚、气血不足为主，还可出现正虚邪盛、痰瘀互结等复杂证候。

治疗原则 宣通祛邪，调理脾肾，疏通气血为本病基本治疗原则。

分证论治 见表。

中成药治疗 在辨证的基础上选择适用的中成药。①八宝丹胶囊：清热解毒、化湿通络，用于湿热蕴结所致发热，肌肉疼痛无力，皮疹赤紫。②湿热痹冲剂：清热消肿、通络定痛，用于湿热痹，肌肉，关节红肿热痛，有沉重感，步履艰难，发热，口渴不欲饮，烦闷不安。

其他疗法 在内科治疗的基础上配合其他疗法。

针刺 大椎、风池、大杼、

表 肌痹的分证论治

证型	临床表现	治法	主方	常用药
毒热入络证	肌肉赤肿热痛，手不可触，肌无力或伴见皮疹赤紫，以眼轮、颈项和胸背部为多，伴发热恶寒或高热口渴、烦躁不安，便秘，溲赤。舌红苔黄，脉洪大或滑数	清热解毒凉血通络	犀角地黄汤	水牛角、生地黄、牡丹皮、赤芍、土茯苓、白花蛇舌草、丝瓜络
湿热阻络证	肌肉沉重酸痛，抬举无力，身热不扬，汗出黏滞，口渴不欲饮，烦躁不安。舌红苔黄腻或白腻，脉濡数或滑数	清热化湿解肌通络	当归拈痛汤	当归、羌活、防风、猪苓、泽泻、知母、葛根、苦参、升麻、白术、黄芩、甘草、茵陈
寒湿闭阻证	肌肉冷痛沉重，麻木不仁，遇寒加剧、得热稍舒，四肢萎弱无力。舌淡胖苔白腻，脉弦缓或沉紧	温经散寒解肌通络	薏苡仁汤	薏苡仁、川芎、当归、独活、麻黄、桂枝、羌活、防风、川乌、苍术、甘草、生姜
脾肾两虚证	肌肉萎缩，麻木不仁，手足不随，身体消瘦，脘腹胀闷，畏寒肢冷，腰膝酸软，齿枯发堕。舌淡苔白，脉沉弱	温补脾肾活血通络	右归丸	熟地黄、山茱萸、山药、杜仲、枸杞子、附子、肉桂、当归、菟丝子、鹿角胶、龟板胶

曲池、足三里、阳陵泉、环跳、肾俞，平补平泻。

塌渍法　以生马钱子、虎杖、甘草煎汤，纱布浸渍药液于患处。

转归预后　与病邪轻重及患者体质强弱、治疗及时与否有关。毒热入络病情凶险，若邪陷心包，则危重难治。湿热阻络证及寒湿闭阻证反复发作可致脾肾阳虚，如治不及时，病情进一步发展可致肌肉萎缩瘫软，严重者阴阳竭脱，危及生命。

预防调护　饮食宜清淡，忌食肥甘厚味及酗酒，以免酿生湿热，损脾伤胃，加重本病。病后积极进行锻炼，促进肌肉功能恢复。防寒保暖，定期检查。若瘫痪在床，则应施以按摩，注意定时翻身，防止褥疮。

（刘　维）

duōfāxìng jīyán

多发性肌炎（polymyositis）

病因不明的以四肢近端肌肉受累为突出表现的弥漫性非化脓性炎性疾病。由于颈肌、咽喉肌、肢带肌、呼吸肌等组织出现免疫性炎症，导致对称性肌无力，肌痛和压痛，最终出现肌肉萎缩，累及多种脏器，也可伴发肿瘤。女性多见，男女患病比例为1：2.5，可发生于任何年龄。属中医学肌痹范畴。多因正气不足，外感六淫而发。病位涉及脾、胃、肾等脏腑。基本病理变化为营卫失调，风、寒、湿、热侵袭，闭阻肌肉，气血凝滞，肌肉失于濡养，不通不荣，发为此病。病初以感受外邪为主，病性多实，病势较急。后期脾气虚衰，进而累及于肾，病性多虚，病情缠绵。

（刘　维）

píjīyán

皮肌炎（dermatomyositis）

皮炎与多发性肌炎并存时形成的一种以戈特龙（Gottron）斑丘疹及横纹肌非化脓性炎症为主要特征的疾病。易伴发肿瘤，中年发病居多，男女患病率为1：2.5。属中医学肌痹范畴。

病因病机　多因肺脾亏虚，不能御邪，风、寒、湿邪与毒热之邪侵犯皮肤肌腠而成。病位在皮肤、肌腠，日久不愈可累及肺、脾、肾等。基本病理变化为肺脾两亏，外邪浸淫肌腠，气血不通，进而累及于肾，使脏腑气血功能失调，肌腠失养，皮损肉痿。初期以感受外邪为主，病性多实；后期脏腑气血阴阳受损，病性虚实夹杂，以虚证为主。

辨证论治　辨证需分清虚实。疾病初起以痹病表现为主，治疗重在祛邪通络。中期有类似阴阳毒的表现，治疗应清热解毒，化湿通络。晚期以痿病表现居多，治疗应虚实并治，宜健脾益气、滋补肝肾，补虚通络为主，佐以祛风散寒除湿清热。分证论治见表。

中成药治疗、其他疗法、转归预后、预防调护见肌痹。

（刘　维）

màibì

脉痹（vessel impediment）

由于正气不足，六淫侵袭，致使脉道闭阻，血液凝滞所致的以肢体疼痛、皮色紫暗或苍白，脉搏微弱或无脉等为主要表现的痹病。常见于西医学多发性大动脉炎、巨细胞动脉炎、结节性多动脉炎、雷诺现象、血栓闭塞性脉管炎、肢体动脉栓塞。

脉痹的论述最早见于《素问·痹论》，书中有“风寒湿三气杂至，合而为痹，以夏遇此者为脉痹”“痹在于骨则重，在于脉血凝而不流”的记载。

病因病机　病因以外感为主，风寒湿热等邪气乘虚侵袭，或过食膏粱厚味，或忧郁恼怒，或思虑劳倦，气血耗伤，邪留不去，导致脉道闭阻，发为脉痹。病机关键为脉络闭阻不通，血脉失养。

表　皮肌炎的分证论治

证型	临床表现	治法	主方	常用药
风热伤肺证	面额红赤，眼轮紫红，肢软无力，发热恶寒，咽喉肿痛，口干渴，汗出恶风，胸闷咳嗽。舌尖红苔白，脉浮数或滑数无力	疏风清热解表通络	清燥救肺汤加减	冬桑叶、枇杷叶、杏仁、生地黄、玄参、麦冬、生石膏、防风、甘草
脾虚湿热证	肌肉酸痛肿胀，四肢困重无力，眼轮紫红水肿，身有红斑，身热不扬，头身困重，口渴不欲饮，食少纳呆、腹胀便溏。舌红苔黄腻或白腻，脉濡数或滑数	清热化湿疏风通络	蒿芩清胆汤加减	青蒿、黄芩、陈皮、半夏、茯苓、枳壳、碧玉散、防风、秦艽、薏苡仁、甘草
湿毒郁热证	颜面红赤，眼睑紫红，身有皮疹，肢软无力，肌肉疼痛，全身困重，发热，汗出黏滞，口微渴，烦躁不安，胸闷腹胀，溲赤便干。舌红苔黄腻或白腻，脉濡数或滑数	清热解毒化湿通络	清营汤	水牛角、生地黄、银花、连翘、玄参、黄连、淡竹叶、丹参、麦冬
肝肾阴虚证	肌肉萎缩，软弱无力，皮疹紫暗，手足麻木，腰膝酸软，昼轻夜重，午后发热，形体消瘦，咽干目眩，头晕耳鸣。舌红少苔或无苔，脉细数或弦细数	滋补肝肾舒筋通络	一贯煎合四物汤	生地黄、北沙参、麦冬、当归、枸杞子、川楝子、熟地黄、川芎、白芍

病位在血脉。病性有虚实之分，初期病性多实，亦有因阳虚或阴虚起病者，病性为虚实夹杂。病至后期，瘀血痰浊影响脏腑气血阴阳，致生化不足，正气愈亏，病性属虚实夹杂，以虚为主。

诊断 根据临床表现结合病史可作诊断。

诊断要点 ①发病可缓可急，以缓慢起病者多见。②多见肢体疼痛、肿胀、发凉、麻木、皮色改变、感觉异常，甚至出现头晕、头痛、视物模糊、昏厥等。③皮肤温度降低，电阻减低，超声检查可见动脉搏动波形幅度减小，动脉造影可见受累动脉狭窄或闭塞。④发病以青壮年居多。

鉴别诊断 应与痛痹、着痹、热痹、皮痹、肌痹等相鉴别。痛痹表现为关节肌肉冷痛、痛处固定，但其疼痛可于活动后减轻，无皮肤紫暗苍凉等色泽、温度改变。着痹病位在筋骨关节，以肢体关节重着为主要特征，病程中无皮肤形色改变。皮痹病位在皮肤，虽可出现皮色淡紫、肢端逆冷等症，后期表现为皮肤硬化和脏器受累。肌痹病位在肌腠，以肌肉酸痛、肌无力和肌萎缩为主。

辨证论治 辨证关键在于分清外感内伤，以活血通络为本病基本治则。

辨证要点 应辨虚实，病变初期，外感风寒湿热之邪，闭阻经络关节，气血凝滞，病性属实。日久迁延不愈，气血受伤，瘀阻于络，津凝为痰，以致瘀血痰浊内生，属于虚实夹杂；后期脏腑气血阴阳受损，病性属虚。

治疗原则 活血化瘀，通络止痛为基本治疗原则。

分证论治 见表。

中成药治疗 在辨证的基础上选择适用的中成药。①八宝丹胶囊：清热解毒、化湿通络，用于热毒蕴结所致发热，肌肉疼痛，肿胀。②湿热痹冲剂：清热消肿、通络定痛，用于湿热蕴结，肌肉，关节红肿热痛，有沉重感，步履艰难，发热，口渴不欲饮，烦闷不安。③归脾丸：益气健脾养血，用于气血两虚，血脉失荣所致神疲乏力，皮肤无华。

其他疗法 在内科治疗的基础上配合其他疗法。

针灸 血虚风痹证针刺脾俞、胃俞、膈俞、三阴交、大椎、大杼，平补平泻或针灸并用。湿热闭阻证取曲池、合谷、太渊、血海、阴陵泉、太冲等，强刺激或刺血法。痰浊瘀阻证取脾俞、胃俞、阴陵泉、丰隆、膈俞、血海等，用平补平泻或泻法。无脉证以上肢为主者取内关、太渊、尺泽、曲池、合谷、通里、肩井，下肢为主者取足三里、三阴交、太冲、太溪，平补平泻，留针20分钟。气血亏虚证针刺脾俞、胃俞、足三里、太冲、合谷、阳陵泉、阴陵泉，用补法加灸。阳虚寒凝证取命门、肾俞、关元，用补法加灸。

三棱针 取委中、委阳、足临泣或患肢静脉血管较明显处用三棱针刺入穴位部小静脉使其自然出血，适用于毒热瘀阻证。

转归预后 与病邪轻重及患者体质强弱、治疗及时与否有关。

表 脉痹的分证论治

证型	临床表现	治法	主方	常用药
血虚风痹证	患肢酸痛困重，痛痒不觉，脉搏微弱或无脉。发热、恶风，倦怠乏力。舌淡苔薄白，脉细弱或沉细缓	益气和营疏风通络	黄芪桂枝五物汤	黄芪、桂枝、白芍、生姜、大枣、防风、当归、川芎
湿热闭阻证	肢体肿胀泛红，困重无力，痛势绵绵，或见肢端溃烂、流黄水，身热不扬，口渴不欲饮，胸闷，纳呆，小便黄赤，大便黏滞不爽。舌暗红苔黄腻，脉滑数	清热利湿活血通络	四妙丸	苍术、黄柏、牛膝、当归尾、萆薢、防己、薏苡仁
热毒瘀阻证	肢体脉络红肿热痛，或沿血脉循行之处可见红斑结节，伴高热，咽痛，瘰疬触痛，溲赤便秘。舌红绛，脉弦数	清热解毒化瘀通络	五味消毒饮合清营汤	金银花、野菊花、紫花地丁、蒲公英、紫背天葵、连翘、黄连、水牛角、生地黄、玄参、竹叶、丹参、麦冬
痰浊瘀阻证	肢体顽麻肿痛，发凉，皮色苍白或青紫，或见痰核硬结，头晕头重，胸闷脘痞，纳呆，泛吐痰涎。舌胖色暗或见瘀斑，苔白腻，脉弦滑	搜痰散结活血化瘀	双合汤	桃仁、红花、芍药、当归、川芎、半夏、茯苓、陈皮、甘草、白芥子
气血两虚证	肢体乏力、麻木、凉感，面色少华，气短自汗，心悸头晕，爪甲淡白，食少便溏。舌淡苔薄，脉沉细弱	益气养血补虚通络	三痹汤	续断、杜仲、防风、桂心、细辛、人参、茯苓、当归、白芍、甘草、秦艽、生地黄、川芎、独活、黄芪、牛膝、生姜、大枣
阳虚寒凝证	脉络青紫，肢体冷痛，皮色紫暗瘀斑，指端发白、青紫交替，遇寒加重，得热复红，畏寒，乏力，面色苍白，小便清长，大便溏薄。舌淡胖苔薄白，脉沉细无力或脉微欲绝	温阳散寒活血散瘀	当归四逆汤合阳和汤	当归、桂枝、细辛、熟地黄、鹿角胶、白芍、通草、麻黄、白芥子、姜炭、甘草

患者素体强壮、正气不虚、感邪轻者，预后较好。素体虚弱，正气不足，感邪重者，则病邪深入，导致经脉拘急，肢端坏疽、重者可入营入血，损害脏腑，预后极差。

预防调护 饮食宜清淡，忌食肥甘厚味及酗酒、吸烟，以免酿生湿热，加重本病。保持情绪乐观，注意保暖避寒。注意休息，避免劳累。保持患肢皮肤清洁，若有皮损则要防止感染，积极抗炎治疗，促进伤口尽快愈合。

（刘　维）

duōfāxìng dàdòngmàiyán

多发性大动脉炎（polyarteritis）

主动脉及其分支的慢性进行性非特异性全层动脉炎症。病变常累及主动脉弓及其分支，降主动脉、腹主动脉、肾动脉次之。以引起不同部位的狭窄或闭塞为主要特征。少数患者因炎症破坏动脉壁中层，而致动脉扩张或夹层动脉瘤。多发于年轻女性，男女发病比例为 1∶3.2。属中医学脉痹范畴。

病因病机 多因先天禀赋不足，气血阴阳亏损，外感风寒湿热之邪外侵而来。病位在血脉，与心、肝、脾、肾关系密切。基本病理变化为痰浊瘀血，闭阻血脉。病理性质为本虚标实，气血阴阳不足为本，热毒、瘀血、痰浊为标。

辨证论治 辨证在于分清虚、实、寒、热。病变初期，外感六淫邪毒闭阻经络关节，气血凝滞。日久迁延不愈，瘀血痰浊内生，病性属实。后期脏腑气血阴阳受损，病性属虚。患肢皮色紫滞或鲜红，灼热疼痛着属热证，肢冷畏寒，皮色不变者属寒证。活血化瘀、通络止痛为基本治疗原则。

转归预后 预后与病期相关。疾病初期，病情轻浅，治疗及时，易于控制；进展期易出现血脉闭阻及脏腑受累，病情较重；中晚期可发生阴阳俱损，脏腑衰败，预后较差。

中成药治疗、其他疗法、预防调护见脉痹。

（刘　维）

gǔbì

骨痹（bone impediment）

外感或内伤导致经脉气血闭阻，筋骨关节失养所引起的以肢体关节沉重、僵硬、疼痛，甚则畸形强直、拘挛屈曲为主要表现的痹病。多由外邪侵扰，经脉气血闭阻，筋骨关节失养所致。常见于西医学骨关节炎、大骨节病、强直性脊柱炎、骨质疏松症、多发性骨髓瘤。

“骨痹”之名首见于《黄帝内经》。《素问·长刺节论》提出“病在骨，骨重不可举，骨髓酸痛，寒气至，名曰骨痹”。唐·孙思邈《备急千金要方·骨极》说：“肾极者，主肾也，肾应骨，骨与肾合。又曰：以冬遇病为骨痹，骨痹不已，复感于邪，内舍于肾，耳鸣见黑色，是其候也……膀胱不通，牙齿脑髓苦痛，手足酸，耳鸣，色黑，是骨极之至也”，明确指出骨痹复感于邪则转为骨极。宋代《圣济总录》认为肾水亏虚，骨髓干涸是主要病机：“病名曰骨痹，是人当挛节也。夫骨者肾之余，髓者精之所充也。肾水流行，则髓满而骨强……特为骨寒而已，外证当挛节，则以髓少而筋燥，故挛缩而急也。”金·张子和《儒门事亲》中描述骨痹为“两胯似折，面黑如炭，前后廉痛，痿厥嗜卧”。宋·严用和《严氏济生方》在前贤的基础上描述为“不遂而痛且胀”。明·李宗梓《医宗必读》中记载为“痛苦切心，四肢挛急，关节浮肿”。

病因病机 外因为感受六淫之邪，内因多为肝肾亏虚。外感寒湿之邪，侵袭人体，留滞骨节，或寒湿留滞日久，郁而化热；或热盛化火，湿热留滞骨节；或先天禀赋不足，年老肾气衰退，肝肾亏虚，肾精不足，骨弱髓空，肝血不足，则筋骨失养；或饮食不节，损伤脾胃，内生痰湿，或痹久入络，血行迟缓，瘀血由生，痰瘀搏结，经络气血不得通畅，凝聚骨节而发为骨痹。病位主要在骨，可涉及筋、肉、关节，与肝、脾、肾等脏腑关系密切。多因感受外邪、肝肾亏虚和痰浊瘀血而发病，其主要病机为经脉气血闭阻，筋骨关节失养。病性有虚实和虚实夹杂之分。实者多为寒、湿、热、痰浊、瘀血等；虚者多为肝肾亏虚。

诊断 根据临床表现结合病史可作诊断。

诊断要点 ①男女均可发病，多于冬季发病。②肢体骨节沉重、僵硬、疼痛，甚则畸形强直、拘挛屈曲、活动不利，或肢体酸胀、麻木、骨蒸腰酸。③骨关节 X 线检查可见骨质疏松，关节间隙变窄，骨质硬化或增生。

鉴别诊断 应与肌痹、脉痹相鉴别。肌痹病位主要在肌肉，肌力明显减退，病久常有肌肉萎缩，没有关节僵硬或畸形。脉痹病位主要在血脉，以脉搏微弱或无脉，患处皮色改变为特征。

辨证论治 辨治主要分寒热虚实。

辨证要点 寒证多表现为疼痛固定，其痛彻骨，肢冷恶寒，得热痛减，舌淡苔白，脉弦紧；热证多见骨节红肿热痛，发热，汗出烦心，舌红苔黄，脉滑数或细数。

治疗原则　实证以祛邪为主，虚证以扶正通络为主。祛邪常用散寒除湿、清热利湿、化痰通络等法；扶正常用滋补肝肾等法。在治疗过程中，特别要注意补肾固本。

分证论治　见表。

中成药治疗　在辨证的基础上选择适用的中成药。①金乌骨通胶囊：滋补肝肾、祛风除湿、活血通络，用于肝肾不足、风寒湿痹引起的腰腿酸痛、肢体麻木。②壮腰健肾丸：壮腰健肾、养血祛风，用于肝肾亏虚证。

转归预后　骨痹初期若能够得到及时正确治疗，一般预后较好。若病久不愈或失治误治，或久服祛风燥湿，散寒清热之剂，损伤脾胃，气血生化乏源，筋骨失养；或气虚血瘀，导致痰瘀相结不散，经络闭阻。失治误治者致使血虚津亏，内风遂起，或又复感于邪，成为五脏痹之肾痹，多预后不良。

预防调护　避风寒湿，防止感冒。合理营养，经常食用骨头汤等。情志乐观，树立战胜疾病的信心。避免过度使用关节，科学锻炼，动静结合。

（刘　维）

gǔguānjiéyán

骨关节炎（osteoarthrisis）　因年老或其他原因如创伤等引起关节软骨的非炎症性退行性变及关节边缘骨赘形成，出现以关节疼痛、活动受限和关节畸形为主要表现的疾病。又称骨关节病。属中医学痹病、骨痹范畴。

病因病机　肾气亏虚，骨骼失养是致病的内在因素，而外感风寒湿邪，深入骨骼是其外在因素。正气亏虚，肝肾不足，筋骨失养；久居潮湿之地，易受寒湿之邪；或劳损日久，气血失和。主要病机为邪阻络脉，气血运行不畅，不通则痛，病久因邪阻于络，气血津液运行不畅，津凝为痰，血滞为瘀，还可形成痰浊与瘀血，而见关节强直畸形。

辨证论治　辨证多属本虚标实之证，故必须辨明本虚和标实的主次。标实为主者，病程较短，疼痛明显；本虚为主者，病程较长，疼痛不著。治疗当根据标本虚实的主次，标实为主，治以散寒除湿、活血通络为主；本虚为主者，治当以补益肝肾为要。分证论治见表。

中成药治疗　见骨痹。

转归预后　此病多为慢性起病，病程长，一般预后较好，但大多不能治愈。若病久不愈或失治误治，出现畸形僵直，往往难以逆转而容易致残。

预防调护　应避免过度活动与过度负重。平时要注意防寒、

表　骨痹的分证论治

证型	临床表现	治法	主方	常用药
寒湿闭阻证	肢体骨节冷痛、肿胀、沉重，关节屈伸不利，昼轻夜重，怕冷，阴雨天加重。舌淡红苔薄白或白腻，脉弦紧	散寒除湿 蠲痹通络	薏苡仁汤	川乌、麻黄、桂枝、羌活、独活、防风、当归、川芎、川牛膝
湿热蕴结证	肢体骨节红肿热痛、沉重，关节屈伸不利，有积液，或肢体酸胀，身热不扬，汗出烦心，口苦黏腻，小便黄赤。舌红苔黄腻，脉滑数	清热利湿 蠲痹通络	四妙丸	苍术、黄柏、薏苡仁、川牛膝、木瓜、海桐皮、秦艽、防己
肝肾亏虚证	肢体骨节隐痛沉重，甚则畸形，转侧不利，俯仰艰难，骨蒸腰酸，颧红盗汗。舌尖红苔薄少津。脉沉细或细数	补益肝肾 活血通络	独活寄生汤	熟地黄、杜仲、秦艽、葛根、羌活、土鳖虫、桃仁、红花、乳香、川牛膝
痰瘀互结证	肢体骨节漫肿、刺痛、沉重，甚则畸形、僵硬、强直，肢节屈伸不利，难以屈伸转动，动则痛剧，麻木。舌紫暗，或有瘀斑，苔多白腻，脉沉细或涩	活血祛瘀 化痰通络	双合散	当归、川芎、白芍、生地黄、桃仁、红花、陈皮、半夏、茯苓、白芥子、甘草

表　骨关节炎的分证论治

证型	临床表现	治法	主方	常用药
寒湿闭阻证	肢体关节酸楚疼痛，活动不利，畏风怕冷，得热则舒。舌淡苔白腻，脉弦紧或濡数	散寒除湿 温经通脉	蠲痹汤	当归、羌活、炙甘草、炒白术、芍药、附子、炙黄芪、防风、姜黄、薏苡仁
肝肾不足证	腰膝酸软，骨节疼痛，屈伸不利，肢体麻木，遇劳加重，面白无华，形寒肢冷，头晕耳鸣。舌淡苔白，或舌质红苔薄，脉沉弱或细数	滋养肝肾 舒筋活络	独活寄生汤	独活、熟地黄、茯苓、山药、山茱萸、牡丹皮、泽泻、当归、白芍、桑寄生、杜仲、秦艽、牛膝、川芎
阳虚寒凝证	腰膝酸软，肢体关节冷痛喜温喜按，畏寒肢冷，小便清长。舌淡嫩苔白滑，脉沉迟无力	补肾温阳 散寒通络	阳和汤	熟地黄、鹿角胶、麻黄、桂枝、白芥子、干姜、细辛、牛膝、炙甘草

防潮湿。在本病急性期关节疼痛明显者，应注意休息，减少活动。疼痛缓解后，可适当活动，但忌过度剧烈运动。饮食宜多食一些含钙丰富的食物。

（刘　维）

jǐbì

脊痹（spine impediment）　先天禀赋不足，肾虚督空，风寒湿热之邪侵袭人体，闭阻督脉、关节而导致的腰背疼痛、僵硬，甚至强直、佝偻畸形等为主要表现的痹病。常见于西医学强直性脊柱炎。

《黄帝内经》描述了脊强反折、项如拔、脊痛、腰似折等脊痹的典型表现。如《素问·骨空论》曰："督脉为病，脊强反折。"《素问·痹论》曰："肾痹者，善胀，尻以代踵，脊以代头"，论述了脊痹晚期脊柱弯曲畸形，指出其与肾、督相关。清·沈金鳌《杂病源流犀烛》曰："脊痛，督脉病也。"

病因病机　病因有内因和外因。禀赋不足，风、寒、湿之邪乘虚内侵，经输不利，营卫失和，气血阻滞于督脉；或房室不节，相火妄动，真阴消烁，精血亏虚，肾督失荣；或外伤劳损，经脉气滞血瘀，闭阻督脉，皆可发为脊痹。病机关键为邪滞筋骨，肾督失养。病位在脊背和督脉，与肝、肾密切相关。病理性质为本虚标实，虚实夹杂。实证多为风寒湿热、瘀血闭阻脉络，虚证多为肝肾阴虚、阳虚督寒，督脉受病。病情缠绵难愈，易反复发作，可致脊背强直畸形。

诊断　根据临床表现结合病史可作诊断。关节X线、CT、核磁等影像学检查有助于诊断和鉴别诊断。

诊断要点　①至少持续3个月的腰背疼痛、僵硬、屈伸不利，甚至出现关节强直。②疼痛可随活动改善，休息不减轻。③发病及病情的轻重常与寒冷、潮湿、劳累等相关。④常有家族史。

鉴别诊断　当与腰痛相鉴别。腰痛以一侧或两侧腰部疼痛为主要表现，而脊痹以腰背疼痛、僵硬、强直、畸形为主要临床特点，多由肾虚而邪生，虚证多见。

辨证论治　此病以督虚为本，并应辨明风寒湿瘀等邪气偏胜。治疗予补虚泻实。

辨证要点　脊痹新发，多以标实为主；病程日久，耗伤气血，损伤脏腑，多以本虚为主；病程缠绵不愈，痰瘀内生，亦可见虚实夹杂之证。

治疗原则　虚证当补肾强督，实证应祛邪化瘀。

分证论治　见表。

中成药治疗　在辨证的基础上选择适用的中成药。①济生肾气丸：温肾化气，用于肾虚腰骶疼痛、转侧不利。②金水宝胶囊：补益肺肾、益髓填精，用于肾精不足所致的神疲乏力、眩晕耳鸣。

其他疗法　在内科治疗的基础上配合其他疗法。

针灸　取风池、夹脊穴、肾俞，平补平泻。

拔罐　取督俞、肾俞、肝俞、脾俞、膈俞、天宗、阿是穴，留罐5～10分钟。或选2～3穴施以三棱针点刺放血拔罐。

中药熏蒸　偏寒者：灸川乌、灸草乌、麻黄、桂枝、细辛、松节、川椒。偏热者：伸筋草、透骨草、苍术、白芷、苏木、大黄、冰片。

转归预后　与先天禀赋、病势强弱及发病年龄有关。禀赋充足，病势进展缓慢者，可以正常生活和工作，预后较好。发病年龄小，病势进展迅速者，则病情重笃，畸形严重，甚至累及脏腑，预后较差。

预防调护　适度运动对本病的康复至关重要，每日按时锻炼，

表　脊痹的分证论治

证型	临床表现	治法	主方	常用药
肾虚寒湿证	腰骶、脊背、颈项酸痛重着，伴僵硬，转侧、屈伸不利，遇寒或劳累加重，得温痛减。畏寒肢冷或膝踝冷痛，大便溏，小便清长。舌淡苔薄白或腻，脉沉迟或细弱	散寒除湿温肾壮督	独活寄生汤	独活、寄生、秦艽、防风、细辛、肉桂、杜仲、当归、川芎、牛膝、熟地黄、白芍、茯苓、甘草
湿热阻滞证	脊背、腰尻部酸痛困重、无力，夜间尤甚，晨僵明显，或伴膝、踝等关节红肿热痛，脊背强直变形。发热，口苦，小便黄、大便干。舌暗有瘀斑苔黄腻，脉弦滑	清热化湿滋肾通络	四妙散	苍术、黄柏、牛膝、薏苡仁、秦艽、桃仁、红花、当归、川芎、羌活、香附、没药、五灵脂、地龙、甘草
瘀血阻络证	腰骶刺痛，日轻夜重。伴见四肢酸软乏力，肌肉萎缩。舌紫暗或有瘀斑，脉涩	活血祛瘀通络	身痛逐瘀汤	秦艽、羌活、桃仁、红花、当归、没药、五灵脂、牛膝、地龙、川芎、香附
肝肾两虚证	腰骶、髋、脊背、颈项酸痛或足跟隐痛，痛势绵绵。伴见四肢酸软乏力，肌肉萎缩，双目干涩或消瘦、头晕耳鸣、手足心热盗汗或四肢不温，尿频便溏、遗精、阳痿。舌淡红苔白，脉沉细数	滋肾壮督填精生髓	左归丸	山茱萸、山药、熟地黄、牛膝、菟丝子、鹿角胶、龟甲、补骨脂、川断

比如经常做颈椎操、腰椎操和扩胸、深呼吸运动等以维持正常的功能活动，低枕、睡木板床，开车或电脑前工作每间隔 1 ~2 小时应起身活动几分钟。注意保暖、避风寒，合理饮食，调节情志，增强战胜疾病的信心。

（刘　维）

qiángzhíxìng jǐzhùyán

强直性脊柱炎（ankylosing spondylitis） 以中轴关节和肌腱附着点受累为主的慢性炎症性疾病。表现为腰背疼痛、僵硬、强直、佝偻畸形、关节功能受限。又称龟背风、竹节风。属中医学脊痹范畴。

多由于先天禀赋不足，复感风寒湿热；或房劳过度伤肾、饮食不节；或跌扑损伤。病位在肾和督脉，可累及肺、肝、脾。基本病理变化为邪滞筋骨，肾督失养。病性为本虚标实，风寒湿热等外邪为标，肾虚督空为本，日久伤及气血，甚至可累及多个脏腑。治疗以补肾为主，辅以祛湿、活血、清热、通络。平时适寒温，畅情志。若出现腰痛及活动受限，应适当活动锻炼，尤其是脊椎及髋关节的屈曲活动。睡觉时用板床，并低枕以减少颈部弯曲。避免长期弯腰工作及脊柱负重与创伤。

（刘　维）

jīnbì

筋痹（tendon impediment） 因正气不足、风寒湿热之邪入侵于筋；或痰湿流注，导致气血闭阻，筋脉失养，出现的以筋脉拘挛、抽掣疼痛、关节屈伸不利、腰背强直、步履艰难等为主要表现的痹病。发病以中老年居多。常见于西医学纤维肌痛综合征、慢性劳损。

筋痹属于痹病之一。《素问·痹论》："风寒湿三气杂至……以春遇此者为筋痹"。《素问·长刺节论》亦载："病在筋，筋挛节痛，不可以行，名曰筋痹。"宋代《圣济总录》例举了多个证治方药："治筋痹，以筋虚为风所伤，故筋挛缩，腰背不伸，强直时痛，牛膝汤方""治肝痹两胁下满，筋急不得太息，疝瘕四逆，抢心腹痛，目不明，补肝汤方""治肝虚气痹，两胁胀满，筋脉拘急，不得喘息，四肢少力，眼目不明，细辛汤方"。明·李中梓《医宗必读·痹》："筋痹即风痹也。游行不定，上下左右，随其虚邪，与血气相搏，聚于关节，或赤或肿，筋脉弛纵。"

病因病机 病因分外感、内伤。外感风寒湿热之邪，侵袭筋脉，以致气血运行不畅，筋脉闭阻；或情志不舒，肝气郁结，气滞血瘀，阻滞于筋，经络不通；或久病体虚，肝肾不足，筋脉失于濡养，而致筋痹。气血闭阻，筋脉失养为病机关键。病位在筋，涉及经脉、肌肉、骨节，与肝、肾密切相关。病理因素以风、寒、湿、热、气滞、血瘀为主。病理性质有虚实之分，寒湿或湿热、瘀血闭阻者实，肝肾亏虚者虚。

诊断 根据临床表现结合病史可作诊断。

诊断要点 ①筋急拘挛，抽掣疼痛，关节屈伸不利，腰背强直，步履艰难。②胸胁胀满，善太息，或兼口苦、咽干。③中老年人多见。

鉴别诊断 应与风痹鉴别。风痹以四肢肌肉、关节疼痛酸楚呈游走性，部位不定，且多见于上肢、肩背部，初期多兼表证，脉浮缓为特征。

辨证论治 重在辨寒热虚实，治当舒筋通络。

辨证要点 临床以辨虚实为主，实证筋痹，症见肢体抽掣疼痛、胀痛、灼痛或痛如针刺，痛处不移，拒按；虚证筋痹，则日久不愈，反复发作，疼痛隐隐，屈伸不利。筋痹初起多属实，病位表浅；中期多虚实夹杂，气血俱病；晚期多虚，多瘀。

治疗原则 祛邪采用温经散寒、清热利湿及活血化瘀等法，扶正采用补益肝肾、温补脾肾等法。

分证论治 见表。

中成药治疗 在辨证的基础上选择适用的中成药。①祛风止痛胶囊：祛风止痛、舒筋活血，用于风邪偏重的关节疼痛。②寒湿痹颗粒：祛寒除湿、温通经络，用于寒邪偏重的关节疼痛。③祖师麻片：祛风除湿、活血止痛，用于湿邪偏重的关节疼痛。④益肾蠲痹丸：温补肾阳、益肾壮督、蠲痹通络，用于肝肾亏虚证。

其他疗法 在内科治疗的基础上配合其他疗法。

针灸 对于寒湿阻滞筋痹，选用大椎、肺俞、曲池、足三里穴，平补平泻；湿热蕴结筋痹，可选曲池、合谷、太渊、血海、阴陵泉、太冲等穴，强刺激或刺血法，不留针。

刮痧 患者取坐位，选取边缘光滑圆润的瓷勺或水牛角板，以食油或水为介质，刮取风池、颈部夹脊穴、肩井、肩贞、天宗穴，至出现痧痕为止，再取仰卧位，刮取曲池、臂臑、尺泽、太溪穴，至出现痧痕为止，每日 1 次。若风寒侵袭则加刮合谷、列缺、人迎穴；若气血瘀滞则加刮气海、血海、天柱穴，手法力度中等，操作范围较广泛。

转归预后 初期诊治及时得当，病情易于控制，预后较好。

表 筋痹的分证论治

证型	临床表现	治法	主方	常用药
寒湿阻滞证	筋脉抽掣冷痛，酸楚沉重，屈伸不利，遇阴雨天加剧，得暖则舒。舌淡苔白腻，脉沉细或弦	祛湿散寒舒筋通络	独活散	独活、附子、薏苡仁、苍耳子、防风、蔓荆子、细辛、秦艽、石菖蒲、川芎
湿热蕴结证	筋脉抽掣灼痛，麻木困重，伴见胸胁胀满，脘闷纳呆，口苦咽干，小便色黄，大便黏滞不爽。舌红苔黄厚腻，脉濡数	清热利湿舒筋活络	宣痹汤	防己、杏仁、滑石、连翘、栀子、薏苡仁、半夏、晚蚕沙、赤小豆、伸筋草、甘草
瘀血闭阻证	筋脉抽掣胀痛，或痛如针刺，固定不移，疼痛拒按，常随情志而发。局部紫暗、肿胀，面色晦滞。舌紫暗或有瘀点，舌苔白，脉沉涩或细弦	活血化瘀舒筋通络	桃红四物汤加味	桃仁、红花、当归、生地黄、川芎、白芍、乳香、没药、地龙
肝肾亏虚证	筋脉拘急，疼痛隐隐，屈伸不利。腰膝酸软，肌肉消瘦，肢体无力，伴见畏寒肢冷，头晕耳鸣。舌淡苔少，脉沉细无力	补益肝肾舒筋通络	补肾壮筋汤	熟地黄、当归、牛膝、山茱萸、云苓、川断、杜仲、白芍、青皮、五加皮

若病久则较为难治；若病情发展，损及肝肾，则预后较差。

预防调护 在正确的指导下加强锻炼。避免久站、久行、久卧、久坐，尤其是在潮湿之地。注意饮食调配，不宜过食辛辣、肥甘之品。

（刘 维）

shìsuānxìng jīnmóyán

嗜酸性筋膜炎（eosinophilic fasciitis） 以筋膜发生弥漫性肿胀、硬化为主要特征的结缔组织疾病。属中医学筋痹范畴。

病因病机 多因劳倦过度，或跌扑闪挫，或外感风寒湿热之邪，损伤筋络，气滞血瘀而致，病位在筋膜。基本病理变化是气血闭阻，筋络失养。病理性质本虚标实。

辨证论治 辨证当分虚实。寒湿，湿热，痰瘀所致者属实，脾肾阳虚所致者为虚。治当通络止痛。分证论治见表。

中成药治疗 在辨证的基础上选择适用的中成药。①祛风止痛胶囊：祛风止痛、舒筋活血，用于风邪偏重的关节疼痛。②寒湿痹颗粒：祛寒除湿、温通经络，用于寒邪偏重的关节疼痛。③祖师麻片：祛风除湿、活血止痛，用于湿邪偏重的关节疼痛。④益肾蠲痹丸：温补肾阳、蠲痹通络，用于肾阳亏虚证。

针灸疗法 寒湿阻络证选用肺俞、风池、外关；湿热阻络证选用大椎、曲池、合谷、太渊、太冲；痰瘀阻络证选用丰隆、解溪、阴陵泉、血海、足三里；脾肾阳虚证选关元、脾俞、肾俞、气海、太溪、三阴交。

转归预后 此病呈慢性病程，进展缓慢，多数患者经治疗可趋向缓解；部分患者呈复发缓解交替；若进行性加重，晚期可出现皮肤硬化和关节挛缩。一般内脏受累少，预后较好。

预防调护 注意营养，加强锻炼，避免过度劳累、受凉和外伤。对于伴有关节炎、关节挛缩者应注意功能锻炼及康复治疗。

（刘 维）

píbì

皮痹（skin impediment） 外感或内伤导致邪阻脉络，皮肤失荣所引起的以皮肤肿胀，继之变硬、萎缩为主要表现的疾病。属五体痹之一。常见于西医学硬皮病。

《素问·痹论篇》曰：“风寒湿三气杂至合而为痹也…… 以秋遇此者为皮痹。”宋代《圣济总录·皮痹》例举了多个证治方药：“治肺中风寒湿，项强头昏，胸满短气，嘘吸颤掉，言语声嘶，四

表 嗜酸性筋膜炎的分证论治

证型	临床表现	治法	主方	常用药
寒湿阻络证	肢体沉重冷痛，肿胀，皮肤绷紧发硬，畏冷肢凉。舌暗淡苔白滑，脉弦缓或沉紧	散寒化湿通络散结	独活散	独活、麻黄、细辛、牛膝、丹参、萆薢、黄芪、桂心、防风、赤芍、当归、赤茯苓
湿热阻络证	肢体红斑硬肿，疼痛，皮肤触热。咽痛，口渴不欲饮，低热或身热不扬。舌暗红苔黄腻，脉滑数	清热利湿通络止痛	宣痹汤合四妙丸	防己、杏仁、滑石、连翘、栀子、半夏、蚕沙、苍术、黄柏、牛膝、薏苡仁、忍冬藤
痰瘀阻络证	皮肤发硬变厚，麻木，或皮下痰核凹凸不平，关节肿胀。头晕头重，面色黧黑，肌肤甲错，脘腹胀满。舌暗红或淡暗苔白腻，脉沉涩或沉缓	祛风除湿化痰通络	桃红四物汤合温胆汤	桃仁、红花、赤芍、白芍、川芎、陈皮、茯苓、半夏、枳实、竹茹、石菖蒲、白芥子、全虫
脾肾阳虚证	皮肤肿胀、硬化。畏寒肢冷，神疲乏力，气短、大便溏薄。舌淡胖苔白，脉沉细无力	温补脾肾通络止痛	阳和汤合实脾饮	熟地黄、白芥子、炮姜炭、麻黄、甘草、肉桂、鹿角胶、茯苓、厚朴、白术、木瓜、木香、制附子、大腹皮、干姜、大枣

肢缓弱，皮肤痹，防风汤方”“治肺感外邪，皮肤痹，项强背痛，四肢缓弱，冒昧昏塞，心胸短气，赤箭丸方”“治皮痹肌肉不仁，心胸气促，项背硬强，天麻散方”。

病因病机 病因有外感、内伤。风寒湿邪乘虚而入，留于皮肤，阻于经络；或因饮食劳倦、脾胃虚弱，痰湿内生，痰阻皮肤；或房劳伤肾，肾阳虚衰，阴寒内生，寒凝皮肤，皆可发为皮痹。病机关键为邪阻经络，皮肤失荣。病位在皮肤，涉及肌肉、筋骨、关节，与肺、脾、肾密切相关。病理因素以瘀为主，可夹风、寒、湿、热、痰。病性为本虚标实，初期以实证为主，晚期以虚证为主。

诊断 根据临床表现结合病史可作诊断。

诊断要点 ①四肢末端及面部皮紧而硬，渐及全身。②可有发热、恶寒、头痛、周身关节疼痛等症状，后期可出现心悸、胸闷、吞咽发噎、腹胀。

鉴别诊断 应与肌痹鉴别。肌痹病位主要在肌肉，表现为四肢痿软无力，周身肌肉疼痛，但无皮肤肿胀、坚硬等表现。

辨证论治 辨证以阳虚寒凝，经脉闭阻为主，以温通经脉、活血通络为主要治则。

辨证要点 辨证应辨寒、热、虚、实。实证多属外邪浸淫，或痰湿瘀血阻络；虚证多表现为气血两虚，或脾肾阳虚之证。

治疗原则 皮痹以温阳散寒、活血化瘀为主要治法，并根据病情兼予祛邪通络、补益气血之法。

分证论治 见表。

其他疗法 在内科治疗的基础上配合其他疗法。①毫针：寒湿闭阻取关元、内关、三阴交、阳陵泉，平补平泻；湿热瘀阻取曲池、外关、大椎、风池，泻法；气血亏虚选足三里、气海、血海、膻中，补法；脾肾阳虚取关元、命门、气海、肾俞，补法；痰阻血瘀选中脘、丰隆，泻法。上肢取曲池、手三里、外关、合谷，下肢选风市、足三里、阳陵泉、丰隆、三阴交等穴，头面取阳白、颧髎、地仓、颊车、迎香、承浆、百会、头维，胸背取膻中、中府、心俞、肺俞、肝俞、大肠俞等。②梅花针：皮损局部轻轻叩打，每日 1 次。

转归预后 此病发病缓慢，单纯累及皮肤者预后较好，累及肺、脾、肾等脏腑者预后较差。

预防调护 此病是一种慢性疾病，病情重，病程长，严重影响患者的生活质量，故应积极预防患者的焦虑情绪及悲观心理，做好心理调护。防止皮肤干燥，避免日晒及外伤。防止皮肤受外界环境的干扰，比如遇冷、遇热等刺激。

（刘 维）

yìngpíbìng
硬皮病（scleroderma）

以皮肤变硬、增厚和内脏器官受累（包括消化道、肺脏、心脏和肾脏等）为特征的慢性结缔组织疾病。包括系统性硬化症、局灶性硬皮病、弥漫性硬皮病等一组临床疾病。属中医学皮痹范畴。

病因病机 多因气血不足、风、寒、湿、热乘虚而入，并与情志郁结，劳倦过度相关。病位在皮肤，涉及心、肺、食管、胃、肾等脏腑。基本病理变化为气血不畅，脉络闭阻，脏腑功能失调。病理性质属本虚标实，以寒凝、痰浊、瘀血为标，气血阴阳亏虚为本。

辨证论治 辨证应首辨虚实。发病急，病程短，皮肤硬化，伴关节疼痛，遇寒加重者为实；发病慢，病程长，皮肤晦暗无光，

表 皮痹的分证论治

证型	临床表现	治法	主方	常用药
寒湿闭阻证	皮紧僵硬，肤冷肿胀，遇寒加重，遇热减轻，关节疼痛，屈伸不利。舌淡苔白或白腻，脉沉紧	温经散寒除湿通络	麻黄汤	麻黄、附子、桂枝、防风、川芎、白术、茯苓
湿热瘀阻证	皮肤紧胀灼热，肤色泛红，身热不渴，大便干，小便短赤。舌红苔黄腻，脉滑数	清热祛湿化瘀通络	四妙丸	黄柏、苍术、牛膝、生薏仁、苦参、连翘、知母、滑石、牡丹皮、甘草
气血亏虚证	肤硬不仁，肤色淡黄，皮肤萎缩，肌肉瘦削，气短乏力，头晕目眩，面白无华，爪甲不荣，唇齿暗淡。舌淡苔白，脉沉细无力	益气养血兼以通络	黄芪桂枝五物汤	黄芪、桂枝、白芍、当归、川芎、鸡血藤、生姜、大枣
痰阻血瘀证	肤硬如革，皮色暗滞，肌肉瘦削，关节疼痛，屈伸不利，胸背紧束，吞咽发噎。舌暗有瘀斑，苔厚腻，脉滑细	活血化瘀祛痰通络	身痛逐瘀汤合二陈汤	秦艽、川芎、桃仁、红花、羌活、没药、当归、五灵脂、牛膝、地龙、半夏、甘草、陈皮
脾肾阳虚证	肤硬而凉，肢冷形寒，肌肉瘦削，神疲乏力，面色白，腰膝酸软。舌质淡苔白，脉沉细或无力	补益脾肾温阳散寒	右归饮合理中汤	熟地黄、山茱萸、山药、制附片、肉桂、干姜、人参、白术、枸杞子、鹿角霜、当归、菟丝子、炙甘草

伴腰膝酸软，面白无华，倦怠乏力者为虚。治疗多采用温阳散寒、活血化瘀之法，兼以祛风通络、益气养血。分证论治见表。

针灸疗法 主穴取阿是穴（硬皮病局部）、皮损处经脉循行的邻近穴位。配穴取关元、足三里、三阴交、肾俞、命门、大椎。沿硬皮病皮损处周围向中心平刺，平补平泻。阿是穴局部针刺后，可配合运用回旋灸法。

转归预后 此病发病缓慢，局限型无内脏损害，预后良好。累及肺、脾、肾等脏腑者预后较差。

预防调护 此病是一种慢性疾病，病情重，病程长，严重影响患者的生活质量，故应积极预防患者的焦虑情绪及悲观心理，做好心理调护。防止皮肤干燥，避免日晒及外伤。防止皮肤受外界环境的干扰，比如遇冷、遇热等刺激。

（刘　维）

jiānbì

肩痹（shoulder impediment） 因风、寒、湿、痰、瘀等病邪闭阻肩部经络，出现以肩部酸重疼痛、抬举不利为主要表现的疾病。又称肩凝、漏肩风。西医学肩周炎属于此病范畴。

病因为年老体虚，屡受风寒湿邪。基本病机为邪气闭阻，经络气血运行不畅。病位在肩，与肝、肾相关。致病因素有风、寒、湿、痰、瘀。病理性质多属本虚标实。以肝肾不足为本，外邪、痰瘀闭阻为标。以住院骨伤手法治疗为主，配合药物、针灸、运动、理疗。内治方面，祛风散寒，活血通络，配合滋养肝肾。邪阻经络证可由感受风寒触发，疼痛剧烈，遇寒加剧，当祛风通络，用羌活胜湿汤；痰瘀互结证发病日久，关节拘急疼痛，固定刺痛，当化痰行瘀，用小活络丹和桃红四物汤；肝肾不足者，肩部酸痛，腰膝酸软，当补益肝肾，用独活寄生汤。针刺取穴以双侧阳陵泉为主穴，配肩贞、肩前、肩髃、合谷、足三里等穴，中等刺激，留针20～30分钟。每日1次。运动疗法在本病的治疗和恢复过程中有特别重要的意义。经长期保守治疗无效者，可考虑手术治疗。避免风寒、外伤以及肩部过劳，适当功能锻炼将有助于本类疾病的恢复。

（王拥军）

jiānzhōuyán

肩周炎（periarthritis humeroscapularis） 以肩关节周围疼痛、活动受限，久则肌肉萎缩为主要症状的慢性特异性炎症。病因有外伤劳损及年老体衰。治疗以手法为主，配合药物、针灸、运动、理疗等治疗，经长期保守治疗无效者，可考虑手术治疗。平时避免肩关节过度劳累，防止寒冷潮湿的刺激。根据临床情况，可选用独活寄生汤或三痹汤。针刺取穴为肩髃、肩前、肩后、天宗、臂臑、曲池。每次选其中3～4穴。若活动受限，不能上举、外展、后伸者，加用毫针针刺对侧条口透承山；痛剧者，加用毫针针刺同侧扶突。也可用手指掌侧按揉肩井、曲池、肩贞、肩前诸穴，并用滚法按摩斜方肌、三角肌、肱二头肌，同时患者配合作上举、外展、外旋、内旋等活动。平时注意肩部保暖防寒，防止受凉、受湿。

（王拥军）

xībì

膝痹（knee impediment） 因风、寒、湿、痰、瘀等病邪闭阻膝部，导致膝关节屈伸不利，出现疼痛，肿胀甚至变形的疾病。西医学膝关节骨性关节炎属于此病范畴。

病因病机 病因有年老体衰、感受外邪。年老肾虚，骨髓失养；或感受外邪，闭阻经络。病位在膝，与肝、肾及脾、肺关系密切，与肢体经筋、经络气血密切相关。病理性质有虚实两端。

表　硬皮病的分证论治

证型	临床表现	治法	主方	常用药
气血闭阻证	皮肤紧硬、光滑，捏之不起，甚则关节僵硬刺痛，或胁肋胀痛，纳呆。舌淡或有瘀斑，苔白腻，脉弦涩	活血化瘀理气通痹	血风汤	当归、川芎、白芍、熟地黄、白术、茯苓、秦艽、羌活、白芷、防风
湿热瘀阻证	皮肤紧胀灼热，肤色泛红，身热不渴，大便干，小便短赤。舌红苔黄腻，脉滑数	清热祛湿化瘀通络	四妙丸加味	黄柏、苍术、牛膝、生薏仁、苦参、连翘、知母、牡丹皮、甘草
脾肾阳虚证	皮肤紧硬，甚则萎缩、变薄，肤色暗淡，手足遇冷变白变紫。神疲乏力，腰膝酸软，头晕目眩，齿堕发落，女子月经量少、经期推迟甚至闭经。舌淡胖或边有齿痕，苔白或白滑，脉沉细或沉迟	温肾健脾助阳通脉	阳和汤加味	熟地黄、鹿角胶、肉桂、炮姜炭、白芥子、炙麻黄、当归、鸡血藤、炒白术、黄芪、甘草
痰瘀阻肺证	皮肤僵硬，按之硬核，捏之不起，甚则麻木不仁，伴有咳嗽，咳痰，痰黏难咯，胸闷憋气，动则喘息。舌暗有瘀点瘀斑，苔白或白腻，脉弦滑或弦涩	化痰祛瘀活血通络	血府逐瘀汤合二陈汤加减	生地黄、桃仁、红花、当归、川芎、桔梗、牛膝、丹参、半夏、茯苓、白芥子、地龙

诊断要点 根据临床表现结合病史可作诊断。①膝关节疼痛，肿胀，屈伸不利。②常有感受风、寒、湿、热等病史。

辨证论治 当分虚实辨治。

辨证要点 风寒湿痹证膝关节疼痛遇寒加剧；风湿热痹证可见膝关节红肿热痛，得冷则舒；痰瘀闭阻证可见膝关节处皮肤紫黯，甚则屈伸不利；气血亏虚证可见神疲乏力，面色无华；肝肾两虚证可见兼有腰膝酸软，骨蒸潮热。

治疗原则 通络止痛。

分证论治 见表。

中成药治疗 在辨证的基础上选择适用的中成药。①独活寄生丸：养血舒筋、祛风除湿，用于风寒湿证、腰膝冷痛、屈伸不利。②益肾蠲痹丸：温肾蠲痹通络，用于肾虚关节疼痛。

转归预后 由于骨性关节炎的确切病因和发病机制仍不太清楚，对其治疗仍难以达到理想的效果，主要治疗目标是缓解疼痛、改善关节功能和减少致残、防止进一步关节损害并且保护关节周围结构。

预防调护 控制体重，防止加重膝关节的负担。注意走路和劳动的姿势，避免长时间下蹲，走远路时不要穿高跟鞋，参加体育锻炼时要做好准备活动，轻缓地舒展膝关节，让膝关节充分活动开以后再参加剧烈运动。膝关节遇到寒冷，血管收缩，血液循环变差，往往使疼痛加重，故在天气寒冷时应注意保暖，必要时戴上护膝，防止膝关节受凉。有膝关节骨性关节炎的人，既要避免膝关节过度疲劳，又要进行适当的功能锻炼，以增加膝关节的稳定性，防止腿部的肌肉萎缩。

（王拥军）

xīguānjié gǔxìng guānjiéyán

膝关节骨性关节炎（knee osteoarthritis） 膝关节的退化失稳，导致关节面软骨发生退行性变及结构紊乱，从而使膝关节逐渐破坏、畸形，最终发生膝关节功能障碍的慢性关节疾病。临床以膝部疼痛、晨僵和黏着感，甚则关节畸形、行走屈伸不利为主要特点。属中医学膝痹范畴。

病因病机 病因有年老体虚、风寒湿热之邪侵袭及劳损。基本病机为肝肾亏虚，湿热痰瘀闭阻。病位在膝，与肝肾密切相关。病理性质多属本虚标实，以肝肾不足为本，湿、痰、瘀闭阻为标。

辨证论治 当分虚实论治，治疗原则为益肾活血，祛风通络。分证论治见表。

中成药治疗 在辨证的基础

表 膝痹的分证论治

证型	临床表现	治法	方剂	常用药
风寒湿痹证	膝关节酸痛或部分肌肉酸重麻木，遇寒加剧，甚则关节肿大。舌淡苔薄白，脉细	祛风除湿	羌活胜湿汤	羌活、独活、藁本、防风、甘草、川芎、蔓荆子、生姜
风湿热痹证	膝关节红肿热痛，得冷则舒，筋脉拘急，兼有发热、口渴，心烦等。舌红苔黄，脉滑数	清热除湿	宣痹汤	防己、杏仁、滑石、连翘、山栀、薏苡仁、半夏、晚蚕沙、赤小豆皮
痰瘀闭阻证	肌肉关节刺痛，痛处不移，或见膝关节处皮肤紫暗，甚则屈伸不利。舌紫暗苔白腻，脉细涩	化痰行瘀	桃红饮	桃仁、红花、川芎、当归尾、威灵仙
气血亏虚证	久病不愈，时轻时重，膝关节酸痛，甚则肌肉挛缩，兼有神疲乏力，面色无华，气短，自汗等。舌淡苔白脉细无力	调补气血活血通络	黄芪桂枝五物汤	黄芪、白芍、桂枝、白术、当归、生姜、大枣
肝肾两虚证	久病不愈，膝关节畸形，肌肉萎缩，筋脉拘急，兼有腰膝酸软，骨蒸潮热，盗汗等。舌红或淡，脉沉细数	培补肝肾活血通络	独活寄生汤	独活、桑寄生、杜仲、牛膝、细辛、秦艽、茯苓、肉桂心、防风、川芎、人参、甘草、当归、芍药、干地黄

表 膝关节骨性关节炎的分证论治

证型	临床表现	治法	方剂	常用药
风寒湿痹证	膝部关节疼痛、重着，屈伸不利，得热痛减，遇寒加剧，活动时疼痛加重，肌肤麻木不仁。舌苔白腻，脉弦紧	祛风除湿散寒通络	薏苡仁汤	薏苡仁、当归、川芎、生姜、桂枝、羌活、独活、防风、白术、甘草、川乌、麻黄
湿热闭阻证	膝部关节疼痛、重着，屈伸不利，有灼热感，下肢沉重酸胀，肌肤麻木不仁。舌苔黄腻，脉滑数	清热解毒利湿通络	四妙散	苍术、黄柏、炒薏苡仁、怀牛膝、金银花、蒲公英、虎杖、板蓝根
气血亏虚证	久病不愈，时轻时重，膝部关节酸痛，甚则肌肉挛缩，兼有神疲乏力，气短，自汗等。舌淡苔白，脉细无力	调补气血活血通络	黄芪桂枝五物汤	黄芪、芍药、桂枝、生姜、大枣
肝肾两虚证	久病不愈，膝部关节畸形，肌肉萎缩，筋脉拘急，兼有腰膝酸软，骨蒸潮热，盗汗等。舌红或淡，脉沉细数	培补肝肾活血通络	独活寄生汤	独活、桑寄生、杜仲、牛膝、细辛、秦艽、茯苓、肉桂心、防风、川芎、人参、甘草、当归、芍药、干地黄

上选择适用的中成药。①益肾蠲痹丸：温补肾阳、搜风通络，用于症见发热、关节疼痛、肿大者。②独活寄生汤：祛风湿、补肝肾，用于肝肾两亏、气血不足之风湿久痹。

转归预后 一般预后尚好，但易反复发作。劳累及感受外邪常易诱发。关节破坏明显，以致功能障碍者预后较差。

预防调护 控制体重，防止加重膝关节的负担。注意走路和劳动的姿势，避免长时间下蹲。防止膝关节受凉。在饮食方面，应多吃含蛋白质、钙质、胶原蛋白、异黄酮的食物，如牛奶、豆制品、鸡蛋、鱼虾等。

（王拥军）

hèxīfēng

鹤膝风（arthrosis-like crane knee） 外感寒湿、饮食不节或体虚久病导致足三阴亏损，外邪痹阻，关节筋肉失养所引起的以膝关节肿大变形、疼痛，股胫肌肉消瘦，肢体形如鹤膝之状为特征的疾病。常见于西医学化脓性关节炎、骨结核、膝骨关节炎、类风湿关节炎等。

元·危亦林《世医得效方·鹤节》曰：“地黄丸治禀受不足，血气不充，故肌肉瘦薄，骨节呈露如鹤之膝，乃肾虚得之。”清·张璐《张氏医通》认为“膝者筋之府。屈伸不能。行则偻俯，筋将惫矣，治宜祛风顺气”，并总结了诸多证治方药活血壮筋。清·喻昌《医门法律》认为治疗首当补益气血：“鹤膝风者，即风寒湿之痹于膝者也。如膝骨日大，上下肌肉日枯细者，且未可治其膝，先养血气，俾肌肉渐荣，后治其膝可也。”

病因病机 病因主要有外感寒湿、饮食不节、体虚久病。外感风、寒、湿，侵于下肢，邪滞经络，日久蕴痰成瘀，发为鹤膝风；恣食肥甘，脾胃受损，湿浊下注；体虚久病，气血亏虚，肾阴不足，膝骨失养，复感外邪，深陷筋骨，肉腐成脓，损筋蚀骨，发为鹤膝风。病机关键为足三阴亏损，外邪闭阻，关节筋肉失养，甚至筋损骨蚀。病位在膝、肘关节，与肝、脾、肾关系密切。病理因素主要有寒湿、痰瘀。病理性质属本虚标实，本虚为气血阴阳亏虚，标实为寒、湿、热、痰浊、瘀血闭阻。

诊断 根据临床表现结合病史作出诊断。血常规、C反应蛋白、血沉、结核菌素实验、关节腔穿刺液、关节镜等检查有助于诊断和鉴别诊断。

诊断要点 ①以膝肘关节局部肿胀、疼痛、膨大变形、活动不利为主要表现。②可有低热、午后潮热、五心烦热等全身症状。

鉴别诊断 见历节风。

辨证论治 以辨虚实寒热为要点，扶正固本要贯穿治疗始终，兼以祛邪通络。

辨证要点 主要辨寒热虚实。凡关节肿大冷痛者属寒，关节红肿热痛属热，关节成脓而不溃属阳虚，脓液黏稠属湿热，脓液稀薄，日久不愈属气血亏虚。

治疗原则 祛邪通络、益气养血、补肾强骨为基本治疗法则。初期以祛邪通络为主，或温经散寒，或清热解毒，病久当益气养血，或温补脾肾，或滋养肝肾。

分证论治 见表。

中成药治疗 在辨证的基础上选择适用的中成药。①寒湿痹

表 鹤膝风的分证论治

证型	临床表现	治法	主方	常用药
寒湿凝滞证	膝、肘关节肿大痛剧，步履维艰，遇寒加重、得热稍舒，形寒肢冷，唇甲色淡。舌淡紫苔白滑，脉沉迟或沉紧	温经散寒 祛湿通络	五积散	麻黄、白芷、生姜、苍术、半夏、陈皮、厚朴、茯苓、当归、川芎、芍药、肉桂、枳壳、牛膝
湿热壅阻证	膝、肘关节红肿热痛，屈伸不利，步履艰难，面色秽浊，口渴不欲饮，小便黄、大便黏滞不爽。舌红苔薄黄或黄腻，脉濡数或滑数	清热化湿 祛邪通络	三妙丸合萆薢化毒汤	苍术、黄柏、牛膝、萆薢、当归、牡丹皮、防己、木瓜、薏苡仁、秦艽
肿疡化腐证	关节漫肿剧痛，活动困难。伴精神萎靡，口渴不欲饮，心烦，局部皮色红，肤温高，小便短赤，大便秘结。舌红苔干，脉滑数	温经散寒 活血通络	阳和汤或仙方活命饮	金银花、防风、白芷、浙贝母、天花粉、乳香、没药、皂刺、穿山甲、生地黄、当归尾、赤芍、陈皮
阳虚阴寒证	关节漫肿冷痛，动则痛剧，难以转侧，畏寒肢冷神疲乏力，面色苍白，纳呆便溏。舌淡胖，苔白腻而润，脉沉细无力或沉缓	温阳益肾 补气养血	大防风汤	防风、附子、牛膝、白术、黄芪、茯苓、白芍、当归、川芎、杜仲、羌活、人参、熟地黄、炙甘草
肝肾阴虚证	关节肿大，筋脉拘急，肌萎肉薄，骨节呈露，形体羸瘦，腰膝酸软，五心烦热，咽干目眩，盗汗，溲赤便秘。舌红少苔或无苔，脉细数或弦细数	滋补肝肾 育阴通络	独活寄生汤	肉苁蓉、菟丝子、天麻、牛膝、熟地黄、木瓜、五味子、鹿角霜、白芍、鸡血藤、防风、杜仲、生白术、茯苓

颗粒：祛寒除湿、温通经络，用于寒湿阻络证。②祖师麻片：祛风除湿、活血止痛，用于湿邪偏重者。③益肾蠲痹丸：温补肾阳、益肾壮督、蠲痹通络，用于肝肾亏虚证。

其他疗法 在内科治疗的基础上配合其他疗法。主穴取阳陵泉、环跳、风市、足三里、阳陵泉、阴陵泉、太冲、昆仑等，配合阿是穴。湿热者加太溪、丘墟、八风、曲池、外关；寒湿者加合谷、曲池、风市、阳陵泉；肝肾阴虚者加肾俞、肝俞、太溪、足三里。平补平泻。

转归预后 与正气强弱、感邪深浅、病程长短密切相关。初起多为寒湿凝滞证，诊治及时，预后良好。早中期为湿热蕴阻证，把握治疗时机能够截断进展。中晚期湿热壅阻，痰瘀互结，肉腐成脓，邪陷已深。晚期肿疡化腐证发展成阳虚阴疽证，则损筋蚀骨，形成残疾。后期肝肾阴虚证则病久难复。

预防调护 见痹病。

（刘　维）

tòngfēng

痛风（gout）

因饮食失宜，外邪闭阻，痰瘀沉积于关节周围，以蹞趾、跖趾关节等小关节红肿剧痛反复发作为主要表现的肢体痹病类疾病。此病中西医病名相同。

明·龚廷贤《寿世保元》提出素体内虚，外受毒邪是主要病机："夫痛风者，皆因气体虚弱，调理失宜，受风寒暑湿之毒，而四肢之内，肉色不变。其病昼静夜剧，其痛如割者，为寒多。肿满如剜者，为湿多。"清·李用粹《证治汇补》认为痛风即痛痹证："痛风即内经痛痹也，因气血亏损，湿痰浊血，流滞经络，注而为病，或客四肢，或客腰背百节，走痛攻刺，如风之善动，故曰痛风。"

病因病机 多因正气不足，风寒湿热之邪乘虚侵袭人体。基本病机为风寒湿热痹阻经脉，气血运行不畅。病位主要在四肢关节，与肝、脾、肾密切相关。病理性质早期多属邪实，有风寒湿闭阻和风湿热郁阻之分。邪留日久，可由表入里，出现痰瘀互结，痹阻经络；或肝肾亏虚，经络失养。

诊断 根据临床表现结合病史可作诊断。

诊断要点 第一跖趾关节、膝、踝或腕关节疼痛、肿胀、红斑、僵硬、发热。

鉴别诊断 应与痹病鉴别。痹病关节疼痛、肿胀多发于肩、膝等大关节，除湿热痹外，无关节发热感。痛风常发于第一跖趾关节、踝、腕等小关节，常有关节热感。

辨证论治 当分虚实辨治。

辨证要点 湿热闭阻证痛处红灼热，肿胀疼痛剧烈；血瘀痰阻证反复发作，骨节僵硬变形，关节附近呈暗黑色；肝肾亏虚证可见筋肉萎缩，面色淡白无华，形寒肢冷，弯腰驼背，腰膝酸软。

治疗原则 通络止痛。湿热者当清热除湿，痰瘀者当祛瘀化痰，肝肾亏损者当补益肝肾。

分证论治 见表。

中成药治疗 在辨证的基础上选择适用的中成药。①益肾蠲痹丸：温补肾阳、搜风通络，用于症见发热，关节疼痛、肿大者。②独活寄生丸：祛风湿、补肝肾，用于肝肾两亏、气血不足之风湿久痹。

转归预后 一般预后尚好，但易反复发作。如出现肾损害则预后较差。

预防调护 对待痛风患者，尤其是病程较长者，必须有预防痛风肾损害的意识，采取有效措施，减少痛风的复发，防止痛风肾损害的发生。严格控制食物中嘌呤的摄入量。补充维生素 B 和 C，多吃蔬菜、水果有利于尿液碱化。

（王拥军）

tòngfēngxìng guānjiéyán

痛风性关节炎（gouty arthritis）

嘌呤代谢障碍，尿酸盐沉积于关节、关节周围而引起的关节炎性疾病。临床表现为起病急骤，突发关节红肿热痛，疼痛剧烈如刀割样，多以单关节炎首发，之

表　痛风的分证论治

证型	临床表现	治法	方剂	常用药
湿热闭阻证	肢体关节疼痛，痛处红灼热，肿胀疼痛剧烈，筋脉拘急，手不可近，难以下床活动，日轻夜重。舌红苔黄，脉滑数	清热除湿活血通络	宣痹汤	防己、杏仁、滑石、连翘、栀子、薏苡仁、半夏、蚕沙、赤小豆
血瘀痰阻证	痹证历时较长，反复发作，骨节僵硬变形，关节附近呈暗黑色，疼痛剧烈，停着不移，不可屈伸，或疼痛麻木。舌紫，脉涩	活血化瘀化痰通络	身痛逐瘀汤	秦艽、川芎、桃仁、红花、甘草、羌活、没药、当归、五灵脂、香附、牛膝、地龙
肝肾亏虚证	痹证日久不愈，骨节疼痛，关节僵硬变形，冷感明显，筋肉萎缩，面色淡白无华，形寒肢冷，弯腰驼背，腰膝酸软，尿多便溏，或五更泻。舌淡白，脉沉弱	补益肝肾除湿通络	独活寄生汤	独活、桑寄生、杜仲、牛膝、细辛、秦艽、茯苓、肉桂、防风、川芎、人参、甘草、当归、芍药、干地黄

后可影响多关节，呈反复发作性。可伴有发热、寒战。属中医学历节风范畴。

（王拥军）

tòngfēngxìng shènbìng

痛风性肾病（gouty nephropathy）

嘌呤代谢紊乱形成高尿酸血症，尿酸盐沉积在肾髓质或肾乳头等处而引起的肾脏损害性疾病。以蛋白尿、夜尿增多、水肿为主要临床表现。本病属中医学水肿、淋证范畴。

病因病机 病因有过食肥甘厚腻、海鲜发物、感受外邪、久病体虚。病位在肾和膀胱，与脾相关。基本病机为脾肾两虚，湿热蕴结，膀胱气化不利。病理性质多属本虚标实。本虚在脾、肾，因脾失运化，肾失蒸化，以致水液潴留。标实有水湿、瘀血、结石。多因湿热煎熬，聚而成石，影响膀胱气化，以致小便淋漓疼痛。日久脾肾亏虚，水湿留而为毒。水毒潴留，可发展为关格、癃闭。

辨证论治 应分虚实辨治。分证论治见表。

中成药治疗 在辨证的基础上选择适用的中成药。八正颗粒：清热利尿，用于湿热蕴结证。

转归预后 一般预后欠佳，部分患者经积极治疗可获稳定。

预防调护 饮食宜清淡、低盐，避免高嘌呤食物。适当运动，注意适寒温。

（王拥军）

lìjiéfēng

历节风（arthritis）

外邪、痰瘀闭阻经络，气血运行不畅所引起的以关节红肿、剧烈疼痛、不能屈伸为主要表现的疾病。简称历节。西医学痛风性关节炎、风湿性关节炎、类风湿关节炎属于此病范畴。

《金匮要略·历节病脉证并治》："病历节不可屈伸疼痛，乌头汤主之。"元·朱丹溪《丹溪心法》中将此病命名为痛风："四肢百节走痛，方书谓之白虎历节风证是也。"清·张璐《张氏医通》指出"痛风一证《灵枢》谓之贼风，《素问》谓之痹，《金匮要略方论》名曰历节，后世更名白虎历节。多因风寒湿气，乘虚袭于经络，气血凝滞所致"。

病因病机 病因有外感风寒湿邪、久病体虚、饮食不节。基本病机为外邪、痰瘀闭阻经络，气血运行不畅。病位在关节，与肝、肾、脾关系密切。病理性质有虚实两端。寒、热、湿、痰、瘀血阻滞者属实；肝肾不足属虚。一般早期多属邪实，日久可由实转虚，或见虚实夹杂。反复发作，可见痰瘀互结，阻于关节，关节疼痛畸形，屈伸不利，甚或病邪由肢体、肌肉内舍脏腑，病深难解。

诊断要点 根据临床表现结合病史可作诊断。①起病急骤，突发关节红肿热痛，疼痛剧烈如刀割样。②可因饮酒、过食海腥发物、过劳、受凉等诱发，常反复发作。③日久可见关节畸形，屈伸不利。

辨证论治 当分寒热虚实论治。

辨证要点 寒湿阻络者痛有定处，疼痛剧烈，遇寒加重者为痛痹，属寒邪偏盛；湿热阻滞者关节红肿，灼热疼痛为特点，属热邪偏盛。痰瘀互结者肿处局限，或皮下结节者为痰阻；关节疼痛不移，肿胀僵硬，肌肤紫暗或瘀斑者为血瘀。肝肾阴亏者腰膝酸软，午后潮热，眩晕耳鸣；肾气不足者腰膝酸软，神疲乏力。

治疗原则 祛风散寒，除湿清热，通络止痛。

分证论治 见表。

中成药治疗 在辨证的基础上选择适用的中成药。①寒湿痹颗粒：祛寒除湿、温通经络，用于寒湿阻络证。②祖师麻片：祛风除湿、活血止痛，用于湿邪偏重者。③益肾蠲痹丸：温补肾阳、益肾壮督、蠲痹通络，用于肝肾亏虚证。

针灸疗法 寒湿闭阻证取肩髃、合谷、曲池、风市、阳陵泉，均用泻法，针后加艾温针灸3~5壮。湿热阻滞证取太溪、丘墟、八风、曲池、外关、合谷，均泻法。痰瘀互结证：膈俞、丰隆、阳陵泉、阴陵泉、血海、三阴交，强刺激泻法，针后可于血海、三阴交处加灸。

转归预后 与病程、年龄、相关疾病等有关。痛风性关节炎一般预后较好，但易反复发作。如影响肾功能则预后欠佳。类风湿关节炎多缠绵难以尽愈。后期

表 痛风性肾病的分证论治

证型	临床表现	治法	方剂	常用药
湿热蕴结证	小便灼热刺痛，溺色黄赤，少腹拘急胀痛，腰痛，微有浮肿，呕恶，大便秘结。舌红苔黄腻，脉滑数	清热利湿	八正散	车前子、萹蓄、瞿麦、滑石、土茯苓、石韦、山栀、甘草梢
水湿浸渍证	全身水肿，按之没指，小便短少，起病缓慢，病程较长。兼见身体困重，胸闷腹胀，纳呆，恶心。舌苔白腻，脉沉或缓	健脾化湿 通阳利水	五皮饮合 五苓散	陈皮、桑白皮、茯苓、猪苓、白术、泽泻、冬瓜皮、葫芦皮、玉米须、石韦、土茯苓

表　历节风的分证论治

证型	临床表现	治法	主方	常用药物
湿热壅盛证	肢体关节疼痛，痛处红肿热，得冷稍舒，兼有发热、口渴、心烦。舌红苔黄，脉滑数	清热利湿宣痹通络	四妙丸	苍术、黄柏、牛膝、薏苡仁
风寒湿盛证	关节酸痛或部分肌肉酸重麻木，迁延日久可致肢体拘急，甚则关节肿大。舌淡胖，脉滑	祛风散寒除湿通络	薏苡仁汤	薏苡仁、当归、川芎、生姜、桂枝、羌活、独活、防风、白术、甘草、川乌、麻黄
痰瘀互结证	痹证迁延缠绵，肌肉关节刺痛，痛处不移，或关节肌肤紫暗、肿胀、较硬，肢体麻木重着，重者关节僵硬变形，屈伸不利，面色黧黑，眼睑浮肿或胸闷痰多。舌紫暗或有瘀斑，苔白腻，脉象弦涩	化痰祛瘀搜风通络	双合汤	当归、川芎、白芍、陈皮、半夏、茯苓、桃仁、红花、白芥子、竹沥、全蝎、蜈蚣、五灵脂、生姜
肝肾亏虚证	关节疼痛，屈伸不利，肌肉瘦弱，腰膝酸软，或畏寒肢冷，心悸，或骨蒸潮热，口干心烦。舌淡红苔薄白或少津，脉象沉虚细弱或细数	补益肝肾舒筋活络	补血荣筋丸	熟地黄、肉苁蓉、菟丝子、天麻、牛膝、木瓜、五味子、茯苓、生白术、首乌、当归、白芍、鸡血藤

可因关节破坏而影响生活。

预防调护　饮食宜清淡，避免高嘌呤饮食，如动物内脏、蚝、蟹等。戒酒，多饮水以促进尿酸排泄。避免过度劳累、紧张、湿冷，穿鞋要舒适，勿使关节损伤等。病情严重时以卧床为主，可进行卧位、坐位关节活动，病情缓解时可行走、做操以保持关节功能，避免筋缩肉痿。

（王拥军）

xuèbì

血痹（blood impediment）　邪入血分，血脉闭阻出现以身体麻木不仁，肢节疼痛，脉涩为主要表现的疾病。西医学雷诺综合征属于此病范畴。

《金匮要略》："血痹阴阳俱微，寸口关上微，外证身体不仁，如风痹状，黄芪桂枝五物汤主之"。隋·巢元方《诸病源候论》指出"血痹者由体虚，邪入于阴经故也，血为阴，邪入于血而痹，故为血痹也"。多因气血虚弱，起居不当；或因劳汗出，风邪乘虚侵入，血气闭阻。病位在血脉。基本病机为阳虚血脉闭阻。病理因素主要为血瘀，但与气滞、寒凝有关。治疗当益气和营，通阳行痹。方用黄芪桂枝五物汤。瘀血明显者亦可用血府逐瘀汤。

（王拥军）

Léinuò zōnghézhēng

雷诺综合征（Renault's syndrome）　血管神经功能紊乱所致肢端小动脉痉挛，出现以阵发性四肢端对称的间歇发白、紫绀和潮红为临床特点的疾病。寒冷、精神紧张是常见的诱发因素。本病属中医学血痹范畴。

病因病机　病因有风寒之邪外侵，情志刺激，素体不足。基本病机为气血虚弱，阳气不足，寒邪凝滞，气血闭阻不遏，并与肝郁气滞，血瘀络痹相关。病位在血脉，与脾、肾、肝关系密切。寒凝、气滞、血瘀，四肢失于温煦，故见肢冷、色白、肢节疼痛；东汉·张仲景《伤寒论·厥阴病篇》："手足厥寒，脉细欲绝"。风寒湿邪闭阻，则见肢体疼痛，肌肤不仁。病理性质有虚实两端。寒凝、肝郁、湿邪所致者为实；阳气虚弱以虚为主。一般初起属实。病久多见虚证或虚实夹杂证。

辨证论治　临床当分虚实。实证当散寒祛风，理气化瘀；虚证当温阳益气行痹。分证论治见表。

中成药治疗　在辨证的基础上选择适用的中成药。①越鞠丸：疏肝解郁，用于肝郁证。②右归丸：温肾壮阳，用于阳虚。

其他疗法　可采用温针灸。

表　雷诺综合征的分证论治

证型	临床表现	治法	方剂	常用药
寒凝经脉证	素体阳虚，外感寒邪入侵，导致肢端脉络挛急，血液凝滞，难以达到肢端末梢，四肢发凉怕冷，伴肢端麻木。舌紫暗，脉沉细	补益气血温经散寒	四逆汤合吴茱萸汤	制附子、干姜、甘草、吴茱萸、人参、生姜、大枣
风寒湿痹证	正气不足，风寒湿三气合而杂至，侵袭皮肉、筋膜、经络、骨，由浅入深闭阻关节肌肉筋络，气血闭阻不通，导致肢体拘挛，肢端发白。舌淡白苔滑，脉沉弦	化湿散寒祛瘀通络	蠲痹汤合防风汤	羌活、独活、肉桂、秦艽、当归、川芎、炙甘草、海风藤、桑枝、木香、防风、白芷、牛膝、狗脊、白术
肝郁气滞证	神疲乏力，腰背酸痛。舌淡苔黄，脉沉	疏肝解郁健脾	四逆散或越鞠丸	柴胡、枳实、芍药、炙甘草、苍术、香附、川芎、神曲、栀子
阳虚血痹证	畏冷肢凉，感受外风，肢端发白，或游走不定，或滞着一处。舌淡苔白，脉浮	益气活血	黄芪五物汤	黄芪、芍药、桂枝、生姜、大枣

主穴取外关、悬钟，配穴采用曲池、合谷、足三里、太冲等。

转归预后 经药物和手术对症，预后较好，可以完全治愈；由自身免疫性风湿病引起的雷诺现象预后较差。

预防调护 保持平稳情绪、避寒，忌烟酒，皮肤要保持清洁，避免创伤。发生溃疡或坏疽时，应注意皮肤的清洁，必要时配合药物熏洗和外敷。若兼见发热、恶寒、身痛等全身症状时，应及时控制感染和对症治疗。

（王拥军）

zàobì

燥痹（dryness impediment） 因燥邪损伤气血津液，导致孔窍干燥，肢体关节疼痛，甚则损害脏腑的疾病。西医学干燥综合征属于此证范畴。

相关的描述可见于《素问·阴阳应象大论》：“燥胜则干”。《灵枢·九宫八风篇》：“风从西方来，名曰刚风，其伤人也，内舍于肺，外在于皮肤，其气主为燥。”金·刘完素《素问玄机原病式》曰：“诸涩枯涸干劲皴揭，皆属于燥。”明·虞抟《医学正传》认为燥邪可致筋脉拘急：“燥金主于收敛，其脉紧涩，故为病劲强紧急而口噤也。或病燥热太甚而脾胃干涸成消渴者，或风热燥甚怫郁在表而里气平者，或善伸数欠筋脉拘急，或时恶寒筋惕而搐，又或风热燥并而郁甚于里，故烦满而或秘结也。”

病因病机 病因有外感温热燥邪，饮食不节，情志失调，久病体虚。素体阴虚，感受天行燥邪或温热毒邪，灼伤肺阴，津液失布；过食辛辣香燥之品，损伤脾胃阴液，津失输布；情志郁结，五志化火，灼伤阴液；久病房劳，相火妄动，耗伐肾阴，津枯液竭，以上皆可发为燥痹。病机关键为燥邪伤正，导致津液化生、运行、敷布失常，五脏六腑及九窍百骸失于滋润濡养。病位在口、眼、鼻、咽等孔窍及肢体、关节，与肾、肺、脾（胃）、肝、心关系密切。病理因素以燥为主，可夹热、夹瘀、夹毒。病理性质以虚为主，或见虚实夹杂。

诊断 根据临床表现结合病史可作诊断。自身抗体检查、组织学检查、唾液腺、泪腺检查等有助于诊断和鉴别诊断。

诊断要点 ①口、眼、鼻、咽干燥。②肢体关节疼痛。③舌质红，少苔或无苔，舌面少津或无津。④中年女性多见。

鉴别诊断 燥痹需与消渴鉴别。消渴可见口渴多饮，同时常伴多食、多尿、消瘦等特征表现，饮多而不解渴、消谷而善饥，并可兼见小便多而有甜味；而燥痹除口眼干燥外，常伴有关节疼痛，咽痛发颐等表现。

辨证论治 燥痹以虚为主，应辨脏腑及气血阴阳的亏虚。

辨证要点 初期以虚证为主；若病情迁延不愈，正虚邪恋，则呈虚实夹杂之证。

治疗原则 燥痹治疗重在润、通两法，以滋阴生津为基本治则，再据累及脏腑、气血阴阳亏虚的不同采取轻清宣肺、濡养心阴、养脾益胃、柔肝润燥、滋阴补肾、活血通络等治则。

分证论治 见表。

中成药治疗 在辨证的基础

表 燥痹的分证论治

证型	临床表现	治法	主方	常用药
燥伤肺阴证	口干鼻燥，咽痒干咳，胸闷短气，痰少不易咳出，或午后颧红，潮热盗汗，皮毛干燥，关节疼痛。舌红苔少，脉细数	生津润燥 轻清宣肺	清燥救肺汤加味	生石膏、桑叶、沙参、胡麻仁、阿胶、麦冬、杏仁、枇杷叶、忍冬藤、丹参、甘草
燥伤心阴证	口干舌燥，心悸怔忡，烦躁不安，多梦易醒，胸痛憋气，或灼热疼痛，或痛彻肩背，手足心热。舌红少津苔少，或舌光剥，脉细数或细涩	益气养阴 生津润燥	生脉散合一贯煎加减	沙参、麦冬、五味子、生地黄、白芍、熟地黄、知母、地骨皮、当归、炙甘草、川楝子
脾胃阴虚证	口干咽燥，饥不欲食，胃脘灼热隐痛，呃逆嗳气，或大便干结，甚则肌肉枯削无力。舌暗红少津苔少，脉细数	养阴益胃 健脾生津	益胃汤加减	沙参、麦冬、天冬、玉竹、生扁豆、生山药、生地黄、甘草
肝阴亏虚证	口眼干燥，头晕目眩，烦躁易怒，两胁疼痛，五心烦热，潮热盗汗，唇赤颧红，关节疼痛，女子月经量少或闭经。舌暗红少苔，脉弦细数	滋肝润燥 荣筋通络	滋燥养荣汤加减	当归、生地黄、熟地黄、白芍、秦艽、防风、石斛、甘草
肾阴亏虚证	口眼干燥，咽干咽痛，头晕目眩，五心烦热，潮热盗汗，失眠多梦，腰膝酸软，男子遗精、早泄，女子闭经或经少，关节疼痛、变形，形体消瘦，面色黧黑。舌红少津，或有瘀斑，苔少，脉细数	滋阴补肾 填精润燥	滋阴补髓汤加减	党参、生地黄、龟板、知母、黄柏、白术、猪脊髓、当归、茯苓、枸杞子、续断、牛膝、山茱萸、麦冬

上选择适用的中成药。①生脉胶囊：补肺益气养阴，用于燥痹后期气阴两虚证。②六味地黄丸：滋阴补肾，用于肾阴亏虚，口咽干燥，潮热盗汗。

其他疗法 在内科治疗的基础上配合其他疗法。①针灸治疗：主穴曲泽、血海、太冲，泻法，三阴交、太溪，补法。辅穴：燥毒盛者少泽点刺放血；口干加廉泉、外金津、外玉液，泻法；眼干加睛明、四白，针用雀啄法，至眼球湿润；腮腺肿大加颊车、翳风，泻法。②食疗：梨汁、荸荠汁、鲜芦根汁、藕汁或甘蔗汁、麦冬汁各适量，和匀，代茶频饮。

转归预后 燥痹起病隐匿，病程冗长，津液难以速生，需长期治疗。其病势由表及里，由浅入深，终致多脏腑受损，若早期经及时有效的治疗，病情尚可控制，若病情迁延，阴损及阳，阴阳俱虚，则为难治，特别是燥伤肺络，肺气郁闭，或燥伤肾阴，阴损及阳，则预后极差。

预防调护 注意保持口腔及眼部卫生。日常多饮水，少量频服，饮食宜清淡，多喝汤类及多吃新鲜的水果、蔬菜，注意配合食疗，忌食辛辣、香燥之品及饮酒。室内环境保持一定的湿度，防止六淫外邪侵害，预防感冒。

（刘　维）

gānzào zōnghézhēng

干燥综合征（Sjögren Syndrome） 以侵犯外分泌腺体为主的慢性炎症性自身免疫病。除唾液腺和泪腺受损而出现口干、眼干症状外，还可累及其他腺体和器官，出现多系统损害的症状。在中国的患病率为0.29%~0.77%。中年女性多见，男女之比大约为1∶9。属中医学燥痹、燥毒、虚劳范畴。

病因病机 多因先天禀赋不足，感受燥、风、暑、火、毒等外邪，或饮食不节，情志失调，思虑劳倦。病位在五官九窍与肢体关节，与肾、肺、脾、肝、心密切相关。基本病理变化为阴虚津亏，气血瘀阻，孔窍失濡，脏腑失养。病理性质属本虚标实。

辨证论治 本病重在辨清标本虚实，以阴虚、气虚为本，燥、瘀、热、毒为标。早期为阴虚津亏证；阴虚日久，阴损及气，形成气阴两虚证；燥邪蕴积体内，致使津不得布，血不得上行，脏腑不得荣养，功能失调。日久各种病理产物酝酿成毒，燥、瘀、热、毒搏结，交结为患，顽疾重症乃成。治疗应在滋阴润燥的基础上辅以益气、活血、解毒等法。早期多以滋阴润燥为主，阴液得护，津血可行；中期应益气养阴并举；重症应滋阴润燥，清热解毒，活血化瘀并用。分证论治见表。

中成药治疗 在辨证的基础上选择适用的中成药。①六味地黄丸：滋阴补肾，用于阴虚津亏证。②八宝丹胶囊：清利湿热、活血解毒，用于阴虚热毒证。

其他疗法 见燥痹。

转归预后 此病发病缓慢，无系统损害者预后较好，有严重脏器功能损害者预后差。死亡原因多为肺纤维化伴发肺感染、肾功能衰竭、淋巴瘤等。

预防调护 保证充分的休息，保证充足的睡眠，室内维持一定湿度，避免过度劳累。多饮水，少量频服，饮食宜清淡，多喝汤类及多吃新鲜的水果、蔬菜，注意配合食疗，忌食辛辣、香燥之品及饮酒。避免使用阿托品类、抗组织胺类等抑制腺体分泌的药物。

（刘　维）

xiàngbì

项痹（neck impediment） 邪气闭阻颈项部的经络，出现以颈项疼痛，活动不利，伴有头晕目眩

表　干燥综合征的分证论治

证型	临床表现	治法	主方	常用药
阴虚津亏证	口干，眼干，鼻干，咽干，干咳少痰，吞咽干涩，头晕耳鸣，五心烦热，腰膝酸软，夜尿频数。舌红少苔或裂纹，脉细数	滋养阴液生津润燥	沙参麦冬汤合六味地黄丸加减	沙参、麦冬、五味子、生地黄、山茱萸、白芍、茯苓、牡丹皮、丹参、甘草
气阴两虚证	口干，眼干，神疲乏力，心悸气短，食少纳呆，大便溏泻。舌淡少苔，脉细弱	益气养阴生津润燥	当归补血汤合沙参麦冬汤加减	生黄芪、沙参、麦冬、白芍、茯苓、炒白术、石斛、当归、甘草、生扁豆
阴虚热毒证	口干，眼干，咽干，咽痛，牙龈肿痛，鼻干鼻衄，目赤多眵，发颐或瘰疬，身热或低热羁留，大便干结，小便黄赤。舌干红或有裂纹，苔少或黄燥苔，脉弦细数	清热解毒润燥护阴	养阴清肺汤加减	生地黄、沙参、麦冬、元参、浙贝母、桔梗、赤芍、薄荷、黄芩、
阴虚血瘀证	口干，眼干，关节肿痛，肌肤甲错，肢体瘀斑瘀点，肢端变白变紫交替，皮下脉络隐隐。舌暗或瘀斑，苔少或无苔，脉细涩	活血通络滋阴润燥	沙参麦冬汤合四物汤加减	沙参、麦冬、当归、川芎、生地黄、赤芍、三七、牛膝、甘草

为主要表现的疾病。可见神经放射痛，延及肩、臂、肘、腕和手指，致使关节活动受限，后期出现手臂麻木、肌肉萎缩。西医学颈椎病、颈肩综合征属于此病范畴。

发病与外邪侵袭、颈项部外伤、体位不当、劳损、年老体虚有关。正气不足，风寒湿邪侵袭，阻滞颈项部经脉、气血运行，经久失于濡养，可出现筋骨、关节功能障碍，屈伸不利。

此病以康复治疗作为首选。手法、针灸、理疗、封闭等疗法常用于治疗本病。久治不愈或症状严重者，考虑手术治疗。日常注意避免风寒、外伤以及颈项部过劳，适当颈项部功能锻炼将有助于本类疾病的恢复。久病者，肝肾不足，当补益肝肾，可用独活寄生汤；风寒湿闭阻者，当祛风散寒，可用防风汤；瘀血阻滞者，应化瘀通络，可用血府逐瘀汤。

（王拥军）

jǐngzhuībìng

颈椎病（cervical spondylosis）

颈椎间盘及相应的椎间关节退行性改变，邻近组织受累，引起的以颈项部疼痛，活动不利，伴有头晕目眩的疾病。属中医学项痹范畴。

发病多因颈项部外伤、体位不当、劳损、年老体弱等，致使风寒湿邪易于侵袭，阻滞颈项部经络、气血循行。经久可使筋骨失养，肢体、关节功能障碍。颈椎病可分虚实。风寒袭络证用祛风除湿法，方选羌活胜湿汤；气滞血瘀证用活血化瘀法，方选活血舒筋汤；痰湿互阻证用除湿化痰法，方选温胆汤；肝阳上亢证用平肝潜阳法，方选天麻钩藤饮；气血亏虚型用益气养血法，方选黄芪桂枝五物汤。也可采用手法、牵引、针灸、理疗等帮助治疗，但对于脊髓型颈椎病不宜采用手法治疗。非手术治疗无效者、脊髓型颈椎病或严重神经根受压者，可考虑手术治疗。

一般预后良好。出现严重压迫症状者预后欠佳。应注意加强颈肩部肌肉的锻炼，纠正不良姿势和习惯，避免高枕睡眠，注意颈肩部保暖，避免头颈负重物和过度疲劳。及早治疗颈肩、背软组织劳损，防止其发展为颈椎病。劳动或走路时要避免挫伤，避免急刹车时头颈受伤，避免跌倒。

（王拥军）

jǐngjiān zōnghézhēng

颈肩综合征（cervicobrachial syndrome）

颈椎退行性病变引起的持续性或间断性颈部、肩部以至臂肘酸痛、乏力，肌肉僵硬及功能障碍，伴上肢麻木，头部活动明显受限为临床表现的疾病。属中医学项痹范畴。

病因病机 常因年老体虚、生活不节、劳倦日久，而致肝肾不足，精血匮乏，筋脉骨节失于濡养，张弛无度。正气亏虚，腠理不密，偶有跌扑损伤、风寒湿邪侵袭即损伤经脉，气血凝滞，不通则痛；或因正气推动无力，水湿不化，血液不行而致痰湿、瘀血闭阻经脉。

辨证论治 应分虚实论治。实证应祛风散寒，活血化痰。虚证应补益肝肾。分证论治见表。

中成药治疗 在辨证的基础上选择适用的中成药。颈复康颗粒：活血通经止痛，用于气血瘀滞之肩颈疼痛。

转归预后、预防调护见颈椎病。

（王拥军）

yāobì

腰痹（waist impediment）

外邪入侵，肾气亏虚，气血运行不畅所引起的以腰部长期疼痛，弯腰、受寒或劳累加重，或活动受限为主要表现的疾病。西医学腰椎间盘突出症、腰肌劳损属于此病范畴。

病因病机 多因外伤、劳损、房事过度、年老、体虚、先天禀

表　颈肩综合征的分证论治

证型	临床表现	治法	方剂	常用药
风寒湿阻证	颈肩背部关节疼痛、活动不利，可有感冒体征。风邪偏重者疼痛呈游走性。舌淡苔薄白，脉浮缓	疏风散寒除湿通络	蠲痹汤	羌活、独活、桂枝、秦艽、海风藤、桑枝、当归、川芎、乳香、木香、甘草
血瘀阻络证	颈肩背部刺痛，痛处不移、拒按，局部肿胀可有瘀斑，口干不欲饮。舌紫暗或有瘀斑，苔薄白或黄，脉弦涩	活血通络止痛	身痛逐瘀汤	秦艽、川芎、桃仁、红花、甘草、羌活、没药、当归、灵脂、香附、牛膝、地龙
痰湿阻滞证	关节肿胀，顽麻疼痛，头晕目眩，头重如裹，胸闷，脘痞，纳差。舌淡胖苔白腻，脉弦滑	祛痰通络	半夏白术天麻汤	黄柏、干姜、天麻、苍术、茯苓、黄芪、泽泻、人参、白术、炒曲、半夏、大麦蘖面、橘皮
肝肾不足型	颈肩背部疼痛不甚、肿胀、僵硬甚或变形，甚则筋肉挛缩，腰膝酸软，皮肤不仁。舌胖淡或质红，苔薄白，脉沉细	补益肝肾	独活寄生汤	独活、桑寄生、杜仲、牛膝、细辛、秦艽、茯苓、肉桂、防风、川芎、人参、甘草、当归、芍药、干地黄

赋不足、外感风寒湿邪等侵袭腰部所致。基本病理变化肾气亏虚，气血运行失畅。病理性质当辨标本虚实。本虚为肾气肾精不足，标实为寒湿、湿热、瘀血阻滞。

诊断要点 根据临床表现结合病史可作诊断。①腰部疼痛时作，活动受限。②疼痛放射至臀部、腿部，气候变化疼痛发作明显。③有外伤，久居潮湿之地，劳作过度等病史。

辨证论治 当辨本虚标实、外感内伤。

辨证要点 外伤、外感所致者，多为实证；劳损、房劳过度、年老、体虚、先天禀赋不足者所致者多为虚证，如合之以风寒湿邪，则多为虚实夹杂证。

治疗原则 散寒化湿，补肾壮腰，活血通络。

分证论治 见表。

中成药治疗 在辨证的基础上选择适用的中成药。①独活寄生丸：独活寄生汤：祛风湿、补肝肾，用于肝肾两亏、气血不足之风湿久痹。②益肾蠲痹丸：益肾蠲痹丸：温肾助阳、蠲痹通络，用于肾阳亏损证。

其他疗法 常采用按、摩、推、拿、扳、点穴等手法，于局部疼痛之处，或辨证取穴之部位，施行手法，以活血、舒筋、通络、止痛、活利关节。

转归预后 腰痹发病原因不一，治疗效果各异。日久不愈者，常可迁延数年，而致肢体萎弱，或变生他症，预后多不佳。

预防调护 预防风寒湿邪的侵袭，饮食起居应适当，房室应节制，避免过度劳累，对于腰部发生的损伤应及时治疗。加强腰部功能锻炼。

（王拥军）

yāotòng
腰痛（lumbago） 外邪闭阻经络，气血运行不畅所引起的以一侧或两侧腰部疼痛为主要表现的疾病。常见于西医学腰肌纤维炎、强直性脊柱炎、腰椎骨质增生、腰椎间盘病变、腰肌劳损。

《素问·脉要精微论》载："腰者，肾之府，转摇不能，肾将惫矣。"《金匮要略·五脏风寒积聚病脉证》言："肾著之病，其人身体重，腰中冷，如坐水中……干姜苓术汤主之"，论述了寒湿腰痛的证治。元《丹溪心法·腰痛》认为"肾气一虚，凡冲寒、伤冷、处湿、蓄热、血涩、气滞、水积、作劳，种种腰痛，叠见而层出矣"，并认为"凡诸痛皆属火，寒凉药不可峻用，必用温散之药；诸痛不可用参，补气则疼愈甚。"清·尤在泾《金匮翼》提出食积也可引起腰痛："食积腰痛者，食滞于脾而气传于肾也。夫肾受脾之精而脏焉者也，若食不消，则所输于肾者，非精微之气，为陈腐之气矣。而肾受之，乱气伤精，能无痛乎。"

病因病机 病因为外邪侵袭、体虚年衰或跌扑闪挫。病位在腰，为肾之府，并与足太阳膀胱经，任、督、冲、带诸脉相关。基本病机为筋脉闭阻、腰腹失养外感腰痛的主要发病机理是外邪闭阻经脉，气血运行不畅。外感风寒、湿热诸邪，以湿性黏滞，最易痹着腰部，所以外感总离不开湿邪为患。内伤腰痛多因肾精气亏虚，腰腹失其滋润、濡养、温煦。故内伤不外乎肾虚。内外二因，相互影响，风寒湿热诸邪，常因肾虚而客，闭阻经脉发生腰痛。

辨证论治 应分虚实辨治。急性腰痛，病程短，疼痛剧烈，拒按，多属实证；腰痛缠绵，痛

表 腰痹的分证论治

证型	临床表现	治法	方剂	常用药
风寒阻滞证	腰部疼痛拘急，或连及脊背，或窜及腿膝，腰间觉冷，得温痛减。苔薄白，脉浮紧	祛风散寒除湿止痛	薏苡仁汤	独活、桑寄生、杜仲、牛膝、细辛、秦艽、茯苓、肉桂、防风、川芎、当归、芍药
寒湿闭阻证	腰部冷痛重着，转侧不利，静卧而痛不减，阴雨天可使疼痛加剧。舌苔白腻，脉沉而迟缓	祛寒行湿温通经络	甘姜苓术汤合乌头汤	甘草、干姜、白术、茯苓
湿热内蕴证	腰部疼痛，痛处常伴热感，雨天或暑天疼痛加重，烦热口渴，小便短赤。舌苔黄腻，脉濡数	清热利湿舒筋止痛	加味二妙丸	苍术、黄柏、牛膝、归尾、防己、萆薢、龟甲、薏苡仁
气滞血瘀证	腰痛如针刺，痛有定处，痛处拒按，日轻夜重。轻者仰卧不便，重者腰部不能转侧。舌苔紫暗或有瘀斑，脉涩	活血化瘀理气止痛	身痛逐淤汤	当归、丹参、乳香、没药
肾阳虚弱证	腰部酸痛为主，喜按喜揉，遇劳加重，卧床减轻，易反复发作。伴少腹拘急，手足不温。舌淡，脉沉细	温阳补肾	右归丸	熟地黄、山药、山茱萸、枸杞子、菟丝子、鹿角胶、杜仲、肉桂、当归、附子
肾阴亏虚证	腰部酸痛为主，喜按喜揉，遇劳加重，卧床减轻，易反复发作，伴心烦失眠，口燥咽干，面色潮红，手足心热。舌红，脉弦细数	滋阴益肾	左归丸	熟地黄、山药、枸杞、山茱萸、川牛膝、鹿角胶、龟板胶、菟丝子

势隐隐，喜按属虚证。实证时散寒和络止痛，虚证时补肾壮腰通脉。分证论治见表。

中成药治疗 在辨证的基础上选择适用的中成药。①六味地黄丸：补肾养阴，用于肝肾亏损。②血府逐瘀丸：活血祛瘀、行气止痛，主治瘀血内阻之腰痛。

针灸疗法 肾虚选肾俞、太溪、腰阳关、委中，采取补法；瘀血选命门、委中、膈俞、血海，采取泻法。

转归预后 腰痛可以出现于各种疾病之中，一般而言，原发病得到治愈，腰痛亦可随之而愈或好转。

预防调护 此病因为常反复发作，所以要“防重于治”，适度的功能锻炼将有助于本病的康复，病情严重者，应卧硬板床休息，病情缓解后，可戴腰围，固定保护腰部，配合以手法、药物、理疗常能取得良效。

（王拥军）

yāojī láosǔn

腰肌劳损（lumbar muscle strain）

腰部肌肉及其附着点筋膜或骨膜的慢性损伤性炎症。以腰部隐痛反复发作，劳累后加重，休息后缓解等为主要表现。又称腰背肌筋膜炎。属中医学腰痹范畴。

（王拥军）

zúgēnbì

足跟痹（heel impediment）

气血闭阻于足跟部经脉而引起的以足跟部疼痛为主要表现疾病。好发于中老年人。常见于西医学跟腱周围炎、跟骨骨质增生、跟骨骨骺炎。

多由于足跟部外伤、劳损；或肾气不足，复感风寒湿邪侵袭，致使气血循行不畅，闭阻筋络。肝主筋，肾主骨，足跟乃肾经循行之范围，本病与肝肾亏虚有关。临床主要表现为单侧或双侧足跟或脚底部酸胀或针刺样痛，疼痛有时可沿跟骨内侧向前扩散至足底。长时间行走、站立或天气变化能使本病加重。X线检查一般无异常发现。

以活血化瘀，补益肝肾为主要治法。亦可采用手法、针灸、中药、熏洗、物理疗法等综合治疗。久治不愈或症状严重者可采用手术治疗。一般预后良好。足部应注意保暖，避免剧烈运动。外伤后及时、有效治疗，可减少发病。

（王拥军）

gēngǔ gǔhóuyán

跟骨骨骺炎（epiphysitis of calcaneum）

骨骺尚未闭合者因活动量大，长期慢性摩擦刺激引起跟骨骨骺缺血性改变而引起的以足跟后部疼痛，肿胀和压痛为主要表现的疾病。属中医学足跟痹范畴。

（王拥军）

piānbì

偏痹（partial impediment）

腰部或肢体筋脉气血闭阻，循行不畅所引起的以腰痛向一侧下肢后外侧放射，麻木、疼痛，腹压增加时疼痛加重，活动受限为主要表现的肢体痹病类疾病。西医学坐骨神经痛、梨状肌综合征属于此病范畴。

病因有闪挫劳损、感受外邪，使腰部或肢体筋脉气血闭阻，循行不畅所致，后期可因濡养不能，发生肌肉萎缩，肢体活动不能、行走困难。本病当分虚实论治。瘀血阻滞证可见痛处固定，或胀痛不适，或痛如锥刺，日轻夜重，或持续不解，当活血化瘀、通络止痛，用桃红四物汤；寒湿闭阻证可见冷痛重着，转侧不利，逐渐加重，痛处喜温，得热则减，当祛风散寒止痛，用蠲痹汤；肝肾亏虚型可见患侧空痛，腰膝酸软，眩晕耳鸣，当补益肝肾、温经止痛，用独活寄生汤。也可采用推、拿、扳、点、按、揉等手法治疗，可在肢臀部发挥活血驱寒、舒筋通络、软坚散结之功效，也可配合针灸、理疗、封闭、敷

表 腰痛的分证论治

证型	临床表现	治法	主方	常用药
寒湿闭阻证	腰部冷痛重着，静卧病痛不减，寒冷和阴雨天加重。舌淡苔白腻，脉沉而迟	祛风除湿散寒止痛	甘姜苓术汤	干姜、茯苓、桂枝、牛膝、杜仲、桑寄生、白术
湿热内阻证	腰部疼痛，重着而热，暑湿阴雨天加重，身体困重，小便短赤。苔黄腻，脉濡数或弦数	清热燥湿通脉止痛	加味二妙散	苍术、黄柏、牛膝、木瓜、薏苡仁、泽泻、伸筋草
瘀血阻滞证	腰痛如刺，痛有定处，多有外伤史。舌紫暗或有瘀斑，脉涩	活血化瘀止痛	身痛逐瘀汤	当归、川芎、桃仁、红花、香附、没药、五灵脂、延胡索
肾阴亏损证	起病缓慢，腰痛隐隐，腰脊酸软无力，不能久立，眩晕，耳鸣，口燥咽干，面色潮红。舌红少苔，脉沉细数	滋阴补肾濡养筋脉	左归丸	山药、熟地黄、山茱萸、枸杞、龟板胶、菟丝子、牛膝
肾阳虚弱证	起病缓慢，腰痛隐隐，腰脊酸软无力，局部发凉，喜温喜按。舌淡，脉迟	补肾壮阳温煦经脉	右归丸	肉桂、制附子、杜仲、淫羊藿、牛膝、黄芪、党参、升麻

贴等方法治疗。疗效不明显者，可考虑手术，以缓解或解除对神经形成的刺激、压迫。

（王拥军）

lízhuàngjī zōnghézhēng

梨状肌综合征（pyriformis syndrome） 梨状肌损伤压迫坐骨神经而引起的以骶髂关节区疼痛，大腿后侧放射痛，行走困难，跛行为主要表现的疾病。属中医学痹病范畴。多因正气不足，感受风寒湿邪或闪挫劳损，筋膜受伤，气血瘀滞所致。临床上常用活血化瘀，清热除湿或温化寒湿等法。一般情况下，手法治疗作为首选，亦可采用中药辨证施治或针灸、封闭等方法，非手术治疗无效者，可考虑手术治疗，以解除坐骨神经的压迫。此病尽快做手法治疗，疗效较佳。日常工作劳动中，应避免再次受伤。避风寒，以免加重病情。

（王拥军）

zuògǔshénjīngtòng

坐骨神经痛（sciatica） 由于外感戾气、劳伤或内伤诸因引起的坐骨神经通路及其分布区的疼痛综合征。即位于足少阳胆经经脉气血闭阻不通，而引起的以臀部、大腿后侧、小腿后外侧和足外侧的疼痛为主要表现的疾病。与中医学痹病相关。涉及此病的疾病包括坐骨神经炎、腰椎间盘脱出、椎管狭窄、腰椎小关节增生、腰椎压缩性骨折、腰椎先天畸形（腰椎骶化，骶椎腰化，脊椎隐裂）、强直性脊柱炎、占位性病变（椎管内肿瘤、盆腔内肿瘤、腰椎结核、妊娠子宫压迫）、骶髂关节炎、臀部外伤。

病因病机 禀赋不足、素体虚弱；加之劳累过度，或久病体虚、肝肾不足、气血耗伤、腠理空疏，致使外邪乘虚入侵。感受风寒湿热邪气或跌仆劳伤，气血闭阻而引起疼痛。病位在足少阳胆经，与肝、肾相关。

辨证论治 应辨风寒湿热邪气的偏重。风邪盛者，多呈游走性，部位不定；寒邪盛者，以冷痛为着，痛处不移，遇寒加重；湿邪盛者，以骨节重着为主，屈伸不利；热邪者，痛处红肿热痛；因瘀血而痛者，痛如针刺，痛有定处，痛处皮肤紫暗。以活血通经止痛为基本治疗原则。分证论治见表。

中成药治疗 在辨证的基础上选择适用的中成药。独活寄生丸：养血舒筋、祛风除湿，用于风寒湿证，腰膝冷痛、屈伸不利。

其他疗法 可用手法治疗作为首选，亦可采用针灸、封闭等方法。非手术治疗无效者，可考虑手术治疗，以解除坐骨神经的压迫。

转归预后 一般预后良好。但因自身免疫性疾病或肿瘤压迫所致者预后欠佳。

预防调护 应睡硬板床，可坚持做床上体操。劳逸结合，生活规律，适当参加各种体育活动。运动后要注意保护腰部和患肢。慎起居，适寒湿。

（王拥军）

zhībì

肢痹（limb impediment） 外邪或痰瘀闭阻，出现以四肢麻木不仁、疼痛、重着、屈伸不利为主要表现的疾病。参见痹病。

（王拥军）

yīn-yángdú

阴阳毒（yin-yang toxin） 感受疫毒，内蕴咽喉，侵入血分出现以面赤斑斑如锦纹、咽喉痛、吐脓血、面目青、身痛如被打伤、咽喉痛为主要表现的疾病。西医学系统性红斑狼疮、皮肌炎、贝赫切特综合征属于此病范畴。

东汉·张仲景《金匮要略》

表 坐骨神经痛的分证论治

证型	临床表现	治法	方剂	常用药
风湿闭阻证	下肢关节肌肉疼痛、酸楚、重着，疼痛呈游走性，可伴关节肌肉肿胀，屈伸不利，亦可有肌肤麻木不仁，初起多有恶风发热等表证。舌淡苔薄白或薄腻，脉浮缓和濡缓	祛风除湿通络止痛	蠲痹汤	羌活、独活、桂枝、秦艽、海风藤、桑枝、当归、川芎、乳香、木香、甘草
寒湿闭阻证	下肢肌肉关节冷痛、重着，痛有定处，日轻夜重，遇寒痛增，得热则减，或痛处肿胀，皮色不红，触之不热，或屈伸不利。舌淡苔白或白腻，脉弦紧或弦缓	温经散寒祛湿通络	乌头汤	麻黄、芍药、黄芪、甘草、川乌
湿热闭阻证	下肢肌肉疼痛剧烈，痛不可触，触之发热，伴壮热烦渴，或见皮下结节，关节不得屈伸，或肿胀有波动感。舌红苔黄腻，脉滑数	清热解毒凉血通络	清热地黄汤	水牛角、生地黄、芍药、牡丹皮
瘀血闭阻证	下肢肌肉、关节刺痛，痛处不移，久痛不已，或痛处拒按，局部肿胀可有瘀斑或硬结，或面部暗黑，肌肤干燥无光泽，口干不欲饮。舌紫暗或有瘀斑，苔薄白或薄黄，脉沉弦细涩	活血化瘀舒筋通络	身痛逐瘀汤	秦艽、川芎、桃仁、红花、甘草、羌活、没药、当归、五灵脂、香附、牛膝、地龙

提出阴阳毒病名："阳毒之为病，面赤斑斑如锦纹，咽喉痛，唾脓血，五日可治，七日不可治，升麻鳖甲汤主之。阴毒之为病，面目青，身痛如被杖，咽喉痛。五日可治，七日不可治，升麻鳖甲汤去雄黄、蜀椒主之。"明·赵献可《医贯》指出："此阴阳一毒专感天地疫病非常之气，沿家传染，所谓时疫证也。"

病因病机 禀赋不足，脏腑失调为发病基础；劳倦过度，饮食不当，情志内伤，外感六淫邪毒是致病原因。病机多属本虚标实，肾阴亏虚是本，血热瘀毒为标。在先天不足，阴血亏虚，脏腑失调的基础上，风燥暑热外邪与内热虚火相搏，燔灼营血，熏蒸肌表。若感受风寒湿邪，则易于闭阻肌肉筋骨。如饮食不当，劳倦内伤，七情过极，扰动阴阳，耗伤精血，血热火盛，肌肤血络受损，出现面赤身热，皮肤斑疹。疾病初起，虽有阴血不足，脏腑亏虚的病理变化，但病变部位主要以肌表血脉筋骨为主。病情发展，内侵脏腑，损及肾、心、脑、肝、胆、肺、脾。

诊断 根据临床表现结合病史可作诊断。

诊断要点 阳毒可见赤斑如锦纹、咽喉痛、吐脓血；阴毒可见面目青、身痛如被杖、咽喉痛为主要症状。

鉴别诊断 应与温病发斑相鉴别。温病发斑多有一定的潜伏期，皮疹出现的病期、发疹顺序、分布范围、经过情况有特殊规律，实验检查有特异反应，抗核抗体系列检查阴性可资鉴别。

辨证论治 应分虚实辨治。

辨证要点 病变初期以邪实为主，病久则以正虚为主；皮肤红斑、关节疼痛明显者以邪实为主，内脏损害多见正虚之象。

治疗原则 治疗当补虚泻实，正邪兼顾。从脏腑分类，补虚有补肾、益肝、健脾、宁心、养肺的不同；从阴阳气血而言，有温阳、益气、滋阴、养血的区别。

分证论治 见表。

转归预后 阴阳毒预后差异较大，如病变仅在肌表经络，虽病程较长，但预后一般较好。如病已入脏腑，转为心痹、肾痹等，则预后较差，甚至有生命危险。

预防调护 此病患者应避免日光曝晒及紫外线照射。按时作息，不宜过于疲劳。节制房室，严格控制妊娠。调摄寒温，适应四时气候变化，尤其在初冬，感冒多发季节，避免六淫邪毒侵袭而诱发本病。注意饮食忌宜，禁烟酒。内热重者，宜食凉性食物，水果也宜选用生梨、西瓜、生藕、荸荠等。忌食羊肉、狗肉、马肉、驴肉等温性食物，可诱发和加重病情。辣椒、青椒、大蒜、大葱、韭菜、桂圆等热性的食物不宜多食。

（汪　悦）

xìtǒngxìng hóngbānlángchuāng

系统性红斑狼疮（systemic lupus erythematosus）

累及多系统、多器官的自身免疫性、炎症性结缔组织疾病。血清中出现以抗核抗体为代表的多种自身抗体和多系统受累是主要临床特征。多发于青年女性，临床症状呈多样性，反复发作，以关节、肌肉、皮肤、肾脏等为主要累及组织或器官。属中医学阴阳毒、红蝴蝶疮、鬼脸疮范畴。

病因病机 先天禀赋不足，后天失于调养，或七情内伤，加之日光阳毒，六淫侵袭为本病之因；病机为机体阴阳失衡，气血瘀滞，经络阻滞。热毒上炎面肤，则发红斑；入里灼伤营血，熏蒸脏腑，故致脏腑全身错综复杂之证候出现。如阴血内伤，心络闭阻，导致心悸不安、胸闷心痛；肺失宣肃，内生积饮，出现咳喘

表　阴阳毒的分证论治

证型	临床表现	治法	主方	常用药
热毒炽盛证	高热持续不退，烦躁不眠，面部蝶形红斑，皮肤紫斑，关节肌肉酸痛，大便干结，小便短赤。舌红苔黄腻，脉洪数或弦数	清热解毒	黄连解毒汤、五味消毒饮	黄连、黄芩、黄柏、山栀、知母、白茅根、水牛角、羚羊角、生地黄、牡丹皮、生石膏、生玳瑁、金银花
邪入气营证	壮热不已，红斑色鲜艳，或有水肿型红斑，甚者可有血疱或大疱，神昏谵语，抽搐，吐血衄血，皮肤紫斑。舌红绛苔黄，脉洪数或弦数	清气凉营	清营汤合清瘟败毒饮	水牛角、牡丹皮、赤芍、生地黄、玄参、生石膏、知母、生玳瑁、黄连、黄芩、山栀、金银花、连翘、竹叶、生甘草
风湿热痹证	关节肿胀疼痛，游走不定，痛不可近，屈伸不利，或局部发热、严重者口渴，咽干，烦闷不安，低热，小便短赤，大便秘结。舌红苔黄，脉数有力	祛风清热除湿通络	白虎桂枝汤合桂枝芍药知母汤	生石膏、知母、忍冬藤、桂枝、秦艽、羌活、独活、防风、薏苡、海风藤、虎杖、桑枝、威灵仙
阴虚火旺证	持续低热，五心烦热，斑疹暗红，自汗盗汗，咽干咽痛，耳鸣腰酸，脱发，足跟疼痛。舌红或舌光无苔，脉细数	养阴清热	青蒿鳖甲汤、玉女煎	南北沙参、天麦冬、玄参、玉竹、青蒿、秦艽、鳖甲、知母、黄柏、牡丹皮、山茱萸、生地黄、地骨皮、女贞子

气急；脾胃损伤，生化乏源，则见纳少便溏，气短乏力；阴虚阳亢，肝络失和，可致头痛、眩晕、胁肋疼痛；湿热困遏，胆汁泛溢，则现黄疸；病久及肾，水液不归正化，以致肢体浮肿，精微下泄；湿热瘀毒，上攻巅脑，可出现神识昏昧，痉厥抽搐。

辨证论治 辨证多属本虚标实之证，故必须辨明本虚和标实的主次。标实为主者，须进一步辨明在气、在营、在血，何脏受累，病之轻重缓急；本虚为主者，还须进一步辨其气虚、阳虚、阴虚何者为主以及病位所在。治疗当根据标本虚实的主次，确立相应的治法。由于此病多见肝肾阴虚，热毒侵袭，故滋阴降火，清热解毒为常用之治疗大法。分证论治见表。

中成药治疗 在辨证的基础上选择适用的中成药。①雷公藤片：清热解毒，用于关节肿痛者。②昆明山海棠片：祛风除湿、舒筋活络、清热解毒，用于轻型系统性红斑狼疮。

转归预后 预后欠佳，通过中西医结合等治疗，生存率虽大有改善，但仍属于难治性疾病。此病存活期长短同早期诊治和早期治疗有关，只有在早期正确的诊断之后，才可能早期治疗，这是预后好坏的关键所在。

预防调护 系统性红斑狼疮病情复杂，且每因气候、情志、劳累、饮食等因素而急剧加重。故本病在稳定期、缓解期需预防其发作，无论病情活动或已缓解，都应定期到专科专病医生处进行长期随访，才能达到最佳的疗效。避免日光曝晒及紫外线照射；需按时作息，不宜过于疲劳；节制房室，缓解期方可进行正常性生活；严格控制妊娠，疾病未控制时，不宜妊娠。调摄寒温，适应四时气候变化，尤其在初冬，感冒多发季节，避免六淫邪毒侵袭而诱发旧疾。禁烟酒，也不宜用药酒、补酒等治疗。内热重者，宜食凉性食物。忌食羊肉、狗肉、马肉、驴肉等温性食物，可诱发

表　系统性红斑狼疮的分证论治

证型	临床表现	治法	主方	常用药
阴虚内热证	面部红斑，皮肤暗红斑点，两颊潮红，咽干口渴，烦躁不寐眠，长期低热，手足心热，盗汗。舌红苔少或薄黄，脉细数	滋阴补肾清热凉血	知柏地黄丸	知母、黄柏、生地黄、牡丹皮、泽泻、地骨皮、玄参、石斛、青蒿、麦冬
气营热盛证	发病急骤，持续高热，皮肤红斑或瘀斑，或有吐血、衄血、便血、紫斑，关节肌肉疼痛，烦躁不眠，严重时神昏、谵语、抽搐。舌红绛苔黄或光剥，脉洪数	清热凉血解毒化斑	清瘟败毒饮	水牛角、生地黄、牡丹皮、赤芍、银花、玄参、紫草、生石膏、知母、生甘草
肝肾阴虚证	低热绵绵，手足心热，皮疹暗紫，关节酸楚，头晕耳鸣，腰膝酸痛，月经不调。舌红少津或有裂纹，脉细或细数	培补肝肾解毒化斑	六味地黄丸	熟地黄、山药、山茱萸、女贞子、旱莲草、天麦冬、枸杞子、菟丝子、续断、制首乌、牡丹皮、黑大豆、赤小豆、六月雪、落得打、猪茯苓、漏芦、乌梢蛇、僵蚕、白薇、凌霄花
气阴两虚证	皮损红斑不退，色鲜红，高热后持续低热，手足心热，口渴咽干，心烦不眠，少气懒言，面色不华，关节酸痛，毛发脱失。舌红苔薄或无，脉细数或濡数	益气养阴通经活络	生脉饮	太子参、麦冬、五味子、生地黄、玄参、黄芪、沙参、石斛、当归、丹参、鸡血藤
气血两虚证	面色苍白，神疲乏力，汗出，心悸气短，眩晕耳鸣，月经量少色淡，或闭经。舌淡苔薄白，脉细无力	益气养血气血两补	八珍汤	党参、茯苓、白术、甘草、当归、川芎、生地黄、白芍、黄芪、麦冬、五味子
脾肾阳虚证	面色无华，四肢浮肿，腹部胀满，腰膝酸软，神疲乏力，足跟痛，肢冷面热，尿少或尿闭；或见悬饮，胸胁胀满，气促，喘咳，痰鸣，精神萎靡。舌质淡，舌体胖嫩，苔少，脉沉细弱	健脾温肾通阳利水	金匮肾气丸	熟附子、肉桂、熟地黄、山茱萸、山药、牡丹皮、茯苓、泽泻、党参、黄芪、白术、丹参、车前子
风湿热痹证	四肢关节疼痛，或伴肿胀，或有僵硬，皮疹时现，或有发热，恶风怕冷。舌暗红苔薄黄，脉细弦数	疏风清热化瘀通络	桂枝芍药知母汤	桂枝、白芍、知母、苍术、熟附子、麻黄、生地黄、防风、玄参、知母、丹参、鬼箭羽、青风藤、川牛膝
肝脾血瘀证	面部红斑呈蝶型对称，颜色红，鳞屑灰白，黏着难剥，伴胸胁胀痛，头目晕痛，腹胀纳呆，月经不调或痛经。舌暗红或有瘀点，苔薄黄，脉弦涩或弦数	疏肝理气活血化瘀	逍遥散	柴胡、当归、白芍、郁金、白术、茯苓、桃仁、红花、枳壳、川楝子、薄荷、生甘草、煨姜
瘀热郁肺证	胸闷胸痛，心悸气短，动则尤甚，咽干口渴，烦热不安，咳嗽痰少。舌暗红苔腻，脉滑数或偶结代	清热祛饮活血化瘀	泻白散	桑白皮、地骨皮、葶苈子、黄芩、鬼箭羽、知母、郁金、杏仁、瓜蒌皮、生地黄、枳壳、茯苓、猪苓

和加重病情。辣椒、青椒、大蒜、大葱、韭菜、桂圆等热性的食物不宜多食。

（汪　悦）

húhuò

狐惑（Behcet disease）　湿热毒互结所引起的以口腔、眼、外阴溃烂，伴神情恍惚不安，下肢起红块如瓜藤缠为主要临床表现的疾病。女性及青壮年多见，春季易发。相当于西医学贝赫切特综合征，并与梅毒、羌虫病相关。

东汉·张仲景《金匮要略·百合病狐惑阴阳毒病脉证并治第三》首先提出此病的病名，并对其证治做了较详细的叙述，其主要症状是“状如伤寒，默默欲眠，目不得闭，卧起不安，蚀于喉为惑，蚀于阴为狐。不欲饮食，恶闻食臭，其面目乍赤、乍黑、乍白”。晋·王叔和《脉经》云：“病人或从呼吸上蚀其咽，或从下焦蚀其肛阴，蚀上为惑，蚀下为狐，狐惑病者，猪苓散主之。”隋·巢元方《诸病源候论·伤寒狐惑候》曰：“夫狐惑二病者，是喉阴之为病也。初得状如伤寒，或因伤寒而变成斯病。其状，默默欲眠，目瞑不得眠，卧起不安。虫食于喉咽为惑，食于阴肛为狐。恶饮食，不欲闻食臭，其人面目翕赤翕黑翕白。食于上部其声嗄，食于下部其咽乾。此皆由湿毒气所为也。”

病因病机　病因为先天禀赋不足，外感湿热毒气，或热病、毒痢、斑疹余毒未尽，与湿浊相合而致湿热毒气内壅，结于脏腑。或因饮食不节或过食肥甘厚腻，使脾运失健、湿邪内蕴，聚湿生热；或长期忧思郁怒，则肝失疏泄，郁久化热，侮土而湿邪内生，又致湿热互结致病。病理因素主要是湿热毒邪。湿热毒邪壅盛，不得透泄，充斥上下，循经走窜于眼目、口咽、二阴、四肢等处而致蚀烂疡溃。毒火熏蒸，扰及心神，则神情恍惚，坐卧不宁；湿蕴脾胃，则其纳化受阻，而厌食恶心；湿热夹邪毒下注，以致气凝血滞而成阴蚀，或致经络阻隔。湿热毒气内入营血，郁于肌肤引起皮肤损害；郁久化火，肝火内炽，上炎于目，蚀于口，则病损及眼与口。湿热久羁，热伤阴液，劫烁肝肾之阴，肝肾阴虚，经脉失其濡养，孔窍失其滋润，亦可致循经部位溃疡；若阴虚日久，脾肾阳虚，阴损及阳，阳虚阴盛，寒湿凝滞，则致病情反复缠绵难愈。本病一般在早期多为实证，中晚期则多为本虚标实；其病位涉及肝、脾、肾、心诸脏；其病机不外湿热毒气熏蒸，内则损伤脏腑，外则发为痈疡。

诊断要点　根据临床表现结合病史可作诊断。①咽喉、牙龈、舌、口腔黏膜之溃疡。②阴茎、龟头、阴囊及女子阴唇等处溃疡。③目赤，畏光，肿痛，化脓，视力减退甚则失明。④下肢红斑结块，或皮肤脓点、生疮如粟。

辨证论治　应分寒热、虚实辨治。

辨证要点　早期多属实火，由于湿热蕴久而致，其特点是发病迅速，痛处颜色鲜红或深红，灼热，疼痛，糜烂，腐臭，脉象洪数或弦数；中晚期多属虚火，其特点是发病徐缓，病程往往达数月或数年，疡面久不愈合，或屡愈屡发，患处呈淡红或暗红色，多见平塌凹陷，脉象沉细或缓涩。又由于病程长，且常呈发作性，故临床上多见虚实夹杂之证，应注意观察证候的虚实寒热变化。

治疗原则　初期当以祛除湿热毒邪为原则，可兼以理气活血；病久伤及阴液，可宜滋阴清热解毒，损及脾肾之阳，可温补脾肾，佐以温阳活血。若病情复杂，寒热错杂，可主次辨证，配合施治。

分证论治　见表。

中成药治疗　在辨证的基础上选择适用的中成药。①知柏地黄丸：滋阴降火，用于狐惑阴虚火旺者。②黄连上清丸：清热泻火，用于狐惑火盛者。

其他疗法　在内科治疗的基础上配合其他疗法。①苦参煎水洗外阴，用于外阴溃疡。②竹叶适量，研极细末，经消毒处理后，

表　狐惑的分证论治

证型	临床表现	治法	主方	常用药
肝脾湿热证	口舌破溃灼热疼痛，外阴溃烂红肿疼痛，眼见血丝红肿，下肢红斑结块潮红灼热而痛，口中黏腻。舌苔黄腻，脉濡数或弦数	清热化湿	甘草泻心汤	生甘草、黄连、黄芩、干姜、半夏、土茯苓、人中白、山栀、灯芯草
肝肾阴虚证	溃疡反复频繁发作，视物不清，头晕，腰酸，口燥咽干，眼内干涩，手足心热，胁胀胸闷。舌红，脉弦细兼数	养阴解毒	知柏地黄丸	知母、黄柏、生地黄、牡丹皮、泽泻、地骨皮、玄参、青蒿、麦冬、白芍
脾肾阳虚证	溃疡反复发作，遇冷加剧，畏寒肢冷，食少，自汗，心悸，夜尿多。舌淡或紫，或有瘀斑，苔白腻，脉沉细无力	温补脾肾	金匮肾气丸	熟附子、肉桂、熟地黄、山茱萸、山药、牡丹皮、茯苓、泽泻、黄芪、白术、丹参、车前子

散于口腔破溃处，用于口腔溃疡。③陈艾叶、黄药子、白矾，煎水洗外阴，用于外阴溃疡。④吴茱萸研粉，调醋成糊状，置纱布上贴两足心涌泉穴，每晚1次。可引火下行、治疗口舌生疮。

转归预后 大部分预后良好，但有眼病者，其视力可严重下降，甚至失明。治疗该病的药物大多都有不良反应，尤其是长期服用者更须注意。服用期间必须根据临床表现而不断调整剂量，同时需要严密监测患者血常规、肝肾功能、血糖以及血压等，出现异常情况者应及时减量、停药或改用其他药物。

此病反复发作并呈进行性发展，并发肺部血管炎引起咯血或中枢神经系统病变者预后不良。约10%~20%患者合并大中血管炎，是致死致残的主要原因。

预防调护 此病病情易反复，呈慢性发作过程，须坚持较长时间的治疗，以冀巩固。此病多呈进行性发作，如治疗不及时或治疗不当，可致口咽部损害面积增大，声嘶；眼部可出现充血化脓、失明，危害尤大。应及时处理局部蕴毒化脓。若继发外感，应及时治疗避免反复迁延。生活应规律，饮食应清淡。本病之蚀烂部位较多，故应及时给予适当处理。使患者了解本病的特点，坚持治疗。同时，应避免过劳，心情愉快，加强户外活动。

（汪　悦）

Bèihèqiètè zōnghézhēng

贝赫切特综合征（Behcet syndrome） 以复发性口腔溃疡、生殖器溃疡、眼炎及皮肤损害为主要表现的慢性血管炎症性疾病。又称白塞综合征。可累及血管、神经系统，消化道、关节、肺、肾、附睾等器官。属中医学狐惑范畴。

病因病机 多因先天禀赋不足，外感湿热毒邪，或热病、毒痢、斑疹余毒未尽，与湿浊相合而致湿热毒邪内蕴，结于脏腑，而成本病；或饮食不节，过食肥甘厚腻，使脾运失健、湿邪内蕴，聚湿生热；或长期忧思郁怒，则肝失疏泄，郁久化热，侮土而湿邪内生，又致湿热互结致病。湿热毒邪壅盛，不得透泄，充斥上下，循经走窜于眼目、口咽、二阴、四肢等处而致蚀烂疡溃。毒火熏蒸，扰及心神，则神情恍惚，坐卧不宁；湿蕴脾胃，则其纳化受阻，而厌食恶心；湿热夹邪毒下注，以致气凝血滞而成阴蚀，或致经络阻隔。湿热毒邪内入营血，郁于肌肤引起皮肤损害；郁久化火，肝火内炽，上炎于目，蚀于口，则病损及眼与口。湿热久羁，热伤阴液，劫烁肝肾之阴，肝肾阴虚，经脉失其濡养，孔窍失其滋润，亦可致循经部位溃疡；阴虚日久，脾肾阳虚，阴损及阳，阳虚阴盛，寒湿凝滞，则致病情反复缠绵难愈。病位涉及肝、脾、肾、心诸脏，一般在早期多为实证，中晚期则多为本虚标实，病机不外湿热毒邪熏蒸，内则损伤脏腑，外则发为痈疡。

辨证论治 此病乃肝、脾、肾三经之病变。病变主要为眼目红赤，当责之于肝；病变以口唇破溃、皮肤红疹为主，当责之于脾；病变以前后二阴溃疡为主，当责之肾。其次要辨病之虚实，病程较短，局部肿痛明显，溃疡数目较多者，多为实火；病程较长，反复发作，肿痛不甚，溃疡数目不甚多，但难以愈合者，多系虚火所致。治疗当以清热除湿，泻火解毒为原则。气郁化火者，佐以理气解郁；阴虚火旺者，滋阴降火；阴虚及阳，虚阳上扰者，又当温阳散火；病久不愈者，还应加入活血行瘀之品。分证论治见表。

转归预后 此病多呈慢性过程，容易复发，必须坚持治疗，大多预后良好，少数病情严重者，可发生失明，甚至瘫痪等严重并发症。

预防调护 此病常继发于外感之后，故凡遇外感，应及时治疗避免反复迁延。并避免劳累，预防感冒。保持局部清洁，经常清洁口腔，或用药物漱口，勤换衣裤，促使溃疡尽快修复。生活应规律，饮食应清淡，对于肥甘厚味、烟、酒等蕴热生湿之品应

表　贝赫切特综合征的分证论治

证型	临床表现	治法	主方	常用药
湿热蕴毒证	起病急，病程短，口腔黏膜及外阴溃疡，灼热疼痛，或下肢皮肤红斑结节，或伴有畏寒发热，心烦口干，胸闷纳呆，妇女带下黄稠，小溲短赤。舌苔黄腻，脉濡数或弦数	清热解毒化湿和中	龙胆泻肝丸合甘草泻心汤	龙胆草、山栀、黄芩、通草、车前子、柴胡、当归、生地黄、生甘草、黄连、干姜、制半夏、党参、大枣
气郁化火证	反复发生口腔及外阴溃疡，皮肤出现结节红斑，胸胁胀满，眼红目赤，心烦口苦，小便黄赤，大便干结。舌红苔黄腻，脉弦数	清肝泻火疏利气机	丹栀逍遥散	牡丹皮、山栀、黄芩、川木通、车前子、柴胡、当归、生地黄、甘草

续 表

证型	临床表现	治法	主方	常用药
心脾积热证	口舌、外阴破溃，皮肤结节红斑，心烦口苦，夜寐不宁。舌红苔黄，脉弦数	清心泻胃散火解毒	清胃散合导赤散	黄连、生地黄、牡丹皮、当归、升麻、通草、竹叶、甘草梢
阴虚火旺证	病程日久，口腔及外阴溃疡反复发作，头目眩晕，妇女月经不调，男子遗精，手足心热，夜寐梦多，口干口苦。舌红少苔，脉象细数	滋补肝肾养阴清热	知柏地黄丸	知母、黄柏、干地黄、山茱萸、山药、茯苓、泽泻、牡丹皮
虚阳上扰证	口腔及外阴溃疡反复不愈，口舌干燥，心烦不寐，腰膝酸软，形寒怕冷，腰以下为甚。舌淡苔薄，脉沉细	温阳散火	金匮肾气丸交泰丸	附子、干地黄、山茱萸、山药、茯苓、泽泻、牡丹皮、黄连、肉桂

严加节制。患病后一定要保持心情愉快、舒畅，切勿精神紧张、情绪急躁，或忽视病情，延误治疗。

（汪 悦）

wěibìng

痿病（flaccidity disease） 津液、气血、精髓亏耗，筋脉失于濡养所引起的以肢体筋脉弛缓，软弱无力，不能随意运动或伴有肌肉萎缩为主要表现的疾病。又称痿证、痿痹、痿躄。西医学脱髓鞘性多发性神经病、运动神经元疾病、脊髓病变、重症肌无力属于此病范畴。

《黄帝内经》阐述了痿证的病因病机、病证分类及治疗原则。《素问·痿论》："故肺热叶焦，则皮毛虚弱急薄，甚则生痿躄也……肝气热，则胆热口苦，筋膜干，筋膜干则筋急而挛，发为筋痿；脾气热，则胃干而渴，肌肉不仁，发为肉痿；肾气热，则腰脊不举，骨枯而髓减，发为骨痿"，指出其主要病机是"肺热叶焦"，将痿证分皮、脉、筋、骨、肉五痿。治疗上，《素问·痿论》提出"治痿独取阳明"的基本原则。金·张子和《儒门事亲》认为痿证的病机是"肾水不能胜心火，心火上灼肺金。肺金受火制……则生痿躄"。清·叶天士《临证指南医案·痿》指出病位在肝、肾、肺、胃："脉痿、筋痿、肉痿、骨痿之论……以诸痿一症，或附录于虚劳，或散见于风湿，大失经旨，赖丹溪先生特表而出之，惜乎其言之未备也。夫痿证之旨，不外乎肝肾肺胃四经之病。"

病因病机 病因有外感温热毒邪，内伤情志、饮食劳倦、先天不足、房室不节、跌打损伤及接触神经毒物性药物。基本病机为津液、气血、精髓亏耗，筋脉失于濡养。病变部位在筋脉肌肉，但与肺、脾、胃、肝、肾密切相关。可见肺热津伤，津液不布；湿热浸淫，气血不运；脾胃亏虚，精微不输；肝肾亏损，髓枯筋痿四类。病理性质有虚实两端，急性发病者多邪实，久病多正虚。临证常表现为因实致虚、因虚致实和虚实错杂的复杂病机。如温热毒邪，灼伤阴津，或湿热久稽，化热伤津，易致阴津耗损；脾胃虚弱，运化无力，又可津停成痰，阻痹经脉；肝肾阴虚，虚火内炽，灼伤津液，而致津亏血瘀，脉络失畅，致使病程缠绵难愈。

诊断 根据临床表现结合病史可作诊断。血常规、脑脊液等检查有助于诊断。

诊断要点 ①上肢或下肢，一侧或双侧肢体筋脉弛缓，痿软无力，甚至肌肉萎缩、瘫痪。②可有睑废，视歧，声嘶低喑，抬头无力等症状。③部分患者发病前有感冒、腹泻病史。

辨证要点 治痿病应重视调理脾胃，只有脾胃健运，津液精血之源生化，才能充养肢体筋脉，有助于痿病的康复。治痿病也应重视滋阴清热，因肝肾精血不足，导致阴虚火旺，故滋阴可充养精血以润养筋骨，且滋阴有助降火。慎用风药因治风之剂，皆发散风邪，开通腠理之药，若误用之，阴血愈燥酿成坏病。

治疗原则 应重视调理脾胃，以助气血、阴精化生。虚证以扶正补虚为主，肝肾亏损者，应补益肝肾；脾胃虚弱者，应益气健脾；阴阳两虚者，应滋补阴阳。实证宜祛邪和络，肺热伤津者，宜清热润燥；湿热浸淫者，宜清热利湿。

分证论治 见表。

中成药治疗 在辨证的基础上选择适用的中成药。①补中益气丸：益气健脾，用于脾胃虚弱。②六味地黄丸：补肾养阴，用于肝肾亏损。

针刺疗法 取曲池、合谷、阳溪、梁丘、足三里、解溪。肺热者加尺泽、肺俞；湿热者加阴陵泉、脾俞；肝肾亏损者加肝肾、肾俞、阳陵泉。

转归预后 与发病原因、起病经过、病情轻重及治疗相关。一般外感所致，起病虽急，若治疗及时，诊治无误，部分病例可获痊愈，预后亦佳；若外感致痿，失治误治，以及内伤成痿，缓慢起病，但渐至于大肉脱削，百节缓纵不收，脏气损伤已可概见，

表　痿病的分证论治

证型	临床表现	治法	主方	常用药
肺热津伤证	发热之时，或热退后突然肢体软弱无力，皮肤枯燥，心烦口渴，咽干咳呛少痰，小便短少，大便秘结。舌红苔黄，脉细数	清热润肺 濡养筋脉	清燥救肺汤	桑叶、石膏、甘草、人参、胡麻仁、阿胶、麦门冬、杏仁、枇杷叶
湿热浸淫证	四肢痿软，肢体困重，或微肿麻木，尤多见于下肢，或足胫热蒸，或发热，胸脘痞闷，小便赤涩。舌红苔黄腻，脉细数而濡	清热燥湿 通利筋脉	加味二妙散	苍术、黄柏、龟板、萆薢、知母
脾胃亏虚证	肢体痿软无力日重，食少纳呆，腹胀便溏，面浮不华，神疲乏力。舌淡，舌体胖大，苔薄白，脉沉细或沉弱	健脾益气	参苓白术散	莲子肉、薏苡仁、缩砂仁、桔梗、白扁豆、白茯苓、人参、甘草、白术、山药
肝肾亏损证	起病缓慢，四肢痿弱无力，腰脊酸软，不能久立，或伴眩晕、耳鸣、遗精早泄，或月经不调，甚至步履全废，腿胫大肉渐脱。舌红少苔，脉沉细数	补益肝肾 滋阴清热	虎潜丸	黄柏、龟板、知母、生地黄、陈皮、白芍、锁阳、杜仲、干姜
阴阳两虚证	畏寒，精神萎靡，夜寐不安，自汗或盗汗，小便清长。舌淡，脉沉细无力者	滋阴补阳	加味四斤丸	肉苁蓉、山茱萸、牛膝、杜仲、木瓜干、鹿茸、熟地黄、菟丝子、五味子

虽经多年治疗，效果多欠佳，预后也差。若出现呼吸困难，吞咽困难，为肺脾脏气极虚的表现，预后较差，可危及生命。

预防调护　针对病因预防，如锻炼身体，增强体质，防潮湿，适寒温，避免感受外邪；饮食有节，起居有时，不妄作劳。突然发病或发热的患者，应卧床休息。痿废的肢体要进行按摩、理疗、锻炼以免肌肉进一步萎缩；长期卧床者，要按时帮助翻身，避免褥疮发生，同时做好防寒保暖，避免冻伤和烫伤。宜清淡而富于营养饮食，少食辛辣肥甘、醇酒，以免助热生痰。

（王拥军）

zhòngzhèngjīwúlì

重症肌无力（myasthenia gravis）

由自身免疫紊乱所引起的以周期性或发作性肌肉软弱、麻痹为主要特征的疾病。临床表现为眼睑下垂，咀嚼困难，无表情，不能闭眼，难以抬头，严重者吞咽困难，食物进入鼻内或喉内，说话不易听清楚，常带鼻音。肢体无力发生较迟，近侧较远侧重，上肢较下肢重，可以缓解，又可能再发，呼吸肌群受累时可能引起呼吸困难。属中医学痿病范畴。

病因病机　病因有先天不足、后天失养、饮食不节与病后续发。因先天禀赋不足，后天失养，渐至元气亏耗，导致肝肾亏损，筋骨失去濡养，而致肢体瘫软；脾为后天之本，肾为先天之本，脾肾阳气互相资助。因病久耗气伤阳，或水邪久踞，或久泄迁延，或饮食不节，以致脾肾阳虚，终则肌肉与骨骼失用；营养失调，或体内损耗，气血亏虚，内不能调养五脏六腑，外不能洒布营卫经脉，而致肌肉实弱不用。病位在肝、脾、肾。病理性质以虚为主，但可因虚致实，产生痰、瘀等邪阻滞经脉。

辨证论治　此病以虚为主。当补益精血，健脾柔肝温肾。见表。

中成药治疗　见痿病。

针灸疗法　取足三里、血海、

表　重症肌无力的分证论治

证型	临床表现	治法	主方	常用药
肺热津伤证	发热之时，或热退后突然肢体软弱无力，皮肤枯燥，心烦口渴，咽干咳呛少痰，小便短少，大便秘结。舌红苔黄，脉细数	清热润肺 濡养筋脉	清燥救肺汤	桑叶、石膏、甘草、人参、胡麻仁、阿胶、麦门冬、杏仁、枇杷叶
湿热浸淫证	四肢痿软，肢体困重，或微肿麻木，尤多见于下肢，或足胫热蒸，或发热，胸脘痞闷，小便赤涩。舌红苔黄腻，脉细数而濡	清热燥湿 通利筋脉	加味二妙散	苍术、黄柏、龟板、萆薢、知母
脾胃亏虚证	肢体痿软无力日重，食少纳呆，腹胀便溏，面浮不华，神疲乏力。舌淡，舌体胖大，苔薄白，脉沉细或沉弱	健脾益气	参苓白术散	莲子肉、薏苡仁、缩砂仁、桔梗、白扁豆、白茯苓、人参、甘草、白术、山药
肝肾亏损证	久站则腿部酸软，睡眠时常发四肢瘫痪，疲惫不堪，头昏目眩，口干咽燥，手足心热。舌红苔少，脉细数	补益肝肾 滋阴清热	虎潜丸合补肝汤	黄柏、龟板、知母、生地黄、陈皮、白芍、锁阳、杜仲、干姜
脾肾阳虚证	不耐寒凉，纳差便溏，眼睑下垂，难以抬头，手足厥冷，尿频色清。舌淡苔白，脉沉细	补脾益气 壮阳健肾	右归丸合四神丸	肉苁蓉、山茱萸、牛膝、杜仲、木瓜干、鹿茸、熟地黄、菟丝子、五味子

百会、肾俞、三阴交、大椎、关元穴等，实证用泻法，虚证用补法。

转归预后 预后较好，小部分患者经治疗后可完全缓解，大部分患者可药物维持改善症状，绝大多数疗效良好的患者能进行正常的学习、工作和生活。发生危象者死亡率较高。

预防调护 出现咀嚼、吞咽困难时应注意进软食、半流食，避免呛咳及肺部感染，出现呼吸困难或肌无力危象以及卧床时，应加强生活护理，及时翻身叩背，避免肺部感染及压疮。生活中应注意避免加重重症肌无力的诱发因素，如感冒、发热、过度劳累、精神创伤、手术等。

（王拥军）

zhōuqīxìng mábì

周期性麻痹（periodic paralysis）

周期性发作的以骨骼肌弛缓性瘫痪为主要表现的疾病。临床表现为四肢弛缓性瘫痪，两侧对称，下肢较上肢为重，近侧较远侧为重。病情重者可有颈肌、肋间肌及膈肌瘫痪，因而头不能抬起，呼吸困难。属中医学痿病范畴。

病因主要有饮食不节、过用汗下及久病体虚。病位在肝、脾、肾。基本病机为气血不足，阴精亏虚，筋脉失养。日久阴虚及阳，可致肝肾阴虚。病理性质以虚为主。发作期气虚血弱者宜益气养血，方用十全大补汤或补中益气汤加减；脾肾阳虚者，治宜补脾益气，壮阳健肾，方用参茸卫生丸或四神丸；间歇期宜培补肝肾，填精益髓，方用虎潜丸合补肝汤。如出现瘫痪，须定时变换体位以防局部组织过度受压缺血而发压疮。定时进行瘫痪肢体的被动活动以加快恢复过程。宜少食多餐，每日4~6次，菜肴宜清淡，忌高糖和过咸的饮食。

（王拥军）

jīwěisuō cèsuǒyìnghuà

肌萎缩侧索硬化（amyotrphic lateral sclerosis，ALS）

运动神经元细胞进行性变性导致以肌肉萎缩为主要表现的疾病。又称渐冻人症。伴有双前臂广泛萎缩、肌束颤动、下肢肌张力增高、腱反射亢进。继则可出现舌肌无力、震颤，吞咽困难，发音含糊。晚期可出现颈项肌无力，抬头困难，呼吸困难。属中医学痿病范畴。

辨证论治 病因与先天禀赋异常，肝肾素虚及感受时邪相关。病位在肝、脾、肾。基本病机为肝肾亏虚，气血津液不足，筋脉失养。病理性质以虚为主。也可兼有湿热、痰瘀等标实之邪。分证论治见表。

中成药治疗 见痿病。

针刺疗法 取曲池、合谷、阳溪、梁丘、足三里、解溪。湿热者加阴陵泉、脾俞；肝肾亏损者加肝肾、肾俞、阳陵泉。

转归预后 初起表现为受累部位肌肉萎缩并逐步蔓延到对侧。病程晚期出现可出现舌肌萎缩和震颤、吞咽困难，饮水呛咳等。呼吸困难、肺部感染是急性加重导致死亡的主要原因。本病预后不良，自然病程平均约3年左右，病程进展慢者可持续10年左右。

预防调护 适当运动，增强体质，防潮湿，适寒温，避免感受外邪。饮食有节，起居有时，不妄作劳。宜清淡而富于营养饮食，少食辛辣肥甘、醇酒，以免助热生痰。

（王拥军）

duōfāxìng zhōuwéishénjīngbìng

多发性周围神经病（polyneuropathy）

以自主神经功能障碍、下运动神经元瘫痪和四肢远端对称性感觉障碍的临床综合征。病理改变为轴索变性和节段性脱髓鞘。可发生于任何年龄，病程数周至数月不等，可复发。通常由肢体远端向近端进展，缓解则由近端向远端恢复。属中医学痹病、痿病、麻木范畴。

病因病机 多由正气不足，感受风、寒、湿、热之邪所致。病位在肢体、经络。基本病理变化为邪气阻滞，气血失和，脏腑虚弱，导致经络不通或不荣。病理性质为本虚标实之证，以肝肾气血亏虚为本，风、寒、湿、热、痰瘀交阻为标。

辨证论治 辨证须以虚实为纲，明辨病因。此病虚证较多，故多采用益气养血、温经通络之法。痰瘀交阻者，治宜活血祛瘀、除痰通络。分证论治见表。

中成药治疗 见痹病。

表 肌萎缩侧索硬化的分证论治

证型	临床表现	治法	方剂	常用药
肝肾亏虚证	肢体萎软，甚则痿废不用，头晕目眩，耳鸣，腰脊酸软。舌淡苔白，脉细数	补益肝肾	虎潜丸	黄柏、龟甲、知母、生地黄、陈皮、白芍、锁阳、杜仲、干姜
湿热浸淫证	肢体萎缩无力，体表微肿，扪之微热，喜凉恶暖，面色萎黄，小便赤涩。舌苔黄腻，脉濡数	清热利湿	四妙丸	黄柏、苍术、川牛膝、薏苡仁
脾胃虚弱证	肢体萎软，倦怠无力，面色无华，纳差便溏。舌苔薄白，脉细	补脾健胃	参苓白术散	莲子肉、薏苡仁、缩砂仁、桔梗、白扁豆、白茯苓、人参、甘草、白术、山药

表　多发性周围神经病的分证论治

证型	临床表现	治法	主方	常用药
阳虚寒凝证	肢端肌肤麻木不仁、酸胀刺痛，遇寒痛增、得热痛减，小便清长。舌淡苔白，脉沉细或微细	温阳散寒活血化瘀	阳和汤	肉桂、白芥子、姜炭、麻黄、当归、熟地黄、鹿角胶、生甘草
血虚寒凝证	四肢麻木疼痛，手足逆冷，面色少华，神疲肢倦。舌淡苔白，脉微细	养血散寒温经通络	当归四逆汤	桂枝、细辛、通草、当归、白芍、麻黄、熟地黄、姜黄、甘草
湿热瘀阻证	肢端麻木胀痛，扪之灼热，周身困重，面色秽浊，口渴不欲饮，小便黄赤、大便黏滞。舌红苔薄黄或黄腻，脉濡数或滑数	清热化湿活血通络	加味二妙散	防己、苍术、茯苓、黄柏、萆薢、牛膝、龟甲、车前子、薏苡仁、茜草
痰瘀交阻证	闭阻日久，四肢麻木，不知痛痒，萎顿无力，面色黧黑，眼睑浮肿或胸闷痰多。舌紫暗或有瘀斑，舌苔白腻，脉象沉涩	活血化瘀祛痰通络	双合汤	桃仁、红花、当归、川芎、白芍、茯苓、半夏、陈皮、熟地黄、白芥子、甘草
气血两虚证	四肢麻木无力，面色少华，气短自汗，心悸头晕、爪甲淡白，或见肌肉萎缩、关节变形、食少便溏。舌淡苔薄，脉沉细弱	益气养血补虚通络	黄芪桂枝五物汤	黄芪、桂枝、芍药、生姜、大枣、白术、川芎、鸡血藤
肝肾亏虚证	肢端麻木疼痛、以双足为甚，腰膝酸软、不耐久立。伴见头晕耳鸣、五心烦热。舌红少苔，脉细无力	滋补肝肾通络止痛	独活寄生汤	独活、桑寄生、杜仲、牛膝、细辛、秦艽、茯苓、桂心、防风、川芎、人参、甘草、当归、芍药、干地黄

针灸疗法　①阳虚寒凝：肾俞、命门、腰阳关、足三里、梁丘、阳陵泉、绝骨，补法。②血虚寒凝：心俞、肝俞、脾俞、胃俞、足三里、梁丘、血海，补法。③湿热瘀阻：大椎、命门、腰阳关、麻痹水平上下的夹脊穴、曲池、手三里、合谷、足三里、三阴交，泻法。④痰瘀交阻：上肢取曲池、尺泽、外关；下肢取委中、足三里、昆仑、丰隆、三阴交，泻法。⑤肝肾两亏：肝俞、肾俞、命门、腰阳关、足三里、三阴交、太溪、曲池、合谷。背脊各穴均采用中等刺激补法；四肢各穴均采用强刺激补法，并加灸。低热盗汗加复溜、阴郄，平补平泻。⑥气血两虚：脾俞、胃俞、膈俞、足三里、解溪、曲池、合谷，补法。

转归预后　预后主要取决于如年龄、感邪轻重、治疗是否及时，多数患者预后较好。若累及心、肺系统则预后不良。

预防调护　积极对因治疗，四肢功能障碍者定时翻身、保持肢体功能位，适当配合锻炼，手足下垂者应用夹板和支架防止瘫痪肢体挛缩畸形。

（刘　维）

gǔwěi

骨痿（bone wilting; atrophic debility of bones）

肝肾阴虚，虚热内盛或邪热伤肾，阴精耗损，骨枯髓虚所引起的以腰脊酸软，不能伸举，下肢痿弱，不能行动，伴面色黯黑，牙齿干枯为主要表现的疾病。又称肾痿。西医学骨质疏松症属于此病范畴。

《素问·痿论》："肾气热，则腰脊不举，骨枯而髓减，发为骨痿。"宋代《圣济总录》认为主要病因为肾虚："骨痿羸瘦者，盖骨属于肾，肾若虚损，则髓竭骨枯，阳气既衰，身体无以滋养。所以骨痿、肌肤损削而形羸瘦也。"病因有素体不足，久病劳倦伤肾及外邪侵袭。病位在肾，与肝、脾相关。多因肝肾阴虚，虚热内盛，或邪热伤肾，阴精耗损，骨枯髓虚。病理性质以虚为主，或见本虚标实。肾阳衰弱证可见腰膝酸冷，神形疲惫，肢体痿软，当温补肾阳、强筋壮骨，用右归丸；肝肾阴虚证可见腰膝酸软，眩晕耳鸣，低热盗汗，当滋补肝肾、强身壮骨，用左归丸；脾肾阳虚证可见脘腹冷痛，大便溏泄，畏冷肢凉，当健脾补肾，用理中汤合金匮肾气丸；肾亏骨痿证可见眩晕，神疲乏力，筋脉痿软，关节空痛，当补肾壮骨、填精益髓，用虎潜丸；肾虚血瘀证可见腰膝酸软，口唇紫绀，当补肾益气、活血强骨，用桃红四物汤合六味地黄汤。合理地安排生活起居，不宜劳累，避免遇受风寒湿邪的侵袭，应多站立，多散步，少坐少躺，争取多晒太阳。

（王拥军）

gǔzhì shūsōngzhèng

骨质疏松症（osteoporosis）

因单位体积骨含量减少，骨密度降低，骨强度减弱导致骨脆性增加，易发骨折的全身性骨骼疾病。以疼痛、骨折和畸形为主要表现。属中医学骨痿范畴。

病因病机　病因有年老体虚、久病肾亏、饮食不节。基本病机为肝肾亏虚，失于濡养，骨消髓减。病位在骨，与肝、肾、脾密切相关。病理性质以虚为主，但也可因虚致实。产生痰、瘀等阻滞。或因正虚而易受外邪侵袭。

辨证论治 此病以虚为主。当辨肝、脾、肾之主次。治疗以补益肝肾，填精充髓为原则。分证论治见表。

中成药治疗 在辨证的基础上选择适用和中成药。①益肾蠲痹丸：温肾助阳、蠲痹通络，用于肾阳亏损证。②补中益气丸：健脾益气，用于脾气亏虚证。

其他疗法 抑制骨吸收为主的药物有降钙素、双膦酸盐、雌激素等，促进骨形成为主的药物有氟化物、甲状旁腺激素等。还可适当补充一定的营养素，包括钙、维生素D等。

转归预后 此病起病隐匿，早期无明显症状，进展缓慢，病程冗长。

预防调护 采取预防为主，防治结合的措施，自幼注意锻炼，合理饮食，妇女更年期之前加强预防，可减轻疼痛，延缓骨量丢失，避免骨折及其并发症的发生。对继发性骨质疏松症要积极防治原发病，增加日光照射及室外体育活动，改变不良的生活习惯等。

（王拥军）

表 骨质疏松症的分证论治

证型	临床表现	治法	方剂	常用药
肝肾亏虚证	体倦乏力，腰膝酸软，伛偻日进，步履艰难，少寐健忘，头晕目眩，耳鸣口干。舌红苔少，脉沉细	滋补肝肾强筋壮骨	健步虎潜丸	黄柏、龟甲、知母、生地黄、陈皮、白芍、锁阳、干姜
脾肾虚弱证	神疲体倦，面色萎黄不华，肢冷畏寒，腰背酸痛，纳谷不馨，便溏溲清。舌淡苔薄白，脉弱	健脾益肾	参苓白术散合右归饮	莲子肉、薏苡仁、缩砂仁、桔梗、白扁豆、白茯苓、人参、甘草、白术、山药
阳虚血瘀证	神疲乏力，腰背酸痛，痛处固定，入夜明显。舌淡有瘀斑，脉细涩	扶正祛邪	龟鹿二仙胶汤合桃红四物汤	鹿角、龟甲、人参、枸杞子、桃仁、红花

索　引

条目标题汉字笔画索引

说　明

一、本索引供读者按条目标题的汉字笔画查检条目。

二、条目标题按第一字的笔画由少到多的顺序排列，按画数和起笔笔形横（一）、竖（丨）、撇（丿）、点（、）、折（乛，包括丁乚く等）的顺序排列。笔画数和起笔笔形相同的字，按字形结构排列，先左右形字，再上下形字，后整体字。第一字相同的，依次按后面各字的笔画数和起笔笔形顺序排列。

三、以拉丁字母、希腊字母和阿拉伯数字、罗马数字开头的条目标题，依次排在汉字条目标题的后面。

二　画

三　画

四　画

五　画

六　画

七　画

八 画

九 画

十　画

十一 画

十二 画

十三 画

十四 画

十五 画

十六 画

十七 画

十八 画

十九 画

二十 画

二十一 画

二十二 画

条目外文标题索引

A

B

D

H

I

J

K

L

M

N

O

P

Q

R

S

T

U

V

W

Y

内容索引

说明

一、本索引是本卷条目和条目内容的主题分析索引。索引款目按汉语拼音字母顺序并辅以汉字笔画、起笔笔形顺序排列。同音时，按汉字笔画由少到多的顺序排列，笔画数相同的按起笔笔形横（一）、竖（丨）、撇（丿）、点（丶）、折（乛，包括亅乚く等）的顺序排列。第一字相同时，按第二字，余类推。索引标目中夹有拉丁字母、希腊字母、阿拉伯数字和罗马数字的，依次排在相应的汉字索引款目之后。标点符号不作为排序单元。

二、设有条目的款目用黑体字，未设条目的款目用宋体字。

三、不同概念（含人物）具有同一标目名称时，分别设置索引款目；未设条目的同名索引标目后括注简单说明或所属类别，以利检索。

四、索引标目之后的阿拉伯数字是标目内容所在的页码，数字之后的小写拉丁字母表示索引内容所在的版面区域。本书正文的版面区域划分如右图。

a	c	e
b	d	f

C

D

E

F

G

H

K

N

O

P

S

T

X

本卷主要编辑、出版人员

执行总编　谢　阳

责任编审　郝胜利　刘玉玮

责任编辑　李　慧　高青青

文字编辑　陈　佩

索引编辑　赵　健

名词术语编辑　陈丽丽

汉语拼音编辑　王　颖

外文编辑　顾良军

参见编辑　杨　冲

责任校对　苏　沁

责任印制　陈　楠

装帧设计　雅昌设计中心·北京